Haug

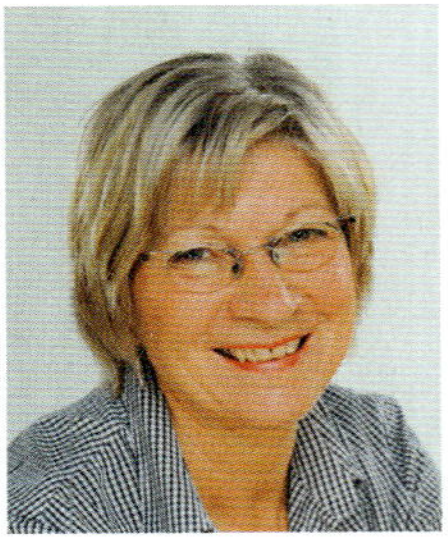

Dr. Eva Lang, Jg. 1946, Apothekerin, seit 1994 Heilpraktikerin mit Schwerpunkt Homöopathie und Psychotherapie. Seit 2004 ist sie Schulleiterin der Hufelandschule in Senden, Schule für Heilpraktikerausbildung und Naturheilkunde, und Autorin bzw. Mitautorin verschiedener homöopathischer und medizinischer Bücher.

Eva Lang

Physiologie für Heilpraktiker

191 Abbildungen

Karl F. Haug Verlag · Stuttgart

Bibliografische Information der Deutschen Nationalbibliothek

Die Deutsche Nationalbibliothek verzeichnet diese Publikation in der Deutschen Nationalbibliografie; detaillierte bibliografische Daten sind im Internet über http://dnb.d-nb.de abrufbar.

Anschrift
Eva Lang
Grüner Grund 1
49 536 Lienen
Deutschland

Wichtiger Hinweis: Wie jede Wissenschaft ist die Medizin ständigen Entwicklungen unterworfen. Forschung und klinische Erfahrung erweitern unsere Erkenntnisse, insbesondere was Behandlung und medikamentöse Therapie anbelangt. Soweit in diesem Werk eine Dosierung oder eine Applikation erwähnt wird, darf der Leser zwar darauf vertrauen, dass Autoren, Herausgeber und Verlag große Sorgfalt darauf verwandt haben, dass diese Angabe **dem Wissensstand bei Fertigstellung des Werkes** entspricht.
Für Angaben über Dosierungsanweisungen und Applikationsformen kann vom Verlag jedoch keine Gewähr übernommen werden. **Jeder Benutzer ist angehalten**, durch sorgfältige Prüfung der Beipackzettel der verwendeten Präparate und gegebenenfalls nach Konsultation eines Spezialisten festzustellen, ob die dort gegebene Empfehlung für Dosierungen oder die Beachtung von Kontraindikationen gegenüber der Angabe in diesem Buch abweicht. Eine solche Prüfung ist besonders wichtig bei selten verwendeten Präparaten oder solchen, die neu auf den Markt gebracht worden sind. **Jede Dosierung oder Applikation erfolgt auf eigene Gefahr des Benutzers.** Autoren und Verlag appellieren an jeden Benutzer, ihm etwa auffallende Ungenauigkeiten dem Verlag mitzuteilen.

Oswald-Hesse-Str. 50
70 469 Stuttgart
Deutschland
www.haug-verlag.de

Printed in Germany

Satz: L42 Media Solutions
Druck: Grafisches Centrum Cuno, Calbe
Umschlaggestaltung: Thieme Verlagsgruppe
Umschlagfoto: www.fotolia.com/Sebastian Kaulitzki

ISBN 978-3-8304-7585-9 1 2 3 4 5 6

Auch erhältlich als E-Book:
eISBN (PDF) 978-3-8304-7586-6
eISBN (epub) 978-3-8304-7587-3

Widmung

Für meine Kinder Robert und Ruth

Vorwort

Bei der Vorbereitung von Heilpraktikeranwärterinnen und Heilpraktikeranwärtern auf die Überprüfung beim Gesundheitsamt spielen neben den anatomischen Kenntnissen des menschlichen Körpers die physiologischen Prozesse eine große Rolle, um die Stoffwechselabläufe zu verstehen. Zudem helfen die Kenntnisse der Physiologie, die sich entwickelnden Pathologien abzuleiten, zu verstehen und besser zu erinnern.

Um physiologische Grundlagen für den Heilpraktikeranwärter verständlich, überschaubar, aber auch nicht zu wissenschaftlich zu vermitteln, müssen bislang eine Vielzahl von Standardwerken herangezogen werden, da es kein Physiologiebuch gibt, das diesen Anforderungen gerecht wird. Diese Lücke soll das vorliegende Werk schließen, in dem die physiologischen Grundlagen zusammengefasst sind, die ein Heilpraktiker beherrschen sollte. Dabei besteht nicht der Anspruch, ein weiteres, hoch wissenschaftliches Werk zu erstellen, sondern die Darstellung beschränkt sich bewusst auf die **Basisvermittlung**. Für vertiefende Studien stehen jedem Leser weitere, ausführlichere Werke zur Verfügung.

Es handelt sich um ein Werk, das abgestimmt ist auf wesentliche Prüfungsinhalte. Als Lernhilfen werden die einzelnen Abschnitte jeweils vervollständigt durch ein kurzes **Fazit**, d. h. eine Zusammenfassung der Ausführungen.

Damit die Relevanz der physiologischen Darstellung bezüglich der **Pathologien** deutlich wird, sind immer wieder Hinweise auf die sich daraus ergebenden Krankheitsbilder mit kurzen Beschreibungen der Pathomechanismen gegeben. Die Anatomie wird nur in Kurzform vorgestellt und besonders darauf abgestellt, wenn sich aus anatomischen Veränderungen Pathologien entwickeln. Wenn in den Beschreibungen Mineralstoffe benannt werden (z. B. Natrium, Kalium, Chlorid, Eisen), so sind sie immer in ihren ionisierten Formen gemeint (z. B. Na^+, K^+, Cl^-, Fe^{2+}).

Gängige **Medikamente**, die spezifisch in die beschriebenen physiologischen Gegebenheiten eingreifen, sind benannt. Weder erhebt die Nennung einen Anspruch auf Vollständigkeit noch sind Hinweise auf gängige Therapieschemata bei einzelnen Erkrankungen gegeben. Jede Medikamentenangabe versteht sich als beispielhaft!

Am Schluss der Kapitel oder einzelner Abschnitte finden Sie **Fragen**, die von den Schülern häufig gestellt werden und die in den Zentralklausuren und mündlichen Überprüfungen vorkamen. Sie beziehen sich sowohl auf das tiefere Verständnis anatomischer und physiologischer Prozesse als auch auf das Verständnis der sich daraus ergebenden Krankheiten.

Ich hoffe, mit diesem Buch eine überschaubare und gute Lernhilfe geschaffen zu haben und wünsche allen Studierenden viel Erfolg beim Studium und der Prüfung!

Gedankt sei an dieser Stelle den Studierenden für ihre zahlreichen Fragen. Sie haben letztendlich dazu beigetragen, dass das Buch entstanden ist. Außerdem danke ich meinen Kollegen für deren Unterstützung durch wertvolle Tipps und Anregungen sowie ihre Entlastung durch Übernahme von Unterricht, sodass mir mehr Zeit zum Schreiben dieses Werkes zur Verfügung stand. Mein besonderer Dank gilt Herrn Dr. Heinz Hörster für das unermüdliche Korrekturlesen und seine beratende Begleitung.

Lienen, im Mai 2014
Eva Lang

Inhalt

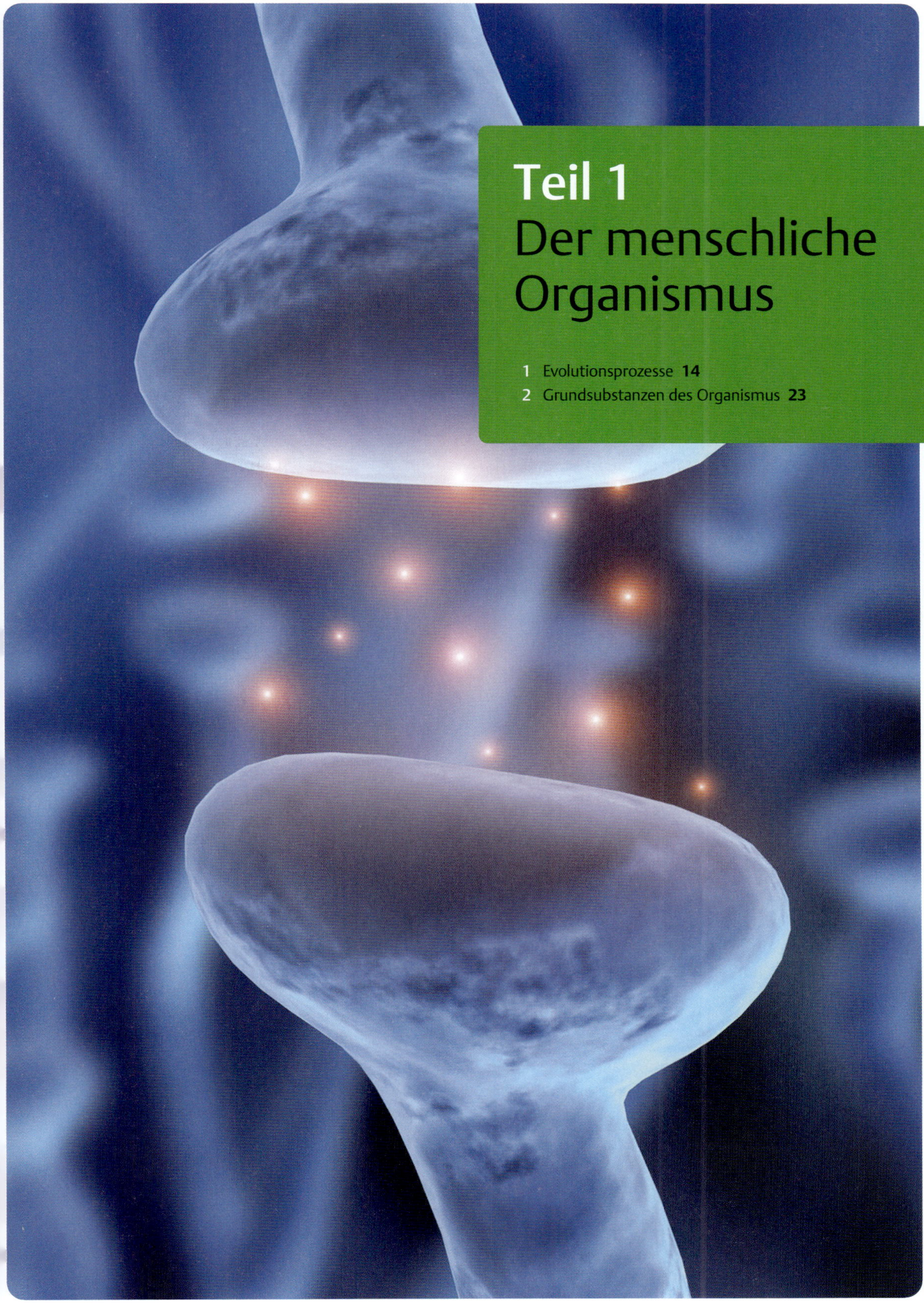

Teil 1
Der menschliche Organismus

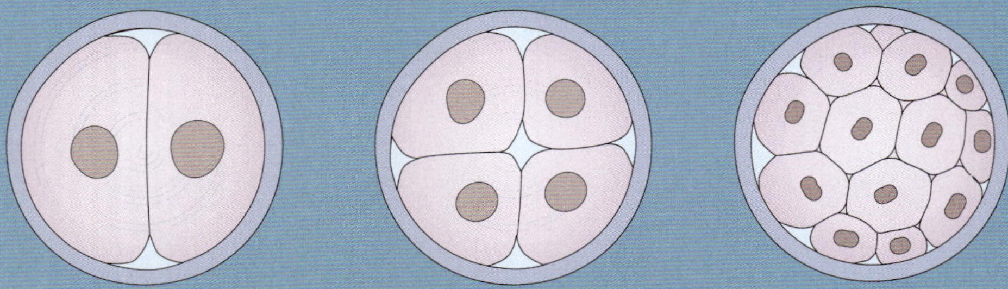

1 Evolutionsprozesse

In diesem Kapitel erfahren Sie mehr zu den grundlegenden Evolutionsprozessen. Die Darstellung umfasst die Entwicklung vom Einzeller zum Mehrzeller, in deren Zuge sich omnipotente Zellen zu Organsystemen mit zunehmender Aufgabenverteilung ausgebildet haben, um effektiv und energiesparend arbeiten zu können. Aufgezeigt werden daneben als kurzer Vorgriff die Befruchtung mit der Embryonal- und Fetalentwicklung und detailliert die weitere Differenzierung der einzelnen Körpergewebe, die aus den 3 Keimblättern, Entoderm, Mesoderm und Ektoderm, hervorgehen.

1.1 Entwicklung vom Einzeller zum Mehrzeller

Vor ca. 3,5 Mrd. Jahren entwickelten sich die ersten, einfachsten, nicht sauerstoffpflichtig lebenden Zellen (Anaerobier), sog. **Prokaryonten** (Amöben). Vor ca. 1,5 Mrd. Jahren folgten dann die **Eukaryonten** (Einzeller mit Sauerstoffatmung). Etwa vor 500 Mio. Jahren entstanden die ersten **Vielzeller**, die sich aus ökonomischen Gründen Aufgaben teilten, jede Zelle aber ihre Omnipotenz behielt.

Erst seit ca. 2 Mio. Jahren existiert der **Mensch**. Bei ihm ist die Aufgabenverteilung konsequent vollzogen, und nur noch sehr wenige Zellen haben ihre Omnipotenz beibehalten bzw. können ihre Omnipotenz wiedererlangen (sog. Stammzellen).

Ursprünglich entwickelte sich das Leben im Wasser, dem Urmeer. Der Ein- und auch Vielzeller stand in permanentem Austausch mit dem kochsalzhaltigen Wasser – man kann sagen, dass bei ihnen das Meer als extrazellulärer Raum und das Zellinnere als Intrazellularraum fungierte. Damals wie heute entsprechen die Konzentrationsverhältnisse der Mineralstoffe denen des heutigen menschlichen Extra- und Intrazellularraumes.

1.1.1 Entwicklung zu Geweben und Organen

Zu Beginn der Aufgabenaufteilung gab es bestimmte Zellen, die z. B. für die Nahrungsaufnahme und Ausscheidung zuständig waren, andere wiederum dienten der Fortbewegung (Haare, Zilien, Wimpern), wieder andere der Atmung. Mit diesen Differenzierungen ging je nach Aufgabe eine spezifische Veränderung des Stoffwechsels in diesen Zellen einher. Jedoch behielten alle Zellen ihre Omnipotenz bei, sodass im Bedarfsfall jede Zelle wieder den gesamten Stoffwechsel durchführen konnte.

In der Entwicklung zum höheren Lebewesen, wie Pflanze, Tier und Mensch, schlossen sich die

Tab. 1.1 . Entwicklung von Geweben und Organen.

Entwicklungsstufe	Zellzusammenschlüsse und daraus abgeleitete Systeme
Einzeller	Amöben – alle Funktionen in einer Zelle
Mehrzeller	Aufgabenverteilung, Differenzierung
Gewebe	Epithelgewebe
	Binde- und Stützgewebe
	Nervengewebe
	Muskelgewebe
Organe	Verdauungsorgane, wie Magen, Darm → Verdauungssystem
	Harnorgane, wie Blase, Niere → Harnsystem
	Atmungsorgane, wie Lunge, Bronchien → Atmungssystem
	Bewegungsorgane, wie Muskeln, Knochen → Bewegungssystem
	Herz-Kreislauf-Organe, wie Herz, Lunge, Gefäße → Herz-Kreislauf-System
	hormonproduzierende Organe → Hormonsystem
	Nervenorgane, wie Nervenzellen, Gliazellen → Nervensystem
	Sinnesorgane, wie Haut, Auge, Ohr → Sinnessystem

Zellen zusammen (**Tab. 1.1**). Beim Menschen bildeten sich **4 Grundgewebetypen**, das Epithel-, Binde- und Stütz-, Muskel- und Nervengewebe. Durch den Zusammenschluss mehrerer Gewebetypen zu **Organen** (z. B. besteht der Magen aus Epithel-, Muskel- und Nervengewebe) und verschiedener Organe zu **Organsystemen** (z. B. der Verdauungstrakt mit Organen, wie Mund, Speiseröhre, Magen, Darm, Leber, Galle, Bauchspeicheldrüse) erfolgte dann ein weiterer Entwicklungsvorteil. Das führte zu effektiver und energiesparender Zusammenarbeit.

1.1.2 Befruchtung und Entstehung der drei Keimblätter

Nach der Befruchtung bildet sich zunächst 1 **Zygote** aus der sich anschließend 2 Blastomeren als Tochterzellen entwickeln. In der Folge mitotischer Teilung entwickeln sich weitere Blastomeren in Form einer **Morula**. In der Folge kommt es schon zu **Differenzierungen**: Zentrale Zellen entwickeln die Embryonalanlage (**Embryoblast**) und äußere Zellen die Ernährungszellen (**Trophoblast**). Im weiteren Verlauf entwickelt sich aus dem Trophoblasten die **Zottenhaut** (Chorionepithel), die äußere Schicht der Fruchthüllen um den Embryo (**Abb. 1.1**).

Aus dem Embryoblasten entwickeln sich die **3 Keimblätter** Ektoderm, Entoderm und Mesoderm (Kap. 1.3). Aus diesen entwickeln sich innerhalb der Embryonalphase (4. bis 8. Entwicklungswoche) die verschiedenen Gewebearten, aus dem

- **Ektoderm:** Hautepithelien mit Anhangsgebilden, Anfang und Ende des Verdauungstraktes, das Nervensystem mit allen Sinnesorganen;
- **Mesoderm:** Herz und Gefäßsystem, Binde- und Stützgewebe, Muskulatur, Nieren, Nebennieren, Milz und Blutzellen;
- **Entoderm:** drüsige Organe, wie Schilddrüsen, Nebenschilddrüsen, Thymus, Bauchspeicheldrüse, Leber, Tonsillen, sowie die Epithelien des Darmrohres, des Mittelohres, der Atmungsorgane, des Kehlkopfes, der Harnröhre und der Harnblase.

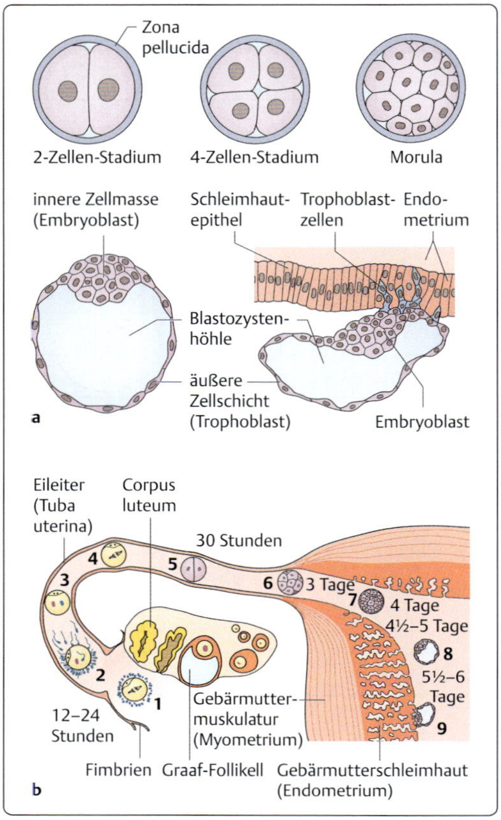

Abb. 1.1 Befruchtung, Differenzierung und Einnistung (Nidation). (aus: Faller A, Schünke M. Der Körper des Menschen: Einführung in Bau und Funktion. 15. Aufl. Stuttgart: Thieme; 2008: Abb. 12.5)

Fazit

Die Entwicklung des Menschen erfolgte von Prokaryonten über Eukaryonten zu Vielzellern. Erst bei den Vielzellern erfolgte eine Aufgabenverteilung. Im menschlichen Organismus gibt es neben der konsequenten Differenzierung zu Organen und Organsystemen weiterhin omnipotente Zellen, die als sog. Stammzellen alle Funktionen erfüllen können.
Die evolutionäre Entwicklung zu höheren Lebewesen führte zur Bildung von 4 Grundgewebetypen sowie zu Organen und Organsystemen. Die einzelnen Gewebe entwickeln sich nach der Befruchtung aus 3 embryonalen Keimblättern.

1.2 Embryonal- und Fetalentwicklung

In der weiteren Entwicklung des Kindes im Mutterleib spricht man in den ersten 8/9 Wochen von einem **Embryo**, im weiteren Verlauf dann vom **Fetus**.

Ungefähr in der 3. Schwangerschaftswoche beginnt der **Herzschlag**, in der 8./9. Woche bilden sich die **Hirnnervenzellen**, in der 12. Woche kann das **Geschlecht** bestimmt werden.

Reflexartige Bewegungen beginnen ab der 10. Woche. Die Bewegungen können in diesem Moment nur reflexartig sein, da es noch keine nervale Verbindung zwischen den Extremitäten und dem Gehirn gibt. Bis zur 18. Woche sind jedoch die meisten Körperteile nerval mit dem Gehirn verbunden.

Nun schluckt der Fetus das Fruchtwasser, die Geschmacksknospen entwickeln sich und das **Verdauungssystem** beginnt zu arbeiten. Dabei besteht keine Gefahr, dass der Fetus Fruchtwasser aspiriert, weil die Atmung reflexhaft blockiert ist, sobald Mund und Nase mit Wasser in Berührung kommen.

In der 21./22. Woche wird die **Großhirnrinde** angelegt und die ersten Erfahrungen werden gespeichert.

In der 24. Woche entwickeln sich die **Lungenbläschen**, deren Zellen (Pneumozyten Typ II) bis zur 30. Woche in der Lage sind, einen Oberflächenfilm (Surfactant, surface active agent) zu bilden. **Surfactant** ist eine oberflächenaktive Substanz bevorzugt aus Phospholipiden mit einem geringen Eiweißanteil, die dafür sorgt, dass die Alveolen bei der Atembewegung nicht zusammenfallen, sondern offen bleiben. Dadurch wird die Atmung erst möglich (Kap. 11.2). Die **Lungenreife** erfolgt bis zur Geburt.

> **Pathologie**
>
> **Frühgeburt**
>
> Vor der 30. Woche, wenn der Surfactant noch fehlt und der Säugling nicht atmen kann, muss dieser ärztlicherseits verabreicht bzw. die Bildung durch Gabe von Kortison angeregt werden.

In den Wochen 24–26 sind **Innen- und Mittelohr** vollständig ausgebildet. Das Kind hört die Atemgeräusche der Mutter, aber auch Geräusche von außen. Bald danach erkennt der Fetus die Stimme seiner Mutter. Ab der 26. Woche öffnet das Kind die **Augen** und besitzt Augenlider. Nachdem sich in der 28. Woche der Gewebepfropf aus den Nasenlöchern gelöst hat, kann der Fetus riechen.

Bis zur 34. Woche ist beim männlichen Fetus der Hoden in den Hodensack abgestiegen. Der Saugreflex bildet sich aus.

1.2.1 Geburt

Durch das bei der Lungenreifung gebildete **Surfactant-Eiweiß** im Fruchtwasser wird die Bildung von **Oxytocin** angeregt. Oxytocin führt zu **Gebärmutterkontraktionen** (Kap. 15.5.5) und löst die Geburt des Kindes und der Plazenta aus.

Während der Schwangerschaft wurde das Kind vom mütterlichen Organismus aus versorgt. Nach der Geburt muss es lebenswichtige Funktionen, wie Atmung, Verdauung, Temperaturregulation, selbst übernehmen.

1.2.2 Beginn der Atmung

Im **fetalen Kreislauf** bekommt das Kind den notwendigen Sauerstoff durch das mütterliche Blut, denn der Fetus hat noch keine eigenständige Atmung. Die fetale Lunge wird lediglich minimal durchblutet. Das Herz-Kreislauf-System und die Lungen sind darauf eingestellt.

Das fetale Blut gelangt vom rechten Herzen in geringem Umfang über die Lungen ins linke Herz, in der Hauptsache aber geschieht das über das **Foramen ovale**. Das übrige Blut gelangt über den **Ductus arteriosus Botalli** (auch Ductus Botalli) in die Aorta. Dadurch ist der Druck im rechten Herzen höher als im linken Herzen (Kap. 12.1.6)

Beim Durchtritt des Kindes durch das mütterliche Becken wird der Brustkorb fest zusammengedrückt und das Fruchtwasser aus der Lunge gepresst.

- Nach der Geburt dehnt sich der Brustkorb wieder aus. Damit holt das Kind erstmalig Luft.
- Zusätzlich fördern Kälte- und Geräuschreize den Atemimpuls.
- Auch die Katecholamine Adrenalin und Noradrenalin forcieren einen ersten Atemzug durch die entstehende Sauerstoffunterversorgung des kindlichen Organismus.

Durch den 1. Atemzug kehren sich die Druckverhältnisse im Herz-Kreislauf-System um. Die Lunge entfaltet sich und damit entwickelt sich der Lungenkreislauf (kleiner Kreislauf). Durch den Druck des Blutes, das aus der Lunge ins linke Herz gelangt und von dort durch die Aorta in den Körperkreislauf, erhöht sich der Druck im linken Herzen derart, dass der Druck im rechten Herzen geringer wird (Kap. 12.1.6).

Der Ductus arteriosus Botalli schließt sich und ebenso sollte sich das Foramen ovale innerhalb von 2,5 Jahren schließen.

> **Pathologie**
>
> **Plötzlicher Kindstod**
>
> Dieser tritt am häufigsten im 1. Lebensjahr, in 80 % der Todesfälle vor dem 6. Lebensmonat, auf; männliche Säuglinge sind stärker betroffen als weibliche. Einer Studie aus USA zufolge gab es bei 99 % der betroffenen Kinder Risikofaktoren. Risikofaktoren sind u. a. Nikotin und Bauchlage, da der Atemantrieb durch beides vermindert werden kann.

Fazit

Die Entwicklung des Embryos (bis zur 9. Woche) und in der Folgezeit des Fetus dauert 40 Wochen. Im Großen und Ganzen werden in der Embryonalzeit die Organe angelegt, in der Fetalzeit erfolgen Wachstum und Reifung. Im fetalen Kreislauf sind die Lungen lediglich minimal durchblutet, die Sauerstoffversorgung erfolgt durch das mütterliche Blut. Der Druck im rechten Herzen ist höher als im linken Herzen. Nach der Geburt entwickelt sich durch die eigene Lungenatmung der kleine Kreislauf und der Druck im linken Herzen wird größer als im rechten Herzen. Die Umgehungskreisläufe schließen sich. Oxytocinausschüttung führt zu Uteruskontraktionen, sodass die Geburt ausgelöst wird.

1.3 Differenzierung der Körpergewebe

Die 4 Grundtypen menschlichen Körpergewebes, die sich im Laufe der Evolution entwickelt haben, sind das Epithel-, Binde- und Stütz- sowie Muskel- und Nervengewebe.

1.3.1 Epithelgewebe

Das Epithelgewebe entwickelt sich aus allen 3 Keimblättern und bedeckt innere und äußere Oberflächen des Körpers.

Es werden je nach Funktion folgende Epithelien unterschieden:

- Oberflächen- oder Deckepithel
- Drüsenepithel
- Resorptionsepithel
- Sinnesepithel

1.3.1.1 Oberflächen- oder Deckepithel

Das Oberflächenepithel kleidet äußere und innere Oberflächen des Körpers aus. Es besteht aus festen Zellverbänden, die auf einer Basalmembran aufsitzen und ausschließlich durch **Diffusion** ernährt werden.

Eine **Differenzierung der Epithelien** erfolgt anhand der Form der Zellen und deren Anordnung an bzw. auf der Basalmembran sowie anhand der Struktur der freien Zelloberfläche. So gibt es platte (Plattenepithel), kubische oder isoprismatische und zylindrische oder hochprismatische (Zylinderepithel) Epithelzellen. Diese Zelltypen können einschichtig, mehrschichtig oder mehrreihig vorkommen (Kap. 17.5):

Einschichtiges Epithel Dies besteht aus einer Zelllage. Einschichtiges Plattenepithel kommt vor an serösen Häuten oder als Endothel in den Gefäßen und Herzinnenhaut. Einschichtiges isoprismatisches Epithel dient vorwiegend Resorptions- und Sekretionsaufgaben, z. B. in den Nierenkanälchen; einschichtiges hochprismatisches Epithel kommt z. B. im Magen-Darm-System vor und mit Flimmerhärchen (Kinozilien) besetzt, z. B. in den Eileitern und Bronchien. Finden sich viele Ausstülpungen auf der freien Zelloberfläche spricht man von Mikrovilli.

Mehrschichtiges Epithel Bei mehrschichtigen Epithelien berührt nur die unterste Schicht die Basalmembran, alle anderen Zellen liegen schichtweise übereinander. Bei diesen Epithelien kann es an den obersten Schichten zur Verhornung kommen, die dem Schutz der obersten Haut dient. Mehrschichtiges Plattenepithel kommt an beanspruchten Stellen vor, z. B. Mundhöhle, Speiseröhre, Vagina, Anus. Mehrschichtiges hochprismatisches Epithel kommt eher selten vor, so z. B. am Gaumen oder Kehldeckel.

Mehrreihiges Epithel In mehrreihigen Epithelien berühren alle Zellen die Basalmembran. Im Gegensatz zu den anderen Epithelien erreichen hier aber nicht alle Zellen die Epitheloberfläche. Mehrreihig hochprismatisches Epithel findet sich in den Luftwegen, einigen Drüsenausführungsgängen und Teilen des Urogenitalsystems.

Eine Sonderform stellt das sog. **Übergangsepithel** dar. Es kommt lediglich in den ableitenden Harnwegen vor und kann sich den verschiedensten Füllungszuständen anpassen – große Füllung, Verminderung der Zellreihen, geringe Füllung, Zunahme der Zellreihen.

1.3.1.2 **Drüsenepithel**

Drüsenepithelien sind sekretbildende Zellverbände oder Einzelzellen, die ihre Sekrete entweder in Hohlorgane (Pankreasenzyme, Magensekrete; Kap. 9.5), auf andere Epithelien (Schweiß) oder direkt ins Blut (Gastrin, Insulin; Kap. 6.1, Kap. 9.5) abgeben. Drüsen, die ihre Sekrete in Hohlorgane oder andere Epithelien abgeben, nennt man exokrin, diejenigen, die ihre Sekrete direkt ins Blut abgeben, endokrine Drüsen.

Je nach **Abgabe des Sekrets** unterscheidet man:

- **ekkrine Sekretion:** Sekretabgabe ohne Membran- oder Zytoplasmaverlust, z. B. die Speicheldrüsen und alle endokrinen Drüsen
- **apokrine Sekretion:** Zytoplasmaverluste durch Umwandlung eines Teils des Zytoplasmas, z. B. bei der Milchdrüse
- **holokrine Sekretion:** Umwandlung gesamter Zellen in Sekret, z. B. bei Talgdrüsen

Exokrine Drüsen bilden verschiedene Produkte. Man findet z. B. enzymproduzierende Drüsen sowie Schleim-, Talg-, Schweißdrüsen. Nach ihrer Form können die exokrinen Drüsen weiterhin unterteilt werden in einfache, verzweigte, zusammengesetzte, alveoläre oder azinöse Drüsen.

Endokrine Drüsen produzieren **Hormone**, die über die Blutbahn ihre Zielorgane erreichen (Kap. 6.1).

1.3.1.3 **Resorptionsepithelien**

Resorptionsepithelien sind spezielle Epithelzellen, die zur Aufnahme von Stoffen Mikrovilli enthalten, um die Resorptionsfläche zu vergrößern (Kap. 9.2).

1.3.1.4 **Sinnesepithel**

Das Sinnesepithel wird bei den Sinnesorganen besprochen (Kap. 17).

Fazit

Oberflächenepithelien können verschiedene Formen und Anordnungen haben. Sie besitzen eine Basalmembran, von der aus die Ernährung per Diffusion erfolgt. Sie kommen im gesamten Organismus und der äußeren Haut vor. Drüsenzellen produzieren Sekrete, die sie entweder in Hohlorgane oder andere Epithelien (exokrin) oder ins Blut abgeben (endokrin). Resorptionsepithelien dienen der Stoffaufnahme, die über Mikrovilli gewährleistet wird. Sinnesepithelien sind spezifisch angepasst an die Rezeption der entsprechenden Sinnesreize.

1.3.2 Binde- und Stützgewebe

Das Binde- und Stützgewebe entwickelt sich fast ausschließlich aus dem **mittleren Keimblatt** (Mesoderm) des embryonalen Gewebes und setzt sich zusammen aus festen (Zellen, Fasern) und flüssigen (extrazellulären) Bestandteilen (Wasser mit darin gelösten Mineralstoffen und wasserbindenden Substanzen).

Zelluläre Bestandteile sind Fibroblasten und Fibrozyten sowie Zellen des Abwehrsystems, z. B. Makrophagen, Lymphozyten, Granulozyten und Mastzellen als bewegliche Zellen (S. 257).

Das **extrazelluläre Gewebe** besteht aus Fibroblasten (Bindegewebszellen) mit hohen Polysaccharidanteilen, sog. Proteoglykanen, aus Fasern, bestehend aus Strukturproteinen Kollagen und Elastin und Ankerproteinen (Glykoproteine), die ihm visköse bis feste Eigenschaften verleihen, da sie Wasser und Ionen binden.

Je nach Art der extrazellulären Elemente fällt das Binde- und Stützgewebe sehr unterschiedlich aus. Es kann sehr flüssig sein, aber auch sehr fest. Das liegt an der Art und der Menge der vorherrschenden **Fasern und Mineralien**: Je nach Art der vorherrschenden Fasern wird es eingeteilt in embryonales, retikuläres, fettes und faseriges Bindegewebe; das Stützgewebe wird nach Art der vorherrschenden Fasern und zusätzlicher Einlagerung von Mineralstoffen unterteilt in Knorpel,

Tab. 1.2 Binde- und Stützgewebe.

Gewebetyp	Charakterisierung
Bindegewebe	embryonales Bindegewebe (mesenchymal, gallertartig)
	retikuläres Gewebe (mit mobilen Zellen)
	Fettgewebe: • weiß • braun
	faseriges Gewebe: • locker • straff (Sehnen und Bänder)
Stützgewebe	Knorpelgewebe: • hyalines (Nase) • elastisches (Ohr) • kollagen-faseriges (Symphyse)
	Knochengewebe und Zahnzement
	Dentin

Knochen (Kap. 8.1), Zahnzement und Zahnbein (Dentin; **Tab. 1.2**).

1.3.2.1 Zellen des Bindegewebes

Aus embryonalen, omnipotenten Zellen des mittleren Keimblattes können sich gewebespezifische Zellen differenzieren, die bei Regenerationsprozessen eine Rolle spielen.

Man unterscheidet **Blasten**, definiert als aufbauende oder die Matrix sezernierende Zellen, z. B. Fibroblasten als Bindegewebszellen, Chondroblasten für den Aufbau der Knorpel, Osteoblasten für den Knochenaufbau, Lymphoblasten für den Aufbau eines Teils der Abwehrzellen im Blut, und **Zyten** als ruhende oder inaktive Zellen, z. B. Fibrozyten (Bindegewebe), Chondrozyten (Knorpel), Osteozyten (Knochen), Lymphozyten (Abwehrzellen im Blut).

1.3.2.2 Extrazelluläre Substanzen des Bindegewebes

Die Grundsubstanz des extrazellulären Gewebes besteht aus Substanzen, die ihr visköse bis feste Eigenschaften verleihen, da sie Wasser und Ionen binden.

Daneben existieren **Bindegewebsfasern**, die ihre Form erhalten durch ihren Anteil an Strukturproteinen. Je nach chemischen und physikalischen Unterschieden kennt man:

- retikuläre Fasern
- kollagene Fasern
- elastische Fasern

Faseriges Bindegewebe füllt Lücken aus, verbindet Organe und umhüllt Gefäße und Nerven.

Retikuläre Fasern sind sehr elastisch und dünn und kommen in lymphatischen und blutbildenden Organen vor und stellen einen wesentlichen Bestandteil der Basalmembranen dar.

Kollagene Fasern kommen fast überall im Körper vor und zeichnen sich durch eine große Zugfestigkeit aus. Beim Kochen quellen sie auf und ergeben Leim bzw. Gelatine.

Elastische Fasern sind verzweigt zu dreidimensionalen Netzen. Sie kommen in fast allen Bindegewebsarten vor. Sie bestehen aus dem Protein Elastin und sind extrem dehnbar. Ihr Anteil in den **herznahen Arterien** und dem **Lungengewebe** ist sehr hoch.

Die **Ankerproteine** (Glykoproteine) sorgen für eine Vernetzung der extrazellulären Matrix und verbinden Zellen und Matrix miteinander.

1.3.2.3 Formen des Bindegewebes

Embryonales Bindegewebe (**Mesenchym**) ist der Ursprung des späteren Bindegewebes. Es kommt ausschließlich während der **intrauterinen** Entwicklung vor. Es werden keine Fasern gebildet. Auch gallertartiges Gewebe (besondere Form des Bindegewebes) kommt nur vorübergehend vor und befindet sich in der **Nabelschnur**.

Embryonales Bindegewebe dient als Füllgewebe und ist in der Lage, viel Wasser zu binden.

> **Pathologie**
>
> **Nephroblastom (Wilms-Tumor)**
> Ein Nierentumor bei Kindern, der sich aus verbliebenem embryonalem Nierengewebe bildet. Normalerweise verschwindet das embryonale Nierengewebe in der 36. Schwangerschaftswoche

Retikuläres Gewebe ist das Gerüst für die **lymphatischen Organe** und setzt sich zusammen aus retikulären Fasern und Zellen. Die Zellen sind netzartig miteinander verbunden. Sowohl Zellen als auch Flüssigkeit haben eine enge Verbindung zum Blut und der Lymphe. Die Zellen sind beteiligt an der **spezifischen Abwehr**, an der **Phagozytose** und der **Faserbildung**. Das durch sie gebildete und über den ganzen Körper verstreut vorkommende Phagozytensystem wird genauer zum **Immunsystem** besprochen (Kap. 14.3).

Fettgewebe kommt überall im Körper vor, indem die retikulären Zellen Fett einlagern. Dabei unterscheidet man weißes von braunem Fettgewebe. Weißes Fettgewebe wird gebraucht als **Baufett** (Nierenlager, Gesäß, Einbau in die Röhrenknochen) und **Speicherfett** als Energiespeicher. Braunes Fettgewebe kommt beim **Neugeborenen** vor, um ihn vor Auskühlung zu schützen. Die Färbung erklärt sich durch den Gehalt an Karotinoiden.

1.3.2.4 Formen des Stützgewebes

Knorpelgewebe Das Knorpelgewebe entwickelt sich aus dem Mesenchym, indem die Interzellularsubstanz vermehrt und die Zellen in ihrer Form verändert werden. Diese nun runden, platten **Chondroblasten** reifen und wachsen zu **Chondrozyten**. Je nach Fasergehalt und Grundsubstanz unterscheidet man

- den am weitesten verbreiteten **hyalinen Knorpel** mit einem hohen Anteil an Flüssigkeit (Rippen, Gelenke, Wachstumsfugen, Luftröhre, Bronchien, Nase),
- den weniger verbreiteten **elastischen Knorpel** mit einem zusätzlichen elastischen Fasernetz (Ohrmuschel) und
- den widerstandsfähigen **Faserknorpel** mit einem hohen Anteil an kollagenen Fasern (Gelenkscheiben, Zwischenwirbelscheiben, Schambeinfuge).

Knochengewebe Das Knochengewebe erlangt seine Festigkeit durch die Einlagerung von anorganischen Substanzen wie **Kalzium** und **Phosphaten** in Form von Hydroxylapatit; daneben kommen auch noch **Fluor** und Magnesium vor (Kap. 8.1.3). Das Knochengewebe besteht aus den Knochenzellen, aus der Matrix und den Knochenfasern und bildet den organischen Anteil des Knochens.

Zahnzement und **Dentin** erhalten ihre Festigkeit durch einen noch höheren Anteil an anorganischen Salzen. Zahnzement findet sich an den Zahnwurzeln. Zum Zahnhals hin verliert sich der Zahnzement. Die Zahnkrone wird vom Zahnbein (Dentin, härteste Substanz des menschlichen Körpers mit einem Anteil von 99 % Mineralstoffen) gebildet.

Fazit

Das Binde- und Stützgewebe enthält neben Wasser Zellen, Fasern und Mineralstoffe. Je nach Anteil der festen zu den flüssigen Bestandteilen kann es flüssig oder fest sein bis hin zu sehr festen Geweben mit einem Mineralstoffanteil von 99 %, z. B. das Dentin. Blasten sind aufbauende Zellen; Zyten sind ruhende oder inaktive Zellen im Bindegewebe. Bindegewebsfasern bestehen aus Proteinen und verleihen dem Bindegewebe Struktur.
Embryonales Bindegewebe (Mesenchym) kommt ausschließlich bei Feten vor; retikuläres Gewebe ist das Gewebe des Abwehrsystems, Fettgewebe dient als Energiespeicher und Baufett (weiß) und als Wärmespeicher (braun). Knorpelgewebe verleiht elastische Festigkeit. Knochen- und Zahngewebe erhalten ihre Stabilität durch die Einlagerung von Kalzium, Phosphaten und Fluor.

1.3.3 Muskelgewebe

Das Muskelgewebe dient der **Beweglichkeit** der Extremitäten, des Rumpfes und der inneren Organe. Es setzt sich zusammen aus dem willkürlichen und dem unwillkürlichen Muskelgewebe (Kap. 8.3) sowie der Herzmuskulatur (Kap. 8.3.5).

1.3.4 Nervengewebe

Das Nervensystem dient der **Signalübertragung** zwischen verschiedenen Körperstrukturen. Es besteht aus den Nervenzellen und dem Stützgewebe (Gliazellen) und findet sich im zentralen Nervensystem (ZNS), wie Gehirn und Rückenmark, und in der Peripherie als peripheres Nervensystem.

Während die Nervenzellen für die Informationsübertragung zuständig sind, haben die Gliazellen Ernährungs-, Isolierungs- und Phagozytoseaufgaben. Gemeinsam bilden sie eine funktionelle Einheit (Kap. 6.2).

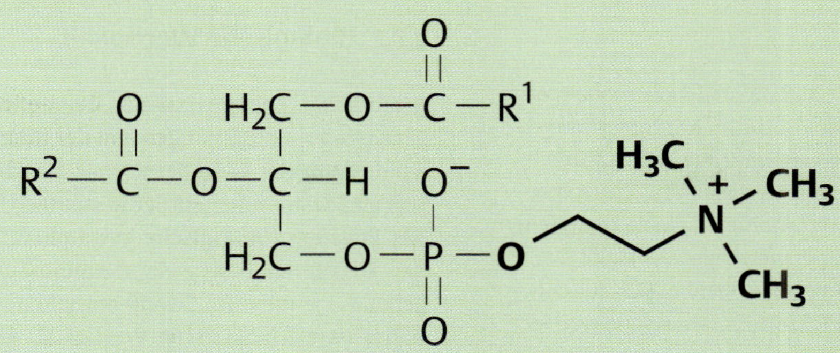

2 Grundsubstanzen des Organismus

Zu den Grundsubstanzen des menschlichen Organismus gehören Eiweiße, Kohlenhydrate, Fette sowie Vitamine und Mineralstoffe. Die wichtigsten Grundlagen hierzu sind in diesem Kapitel zusammengeführt und werden zu den einzelnen Organsystemen weiter spezifiziert. Schwerpunkte liegen auf den chemischen Eigenschaften, dem Vorkommen und den grundlegenden Funktionen beim Menschen sowie ihrer Einteilung. Besprochen werden außerdem der Wasser- und Säure-Basen-Haushalt, da die spezifischen Eigenschaften von Wasser auf das biologische Reaktionssystem einen entscheidenden Einfluss haben; so liegen z. B. Mineralstoffe im wässrigen Milieu nur in gelöster Form als Ionen vor, und die Aktivität von Enzymen ist vom pH-Wert abhängig. Die Darstellung beschränkt sich bewusst auf für Sie als Heilpraktikeranwärter wichtige Inhalte.

2.1 Chemische Verbindungen

Der Organismus besteht aus einer Vielzahl von chemischen Verbindungen, z. B. Eiweißen, Kohlenhydraten, Fetten, Vitaminen und verschiedenen Salzen. Chemische Verbindungen bestehen aus Atomen, die sich zu Molekülen zusammenschließen.

Das **Atom** ist die kleinste materielle Einheit eines chemischen Stoffes. Es besteht aus einem Kern mit positiv geladenen **Protonen** und neutralen **Neutronen**, der von negativ geladenen **Elektronen** umhüllt wird.

Bei Verbindungen zweier oder mehrerer Atome zu einem **Molekül** treten jeweils die **Elektronen** der Atome in Interaktion. Dabei können Elektronen untereinander ausgetauscht (**Ionenbindung**) oder „gemeinsam" genutzt werden. Dieser Bindungstyp liegt in fast allen organischen Verbindungen vor.

Lediglich die Neutronen des Kerns bestimmen das Gewicht (die Masse) eines Atoms. Folglich ist das **Gewicht** eines Moleküls die Summe der Gewichte der miteinander verbundenen Atome, was man als Molmasse bzw. **Mol(ekular)gewicht** bezeichnet. Zum Beispiel ist die Molekularmasse (mol) von H_2O (Wasser):

$$H = 1\,g \times 2;\ O = 16\,g \rightarrow 1\ mol\ Wasser = 18\,g\ Wasser$$

Je nach Anzahl der miteinander verbundenen Atome entwickeln sich kleine (niedermolekulare), mittlere oder große Moleküle (hochmolekular).

Fazit
Ein Atom ist die kleinste materielle Einheit. Atome bestehen aus Protonen, Neutronen und Elektronen. Das Gewicht eines Atoms wird durch seine Neutronen bestimmt. Zusammenschlüsse mehrerer Atome führen zu chemischen Verbindungen, die man Moleküle nennt. Das Gewicht der Moleküle errechnet sich aus den Gewichten der Einzelbestandteile und wird Molekulargewicht genannt.

2.2 Eiweiße (Proteine)

Eiweiße sind die wichtigsten hochmolekularen Stoffe, ohne die kein Organismus leben kann. Sie sind die Grundbausteine der Zellen und verantwortlich für viele Stoffwechselprozesse, u. a. als Transporteiweiße, Katalysatoren oder Signalstoffe.

2.2.1 Grundaufbau

Eiweiße bilden Ketten, deren kleinste Einheit die Aminosäure ist. Durch „Verknäulen" der Ketten bilden sie eine hochspezifische räumliche Struktur (Kap. 2.2.4).

Die kleinste Einheit der Eiweiße sind die proteinaufbauenden (proteinogenen) Aminosäuren, von denen im Körper nur 21 verschiedene Aminosäuren eine Funktion haben. Von diesen kann der Körper 12 Aminosäuren selbst herstellen (nicht essenzielle Aminosäuren), 9 müssen mit der Nahrung aufgenommen werden (essenzielle Aminosäuren):

- **essenzielle Aminosäuren:** Valin, Leucin, Isoleucin, Lysin, Methionin, Threonin, Phenylalanin, Selenocystein, Tryptophan
- **nicht essenzielle Aminosäuren:** Alanin, Arginin, Asparagin, Asparaginsäure, Cystein, Glutamin, Glutaminsäure, Glycin, Histidin, Prolin, Serin, Tyrosin

2.2.2 Biologische Wertigkeit

Je ähnlicher ein Nahrungseiweiß in seiner Aminosäurezusammensetzung dem körperlichen Eiweiß ist, desto besser kann der Körper die Eiweiße verwerten, desto höher ist der gesundheitliche Wert des Eiweißes (**biologische Wertigkeit**). Dabei ist der Gehalt an essenziellen Aminosäuren maßgebend – je mehr im Eiweiß enthalten sind, desto höher ist die biologische Wertigkeit. Als Bezugsgröße für die biologische Wertigkeit wird ein Voll-Ei mit einer Wertigkeit von 100 angesetzt.

Biologisch wertvollere Eiweiße finden sich in **tierischen Lebensmitteln** (Fleisch, Fisch, Milch, Eier), in pflanzlichen Eiweißen kommen sie nur ungenügend vor.

Die **tägliche Eiweißzufuhr** mit einer hohen biologischen Wertigkeit (Eiweißoptimum) sollte 1 g pro Tag und kg Körpergewicht nicht unterschreiten.

Um Nahrungsmittel in ihrer biologischen Wertigkeit beurteilen zu können, bezieht man sich nicht nur auf den Proteingehalt der Nahrungsmittel, sondern betrachtet Lebensmittelkombinationen, da sich einzelne Lebensmittelgruppen gegenseitig beeinflussen bzw. ergänzen. So hat z. B. ein Voll-Ei in Kombination mit Kartoffeln eine höhere biologische Wertigkeit als ein Voll-Ei oder eine Kartoffel alleine.

2.2.3 Nomenklatur der Eiweiße

Die Nomenklatur der Eiweiße richtet sich nach der Anzahl ihrer Aminosäuren.

- Schließen sich 2 Aminosäuren zusammen, spricht man von **Dipeptiden**,
- bei 3 Aminosäuren von **Tripeptiden**,
- bei mehr als 10 Aminosäuren von **Oligopeptiden**,
- bei ca. 100 Aminosäuren von **Polypeptiden** und
- bei über 100 Aminosäuren von **Proteinen**.

Die meisten Proteine enthalten **100–300 Aminosäuren**. Es können aber auch mehr als 1000 Aminosäuren eine Kette bilden: So besteht z. B. das größte bekannte Protein, das Muskelprotein Titin, aus mehr als 30 000 Aminosäuren.

Die Aminosäuresequenz eines Eiweißes ist **kodiert** in der **DNS**; gebildet wird es an den Ribosomen der Zellen (Kap. 3.1.2).

Insgesamt kommen im menschlichen Körper mehr als 23 000 verschiedene Proteine vor, die aus den oben genannten Aminosäuren aufgebaut sind.

2.2.4 Struktur der Eiweiße

Proteine sind spezifisch gefaltete Aminosäureketten. Die Aminosäuresequenz wird Primärstruktur genannt. Wird die Aminosäurekette über Wasserstoffbrücken gefaltet, entsteht eine Sekundärstruktur. Durch weitere Faltung über chemische Substanzen, z. B. Schwefel, entwickeln sich Tertiär- und Quartärstrukturen. Dabei besitzen sie einerseits wasseranziehende (hydrophile) und andererseits auch wasserabweisende (hydrophobe) Anteile (**amphiphile Substanzen**). Ihre Struktur ist räumlich so angeordnet, dass die wasserabweisenden Strukturen nach innen und die wasseranziehenden Strukturen nach außen gerichtet sind.

2.2.4.1 Glykoproteine

Durch eine Verbindung von Eiweiß mit **Zucker** erhält man die Glykoproteine (z. B. sind alle Plasmaproteine im Blut Glykoproteine, mit Ausnahme der Albumine; **Tab. 2.1**). Glykoproteine erfüllen im Organismus zahlreiche **Funktionen**. So bilden sie die Strukturproteine von Zellmembranen, kommen als Gleitmittel im Schleim vor und dienen als Membranproteine der Interaktion zwischen den Zellen (Kap. 5.1 und Kap. 6.2). Auch gehören manche Hormone und Bestandteile des Immunsystems, wie Immunglobuline, Faktoren des Komplementsystems und Interferone, dazu.

2.2.4.2 Metalloproteine

Durch Verbindung mit **Metallen** bilden sich die Metalloproteine (z. B. besteht **Insulin** aus 2 Eiweißketten à 30 und 21 Aminosäuren, die durch ein zentralständiges **Zink**atom miteinander verbunden sind (Kap. 6.1); **Hämoglobin**, das ein **Eisen**molekül trägt (Kap. 13.3), oder **Vitamin B_{12}** mit einem zentralen **Kobalt**atom).

Tab. 2.1 Einteilung der Proteine anhand ihrer Funktion im menschlichen Körper.

Funktion	Proteine
Transportfunktion	• Membranproteine (Ionenkanäle, Ionenpumpen) und -rezeptoren • Hämoglobin (O_2) • Myoglobin (O_2) • Transferrin (Fe) und andere Transportproteine
metabolische Funktion	• Enzyme (Biokatalysatoren) • Hormone (Botenstoffe) • Gerinnungsfaktoren • Immunglobuline (γ-Globuline)
Schutzfunktion, Festigkeit	• Keratine (Haare, Nägel) • Immunglobuline (Antikörper)
Struktur	• Kollagene, Gerüstproteine (Haut, Sehnen, Bänder, Knorpel, Bandscheiben) • Myosine, Aktine der Muskeln • Elastine (häufig in den Blutgefäßen, den Lungen und der Haut, verantwortlich für deren Elastizität) • Plasmaproteine • Albumine (für den kolloidosmotischen Druck)
Reservestoffe	• Speicherproteine in Leber, Muskeln, Milz (aus denen bei Bedarf durch Proteolyse Energie gewonnen werden kann)

2.2.5 Funktion der Eiweiße

Nach ihrer **Funktion im Körper** kann eine Einteilung der Proteine vorgenommen werden (**Tab. 2.1**).

Es folgen die Beispiele einiger wichtiger Proteine, die in den einzelnen Kapiteln zu den Organsystemen eingehender besprochen werden.

2.2.5.1 Rezeptorproteine

In die Zellmembranen eingelagert befinden sich spezielle Proteine, die in ganz spezifische Wechselwirkung mit Stoffen aus ihrer Umgebung treten können. Das können körpereigene Botenstoffe (Hormone) oder auch von außen aufgenommene Komponenten sein, wie z. B. Arzneimittel. Diese als Rezeptoren bezeichneten Proteine üben die Funktion einer Informationsübertragung (bei Hormonen) aus oder vermitteln wegen ihrer amphiphilen Eigenschaften den Transport der Stoffe in die Zelle (Kap. 5.1). Dadurch können in der Zelle weitere Stoffwechselprozesse initiiert werden.

2.2.5.2 Strukturproteine

Strukturproteine dienen der **Strukturerhaltung** der Gewebe, so z. B. Proteine des Bindegewebes, wie Kollagene, Keratine und Elastine.

2.2.5.3 Transportproteine

Transportproteine dienen dem **Transport von Stoffen**, die entweder innerhalb der Zelle transportiert werden müssen oder über das Blut zu benachbarten Zellen gebracht werden oder weite Strecken im Organismus zurücklegen müssen (Kap. 13).

2.2.5.4 Plasmaproteine

Plasmaproteine sind im Plasma des Blutes befindliche Eiweiße (Kap. 13). Dazu gehören Albumine, α_1-Globuline, α_2-Globuline, β-Globuline, γ-Globuline, die mittels sog. **Plasmaelektrophorese** getrennt werden können (Kap. 2.2.6).

2.2.5.5 Gerinnungsfaktoren

Gerinnungsfaktoren sind Eiweiße, die sich im Blut befinden und bei verletztem Gewebe durch Blutgerinnung (S. 264) für einen Wundverschluss sorgen.

2.2.6 Trennung von Eiweißen

Eiweiße im Blutserum oder Urin lassen sich durch **Elektrophorese** je nach ihrer elektrischen Ladung und Größe mithilfe eines elektrischen Feldes voneinander trennen. Nachdem das Eiweißgemisch auf ein Trägermaterial aufgebracht und ein elektrisches Feld angelegt ist, legen die Eiweiße je nach ihrem Ladungszustand, ihrer Größe und Gestalt innerhalb einer bestimmten Zeit unterschiedliche Strecken zurück. Die Proteine können anschließend durch Anfärben sichtbar gemacht oder durch Herauslösen aus der Trägermatrix quantitativ bestimmt werden.

2.2.7 Abbau von Eiweißen

Die räumliche Struktur der Eiweiße wird durch sog. **Denaturierung** zerstört. Das kann durch Hitze, Kälte oder Druck, durch Säuren oder Laugen veranlasst werden. Dabei wird die räumliche Struktur irreversibel zerstört, die Reihe der Aminosäuren aber bleibt erhalten.

Beim Aufschluss von Nahrung im menschlichen Körper schützt ihre spezifische räumliche Struktur die Proteine zunächst vor dem Zugriff z. B. von abbauenden Enzymen des Verdauungstraktes (Kap. 2.2.4). Selbst wenn eine große Ähnlichkeit mit im Körper schon vorhandenen Eiweißen besteht, muss ihre räumliche Struktur bei Nahrungsaufnahme durch die Magensäure zerstört (denaturiert) werden, damit sie enzymatisch abgebaut werden können (Kap. 9.4 und Kap. 9.5).

Fieber ab 42 °C denaturiert z. B. die Eiweiße des Hämoglobins (Farbstoff der roten Blutkörperchen). Die Schutzfunktion des Fiebers besteht darin, dass schon bei wesentlich niedrigeren Temperaturen die Antigene, z. B. von Bakterien, denaturiert werden, ohne die körpereigenen Eiweiße zu verändern (Kap. 7.2). Daneben spielt die Denaturierung der **Bakterieneiweiße** durch die Salzsäure im Magen bei deren oraler Aufnahme eine bedeutende Rolle in der Infektabwehr.

Pathologie

Proteinmangel
Dieser entsteht durch chronische Unterernährung (verminderte Zufuhr, Maldigestion, Malabsorption), chronisch konsumierende Erkrankungen, chronische Infekte, Bildungsstörungen. Durch Proteinmangel kommt es aufgrund osmotischer Prozesse zur **Ödembildung**.

Mukoviszidose (zystische Fibrose)
Mangel an Transportprotein für Chlorid führt in den Bronchien, im Pankreas und im Gallengangsystem sowie dem Darm zu einer verminderten Sekretion von Chloridionen in das Lumen, was einen verminderten Wassereinstrom nach sich zieht und zu zähem, stark viskösem Sekret führt und damit zur Erkrankung der genannten Organe. In den Schweißdrüsen fördert das Protein normalerweise den Transport der Chloridionen vom Lumen in die Zelle, was beim Fehlen zu einer erhöhten Chlorid- und Wasserabgabe der Schweißdrüsen führt (Nachweis durch den sog. Schweißtest: Chloridgehalt > 60 mmol/l, bei Neugeborenen > 90 mmol/l).

Leberzirrhose
Die Leber ist das größte albuminproduzierende Organ. Bei einer Zirrhose werden vermindert Albumine gebildet, was zu einem Mangel im Interstitium führt. Durch osmotische Prozesse kommt es zur Ausbildung einer Bauchwassersucht (**Aszites**).

Nierenerkrankungen
Bei Verlust von Eiweißen durch Schädigung der Glomeruli (z. B. **Glomerulonephritis**) kommt es zur Ausbildung von Ödemen.

α-1-Antitrypsinmangel
Der Mangel führt zum Lungenemphysem bei Erwachsenen und zu Lebererkrankungen bei Kindern; er ist genetisch bedingt.

Amyloidose
Hierbei handelt es sich um veränderte Proteine, die sich im Interstitium ablagern und so zu verschiedenen chronischen, meist tödlich verlaufenden Krankheiten führen.

Humane spongiforme Enzephalopathie (HSE), Creutzfeldt-Jakob-Krankheit (CJK), Variante Creutzfeldt-Jakob-Krankheit (vCJK)
Es bilden sich pathologische Proteine (Prionen), was zur Zerstörung des Gehirns führt.

Zöliakie
Bei einer allergischen Reaktion auf das Eiweiß Gluten aus Weizen, Hafer, Roggen, Gerste bilden sich Antikörper (Transglutaminase-Antikörper, Gliadin-Antikörper), die die Dünndarmschleimhaut angreifen (Kap. 9.2.1).

Medikamente

Diuretika bei Ödemen
Wenn eine schnelle Entwässerung erreicht werden soll, ist Furosemid indiziert. Bei Dauermedikation werden eher kaliumsparende Diuretika gegeben, wie Amilorid, Triamteren (sie hemmen die Resorption von Natrium) oder Spironolacton (dies besetzt den Aldosteronrezeptor). Sie haben den Nachteil, dass die Diurese nur gering ist, deshalb werden häufig 2 Diuretika in Kombination verabreicht (Kap. 10.4).

2.2.8 Enzyme (Biokatalysatoren)

Enzyme sind **Proteine** bestehend aus 50–100 Aminosäuren, die jeweils eine spezifische biochemische Reaktion katalysieren. Nahezu jede biochemische Reaktion im Organismus wird durch Enzyme katalysiert und kontrolliert. Enzyme können irreversibel und reversibel gehemmt werden. Andererseits kann ein Enzym nach einer Reaktion auch abgebaut werden und muss anhand seines genetischen Schlüssels neu aufgebaut werden.

Die chemische Struktur von Enzymen variiert: Einige bestehen aus **einfachen Eiweißketten** (z. B. Trypsin), andere schließen sich mit anderen Enzymen zu einem **Multienzymkomplex** (z. B. Pyruvatdehydrogenase) zusammen und wieder andere bestehen aus Nichteiweißstrukturen (Kofaktor)

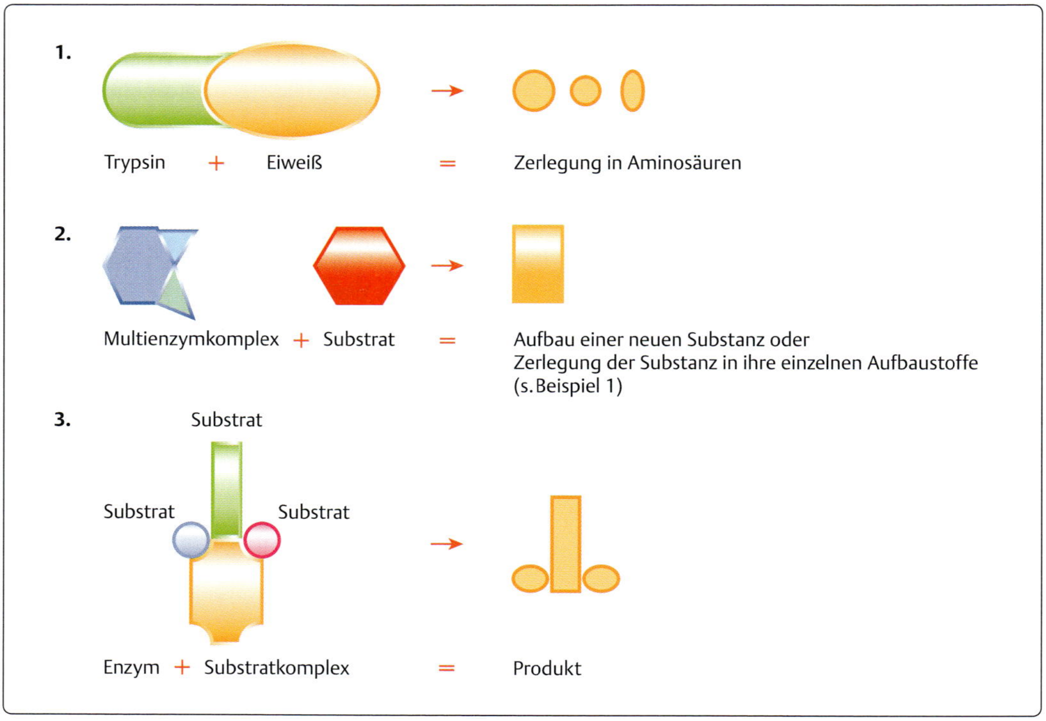

Abb. 2.1 Verschiedene Möglichkeiten enzymatischer Funktionen.

und Eiweißen (Apoenzym), sog. **Holoenzyme** (z. B. RNS-Polymerase).

Enzyme, die verschiedene biochemische Reaktionen katalysieren können, bezeichnet man als **multifunktionelle Enzyme**. Sind Metalle in Enzyme eingebettet, nennt man sie **Metalloenzyme** (z. B. die zinkhaltige Carboanhydrase).

2.2.8.1 Funktion als Biokatalysatoren

Enzyme beschleunigen Stoffwechselvorgänge, indem sie mit dem Substrat einen Komplex eingehen (**Enzym-Substrat-Komplex**).

Die **Affinität** zu dem Substrat kann sehr spezifisch sein, so erkennt z. B. die Glukokinase nur Glukose, nicht aber Galaktose als Substrat. Daneben gibt es auch weniger spezifische Affinitäten, sodass ein breiteres Substratspektrum katalysiert werden kann. So können z. B. Alkoholdehydrogenasen neben Ethylalkohol auch andere Alkohole abbauen.

In manchen Fällen binden Enzyme auch mehrere Substrate nacheinander zu einem **zentralen Komplex**; dann erst kann sich das neue Produkt bilden.

Die **Abb. 2.1** veranschaulicht einige Beispiele von Enzymfunktionen.

Eine Regulation der Enzyme unterliegt der Wechselwirkung von zu katalysierendem Substrat und dem Reaktionsprodukt. Es gilt: Ist viel Substrat vorhanden, muss eine Große Anzahl von Enzymen zur Verfügung stehen; sind viele Reaktionsprodukte vorhanden, hemmen diese das Enzym. Diese Zusammenhänge sind in der sog. **Michaelis-Menten-Gleichung** festgehalten.

2.2.8.2 Bedeutung in der Medizin

Enzyme sind in der **medizinischen Diagnostik** von großer Bedeutung. Je nach Gehalt im Blut und Kombination ihrer pathologischen Erhöhung oder Erniedrigung können Rückschlüsse auf Organschäden gezogen werden. Diese Zusammenhänge werden jeweils zum Verdauungssystem (Leber-, Pankreas- und Magenenzyme, Kap. 9) sowie dem Herz-Kreislauf-System (Herzenzyme, Kap. 12) detailliert ausgeführt.

Auch **Labormethoden** bedienen sich häufig enzymatischer Reaktionen, um Krankheiten oder Intoxikationen zu entdecken (enzymatische Messungen), z. B. bei der Alkoholbestimmung im Blut.

2.2.9 Hormone

Hormone sind Botenstoffe, die Informationen über das Blut an das Erfolgsorgan bringen und dort eine Reaktion veranlassen (z. B. sorgt Insulin für die Einschleusung von Glukose in die Zellen).

Chemisch gesehen gehören die Hormone zu **verschiedenen Stoffklassen**:

- **reine Proteine:** z. B. Cholezystokinin (CCK), Sekretin, Gastrin, glukoseabhängiges insulinotropes Peptid (GIP; auch gastroinhibitorisches Peptid)
- **Glykoproteine:** z. B. Luteinisierungshormon (LH), follikelstimulierendes Hormon (FSH), adrenokortikotropes Hormon (ACTH)
- **niedermolekulare Aminosäurederivate:** z. B. Adrenalin, Dopamin, Serotonin, Trijodthyronin (T_3), Thyroxin (T_4)
- **Steroide:** Glukokortikoide, Mineralokortikoide, Geschlechtshormone

Sie können eingeteilt werden nach der Art der Regulation, nach der chemischen Zusammensetzung, nach der Herkunft oder nach ihren biochemischen Eigenschaften.

Dieses Buch beschäftigt sich mit der **Art der Regulation**. Dabei werden die Hormone betrachtet, die hypothalamisch-hypophysär geregelt werden (Kap. 15) und solche, die als Gewebshormone nicht hormonell reguliert werden (Kap. 9, Kap. 12 und Kap. 13).

Fazit

Eiweiße bilden Ketten, deren kleinste Einheit die Aminosäure ist. Durch „Verknäulen" der Ketten bilden sie eine hochspezifische räumliche Struktur. Die Eiweiße werden nach der Anzahl ihrer Aminosäuren eingeteilt in Peptide und Proteine. Sie sind sowohl wasseranziehend als auch wasserabstoßend und können Zusatzverbindungen eingehen, z. B. mit Zuckern (Glykoproteine) oder Metallen (Metalloproteine).

Proteine haben im Körper verschiedene Funktionen, wie Transport-, metabolische, Schutzfunktionen, und dienen der Festigkeit (Keratine), Struktur und als Reservestoffe. Rezeptorproteine vermitteln z. B. Informationen oder den Transport von Substanzen in die Zelle, durch die in der Zelle gezielt Stoffwechselreaktionen ausgelöst werden können.

Eiweiße lassen sich durch das Verfahren der Elektrophorese (Serum- oder Urinelektrophorese) aufgrund ihrer unterschiedlichen Ladung und Größe voneinander trennen und bestimmen.

Eiweiße müssen zunächst aus ihrer räumlichen Struktur gebracht werden (Denaturierung), damit sie abgebaut werden können. Das kann z. B. durch Hitze oder Kälte geschehen, aber auch durch Säuren oder Laugen. Die Eiweiße der Erythrozyten werden bei Temperaturen ab 42 °C zerstört, Bakterieneiweiße schon bei geringeren Temperaturen; die Verdauung von Nahrungseiweißen im menschlichen Organismus erfolgt zunächst durch die Magensäure, erst dann sind sie für den enzymatischen Abbau zugänglich.

Enzyme sind Eiweiße, die Stoffwechselreaktionen des Körpers katalysieren und kontrollieren. Ihre Regulation steht in direktem Zusammenhang mit dem Reaktionsprodukt. Auch im medizinischen Labor werden sie zu diagnostischen Zwecken eingesetzt.

Hormone sind Botenstoffe im Organismus, die unterschiedlichen chemischen Substanzklassen zuzuordnen sind. Sie veranlassen im Organismus Stoffwechselprozesse.

Häufig gestellte Fragen

Was sind Prionen?

Prionen sind Eiweiße im Gehirn. Sie sind in physiologischer, nicht pathogener Form oft Bestandteil der Hirnzellmembranen, können aber nur durch Veränderung der Faltung der Eiweißkette in hoch pathogene Formen übergehen und zum Tode führen (z. B. bei der Creutzfeldt-Jakob-Krankheit).

Warum sind Prionen so schwer zu beseitigen?

Durch ihre spezielle Faltung sind die pathogenen Prionen sehr widerstandsfähig gegen enzymatischen Abbau, gegen Hitze, Bestrahlungen und andere Desinfektionsmittel oder Sterilisationsverfahren.

Warum führt der Befall mit Prionen zum Tod?

Weil die pathologischen Prionen die Faltungen physiologischer, nicht pathogener Prionen verändern, sich zusammenlagern zu sog. Amyloiden und so zur irreversiblen Schädigung der Nervenzellen führen.

Warum entstehen bei Eiweißmangel z. B. Lungenödeme oder Perikard- oder Pleuraergüsse?

Durch das grundsätzliche Bestreben des Organismus nach Konzentrationsausgleich (Homöostase), wird bei Eiweißmangel durch osmotische Prozesse Wasser an die Orte mit höherer Eiweißkonzentration gebracht, was zu Ödemen in verschiedenen Körpersystemen führt. Wenn also Bluteiweiße fehlen, wird Wasser aus dem Gefäßsystem ins Interstitium abgegeben, was innerhalb des Gefäßsystems zu einem niedrigeren hydrostatischen Druck führt. Dies wiederum aktiviert den Renin-Angiotensin-Aldosteron-Mechanismus der Nieren. Der sich daraus entwickelnde pathologische Kreislauf mit steigender Wasserrückresorption an den Nieren führt zur weiteren Verstärkung der Ödeme. Die Ödeme können überall im Körper auftreten, so z. B. bei einer Leberzirrhose oder Pankreatitis als Bauchwassersucht (Aszites), in den Lungenfellen als Pleuraerguss, im Herzbeutel als Perikarderguss, in den Beinen, an den Augenlidern oder auch in den Alveolen als Lungenödem.

Hat jede Ödembildung etwas mit Eiweißmangel zu tun?

Nein – Ödeme können ebenfalls durch zu viel Flüssigkeit, durch einen zu hohen Gefäßdruck, durch Herz- oder Nierenprobleme, Gefäßerkrankungen, Sauerstoffmangel etc. entstehen.

Gibt es Gefahren, wenn Ödeme punktiert werden?

Die Gefahr besteht darin, dass sich an der Punktionsstelle eine Infektion bilden kann und dass sich das Ödem schneller wieder ausbildet. Daher wird eine Indikation zu Punktionen eher zurückhaltend gestellt, wobei diese Entscheidung immer von der Hintergrunderkrankung abhängt. Manchmal ist eine Punktion unumgänglich, um dem Patienten Erleichterung zu verschaffen und/oder um Erkrankungen zu diagnostizieren.

Was bewirkt das Eiweiß Gluten?

Gluten kommt in vielen Getreidesorten vor, so in Dinkel, Weizen, Roggen, Hafer, Gerste, Triticale. Es setzt sich zusammen aus Gluteninen und Prolaminen, wobei die Prolamine allergieauslösend sind. Die Struktur der Prolamine in den verschiedenen Getreidesorten ist unterschiedlich: Das Prolamin des Weizens heißt Gliadin, des Roggens Secalin, des Hafers Avenin etc. Sie werden auch Klebereiweiße genannt, weil sie dafür sorgen, dass Backwaren zusammenhalten. Die pathologische Reaktion auf Gluten ist eine allergische Reaktion, bei der die Darmzotten atrophieren. Das führt zu Durchfall, Fettstuhl, Bauchschmerzen und Resorptionsstörungen. Die Therapie besteht in glutenfreier Kost.

2.3 Kohlenhydrate

Kohlenhydrate (Zucker, Stärke, Zellulose) kommen im Pflanzen- und Tierreich in unterschiedlichen Formen vor. Chemisch stellen sie mehrwertige Alkohole dar, deren Molekül zusätzlich mit einer weiteren chemischen Gruppe ausgestattet ist, die bei Zuckermolekülen mit einem Grundgerüst von 5 oder 6 C-Atomen eine Ringform bilden. Beispiele für Moleküle mit 5 C-Atomen, sog. Pentosen, sind Ribose, Desoxyribose oder Xylose. Zuckermoleküle mit 6 C-Atomen sind z. B. Glukose, Galaktose, Mannose oder Fruktose.

2.3.1 Grundaufbau

Diese Zucker können als Einzelmolekül vorkommen (**Monosaccharide**), sich aber auch zu 2 (**Disaccharide**) oder zu vielen Molekülen (**Polysaccharide**) zusammenschließen. Von **Oligosacchariden** spricht man bei Verbindungen von 3–10 Monosacchariden.

2.3.1.1 Monosaccharide

Das wichtigste Monosaccharid für den menschlichen Organismus ist **Glukose**. Das Glukosedepot ist Glykogen. Im Zusammenwirken mit Sauerstoff ist Glukose für die Erstellung der Energie verantwortlich (**Glykolyse**).

2.3.1.2 Disaccharide

Die wichtigsten Disaccharide sind die Saccharose (Verbindung von Glukose und Fruktose), Maltose (Glukose und Glukose) sowie Laktose (Glukose und Galaktose).

2.3.1.3 Polysaccharide

Diese bilden im Pflanzenreich Gerüstsubstanzen (z. B. Zellulose) oder Reservestoffe (z. B. Stärke). Stärke ist reichlich in Samen und Knollen abgelagert und besteht aus 2 Glukoseketten: **Amylose** (250–300 Glukosemoleküle) mit ca. 20–30 % der Stärke sowie **Amylopektin** (70–80 %, bestehend aus mehreren 1000 Glukosemolekülen). Die Ketten unterscheiden sich in ihrer Bindungs- und Verzweigungsform.

Im Tierreich und beim Menschen kommen Polysaccharide als **Reservestoff Gykogen** (tierische Stärke) vor (Molekulargewicht > 1 Mio.). Glykogen besteht ausschließlich aus Glukosemolekülen. Es ist in jeder Zelle nachweisbar, insbesondere aber in der Skelettmuskulatur und der Leber (Kap. 9.3). Aus Glykogen kann durch Abbau mittels der Enzyme der **Amylasen** jederzeit Glukose zur Verfügung gestellt werden (**Glykogenolyse**).

2.3.2 Funktion der Glukose

Glukose ist ein wichtiger **Energielieferant** für den Organismus. Die beim Glukoseabbau (**Glykolyse**) in den Mitochondrien entstehende Energie wird in Form von Adenosintriphosphat (ATP) gespeichert. Aus einem Mol Glukose entstehen ca. 30 ATP. Zum Abbau wird Sauerstoff benötigt. Reaktionsprodukte sind u. a. ATP, Wasser und **Kohlendioxid**. Kohlendioxid wird über die Erythrozyten zur Lunge abtransportiert und abgeatmet oder in Wasser gelöst als **Bikarbonat** (Hydrogenkarbonat) vom Organismus als Puffer verwertet (Kap. 13.3).

Der Organismus ist auf die Zufuhr von Kohlenhydraten durch die Nahrung angewiesen. Um Polysaccharide (Stärke) für den Körper verfügbar zu machen, werden sie im Verdauungstrakt mittels Enzymen über die Stufe der Oligosaccharide in Monosaccharide, z. B. Glukose überführt (Kap. 2.2.8).

Die empfohlene **Glukosezufuhr** liegt bei ca. 300–400 g KH/Tag = 4 g/kg Körpergewicht. Bei überschüssiger Zufuhr wird die Glukose zunächst als **Glykogen** gespeichert. Bei weiterer Zufuhr werden die Kohlenhydrate in **Fett** umgebaut und in den Fettzellen gespeichert.

Bei Glukosemangel wird zunächst auf die Glykogenspeicher zurückgegriffen (**Glykogenolyse**). Sollte das nicht ausreichen, vermag der Körper auch Fette und Eiweiße in Glukose zu überführen (**Glukoneogenese**). Bei zu langer Hungerphase kommt es zum Abbau aller Fette (auch der Organfette), der Eiweiße und der Aminosäuren.

> **Pathologie**
>
> **Ödembildung**
>
> Bei vermehrtem Eiweißabbau, z. B. in Hungerphasen (Anorexia nervosa, Hungersnot) kommt es zu Verschiebungen des kolloidosmotischen Drucks und Ausbildung von Ödemen (z. B. Perikarderguss, Pleuraerguss, Beinödeme, Aszites; Kap. 2.2.7).

2.3.3 Transport der Glukose

Damit die Glukose zur Energiegewinnung verfügbar ist, muss sie in die Zellen geschleust werden. Das dazu notwendige Hormon ist **Insulin**. Der wichtigste Sekretionsreiz ist ein steigender Blutzuckerspiegel durch kohlenhydrathaltige Nahrungsmittel. Dabei werden Glukosemoleküle **insulinunabhängig** von den B-Zellen des Pankreas aufgenommen, woraufhin Insulin ausgeschüttet wird (Kap. 15.7.1).

Eine weitere Möglichkeit des Glukosetransports in die Zelle ist der **insulinunabhängige** Transport über die sog. **Glukosetransporter** (Eiweiße) GLUT-1, -2, -3:

- **GLUT-1** ist der häufigste Transporter und kommt vor allem in den Zellen des **ZNS** und der **Erythrozyten** vor. Er besitzt eine starke Glukosebindung, sodass eine ständige Versorgung der Zellen mit Glukose gesichert ist.
- **GLUT-2** kommt in den Leberzellen, B-Zellen des Pankreas, in der Darmschleimhaut und den Nieren vor. Hier ist die Bindungskapazität nicht so ausgeprägt und abhängig von der Glukosekonzentration des Blutes. Erst bei höheren Blutzuckerwerten kann die Glukose in die Zellen geschleust werden.
- **GLUT-3** ist zusätzlich zu Glut-1 überwiegend in den Nervenzellen des **ZNS** zu finden. Die Bindung ist so stark, dass auch bei niedrigen Blutzuckerspiegeln eine Grundversorgung des Gehirns gewährleistet bleibt.

> **Fazit**
>
> Bei den Kohlenhydraten unterscheidet man Monosaccharide, Disaccharide, Oligosaccharide und Polysaccharide. Physiologisch bedeutsam sind das Monosaccharid Glukose und verschiedene Polysaccharide als Glukosereservoir (Glykogen) oder als Gerüstbildner. Glukose ist ein wichtiger Energielieferant. Der Organismus speichert Glukose in Form von Glykogen. Bei Glukosemangel baut der Körper zunächst Glykogen (Glykogenolyse) ab, um im weiteren Verlauf Glukose aus Fetten und Eiweißen herzustellen (Glukoneogenese). Die Verfügbarkeit der Glukose für die Körperzellen muss gesichert sein. Dies wird einerseits über Insulin und andererseits über insulinunabhängige Glukosetransporter gewährleistet.

2.4 Fette

Fette, Phospholipide (z. B. Lecithin), Glykolipide (auf deren vertiefende Darstellung verzichtet wird) und Lipoproteine werden unter dem Sammelbegriff **Lipide** geführt. Als Lipidbegleitstoffe sind die fettlöslichen Vitamine A, D, E und K anzusehen. Lipide und Lipidbegleitstoffe sind schwer wasserlöslich, dagegen aber sehr gut löslich in Fetten und Ölen.

2.4.1 Grundaufbau

Fette sind Ester des Dreifachalkohols Glyzerin mit Fettsäuren (**Triglyzeride**). Die Vielfalt der physikalisch-chemischen Eigenschaften der Fette beruht auf der Verschiedenheit der Fettsäuren.

Die **Fettsäuren** der Fette bestehen aus geradzahligen Kohlenstoffketten mit in der Regel 10–22 Kohlenstoffeinheiten. Sie werden eingeteilt in:

- **gesättigte Fettsäuren:** mit untereinander einfach gebunden Kohlenstoffatomen (-C-C-C-C-C-; Valerian-, Palmitin-, Stearinsäure).
- **ungesättigte Fettsäuren:** mit Doppelbindungen der Kohlenstoffatome (-C = C-); bei **einfach ungesättigten Fettsäuren** liegt nur eine Dop-

pelbindung in einem Molekül vor (Ölsäure), bei **mehrfach ungesättigten** mehrere Doppelbindungen (Linol-, Linolen-, Arachidonsäure).

Fette mit vielen gesättigten Fettsäuren haben eine feste Konsistenz. Je größer der Anteil an ungesättigten Fettsäuren ist, desto flüssiger ist das Fett.

Essenzielle Fettsäuren müssen mit der Nahrung zugeführt werden, weil der Organismus sie nicht selbst herstellen kann (z. B. Linolsäure und α-Linolensäure).

2.4.2 Funktion der Fette

Fette sind die wichtigsten **Energiereserven** im menschlichen Körper. Sie sind durch **Lipasen** leicht spaltbar und somit schnell verfügbar. Die Lipasen werden aktiviert z. B. durch Adrenalin, Kortisol, Somatotropin und Glukagon, jedoch gehemmt durch Insulin. Insulin vermittelt gleichzeitig die Synthese der Fette aus Glycerol und Fettsäuren.

Im Blut werden die Fette als **Lipoproteine** transportiert. Freie Fettsäuren nutzen **Albumine als Transporter** (Carrier; Kap. 9.3).

Der **Fettaufbau** findet im Zytoplasma der Leber-, Nieren-, Lungen-, Milchdrüsen- und Fettzellen statt. Der **Abbau der Fettsäuren** geschieht in den Mitochondrien der Zellen. Beim Abbau entstehen über einen speziellen Abbauweg Moleküle des Acetyl-Coenzym A (kurz Acetyl-CoA), die in der Leber in sog. **Ketonkörper**, z. B. das Acetacetat überführt werden. Zur Bildung von Ketonkörpern ist ausschließlich die **Leberzelle** befähigt. Da die Leber diese Ketonkörper aber nicht selbst verwerten kann, gibt sie sie ins Blut ab, wodurch sie anderen Zellen und Geweben als schnell verwertbarer Brennstoff zur Verfügung stehen. Jedoch gibt die Leber in der Regel nur so viele Ketonkörper ins Blut ab, wie in peripheren Organen benötigt werden (Kap. 4.1.2 und Kap. 8.3.2).

Den ebenfalls aus 2 Molekülen Acetyl-CoA entstehenden Ketonkörper **Azeton** (CH_2-CO-CH_2) kann der Organismus nicht verwenden und scheidet ihn mit dem Urin, bei hohen Konzentrationen zusätzlich auch über die Atemluft aus (z. B. bei schlecht eingestellten Diabetikern).

> **Pathologie**
>
> **Ketoazidose**
>
> Eine Ketoazidose kann bei Diabetes mellitus, Fasten, kohlenhydratfreier Diät auftreten. Beim Abbau von Fetten kommt es zu einem vermehrten Anfall von Ketonkörpern (Azeton o. Ä.), die als saure Stoffwechselprodukte eine Übersäuerung des Blutes hervorrufen. Dies führt bei dauerhaftem Zustand zu Organschäden. Bei sehr hohen Konzentrationen erfolgt neben der Ausscheidung über die Nieren (Ketonurie, metabolische Azidose) auch eine Ausscheidung über die Atemluft (Kußmaul-Atmung). Kommt es in Mangelsituationen zum Abbau der Organfette, führt das zu einer Gefährdung der Organe bei mechanischer Einwirkung (z. B. auf die Nieren), da Fette auch eine Polsterfunktion besonders für die körperoberflächennahen Organe haben.

2.4.3 Cholesterin

Das Cholesterin (auch Cholesterol) wird aus Acetyl-CoA über lange biochemische Wege im endoplasmatischen Retikulum aller Zellen synthetisiert (Ausnahme: Zellen, die keinen Kern enthalten). Es ist das wichtigste Sterol des tierischen und menschlichen Organismus. Es ist am Aufbau der Zellmembranen beteiligt und Grundbaustein der Gallensäuren und der Steroidhormone (Aldosteron, Kalzitriol, Kortisol, Östradiol, Progesteron, Testosteron).

Seine **Synthese** wird gefördert durch Insulin, gehemmt durch Glukagon und Gallensäuren in der Darmmukosa. Je mehr Cholesterin mit der Nahrung zugeführt wird, desto weniger synthetisiert der Organismus.

Der tägliche **Cholesterinbedarf** liegt beim Menschen zwischen 0,5 und 1,5 g, wobei weniger als 50 % aus der Nahrung stammen. Nahrungsmittel, die viel Cholesterin enthalten sind z. B. Butter, Eigelb, Fleisch, Gehirn, Leber, Sahne. Körpereigenes Cholesterin finden wir in den Membranen und den Speichern der Zellen sowie in den im Blut zirkulierenden Lipoproteinen. Der Abbau erfolgt in der Hauptsache durch die Leber, indem es zu Gallensäuren umgebaut und dann ausgeschieden wird. Jedoch wird auch unverändertes Cholesterin mit der Galle ausgeschieden (Kap. 9.3).

2.4.4 Phospholipide

Das wichtigste Phospholipid ist das **Lecithin.** Es besteht aus einer an Glycerol gebundenen gesättigten und einer mehrfach **ungesättigten Fettsäure** sowie einer **Phosphorsäuregruppe**. Das führt zu einem Fett, das einerseits wasserlöslich (Phosphatanteil) und andererseits fettlöslich (Fettsäuren) ist.

Phospholipide sind essenzielle Bestandteile der **Zellmembranen**. Als Bestandteil der Lipoproteine zirkulieren sie im Blut und sind außerdem an der Bildung von Mediatoren beteiligt.

2.4.5 Lipoproteine

Lipoproteine sind ein **Gemisch aus Fetten** (Triglyzeriden), Chylomikronen, Phospholipiden, Cholesterin, fettlöslichen Vitaminen und Eiweißen (Apolipoproteine). Sie verändern ihre Zusammensetzung ständig, da sie Lipide aufnehmen und wieder abgeben und untereinander austauschen.

Lipoproteine bilden einen kugeligen Komplex, bei dem die Apolipoproteine außen liegen und die Lipide im Inneren. Sie werden nach ihrer Dichte, hervorgerufen durch den **Anteil der Eiweiße**, in verschiedene Klassen eingeteilt: Diejenigen mit einem hohen Lipid- und einem geringen Eiweißanteil weisen eine geringe Dichte, diejenigen mit niedrigem Lipid- und hohem Proteinanteil eine hohe Dichte auf. Dabei werden folgende **wichtige Hauptklassen** unterschieden:

- **VLDL** (very low-density lipoprotein – sehr geringe Dichte)
- **IDL** (intermediate-density lipoprotein)
- **LDL** (low-density lipoprotein)
- **HDL** (high-density lipoprotein – hohe Dichte)

Die VLDL werden in der Leber aufgebaut und verteilen über die Blutbahn Lipide im Organismus. Dadurch, dass sie die Lipide abgeben, werden sie kleiner und zu IDL- oder LDL-Komplexen, wobei ihr Anteil an Cholesterin zunimmt und der der anderen Fette abnimmt. IDL und LDL bringen nun das Cholesterin an die Zellen.

HDL-Komplexe werden in der Leber und in der Darmmukosa gebildet. Im Blut nehmen sie Phospholipide und Cholesterin auf und übertragen sie auf VLDL oder bringen sie zurück zur Leber und zu steroidhormonbildenden Geweben. Damit können sie Cholesterin aus arteriosklerotischen Plaques herauslösen und entsorgen (Kap. 9.5).

Bezogen auf den Gesamtcholesteringehalt sollte ein gesundes Verhältnis von HDL zu LDL 1:3 (z. B. 50 mg/dl HDL:150 mg/dl LDL) betragen. Das Gesamtcholesterin sollte 200 mg/dl nicht überschreiten.

Pathologie

Arteriosklerose
Ein erhöhter Anteil an LDL bringt zu viel Cholesterin in die Zellen der Blutgefäße, was zu erhöhter Ablagerung an den Membranen und damit zu arteriosklerotischen Plaques führt. Ein zu niedriger HDL-Gehalt fördert die Bildung von Arteriosklerose.

Magersucht (Anorexia nervosa)
Durch die fehlende Zufuhr von Nahrungsmitteln ist der Organismus gezwungen, seine Fettreserven zur Energieproduktion aufzubrauchen. Das führt auch zu einem Mangel an Cholesterin, was wiederum einen Hormonmangel, z. B. der Sexualhormone, nach sich zieht, sodass die Patientin eine Amenorrhöe (das Ausbleiben der Menstruation) entwickelt.

Cholesterinsteine
Ein zu hoher Cholesterinanteil in der Gallenflüssigkeit fördert die Bildung von Cholesterinsteinen.

Medikamente

Cholesterinsenker

Die meisten Cholesterinsenker sind sog. **Statine**, auch CSH-Hemmer (Cholesterinsynthesehemmer) genannt, die die körpereigene Cholesterinsynthese blockieren. Im Handel befinden sich Medikamente wie Simvastatin, Pravastatin, Lovastatin.

Fazit

Fette sind ein Gemisch aus mehreren fettlöslichen Substanzen, wie Cholesterin, Lecithin, Vitaminen und Triglyzeriden. Sie werden in Form von Lipoproteinen im Blut transportiert. Triglyzeride bestehen aus Glycerol und Fettsäuren. Fettsäuren sind wichtige Energiereserven im Organismus. Wie bei den Aminosäuren findet man auch bei den Fettsäuren essenzielle, also nicht vom Körper synthetisierbare Fettsäuren. Gesättigte, langkettige Fettsäuren sind schwer wasserlöslich und bilden eher Hartfette. Je mehr Doppelbindungen die Fettsäuren besitzen, desto flüssiger und besser in Wasser löslich sind sie. Der Abbau von Fetten führt zu Ketonkörpern, die der Energiegewinnung dienen oder über die Nieren ausgeschieden werden.

Fette sind ein Gemisch aus vielen fettlöslichen Stoffen wie Phospholipiden, Cholesterin, Triglyzeriden, Chylomikronen und Vitaminen A, E, D, K. Sie werden mithilfe einer Proteinhülle als Lipoproteine durch den Körper geschleust. Cholesterin ist ein wichtiger Grundbaustein für die Zellmembranen und für verschiedene Steroide (Kortison, Sexualhormone, Gallensäuren, Vitamin D); es wird vom Körper selbst synthetisiert, aber auch mit der Nahrung aufgenommen. Je nach dem Fettgehalt der Lipoproteine unterscheiden sie sich in ihrer Dichte; ein gesundes Verhältnis sehr dichter (HDL) zu geringfügig dichten (LDL) Lipoproteinen sollte bei 1:3 liegen.

Häufig gestellte Fragen

Warum ist ein höherer Anteil von HDL auch von Nachteil?

Diese Frage konnte bisher nicht geklärt werden. Es zeigte sich, dass eine gute Verteilung von HDL:LDL vorliegt, wenn diese ein Verhältnis von 1:3 oder 1:4 hat.

Was ist ein gesunder Cholesterinwert?

Bei gesunden Menschen ohne eine Herz- oder Gefäßerkrankung sollten die Cholesterinwerte 200 mg/dl nicht überschreiten und eine Verteilung von LDL:HDL bei 115:85 mg/dl vorliegen. Bei gesunden Menschen mit Risikofaktoren sollten die Gesamtwerte unter 200 mg/dl und der LDL-Wert unter 115 mg/dl liegen; bei Menschen mit chronischen Krankheiten wie Diabetes oder Herz-Kreislauf-Erkrankungen das Gesamtcholesterin unter 150 mg/dl und der LDL-Wert unter 70 mg/dl.

Wo wird Cholesterin gebildet?

Der Organismus bildet ca. ⅔ des Cholesterins selber. Dies geschieht hauptsächlich in der Leber, aber auch in der Nebenniere, den Eierstöcken und den Dünndarmzellen. Die Bildungsrate richtet sich nach der Menge Cholesterin, die mit der Nahrung aufgenommen wird: Wird wenig Cholesterin zugeführt, bildet der Körper mehr Cholesterin und umgekehrt.

Wofür ist Cholesterin wichtig?

Cholesterin ist ein unverzichtbarer Baustein für die Zellwände. Außerdem werden in der Leber aus Cholesterin Gallensäuren, Vitamin D und verschiedene Hormone, z. B. Kortisol, Sexualhormone etc., gebildet.

Wodurch kann sich eine Arteriosklerose bilden?

Durch verschiedene Erkrankungen ist die Bildung bzw. Ablagerung von arteriosklerotischen Plaques erhöht; so führt ein dauerhaft hoher Blutdruck zur Arteriosklerose. Beim Diabetiker entwickelt sich ein gestörter Fettstoffwechsel durch den Mangel an Insulin, was zur Arteriosklerose führt (Kap. 15.7). Aber auch der Genuss von zu viel fetthaltiger Nahrung kann die Entwicklung zu einer Arteriosklerose begünstigen.

Warum ist eine Ketonurie bei Diabetes mellitus so gefährlich und beim Fasten nicht?

Die Entwicklung einer Ketonurie beim Diabetiker führt zu einer dauerhaften Übersäuerung des Organismus (metabolische Azidose). Eine Übersäuerung schädigt z. B. die Kapillaren, verstärkt den Knochenabbau, schädigt die Zähne (Karies) und führt zu einer Hyperkaliämie (Herzrhythmusstörungen). Die Hyperkaliämie entsteht durch den Austausch von extrazellulär vorkommenden Wasserstoff- gegen die intrazellulären Kaliumionen. Auch die Muskulatur baut sich ab. Die Folge sind u. a. Müdigkeit, Übelkeit, Immunschwäche, Knochenschmerzen; mithilfe der Abatmung von Kohlendioxid versucht der Körper die Übersäuerung zu kompensieren (Kußmaul-Atmung). Die Übersäuerung beim Fasten ist eine vorübergehende Situation. Nach dem Fastenende normalisiert sich der pH-Wert des Blutes wieder. Innerhalb dieser kurzen Zeit kommt es nicht zu organischen Schäden.

2.5 Vitamine

Vitamine haben zahlreiche Funktionen. Sie steuern den Stoffwechsel von Eiweißen, Kohlenhydraten und Fetten. Sie haben Anteil am Aufbau körpereigener Substanzen, wie Enzymen, Hormonen, Blutzellen u. a. Sie wirken als sog. Hilfssubstrate (Koenzyme), die biochemische Reaktionen lenken und beschleunigen. Dabei werden sie verbraucht. Sie müssen also regelmäßig mit der Nahrung neu zugeführt oder vom Körper neu synthetisiert werden.

Man unterscheidet **fettlösliche Vitamine**:
- Vitamin A (Retinol)
- Vitamin D (Calciferol)
- Vitamin E (Tocopherol)
- Vitamin K (Phyllochinon)

und **wasserlösliche Vitamine**:
- Vitamin B_1 (Thiamin)
- Vitamin B_2 (Riboflavin)
- Vitamin B_3 (P) (Niacin)
- Vitamin B_5 (Pantothensäure)
- Vitamin B_6 (Pyridoxain)
- Vitamin B_7 (H) (Biotin)
- Vitamin B_9 (Folsäure)
- Vitamin B_{12} (Cobalamin)
- Vitamin C (Ascorbinsäure)

2.5.1 Fettlösliche Vitamine

Fettlösliche Vitamine sind schwer in wässrigem Milieu löslich, deshalb benötigen sie besondere Lösungsvermittler im weitgehend hydrophilen Milieu des Organismus. Die Lösungsvermittler sind die **Gallensäuren** aus der Leber. Sie emulgieren die Fette und bilden sog. Mizellen (S. 151). Mithilfe dieser Mizellen werden die fettlöslichen Vitamine wie auch andere Fette in die Darmzelle eingeschleust, dort mit einer Eiweißschicht überzogen, in kleine Vesikel (**Chylomikronen**) verpackt und über Lymphbahnen ins Blut transportiert. Dort werden sie in Form von Lipoproteinen zu den Erfolgsorganen gebracht (Kap. 2.4.5).

Fettlösliche Vitamine können in gewissem Umfang im Fettgewebe des Körpers und **in der Leber gespeichert** werden. Das hat den Vorteil, dass auch bei nicht ausreichender täglicher Zufuhr über einige Zeit die Versorgung mit den fettlöslichen Vitaminen aus dieser Reserve erfolgen kann.

Ein **Mangel** an fettlöslichen Vitaminen kann durch ungenügende oder fehlende Gallensäuresekretion in den Dünndarm (Maldigestion) oder durch Darmerkrankungen (Malabsorption) entstehen (Kap. 9.2).

Eine ständige **hohe Zufuhr** der Vitamine A und D führt zu einer Akkumulation in den Fettzellen und kann **Vergiftungserscheinungen** auslösen. Das ist bei einer normalen Ernährung sehr selten und wird meistens durch Zusatzgaben dieser Vitamine ausgelöst (Lebertran, vitaminhaltige Arzneimittel).

Fettlösliche Vitamine werden nur in geringem Maße über die Nieren ausgeschieden.

2.5.1.1 Vitamin A (Retinol)

In tierischen Nahrungsmitteln (Muskelfleisch, Leber, Ei, Milch) steht Vitamin A hauptsächlich als Retinylpalmitat zur Verfügung, in pflanzlichen Nahrungsmitteln (Karotten, Süßkartoffeln) als **Karotine (Provitamin A)**. Provitamin A wird mit der Nahrung aufgenommen und durch die Pankreaslipase zu Retinol umgewandelt.

Der Körper kann **überschüssiges Vitamin A** kaum abbauen. Deshalb wird es insbesondere in der Leber angereichert. Häufiger Verzehr tierischer Leber kann somit zu **Vergiftungen** führen. Überschüssige Karotine haben keine direkt giftige Wirkung. Es gibt aber Hinweise auf ein erhöhtes Krebsrisiko, insbesondere bei Rauchern.

Vitamin A ist wichtig für das Wachstum, Funktion und Aufbau von Haut und Schleimhäuten; ebenso für den Stoffwechsel und die Spermiogenese. Der Sehvorgang wird ermöglicht durch einen Abkömmling des Retinols in den Sinneszellen der Netzhaut (Kap. 17.1).

Die Verwertung von Vitamin A im Körper kann durch Leberschäden und die Einnahme von Östrogenpräparaten gestört werden.

> **Pathologie**
>
> **Nachtblindheit**
> Mangel an Vitamin A führt zu Nachtblindheit und mangelnder Hell-Dunkel-Adaption, trockener Haut und Xerophthalmie.

2.5.1.2 Vitamin D

Vitamin D kann mithilfe von UV-Strahlen im **Körper selbst** aus Cholesterin synthetisiert oder mit der **Nahrung** aufgenommen werden.

Vorstufen des Vitamin D aus Cholesterin befinden sich in hoher Konzentration in den Hautzellschichten der Basalzellschicht und der Stachelzellschicht. Durch Bestrahlung der Haut mit UV-Licht entsteht **Kalziol** (Vitamin D_1). Über das Blut gelangt Kalziol an Vitamin-D-bindendes Protein gebunden zur Leber. Dort wird es durch das Enzym Cytochrom P 450 2R1 umgewandelt zu **Kalzidiol** (Vitamin D_2). Wieder an obiges Eiweiß gebunden, gelangt Kalzidiol zur Niere, wo es an den Mitochondrien der Zellen des proximalen Tubulus unter dem Einfluss von **Parathormon** zum funktionsfähigen **Kalzitriol** (Vitamin D_3 = Cholekalziferol = **Vitamin-D_3-Hormon**) aktiviert wird.

Ein niedriger Kalzium- und Phosphatspiegel oder ein erhöhter Parathormonspiegel im Blut fördern die **Bildung des Vitamins**. Unter anderem beeinflussen zusätzlich Östrogen, Glukokortikoide, Kalzitonin, Somatotropin und Prolaktin die Kalzitriolbildung. So führen erhöhte Glukokortikoidwerte zu einem Mangel an Kalzitriol. Der Gehalt an Vorstufen in der Haut nimmt mit dem Alter ab, sodass Menschen höheren Alters schneller einen Vitamin-D-Mangel aufweisen als jüngere Menschen. Ebenso behindern wenig Sonnenlicht, Sonnenschutzcremes mit hohem Lichtschutzfaktor, ständig körperbedeckende Kleidung die Bildung von Vitamin D durch die Haut.

Die wichtigsten Nahrungsmittel, die Vitamin D enthalten, sind Fischleberöle, Kalbfleisch oder Hühnerei.

Kalzitriol fördert die **Kalzium- und Phosphatresorption** im Darm und den Nieren und unterstützt damit das Parathormon (**Tab. 2.3**). In den Nieren erfolgt die Rückresorption von Kalzium im distalen Tubulus, wobei Kalzitriol im Gegensatz zum Parathormon außerdem die Rückresorption von Phosphat beeinflusst.

Beim **Knochenaufbau**, dem Einbau von Kalzium und Phosphat in die Knochen, sorgt es (zusammen mit Kalzitonin) für die Überschreitung des Löslichkeitsprodukts im Osteoid, sodass Kalzium und Phosphat als schwer lösliches Hydroxylapatit ausfällt. Zudem unterstützt es die Bildung von Osteokalzin, einem Protein für die Knochenbildung (Kap. 8.1.3).

> **Pathologie**
>
> **Rachitis/Osteomalazie**
> Mangel an Vitamin D_3 führt zu Rachitis bei Säuglingen und Kleinkindern, im Erwachsenenalter zu Osteomalazie.
>
> **Vitamin-D-Überdosierung**
> Bei einer Überdosierung stehen die Symptome einer **Hyperkalzämie** im Vordergrund: „Stein-, Bein-, Magenpein", renaler Diabetes insipidus und Nierenversagen, Kopfschmerzen und Müdigkeit.

> **Medikamente**
>
> **Vitamin-D-Supplemente**
> Zur Verfügung stehen Vigantoletten und andere Vitamin-D_3-haltige Medikamente, auch in Kombination mit Fluor als z. B. Fluor-Vigantoletten oder D-Fluoretten für Säuglinge und Kleinkinder.

2.5.1.3 Vitamin E

Vitamin E wird aufgenommen durch Nahrungsmittel, z.B. Nüsse, Pflanzenöle, Getreidekeime und Blattgemüse. Es gilt als Radikalfänger, lagert sich in LDL-Lipoproteine ein und schützt sie vor oxidativer Zerstörung.

Pathologie

Vitamin-E-Mangel
Mangelsymptome sind nicht bekannt, jedoch mehren sich Hinweise, dass bei an Vitamin E armer Kost vermehrt Arteriosklerose und koronare Herzkrankheiten auftreten.

Vitamin-E-Überdosierung
Es wird ein erhöhtes Lungenkrebsrisiko bei Überdosierung für Raucher diskutiert. Überdosierungssymptome sind Muskelschwäche, Kopfschmerzen, Übelkeit.

2.5.1.4 **Vitamin K**
Vitamin K (Phyllochinon K_1) befindet sich in **grünen Gemüsesorten**, am reichlichsten in denen, die viel Chlorophyll enthalten.

Auch **Bakterien** sind in der Lage, Vitamin-K-Vorstufen zu synthetisieren. Zu nennen sind hier Escherichia coli, Staphylokokken sowie Tuberkelbakterien. Im **menschlichen Darm** wird Vitamin K als Vitamin K_2 (Menachinon) vor allem von Escherichia coli im terminalen Ileum und Kolon produziert.

Wie alle fettlöslichen Vitamine wird auch Vitamin K in Form von Lipoproteinen an die Zielzellen, bevorzugt die Leber, transportiert und dort in seine funktionsfähige Form überführt und gespeichert. In dieser Form ist es als Koenzym für die **Synthese von Blutgerinnungsfaktoren** II, VII, IX, X aus Glutaminsäure notwendig. Daneben fördert Vitamin K die Bildung des knochenaufbauenden Proteins **Osteokalzin**.

Pathologie

Gerinnungsstörungen
Bei einem Mangel an Vitamin K durch Fehlen der Gallensäuren, Leber- und Darmerkrankungen oder medikamenteninduziert (Kumarine) kommt es zu Gerinnungsstörungen.

Blutungen bei Neugeborenen
Unter der Geburt kann es beim Säugling zu Gehirnblutungen kommen. Deshalb wird den Kindern nach der Geburt Vitamin K in Tropfenform verabreicht, um etwaige Blutungen sofort zu stoppen.

Medikamente

Gerinnungshemmer
Marcumar unterbindet die Überführung von Vitamin K in seine wirksame Form, indem es das dazu notwendige Enzym unwirksam macht. Grüne Gemüse sind bei der Medikation kontraindiziert.
Konakion (Vitamin K) wird bei starken Blutungen, Blutern, Vergiftungen mit Kumarinen (Rattengift) verabreicht.

Fazit
Fettlösliche Vitamine (Vitamin A, D, E, K) werden bevorzugt in der Leber gespeichert. Ein zu hoher Gehalt an fettlöslichen Vitaminen kann den Organismus schädigen.
Vitamin D_3 wird einerseits aus Cholesterin vom Körper selbst gebildet, andererseits vom Organismus aus zugeführtem Vitamin D in die wirksame Form Vitamin D_3 überführt. Die Hauptaufgaben des Vitamin-D_3-Hormons sind die Bereitstellung von Kalzium und Phosphat im Organismus zum Einbau in den Knochen, indem es ihre Resorption aus Darm und Nieren fördert und den Einbau in den Knochen unterstützt.
Vitamin K wird mit der Nahrung (grüne Gemüse) aufgenommen, kann aber auch vom Organismus synthetisiert werden. Es ist hauptsächlich für die Blutgerinnung notwendig. Ein Mangel führt zu verstärkter Blutungsneigung. Mit Kumarinpräparaten kann die Bildung des funktionsfähigen Vitamin K in der Leber unterbunden werden.

2.5.2 Wasserlösliche Vitamine

Wasserlösliche Vitamine werden von der Darmwand mittels Carrier oder über Rezeptoren passiv oder aktiv aufgenommen und gelangen direkt ins Blut. Dort werden sie als freie, gelöste Substanzen zu den Körperzellen transportiert. Die wasserlöslichen Vitamine zirkulieren im Blut und haben keinen bestimmten Speicherplatz im Körper. Sie sind Bestandteile von **Enzymen** und werden daher als Koenzyme bezeichnet; sie wirken bei der Steuerung von Körperfunktionen sowie bei der Erzeugung von Körperenergie mit.

Hohe Dosen von Vitamin C und B werden von den Nieren ausgefiltert und mit dem Urin ausgeschieden.

Der **Vitaminbedarf** ist immer individuell. Belastungen, Ernährungsgewohnheiten, Schwangerschaft und Stillzeit, Wachstum und Krankheiten können den Bedarf erhöhen. Angegebene Werte zum Bedarf und der Zufuhr sind deshalb immer als Durchschnittswerte anzusehen. Sowohl die World Health Organization (WHO) als auch die Deutsche Gesellschaft für Ernährung (DGE) geben hierzu Empfehlungen heraus.

Einige Bakterien der Darmflora sind in der Lage, die genannten Vitamine zu synthetisieren.

Die **Tab. 2.2** gibt Aufschluss über Vorkommen, Tagesbedarf, Wirkung und Mangelkrankheiten der wasserlöslichen Vitamine.

Da das Fehlen von **Vitamin B_{12} und Folsäure** zu vielfältigen pathologischen Erscheinungen führt, wird auf diese kurz näher eingegangen.

2.5.2.1 Vitamin B_{12}

Ein Vitamin-B_{12}-Mangel kann ernährungsbedingt sein, aber auch durch eine chronische Gastritis Typ A, durch eine Darmerkrankung oder Alkoholismus entstehen.

Die Grundstruktur der Vitamin-B_{12}-Moleküle ähnelt der des Hämoglobins (Kap. 11.9.5). Allerdings sind die in ihnen gebundenen Metalle unterschiedlich: Beim Hämoglobin liegt Eisen in der Mitte des Moleküls, bei Vitamin B_{12} ist es **Kobalt**. Daher rührt auch der chemische Name des Vitamin B_{12}, Cobalamin.

Vitamin B_{12} wird vor allem in der Leber gespeichert. Der tatsächliche **Vitamin-B_{12}-Bedarf** des Menschen liegt bei weniger als 1 mg pro Tag.

Tab. 2.2 Wasserlösliche Vitamine – Vorkommen, Tagesbedarf, Wirkung und Mangel.

Name	Vorkommen	Tagesbedarf	Wirkung	Mangel
Vitamin B_1 (Thiamin)	Hefe, Hülsenfrüchte, Kartoffeln, Getreide, Fleisch	1,3–1,8 mg	beeinflusst den Kohlenhydratstoffwechsel, wichtig für die Schilddrüsenfunktion und für die Nerven	Beriberi (Störung der Nerven, des Herz-Kreislauf-Systems, der Muskulatur), Wernicke-Enzephalopathie
Vitamin B_2 (Riboflavin)	Hülsenfrüchte, Grünkohl, Brokkoli, Avocado, Hefe, Milch, Käse, Leber und Nieren, Vollkornprodukte	1,8–2,0 mg	fördert die Merkfähigkeit und Konzentration, wird bei der Energiegewinnung benötigt	Glossitis, Entzündung der Mundschleimhaut, Mundwinkelrhagaden, Pellagra

► **Tab. 2.2** Fortsetzung.

Name	Vorkommen	Tagesbedarf	Wirkung	Mangel
Vitamin B_3 (Nicotinsäureamid, Niacin)	Leber, Nieren, Herz, Eigelb, Milch, Hefe, Nüsse, kann vom Organismus gebildet werden	15–20 mg	Verwertung von Fetten, Eiweiß und Kohlenhydraten, gut für Haut und Nägel	Pellagra, Appetitlosigkeit, Schlafstörungen, Depressionen, Magen-Darm-Beschwerden
Vitamin B_5 (Pantothensäure)	Leber, Fleisch, Milch, Eigelb, Hefe	8–10 mg	fördert die Wundheilung, verbessert die Abwehrreaktion	Burning-Feet-Syndrom, Mangel eher selten
Vitamin B_6 (Pyridoxin)	Leber, Niere, Eigelb, Milch, Hefe, grüne Gemüse	1,6–2,1 mg	schützt vor Nervenschädigung, wirkt mit beim Eiweißstoffwechsel, unterstützt das Immunsystem	periphere Neuropathien, Taubheitsgefühle der Hände/Füße, hypochrome Anämie, Hautausschläge
Vitamin B_7 (Vitamin H, Biotin)	Leber, Blumenkohl, durch Darmbakterien	0,25 mg	schützt vor Hautentzündungen, gut für Haut, Haare und Nägel, wichtig für den Kohlenhydrat-, Eiweiß- und Fettstoffwechsel	seltener Mangel, Dermatitis und Hypercholesterinämie
Vitamin B_9 (Folsäure)	Salate, Tomaten, Getreide, Fleisch, Leber, Milch	0,16–0,40 mg	verhindert Missbildungen bei Ungeborenen, wichtig für die Synthese der Nukleinsäuren	megaloblastäre Anämie, Haarausfall, unzureichender Neuralrohrschluss beim Embryo
Vitamin B_{12} (Cobalamin)	tierische Nahrungsmittel, gespeichert in der Leber*	2–5 µg	beteiligt an der Biosynthese der Purin- und Pyrimidinbasen (damit an der Synthese der Erythrozyten), der Fettsäuresynthese sowie der Bildung von Myelinscheiden im Nervensystem	perniziöse Anämie bei gleichzeitigem Fehlen von Intrinsic-Faktor; megaloblastäre Anämie
Vitamin C (Ascorbinsäure)	alle frischen Früchte und Gemüse, z. B. Hagebutten, Acerola-Kirsche, Zitrusfrüchte, Sanddorn, Kiwis, Paprika	100 mg	Schutz vor Infektionen, wirkt als Radikalfänger, stärkt das Bindegewebe, fördert die Eisenresorption, sorgt für die Quervernetzung des Kollagens der Knochen	Skorbut

* Da beim Gesunden etwa 5 000 µg in der Leber gespeichert sind, macht sich ein Defizit bei fehlender Zufuhr oder Resorption erst nach ca. 3–5 Jahren bemerkbar.

Resorption Das Vitamin-B_{12}-Molekül ist im Vergleich zu anderen wasserlöslichen Vitaminen sehr groß. Deshalb benötigt die Resorption mehrere Zwischenschritte:

- Zunächst wird das in der Nahrung vorliegende Vitamin B_{12} unter Wirkung von Salzsäure und Pepsin freigesetzt. Dann heftet es sich an ein sog. **R-Protein**. Im oberen Dünndarm werden die R-Proteine durch die Verdauungsenzyme der Bauchspeicheldrüse angegriffen und vom Vitamin entfernt.
- Erst jetzt kann sich Vitamin B_{12} an den **Intrinsic-Faktor** anlagern und eine stabile Bindung bilden. Dieser Komplex wird in den unteren Dünndarm (**Ileum**) transportiert und dort mithilfe eines Transporteiweißes resorbiert.

Vitamin B_{12} wird auch von **Darmbakterien** (z. B. Laktobazillen, Streptokokken u. a.) des **Dickdarms** gebildet. Da die Resorption allerdings ausschließlich im Ileum stattfinden kann, wird das hier gebildete Vitamin B_{12} mit dem Stuhl ausgeschieden.

Vitamin B_{12} ist wichtig für die **Reifung der Erythrozyten** und für die **Synthese der Myelinscheiden** der Axone. Ohne genügend Vitamin B_{12} kommt es zu charakteristischen Störungen im blutbildenden System (makrozytäre Anämie, Kap. 13.3) und Nervensystem (Polyneuropathien).

> **Pathologie**
>
> **Perniziöse Anämie durch chronische Gastritis Typ A**
> Durch Bildung von Autoantikörpern gegen die Belegzellen kommt es zu einem Mangel an Intrinsic-Faktor und dadurch zur perniziösen Anämie. Eine Veränderung der Magenschleimhaut im Alter führt bei ca. 1 % aller 60-Jährigen unter Umständen auch zu Vitamin-B_{12}-Mangelerscheinungen. Auch eine Veränderung der Darmschleimhaut kann einen Vitamin-B_{12}-Mangel nach sich ziehen. Die Folge sind Polyneuropathie und Anämie.

> **Medikamente**
>
> **Vitamin-B_{12}-Supplemente**
> Bei der chronischen Gastritis Typ A und allen in **Tab. 2.2** genannten Erkrankungen muss Vitamin B_{12} parenteral (i. v.) verabreicht werden.

2.5.2.2 Folsäure (Vitamin B_9)

Folsäure ist in pflanzlicher und tierischer Nahrung weit verbreitet. Sie wird über die Galle ausgeschieden und im Dünndarm resorbiert, kann aber auch abgebaut werden, um dann über den Urin ausgeschieden zu werden. Folsäure ist an der Synthese von DNS, RNS und Proteinen beteiligt.

Bei normaler Kost und ungestörter intestinaler Resorption kommt es nicht zu einem Folsäuremangel, da in der üblichen gemischten Kost 200–500 µg Folate pro Tag enthalten sind und der normale Verlust bei 50–100 µg pro Tag liegt.

Schwangerschaft oder erhöhter Zellumsatz führen zu einem erhöhten Verbrauch, sodass niedrige, aber normalerweise noch ausreichende Nahrungsaufnahme zu einem Mangelzustand führen kann. Ein Ausbleiben des Folsäureangebots führt bereits nach wenigen Monaten zu den klinischen Zeichen des Folsäuremangels.

> **Pathologie**
>
> **Folsäuremangel**
> Dieser entsteht durch ein vermindertes Angebot in der Nahrung, bei einseitiger Ernährung, verstärktem Verbrauch, z. B. in der Schwangerschaft, bei Alkoholabusus oder Schleimhautproblemen im Jejunum. Auch Medikamente, z. B. gegen Krampfanfälle (Antikonvulsiva) oder Sulfonamide als Chemotherapeutika, können die Resorption stören.
> Am häufigsten wird ein Mangel bei **chronischen Alkoholikern** beobachtet, allerdings nicht bei Biertrinkern, da Bier Vitamin B_{12} und Folsäure enthält.
> Bei **Feten** kann ein Folsäuremangel zu Neuralrohrdefekten (Spina bifida) führen.

Fazit

Zu den wasserlöslichen Vitamine gehören die B-Vitamine und Vitamin C. Sie werden über die Nieren ausgeschieden, sodass es kaum zu Überdosierungen kommt. Sie unterstützen Enzyme als Koenzyme. Der Bedarf an wasserlöslichen Vitaminen hängt ab von den jeweiligen Lebenssituationen.

Da Vitamin B_{12} zur Resorption im Darm den von der Belegzelle gebildeten Intrinsic-Faktor benötigt, kann eine Magen- oder Darmproblematik zu einem Defizit führen und Beschwerden im Nervensystem (Polyneuropathie) und im blutbildenden System (Anämie) verursachen.

Folsäure ist an der Synthese von DNS, RNS und Proteinen beteiligt. Ein Mangel kann beim Feten zur Entwicklung einer Spina bifida (sog. offener Rücken) führen.

2.6 Wasser- und Mineralstoffhaushalt

Wasser macht im Körper des Menschen den mit Abstand größten Anteil aus. Je nach Alter, Geschlecht und Organ differiert der Wassergehalt, im Mittel beträgt er ca. **75 %.** Die Wassermenge bestimmt den hydrostatischen Druck im Organismus. Die **Wasserbilanzierung** erfolgt durch Wasseraufnahme in Form von Flüssigkeit und wasserhaltigen Nahrungsmitteln und Ausscheidung über die Nieren. Der tägliche **Wasserumsatz** liegt bei durchschnittlich 2,5 l.

Innerhalb des Organismus sind die Flüssigkeitsmengen unterschiedlich verteilt. Es finden sich **extrazellulär** ca. 17 l (Gewebe, Lymphe, Blut, Liquor, Kammerwasser der Augen, Synovialflüssigkeit der Gelenke, Flüssigkeit in anderen Körperhöhlen) und **intrazellulär** ca. 28 l.

Innerhalb der Flüssigkeiten liegen die **Mineralstoffe in Ionenform** (Salze, in Wasser gelöst) in unterschiedlichen Konzentrationen vor. Sie bilden in ihrer Gesamtheit den **osmotischen Druck**. Mineralstoffe sind außer für die Bildung des osmotischen Drucks für viele andere Funktion des Organismus unerlässlich und erfüllen vielfältige Aufgaben.

Für den reibungslosen Ablauf verschiedener Funktionen im Organismus ist ein konstantes Mineralstoffmilieu innerhalb und außerhalb der Zellen notwendig (**Homöostase**). Die Regulierung erfolgt über die Aufnahme aus der Nahrung und über deren Ausscheidung über die Nieren oder den Stuhl unter Mitwirkung verschiedener Hormone (Kap. 9 und Kap. 10).

Man unterscheidet Makromineralstoffe (Mengenelemente, Tagesbedarf > 100 mg) und Mikromineralstoffe (Spurenelemente, Tagesbedarf < 100 mg):

- **Makromineralstoffe:** z. B. Kalium (K), Kalzium (Ca), Magnesium (Mg), Natrium (Na), Chlor (Cl), Phosphor (P) und Schwefel (S)
- **Mikromineralstoffe:** z. B. Eisen (Fe), Jod (J), Kupfer (Cu), Selen (Se), Zink (Zn)

Andererseits werden die Mineralstoffe in Kationen und Anionen unterteilt:

- Kationen (positiv geladene Teilchen): Na^+, K^+, Mg^{2+}, Ca^{2+}
- Anionen (negativ geladene Teilchen): Cl^-, HCO_3^-, S^{2-}

Hervorzuheben ist die Aufnahme von Kalium, Natrium und Chlor, da sie den Hauptanteil der osmotisch wirksamen Substanzen darstellen. Kalzium ist ein Hauptbestandteil von Zähnen und Knochen und wichtig für bestimmte Körperfunktionen, z. B. die Blutgerinnung und Muskel- oder Nerventätigkeit.

2.6.1 Mengenelemente

Zu den Mengenelementen gehören Natrium und Kalium, die im Organismus an unterschiedlichen Orten in unterschiedlichen Konzentrationen zu finden sind. Ihre spezifische Verteilung ist wichtig für einige Funktionen im menschlichen Organismus, sodass in den folgenden beiden Abschnitten hierauf Bezug genommen wird.

2.6.1.1 Kalium

Kalium (K^+) liegt in der Hauptsache **intrazellulär** vor und ist notwendig für die Reizweiterleitung und Muskelkontraktion. Kalium kommt in fast allen Nahrungsmitteln vor.

Nach der Aufnahme von Kalium aus dem **Jejunum** wird es in die Zellen transportiert. Unterstützt wird die intrazelluläre Aufnahme durch Insulin, ein alkalisches Milieu im Blut und das Mineralokortikoid Aldosteron. Dabei wird der Kaliumgehalt im Organismus durch Aldosteron (S. 318) gesteuert. Allerdings erfolgt die Kaliumbilanzierung nicht vollständig über die Nieren, da Kalium auch zu einem gewissen Prozentsatz mit dem Stuhl ausgeschieden wird (S. 173).

Bei **Kaliummangel** wird, im Gegensatz zu Natrium, **nicht** vermehrt Kalium an den Nieren rückresorbiert.

Pathologie

Extrazelluläre Kaliumerhöhung
Eine extrazelluläre Kaliumerhöhung besteht bei einem Mangel an Insulin (diabetische Ketoazidose), Azidose durch Urämie und Hämolyse sowie durch Einnahme von kaliumsparenden Diuretika, ACE-Hemmern und bestimmten Schmerz- und Rheumamitteln (z. B. Ibuprofen). Das führt u. a. zu Herzrhythmusstörungen bis zum Herzstillstand, Bradykardie und Muskelschwäche.

Kaliummangel
Dieser kann z. B. entstehen durch Diarrhöe, Abführmittelabusus sowie Diuretika und führt zu Herzrhythmusstörungen bis Kammerflimmern, Muskelschwäche, Müdigkeit.

Nebenniereninsuffizienz (Morbus Addison)
Eine Nebenniereninsuffizienz bedingt den Verlust von Aldosteron, Kortison und Androgenen. Hypotonie, Hyponatriämie, Hyperkaliämie und Azidose, aber auch Herzrhythmusstörungen, Schwindel und Knochenschmerzen (Säuren fördern den Knochenabbau) sind die Folgen.

Conn-Syndrom
Ein primärer Hyperaldosteronismus führt zur Hypertonie, Hypernatriämie, Hypokaliämie und Alkalose und dadurch zu Ödemen und Herzrhythmusstörungen.

Medikamente

Diuretika, Blutdrucksenker
Spironolacton ist ein kaliumsparendes Diuretikum, das die Aldosteronwirkung am Sammelrohr in den Nieren verhindert.
ACE-Hemmer, Angiotensin-II-Blocker können zu Hyperkaliämien und Azidosen führen. Deshalb wird die Kombination mit kaliumausscheidenden Diuretika (Thiaziden) empfohlen.

2.6.1.2 Natrium

Natrium (Na^+) kommt hauptsächlich **extrazellulär** vor. Etwa ein Drittel des Natriumgehalts ist in der Knochensubstanz gebunden. Die Natriumkonzentration ist wegen ihrer Höhe maßgeblich an der Ausbildung des extrazellulären osmotischen Drucks beteiligt. Es werden ca. 2,5 g pro Tag mit der Nahrung aufgenommen und im gesamten Dünndarm resorbiert.

Die extrazelluläre Konzentration von Natrium ist deutlich höher im Vergleich zu der intrazellulären Konzentration von Kalium, da sich innerhalb der Zelle zusätzlich viele osmotisch wirksame Substanzen befinden.

Die Konstanthaltung der Natriumkonzentration im Organismus erfolgt über die **Nieren**, in denen die Ausscheidung von Natrium der Zufuhr von Natrium aus der Nahrung angepasst wird (Zufuhr ca. 7,5 g pro Tag): Bei geringer Natriumzufuhr wird viel Natrium in den Nieren rückresorbiert, bei hoher Zufuhr entsprechend weniger. Bei der Rückresorption von Natrium, die hormonell durch das Mineralokortikoid Aldosteron (S. 318) der Nebennierenrinde gesteuert wird, werden Kalium und Wasserstoff mit dem Urin ausgeschieden (S. 173). Liegt hingegen ein Natriummangel vor, kann Natrium aus den Knochen mobilisiert werden.

2.6.1.3 **Kalzium**

Kalzium (Ca^{2+}) ist Bestandteil der Zähne und Knochen, an der Synthese und Freisetzung von Neurotransmittern beteiligt und wichtig für die elektromechanische Kopplung an allen Muskeln. Zudem unterstützt es die Wirkung vieler Hormone und ist als Faktor IV ebenfalls Bestandteil der Gerinnungskaskade für die Blutgerinnung (S. 264).

Die tägliche Kalziumaufnahme sollte bei ca. 1 g liegen. Die Resorption von Kalzium aus dem Darm wird gefördert durch das **Parathormon** und **Vitamin D_3** (**Kalzitriol**). Der Hauptkalziumspeicher ist der Knochen. Hier wird Kalzium in Form von Hydroxylapatit gespeichert.

Im Blut liegt Kalzium zu einem geringen Teil in freier und damit in biologisch **aktiver Form** vor, aber auch an Eiweiß gebunden, d. h. in **inaktiver Form**. Die Eiweißbindung ist vom pH-Wert abhängig: Bei einer **Alkalose** ist das Kalzium vermehrt an Eiweiß gebunden, sodass die im Blut befindliche Menge der aktiven Form geringer wird, bei einer **Azidose** liegt mehr aktives Kalzium im Blut vor.

Kalzium ist auch intrazellulär im sarkoplasmatischen und endoplasmatischen Retikulum und in den Mitochondrien zu finden, jedoch in weit geringeren Konzentrationen als im Blut.

Regulation des Kalziumhaushalts Für die Regulation des Kalziumhaushalts sind das Kalzitonin der Schilddrüse, das Parathormon der Nebenschilddrüse und Vitamin D_3 (Kalzitriol) verantwortlich: Dabei vermindert **Kalzitonin** den Gehalt an Kalzium im Blut, indem es unter Mitwirkung von **Kalzitriol** den Einbau von Kalzium in die Knochen fördert, am distalen Tubulus der Niere die Rückresorption von Kalzium verhindert und die Ausscheidung von Kalzium über den Stuhl fördert. **Parathormon** sorgt hingegen für die Erhöhung des Blutkalziumspiegels, indem es die Osteoklasten aktiviert, Kalzium aus dem Knochen auszubauen sowie die Resorption von Kalzium aus dem Darm und die Rückresorption am distalen Tubulus der Niere fördert (**Tab. 2.3**).

Kalzium wird im oberen Dünndarm resorbiert und über die Galle (täglich ca. 850 mg) unter Kalzitonineinwirkung mit dem Stuhl ausgeschieden.

> **Pathologie**
>
> **Nieren- und Gallensteine**
> Durch eine Hyperkalzämie bilden sich Gallen- oder Nierensteine.
>
> **Cushing-Syndrom (Morbus Cushing)**
> Hyperkortisolismus führt u. a. zum Ausbau von Kalzium aus den Knochen, also zur Hyperkalziämie mit Knochenschmerzen und Steinbildung.

Tab. 2.3 Regulation des Kalziumstoffwechsels mithilfe von Parathormon, Kalzitonin und Vitamin D_3.

	Parathormon	Kalzitonin	Vitamin D_3
Darm	verstärkt die Resorption von Kalzium aus dem Darm	stoppt die Resorption von Kalzium und Phosphor aus dem Darm	verstärkt die Resorption von Kalzium und Phosphor aus dem Darm
Knochen	baut Kalzium und Phosphat aus dem Knochen aus	baut Kalzium und Phosphat in die Knochen ein	fördert den Einbau von Kalzium und Phosphat in die Knochen
Nieren	sorgt für die Resorption von Kalzium und für die Ausscheidung von Phosphat aus an Nieren	sorgt für die Ausscheidung von Kalzium und Phosphat über die Nieren	sorgt für die Resorption von Kalzium und Phosphat an den Nieren
Resultat	Die Kalziumkonzentration im Blut steigt an.	Die Kalziumkonzentration im Blut sinkt.	Die Knochen werden aufgebaut.

> **Medikamente**
>
> **Schleifendiuretika**
>
> Hierzu gehört z. B. Furosemid. Schleifendiuretika bewirken eine vermehrte Kaliumausscheidung.

2.6.1.4 Phosphat

Phosphate sind Bestandteile von Knochen und Zähnen in Form des **Hydroxylapatits**. Daneben spielt Phosphor eine zentrale Rolle bei der **Energieversorgung** des Organismus.

Phosphor wird in den Nieren am proximalen und distalen Tubulus unter dem Einfluss des Parathormons bei der Kalziumrückresorption und durch Kalzitonin ausgeschieden, Kalzitriol fördert seine **Rückresorption**.

> **Pathologie**
>
> **Hyperphosphatämie**
>
> Diese führt z. B. bei Niereninsuffizienz zu Nierensteinbildung (viele Steine enthalten Phosphate), sekundärem Hyperparathyreoidismus (steigender Phosphatgehalt fördert die Bildung von Parathormon), Osteoporose (erhöhtes Parathormon fördert den Abbau des Knochens), Herz-Kreislauf-Erkrankungen durch Arteriosklerose (durch Einlagerung von Phosphaten und Kalzium ins Gewebe, Versteifung der Gefäße, Verkalkung der Gewebe).

2.6.1.5 Magnesium

Der Hauptspeicher von Magnesium sind **Zähne und Knochen**. Magnesium kommt in allen Zellen vor und sorgt für die Wirksamkeit von Enzymen. Außerdem wirkt es bremsend auf Nervenimpulse, indem es das **Kalzium** von den synaptischen Endknöpfchen **verdrängt**, sodass die Reizübertragung an der Synapse nicht stattfinden kann (Kap. 8.3.3).

Der Tagesbedarf liegt bei ca. 350 mg und wird gedeckt durch grüne Blätter und Gemüse sowie durch Weizenkeime. Magnesium ist das Zentralatom im **Chlorophyll der Pflanzen**.

Die Resorption von Magnesium erfolgt im gesamten **Dünndarm.**

> **Pathologie**
>
> **Magnesiummangel**
>
> Bei Magnesiummangel treten Muskelkrämpfe und andere neuromuskuläre Störungen auf, da die Nerven ihre Reize ungehemmt abgeben können.

2.6.1.6 Chlorid

Chloridionen befinden sich im Wesentlichen im extrazellulären Raum. Sie werden in der Hauptsache für die Bildung der **Salzsäure** des Magens und für die Ausbildung eines **Aktionspotenzials** an Muskelzellen benötigt.

Chloridionen werden in Form von Kochsalz mit der Nahrung aufgenommen.

> **Fazit**
>
> Kalium liegt hauptsächlich intrazellulär vor. Die Regulation erfolgt zum größten Teil über die Nieren. Es ist u. a. wichtig für die Reizleitung und Muskelkontraktion.
>
> Natrium kommt hauptsächlich extrazellulär vor. Aufrgund seines hohen Gehalts bestimmt Natrium im Wesentlichen den osmotischen Druck.
>
> Kalzium ist an vielen Stoffwechselprozessen beteiligt, so an der Reizübertragung an den Synapsen, an der Muskeltätigkeit, der Blutgerinnung und dem Knochen- und Zahnaufbau. Das Parathormon der Nebenschilddrüse sorgt für die Bereitstellung des Kalziums im Blut, Kalzitonin der Schilddrüse sorgt für den Einbau des Kalziums in die Knochen. Vitamin D_3 unterstützt die Resorption von Kalzium aus dem Darm, den Einbau von Kalzium in den Knochen und die Rückresorption von Kalzium in den Nieren.
>
> Phosphat ist der Energieträger im Organismus. Es ist gleichzeitig ein Mineral für den Knochenaufbau.
>
> Magnesium ist ein Mineral, das die Reizübertragung an den Synapsen beeinflusst und für die Wirksamkeit der Enzyme sorgt.

Chlorid wird für die Ausbildung von Aktionspotenzialen an der Muskulatur benötigt und zur Bildung der Magensäure.

2.6.2 Spurenelemente

Nicht alle Mineralstoffe der Spurenelemente sind essenziell. Zu den essenziellen Mineralstoffe gehören Eisen (im Erythrozyten als Sauerstoffträger), Kobalt (Bestandteil von Vitamin B_{12}), Chrom, Kupfer, Mangan, Molybdän, Selen (in intrazellulären Enzymen), Zink (Zentralatom des Insulins) und Jod (Mineral der Schilddrüsenhormone). Nicht lebensnotwendige Spurenelemente sind Aluminium, Brom, Fluor, Gold und Silber.

Im Folgenden werden die für den Heilpraktiker wichtigsten Spurenelemente **Eisen, Zink und Jod** besprochen.

2.6.2.1 Eisen

Eisen liegt im Organismus zum Schutz der Zellen wegen seiner zytotoxischen Wirkung in der Hauptsache an Proteine gebunden vor. Dabei gibt es eine ganze Reihe von **eisenbindenden Proteinen** (Kap. 13):

Transferrin ist das Transportprotein für Eisen im Blut und gehört zu den β-Globulinen. Die Aufnahme des Eisens in das Gewebe erfolgt über Transferrinrezeptoren in der Zellmembran. Der labortechnisch ermittelte Transferrinwert entspricht somit der **„freien Eisenbindungskapazität“** im Blut (Kap. 13.5.3).

Ferritin ist die Speicherform von Eisen innerhalb der Zelle und besteht aus einem großen Molekül, das durch seine Schalenform Eisen im Inneren speichern und daraus auch wieder abgeben kann. In Korrelation zu dem Eisenspeicher findet sich auch **eisenfreies Ferritin** im Blut. Die Leber gilt als großer Eisenspeicher für Ferritin.

Hämosiderin ist eine weitere Eisenspeicherform der Zelle.

Hämoglobin ist der Hauptspeicher für Eisen, für dessen Synthese täglich 20–25 mg Eisen benötigt werden. Diese Menge Eisen liefert der Organismus selber, da das Eisen beim Erythrozytenabbau nicht ausgeschieden, sondern an Transferrin gebunden wieder dem Knochenmark zugeführt und erneut zur Hämoglobinsynthese verwendet wird (Kap. 13.3.1).

Myoglobin ist ein Protein im Muskelgewebe, das eine Häm-Gruppe mit Eisenmolekülen enthält.

Hepcidin ist ein in der Leber gebildetes eisenspeicherndes Eiweiß und ein **Koordinator** im Eisenstoffwechsel: Ist viel Hepcidin vorhanden, steht wenig Eisen (z. B. für die Erythrozytenbildung) zur Verfügung und umgekehrt. Bei Entzündungen oder einem Eisenüberschuss im Blut steigt die Bildung von Hepcidin, das das Eisen bindet (Kap. 14.3). Bei Sauerstoffmangel und gesteigerter Erythropoese ist die Synthese von Hepcidin gedrosselt, wodurch eine größere Menge Eisen zur Zellbildung zur Verfügung steht. Hepcidin koordiniert die Eisenresorption aus dem Darm, die Eisenspeicherung in der Leber und den Eisenverbrauch bei der Erythropoese.

Eisen wird im **oberen Dünndarm** in 2- und 3-wertiger Form **resorbiert** oder auch bei genügendem Angebot in der **Darmmukosa gespeichert** und erst nach einigen Tagen ausgeschieden.

Pathologie

Entzündungen und Tumoren

Transferrin als Transportprotein von Eisen ist z. B. bei Entzündungen erniedrigt, da Eisen an Transferrin gebunden in den Makrophagen gespeichert wird, um es den Bakterien oder den Tumorzellen für ihren Stoffwechsel zu entziehen. Das **Ferritin** ist dagegen erhöht, weil es als Akute-Phase-Protein als humoraler unspezifischer Abwehrmechanismus vermehrt gebildet wird, sobald Entzündungsprozesse (hierzu gehören auch tumoröse Geschehen) im Körper ablaufen.

Bei **Eisenverlusten** dagegen ist Ferritin erniedrigt und Transferrin erhöht.

Medikamente

Eisensubstitution

Die Substitution von Eisen kann u. a. mit Hemferin, Ferro sanol, Ferro sanol duodenal erfolgen. Dabei sind mögliche Wechselwirkung mit anderen Medikamenten zu beachten: Bestimmte Antirheumatika oder Antibiotika werden bei gleichzeitiger Eiseneinnahme in ihrer Wirkung vermindert. Umgekehrt können säurebindende Mittel, Magnesium, Kalzium, Milch, Kaffee oder Tee die Aufnahme von Eisen vermindern.

2.6.2.2 Zink

Der erwachsene Organismus enthält fast ebenso viele Zink- wie Eisenionen. Zink ist in fast allen Geweben enthalten. Es ist Bestandteil vieler Enzyme und das Zentralatom des Insulins. An vielen Stellen stabilisiert es Eiweißstrukturen.

Zink wird im **Jejunum** resorbiert und über den **Verdauungstrakt** ausgeschieden.

2.6.2.3 Jod

Jod ist als **essenzielles Spurenelement** wichtig für die Herstellung der Schilddrüsenhormone Trijodthyronin und Thyroxin (S. 320). Es ist in ausreichendem Maße in **Meeresprodukten** enthalten. Da Trinkwasser und andere Nahrungsmittel kein Jod enthalten, sind viele Regionen Jodmangelgebiete; in diesen Fällen ist eine Substitution durch die Nahrung (Jodsalz) sinnvoll.

Der durchschnittliche Tagesbedarf liegt bei 180–200 µg, wobei Schwangere und Stillende einen höheren Bedarf haben.

Pathologie

Euthyreotes Struma

Das euthyreote Struma resultiert aus einer mangelhaften Jodversorgung. Diese Schilddrüsenerkrankung geht einher mit einer Schwellung der Schilddrüse.

Fazit

Eisen bindet in den Erythrozyten Sauerstoff und Kohlendioxid. Zink ist Bestandteil vieler Enzyme und des Insulins. Jod ist das Mineral der Schilddrüsenhormone.

2.7 Säuren- und Basenhaushalt

In den Körperflüssigkeiten liegen viele Substanzen in gelöster Form vor, z. B. Mineralstoffe (Kap. 2.6). Eine Substanz, die zwar nur in relativ geringem Maße in den Flüssigkeiten gelöst vorkommt, aber wegen seiner hohen Reaktivität wichtig ist, ist das **Wasserstoffion** (**H^+**), auch Proton genannt. Sein Gegenspieler ist das **Hydroxidion** (**OH^-**). Beide entstehen durch Dissoziation des Wassermoleküls (H_2O).

pH-Wert Die Summe der Konzentrationen der beiden Werte ergibt immer 14. Diesen Wert bezeichnet man als **Ionenpunkt des Wassers** (pH + pOH). Wenn die Menge der beiden Gegenspieler angegeben werden soll, wird immer nur der Wert der Wasserstoffionen in Form des **pH-Wertes** (Wasserstoffionenkonzentration) angegeben.

Der pH-Wert liegt zwischen 0 und 14. Liegt er bei 7, so liegt auch der pOH-Wert bei 7, sodass Protonen und Hydroxidionen im Gleichgewicht vorliegen. Dieser Punkt wird **Neutralpunkt** genannt. Wasser mit einem pH-Wert unter 7 wird **sauer** bezeichnet, einer über 7 alkalisch oder **basisch**.

Säuren und Basen Wasserstoffionen sind in der Hauptsache im Organismus in verschiedenen Substanzen gebunden und können von diesen freigesetzt werden. Stoffe, die Wasserstoffionen abgeben, werden **Säuren** genannt; Substanzen, die Wasserstoffionen aufnehmen, heißen **Basen**.

Einen stark sauren Wert erzielen nur starke **Säuren**, weil sie den größten Teil ihrer Wasserstoffionen abgeben, z. B. die **Salzsäure** (Kap.

9.5.3), schwache Säuren wie die **Kohlensäure** (geben nur wenig Wasserstoffionen ab) führen hingegen nur zu einem schwach sauren Charakter. Andere Säuren sind z. B. die **Milchsäure** aus dem Muskelstoffwechsel oder die **Acetessigsäure** aus dem Abbau der Fettsäuren.

Demgegenüber bewirken starke **Laugen** wie Natronlauge einen hohen alkalischen Wert, schwache Laugen dagegen nur einen schwach alkalischen Wert.

Säuren streben immer eine Verbindung mit Basen an. Das Resultat sind Salze. Im Organismus liegen diese ausschließlich in ionisierter Form vor.

2.7.1 pH-Wert des Blutes

Der pH-Wert des Blutplasmas liegt bei 7,37–7,43 (im Mittel 7,4) und ist damit schwach alkalisch. Die **Konstanthaltung** des Blut-pH-Wertes ist von großer Wichtigkeit für einen geregelten Stoffwechsel, da die Aktivität der am Stoffwechsel beteiligten **Enzyme** vom pH-Wert abhängt.

Andererseits ist es bei verschiedenen anderen Stoffwechselprozessen notwendig, den pH-Wert anzuheben oder abzusenken, damit auch dort optimale Bedingungen herrschen (Kap. 9.5).

2.7.2 Puffersysteme

An der Konstanthaltung oder Herstellung von optimalen pH-Werten sind Puffersysteme beteiligt. **Puffer** sind Substanzpaare, die aus einem säuregebenden und einem säureaufnehmenden Agens bestehen.

Kohlensäure-Bikarbonat-System Neben Proteinpuffersystemen aus Plasmaprotein und Hämoglobin ist das Pufferpaar **Kohlensäure** und **Hydrogenkarbonat** (auch Bikarbonat) das wichtigste Puffersystem im Organismus: Kohlensäure gibt als Säure ein Wasserstoffion ab und Hydrogenkarbonat nimmt es als Base auf:

$$HCO_3^- + H^+ \rightleftarrows \mathbf{H_2CO_3} \rightleftarrows CO_2 + H_2O$$

Beide Reaktionswege sind möglich, wobei die Ausgangskonzentration der Reaktionspartner das Endprodukt der chemischen Reaktion bestimmt:

- Ist viel Kohlendioxid im Blut vorhanden, entsteht eine große Menge Hydrogenkarbonat und Wasserstoffionen, das **Blut wird saurer**.
- Findet sich wenig Kohlendioxid im Blut, nimmt das Hydrogenkarbonat Wasserstoffionen auf und es bilden sich Kohlendioxid und Wasser. Damit wird das **Blut basischer**.

Regulation Die beiden Komponenten, Hydrogenkarbonat und Kohlendioxid, werden vom Organismus streng kontrolliert, um die Lebensfunktionen aufrechtzuerhalten: Der Kohlendioxidgehalt wird über die Lungen (Atmung) reguliert, das Hydrogenkarbonat über die Nieren.

Der Kohlendioxid- und Protonenanstieg im Blut wirken als **Atemantrieb**, das Atemzentrum sorgt für eine **verstärkte Ausatmung** und der Gehalt an Kohlendioxid wird reduziert (Kap. 11). Dadurch erfährt der Organismus eine **Entsäuerung** unter Verlust von Hydrogenkarbonat. Ist das Blut zu alkalisch, wird die Atmung eingeschränkt und weniger Kohlendioxid ausgeatmet.

Die **Nieren** sind an der Konstanthaltung des pH-Wertes beteiligt, indem sie **Protonen ausscheiden** und das bei der Energieproduktion in den Mitochondrien (Kap. 3.1) neu gebildete **Bikarbonat rückresorbieren** (Kap. 10).

So sorgen sie dafür, dass das bei der Atmung verbrauchte Hydrogenkarbonat ersetzt wird, aber das Proton ausgeschieden wird.

Pathologie

Respiratorische Alkalose
Bei einer Hyperventilation wird zu viel Kohlendioxid abgeatmet, es kommt zur Tetanie.

Respiratorische Azidose
Diese tritt z. B. bei einem Asthmaanfall, Lungenemphysem auf. Hier kommt es durch die Bronchokonstriktion zur verringerten Abatmung von Kohlendioxid und dadurch zu einer Übersäuerung.

Metabolische Alkalose
Bei Erbrechen, Durchfall (durch den Verlust von Wasserstoffionen) wird der Organismus zu basisch.

Metabolische Azidose
Beim Diabetes mellitus fällt durch den pathologischen Fettabbau vermehrt Kohlendioxid an und der Organismus übersäuert.

Fazit
Die Wasserstoffionenkonzentration gibt Auskunft über den Säuregehalt des Blutes. Ist die Konzentration sehr hoch, ist der Organismus übersäuert; ist die Konzentration niedriger, ist der Organismus basisch. Der Blutwert sollte einen pH-Wert von 7,4 nicht über- bzw. unterschreiten. Eine Regulation des pH-Wertes erfolgt über die Lungen (Kohlendioxidabatmung) und die Nieren (Bikarbonatrückresorption und Wasserstoffausscheidung).

Häufig gestellte Fragen

Wodurch kommt es bei einer Niereninsuffizienz zu einer Vergiftung?

Aminosäuren zeichnen sich aus durch ein stickstoffhaltiges Element (N), das unter Umständen für den Organismus schädlich ist und eliminiert werden muss. Abbauprodukt der Aminosäuren sind Ammoniak und Harnstoff, Abbauprodukt der Purine und Pyrimidine ist die Harnsäure (Urat). Beides muss über die Nieren ausgeschieden werden (harnpflichtige Stoffe). Bei einer Niereninsuffizienz kommt es zu einem vermehrten Anfall (Vergiftung) dieser harnpflichtigen Substanzen. Kann über längere Zeit kein Abtransport geschehen, entwickelt der Patient aufgrund der Vergiftung generalisierten Juckreiz, Ödeme, Bluthochdruck und später ein Nierenversagen mit Koma durch den Anfall der erhöhten Menge an Ammoniak.

Warum kommt es bei einer Hyperkalzämie zu einem renalen Diabetes insipidus?

Durch eine Hyperkalzämie wird die Natriurese gesteigert und die Aquaporinkanäle bleiben verschlossen. Dadurch sind die Membranen des distalen Tubulus und des Sammelrohrs für das antidiuretische Hormon (ADH, auch Adiuretin) unempfindlich.

Warum kommt es bei Gabe von ACE-Hemmern/Angiotensin-II-Blockern zu Herzrhythmusstörungen?

ACE-Hemmer oder Angiotensin-II-Blocker führen zu einer vermehrten Ausscheidung von Natrium. So verbleiben die Kalium- und Wasserstoffionen im Blut und bedingen eine Hyperkaliämie und Azidose. Die Hyperkaliämie löst Herzrhythmusstörungen aus.

Warum ist eine Hyperphosphatämie gefährlich?

Ein steigender Phosphatgehalt fördert die Bildung von Parathormon, und es entwickelt sich ein sekundärer Hyperparathyreoidismus. Das wiederum erhöht die Kalziumkonzentration im Blut, die einhergeht mit den Symptomen einer Hyperkalzämie, z. B. Osteoporose, Steinbildung und Arteriosklerose.

Warum kommt es bei der Hyperventilation zu tetanischen Krämpfen?

Durch das vermehrte Abatmen von Kohlendioxid verliert der Körper Wasserstoffionen. Die wasserstoffbindenden Eiweiße werden frei und binden aktives Kalzium. Dadurch steht weniger aktives Kalzium zur Verfügung. Extrazelluläres Kalzium wiederum bestimmt die Erregbarkeit der Zellmembranen – je weniger Kalzium vorhanden ist, desto erregbarer sind die Membranen – und es kommt zu tetanischen Krämpfen. Am Herzen führt eine Hypokalzämie zur Verlängerung der Plateauphase, die einhergeht mit den Symptomen wie bei einer Hyperkaliämie, z. B. Herzrhythmusstörungen.

Warum führt eine Hyperkalzämie zu Müdigkeit und Muskelschwäche?

Eine Hyperkalzämie bedingt eine Vasokonstriktion der Gefäße, an den Nieren eine Polyurie (durch eine ADH-Unempfindlichkeit) und am Herzen Herzrhythmusstörungen. Durch den Kalziumüberschuss steigt die intrazelluläre Kalziumkonzentration rasch an und die Plateauphase am Herzen ist verkürzt. Die verkürzten Plateauphasen führen zu Muskelschwäche und Müdigkeit.

Warum wirkt Magnesium krampflösend?

Magnesium verdrängt Kalzium am axonalen Endknöpfchen, sodass keine Neurotransmitter aus diesem in den synaptischen Spalt abgegeben werden können. Die Reizübertragung ist unterbrochen und die Muskeln entspannen sich.

Warum kommt es bei einer Niereninsuffizienz zum Vitamin-D-Mangel?

Am proximalen Tubulus der Niere wird das Vitamin D in seine aktive Form überführt. Bei einer Niereninsuffizienz kann somit kein aktives Vitamin D mehr gebildet werden.

Was hat Vitamin A mit den Augen zu tun?

In den Sinneszellen der Netzhaut sorgt der sog. Sehpurpur für eine Reizübertragung auf die Nervenfasern. Der Sehpurpur leitet sich ab vom Vitamin A und heißt Rhodopsin. Trifft ein Lichtreiz auf die Netzhaut, zerfällt das Rhodopsin, was zu einer nervalen Reizung führt. Rhodopsin baut sich wieder auf und steht wieder für den nächsten Lichtreiz zur Verfügung.

Wieso kommt es sowohl bei Hyperkaliämie als auch bei Hypokaliämie zu Herzrhythmusstörungen?

Bei einer **Hypokaliämie** ist durch die herabgesetzte Leitfähigkeit der K-Kanäle die Plateauphase des Herzens verlängert, die Spontandepolarisation in den Schrittmacherzellen jedoch beschleunigt. Das führt z. B. zu ektopen Erregungsbildungen (Extrasystolen).

Bei einem **Kaliumüberschuss** kommt es durch den verminderten Gradienten zwischen extra- und intrazellulärem Raum zu einem reduzierten Ruhepotenzial. Dadurch werden die Erregbarkeit, Leitungsgeschwindigkeit und Kontraktionskraft herabgesetzt. Das kann bis zum AV-Block 3. Grades und einer Kardioplegie führen (Bradykardie, Herzstillstand).

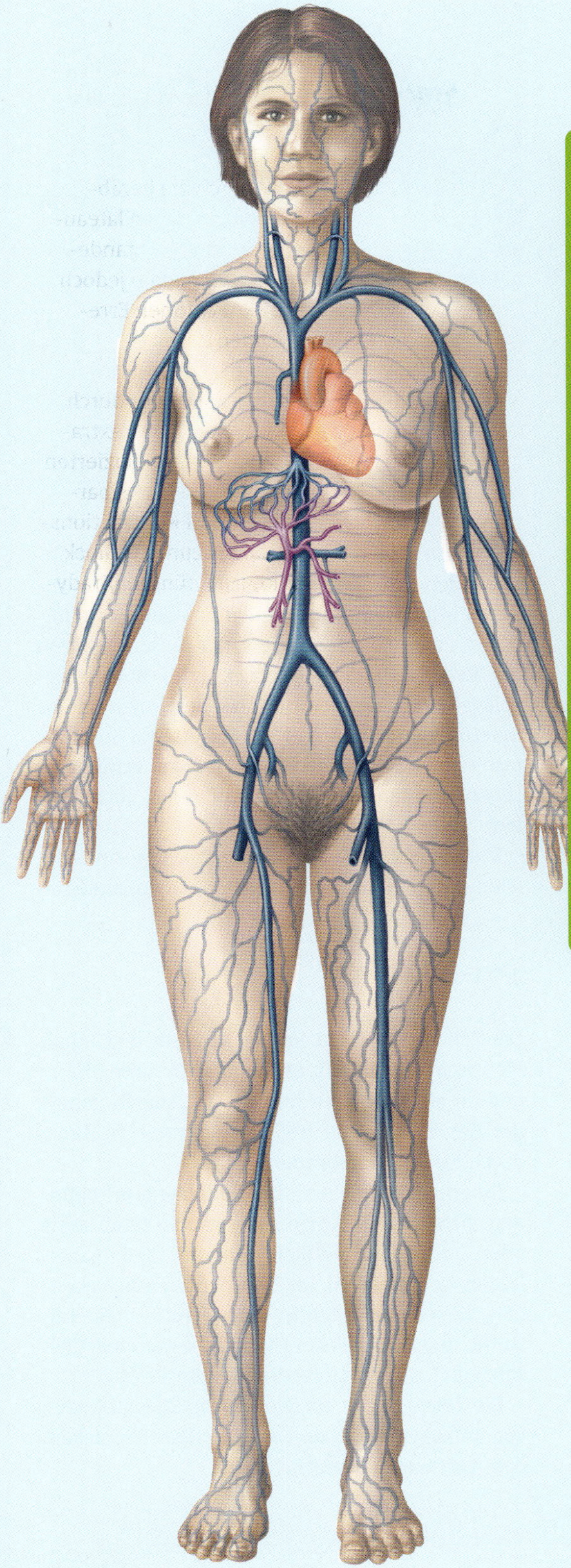

Teil 2 Allgemeine Systeme

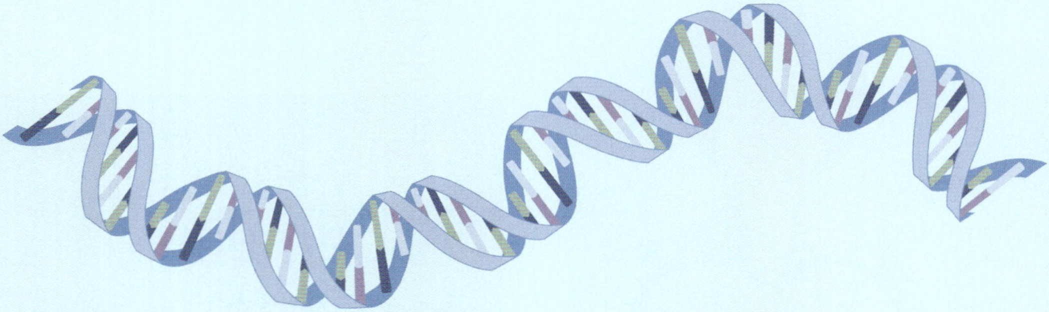

3 Lebenssysteme

Die Grundeinheit des lebenden Organismus ist die Zelle. Das Prinzip des Lebens ist das Fließgleichgewicht (Homöostase), das es dem Organismus ermöglicht, sich täglichen Veränderungen anzupassen. Als Merkmale des Lebens gelten Abgrenzung und Verschlusssysteme, Verbindungsstrukturen (Kap. 5), Vermehrung (neue Zellen können nur aus lebenden Zellen entstehen), Wachstum, Stoffwechsel, Energieumsatz, Erregbarkeit, Bewegung, Alter und Tod (Kap. 3.3). Das bedeutet, dass in jeder Zelle Strukturen enthalten sein müssen, die diese Aufgaben gewährleisten.

3.1 Zelle und Zellorganellen

Die Grundeinheit aller lebenden Organismen ist die Zelle, wobei Lebewesen jeweils aus einer oder mehreren Zellen bestehen können. Jede Zelle enthält potenziell alle Merkmale des Lebens, sodass sie theoretisch unabhängig voneinander existieren könnten. Durch Ausdifferenzierung zum Zwecke der Arbeitsteilung geht ihnen diese Eigenschaft in der Regel verloren. Ungefähr 65 % des menschlichen Körpergewichts bestehen aus Zellen.

Das **Lebensprinzip** des Organismus ist die Aufrechterhaltung eines Fließgleichgewichts (**Homöostase**). Zu regulieren sind alle auf- und abbauenden Prozesse, die Konstanthaltung des inneren Milieus und die Regulation aller biochemischen Prozesse des Körpers. Zu diesen gehören die Regulation des Blutdrucks, des Blutzuckerspiegels, der Temperatur und des Ionenmilieus innerhalb und außerhalb der Zellen. Die Homöostase ermöglicht es den Lebewesen, auf veränderte Lebensbedingungen selbstregulierend einzugreifen.

Die Zellen und ihre Zellorganellen sind die lebenserhaltenden Strukturen des Organismus.

3.1.1 Zelle

Die Zellen sind nicht immer in Form und Inhalt identisch. Jedoch gibt es Grundstrukturen, die in und an jeder Zelle zu finden sind. Hierzu gehört die Abgrenzung der Zelle von ihrer Umgebung durch die **Zellmembranen**.

Innerhalb der Zellen (**Intrazellularraum**) befinden sich eine wässrige Flüssigkeit (Zytoplasma oder Zytosol), in die kleine Organe (Zellorganellen) eingebettet sind. Im Zytosol finden sich ebenfalls verschiedene Stoffe, z. B. Eiweiße, Mineralstoffe, in gelöster Form (Kap. 2) sowie eine Vielzahl von Röhren und Fasern als Zytoskelett.

Die Zellen liegen einzeln oder in Zellverbänden vor und sind umgeben von wässriger Flüssigkeit, dem **Extrazellularraum**.

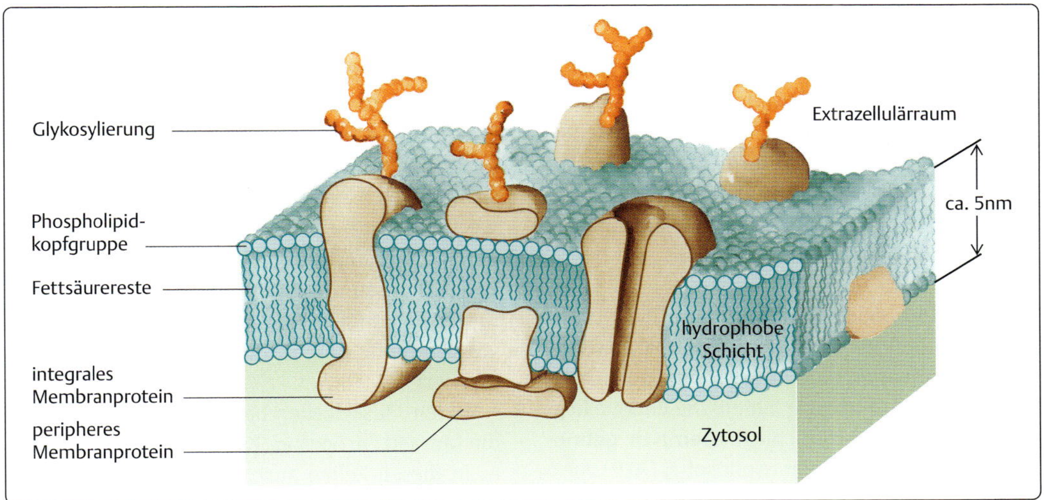

Abb. 3.1 Zellmembran. (aus: Klinke R, Pape H-C, Kurtz A, Silbernagl S. Physiologie. 6. Aufl. Stuttgart: Thieme; 2010: 18, Abb. 2.2A)

3.1.1.1 **Zellmembranen**

Die Zellmembran besteht aus einer **Lipiddoppelschicht**, die u. a. Fettsäuren, Cholesterine und Phospholipide enthält und **amphiphilen** Charakter hat. Die fettlöslichen Anteile sind einander zugewandt, während wasserlösliche Köpfchen einerseits in das Zellinnere und andererseits in die die Zelle umgebende Flüssigkeit (**Interstitium**) hineinragen (**Abb. 3.1**).

Durch die Lipidschicht ist die Abgrenzung (**Lipidbarrieren**) zur Umgebung und der **Schutz** des Zellinneren gewährleistet. Deshalb benötigt der Organismus besondere Möglichkeiten, diese Lipidbarrieren zu überwinden, um den Austausch von Substanzen zu ermöglichen.

Austausch von Substanzen Zur Überwindung der Lipiddoppelschicht dienen verschiedene Proteine. Zum einen in die Membran eingelagerte Proteine sog. **Strukturproteine** (Membranproteine) als periphere oder Transmembranproteine, zum anderen Proteine, die als Kanäle (**Kanalproteine**) dienen, durch die Substanzen ein- oder ausströmen können.

Bestimmte, nach außen gerichtete Glykoproteine haben eine **Rezeptorfunktion** für verschiedene chemische Substanzen (Kap. 5.1) oder eine **Erkennungsfunktion**, damit Zellen miteinander kommunizieren können. Die Eiweiße, die der Erkennung dienen, sind zellspezifisch (genetisch fixiert) mit einer dünnen Schicht komplexer Zuckermoleküle überzogen (Glykokalyx; Glykolisierung).

Da innerhalb und außerhalb der Zellen unterschiedliche Ionen- und damit Ladungsverteilungen herrschen, entwickeln sich Konzentrations- bzw. Ladungsdifferenzen (sog. **Membranpotenzial**). In die Zellmembranen eingelagerte **Ionenpumpen** führen durch den fortlaufenden Austausch von Substanzen aus dem intrazellulären in den extrazellulären Raum und umgekehrt zu ständigen Veränderungen des Konzentrations- bzw. Ladungsunterschieds (**Abb. 5.4**).

Fazit

Die Zellmembran dient der Abgrenzung und dem Schutz der Zelle. Damit ein Austausch von Substanzen möglich ist, finden sich auf und in der Zellmembran Strukturproteine, Kanalproteine, Rezeptoren sowie Ionenpumpen.

3.1.2 Zellorganellen

Zellorganellen dienen dem Erhalt des Lebens. Wichtige Zellorganellen sind die Mitochondrien, das endoplasmatische Retikulum, die Ribosomen, der Golgi-Apparat, die Lysosomen, das Zytoskelett sowie der Zellkern. In diesem Abschnitt werden die Zellorganellen speziell mit Schwerpunkt auf ihre Funktionen in der Zelle erläutert.

3.1.2.1 Mitochondrien

Die Mitochondrien werden auch die Kraftwerke der Zellen genannt, da sie die gesamte vom Organismus benötigte Energie bilden. Die Energie liegt im Organismus hauptsächlich **chemisch gebunden** in Form von Adenosintriphosphat (**ATP**) vor.

ATP wird vorwiegend im Glukose- und Fettsäurestoffwechsel und bei Bedarf auch im Eiweißstoffwechsel gebildet. Vereinfacht ausgedrückt entstehen bei der sog. **aeroben Glykolyse** aus Glukose, Sauerstoff, Phosphat und ADP die Reaktionsprodukte ATP, Kohlendioxid und Wasser:

Glukose + $O_2 \rightarrow$ ATP + CO_2 + H_2O

Der gesamte Ablauf ist allerdings sehr viel komplizierter und findet im **Zitronensäurezyklus** und der **Atmungskette** statt (Kap. 4.2).

Das dabei entstehende Kohlendioxid löst sich im Wasser über die kurzfristige Bildung von Kohlensäure als Hydrogenkarbonat (Bikarbonat) und Wasserstoffionen (Kap. 2.7) oder wird mit der Atemluft über die Lungen abgeatmet.

ATP kann aber auch ohne Sauerstoff entstehen. Dann wird die Glukose nur bis zur Milchsäure abgebaut (**anaerobe Glykolyse**, Kap. 4.3).

3.1.2.2 Endoplasmatisches Retikulum

Das endoplasmatische Retikulum (ER) bildet **Verbindungswege** innerhalb der Zelle, als ein Netzwerk aus Schläuchen und Hohlräumen, die die Zellorganellen inklusive Kern untereinander und mit der Zellmembran verbinden.

Man unterscheidet das glatte und das raue endoplasmatische Retikulum.

Glattes endoplasmatisches Retikulum

Das glatte endoplasmatische Retikulum zeichnet sich dadurch aus, dass es keine Ribosomen auf seinen Membranen hat und anderen Stoffwechselfunktionen dient als das raue endoplasmatische Retikulum.

Im glatten endoplasmatischen Retikulum ist das für die Glukoneogenese und Glykogenolyse wichtige Enzym **Glukose-6-Phosphatase** lokalisiert. Weitere Funktionen dienen dem Lipidstoffwechsel, indem dort die Synthese von Phospholipiden, Cholesterin und anteilig Steroidhormonen und Gallensäuren stattfindet. Hier sind Enzyme für die **Prostaglandinsynthese** lokalisiert. Zudem werden Stoffe entgiftet und Steroidhormone deaktiviert.

In den Muskelzellen beherbergt es Kalzium für die Muskelkontraktion (Kap. 8.3). Man bezeichnet es in diesen Zellen auch als **sarkoplasmatisches Retikulum**.

Raues endoplasmatisches Retikulum

An der Oberfläche des rauen endoplasmatischen Retikulums sind Ribosomen gebunden, an denen die **Synthese** von Sekret- und Membran**proteinen** sowie deren **Faltung** und **Modifizierung** erfolgt (Kap. 3.2.1).

Die gebildeten Eiweiße verbleiben entweder im rauen endoplasmatischen Retikulum oder werden an die für sie bestimmten Zielorte innerhalb und außerhalb der Zelle transportiert. Dazu werden sie vom Golgi-Apparat in Vesikel verpackt und über Exozytose (Kap. 5.1.5) aus dem Zytoplasma geschleust.

3.1.2.3 Ribosomen

Ribosomen sind großmolekülige Komplexe aus Eiweißen und Ribonukleinsäure (RNS). Sie kommen sowohl im Zytoplasma der Zellen wie auch in den Mitochondrien vor und sind die Orte der **Proteinbiosynthese** (Kap. 3.2.1). Dabei werden Ribosomen, die an das endoplasmatische Retikulum gebunden sind, von den frei im Zytoplasma vorkommenden unterschieden.

An den sog. **freien Ribosomen** werden ebenfalls Eiweiße gebildet, die für das Zytoplasma oder Zellorganellen bestimmt sind.

3.1.2.4 Golgi-Apparat

Der Golgi-Apparat besteht aus zahlreichen miteinander verbundenen Doppelmembranen, die in charakteristischer Weise gestapelt sind. Der einzelne Stapel wird **Diktyosom** genannt.

Der Golgi-Apparat ist mit einer Seite dem rauen endoplasmatischen Retikulum zugewandt, um Eiweiße von dort aufnehmen zu können. Die andere Seite ist zur Plasmamembran hin ausgerichtet; dort schnürt der Golgi-Apparat Vesikel ab, die dann die Zelle per Exozytose verlassen.

Die abgeschnürten **Vesikel** enthalten Eiweiße (Enzyme), aber auch andere Stoffe, vor denen die Zelle geschützt werden muss, z. B. werden Fette in Chylomikronen eingeschlossen (S. 151).

3.1.2.5 **Lysosomen**

Lysosomen sind Vesikel, die Stoffwechselprodukte der Zelle, defekte Organellen und Bakterien verdauen. Sie sind verantwortlich für den **hydrolytischen Abbau** von Substanzen und erfüllen folgende Funktionen:

- Abbau von Eiweißen zu Aminosäuren
- Abgabe von Cholesterin aus LDL
- Abbau von Polysacchariden zu Monosacchariden
- Bereitstellung der Produkte zur Verarbeitung
- Abbau der Eiweißstrukturen im Todesfalle (**Autolyse**)

3.1.2.6 **Zytoskelett**

Das Zytoskelett besteht aus Proteinen, die die Form der Zelle bilden. Sie sind für die Bewegung der Zelle verantwortlich und für die Bewegung der Zellorganellen. Die wichtigsten Strukturen sind **Mikrotubuli**, **Aktinfilamente** und **Intermediärfilamente**. Dabei dienen die **Mikrotubuli** dem Transport verschiedener Stoffe, die **Aktinfilamente** sind an Zellbewegungen, Phagozytose und Muskelkontraktionen beteiligt. Bei der Muskelkontraktion werden die Aktinfilamente durch gebundene Proteine, die Myosine bewegt (Kap. 8.3.3).

3.1.2.7 **Zellkern**

Der Zellkern (**Nukleus**) ist eine wichtige Zellorganelle, die in fast jeder Zelle zu finden ist. Ausnahmen bilden die Erythrozyten und die Thrombozyten, die keinen Zellkern enthalten und somit nicht vermehrungsfähig sind. Der Zellkern enthält die spezifischen genetischen Informationen eines

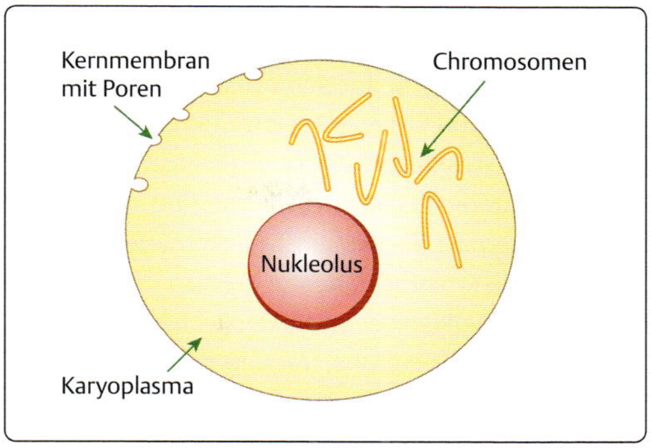

Abb. 3.2 Zellkern.

jeden Lebewesens in Form der **Desoxyribonukleinsäure** (DNS), lokalisiert auf den Chromosomen.

Der Zellkern ist durch eine Doppelmembran vom Zytoplasma getrennt. Diese ist von einer Vielzahl von **Poren** durchbrochen und steht so mit dem Zytoplasma der Zelle in Verbindung (**Abb. 3.2**), sodass ein geregelter Stoffaustausch möglich ist. Die Kernporen haben Eiweißstrukturen.

Innerhalb des Zellkerns befindet sich im sog. Karyoplasma neben der DNS auch noch ein **Kernkörperchen** (**Nukleolus**). In ihm liegt die sog. (Messenger-)**Ribonukleinsäure** (Messenger-RNS) vor, die die Aufgabe hat, die genetischen Informationen der DNS zu lesen, sie zu den Ribosomen im Zytoplasma zu transportieren, damit dort neue Eiweißketten entstehen können (Kap. 3.2.1).

Fazit

Das glatte **endoplasmatische Retikulum** besitzt keine Ribosomen. Es enthält Enzyme für die Glukoneogenese und Glykogenolyse, sorgt für die Cholesterin- und Phospholipidsynthese, enthält Enzyme für die Prostaglandinsynthese und dient der Entgiftung. In den Muskelzellen liegt in diesem Kalzium vor. Das raue endoplasmatische Retikulum dient der Proteinbiosynthese.

Die Ribosomen sind die Orte der Proteinbiosynthese.

Der Golgi-Apparat ummantelt Stoffe, die für die Zelle nicht verträglich sind und sorgt für deren

Ausschleusung aus der Zelle. Lysosomen sind Vesikel, die Enzyme für den Abbau von Zellstrukturen und Stoffwechselprodukten enthalten. Das Zytoskelett besteht aus Eiweißstrukturen, die für die Zellform zuständig sind.
Der Zellkern ist die wichtigste Zellorganelle. Sie enthält die Erbinformationen in Form der DNS sowie den Nukleolus. Im Nukleolus befindet sich die RNS, die für die Übertragung der Erbinformation an die Ribosomen zuständig ist, damit neue Eiweiße gebildet werden können.

3.2 Vermehrung und Wachstum

Will sich ein Lebewesen vermehren oder wachsen, müssen Zellen Strukturen in sich tragen, die sie zur Vermehrung und zum Wachstum befähigen. Diese Strukturen müssen alle Informationen beinhalten, die notwendig sind, damit neue Lebewesen entstehen oder bestehendes Leben wachsen kann.

Diese Informationen finden wir als **DNS und RNS** in den Zellkernen der Zellen. Eine Zelle ohne Zellkern ist nicht vermehrungsfähig.

3.2.1 DNS und RNS

Leben und Wachstum sind an die Bildung von Eiweißen gebunden, deren Strukturen in den genetischen Informationen festgelegt sind. Träger dieser Information ist die DNS, die Bildung der Eiweiße erfolgt mithilfe der RNS.

3.2.1.1 Aufbau

Die Bildung von Körpereiweißen unterliegt einem spezifischen, bei jedem Lebewesen individuellen Bauplan. Dieser Bauplan ist festgelegt als DNS auf den Chromosomen, die sich im Zellkern befinden.

Die **DNS** ist ein Riesenmolekül, dessen Grundbaustein immer aus einem Molekül **Desoxyribose**, einer **Purin-** (Adenin oder Guanin) oder **Pyrimidinbase** (Thymin oder Cytosin) und einem Molekül **Phosphorsäure** besteht.

Die Verbindung von Desoxyribose und einer Purin- oder Pyrimidinbasen nennt man **Nukleosid**.

Die kleinste DNS-Einheit ist das **Nukleotid** (= Phosphorester der Nukleoside). Die Phosphorsäure sorgt für die Verknüpfung der Desoxyribosemoleküle untereinander zu langen Riesenmolekülen, sodass die Kette alternierend aus Desoxyribose und Phosphorsäure besteht. An die Desoxyribosemoleküle der Kette sind wiederum die Basen gebunden.

Jeweils 3 nebeneinander liegende Basen (**Basentripletts**) in einem Strang sind verantwortlich für die Codierung **1 Aminosäure**. Durch die Anordnung der Basenpaare nebeneinander entstehen unterschiedliche Codierungen für verschiedene Aminosäuren. Spezifische DNS-Abschnitte mit mehreren Basentripletts beinhalten jeweils den Bauplan für ein einzelnes Eiweiß. Jedes Eiweiß präsentiert 1 Gen.

Im **„Ruhezustand“** sind jeweils 2 DNS-Stränge über Wasserstoffbrückenbindungen ihrer Basen miteinander verbunden und bilden so einen Parallelstrang, die sog. **Doppelhelix** (nach Watson und Crick). Zum Lesen der genetischen Information lösen sich, enzymatisch gesteuert, diese Parallelstränge an den abzulesenden Stellen voneinander. Die Basensequenzen liegen dann frei und können von der **Messenger-RNS** gelesen werden.

Die einsträngige **RNS** aus dem Nukleolus besteht aus dem Zucker **Ribose**, aus **Phosphorsäure** sowie den **Purin-** (Adenin und Guanin) bzw. **Pyrimidinbasen** (Cytosin und Uracil) und ist vergleichbar aufgebaut wie die DNS.

Pathologie

Gicht – Hyperurikämie
Der Abbau der Purinbasen führt zu Harnsäure, die über die Nieren ausgeschieden wird. Bei Nierenfunktionsstörungen (verminderte renale Ausscheidung der Harnsäure), durch Fasten oder starke Hungerkuren, durch Alkohol oder (seltener) bei einem Enzymdefekt im Purinstoffwechsel, kommt es zu einem vermehrten Anfall von Harnsäure und dadurch zu **Gichtanfällen**.

Durch Hungerkuren kommt es zu einem größeren Zellzerfall und damit zum höheren Anfall von Purinen. Alkohol fördert die Harnsäurebildung, vermindert aber andererseits deren Ausscheidung über die Nieren.

Medikamente

Urikostatika und Urikosurika
Bei **chronischer Gicht** werden **Urikostatika** (z. B. Allopurinol) eingesetzt. Sie verhindern den Abbau der Purine zu Harnsäure durch Hemmung des dazu notwendigen Enzyms. Die Vorstufen werden über die Nieren ausgeschieden. **Urikosurika** (z. B. Probenecid) sorgen an den Nieren für vermehrte Ausscheidung von Harnsäure durch Hemmung der Rückresorption.
Im **Akutfall** werden z. B. Kolchizin, nichtsteroidale Antirheumatika (NSAR) bzw. „non-steroidal anti-inflammatory drugs" (NSAID) oder Kortison als entzündungshemmende Mittel gegeben.

3.2.1.2 **Proteinbiosynthese**

Zur Bildung von Eiweißen werden die miteinander verbundenen Stränge der DNS enzymatisch an der Stelle geöffnet, an der die neu zu bildende Eiweißkonfiguration lokalisiert ist. Die RNS liest die Sequenz an der geöffneten Stelle ab und bringt die Kopie als **Messenger-RNS** aus dem Zellkern an die Ribosomen im Zytoplasma bzw. an die des rauen endoplasmatischen Retikulums (**Transkription**).

Im Zytoplasma befinden sich **Transfer-RNS**-Moleküle, die an einem Ende ein Basentriplett und am anderen Ende die dazugehörige Aminosäure transportieren. Sie tasten die Information der Messenger-RNS ab und binden sich dort an ihr passendes Gegenüber (**Translation**). Dabei geben sie die Aminosäuren ab, die sich miteinander verbinden.

Während der Eiweißbildung wird die Aminosäurekette in das endoplasmatische Retikulum transportiert und dort nach Fertigstellung des Eiweißes in seine korrekte räumliche Struktur gebracht (**Faltung**).

Viele Proteine werden noch im endoplasmatischen Retikulum und im Golgi-Apparat modifiziert, z. B. durch Bindung von Zuckern an die Eiweiße.

Fazit
Die DNS ist eine Doppelhelix, gebaut aus Desoxyribose, Phosphorsäure und den Basenpaaren Adenin – Thymin und Cytosin – Guanin. Die RNS ist einsträngig und besteht aus Ribose, Phosphorsäure und den Basenpaaren Adenin – Uracil und Cytosin – Guanin.
Die Biosynthese von Eiweißen ist genetisch durch die spezifische Anordnung der Basensequenzen in der DNS festgelegt. Durch partielles Lösen der Wasserstoffbrückenbindungen in dem DNS-Doppelstrang werden die Basen freigelegt und können von der Messenger-RNS „gelesen" werden. Die Messenger-RNS wandert in das Zytoplasma und bindet sich dort an die Oberfläche der Ribosomen (= ribosomale RNS) des rauen endoplasmatischen Retikulums oder der freien Ribosomen. Frei im Zytoplasma schwimmende Transfer-RNS transportiert Aminosäuren an die ribosomale RNS. Die so nebeneinander liegenden Aminosäuren verbinden sich zu langen Ketten. Diese werden im endoplasmatischen Retikulum zur endgültigen Eiweißstruktur gefaltet.

3.2.2 Fortpflanzung und Wachstum

Die Fortpflanzung von Lebewesen kann ungeschlechtlich in Form einer weitgehend identischen Reproduktion (z. B. Sprossung) oder geschlechtlich erfolgen. Bei der geschlechtlichen Fortpflanzung wird Erbgut aus der mütterlichen Geschlechtszelle, der Oozyte, mit dem väterlichen Spermatozyten vereint (1. und 2. Reifeteilung in Form der Meiose).

Das Wesen des Wachstums besteht in einer identischen Vermehrung der Zellen durch Zellteilung in Form der Mitose (identische Reduplikation).

3.2.2.1 **Chromosomen**

In den Körperzellen gesunder Menschen findet man zunächst immer einen doppelten (**diploiden**) **Chromosomensatz** mit 46 Chromosomen, 22 davon sind gleichpaarig (**homolog**). Das bedeutet, dass für jedes Merkmal 2 Bauvorschriften existieren, die jeweils von der Mutter und dem Vater abstammen.

Ein weiteres Chromosomenpaar, die sog. **Geschlechts-Chromosomen** (Gonosomen), ist geschlechtsbestimmend. Es kann mit einem X- und Y-Chromosom verschiedenpaarig (**heterolog**) sein oder mit 2 X-Chromosomen gleichpaarig. Sind beim Menschen 2 X-Chromosomen vorhanden, ist das Geschlecht weiblich ausgeprägt, bei einer Kombination von X- und Y-Chromosomen handelt es sich um das männliche Geschlecht.

Bei mikroskopischer Betrachtung zeigt jedes Chromosom die Form eines mehr oder weniger kleinen Hakens, der durch eine Einschnürung (**Zentromer**) in 2 ungleich große Schenkel geteilt wird. Vereinzelt findet sich auch eine 2. Einschnürung mit einem ganz kurzen Teil, an dessen Ende sich ein sog. **Satellit** befindet. Sowohl die Lage des Zentromers als auch die Schenkellängen sind charakteristische Chromosomenmerkmale, anhand derer sie klassifiziert werden.

Auf dem Zentromer sitzen protein- und DNS-haltige Strukturen, die **Kinetochoren**, die als Ansatzstellen des Spindelapparates bei der Zellteilung dienen.

Pathologie

Mutationen

Mutationen sind ungerichtete, dauerhafte Veränderungen des Erbgutes. Sie können spontan entstehen oder durch äußere Einflüsse, z. B. Strahlungen oder chemische Substanzen, provoziert werden. Sie können positive (Anpassung an veränderte Lebensbedingungen), aber auch negative (krankheitsauslösende) Auswirkungen haben.

Chromosomenaberrationen

In den meisten Fällen ist eine Chromosomenaberration auf die fehlerhafte Trennung von homologen Chromosomen bzw. deren Schwesterchromatiden zurückzuführen und nicht vererbbar.

Bezieht sich die Aberration auf die Geschlechts-Chromosomen, entwickelt sich z. B. das Klinefelter-Syndrom (Trisomie, betrifft Jungen). Hier findet sich zusätzlich zu den XY-Chromosomen ein weiteres X-Chromosom. Beim Ullrich-Turner-Syndrom (betrifft Mädchen), der einzigen mit dem Leben zu vereinbaren Monosomie, liegt nur ein X-Chromosom vor.

Betreffen Aberrationen autosome Chromosomen, können Tri- oder Monosomien entstehen, wobei die Monosomien nicht mit dem Leben vereinbar sind. Die bekannteste Trisomie ist die Trisomie 21, das Down-Syndrom, bei dem das Chromosom 21 3 × vorkommt.

3.2.2.2 **Fortpflanzung**

Bei der Bildung der zur Fortpflanzung erforderlichen **Geschlechtszellen** (Oozyten und Spermatozyten) muss zuvor durch die **Meiose** eine Halbierung des Chromosomensatzes erfolgen, andernfalls entstünden bei einer Verschmelzung der Geschlechtszellen pro neuer Zellen 4 Chromosomensätze. Diesen Vorgang der Reduktion bezeichnet man als **1. Reifeteilung der Meiose** oder auch **Reduktionsteilung** (**Abb. 3.3**).

Die Meiose verläuft in 2 Phasen, der 1. und 2. Reifeteilung, bei der jeweils **4 Zellen** mit **haploidem** Chromosomensatz entstehen:

- Die **1. Reifeteilung** beginnt bei der Frau vor dem Eisprung. Hier werden die Chromosomenpaare getrennt und es entstehen 2 Zellen mit haploidem Chromosomensatz.
- Die **2. Reifeteilung** erfolgt, nachdem das Spermium die Eihülle durchstoßen hat. Nun werden die Chromatiden voneinander getrennt (mitotische Teilung), und es entstehen 4 Zellen mit haploidem Chromosomensatz.

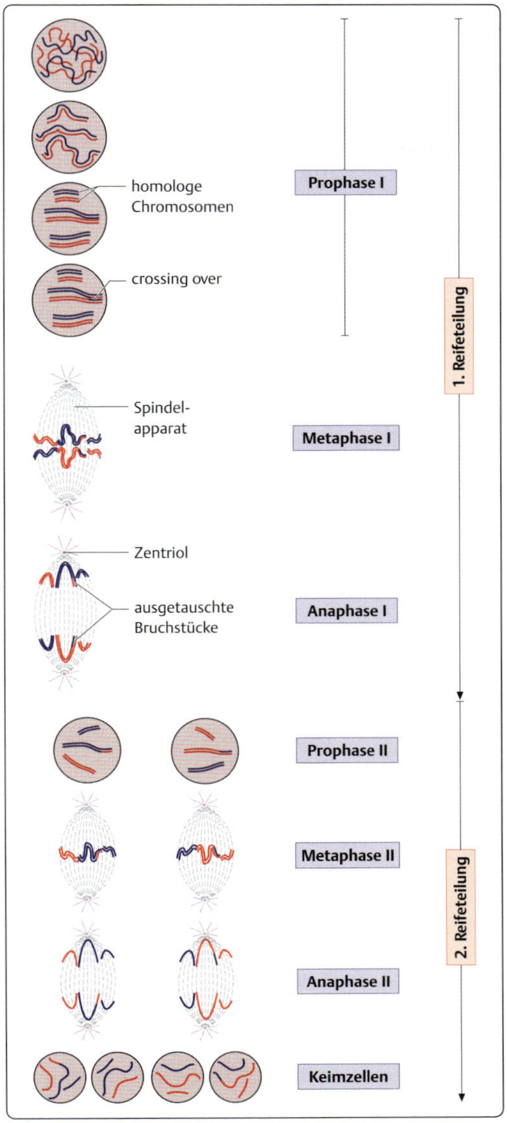

Abb. 3.3 Meiose. (aus: Schwegler J, Lucius R. Der Mensch – Anatomie und Physiologie. 5. Aufl. Stuttgart: Thieme; 2011: 19, Abb. 1.17)

Jede der Teilungen findet in 4 verschiedenen Phasen statt, gefolgt von einer Zwischenphase (Interphase), der Prophase, Metaphase, Anaphase und Telophase.

1. Reifeteilung oder Reduktionsteilung

Die **Prophase** ist die längste Phase innerhalb der Meiose (bei der weiblichen Eizelle dauert sie Jahrzehnte, Kap. 15.5.5). Hier entspiralisiert sich die Kernsubstanz, und es werden die einzelnen Chromosomen sichtbar. Homologe Chromosomen legen sich paarweise parallel an den Zentromeren aneinander. Jedes Chromosom besteht aus 2 Chromatiden, sodass nun 4 Chromatiden zusammen liegen, die sog. **Tetrade**. Es bilden sich Spindelfasern aus, die Kernhülle und der Nukleolus lösen sich auf (**Abb. 3.3**).

In der **Metaphase** ordnen sich die Chromosomenpaare in der **Äquatorialebene** zwischen den Polen des Spindelapparates an. Die Spindelfasern heften sich an das Zentromer der Chromosomen.

In der **Anaphase** werden die Chromosomen auseinandergezogen, hin zu den Polkörperchen. Dabei bleiben die Chromatiden eines jeden Chromosoms miteinander verbunden. Bei der Paarbildung liegen die beiden Chromosomen eng beieinander. Dabei kann es vorkommen, dass sich Chromatiden überkreuzen und dadurch Bruchstücke des einen Chromatids mit dem anderen Chromatid ausgetauscht werden und eine Überkreuzung (**Chiasmata**) erfolgt, die auch als **Crossing-over** bezeichnet wird. Das geschieht willkürlich und zufällig und sorgt für eine **Rekombination der Gene** (intrachromosomale Rekombination).

In der **Telophase** haben die Chromosomen ihre Pole erreicht und die Zellteilung wird eingeleitet. Die Chromosomen verschrauben sich wieder, das Zellplasma teilt sich, es bilden sich Zellmembranen, sodass nun 2 haploide Zellen vorliegen. Jedes Chromosom behält weiterhin seine beiden Chromatiden.

Die 1. Reifeteilung der Spermatozyten unterscheidet sich von der der Oozyte:

- Bei den **Spermatozyten** entwickeln sich 2 gleich große Zellen.
- Bei der **Oozyte** entsteht nur 1 komplett ausgebildete Zelle; die 2. entstandene Zelle ist kleiner und bleibt als Anhängsel als Polkörperchen an der großen Zelle.

Ohne Interphase schließt sich nun die **Prophase der 2. Reifeteilung** an.

2. Reifeteilung oder identische Reduplikation haploider Chromosomensätze

Die beiden entstandenen Zellen mit haploidem Chromosomensatz teilen sich in oben beschriebenen Phasen.

In der **Prophase** entspiralisiert sich die DNS wieder und die Chromosomen (bestehend aus je 2 Chromatiden) wandern wieder zur Äquatorialebene. Der Nukleolus und die Kernhülle zerfallen.

In der **Metaphase** ordnen sich die Chromatiden in der Äquatorialebene an.

In der **Anaphase** werden nun im Unterschied zu der 1. Reifeteilung die Chromatiden eines jeden Chromosoms, die am Zentromer miteinander verbunden sind, getrennt und zu den Zellpolen gezogen.

In der **Telophase** teilt sich die Zelle, und es entstehen insgesamt 4 Zellen mit haploidem Chromosomensatz. Dabei entstehen 4 gleich große Spermatozyten und – neben 1 befruchtungsfähigen großen Oozyte – 3 kleine unfruchtbare funktionslose Zellen, die **Polkörperchen**. Die Polkörperchen enthalten die gesamte Erbinformation, sodass sie zu diagnostischen Zwecken genutzt werden.

In der nächsten **Interphase** entwickeln sich die Zellen vollständig und bilden die Zellorganellen aus.

3.2.2.3 **Wachstum**

Beim Wachstum kommt es zu einer identischen Vermehrung (**identische Reduplikation**) **diploi-**

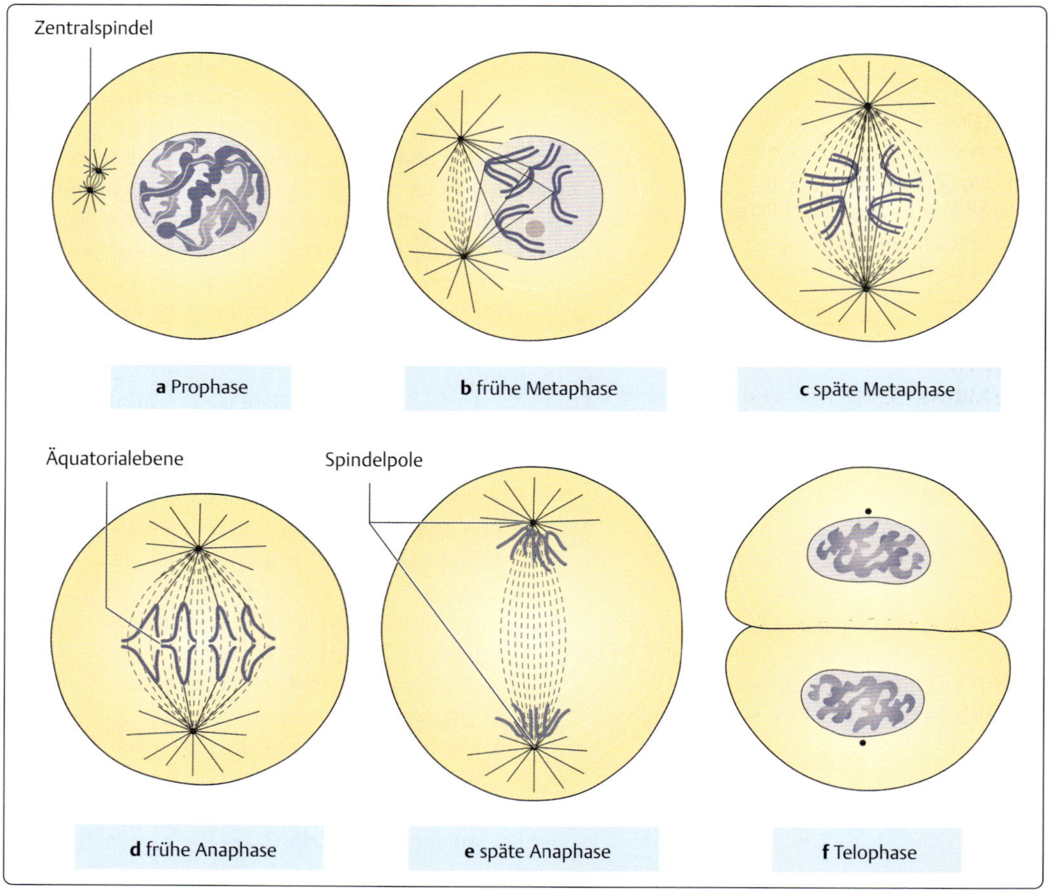

Abb. 3.4 Mitose. (aus: Faller A, Schünke M. Der Körper des Menschen: Einführung in Bau und Funktion. 15. Aufl. Stuttgart: Thieme; 2008: Abb. 1.10)

der Körperzellen im Prozess der **Mitose**. Dazu verdoppelt sich zunächst der Chromosomensatz. Anschließend wird der verdoppelte Chromosomensatz auf 2 neue Zellen aufgeteilt, sodass beide wieder 46 Chromosomen enthalten.

Auch die Mitose verläuft in den oben genannten 4 Phasen, die jedoch nicht wie bei der Meiose ineinander übergehen, sondern unterbrochen sind durch Ausbildung eines **Interphasekerns**.

Nach der Anordnung der Chromosomen an der Äquatorialebene werden die einzelnen Chromatiden an die verschiedenen Pole gezogen, sodass 2 Zellen mit identischen Chromosomen entstehen. Erst in der **Interphase** entwickeln sich wieder vollständige Zellen (**Abb. 3.4**).

Fazit

Die **Meiose** dient der Fortpflanzung, indem zunächst der diploide Chromosomensatz einer dafür prädestinierten Körperzelle halbiert wird (1. Reifeteilung oder Reduktionsteilung) und sich anschließend durch eine identische Verdoppelung (2. Reifeteilung) je 4 Zellen mit haploidem Chromosomensatz bilden. Bei der Bildung der befruchtungsfähigen Oozyte entwickeln sich 3 nicht funktionsfähige Zellen, die als Polkörperchen an der Oozyte haften. Bei der Bildung von Spermatozyten bleiben 4 haploide Zellen nebeneinander bestehen.

Die **Mitose** dient dem Wachstum. Hier teilen sich die Zellen und vermehren sich identisch (identische Reduplikation) und behalten ihren Chromosomensatz mit 46 Chromosomen bei.

3.3 Alter, Tod

Zum Alterungsprozess des Menschen gehören u. a. die nachlassende Regenerationsfähigkeit innerhalb des Organismus sowie die genetisch bzw. krankheitsbedingte Alterung der Zellen. Es besteht ein Gleichgewicht zwischen Zelluntergang und -neubildung, das mit zunehmendem Lebensalter nicht mehr aufrechterhalten werden kann.

Der biologische Tod tritt ein mit dem Versagen aller Organfunktionen, beim klinischen Tod erlöschen zudem die Herz-Kreislauf-Funktionen.

3.3.1 Zellalterung und Zelltod

Die dem Altern der Zellen zugrunde liegenden Prozesse sind nur zum Teil bekannt. So weiß man, dass die DNS durch verschiedenste Umweltfaktoren geschädigt wird. Die Reparatur der Schäden gelingt nur teilweise vollständig. Es entstehen bei den Prozessen auch Fehler, sodass die produzierten Eiweiße nicht mehr voll funktionsfähig sind. Zudem erlahmt generell die **Fähigkeit zur Regeneration**.

Ein anderer bekannter Faktor ist die **Teilungsfähigkeit der Zellen**, die nach einer bestimmten Anzahl von Teilungsprozessen erlischt. Das ist je nach Zelltyp zwar unterschiedlich, aber unabdingbar, sodass jede Zelle nach einer bestimmten Zeit abstirbt. Jede Zelle erlischt in ihren Funktionen entweder aufgrund ihrer genetisch bestimmten Alterung (**Apoptose**) oder durch Krankheiten (**Nekrose**).

Ein 3. Faktor sind die sich bildenden **freien Radikale**, die die Zellen zerstören. Freie Radikale können durch UV-Strahlen oder bei Verbrennungsprozesse in den Mitochondrien entstehen. Sie können aber auch z. B. durch Inhalation von Zigarettenrauch in den Körper gelangen. Diese freien Radikale können Gewebe zerstören oder dazu führen, dass falsche neue Moleküle entstehen. Betrifft die Veränderung die DNS, können Erkrankungen wie Alzheimer, Arteriosklerose, Rheuma oder auch Krebs entstehen. Der Körper kann gegen freie Radikale durch z. B. Ascorbinsäure geschützt werden.

Bis zu einem gewissen Grad ist der Organismus in der Lage, zugrunde gegangenes Gewebe zu ersetzen, sodass sich auch hier ein **Gleichgewicht** einstellt zwischen **Zelltod und Regeneration**. Die den Vorgang steuernden Faktoren sind die Wachstumsfaktoren.

3.3.2 Biologischer und klinischer Tod

Sind die Funktionen der Körperzelle und somit des Organismus erloschen, wird unterschieden zwischen dem biologischen und dem klinischen Tod:

- Der **biologische Tod** ist das **Erlöschen aller Funktionen in allen Organen**.
- Unter dem **klinischen Tod** versteht man das **Erlöschen der Herz-Kreislauf-Funktionen** mit Fehlen der Arterienpulse, der Herzaktionen, der Atemtätigkeit sowie Bewusstseinsverlust.

Da es heute möglich ist, den Kreislauf auch ohne Hirntätigkeit künstlich aufrechtzuerhalten, setzt man als **endgültigen Tod** den **Hirntod** fest. Dabei gelten fehlende Reflexe, lichtstarre Pupillen und die Nulllinie im Elektroenzephalogramm (EEG) als entscheidend.

Zur Beurteilung des klinischen Todes werden **sichere Todeszeichen** herangezogen. Dies sind Totenflecke, Totenstarre und Fäulnis.

Totenflecke 20–60 min nach dem Tod entstehen durch die Ansammlung von Blut in den Kapillargebieten rötliche, zyanotische Flecken. Nach 24 h kommt es zur Hämolyse und Einlagerung von Hämoglobin und dessen Abbauprodukten ins Gewebe und dadurch zu einer Verfärbung des Toten.

Totenstarre Das Myosin der Muskelzellen kommt in 2 verschiedenen Formen vor, aber nur eine – die energetisch günstigere – kann an das Aktin binden. Unter normalen Umständen überführt nach der Kontraktion ATP das Myosin in die energetisch ungünstigere Form, sodass es sich vom Aktin lösen kann (Kap. 8.3). Wenn nun durch den eingetretenen Tod kein ATP mehr gebildet wird, falten sich alle Myosinfilamente in die energetisch günstigere Form, d. h., sie binden sich an das Aktin, verbleiben dort und führen so zur Totenstarre. Erst wenn die Eiweißstrukturen der Muskelfasern durch Autolyse aufgelöst werden, kommt es zur Auflösung der Starre.

Totenstarre und Auflösung der Starre sind **zeit- und temperaturabhängig**. Die Totenstarre beginnt innerhalb der ersten Minuten an kleinen Muskelpartien, bis zuletzt die unteren Skelettmuskeln betroffen sind. Die Auflösung der Starre erfolgt in derselben Reihenfolge. Je höher die Temperaturen sind, desto schneller schreitet die Auflösung der Starre voran.

Fäulnis Der Fäulnisprozess wird begonnen durch die im Dickdarm befindlichen Bakterien, durch Autolyse und Besiedlung mit Fliegen- und Kälfermaden. Auch dieser Prozess ist temperaturabhängig und wird durch Wärme gefördert.

Fazit

Bei Alterung und Tod verlieren die Zellen ihre Lebensfähigkeiten. Die Ursachen können entweder genetisch bedingt sein (Apoptose) oder durch Krankheiten (Nekrose) hervorgerufen werden.
Der biologische Tod erfolgt mit Erlöschen aller Organfunktionen, der klinische Tod oder endgültige Tod ist festgelegt mit Erlöschen der Hirnfunktionen. Zur Bestimmung des Todes gibt es sichere Todeszeichen. Zu den sicheren Todeszeichen gehören Totenflecken, Totenstarre und Fäulnis.

Häufig gestellte Fragen

Entstehen bei der Meiose auch 3 funktionsunfähige Spermien?

Nein, bei der Meiose entstehen nur 3 funktionsunfähige Eizellen, die Polkörperchen genannt werden. Nur 1 Eizelle enthält den gesamten Zellinhalt mit Zytoplasma und Zellorganellen. Die Polkörperchen beinhalten lediglich 1-Chromatid-Chromosomen und wenig Zytoplasma, aber ebenso wie die Oozyte das gesamte Erbmaterial, sodass sie zu diagnostischen Zwecken herangezogen werden können.

Wie kommt es zu Zwillingsschwangerschaften?

Man unterscheidet eineiige und zweieiige Zwillinge. **Eineiige Zwillinge** entstehen dadurch, dass sich die Zellen in verschiedenen Stadien der Embryonalentwicklung voneinander trennen und eigenständige Organismen bilden. Das kann noch bis zum ca. 14. Tag nach der Befruchtung erfolgen. Sie sind immer **gleichen Geschlechts**. Ist eine Trennung nicht vollständig, entwickeln sich **siamesische Zwillinge**.

Zweieiige Zwillinge entstehen dadurch, dass 2 befruchtungsfähige Eizellen aus dem Eierstock entlassen und befruchtet werden. Das bedeutet, dass zweieiige Zwillinge nicht unbedingt gleichen Geschlechts sein müssen.

Was ist eine In-vitro-Fertilisation (IVF)?

Weibliche Eizellen werden der Frau entnommen und außerhalb des menschlichen Körpers (im Reagenzglas) befruchtet. Am 2./3. Tag werden die Embryonen in die Gebärmutter der Frau eingesetzt.

Was ist unter einer intrazytoplasmatischen Spermieninjektion (ICSI) zu verstehen?

Hier wird die In-vitro-Fertilisation benutzt, um ein einzelnes Spermium direkt in die Eizelle zu injizieren. Am 2./3. Tag nach der Befruchtung wird der Embryo in die Gebärmutter der Frau eingesetzt. Befinden sich keine reifen, lebendigen Samenzellen im Sperma, werden die Samenzellen direkt operativ aus den Hoden oder Nebenhoden gewonnen und mittels ICSI mit der Eizelle vereinigt.

Was heißt intrazytoplasmatische, morphologisch selektierte Spermieninjektion (IMSI)?

Hierbei werden die Spermien zunächst untersucht und selektiert und dann erst in die Eizelle injiziert.

Was beinhaltet der Begriff Blastozystentransfer?

Die außerhalb des Körpers befruchteten Eizellen werden im Stadium der Blastozyste (5. Tag) in die Gebärmutter der Frau eingesetzt.

Was versteht man unter dem Begriff Präimplantationsdiagnostik (PID)?

Den durch In-vitro-Fertilisation gewonnenen Embryonen werden am 3. Tag nach der Befruchtung (6- bis 10-Zellen-Stadium omnipotenter Zellen) 1–2 Zellen entnommen und auf genetische Schäden untersucht. Besteht keine Schädigung des Embryos, wird er in die Gebärmutter der Frau eingesetzt. Wenn er nicht gesund ist, wird er verworfen.

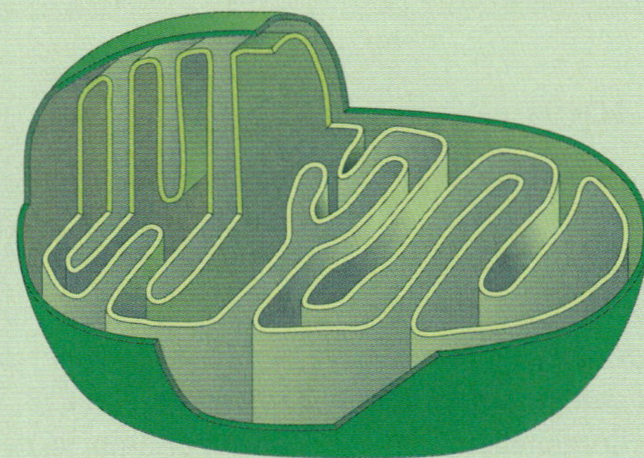

4 Energiegewinnung und Wärmehaushalt

Der Stoffwechsel von Lebewesen benötigt zur Aufrechterhaltung aller seiner Funktionen Energie. Energie wird dem Organismus in Form von Nahrung zugeführt. Energiereiche Stoffe, wie Fette, Eiweiße und Zucker, werden im Körper zu energiearmen Stoffen, wie Wasser und Kohlendioxid, abgebaut. Durch die Abbauprozesse entsteht Energie, die der Körper in Form von Adenosintriphosphat (ATP) bereitstellt und nutzt. Diese Stoffwechselreaktionen benötigen eine bestimmt Temperatur (Körpertemperatur). Deshalb muss der Mensch dafür sorgen, dass seine Körpertemperatur konstant gehalten wird, um oben genannte Stoffwechselreaktionen aufrechtzuerhalten. Zu hohe oder zu niedrige Temperaturen verändern und erschweren den gesunden Ablauf des Stoffwechsels.

4.1 Grundlagen der Energiegewinnung

Die Energiegewinnung des menschlichen Organismus erfolgt aus den **Nahrungsmitteln**, den Kohlenhydraten (Zucker), Fetten und Eiweißen. Im 1. Schritt des Verdauungsprozesses werden diese in die Grundelemente Monosaccharide (z. B. Glukose, Fruktose, Galaktose), Fettsäuren und Aminosäuren gespalten (vgl. Kap. 9.3). Nach deren Resorption werden sie weiter verstoffwechselt, mit dem Ziel, für den Körper direkt nutzbare Energieträger zu bilden. Der wichtigste Energieträger ist das ATP.

Die Abbauprozesse der Nahrungsmittel zu Energieträgerstoffen geschehen mithilfe des **Zitratzyklus**, die Energiegewinnung selbst erfolgt über die **Atmungskette** (**innere Atmung**) in den Mitochondrien der Zellen (vgl. Kap. 8.3). Beide Zyklen sind miteinander verknüpft.

Die Energiegewinnung kann

- **aerob** (mit Sauerstoff) aus allen 3 Nahrungsmittelgruppen,
- **anaerob mit Laktatbildung** lediglich aus Glukose und
- **anaerob ohne Laktatbildung** (Milchsäure) mithilfe des **Kreatinphosphats** vonstattengehen.

4.1.1 Bereitstellung und Verstoffwechselung der Glukose

Da sowohl das Gehirn als auch die Erythrozyten ihre Energie fast ausschließlich aus dem Glukosestoffwechsel beziehen, kommt diesem eine besondere Bedeutung zu (vgl. Kap. 9.3.1).

Glukose kann, je nach Bedarf, auf verschiedenen Wegen schnell bereitgestellt werden: Bei gutem Nahrungsangebot geschieht dies direkt aus der Nahrung durch die **Glykolyse**; bei vermehrtem Bedarf oder Unterversorgung durch die

Glykogenolyse, dem Abbau körpereigener Glukosereserven als **Glykogen** (einem Polysaccharid, bestehend aus Glukoseeinheiten), sowie die **Glukoneogenese** (Neubildung von Glukose aus zuckerfremden Stoffen, wie z. B. Aminosäuren, Fettsäuren).

4.1.1.1 Glukoseabbau (Glykolyse)

Im Zytoplasma einer Zelle werden im 1. Schritt **Glukose** (C 6-Körper) und **Phosphor** zu Glukose-6-Phosphat miteinander verbunden. Im nächsten Schritt wird Glukose-6-Phosphat zu Fruktose-6-Phosphat umgewandelt. Nehmen wir **Fruktose** als Nahrung zu uns, tritt Fruktose nach der Verbindung mit Phosphor an dieser Stelle in den Abbau ein.

Aerobe Glykolyse In weiteren Schritten wird der C 6-Körper unter Bildung von 2 Molekülen ATP in Brenztraubensäure (**Pyruvat**) umgewandelt. Diese kann in einer sauerstoffpflichtigen Reaktion (bei aeroben Bedingungen) unter Einbeziehung der Atmungskette als aktivierte Essigsäure (**Acetyl-CoA**) in den Zitronensäurezyklus eingeschleust werden (Kap. 4.2). Der vollständige, oxidative Abbau der Glukose unter Einbeziehung des Zitronensäurezyklus und der Atmungskette liefert insgesamt **38 Moleküle ATP**.

Anaerobe Glykolyse Bei Sauerstoffmangel in den Zellen (besonders in den Skelettmuskelzellen) kommt es zu einer Reduktion der Brenztraubensäure zu **Milchsäure**, die vermehrt in das Blut abgegeben wird und zu einer Übersäuerung des Blutes führt. Hierbei entstehen letztendlich **2 Moleküle ATP**.

Da der oxidative Abbau 38 ATP liefert, in der anaeroben Situation neben Milchsäure lediglich 2 ATP gebildet werden, ist ersterer bezüglich der Energiegewinnung viel effektiver.

Regulation der Glykolyse Die Glykolyse wird gefördert durch einen Mangel an ATP und gestoppt durch einen hohen Gehalt an ATP.

4.1.1.2 Glykogenabbau (Glykogenolyse)

Wird die durch die Nahrung zugeführte Glukose nicht sofort zur Energiegewinnung benötigt, speichert der Organismus diese besonders in den Leber- und Muskelzellen als **Glykogen** (Polysaccharid), um bei akutem Bedarf nach Spaltung des Glykogens schnell wieder auf Glukose als Energieträger zurückgreifen zu können (**Glykogenolyse**).

Die **Muskelzellen** nutzen das Glykogen selbst, während die **Leber** die durch die Glykogenolyse gewonnenen Glukosemoleküle anderen Zellen zur Verfügung stellt. Dieser Vorgang wird durch das Hormon **Glukagon** gesteuert, das bei Bedarf in der Leberzelle glukagonabbauende Enzyme aktiviert. Auf diese Weise wird eine schnellere Bereitstellung von Glukose sichergestellt, als es durch die Glukoneogenese aus zuckerfremden Stoffen möglich ist.

Liegen nach der Spaltung des Glykogens **Glukosemoleküle** vor, werden sie mithilfe der **Glykolyse** weiter zu Energie verarbeitet.

4.1.1.3 Glukoseneubildung (Glukoneogenese)

Der Begriff Glukoneogenese ist in diesem Zusammenhang etwas irreführend, da aus der Aminosäureverstoffwechselung nicht hauptsächlich Glukose selbst gebildet wird, sondern lediglich Abbauprodukte wie aktivierte Essigsäure (Acetyl-CoA), die ähnlich den Glukoseabbauprodukten im Zitronensäurezyklus ihre Verwendung finden können.

Die Prozesse, die bei dem Glukoseabbau (Glykolyse) ablaufen und zu Brenztraubensäure (Pyruvat) bzw. aktivierter Essigsäure führen, können sich unter bestimmten Bedingungen aber auch umkehren, sodass aus den kurzkettigen Verbindungen Acetyl-CoA und Pyruvat wieder Glukose gebildet werden kann. In diesem Fall ist der Begriff Glukoneogenese dann berechtigt. Die Glukoneogenese findet hauptsächlich im Zytoplasma der Zellen der **Leber** und der **Nieren** statt.

Das **Nervensystem**, die **Erythrozyten** und das **Nierenmark** sind angewiesen auf Glukose als Energielieferant. Deshalb muss dafür Sorge getragen werden, dass bei extremer Unterversorgung mit Glukose und Erschöpfung der Glykogenreserven auf andere Stoffe zurückgegriffen werden kann. Neben der Herstellung von Energie aus Aminosäuren können Laktat, Glyzerin aus den Triglyzeriden, aktivierte Essigsäure (Acetyl-CoA) oder Brenztraubensäure (Pyruvat) Energielieferanten sein.

Da das Nervensystem die meiste Glukose benötigt, kann es bei einem Glukosemangel seinen Energiebedarf auch durch die **Oxidation von Ketonkörpern** decken (Kap. 15.7). Beim Abbau von Aminosäuren und Fettsäuren entstehen Ketosäuren, u. a. die aktivierte Essigsäure (Acetyl-CoA), die zur Energiegewinnung in den Zitronensäurezyklus eingeschleust werden können.

Die Glukoneogenese selbst benötigt sehr viel Energie (es werden 6 Moleküle ATP verbraucht zur Herstellung von 1 Molekül Glukose), sodass sie strengen Stoffwechselregulationen unterliegt. Dabei regulieren sich die Glykolyse und Glukoneogenese gegenseitig: Findet einer der beiden Regulationswege statt, ist der andere Weg gedrosselt.

Die Glukoneogenese wird gesteigert durch die Katecholamine **Adrenalin** und **Noradrenalin** und durch die Hormone **Kortisol** und **Glukagon** (Kap. 15).

4.1.2 Fettsäurestoffwechsel

Die aus dem Verdauungsprozess nach Hydrolyse der Fette hervorgehenden Fettsäuren dienen ebenfalls vornehmlich der **Energiegewinnung.**

Im Zytosol der Zellen werden Fettsäuren durch ATP aktiviert und in einem 2. Schritt nach Ankopplung an Coenzym A (CoA) in die Mitochondrien eingeschleust. Dort werden sie in mehreren Reaktionsschritten jeweils unter **Abspaltung von Acetyl-CoA** zu aktivierten Fettsäuren abgebaut, die um 2 Kohlenstoffe kürzer sind. Dieser Vorgang wiederholt sich so lange, bis die gesamte Fettsäure zu Acetyl-CoA gespalten ist. Im Zitronensäurezyklus wird das Acetyl-CoA dann unter Bildung von ATP weiter zu CO_2 und Wasser abgebaut. Die Energieausbeute in Form von ATP hängt also von der Kettenlänge der Fettsäuren ab, die in der Natur immer nur mit einer geradzahligen Anzahl von C-Atomen vorkommen (Kap. 2.4)

4.1.3 Aminosäurestoffwechsel

Die im Verdauungsprozess aus Eiweißen gebildeten Aminosäuren dienen in erster Linie dem **Aufbau körpereigener Eiweiße** und anderen Stickstoffverbindungen (z. B. Nukleinsäuren, Koenzyme etc.). Erst unter Hungerbedingungen oder bei sehr eiweißreicher Nahrung dienen sie auch der Energiegewinnung.

In diesem Fall können die beim Abbau entstehenden Säuren in den Zitronensäurezyklus eingeschleust werden, in dem sie unter ATP-Bildung zu CO_2 und Wasser abgebaut werden.

Die Reaktionen in den Mitochondrien werden durch ein dort befindliches **Multienzymsystem** katalysiert.

4.2 Aerobe Energiegewinnung – Zitronensäurezyklus (Zitratzyklus) und Atmungskette

Endprodukte des Abbaus von Glukose, Fettsäuren und Aminosäuren sind immer **Acetyl-CoA** oder eine analoge sauerstoffhaltige Säure, die in den Mitochondrien in den Zitronensäurezyklus eingeschleust werden können.

In einer geschlossenen Reaktionsfolge, an der 8 Verbindungen (u. a. das Zitrat) beteiligt sind, wird **Acetyl-CoA** unter gleichzeitiger Bildung von aktiviertem **Wasserstoff** in 2 Moleküle **CO_2** gespalten. Dieser Wasserstoff wird in der Atmungskette mit Sauerstoff verbunden, es entwickelt sich Wasser.

Dabei wird eine große Menge Energie frei. Circa 40 % der Energie wird für die Bildung von **ATP** verwendet, der Rest dient der **Wärmebildung**. Die folgende Reaktionsgleichung verdeutlicht zusammenfassend die Umsetzung von 1 Mol Glukose:

$$1\ C_6H_{12}O_6 + 6\ O_2 + 38\ ADP + 38\ P \rightarrow$$
$$6\ CO_2 + 6\ H_2O + 38\ ATP$$

Das entstandene ATP ist ein **Energiespeicher**, der für sämtliche im Organismus ablaufenden Stoffwechselreaktionen die notwendige Energie liefert.

4.3 Anaerobe Energiegewinnung

Unter anaerober Energiegewinnung versteht man die Energiebereitstellung **ohne Sauerstoff**. Das kann notwendig werden, wenn durch hohe Leistungsanforderung kein Sauerstoff mehr zur Verfügung steht (Kap. 8.3.2). Dabei unterscheidet man 2 Wege:

- anaerob **mit Laktatbildung**
- anaerob **ohne Laktatbildung** durch Kreatinphosphat unter Mitwirkung der Kreatinkinase

4.3.1 Anaerobe Energiegewinnung mit Laktatbildung

Bei dem anaeroben Weg mit Laktatbildung wird Glukose nicht in aktivierte Essigsäure, sondern zu Milchsäure umgesetzt. Diese wird **in der Leber zu Glukose** umgewandelt.

Energetisch ist das zwar ungünstiger, weil über diesen Weg mehr Energie zur Herstellung von Glukose benötigt wird, aber es liefert stark beanspruchten Muskeln schnell verfügbare Energie. Vorübergehend kommt es dadurch zu einer Anreicherung von Milchsäure in den Muskeln, was zu frühen Ermüdungserscheinungen führt.

Die anaerobe Energiegewinnung über den Laktatweg kann nur durch **Glukose** erfolgen.

4.3.2 Anaerobe Energiegewinnung ohne Laktatbildung

Neben dem Energiespender ATP gibt es in den Muskelzellen und im Gehirn ein weiteres energiereiches Phosphat, das **Kreatinphosphat.** Es ist in der Lage, durch Abspaltung von Phosphat schnell neues ATP bereitzustellen. Damit kann der Muskelzellen sofort die Energie zur Verfügung gestellt werden, die kurzfristige Höchstleistungen ermöglichen. Es ist jedoch kein Energielieferant für den langfristigen Energieverbrauch, z. B. für Ausdauersport. Dafür benötigt die Muskelzelle als Energielieferanten Glukose und Fette (Kap. 8.3.2).

Fazit

Die Energiegewinnung kann auf 3 verschiedenen Wegen erfolgen: **aerob** aus den Kohlenhydraten, Fetten und Eiweißen durch die Glykolyse, Glykogenolyse und Glukoneogenese, **anaerob mit Laktatbildung** aus Glukose und **anaerob ohne Laktatbildung** mithilfe des Kreatinphosphats.

Der Abbau der Nahrungsmittel und die Energiegewinnung erfolgen mithilfe des Zitratzyklus und der Atmungskette. Hier entsteht die für den Organismus wichtigste Energieform, das ATP, neben CO_2 und Wasser. Substratlieferanten für die Glukoneogenese sind Fettsäuren, Aminosäuren, Laktat, Glyzerin, Pyruvat oder Acetyl-CoA, für das Nervensystem zusätzlich Ketonkörper.

Die meiste Energie entsteht bei der Glykolyse; die meiste Energie wird verbraucht bei der Glukoneogenese.

4.4 Wärmehaushalt

Der Mensch gehört zu der Gattung der **Warmblüter**. Die Charakterisierung eines Warmblüters hat nichts mit der Höhe seiner Körpertemperatur zu tun, sondern mit der Fähigkeit, den Körper konstant zu temperieren, unabhängig von der umgebenden Temperatur.

Um die Temperatur konstant halten zu können, muss ein Gleichgewicht zwischen Wärmegewinn und Wärmeverlust bestehen. Die Konstanz der Temperatur ist die Gewährleistung für die normalen Körperfunktionen, da Enzyme nur in engen Temperaturbereichen optimal arbeiten.

4.4.1 Kern- und Schalentemperatur

Eine **konstante Wärmequelle** ist die Metabolisierungsaktivität des Organismus. Diese Wärme kann durch Muskeltätigkeit (z. B. Zittern, heftige körperliche Bewegungen), nerval und hormonell erhöht werden.

Die mittlere Temperatur des Menschen beträgt 37 °C, jedoch kann der Organismus diese Temperatur nur für Regionen konstant halten, die in der Körpermitte, also im Inneren des Rumpfes liegen (**Kerntemperatur**), wie Gehirn und Eingeweide.

Weiter außerhalb liegende Areale wie die Extremitäten und die Haut sind weit von der Körpermitte entfernt und im engen Kontakt zur Außenwelt (**Schalentemperatur**). Hier herrscht eine niedrigere Temperatur. Beispielsweise haben die Extremitäten bei einer Raumtemperatur von 21 °C eine Temperatur von 21–28 °C.

Bei höheren Außentemperaturen sind die Kern- und Schalentemperatur annähernd gleich hoch. Bei extrem niedrigen oder hohen Außentemperaturen ist die Differenz zwischen beiden sehr hoch, was zu Mangelerwärmung und Erfrierungen (zu niedrig) oder Verbrennungen (zu hoch) führen kann.

Die Temperatur beeinflusst maßgeblich den Stoffwechsel: So nimmt der Stoffwechsel jeder Zelle bei einer Erhöhung der Außentemperatur um 10 °C um den Faktor 2 bis 3 zu; bei einer Außentemperaturabsenkung sinkt er entsprechend ab.

Auch die Kerntemperatur unterliegt gewissen Schwankungen. So zeigt sich ein **zirkadianer Rhythmus**, in dessen Verlauf die Kerntemperatur zum Abend hin steigt und zum Morgen hin wieder fällt. Man verzeichnet dabei eine Veränderung von bis zu 1 °C.

Eine **hormonell** gesteuerte Kerntemperatur liegt beim normalen Menstruationszyklus vor, bei dem durch Progesteronwirkung die Temperatur nach dem Eisprung um etwa 0,5 °C ansteigt und im Falle einer Schwangerschaft erhalten bleibt (Kap. 15.5).

Ebenso heben **körperliche und seelische Belastungen** die Temperatur an.

Messung der Körpertemperatur Kerntemperaturen werden idealerweise **rektal** gemessen. **Axillare** Messungen geben eher die Schalentemperatur wieder und weichen um ca. 0,5 °C von der Rektaltemperatur ab. Selbst die Temperatur **sublingual** differiert noch um 0,2–0,4 °C von der Rektaltemperatur.

Fazit

Durch eine konstante Wärme im Organismus wird eine reguläre Stoffwechselaktivität gewährleistet. Die Temperatur im Inneren des Körpers wird Kerntemperatur, die Temperatur der Haut und äußeren Organschichten wird Schalentemperatur genannt. Konstante Wärme heißt, dass Kern- und Schalentemperatur sich angleichen. Eine ständige Veränderung der Temperatur erfolgt z. B. im normalen Tagesrhythmus sowie bedingt durch hormonelle Veränderungen oder körperliche und seelische Belastungen.
Die Kerntemperatur wird am genauesten rektal gemessen. Axillare Messungen weichen am meisten, sublinguale Messungen noch leicht von der Kerntemperatur ab.

4.4.2 Thermoregulation

Die Körpertemperatur wird trotz energieliefernder Stoffwechselprozesse und externer Wärmeaufnahme und -abgabe relativ konstant gehalten. Dies geschieht über einen Regelkreis, in dem die Funktionen der **Wärmebildung, Vasomotorik und Schweißsekretion** aufeinander abgestimmt werden.

Im Körper steuert ein unbewusst arbeitendes (autonomes) Regelzentrum, der **Hypothalamus**, die Kerntemperatur des Körpers. Dazu melden die Thermorezeptoren afferenter Wärme- und Kälterezeptoren aus der Haut des ganzen Körpers die **gemessene Temperatur** an den Hypothalamus. Sofern eine Abweichung von der Kerntemperatur (Sollwert) vorliegt, gibt er Steuersignale zur Angleichung der Temperatur über Wärmebildung oder -abgabe (**Abb. 4.1**).

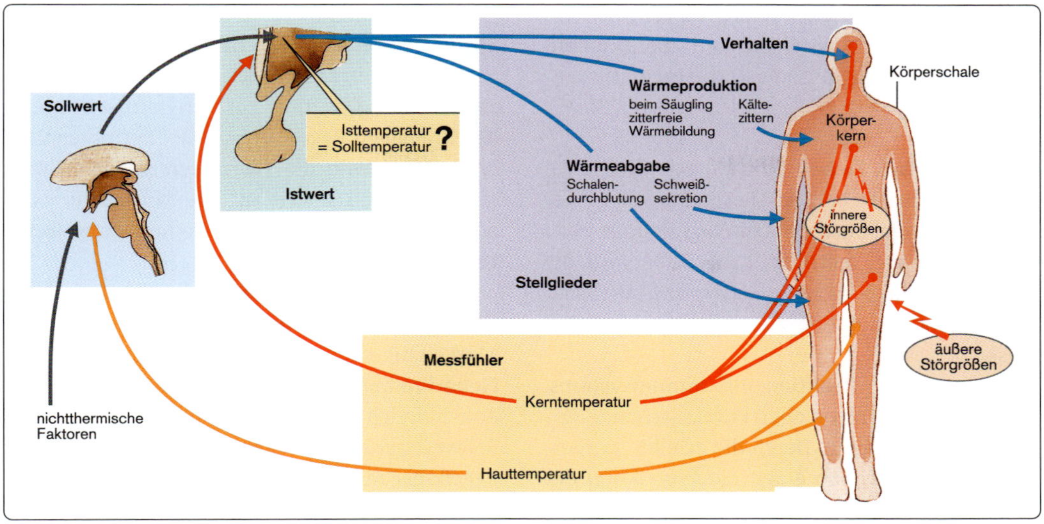

Abb. 4.1 Regelung der Körpertemperatur. Der Abgleich von Soll- und Istwert der Körpertemperatur erfolgt über den Hypothalamus. (aus: Klinke R, Pape H-C, Kurtz A, Silbernagl S. Physiologie. 6. Aufl. Stuttgart: Thieme; 2010: 506, Abb. 13.9)

Durch verschiedene Maßnahmen (Kleidung, Heizung, Behausung) kann der Mensch auf den Wärmeausgleich Einfluss nehmen und Wärmeverlusten vorbeugen bzw. diese ausgleichen.

Regelkreis der Körpertemperatur Bei der Regulation der Wärmeabgabe spielt die **Haut** eine zentrale Rolle. Über sie kann Wärme abgestrahlt werden oder durch Verdunstung von Feuchtigkeit eine Abkühlung herbeigeführt werden. Die Haut enthält spezielle **Blutkapillaren**, die ausschließlich dem Wärmeaustausch mit der Umgebung dienen. Das Blut zirkuliert immer dann, wenn die Gefäße geöffnet sind. Bei Kälte schließen sie sich, sodass weniger Blut zirkulieren kann und somit weniger Wärme abgegeben wird. In der Wärme sind die Thermoregulationsgefäße geöffnet und können so vermehrt Wärme an die Umgebung abgeben.

Ein anderer Weg der Thermoregulation ist das **Schwitzen**. Bei erhöhter Schalentemperatur (Istwert) sekretieren Schweißdrüsen erhebliche Mengen salzhaltiges Wasser, sodass durch die entstehende Verdunstungskälte eine Abkühlung stattfindet. Bei tiefen Temperaturen stellen sich die **Haare** auf und schaffen so ein dickeres Luftpolster, die Schweißporen schließen sich ebenso wie die Thermoregulationsgefäße, um so die Wärmeabgabe zu vermindern. Sinken die Außentemperaturen weiter, versucht der Organismus durch Muskeltätigkeit die Wärmeproduktion zu erhöhen (**Zittern**).

Weiterhin sorgt eine **Unterhautfettschicht**, die nicht nur als Energiequelle dient, für eine gewisse Wärmeisolation. Neugeborene haben ein zusätzliches Fettgewebe, das **braune Fett**, das durch einen hohen Anteil an Mitochondrien eine sehr große Menge Energie produziert. Der größte Teil der Menschen verliert im Erwachsenenalter dieses braune Fettgewebe.

Beim **Aufenthalt im Wasser** können Wärmeverluste in der Regel nicht ausgeglichen werden. Der Wärmeentzug ist durch Wasser erheblich größer als durch die Luft. Eine Wassertemperatur von ca. 35 °C kann unsere Körpertemperatur halten. Nur bei ausgeprägtem subkutanem Fettgewebe können auch niedrigere Wassertemperaturen die Kerntemperatur nicht heruntersetzen. Allerdings ist die Gefahr der Auskühlung bei niedrigeren Wassertemperaturen (18 °C) und längerer Verweildauer im Wasser bei durchschnittlich gebauten Menschen und besonders bei Kindern und Kleinkindern gegeben.

Bei den oben beschriebenen Vorgängen wird über verschiedene Mechanismen die **Schalentemperatur** auf die normale Kerntemperatur eingestellt.

Regulation bei Fieber Ein anderes Geschehen findet sich bei Fieber, das bei bakterieller oder viraler Infektion, durch psychische Faktoren, nach Operationen etc. auftreten kann. Hier wird die Kerntemperatur verändert, sodass sich die Schalentemperatur auf den neuen Wert einstellen muss.

Fieber ist eine **Reaktion des Immunsystems**, um Krankheitserreger oder krankmachende Zustände zu bekämpfen. Durch die erhöhte Körpertemperatur wird zum einen die Produktion der Leukozyten angeregt, zum anderen werden Bakterien abgetötet, da eine Temperatur von 39 °C deren Eiweiße zerstört. Die körpereigenen Eiweiße hingegen werden erst bei 42 °C angegriffen.

Je nach Temperatur unterscheidet man:

- normale Körpertemperatur: 36,5–37,4 °C
- subfebrile Temperatur: 37,5–38 °C
- mäßiges Fieber: 38,1–39,9 °C
- hohes Fieber: 39–40,9 °C
- sehr hohes Fieber: ab 41 °C

Bakterien bilden **Endotoxine**, die – ebenso wie Viren – Makrophagen aktivieren, sog. **Pyrogene** wie Interleukine und Interferone als Mediatoren des Immunsystems auszuschütten (Kap. 7.2 und Kap. 14.2). Durch Bindung an Rezeptoren des Hypothalamus erfolgt die Ausschüttung von **Prostaglandinen**, die die **Kerntemperatur** auf ein höheres Niveau anheben.

Die Schalentemperatur kann nicht so schnell angehoben werden, wie die Kerntemperatur angestiegen ist, sodass die Schale deutlich kühler ist als der Kern. Das führt zur Aktivierung des oben beschriebenen Regelkreises: Die Thermoregulationsgefäße sowie die Hautporen schließen sich, die Haare stellen sich auf, die Muskulatur wird zur Bewegung angeregt; es kommt zu **Kältezittern** und **Schüttelfrost**.

Wird in diesem Stadium die eben erzeugte Wärme durch **Wadenwickel** abgezogen, wird die Muskeltätigkeit enorm verstärkt, sodass es zum **Fieberkrampf** kommen kann. Wadenwickel sind erst hilfreich, wenn die Schalentemperatur den Sollwert der Kerntemperatur erreicht hat und der Regelkreis nun die Abkühlung der Schalentemperatur durch Schweißbildung in Gang setzt. Dann sollte die Abkühlungstemperatur nicht mehr als 1 °C unterhalb der Körpertemperatur liegen (Kap. 7.2).

Fazit

Die Temperaturregelung des Körpers wird vom Hypothalamus gesteuert. Die Anpassung der Temperatur kann über verschiedene Wege erfolgen: Dies sind in der Haut befindliche spezielle Blutkapillaren, Schweißbildung, Muskelzittern sowie bei Kindern das braune Fettgewebe.
Wasser entzieht dem Körper mehr Wärme als Luft, sodass es im Wasser schneller zu Unterkühlungen kommen kann.
Fieber entsteht durch Pyrogene, die die Prostaglandinbildung aktivieren und die Kerntemperatur anheben. Dadurch muss die Schalentemperatur der neuen Kerntemperatur angepasst werden, was zu Schüttelfrost und/oder Fieberkrampf führen kann.

Häufig gestellte Fragen

Warum bekommt der Mensch Schüttelfrost, und warum sind Wadenwickel dann gefährlich?

Wird die Kerntemperatur im Hypothalamus schnell angehoben, kann die Schalentemperatur nicht ebenso rasch folgen. Die Extremitäten sind kalt, der Kopf und Bauch sind heiß. Diesen Temperaturunterschied versucht der Körper auszugleichen, indem die Muskeln zu zittern anfangen, was sich zu Schüttelfrost ausweiten kann. Wenn die Extremitätentemperatur durch kalte Wadenwickel heruntergekühlt wird, verstärkt sich die Muskeltätigkeit unter Umständen bis zu einem Fieberkrampf. Wadenwickel dürfen erst angewendet werden, wenn der Patient zu Schwitzen beginnt.

Warum fiebern Kinder schnell so hoch, und warum haben Erwachsene kaum Fieber?

Bei Kindern ist das lymphatische System noch hoch aktiv, was dazu führt, dass sie schnell und hoch fiebern. Im Erwachsenenalter nimmt die Reaktionsfähigkeit ab, und es kommt eher selten zur Fieberentwicklung. Deshalb ist das Fieber der Erwachsenen eher als Signal anzusehen als bei den Kindern.

Warum haben hungernde Kinder so dicke Bäuche?

Hungernde Kinder führen dem Organismus zu wenig Energie zu, sodass der Körper seine Energiereserven in Form von Fett und Eiweißen angreifen muss. Das führt zu Eiweißmangelzuständen. Eiweißmangel wiederum führt zu Ödembildung, hier in Form der Bauchwassersucht.

Warum ist eine Diphtherieerkrankung nicht so schlimm, wenn der Patient wenig Fieber hat?

Die Anzahl der Toxine entscheidet über die Höhe des Fiebers: Hat ein Patient niedriges Fieber bei einer Erkrankung wie Diphtherie, bedeutet dies, dass wenige Erreger im Körper vorhanden sind, die die Diphtherietoxine ausscheiden. Das wiederum ist ein gutes Zeichen für den Verlauf der Erkrankung. Dennoch ist die Gabe eines Antitoxins und Antibiotikums unabdingbar.

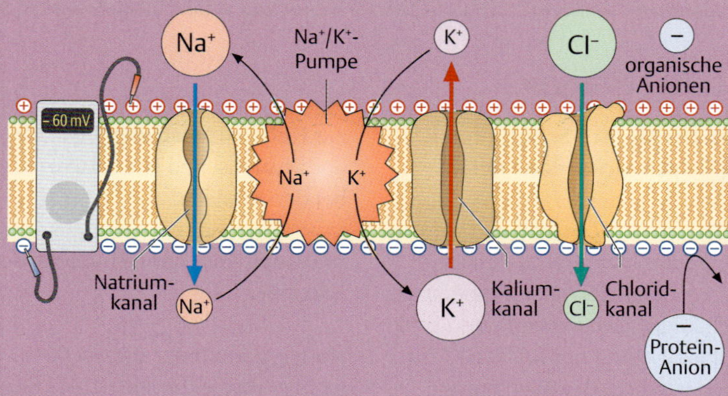

5 Transport- und Reaktionssysteme

An dieser Stelle soll die Darstellung anatomischer Strukturen sowie physiologischer und biochemischer Vorgänge nur stark eingeschränkt behandelt werden. Gegebenenfalls sei auf die entsprechende Fachliteratur verwiesen. Diese Systeme werden nur so weit dargestellt, wie es zum Verständnis für Heilpraktiker nötig ist. Bei einem arbeitsteiligen Organismus müssen 3 wichtige Voraussetzungen gegeben sein: die Existenz von Zellmembranen als Abgrenzung von Zelle zu Zelle (Verschlusssysteme als Zellschutz), Verbindungssysteme zwischen Zellorganellen innerhalb einer Zelle und zwischen den unterschiedlichen Geweben um einen Stofftransport (z. B. Sauerstoff, Eiweiße, Fette, Kohlenhydrate, Vitamine etc.) zu gewährleisten sowie Informationssysteme von Zelle zu Zelle (Nachrichtenvermittlungen zum Informationsaustausch).

5.1 Verschlusssysteme, Transportsysteme und -wege, Kommunikationsstrukturen

5.1.1 Abgrenzung der Zelle und Verschlusssysteme

Die Zelle grenzt sich nach außen durch eine Membran von anderen Zellen ab. Sie vermag aber über verschiedene **Kommunikationsstrukturen** mit andern Zellen, Extrazellularräumen und Blutgefäßen des Organismus zu kommunizieren.

Jede **Zellmembran** besteht aus einer Doppelschicht von Phospholipiden (**Abb. 3.1**), die jeweils aus hydrophilen und lipophilen Anteilen bestehen (**amphiphil**). Die einzelnen Schichten sind so ausgerichtet, dass die lipophilen Anteile innen, einander zugewandt und die hydrophilen Anteile nach außen gerichtet sind und Kontakt mit dem wässrigen Milieu des Interstitiums und dem Zellinneren haben.

Folgende verschiedene Vorrichtungen in den Membranen sichern je nach Zelltyp bzw. Gewebetyp die feste Verbindung der Zellen untereinander.

Adhärens-Kontakte Bei Epithelzellen finden sich Kontaktstellen in Form von Gürteln, die der Membran anhaften („adhesion belt"). Diese sind durch Bündel von Aktinfasern gekennzeichnet, die an der Innenseite der Zelle entlanglaufen und die

Aktinfasern mit der Matrix des extrazellulären Raumes verbinden (**Abb. 5.1**).

Desmosomen (**Macula adherens**) Desmosomen sind enge scheibenförmige Verbindungen zwischen 2 Zellen, die starker mechanischer Belastung ausgesetzt sind, z. B. in Epithelzellen (**Abb. 5.1**) und der Herzmuskulatur. Die Zelle ist an der Verbindungsstelle verbreitert, da sie mit Glykoproteinen und Mukopolysacchariden gefüllt ist und dadurch wie Klebstoff wirkt.

Tight Junctions (**Zonula occludens**) Benachbarte Zellen können fest miteinander verbunden sein über sog. Verschlusssysteme (Membranproteine), die Tight Junctions (dichte Verbindung). Diese Verbindungen finden sich in den Epithelien, z. B. der Nieren, des Darms, der Bronchien. Dadurch wird der Extrazellularraum vom Intrazellularraum getrennt. Lediglich durch bestimmte Eiweiße (z. B. Claudine und Occludin), die als **Poren** in den Epithelien liegen, können **selektiv Mineralstoffe** hindurchgelassen werden (**Abb. 5.2**). So ist z. B. die Gruppe der Claudine speziell an den

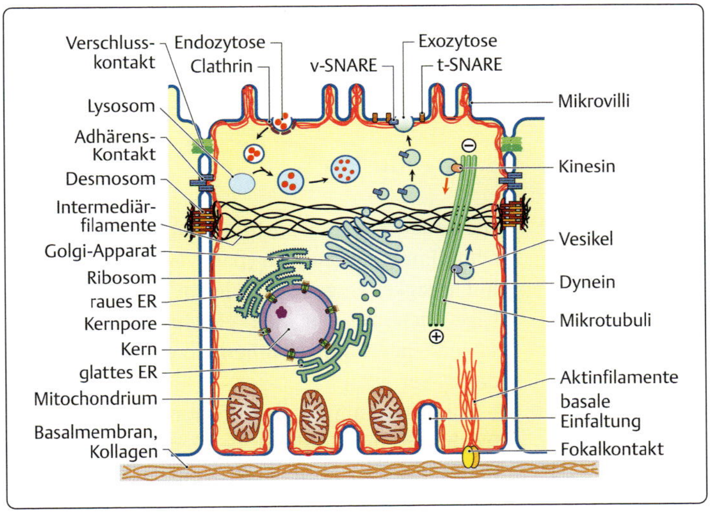

Abb. 5.1 Prinzipieller Aufbau einer Zelle mit Zellorganellen und Zytoskelett am Beispiel einer Epithelzelle mit Darstellung des Adhärens-Kontakts („adhesion belt"). (aus: Gekle M, Wischmeyer E, Gründer S, Petersen M, Schwab A, Markwardt F, Klöcker N, Baumann R, Marti H. Taschenbuch Physiologie. Stuttgart: Thieme; 2010: 13, Abb. 1.6)

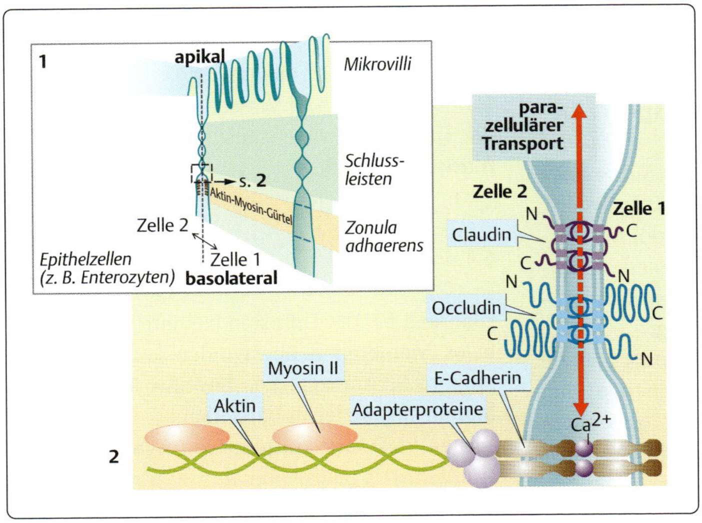

Abb. 5.2 Apikaler funktionaler Komplex – Tight Junction. (aus: Silbernagl S, Despopoulos A. Taschenatlas Physiologie. 8. Aufl. Stuttgart: Thieme; 2012: 19, Tafel 1.9 D)

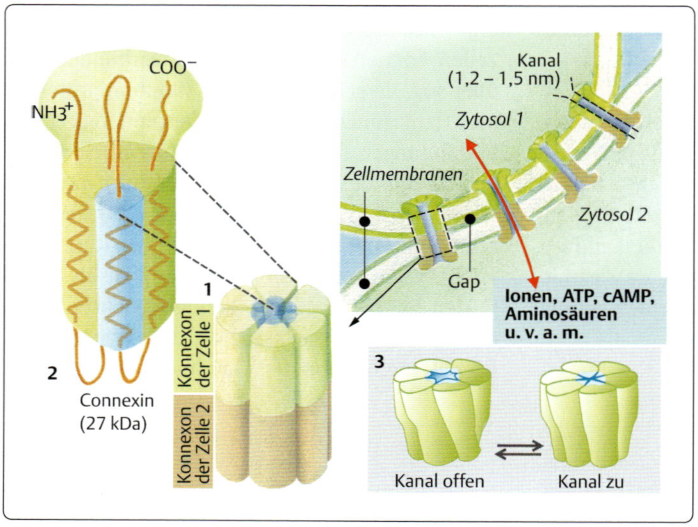

Abb. 5.3 Gap Junction. (aus: Silbernagl S, Despopoulos A. Taschenatlas Physiologie. 8. Aufl. Stuttgart: Thieme; 2012: 19, Tafel 1.9 C)

Nieren für die Rückresorption von Magnesiumionen ins Blut zuständig.

Gap Junctions Eine andere Verbindung mit Nachbarzellen wird durch Gap Junctions gewährleistet (**Abb. 5.3**). Das sind porenbildende **Protein**komplexe, die sich zu **Kanälen** verbinden (Konnexone). Über diese ist ein schneller Austausch von Mineralstoffen und kleinen Molekülen möglich. Sie kommen bevorzugt im Embryo vor. Nachgeburtlich finden wir sie im Herzmuskelgewebe, in den Gliazellen, der Retina und im Epithelgewebe. Ihre Aktivierung erfolgt über elektrische Synapsen (Kap. 5.1.8).

5.1.2 Passiver und aktiver Transport

Beim **passiven Transport** überwinden Substanzen Membranen **ohne Energiezufuhr**. Das kann z. B. ein Diffusionsprozess sein. Bei größeren Molekülen, wie Zuckern oder Aminosäuren, sind bei Diffusionsprozessen Membranproteine als Kanalproteine oder Carrier-Proteine notwendig.

Dagegen muss beim **aktiven Transport** Energie zugeführt werden. Mithilfe der Energie von außen können nun Moleküle auch **gegen ein Konzentrationsgefälle** bzw. elektrisches Potenzialgefälle transportiert werden.

5.1.3 Diffusion

Die einfachste Transportfunktion ist die Diffusion. Ohne Energieverbrauch (passiver Transport) sind in Flüssigkeiten gelöste Teilchen oder Gase in der Lage, sich mit der Zeit gleichmäßig in unterschiedlichen Räumen innerhalb eines Zellverbandes zu verteilen.

Voraussetzung für die Diffusion ist ein sog. **elektrochemischer Gradient**, bei dem ein Konzentrationsausgleich, d. h. eine vollständige Durchmischung, aufgrund eines Konzentrationsgefälles oder – bei elektrisch geladenen Teilchen – eines elektrischen Potenzialgefälles erfolgt. Dabei verteilen sich die Stoffe immer vom Ort höherer Konzentration zum Ort niedrigerer Konzentration.

Der Druck, den in Wasser gelöste Teilchen auf die Gefäßmembranen ausüben, nennt man **osmotischen Druck**.

5.1.4 Osmose

Während bei der Diffusion kleinere Teilchen mühelos Membranen überwinden können, gibt es größere Substanzen, z. B. Eiweiße, für die Membranen ein Hindernis darstellen.

Hier kann nur mithilfe von **Wasserdiffusion** von dem Ort niedrigerer Konzentration zum Ort höherer Konzentration ein Konzentrationsausgleich erfolgen. Man bezeichnet derartige Membranen als halbdurchlässig (**semipermeabel**). Diffusionsvorgänge, die in einem solchen System ablaufen, nennt man **Osmose**.

Bezieht man sich dabei ausschließlich auf die **Konzentration der Eiweiße**, spricht man vom **kolloidosmotischen Druck**.

5.1.5 Endo- und Exozytose

Eine weitere Möglichkeit, Membranen zu überwinden, erfolgt durch Einschleusung (Endozytose) oder Ausschleusung (Exozytose) von Substanzen in bzw. aus Zellen.

Bei der **Endozytose** stülpt sich die Membran ein und umschließt vollständig die Substanz, die in die Zelle aufgenommen werden soll. Hat die Membran sich geschlossen, kann sie sich nach innen hin öffnen und die eingeschlossene Substanz ins Zytosol abgeben.

Bei der **Exozytose** werden Stoffe aus der Zelle an die Umgebung abgegeben. Dabei kann es sich um Stoffe handeln, die in der Zelle gebildet wurden, oder um Abbauprodukte der Zelle. Die auszuschleusenden Partikel liegen in Vesikel verpackt im Zytosol vor. Auch hier stülpt sich die Membran ein und umschließt das Vesikel, um es nach dem Einschluss in die Membran nach außen abzugeben.

In beiden Fällen kann es sich um feste Bestandteile handeln, dann spricht man von der **Phagozytose**. Werden flüssige Substanzen in die Vesikel eingeschlossen, nennt man den Vorgang **Pinozytose**.

5.1.6 Rezeptoren

Rezeptoren kommen in der Hauptsache auf **Zellmembranen** vor (Membranrezeptoren), befinden sich aber auch **intrazellulär** frei im Zytoplasma. Membranrezeptoren gewährleisten den Kontakt zum Raum außerhalb der Zelle. Innerhalb der Zelle, z. B. auf der Zellkernmembran, sorgen sie für den Kontakt der Zellorganellen untereinander und zum Zytoplasma.

Die einzelnen Zellen des Körpers können, gewebespezifisch verschieden, sehr viele Rezeptoren haben: Beispielsweise besitzen Leukozyten mit ca. 20 000–40 000 Rezeptoren je Zelle relativ wenige, Fettspeicherzellen hingegen mit ca. 400 000–800 000 je Zelle deutlich mehr.

Membranrezeptoren bestehen aus spezifischen Glykoproteinen, die nur für bestimmte Stoffe ansprechbar sind und nach dem sog. **Schlüssel-Schloss-Prinzip** reagieren.

Signalmoleküle besetzen den Rezeptor und initiieren dadurch verschiedene Reaktionen: Entweder öffnet sich die Zellmembran direkt für andere Stoffe wie z. B. Natrium (**Ionenkanalrezeptoren**) oder es wird ein G-Protein aktiviert (**First-Messenger**), das seinerseits einen Ionenkanal öffnet. Ein G-Protein kann auch mithilfe eines Enzyms einen 2. Botenstoff (**Second-Messenger**) aktivieren oder hemmen (G-Protein-gekoppelter Rezeptor). Bestimmte Rezeptoren (z. B. LDL- oder Insulinrezeptoren) werden mit ihrem Signalmolekül durch Endozytose in die Zelle eingeschleust (einfach-membrangängige Rezeptoren).

Einige Rezeptoren werden nach ihrem Einsatz durch **Lysosomen** abgebaut und erst nach und nach wieder aufgebaut. Dabei gilt: Je häufiger die Rezeptoren angesprochen werden, desto länger dauert ihr erneuter Aufbau. Hierdurch kann das **Ruhegleichgewicht** gestört werden, durch das sichergestellt werden soll, dass immer genügend Rezeptoren ansprechbar sind. Auf Dauer reduziert sich dann die Anzahl der Rezeptoren (z. B. bei Insulinrezeptoren) und man spricht von einer **Down-Regulation** (Kap. 15.7.1). Andere Rezeptoren bleiben hingegen bestehen – unabhängig davon, wie häufig sie angesprochen werden. In wieder anderen Situationen können sich die Rezeptoren auch vervielfachen, wenn sie eher selten angesprochen werden, was man **Up-Regulation** nennt (Kap. 15.7.1).

Zur Veranschaulichung der genannten Möglichkeiten folgen einzelne **Beispiele**, eine vertiefende Darstellung hierzu erfolgt in den genannten Kapiteln:

- So gibt es Rezeptoren, die durch den Neurotransmitter Acetylcholin in der Zellmembran **Natriumkanäle** öffnen, sodass Natrium in die Zelle einströmen kann (Kap. 8.3).

- Rezeptoren für Gastrin, Histamin und Acetylcholin an den Belegzellen des Magens initiieren die **Bildung einer Protonenpumpe** (Kap. 9.5).
- Insulin- und Glukagonrezeptoren in den Zellmembranen sorgen über die **Bildung eines Glukosetransporters** für den Ein- bzw. Ausstrom von Glukose an den Zellen (Kap. 15.7).

5.1.7 Ionenpumpen

Ionenpumpen bestehen aus **Transmembranproteinen**, die in der Lage sind, bestimmte Ionen durch die Zellmembran zu schleusen.

Da die Lipidschicht in der Regel für Ionen undurchlässig ist, haben Ionenpumpen die Funktion, die Ionenkonzentrationen beidseits der Membranen aufrechtzuerhalten und zudem den Austausch von Ionen in die Zelle hinein oder heraus zu gewährleisten. Dieser Mechanismus kann sowohl mit einem **Verbrauch von Energie** (aktiver Transport der Ionen) einhergehen als auch zur **Energiegewinnung** dienen.

Natrium-Kalium-Pumpe Die bedeutsamste und in den Membranen aller Zellen vorkommende Pumpe ist die Natrium-Kalium-Pumpe (**Abb. 5.4**). Sie arbeitet unter Energieverbrauch und transportiert kontinuierlich Natriumionen aus der Zelle heraus und Kaliumionen hinein. Dabei beträgt das Verhältnis von Kalium- zu Natriumionen 2:3, d.h. 2 Kaliumionen gelangen im Austausch mit 3 Natriumionen in die Zelle hinein.

Die Pumpe arbeitet ständig und sorgt dafür, dass nicht zu viele Natriumionen wieder in die Zellen einströmen. Sie stellt damit eine **osmotische Stabilität** her. Das ist notwendig, da Natriumionen Wasser mit sich ziehen, sodass bei einem ungehinderten Einstrom die Zelle anschwellen und platzen würde. So erzeugt die Pumpe eine hohe **intrazelluläre Kalium**- und eine hohe **extrazelluläre Natriumionenkonzentration**. Die extrazelluläre Natriumionenkonzentration ist mehr als das 10-Fache höher als die intrazelluläre. Die Herstellung der osmotischen Stabilität erfolgt ca. 100 × in der Sekunde.

Neben Natrium-Kalium-Pumpen gibt es u.a. Kalzium-, Protonen- und Chloridpumpen.

Kalziumpumpe Kalziumpumpen drücken Kalziumionen aus den sarkoplasmatischen Speichern der Muskelzellen in das Zellinnere und nach der Muskelaktion wieder in die Speicher zurück. Außerdem pumpen sie Kalziumionen im Austausch gegen Natriumionen aus der Muskelzelle heraus (Kap. 8.3). Auch im Axonendknöpfchen, im endoplasmatischen Retikulum und der Membran der Mitochondrien finden sich Kalziumpumpen (Kap. 6.2).

Protonenpumpe Protonenpumpen sorgen z.B. für den Einstrom von Protonen in die Belegzelle

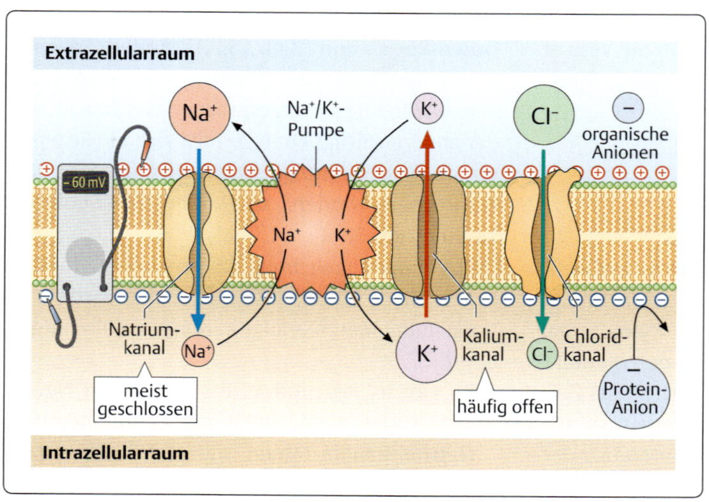

Abb. 5.4 Natrium-Kalium-Pumpe. (aus: Faller A, Schünke M. Der Körper des Menschen: Einführung in Bau und Funktion. 15. Aufl. Stuttgart: Thieme; 2008, Abb. 1.13)

des Magens im Austausch gegen Kaliumionen (Kap. 9.5).

Chloridpumpe Ebenso finden sich in der Belegzellmembran Chloridpumpen, die Chloridionen gegen Hydrogenkarbonat in die Belegzelle hineinpumpen (Kap. 9.5).

5.1.8 Ionenkanäle

Es gibt eine Vielzahl von Ionenkanälen. Dabei sind **Kalzium- und Kaliumkanäle**, die evolutiv frühesten Kanäle. Kalzium ist an intrazellulären Prozessen, wie Kontraktion und Sekretion, beteiligt und gilt als der wichtigste intrazelluläre Botenstoff. Kalium ist für das Ruhepotenzial und die Stabilisierung der Zelle verantwortlich.

Durch die Entwicklung vielzelliger Lebewesen und deren Spezialisierung entwickelten sich die **Natriumkanäle** für schnelle elektrische **Erregungsprozesse** besonders im Zusammenhang mit Nervenzellen. Parallel zu den Natriumkanälen entwickelten sich auch **Chloridkanäle**, die bei synaptischen **Hemmungsprozessen** eine wichtige Rolle spielen (Kap. 6.2).

Die Funktion der Kanäle kann am besten an der **Muskelzelle** demonstriert werden: An einer Synapse gelangen durch den Einstrom von Kalzium durch Kalziumkanäle die transmitterhaltigen Vesikel auf die präsynaptische Membran. Jetzt kann der Transmitter per Exozytose das Endknöpfchen verlassen. Es erfolgt die Bindung des Transmitters (z. B. Acetylcholin) an den auf der postsynaptischen Membran befindlichen Rezeptor. Der Natriumkanal öffnet sich und Natrium strömt in die Zelle hinein. Daraufhin öffnen sich Kaliumkanäle und Kalium wird aus der Zelle ausgeschleust. Der Natriumeinstrom wird dadurch beendet (Kap. 8.3.3).

5.1.9 Kanalproteine und Carrier

Kanalproteine durchziehen die Membranen wie Tunnel, durch die verschiedene Substanzen in die Zelle geschleust werden können. Die Öffnung der Kanäle kann mithilfe von **Membranpotenzialveränderungen** geschehen oder durch **Botenstoffe** (Hormone) initiiert werden. Sind die Kanäle geöffnet, diffundieren die Stoffe bis zum Konzentrationsausgleich durch die Membran.

Es gibt Kanäle mit **unterschiedlichen Spezifitäten**: Spezielle Kanäle dienen der Wasserleitung und werden **Aquaporine** genannt (z. B. im distalen Tubulus und Sammelrohr der Nieren). **Carrier** (Proteine) tragen die Stoffe von einer Seite der Membran auf die andere Seite der Membran. Jeder Stoff, der so transportiert werden muss, hat seinen spezifischen Carrier.

Fazit

Um die Kommunikation der Zellen, Gewebe und Organe untereinander zu gewährleisten, muss es verschiedene Mechanismen geben, die zur Überwindung der an sich undurchlässigen Zellmembranen dienen. Hierzu gehören Strukturen im Zellverband, wie Adhäsions-Kontakte, Desmosomen, Tight Junctions und Gap Junctions. Der Transport kleiner Teilchen durch die Membranen kann passiv mittels Diffusion und Osmose stattfinden. Größere Moleküle und Verbindungen passieren die Membranbarriere durch Endo- und Exozytose. Daneben dienen in die Zellmembran eingelagerte Rezeptoren, Ionenpumpen, Ionenkanäle sowie Kanalproteine und Carrier dem gerichteten und funktionsspezifischen Transport von Stoffen.

5.2 Endoplasmatisches Retikulum

Ein intrazelluläres Transportsystem ist das endoplasmatische Retikulum, dessen Funktionsweise in Kap. 3.1.2 erläutert ist.

5.3 Gefäße – Arterien, Venen und Lymphbahnen

Das wichtigste Transportsystem des menschlichen Organismus ist das **Gefäßsystem**, das sich zusammensetzt aus Arterien, Venen und Lymphbahnen. Es sorgt für die Homöostase, transportiert Nährstoffe, Gase und Stoffwechselprodukte, Wasser und Elektrolyte (Kap. 12). Außerdem dient es der Immunität des Menschen (Kap. 14) und reguliert die Körpertemperatur.

Häufig gestellte Fragen

Was bedeutet β-Blocker?

Pharmazeutisch hat man sich die anatomischen Strukturen an den Synapsen zunutze gemacht und Rezeptorenblocker hergestellt, um Neurotransmitterreaktionen zu unterbinden. So reagieren z. B. β-Blocker mit der Blockade der β-Rezeptoren an der postsynaptischen Membran der Noradrenalinsynapsen und senken den Blutdruck, den Pulsschlag und stabilisieren den Herzrhythmus (Kap. 6.2 und Kap. 12.3). Zudem finden β-Rezeptorenblocker Anwendung bei Migräne und Angina pectoris.

Was heißt Pumpenhemmer?

Spezifische Medikamente bewirken eine Hemmung der Pumpen. So beruht z. B. die Wirkung von Digitalis darauf, dass die Natrium-Kalium-Pumpe durch Blockade der Na/K-ATPase behindert wird. Die Wirkung der Protonenpumpenhemmer (z. B. Nexium) beruht darauf, dass sie den Einstrom von Protonen in die Belegzelle des Magens hemmen und dadurch den Salzsäuregehalt im Magen reduzieren.

Wofür werden Kanalblocker eingesetzt?

Medikamente als Kanalblocker wie Natrium- (z. B. Chinidin-Duriles, Gilurytmal), Kalium- (z. B. Cordarex, Amiodaron) oder Kalziumkanalblocker (z. B. Verapamil, Diltiazem) werden eingesetzt bei Herzrhythmusstörungen; Kalziumkanalblocker zusätzlich bei Bluthochdruck, Angina pectoris oder Migräne.

Können immer nur wasserlösliche Substanzen transportiert werden?

Der Stofftransport im Körper erfolgt ausschließlich dann, wenn die Stoffe in wasserlöslicher Form vorliegen. Einzige Ausnahme ist der Stofftransport in das Gehirn und im Gehirn selbst: Stoffe, die das Gehirn erreichen wollen, müssen fettlöslich sein, mit Ausnahme von Wasser, Glukose und Sauerstoff. Das Gehirn besteht zu 60 % aus Fett und zu 20 % aus ω-3-Fettsäuren. Fettlösliche Substanzen müssen im Körper ansonsten entweder durch Bindung an Albumine (z. B. Bilirubin) oder als Vesikel (z. B. Chylomikronen) oder in Form von mizellenähnlichen Strukturen, den Apolipoproteinen (z. B. LDL, HDL), wasserlöslich gemacht werden.

Sind Transportsysteme immer aktive Systeme?

Es gibt sowohl aktive, d. h. unter Energieverbrauch arbeitende Transportsysteme als auch ohne Energieverbrauch arbeitende. So laufen die Diffusion sowie der Transport durch Ionenkanäle oder mit Carriern häufig ohne Energieverbrauch (passiv) ab. Verschiedene Ionenpumpen verbrauchen dagegen bei ihrer Aktion Energie (aktiv).

Wie überwinden Abwehrzellen die Membranen bei Entzündungen?

Bei Entzündungen wird von den Mastzellen Histamin ausgeschüttet. Histamin lockert die Membranen auf, indem die Tight Junctions durchlässig werden. Jetzt können Blutzellen (neutrophile Granulozyten, Erythrozyten) und Flüssigkeit aus dem Gefäßsystem austreten und an den Ort der Entzündung wandern (vgl. Kap. 13 und Kap. 14).

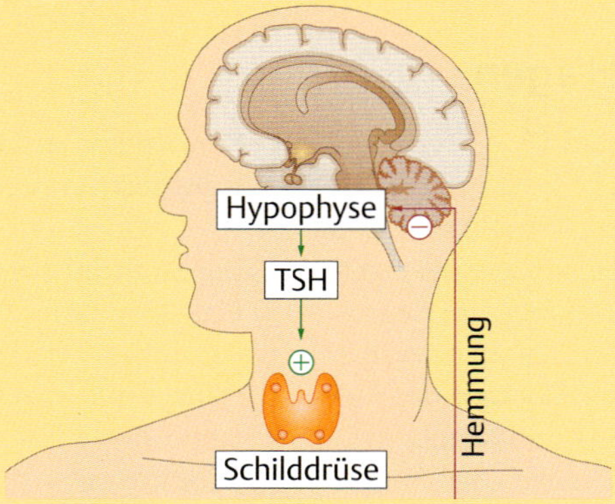

6 Mitteilungssysteme

Arbeitsteilung in einem Organismus setzt neben gut funktionierenden Verbindungssystemen für den gezielten Transport von Stoffen (z. B. Sauerstoff, Eiweiße, Fette, Zucker, Vitamine) auch ein System für den Informationsaustausch der Zellen und Gewebe untereinander (Nachrichtenvermittlungen) voraus. Die Nachrichtenvermittlung erfolgt in der Hauptsache entweder über das Hormon- oder das Nervensystem. Etwas untergeordnet existiert als 3. Kommunikationssystem das Immunsystem. Hormone erreichen in Form von Aminosäureverbindungen, von Proteinen oder Steroiden ihre Zielorgane über das Blut oder interstitiell und benötigen dafür eine längere Zeit. Das Nervensystem übermittelt seine Informationen in Sekundenschnelle über ein kompliziertes Leitungssystem. Beim Immunsystem vermitteln chemische Substanzen die Nachrichten über sog. Chemotaxis. Sie sind spezialisiert auf das Erkennen und Abwehren körperfremder Stoffe. Ihre Arbeitsweise unterscheidet sich in vielen Fällen sehr von der der Hormone und Nerven, vereinzelt bedienen sie sich jedoch derselben Signalwege.

6.1 Hormone

Hormone sind zuständig für **Steuerungen von Stoffwechselfunktionen**. Sie müssen bedarfsgerecht gebildet, abgegeben und wieder inaktiviert werden.

Hormone werden in **endokrinen Drüsenzellen** gebildet und wirken entweder lokal (**parakrin**) oder nach Transport über die Blutbahn an einem bestimmten Zielorgan (**endokrin**) auf den Stoffwechsel ein. Die Wirkung von Hormonen kann dabei auf 3 unterschiedlichen Wegen erfolgen:

1. Rezeptoren an den Zellmembranen der Zellen des Zielorgans erkennen die Hormone und treten mit ihnen in Kontakt. Das löst einen Impuls aus, der die Membran so verändert, dass das Hormon die Membran passieren kann und im **Inneren der Zelle zur Wirkung** kommt.
2. Durch den Kontakt mit dem Hormon öffnet sich die Zellmembran, sodass ein **anderer Stoff in die Zelle** gelangt.
3. Es werden durch den Kontakt des Hormons mit dem Rezeptor **Botenstoffe im Inneren der Zelle** veranlasst, die Informationen an Zellorganellen weiterzugeben. Diese lösen dann Reaktionskaskaden aus. Das kann z. B. zur Bildung eines Enzyms, Neurotransmitters, Eiweißes oder eines anderen Hormons führen.

Die Hormonkonzentrationen im Blut sind nicht immer konstant. Sie entsprechen dem physiologischen Bedarf und werden je nach Hormon in unterschiedlichen Zyklen gebildet. Während Schilddrüsenhormone dauerhaft gebildet werden, da sie in vielfältiger Weise kontinuierlich Stoffwechselfunktionen steuern, wird das Kortison in einem Tagesrhythmus von 24 h gebildet und in den frühen Morgenstunden ausgeschüttet. Die weiblichen Sexualhormone dagegen haben einen Rhythmus von ca. 28 Tagen (Kap. 15.5.5).

6.1.1 Einteilung der Hormone

Die Hormone können nach verschiedenen Kriterien eingeteilt werden: nach der Art des Bildungsortes und ihrer Wirkung am Zielort, nach dem Ort der Bildung sowie nach ihrer chemischen Struktur.

6.1.1.1 Art des Bildungsortes und ihre Wirkung am Zielort

Anhand der Art des Bildungsortes und ihrer Wirkung am Zielort werden glanduläre Hormone, Gewebshormone, neurosekretorische Hormone sowie Mediatoren unterteilt.

Glanduläre Hormone Über die Blutbahn gelangen die in Drüsen gebildeten **glandulären Hormone** an die Zielzellen und lösen Stoffwechselreaktionen aus (z. B. Insulin). Oftmals werden die peripheren Drüsen erst durch „übergeordnete“, im Gehirn (im Hypothalamus oder in der Hypophyse) gebildete Hormone veranlasst, selbst Hormone zu bilden. Die in der Hypophyse gebildeten Hormone bezeichnet man als **glandotrope Hormone**, da sie zunächst auf die peripheren Hormondrüsen einwirken müssen, damit diese Hormone ausschütten. Beispiele sind das kortikotrope Hormon, das für eine Kortisonausschüttung sorgt, oder die „tropen“ Hormone, die für die Produktion von Sexualhormonen verantwortlich sind.

Gewebshormone Gewebshormone werden in einzelnen, im Gewebe verstreuten Drüsenzellen gebildet und erreichen entweder über die Blutbahn oder per Diffusion über das Interstitium ihre Zielzellen. Hierzu gehören z. B. gastrointestinale Hormone, wie Gastrin, Sekretin (Kap. 9.4) sowie Kinine. Zu den **Kininen** gehören Bradykinin und Kallidin, die vasodilatatorisch wirken. Sie spielen eine Rolle bei Entzündungen, bei der Blutdruckkontrolle, Blutgerinnung und Verdauung (Kap. 15.9.7).

Neurosekretorische Hormone Neurosekretorische Hormone werden von Nervenzellen gebildet (**neuroendokrin**) und gelangen über die Blutbahn zu ihren Zielzellen (z. B. gelangen die Liberine des Hypothalamus an die Drüsenzellen der Hypophyse; Kap. 15.1).

Mediatoren Mediatoren gelten als hormonähnliche Stoffe und können von vielen Zellen gebildet werden. In der Regel wirken sie direkt in ihrer Nachbarschaft und werden gar nicht ins Blut abgegeben (z. B. Histamin, Kap. 7.1.1).

6.1.1.2 Ort der Hormonbildung

Über den Organismus verteilt existieren viele Drüsen, die endokrine Substanzen produzieren. In der Reihenfolge von Kopf bis Fuß dargestellt sind das: Epiphyse, Hypothalamus, Hypophyse, Schilddrüse mit Nebenschilddrüse, Herz, Magen, Darm, Pankreas, Nieren mit Nebennieren, Ovarien und Hoden sowie die Plazenta bei Schwangeren.

6.1.1.3 Chemische Natur der Hormone

Chemisch gesehen unterscheidet man **Peptidhormone** (z. B. Kalzitonin, Erythropoetin) und **Steroidhormone** (z. B. Kortisol, Aldosteron). Daneben findet man **hormonähnliche Substanzen**, die wie Peptidhormone als Bestandteile Aminosäuren beinhalten, diese aber nicht peptidisch verknüpft sind (z. B. Thyroxin, Trijodthyronin als Schilddrüsenhormone), oder sich von Fettsäuren ableiten (z. B. einige Pheromone).

6.1.2 Bildung der Hormone

Die **Peptidhormone** werden in den Ribosomen des rauen endoplasmatischen Retikulums gebildet und anschließend in sekretorischen Granula gespeichert (z. B. Schilddrüsenhormone). Durch Einstrom von Kalzium werden die Granula per Exozytose aus der Zelle ausgeschleust.

Grundstoff der **Steroidhormone** ist das Cholesterin. Mithilfe von Enzymen wird daraus das Hormon gebildet. Bildungsorte sind das glatte endoplasmatische Retikulum oder die Mitochondrien. Im Unterschied zu den Peptidhormonen werden die Steroidhormone nicht in den Drüsen gespeichert, sondern sofort per Exozytose ins Blut abgegeben.

6.1.3 Sekretion der Hormone

Die Sekretion der Hormone unterliegt unterschiedlichen Mechanismen, einem hierarchisch strukturierten sowie einem Rückkopplungssystem.

In dem **hierarchisch aufgebauten System** werden zunächst im Hypothalamus „freisetzende" Hormone, sog. Releasing-Hormone, gebildet, die wiederum die Hypophyse animieren, „trope" bzw. stimulierende Hormone zu bilden. Letztere aktivieren peripher liegende Drüsen zur Hormonproduktion (z. B. fördert Thyreoliberin die Bildung von thyreotropem Hormon, das die Bildung der Schilddrüsenhormone fördert, Kap. 15.2).

In anderen Fällen erfolgt die Bildung über **Rückkopplung** an das zu bildende Stoffwechselprodukt (z. B. fördert Gastrin die Salzsäurebildung; viel Salzsäure hemmt die Gastrinproduktion).

6.1.4 Inaktivierung und Ausscheidung der Hormone

Um zu verhindern, dass der Organismus von Hormonen überschwemmt wird, müssen die Hormone schnell wieder abgebaut werden. Das geschieht hauptsächlich in der Leber. Einige wenige Hormone werden auch in der Lunge (Angiotensin I wird in Angiotensin II umgewandelt; Noradrenalin wird teilweise entfernt) oder Niere (einige Steroidhormone) inaktiviert. Die Ausscheidung erfolgt über den Stuhl oder die Nieren.

Fazit

Hormone sind Botenstoffe, die Stoffwechselfunktionen steuern. Dabei können sie selber agieren oder innerhalb der Zelle neue Prozesse anstoßen. Sie werden unterteilt nach Art des Bildungsortes und ihrer Wirkung am Zielort, nach dem Ort der Bildung und ihrer chemischen Struktur. Ihre chemische Struktur leitet sich ab von Peptiden oder Steroiden. Hormone werden in der Hauptsache in der Leber inaktiviert und über den Stuhl oder die Nieren ausgeschieden.

6.2 Nervengewebe

Das Nervengewebe besteht aus Nervenzellen (**Neuronen**) und Stützzellen (**Gliazellen**). Die Neuronen bestehen aus dem **Zellsoma**, vielen baumartig verzweigten **Dendriten** und 1 bzw. 2 **Neuriten** (Axone). Die Gliazellen dienen zusätzlich der Abwehr, Ernährung und Isolierung.

Das Nervengewebe wird unterteilt in ein **zentrales** und **peripheres Nervengewebe** (Kap. 16).

6.2.1 Nervenzelle

Die Nervenzelle ist, wie alle Zellen, von einer Membran umgeben. Diese ist allerdings anders gestaltet als bei anderen Zellen; denn sie weist zahlreiche Ausstülpungen auf, die in Dendriten und Neuriten (Axone) unterteilt werden (**Abb. 6.1**). Innerhalb der Zelle befinden sich neben dem Zellkern mit dem Nukleolus andere bekannte Zellstrukturen wie der Golgi-Apparat, viele Mitochondrien und das endoplasmatische Retikulum. Gruppen von rauem endoplasmatischem Retikulum bilden sog. **Nissl-Schollen**, in denen die Proteinbiosynthese stattfindet.

Die Zellen besitzen **keine Zentriolen** und können sich deshalb nicht mehr teilen, sodass keine Erneuerung der Nervenzellleiber stattfinden kann (Kap. 16).

Zusätzlich finden sich in der Zelle viele **Neurofibrillen**, bestehend aus Neurotubuli und Neurofilamenten, die für den schnellen Transport der

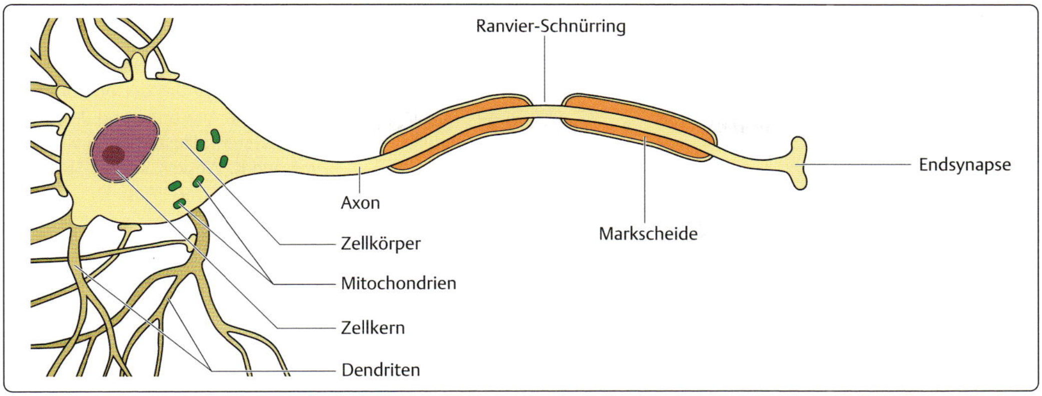

Abb. 6.1 Nervenzelle (Neuron). (aus: Schwegler J, Lucius R. Der Mensch – Anatomie und Physiologie. 5. Aufl. Stuttgart: Thieme; 2011: 28, Abb. 1.33)

Neurotransmitter verantwortlich sind (Kap. 16.2). Tetanustoxin und Herpes-Zoster-Viren benutzen diesen Transportweg über die Neurofibrillen.

6.2.1.1 **Dendriten**

Jede Nervenzelle enthält eine Vielzahl von Dendriten, auf denen sich knopfförmige Ausstülpungen, sog. **Dornfortsätze**, befinden. Die Dornfortsätze sind in der Regel 0,2–2 µm lang, nehmen über Synapsen Informationen von anderen Nervenzellen auf und leiten sie an das Zellsoma weiter. Jede Zelle enthält Tausende von Dornfortsätzen auf ihren Dendriten. Im Anfangsteil (nahe dem Zellsoma) der Dendriten finden sich viele Nissl-Schollen.

6.2.1.2 **Neuriten**

Neuriten (Axone) sind Nervenfortsätze, über die Informationen vom Zellsoma an andere Zellen weitergeleitet werden. In der Regel enthält jede Nervenzelle nur einen Neuriten. Der Ursprungsteil des Neuriten, der sog. Axonhügel, und der Neurit selber haben keine Nissl-Schollen.

Das Axon kann sehr kurz (µm), aber auch sehr lang (mehr als 1 m) sein und sich in Hunderte von Axonfasern aufteilen, um mehrere Erfolgsorgane gleichzeitig mit derselben Information zu versorgen (z. B. bei den quergestreiften Muskelfasern).

Am Ende eines jeden Axons oder jeder Axonfaser ist ein **Endknöpfchen** (Endsynapse), in dem sich Vesikel mit **Neurotransmittern** befinden. Die Neurotransmitter werden von der Nervenzelle gebildet, vom Golgi-Apparat in Vesikel verpackt und über die **Neurofibrillen** ins Endknöpfchen geleitet.

Je nachdem, an welchen Partner das Axon seinen Impuls weiterleitet, unterscheidet man axo-axonische, axo-dendritische und axo-somatische Synapsen. Eine Sonderform der axo-somatischen Synapse ist die Synapse an der quergestreiften Muskulatur. Diese nennt man **motorische Endplatte**.

Sowohl im zentralen als auch im peripheren Nervensystem schließen sich mehrere Nervenfasern zu Bündeln zusammen, die im ZNS **Tractus** und in der Peripherie **Plexus** genannt werden.

Auch Nervenzellleiber kommen gebündelt an verschiedenen Orten des Nervensystems vor. Dadurch entstehen im ZNS die **Kerngebiete** und in der Peripherie die **Ganglien**.

6.2.2 Gliazellen

Damit die Informationen an dem Zielort ankommen, ist eine störungsfreie Informationsweiterleitung notwendig. Sie wird dadurch gewährleistet, dass jedes Axon von einer Zellmembran umschlossen und von Gliazellen umhüllt ist. Es wer-

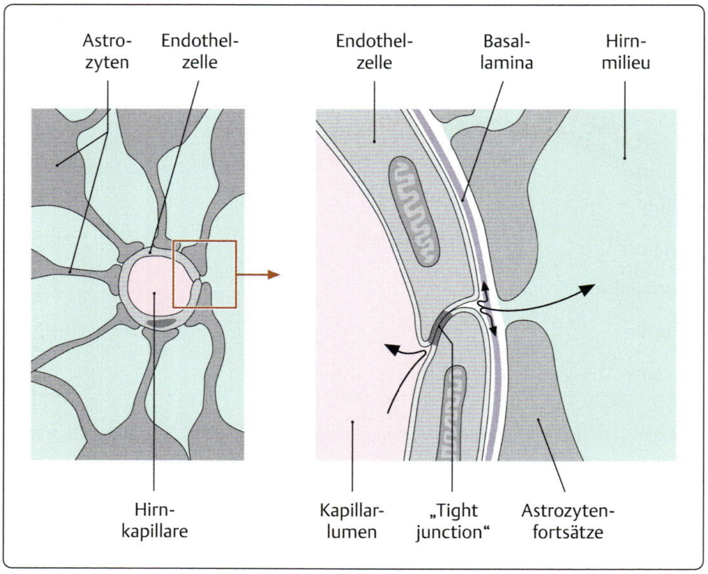

Abb. 6.2 Aufbau der Blut-Hirn-Schranke im ZNS. (aus: Schünke M, Schulte E, Schumacher U. Prometheus. LernAtlas der Anatomie. Allgemeine Anatomie und Bewegungssystem. Illustrationen von M. Voll und K. Wesker. 3. Aufl. Stuttgart: Thieme; 2012: 91, Abb. D)

den Oligodendrozyten, Astrozyten und Mikrogliazellen unterschieden.

6.2.2.1 **Oligodendrozyten und Schwann-Zellen**

Im ZNS bestehen die Gliazellen aus Oligodendrozyten, in der Peripherie aus den Schwann-Zellen, einer Sonderform der Oligodendrozyten. Dabei unterscheidet man markhaltige und marklose Nervenfasern.

Das Axon der markhaltigen Fasern ist umhüllt von Lipiden und Proteinen, sog. **Myelinscheiden**. In regelmäßigen Abständen finden sich marklose Stellen, die Internodien. Diese Einschnürungen der Myelinscheiden nennt man **Ranvier'sche Schnürringe** (**Abb. 6.1**).

Die Axone der marklosen Fasern sind lediglich eingebettet in die Schwann-Zellen.

6.2.2.2 **Astrozyten**

Astrozyten befinden sich im ZNS sowohl innerhalb der Nervenzellleiberschicht (graue Substanz) als auch innerhalb der Nervenfasern (weiße Substanz). Sie haben reichlich ausgeprägte Zellfortsätze und einen kleinen Zellkörper.

Astrozyten erfüllen viele Aufgaben: Sie haben eine Stützfunktion, sind verantwortlich für die Ernährung des Nervengewebes und für den Transport von Stoffen aus dem Blut ins Gehirngewebe, die **Blut-Hirn-Schranke** (**Abb. 6.2**). Dabei sind sie über Gap Junctions (Kap. 5.1.1) miteinander verbunden und umschlingen mit ihren Fortsätzen die arteriellen Gefäße. Außerdem umhüllen und isolieren Astrozyten Synapsen, bilden Lipoproteine und versorgen die Nervenzellen mit Cholesterin. Daneben veranlassen sie Neuronen, neue Synapsen zu bilden oder bestehende Synapsen zu trennen. Zudem produzieren sie Gliawachstumsfaktoren.

Pathologie

Hirntumor

Hirntumoren treten auf als Astrozytome, Oligodendrozytome und Gliome. Jeder Tumor, der innerhalb der Schädelhöhle wächst, führt zu massiven Problemen, da es hier keine Ausweichmöglichkeiten gibt, sodass immer das Hirngewebe bedrängt wird. Liegen maligne Tumoren vor, bilden sich ausgeprägte Ödeme, die die Raumforderung noch erheblich vergrößern, sodass es zu einem starken Hirndruck mit schwallartigem Erbrechen und heftigen Kopfschmerzen kommt. Als weiteres Zeichen können Krampfanfälle auftreten. Je nach

Bösartigkeit der Tumore werden sie in 4 Grade eingeteilt: Grad I – gutartig, gute Prognose (Astrozytom), Grad II – gering gutartig, gute Prognose(Astrozytom), Grad III – halb bösartig, nicht so gute Prognose (anaplastisches Astrozytom) und Grad IV – bösartig mit schlechter Prognose (Glioblastom). Therapeutische Möglichkeiten sind die Operation, Chemotherapie und Bestrahlung.

6.2.2.3 Mikrogliazellen

Mikrogliazellen sind Zellen der **Immunabwehr**. Sie gehören zum mononukleären-phagozytären System (MPS), Monozyten-Makrophagen-System (MMS) bzw. retikuloendothelialen System (RES). Es sind die kleinsten Gliazellen mit verzweigten Zellfortsätzen. Sie sind sowohl in der grauen als auch in der weißen Substanz zu finden. Eine Aufgabe der Mikrogliazellen als Teil des Immunsystems besteht darin, Fremdkörper und Zellreste zu phagozytieren. Sie können sich hierzu in große Makrophagen umbilden. Zum anderen können sie Antigene präsentieren.

6.2.3 Synapsen

Die Nachrichtenvermittlung vom Nervensystem auf das Erfolgsorgan erfolgt über Synapsen. Je nach Übertragungsmechanismus unterscheidet man elektrische und chemische Synapsen, je nach Art der Reaktion aktivierende und hemmende Synapsen, je nach Nervensystem motorische oder vegetative Synapsen.

6.2.3.1 Elektrische Synapsen

Die Übertragung an elektrischen Synapsen ist eine einfache Form der Nachrichtenvermittlung. Man findet sie eher in der **glatten Muskulatur**, in der **Leber** und in den **Zellen des Myokards** als im Nervengewebe.

An elektrischen Synapsen werden die Nachrichten mithilfe von **Ionenströmen** übermittelt. Bevorzugt erfolgt das durch die Gap Junctions (Kap. 5.1.1). Indem ein Impuls (Aktionspotenzial) eine Zelle erreicht (depolarisiert), strömen Ionen von einer in die andere Zelle. Dadurch verändert sich das elektrische Potenzial der Empfängerzelle, sodass auch sie depolarisiert und die Ionen in die nächste Zelle weitergeleitet werden können. Auf diese Weise werden nacheinander viele Zellen erregt (z. B. beim Herzmyokard; Kap. 8.3.5).

6.2.3.2 Chemische Synapsen

Sind für die Nachrichtenübermittlung chemische Synapsen verantwortlich, liegt dem ein Wechselspiel von elektrischer und chemischer Weiterleitung durch chemische Überträgerstoffe (**Neurotransmitter**) zugrunde.

Chemische Synapsen setzen sich zusammen aus der präsynaptischen Membran des Axonendknöpfchens, einem synaptischen Spalt und der postsynaptischen Membran der Erfolgszelle (Muskelzelle, Dendrit, Nervenzelle, Drüsenzelle etc.).

Auf einen Impuls hin werden durch **Ionenverschiebung** die Neurotransmitter aus dem Axonendknöpfchen in den synaptischen Spalt abgegeben, wo sie, durch Kontakt mit Rezeptoren der postsynaptischen Membran, weitere Ionenverschiebungen in der Erfolgszelle initiieren (Kap. 6.2.5).

6.2.4 Neurotransmitter

Neurotransmitter gehören zu unterschiedlichen chemischen Stoffklassen. Sie werden von Nervenzellen gebildet und in Vesikeln über die Neurofibrillen ins Endknöpfchen transportiert. Durch einen **elektrischen Impuls**, hervorgerufen durch eine Aktionspotenzialveränderung (Kap. 6.2.5) und den **Einstrom von Kalzium** ins Endknöpfchen, werden sie in den synaptischen Spalt abgegeben. Nach Reaktion mit dem Rezeptor der postsynaptischen Membran werden sie entweder enzymatisch abgebaut und/oder wieder ins Endknöpfchen aufgenommen.

Es gibt **unterschiedliche Rezeptortypen** (Kap. 5.1):

- **Einfach-membrangängige** Rezeptoren stoßen innerhalb der Zelle eine Reaktion an.
- Es gibt Rezeptoren, die nach **Bindung des Neurotransmitters** ins Innere der Zelle gezogen

werden und Reaktionen ermöglichen (z. B. Insulin- oder LDL-Rezeptoren).

- **Ionenkanalrezeptoren** öffnen nach Bindung des Neurotransmitters (z. B. Acetylcholin) einen Ionenkanal (z. B. Natriumkanäle), sodass das dazugehörige Ion (in diesem Beispiel Natrium) in die Zelle einströmen kann. Sie werden auch **Nikotinrezeptoren** genannt, da sie auch durch Nikotin erregt werden können.
- Der **G-Protein**-gekoppelte Rezeptor aktiviert nach Bindung des Neurotransmitters ein G-Protein, das die Bildung eines 2. Botenstoffes initiiert.
- **Second-Messenger** sind Moleküle, die intrazellulär gebildet werden, nachdem sich der Transmitter an den Rezeptor gebunden hat (z. B. Transmitter Acetylcholin an den Muskarinrezeptoren).

Die wichtigsten Neurotransmitter mit den zugehörigen Rezeptoren sind in der **Tab. 6.1** aufgeführt. Weitere Einzelheiten zu den Neurotransmittern sind dem Kap. 16 zu entnehmen.

Tab. 6.1 Neurotransmitter und ihre Rezeptoren.

Transmitter	Rezeptor
Acetylcholin	Ionenkanalrezeptor sympathischer präganglionärer und neuromuskulärer Synapsen sowie der motorischen Endplatte; Nikotinrezeptoren (S. 89)
Acetylcholin	bei parasympathischen Synapsen, Second-Messenger-System; Muskarinrezeptoren (S. 89)
Adrenalin, Noradrenalin	bei α- und β-Rezeptoren (S. 89)
Serotonin	beide Formen
GABA* hemmend im ZNS	beide Formen
Glycin hemmend im Rückenmark	Ionenkanalrezeptor

* γ-Amino-Buttersäure

6.2.5 Reizweiterleitung

Die Nervenzellen sorgen für die Verständigung der Gewebe untereinander, indem ihre Dendriten Informationen aufnehmen und an das Zellsoma übertragen. Von dort werden die Informationen über die Axone zu weiteren Nervenzellen oder Geweben weitergeleitet. Damit es nicht zu einer Reizübertragung aus dem Axon zurück in die abgebende Nervenzelle kommt, können sich die in den Membranen befindlichen Natriumkanäle des Axons nur in Richtung Axon und nicht in Richtung Zellsoma öffnen.

6.2.5.1 Aktionspotenzial

Jede Reizweiterleitung – ob im Axon oder von Zelle zu Zelle – verläuft nach demselben Muster: Eine sich in Ruhe befindliche Zelle erhält einen Reiz, und es entsteht ein Aktionspotenzial, in dessen Abfolge die Zelle depolarisiert, repolarisiert und wieder zur Ruhe kommt.

Die **Ionenkonzentrationen** innerhalb und außerhalb der Zellen sind unterschiedlich. Innerhalb der Zellen finden sich mehr Kaliumionen als außerhalb, außerhalb der Zellen mehr Natriumionen als innerhalb. Die Kalium-Natrium-Pumpe sorgt für die Aufrechterhaltung dieses Konzentrationsunterschieds. Durch Kalium- und Chloridporen können Kaliumionen nach außen und Chloridionen nach innen wandern, wobei die Zellmembran für Natriumionen undurchlässig ist. Durch das Einwandern der Chloridionen liegt im Inneren der Zelle ein Überschuss an negativ geladenen Teilchen, außerhalb der Zelle durch die hohe Natriumkonzentration ein Überschuss an positiv geladenen Teilchen vor.

Diese Form der Ladungsdifferenz an Zellmembranen wird **Ruhepotenzial** genannt (**Abb. 6.3**). In diesem Zustand ist die Zelle **erregbar**.

Durch einen Reiz wird ein Aktionspotenzial ausgelöst, und es kommt zur **Depolarisation**. Dabei öffnen sich Natriumkanäle und Natrium strömt in die Zelle hinein, während nur wenig Kalium ins Interstitium wandert (**Abb. 6.4**). Dadurch erfolgt eine Ladungsumkehr. Die Kalium-Natrium-Pumpe ist in dieser Phase nicht aktiv.

Nach einer kurzen Weile schließen sich die Natriumkanäle und Kalium strömt vermehrt in den

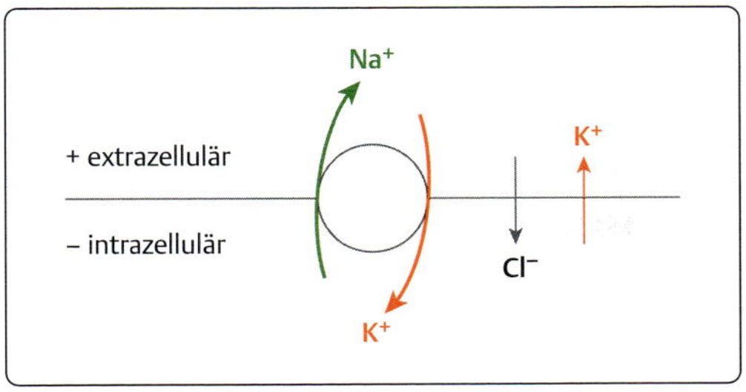

Abb. 6.3 Ruhepotenzial vor Erregung der Zelle.

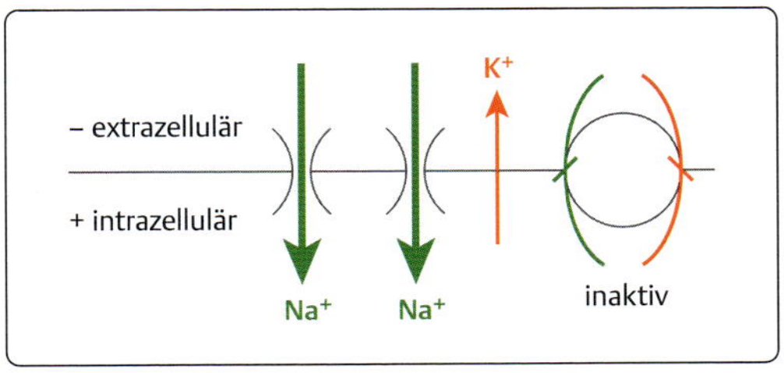

Abb. 6.4 Depolarisation.

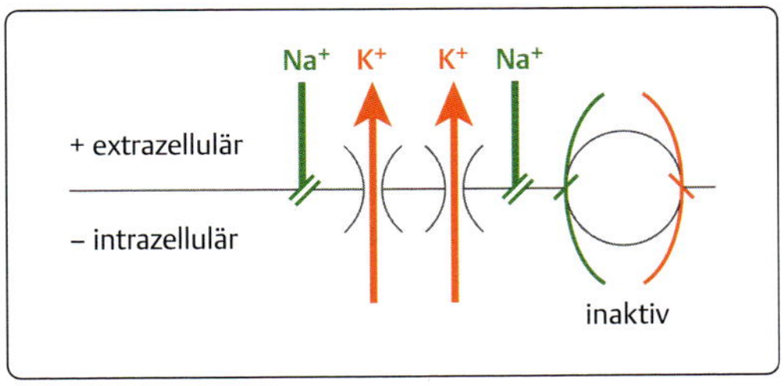

Abb. 6.5 Repolarisation.

Extrazellularraum, sodass sich die Ladung wieder umkehrt. Diese Phase nennt man **Repolarisation** (**Abb. 6.5**). Auch in dieser Phase ist die Kalium-Natrium-Pumpe nicht aktiv.

In der letzten Phase eines Aktionspotenzials schließen sich die Natrium- und Kaliumkanäle, die Kalium-Natrium-Pumpe sorgt wieder für eine Potenzialdifferenz und führt die Zelle zum **Ruhepotenzial** zurück (**Abb. 6.3**). Erst jetzt ist die Zelle wieder erregbar.

In der Zeit vom Beginn des Aktionspotenzials bis zum Eintreten eines erneuten Ruhepotenzials ist die Zelle nicht erregbar. Diese Zeitspanne nennt man **Refraktärzeit**.

6.2.5.2 Saltatorische Erregungsleitung

Die Reizweiterleitung an nicht „isolierten", also von einer Myelinscheide umgebenen Axonen verläuft relativ langsam, da die Ladung im Außenmedium die Ladungsverschiebung im Inneren des Axons abbremst. Daher befinden sich an vielen Axonen zur Isolierung dicke Gliazellen (Myelinscheiden) um die Axone herum.

Eine Reizweiterleitung kann nur an den Einschnürungen der Myelinscheiden, den sog. **Ranvier'schen Schnürringen**, erfolgen, da sich nur hier **Natriumkanäle** befinden. Die Ausbildung eines Aktionspotenzials depolarisiert die Membran am nächsten Schnürring. Dabei kommt es zum Natriumein- und Kaliumausstrom usw. (**Abb. 6.6**). So springt das Aktionspotenzial von Schnürring zu Schnürring, was **saltatorische (springende) Erregungsleitung** genannt wird. Das Aktionspotenzial breitet sich aus vom Axonhügel bis zur Synapse.

6.2.5.3 Reizübertragung an Synapsen

Die **erregenden Synapsen** fördern die Auslösung eines Aktionspotenzials. In der Membran des Axonendknöpfchens befinden sich Kalziumkanä-

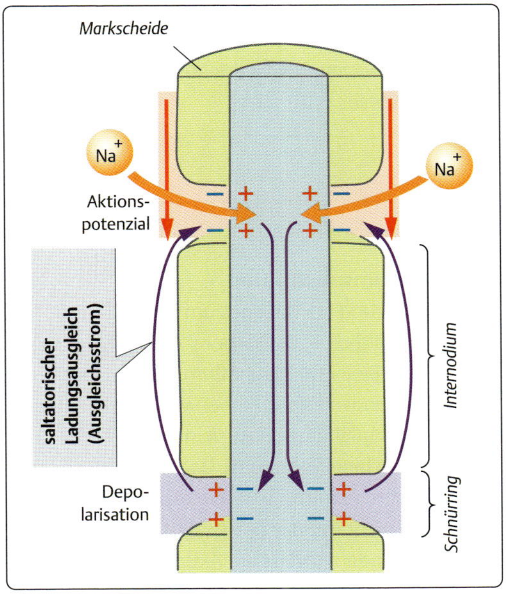

Abb. 6.6 Saltatorische Erregungsleitung. (aus: Silbernagl S, Despopoulos A. Taschenatlas Physiologie. 8. Aufl. Stuttgart: Thieme; 2012: 53, Tafel 2.4 A2)

le, die in Ruhe geschlossen sind. Erreicht ein Aktionspotenzial den Endknopf, öffnen sich die Kalziumkanäle und **Kalzium** strömt ins Innere ein. Dadurch verschmelzen einige synaptische Vesikel mit der präsynaptischen Membran des Endknöpfchens und der **Neurotransmitter** wird in den synaptischen Spalt abgegeben.

Die **Erfolgszelle** befindet sich im Zustand des Ruhepotenzials und ist erregbar. In der postsynaptischen Membran befinden sich Rezeptoren, die nach Ausschleusen des Transmitters von diesem besetzt werden. Natriumkanäle öffnen sich, **Natriumionen** strömen in die Zelle ein und **Kaliumionen** strömen in geringer Menge aus. Hat die intrazelluläre Natriumkonzentration einen bestimmten Wert erreicht, löst es in der Erfolgszelle ein **Aktionspotenzial** aus. Ist die Erfolgszelle eine Muskelzelle, erfolgt eine Muskelkontraktion (Kap. 8.3.3). Um eine Dauererregung zu verhindern, wird der Transmitter enzymatisch abgebaut und/oder ins Endknöpfchen zurückgeschleust.

Pathologie

Muskelkrämpfe

Diese entstehen durch einen Verlust von Magnesium (z. B. Störung im Elektrolythaushalt durch Schwitzen, Medikamente wie Diuretika, Alkoholabusus u. a.).

Medikamente

Magnesiumsubstitution

Zur Ergänzung von Magnesium sind viele Produkte erhältlich, z. B. Diasporal (akut), Magnesium Verla, Biolectra Magnesium. Magnesiumionen verdrängen Kalziumionen von den Kanälen der Endknöpfchen, sodass sie nicht ins Endknöpfchen hineingelangen. Dadurch verbleiben die Neurotransmitter in ihren Vesikeln und können sich nicht mit der präsynaptischen Membran verbinden, sodass ein Aktionspotential ausbleibt.

Die **hemmenden Synapsen** verhindern die Auslösung eines Aktionspotenzials. Dabei laufen die Prozesse nach dem gleichen Schema, aber anderer Ionenströmung ab wie bei der erregenden Synapse. Nachdem Transmitter die Rezeptoren besetzt haben, strömen **Kaliumionen** aus der Zelle aus, nun aber statt Natriumionen **Chloridionen** hinein, wodurch eine Depolarisation unmöglich gemacht wird. Auch diese Transmitter werden abgebaut oder ins Endknöpfchen zurückgeschleust.

Die Reizübertragung an den Synapsen des vegetativen Nervensystems erfolgt im Sympathikus über die Neurotransmitter **Noradrenalin/Adrenalin** (adrenerge Synapsen und Acetylcholin, nikotinerge Synapsen) und im Parasympathikus über **Acetylcholin** (muskarinerge und nikotinerge Synapsen):

Sympathikus Die Impulse des Sympathikus werden durch Noradrenalin/Adrenalin auf die **α- und β-Rezeptoren** der Zellen des Erfolgsorgans und durch Acetylcholin (postganglionäre Fasern) auf Nikotinrezeptoren übertragen. Die Namensgebung resultiert daraus, dass diese ebenso durch Nikotin erregt werden können.

Parasympathikus Bei parasympathischer Beeinflussung werden die Impulse durch Acetylcholin auf sog. **Muskarin- und Nikotinrezeptoren** der Zellen des Erfolgsorgans übertragen (diese können auch durch Muskarin, das Gift des Fliegenpilzes, erregt werden). Im Gegensatz zu Acetylcholin wird Muskarin allerdings nicht abgebaut, sodass es zu einer Dauererregung führt.

Motorische Endplatte Die Reize an der motorischen Endplatte werden durch Acetylcholin ebenfalls auf Nikotinrezeptoren an der quergestreiften Muskulatur übertragen.

Im **ZNS** finden sich sowohl Nikotin- als auch Muskarinrezeptoren, die durch den Neurotransmitter Acetylcholin erregt werden.

Fazit

Das Nervengewebe besteht aus Nervenzellen (Neuronen) und Stützzellen (Gliazellen). Informationen gelangen über zahlreiche Ausstülpungen der Zellmembran der Nervenzelle (Dendriten) zum Nervenzellinneren und werden über den Neuriten (Axon) an Erfolgsorgane (Dendriten, Nervenzellen, Axone, Muskelzellen und andere Zellen) weitergeleitet. Die Weiterleitung kann elektrisch (lediglich durch Elektrolytverschiebung) oder chemisch (durch Zuschaltung eines Neurotransmitters) erfolgen. Die Übertragungsstelle bei der chemischen Reizweiterleitung wird Synapse genannt.

Durch den elektrischen Impuls der Nervenzelle wird der Neurotransmitter in den synaptischen Spalt entlassen, der sich an den Rezeptor der Erfolgszelle heftet. Dort kann eine Aktivierung (Natrium strömt in die Zelle ein und Kalium aus) oder eine Hemmung (Kalium strömt aus der Zelle heraus und Chlorid hinein) stattfinden. Die Neurotransmitter werden inaktiviert und/oder wieder ins Endknöpfchen eingeschleust.

Die Reizübertragung erfolgt in den Phasen der Depolarisation, Repolarisation und des Ruhepotenzials. In der gesamten Phase ist die Zelle nicht mehr erregbar (Refraktärzeit).

Rezeptoren des sympathischen Nervensystems werden α- und β-Rezeptoren sowie Nikotinrezeptoren, die des parasympathischen Systems Muskarin- und Nikotinrezeptoren genannt. Acetylcholinerge Synapsen an der motorischen Endplatte werden nikotinerg und im ZNS nikotinerg und muskarinerg genannt, da sie auch durch Nikotin bzw. Muskarin erregbar sind.

6.3 Weitere Kommunikationsprinzipien mittels chemischer Substanzen – Immunsystem

Das Immunsystem dient der Abwehr von Fremdstoffen, Bakterien und Viren. Da diese Erreger an jeder Stelle des Körpers eintreten können, benötigt er auch hier eine gute Kommunikation, um schnell eingreifen zu können.

Es wird unterschieden zwischen **humoralen** und **zellulären** Abwehrmechanismen, wobei in beiden Systemen eine **unspezifische** und eine **spezifische** Abwehr existieren (Kap. 14).

Häufig gestellte Fragen

Wieso wirkt eine Synapse hemmend?

In einer Zelle herrscht durch die Kalium- und Chloridkonzentration eine andere Ladung als im Interstitium. Aktivierende Prozesse (Aktionspotenzial) setzen immer voraus, dass Natrium in die Zelle hinein- und Kalium aus der Zelle herausströmen. Bei hemmenden Synapsen strömen Chloridionen ins Zellinnere und Kaliumionen heraus, sodass kein Natrium in die Zelle gelangen kann. Dadurch wird kein Aktionspotenzial ausgelöst.

Was sind Nikotin- und Muskarinrezeptoren?

Einige im Nervensystem befindliche Acetylcholinrezeptoren und die Rezeptoren der motorischen Endplatte können auch durch Nikotin aktiviert werden, weshalb sie **Nikotinrezeptoren** genannt werden.

Muskarinrezeptoren werden diejenigen Acetylcholinrezeptoren genannt, die auch durch Muskarin (Pilzgift) erregt werden können. Sie wirken über die Second-Messenger-Systeme. Diese finden sich im ZNS aber auch an den parasympathischen Synapsen.

Können Impulse aus einer Nervenzelle vom Axon aus auch wieder zurückgeleitet werden?

Das Axon beginnt mit dem Axonhügel, in dem die Aktionspotenziale entstehen. Im Axonhügel befinden sich sehr viele Natriumkanäle, die die Erregungsschwelle erniedrigen, sodass hier zuerst Aktionspotenziale ausgelöst und weitergeleitet werden. Im Axonhügel selber entscheidet sich, ob der Impuls das Axon entlang weitergeleitet wird (anterograd) oder retrograd das Nervenzellsoma oder einen Dendriten erreichen soll. So nutzen z. B. Herpes-simplex-Viren, Tetanustoxin, Polioviren Axone, um retrograd ins Gehirn zu gelangen. Ist ein Impuls anterograd weitergeleitet worden, gibt es keine Rückwärtsleitung mehr.

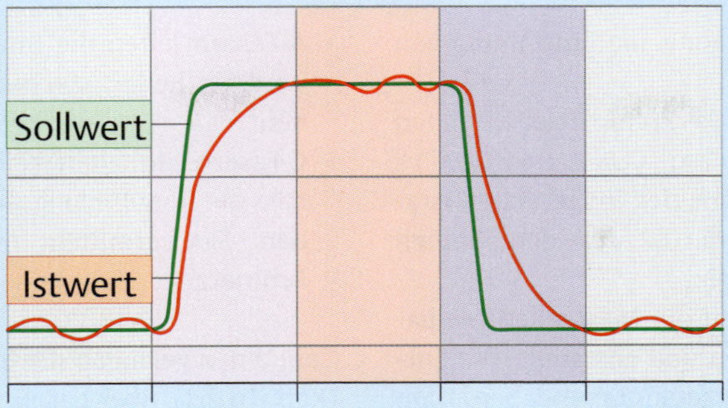

7 Signal- und Warnsysteme

Ist der Mensch bedroht, verfügt er über Signalsysteme, die ihm eine akute Bedrohung anzeigen. In diesem Kapitel erfahren Sie mehr zu einem sehr wichtigen Signal, dem Schmerz. Daneben weisen auch Fieber und akute Angst darauf hin, dass unter Umständen Lebensgefahr bestehen kann.

7.1 Schmerz

Der **akute Schmerz** deutet auf ein akutes Geschehen hin, das den Organismus bedroht. Die International Association for the Study of Pain (IASP) definiert den Schmerz als unangenehmes Sinnes- oder Gefühlserlebnis, das mit tatsächlicher oder potenzieller Gewebeschädigung einhergeht oder von betroffenen Personen so beschrieben wird, als wäre eine solche Gewebeschädigung die Ursache.

Schmerz ist eine **komplexe subjektive Wahrnehmung**, die in manchen Situationen auch fehlen kann, obwohl aufgrund der Ursache ein starker Schmerz vorhanden sein müsste. So können zerebrale Filterprozesse durch Ausschüttung sog. Endorphine dafür sorgen, dass bei Verletzungen, z. B. durch einen Unfall, bei einem Wettkampf, in einer Stresssituation, keine Schmerzen spürbar sind (**Stessanalgesie**). Andererseits können Schmerzen spürbar sein, obwohl keine körperlichen Schäden bestehen, z. B. beim **Phantomschmerz**. Schmerzen können akut und vorübergehend sein. Sie können lange im Gedächtnis bleiben und chronifizieren.

Die **Schmerzwahrnehmung** erfolgt durch sog. Schmerzrezeptoren (Nozizeptoren), die als freie Nervenendigungen auf Kälte, Hitze, mechanische oder chemische Reizungen reagieren. Die sensiblen Bahnen der Nozizeptoren enden zum Teil in der **Formatio reticularis**. Deren Informationen werden zum Thalamus und von da zur sensiblen Großhirnrinde weitergeleitet und machen den Schmerz bewusst. Zusätzlich wird der **Hypothalamus** informiert und reagiert mit vegetativen Symptomen, z. B. Schweißbildung und Pulserhöhung. Daneben aktivieren sog. **Raphe-Kerne** über Serotoninsynapsen opioide Interneuronen zur Schmerzkontrolle oder Schmerzunterdrückung. Auf dieses Bahnsystem wirken ebenso die als Medikamente verabreichten Opioide, z. B. Morphin (Kap. 16.5.4).

7.1.1 Entstehung des Schmerzes

Durch die Verletzung eines Gewebes werden u. a. ATP, Kinine, Kaliumionen, Protonen und Arachidonsäure freigesetzt. Die für die Immunreaktion wichtigen Leukozyten und Makrophagen werden durch **Zytokine** (Interleukin) an den verletzten Bereich herantransportiert. Zytokine bewirken außerdem im Hypothalamus die Entstehung von **Fieber**.

Die **Leukozyten** und die Endothelzellen bilden das Enzym Zyklooxygenase (COX-2 und COX-1). Zyklooxygenase bildet aus der freigesetzten Arachidonsäure Prostaglandin E2. Aus den Kininen entwickelt sich Bradykinin.

Des Weiteren schütten die **Mastzellen** Mediatoren aus, z. B. Serotonin und Histamin. Die Entzündungsmediatoren Bradykinin und Serotonin bewirken eine Vasodilatation, sodass die neutrophilen Granulozyten gut das verletzte Gebiet besiedeln können.

Schmerzauslösende Faktoren Prostaglandine, Histamin, Zytokine, Bradykinin, Protonen und Kaliumionen bezeichnet man als **Schmerzmediatoren**. Sie lösen den Schmerz aus, indem sie die Nozizeptoren erregen, sobald eine bestimmte Reizschwelle überschritten wird. Diese wiederum schütten den **Nervenwachstumsfaktor** (NGF) aus, der seinerseits andere Nozizeptoren erregt und schlafende Rezeptoren weckt. Es kommt zu einer Schmerzverstärkung und zum Einwachsen der Nervenfasern in das umliegende Gewebe, sodass nun auch das angrenzende Gewebe schmerzempfindlich wird.

Schmerzunterdrückende Faktoren Dem gegenüber stehen die endogenen Morphine (**Endorphine**). Dies sind Neuropeptide, die vom Körper selbst produziert werden und schmerzunterdrückend wirken, da sie an die Opiatrezeptoren binden. Endorphine werden in der **Hypophyse** und im **Hypothalamus** gebildet und im Notfall aktiviert. Das führt bei schweren Unfällen, in starken Angstzuständen oder in Stresssituationen dazu, dass zunächst keine Schmerzen gespürt werden. Aber auch bei positiven Emotionen werden Endorphine ausgeschüttet, weshalb man sie als **Glückshormone** bezeichnet.

7.1.2 Schmerzweiterleitung

Die schmerzweiterleitenden Nervenfasern werden in schnelle (A-Fasern) und langsame (C-Fasern) Fasern unterteilt:

- **A-Fasern** leiten die Impulse schnell weiter. Es wird ein **heller, stechender Schmerz** empfunden.
- **C-Fasern** enthalten keine Myelinscheiden, sodass die Impulse langsamer weitergeleitet werden. Sie vermitteln einen **dumpfen, tiefen Schmerz**.

Zum einen gelangen die Impulse ins Rückenmark (Kap. 16.2.3), über das ein **Reflex** ausgelöst wird, der zum sofortigen Handeln führt (z. B. Finger wegziehen), ohne dass der Schmerz schon spürbar ist. Zum anderen gelangen die Reize über den Thalamus zur sensiblen Großhirnrinde. Dort wird der Schmerz registriert. Eine Weiterleitung zum limbischen System führt zur **emotionalen Bewertung** des Schmerzes.

7.1.3 Chronische Schmerzen

Besteht eine Schmerzsymptomatik mehr als 3 Monate, spricht man von **chronischen Schmerzen**, die dann die Warnfunktion verloren und sich zu einer **Schmerzkrankheit** entwickelt haben. Im Zentrum dessen steht das **Schmerzgedächtnis**.

Nervenzellen, die immer wieder Schmerzimpulse erhalten, verändern ihre Struktur und dadurch ihre Aktivität. Es bilden sich vermehrt Ionenkanäle und Rezeptoren aus, sodass jetzt nur noch leichte Impulse, z. B. Wärme oder Berührung, benötigt werden, um die Schmerzen als intensiv zu empfinden, allerdings ohne konkrete Ursachen.

Daher ist die konsequente und frühe Schmerzunterdrückung die Therapie der Wahl, um die Ausbildung eines Schmerzgedächtnisses zu unterbinden.

7.2 Fieber

Fieber ist die Erhöhung der Körperkerntemperatur (Kap. 4.4) als Begleiterscheinung von Situationen, die den Körper bedrohen, wie beim Befall durch Mikroorganismen, bei Entzündungen, Traumata oder Tumoren. Durch diese Situationen werden **Pyrogene** aktiviert, die schließlich den Hypothalamus beeinflussen, die Kerntemperatur zu erhöhen.

Fieber kommt bei Säugetieren, Reptilien, Amphibien bis hin zu Insekten vor und ist eine Reaktion auf und keine Ursache für eine Krankheit. Es erfüllt eine wichtige **Abwehrreaktion** auf das krankmachende Agens und hilft, Infektionen auszuheilen.

Im Gegensatz dazu steht die **Hyperthermie**, die ohne Pyrogenbeteiligung und damit therapieresistent zu einer hohen Körpertemperatur führt. Das kann an einer hohen Temperatur in der Umgebung liegen, an starker körperlicher Aktivität oder an neurologischen Erkrankungen.

7.2.1 Physiologie des Fiebers

Die **normale Körpertemperatur** eines Menschen liegt im Bereich zwischen 36 °C und 37,2 °C. Bis zu einem Wert von 38 °C spricht man von subfebrilen Temperaturen, ab 38 °C von **Fieber**. Das Fieber kann Werte bis 41 °C erreichen, wobei die kritische Temperatur ab 41,2 °C erreicht ist, weil durch sie Eiweißstrukturen im Organismus zerstört werden.

Im Hypothalamus befinden sich ca. 30 % wärmesensitive Neuronen, ca. 60 % reagieren nicht auf Temperaturveränderungen und ca. 5 % sind kältesensitiv. Man vermutet, dass die sensitiven und nicht sensitiven Neuronen ihre Aktivitäten gegeneinander abgleichen und dadurch ein Wärmegleichgewicht erzeugen, wobei die wärmesensitiven Neuronen vor allem auf die peripheren Informationen reagieren. Die kältesensitiven Neuronen reagieren bremsend oder erregend auf Informationen benachbarter Neuronen.

Wärmesensitive und nicht sensitive Neuronen werden durch Pyrogene (Interleukine, Tumornekrosefaktor, Prostaglandine) gehemmt, was das regulatorische Gleichgewicht gestört.

Fieberverlauf Bestimmte Interleukine führen zu einem 1. Fiebergipfel, der ca. 30–60 min dauert. Wiederum andere Interleukine regen die Bildung der Zyklooxygenase-2 in den Makrophagen an. Die Zyklooxygenase bildet dann Prostaglandin E2, das im Hypothalamus den 2. Fiebergipfel bewirkt.

Körpereigene Regulation und Begrenzung des Fiebers Der Organismus reguliert und begrenzt seine Fieberreaktionen mithilfe von **Antipyrogenen**. Dazu gehört u. a. Interleukin-10. Antipyrogene hemmen den Tumornekrosefaktor, andere pyrogene Interleukine, Monozyten, dendritische Zellen und stören damit die Aktivierung von T-Lymphozyten. Die Bildung der Zyklooxygenase-2 wird ebenfalls unterbunden.

Daneben erfolgt die Regulation durch weitere fiebersenkende Stoffe. **Prostaglandin J2** führt zu einer Fieberhemmung. Ebenso wirkt **Stickstoffmonoxid** (entsteht physiologisch aus dem Aminosäurestoffwechsel) im Gehirn fiebersenkend, weil es die Wärmebildung hemmt und eine Wärmeverteilung fördert. Auch verschiedene **Hormone** wirken einem Fiebern entgegen, z. B. Glukokortikoide, Melanozyten-stimulierendes Hormon (MSH), adrenokortikokortikotropes Hormon (ACTH), antidiuretisches Hormon (ADH), Melatonin, Östrogen und Progesteron.

7.3 Angst

Angst ist eine normale Reaktion auf eine Bedrohung und hat die Funktion, den Organismus so zu stimulieren, dass er eine bedrohliche Situation überlebt, indem der Körper in Kampf- oder Fluchtbereitschaft versetzt wird. Sie wird aber auch diskutiert als angeborenes biologisches Reaktionsmuster, mit der Möglichkeit, Stärke oder Entschlossenheit zu entwickeln und Gefahren zu bewältigen.

7.3.1 Physiologische Reaktionen

Neben zerebralen Arealen wie der Amygdala und dem Hippocampus wird das vegetative Nervensystem über die sog. **Stressachse**, die Hypothalamus-Hypophysen-Nebennierenrinden-Achse, aktiviert. Dabei kommt es zu einer vermehrten Ausschüttung von **Kortisol** aus der Nebennierenrinde. Zudem spielen das GABA-erge, noradrenerge und serotonerge System eine Rolle.

GABA-erges System GABA ist der wichtigste hemmende Neurotransmitter im ZNS (Kap. 16.3.6). Eine verminderte GABA-Reaktion führt zu einer Generalisierung der Erregung. Bei Angstreaktionen scheinen die Funktionen dieses Systems eingeschränkt zu sein.

Noradrenerges System Noradrenerge Bahnen haben ihren Ausgang im limbischen System und ihre Efferenzen im gesamten Gehirn. Sie spielen bei Angst eine große Rolle und sorgen für eine erhöhte Aufmerksamkeit, weite Pupillen, empfindlicheres Sehen und Hören, eine starke Muskelanspannung, erhöhten Blutdruck und Puls, eine flachere Atmung mit Tachypnoe, führen zur Hemmung sämtlicher Verdauungsorgane und -vorgänge, zu Zittern, Schwindel sowie Schweißneigung mit typischem Geruch (Angstschweiß).

Serotonerges System Das serotonerge System ist mit seinen genauen Mechanismen noch nicht hinreichend erforscht, jedoch weiß man, dass Menschen mit niedrigem Serotoninspiegel eher zu Phobien und Zwangsneurosen neigen. Allerdings wurde bei Menschen mit Angststörungen auch schon eine Überfunktion gefunden.

7.3.2 Erlernen der Angst

Angst ist erlernbar durch **eigene Erfahrung**, die Konditionierung: Ein Blitzreiz, zunächst als neutrales Schauspiel erlebt, wird beängstigend durch den unmittelbar nachfolgenden Donner, durch den das Kind erschrickt. Sie wird durch **Beobachtung** von Ängsten bei Mitmenschen erlernt, dem sog. Modelllernen: Säuglinge, Kleinkinder, die die Angst der Mutter vor z. B. Hunden beobachten; Kinder, die die Reaktionen mancher Menschen bei Gewitter etc. erfahren. Außerdem erlernen wir Angst durch explizite **Warnungen** vor echten oder vermeintlichen Gefahren (Kap. 18.2).

Unter **biologisch vorbereiteten Ängsten** versteht man Ängste, die leichter als andere hervorgerufen werden können, auch wenn sie – objektiv betrachtet – sogar weniger gefährlich sind: Vergleicht man z. B. die Angst vor einem Auto mit der vor einer Schlange, erfolgt die Reaktion auf die Schlange deutlich ausgeprägter (obwohl hierzulande eher Gefahr von einem Auto ausgeht). Neben der Angst vor bestimmten Tieren gehören zu diesen Ängsten z. B. auch die Angst vor Grimassen oder Drohgebärden.

Fazit

Signal- und Warnsysteme sind Schmerz, Fieber und Angst. **Schmerz** wird spürbar über sog. Nozizeptoren, die sowohl das Vegetativum als auch die Sensibilitätsareale des ZNS erreichen. Die Nozizeptoren werden durch sog. Mediatoren wie Prostaglandine erregt. Als Reaktion auf den Schmerz bildet der Körper Endorphine, die die Schmerzempfindung unterdrücken.
Fieber entsteht durch sog. Pyrogene, die die Kerntemperatur im Hypothalamus erhöhen. Hohe Temperaturen können Fremdeiweiße (Bakterien) abtöten, aber noch nicht körpereigene Eiweiße. Temperaturen ab 42 °C zerstören körpereigenes Eiweiß. Der Körper bildet eigene fieberreduzierende Substanzen.
Angst ist ein angeborener und erlernter Schutzzustand, bei dem Hormone wie Kortisol, Adrenalin und Serotonin ausgeschüttet werden. Alle zusammen führen zu erhöhter Aufmerksamkeit, einem beschleunigten Pulsschlag, gesteigertem Blutdruck und einer Zunahme der Muskelspannung.

Häufig gestellte Fragen

Wie wirken Entzündungshemmer?

Medikamente wie Kortisol und andere Glukokortikoide hemmen die Prostaglandin- und Leukotriensynthese und wirken dadurch entzündungshemmend.

Acetylsalicylsäure (ASS) und andere NSAID/NSAR hemmen Zyklooxygenasen und wirken damit fiebersenkend, entzündungshemmend und schmerzlindernd.

Welche Nebenwirkung können Entzündungshemmer haben?

ASS unterbindet über eine COX-1-Hemmung irreversibel die Thromboxansynthese, wodurch die Thrombenbildung unterdrückt wird. Diese Hemmung kann einerseits zu Blutungen und andererseits dazu führen, dass mehr **Leukotriene** gebildet werden, die aufgrund ihrer bronchokonstriktiven Wirkung einen **Asthmaanfall** auslösen können.

NSAR, NSAID führen bei Dauergebrauch zu Schleimhautschäden im Magen-Darm-Trakt mit Geschwürbildung und zur Nierenschädigung.

Wie wirken Anxiolytika?

Medikamente bei behandlungsbedürftigen Angststörungen nennt man Anxiolytika. Hauptmittel sind die **Benzodiazepine** (z. B. Diazepam, Oxazepam, Bromazepam, Clobazam). Sie verstärken die hemmende Wirkung des GABA-Systems, was angstlösend und beruhigend wirkt.

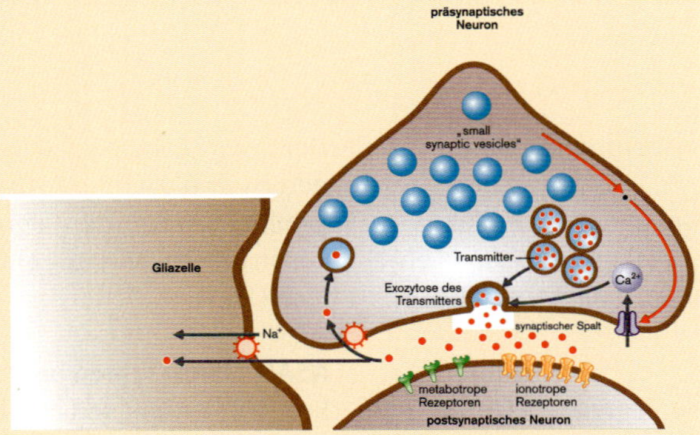

8 Bewegungssystem

Der Bewegungsapparat besteht aus dem Knochengerüst, der Skelettmuskulatur und den zugehörigen Sehnen und Bändern. Zusammen dienen sie der Stabilität und Formgebung des Körpers sowie der Fortbewegung. Veranschaulicht werden diese Zusammenhänge anhand der Anatomie, dem Aufbau sowie spezieller Funktionen. Obwohl die glatte Muskulatur und die Herzmuskulatur nicht zum Bewegungsapparat gehören, schließt sich die Besprechung ihrer Funktionsweise aufgrund der engen thematischen Bezüge unmittelbar an die der Muskulatur des Bewegungsapparates an.

8.1 Knochen

Der Körper aller Wirbeltiere wird von innen durch ein Knochengerüst (**Skelett**) gestützt. Außerdem bestimmt das Skelett die Form des Körpers und dient zusammen mit der Muskulatur der Fortbewegung.

Das Knochengerüst besteht aus ca. 200 Knochen, die je nach Lage und Funktion sehr unterschiedlich geformt sind. Auch die Größe der einzelnen Knochen unterscheidet sich. So gibt es Knochen, die nur wenige Millimeter groß sind (Gehörknöchelchen), aber auch massive Knochen, z. B. die Oberarm- und Oberschenkelknochen.

Die Substanz der Knochen ist die besonders mineralreiche und dadurch harte Form des Binde- und Stützgewebes (Kap. 8.2). Sie wird in der Härte nur vom Zahnschmelz der Zähne übertroffen. Die Knochen bestehen zu ca. 65 % aus anorganischen Mineralstoffen, zu 10 % aus Wasser und zu 25 % aus organischer Substanz. Das Zahnbein (Dentin) besteht zu 70 % aus Mineralstoffen, Zahnschmelz sogar zu 98 %.

8.1.1 Anatomie

Die Knochen können nach ihrer **Form** eingeteilt werden in lange (Arm-, Beinknochen) und kurze Röhrenknochen (Finger-, Zehenknochen), platte Knochen (z. B. Rippen, Brustbein, Schädel, Schulterblatt, Becken), ungeformte Knochen (z. B. Handwurzel-, Fußwurzelknochen) sowie Sesambeine (z. B. Patella).

Die Knochen sind aufgebaut aus verschiedenen **Knochenzellen**, den Osteoblasten, Osteoklasten, Osteozyten.

Knochen bestehen aus organischen Substanzen (z. B. kollagenen Fasern und anderen Proteinen), anorganischen Substanzen (Kalzium, Phosphat, Magnesium, Fluor) und Wasser. Je nach Anordnung der kollagenen Fasern spricht man vom Geflechtknochen und vom Lamellenknochen.

8.1.1.1 Geflechtknochen

Im Geflechtknochen sind die kollagenen Fasern unregelmäßig angeordnet und die Zellen unregelmäßig verteilt. Geflechtknochen kommen in der Knochenentwicklung und nach Knochenbrüchen vor und werden in den ersten Lebensjahren durch Lamellenknochen ersetzt.

8.1.1.2 Lamellenknochen

Im Lamellenknochen sind die kollagenen Fasern schalenartig um ein **Havers-System** (Osteon) aufgebaut. Die Knochenzellen sind regelmäßig angeordnet.

Die Lamellen befinden sich am äußeren Knochen als kompakte Substanz (**Substantia compacta**) und im Inneren des Knochens als Knochenbälkchen (**Substantia spongiosa**). Die Osteone werden eingerahmt durch äußere und innere Generallamellen und sind verbunden durch sog. Schaltlamellen. Die äußeren Generallamellen bilden den Abschluss des Knochens unterhalb des Periosts, die inneren Generallamellen liegen am Übergang zur Spongiosa. Die Generallamellen sind nicht konzentrisch, sondern gerade angeordnet.

In der **Kambiumschicht** des Periosts an der äußeren Generallamelle befindet sich eine dichte Schicht von **Osteoblasten.**

8.1.1.3 Röhrenknochen

Die Röhrenknochen bestehen aus **2 Epiphysen**, die durch die **Diaphyse** (Knochenschaft) voneinander getrennt sind. Die Epiphysen bestehen aus spongiösem Knochen und sind mit einer Gelenkknorpelschicht überzogen. Sie werden von der Diaphyse durch eine dicke Knorpelscheibe (**Epiphysenfuge**) getrennt. Im Inneren der Knochen ist die **Markhöhle** (**Abb. 8.1**).

Das **Längenwachstum** des Röhrenknochens findet in der Epiphyse und der Diaphyse statt, und zwar in Richtung der Epiphysenfuge, sodass diese immer dünner wird. Am Ende des Knochenwachstums verwachsen Epiphyse und Diaphyse durch Verknöcherung. Das **Breitenwachstum** geht von der Kambiumschicht aus.

8.1.1.4 Blutbildendes Knochenmark

In der Markhöhle sowie der Spongiosa liegt **blutbildendes (rotes) Knochenmark** vor, das im Laufe der Entwicklung durch Fettgewebe ersetzt wird. Die Blutbildung bleibt lediglich in den Epiphysen weiter bestehen.

In den platten Knochen, den ungeformten Knochen sowie den Wirbelkörper findet sich rotes Knochenmark, das immer für die Blutbildung zur Verfügung steht.

8.1.1.5 Knochenhaut (Periost)

Die Diaphyse ist von außen überzogen von Knochenhaut (Periost), einer Knochenhülle, die gut durchblutet und sehr sensibel ist. Sie enthält viele **knochenaufbauende Zellen.** Das Periost ist zuständig für das Breitenwachstum, für die Regeneration nach Knochenbrüchen, zur Ernährung und Innervation. Die Gelenkknorpelschicht ist nicht mit Periost überzogen.

8.1.2 Entwicklung der Knochens

Die Entwicklung des Knochengewebes (Ossifikation) kann direkt (desmal) oder indirekt (chondral) vonstatten gehen.

8.1.2.1 Desmale Ossifikation

Bei der desmalen Ossifikation wird der Knochen direkt aus dem embryonalen Bindegewebe gebildet. Die entstandenen Knochen werden Deck-, Bindegewebs- oder Belegknochen genannt.

Dabei differenzieren sich multipotente Mesenchymzellen (**embryonales Bindegewebe**) zu Knochenbildungszellen (**Osteoblasten**), die dann unverkalkte, aus Proteinen und Fasern bestehende Knochengrundsubstanz (**Osteoid**) ausscheiden. Dabei werden sie ortsständig fixiert und bilden sich zu Knochenaufbauzellen (**Osteozyten**) um, indem nach und nach Kalziumsalze entlang der Fasern eingebaut werden. Die Osteozyten sind über Zellausläufer miteinander verbunden.

Auf diese Weise entstehen die Geflechtknochen des **Gesichtsschädels**, der **platten Schädelknochen** und des **Schlüsselbeins.**

Damit die Knochen nicht zu dick werden, bauen aus dem Mesenchym hervorgehende knochenabbauende Zellen (**Osteoklasten**) auf der gegenüberliegenden Seite den Knochen wieder ab. Osteoklasten sind mehrkernige Riesenzellen, die beweglich sind und eine große Abbauleistung erbringen.

Sie gehören zum **Monozyten-Makrophagen-System**.

8.1.2.2 Chondrale Ossifikation

Bei der chondralen Ossifikation oder indirekten Ossifikation wird der Knochen aus **Knorpelgewebe** gebildet. Aus dem mesenchymalen Bindegewebe entsteht zunächst ein **hyaliner Knorpel**, der in der Form seinem endgültigen Knochen gleicht. Während des Wachstums wird der Knorpel kontinuierlich durch **Chondroklasten** abgebaut und von **Osteoblasten** durch Knochensubstanz ersetzt. Dabei werden die perichondrale und enchondrale Bildungsform unterschieden, die weitgehend parallel ablaufen.

Perichondrale Ossifikation Bei der perichondralen Ossifikation erfolgt die **Knochenbildung von außen**, indem sich aus dem Bindegewebe Osteoblasten bilden. Vom Bereich der Diaphyse ausgehend bildet sich eine Knochenhülse (**Perichondrium**), die wie eine Manschette den Knorpel umschließt und Richtung Epiphyse wandert. Im Inneren wird der Knorpel dann enchondral ossifiziert. Das Perichondrium wird später zum **Periost**.

Echondrale Ossifikation Bei der enchondralen Ossifikation erfolgt die **Verknöcherung** des Knorpels **von innen**. Blutgefäße sprießen in das Knorpelgewebe ein, begleitet von Mesenchymzellen, die sich zu Chondroklasten und Osteoblasten umwandeln. Chondroklasten bauen den Knorpel ab und Osteoblasten bauen den Knochen auf.

Der Knochenaufbau wird beeinflusst durch **Hormone** wie Somatotropin, Kalzitonin, Kalzitriol, Schilddrüsenhormone, Androgene und Östrogen (Kap. 15).

8.1.3 Knochenaufbau und -abbau

Der Knochenaufbau und -abbau befindet sich nahezu immer in einem **Fließgleichgewicht**: In der Kinder- und Jugendzeit überwiegt der Aufbau; nach dem Erreichen des endgültigen Wachstums der Abbau.

Der Auf- und Abbau ist nötig, weil ständig durch kleine Mikrotraumen Risse in den Knochen auftreten. Die Knochenbaustellen benötigen ca. **3 Wochen**, um den Knochen um die Risse herum abzubauen und ca. **3 Monate**, um wieder einen stabilen Knochen aufzubauen.

8.1.3.1 Osteon

Die Grundeinheit des kompakten Knochens ist das **Osteon** oder das **Havers-System**. Es besteht aus einem zentralen, durch die Länge des Knochens verlaufenden Gefäßkanal (**Havers-Kanal**). In diesem Kanal verläuft die den Knochen versorgende Arterie (**Havers-Gefäß**). Ummantelt ist der Kanal von Lamellen aus mineralisierten Fasern. Die Versorgung der Havers-Gefäße erfolgt durch die quer eintretenden **Volkmann-Kanäle** mit ihren zuführenden Arterien.

Die Osteone werden eingerahmt von Generallamellen, die in Längsrichtung angeordnet zum einen unterhalb des Periosts und zum anderen als innere Begrenzung der Spongiosa angelegt sind. Untereinander verbunden sind die Osteone durch sog. **Schaltlamellen** (**Abb. 8.1**).

8.1.3.2 Osteozyten

Zwischen den Lamellen sitzen Knochenzellen, die **Osteozyten**. Osteozyten sind kalzifizierte und damit **festständige Osteoblasten**. Sie sind durch lange Zellfortsätze miteinander verbunden (**Abb. 8.1**) und bilden ein Netzwerk, das durch Gap Junctions (zellverbindende Kanäle, Kap. 5.1) Ionen weiterleiten. Bei mechanischen Belastungen nehmen die Osteozyten die Signale wahr und geben sie an die Osteoblasten weiter, die daraufhin mit Knochenaufbau reagieren. So wird durch körperliche Belastung der Knochenaufbau merklich gefördert.

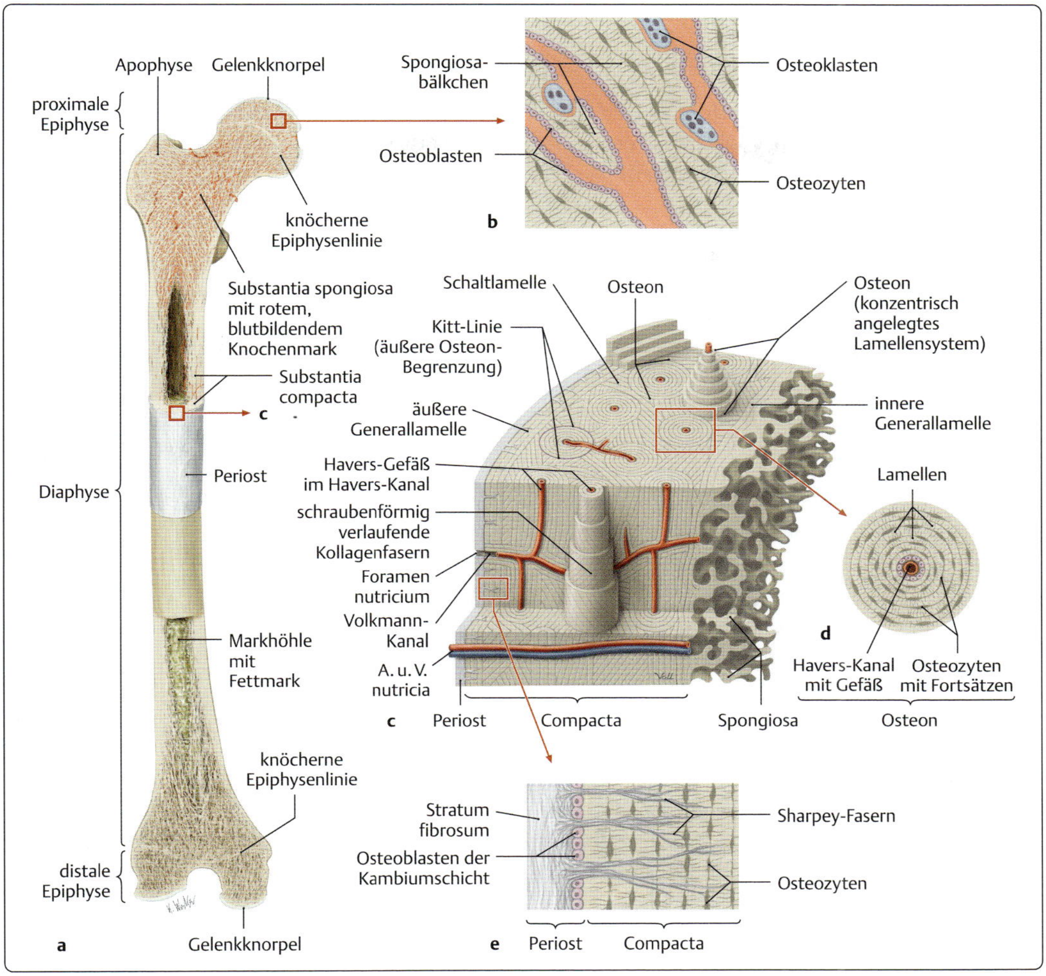

Abb. 8.1 Bau eines typischen Röhrenknochens am Beispiel des Femurs. (aus: Schünke M, Schulte E, Schumacher U. Prometheus. LernAtlas der Anatomie. Allgemeine Anatomie und Bewegungssystem. Illustrationen von M. Voll und K. Wesker. 3. Aufl. Stuttgart: Thieme; 2012: 39, Abb. Da–e)

8.1.3.3 **Osteoblasten**

Zwischen Periost und Generallamelle befindet sich eine dichte Schicht von Osteoblasten. Sie produzieren die organischen Substanzen (Fasern und andere Proteine) der Knochengrundsubstanz und bilden das **Osteoid**.

Neben vielen anderen Proteinen sind kollagene Fasern vom Typ I, Osteokalzin und Osteonektin die wichtigsten Proteine des Osteoids, die auch seinen größten Teil ausmachen (Kap. 1.3.2).

Kollagenfasern Typ I werden im endoplasmatischen Retikulum der Osteoblasten gebildet. Zu ihrer Herstellung ist **Vitamin C** nötig, das für eine gute Quervernetzung des Kollagens sorgt.

> **Pathologie**
>
> **Skorbut**
> Durch den Vitamin-C-Mangel erfolgt eine ungenügende Vernetzung des Kollagens in den Knochen. Es kommt damit zum Knochenabbau.

Osteokalzin ist ein Protein, das mithilfe von **Vitamin K** und **Vitamin D** entsteht. An Osteokalzin lagern sich Kalzium und Phosphat als schwer lösliches Salz (**Hydroxylapatit**) an (Kap. 2.6.1). Osteokalzin verstärkt außerdem die **Insulinwirkung**, indem es die Proliferation der B-Zellen in den Pankreasinseln fördert und indirekt über die Bildung eines Proteins die Fettzellen sensibel macht für Insulin. Somit hat der Knochenstoffwechsel auch einen Einfluss auf den Energiestoffwechsel.

Osteonektin bindet sowohl **Hydroxylapatit** als auch **Kollagen** und verbindet somit die organischen Anteile des Knochens mit den anorganischen Anteilen.

Die **Osteoblasten** nehmen Kalzium und Phosphat in großen Mengen auf. Sie mineralisieren als Kalziumphosphatsalze den Knochen. Der Prozess wird unterstützt durch das Enzym **alkalische Phosphatase** sowie die Hormone **Kalzitonin** aus der Schilddrüse und **Kalzitriol** (Kap. 8.1.4). Alkalische Phosphatase löst Phosphate aus anderen Bindungen und stellt sie dem Knochenaufbau zur Verfügung. Eine Erhöhung der alkalischen Phosphatase zeigt einen **verstärkten Knochenumbau** an, wie es bei Knochenerkrankungen, nach Knochenbrüchen und im Wachstum der Fall ist.

8.1.3.4 Osteoklasten

Osteoklasten sind große, mehrkernige Zellen, die durch Verschmelzung mehrerer Zellen aus der hämatopoetischen Reihe entstehen. Die Entwicklung erfolgt auf dieselbe Weise wie die der Makrophagen und neutrophilen Granulozyten. Osteoblasten oder Makrophagen bilden **Zytokine** und **Prostaglandine**, die die Differenzierung zu Osteoklasten ausgelösen.

Osteoklasten bauen die Knochen durch **Ansäuerung des Milieus** ab. Die Ansäuerung führt zur Auflösung der Mineralstoffkristalle und damit zum Ausschleusen des Kalziums aus dem Knochen ins Blut. Dieser Vorgang wird unterstützt vom **Parathormon** der Nebenschilddrüsen.

> **Pathologie**
>
> **Osteoporose**
> Ein Abbau der Knochensubstanz ist möglich bei Diabetes mellitus (durch Ketoazidose), in der Menopause (durch den Mangel an Östrogen und Bewegungsmangel), bei Mangelernährung (durch den Mangel an Kalzium und Vitamin D_3). Bei dem Vorliegen eines Diabetes mellitus werden durch die Ketoazidose (Säure) die Osteoklasten aktiviert.
>
> **Osteomalazie/Rachitis**
> Durch einen Mangel an Vitamin D_3 kommt es zur Erweichung der Knochen.
>
> **Plasmozytom**
> Beim Plasmozytom erfolgt die Aktivierung der Osteoklasten durch funktionsuntüchtige Immunglobuline.
>
> **Morbus Paget**
> Hierbei handelt es sich um eine aseptische Knochennekrose, die mit einem Abbau und überschießendem Neubau von Knochen, häufig im Stirnbereich („Hut passt nicht mehr"), einhergeht.
>
> **Knochenmetastasen und -krebs**
> Bei **Knochenmetastasen** tritt entweder eine Aktivierung der Osteoklasten (Osteolyse mit Hyperkalzämie) oder eine Aktivierung der Osteoblasten (Osteogenese) auf, was zu einem gestörten Gleichgewicht führt und den Knochen instabil werden lässt. Das führt zu Schmerzen und unter Umständen Brüchen.
> Die Pathophysiologie beim **Knochenkrebs** ist dieselbe wie bei den Knochenmetastasen. Es wird unterschieden zwischen vom Knochenmark (Ewing-Sarkom) oder vom Knochen (Osteosarkom) ausgehenden Krebsarten.

8.1.4 Regulation des Knochenstoffwechsels durch verschiedene Hormone

Für den Knochenaufbau sind **Kalzium** und **Phosphat** die wichtigsten Mineralstoffe. Den Haushalt dieser beiden Mineralstoffe regulieren Parathormon aus der Nebenschilddrüse (Kap. 15.5.4), Kalzitonin aus der Schilddrüse (Kap. 15.5.3) und Kalzitriol (Vitamin D_3; Kap. 2.6.1):

- **Parathormon** sorgt für die **Aufrechterhaltung des Blutkalziumspiegels**, indem es Kalzium aus dem Knochen ausbaut, die Kalziumresorption an Darm und Nieren fördert und für die Ausscheidung von Phosphat an den Nieren sorgt.
- **Kalzitonin** bewirkt die **Erniedrigung des Blutkalziumspiegels**, indem es Kalzium in den Knochen einbaut, die Ausscheidung an den Nieren fördert und die Resorption aus dem Darm vermindert. Ebenso wird mithilfe von Kalzitonin Phosphat in den Knochen eingebaut und über die Nieren ausgeschieden.
- **Kalzitriol** ist wichtig für die Aufrechterhaltung des **Gesamtkalziumspeichers** des Körpers, indem es die Resorption von Kalzium und Phosphat aus dem Darm und an den Nieren und den Einbau von Kalzium und Phosphat in den Knochen unterstützt.

Auch das **Östrogen** der Frau und das **Testosteron** des Mannes bedingen die Stabilisierung des Knochens, indem sie die Wirkung der anderen notwendigen Hormone positiv beeinflussen.

Glukokortikoide greifen ebenfalls in den Knochenstoffwechsel ein, indem sie die Funktion und die Überlebenszeit der Osteoblasten hemmen und andererseits die Osteoklastenaktivität und die Anzahl der Osteoklasten steigern (vgl. Kap. 15.5.1).

Fazit

Knochensubstanz entwickelt sich entweder aus Bindegewebe (desmal) oder aus Knorpelgewebe (chondral). Die den Knochen bildenden Zellen sind die Osteoblasten, die sich nach Mineralstoffeinlagerung (Kalzium, Phosphate) umwandeln zu Osteozyten. Die Osteozyten umschließen konzentrisch die blutversorgenden Systeme (Havers-System) und bilden Osteone. Unterhalb des Periosts und als innere Begrenzung der Spongiosa finden sich in Längsrichtung angeordnete Generallamellen, eine Quervernetzung erfolgt über Schaltlamellen.
Osteoklasten bauen den Knochen ab. Der Knochenumbau wird enzymatisch durch die alkalische Phosphatase gesteuert, der Knochenaufbau hormonell durch Kalzitonin, Kalzitriol, Östrogen und Testosteron. Vitamin C unterstützt eine Verfestigung der Knochen. Ein Knochenabbau wird z. B. gefördert durch Kortisol, Säuren sowie pathologische Immunglobuline.

8.2 Sehnen und Bänder

Sehnen sind Verbindungen zwischen Muskeln und Knochen, die die Zugwirkung der Muskeln auf die Knochen übertragen. Sie bestehen aus kollagenen **Bindegewebsfasern**, die einerseits fest verbunden mit den einzelnen Muskelfaserhüllen und andererseits mit dem Periost des Knochens verwachsen sind (**Abb. 8.2**). Dabei durchlaufen sie eine Knorpelzone, die es ermöglicht, dass die Muskelkraft gedämpft auf den Knochen übertragen wird. Die meisten Sehnen führen durch eine Sehnenscheide, die als flüssigkeitsgefüllte Röhre die Reibung der Sehne mit dem umgebenden Gewebe abmildert.

Die Sicherung und Stabilisierung der Gelenke gelingt durch **Bänder**. Das sind bindegewebige, wenig elastische Verbindungen von Knochen zu Knochen.

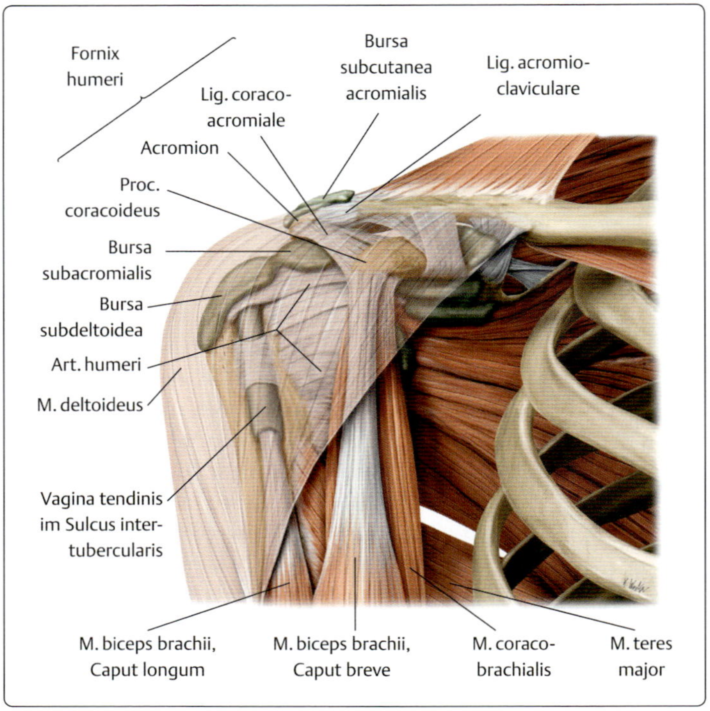

Abb. 8.2 Schultergelenk, Stabilisierung durch Sehnen der Muskeln und die Muskeln selber. (aus: Schünke M, Schulte E, Schumacher U. Prometheus. LernAtlas der Anatomie. Allgemeine Anatomie und Bewegungssystem. Illustrationen von M. Voll und K. Wesker. 3. Aufl. Stuttgart: Thieme; 2012: 264, Abb. A)

8.3 Muskulatur

Als Muskulatur bezeichnet man die Gesamtheit aller Muskeln oder einzelner Körperregionen eines Lebewesens. Auf die Masse bezogen ist die Muskulatur das größte Organ des menschlichen Körpers mit insgesamt 656 Muskeln. Der Muskel ist ein bewegliches Organ, das durch Anspannung und Entspannung innere und äußere Körperstrukturen bewegen kann. An der Bewegung der Muskeln ist das Nervensystem maßgeblich beteiligt.

Die Muskulatur kann anhand ihrer Histologie eingeteilt werden in **quergestreifte** (Skelett- und Herzmuskulatur) und **glatte Muskulatur** (Viszerum). Funktionell ist die Skelettmuskulatur eine willkürlich gesteuerte Muskulatur (**somatisch**), die Herz- und viszerale Muskulatur agieren unwillkürlich (**autonom**).

8.3.1 Skelettmuskulatur

Die Skelettmuskulatur dient der Bewegung, Körperhaltung und Stellung der Gelenke. Die Muskeln sind mit dem Periost zweier oder mehrerer Knochen verwachsen und ermöglichen die Gelenkbewegung. Die Befestigungsstelle des Muskels am weniger beweglichen Knochen wird **Ursprung**, die des beweglicheren Knochens als **Ansatz** bezeichnet.

Arbeiten Muskeln gleichsinnig, arbeiten sie **synergistisch**, arbeiten sie gegensinnig, bezeichnet man die Arbeit als **antagonistisch**. Dabei verrichten Muskeln ihre Arbeit grundsätzlich in Zugrichtung, d. h. durch sie wird kein Schub ausgeübt.

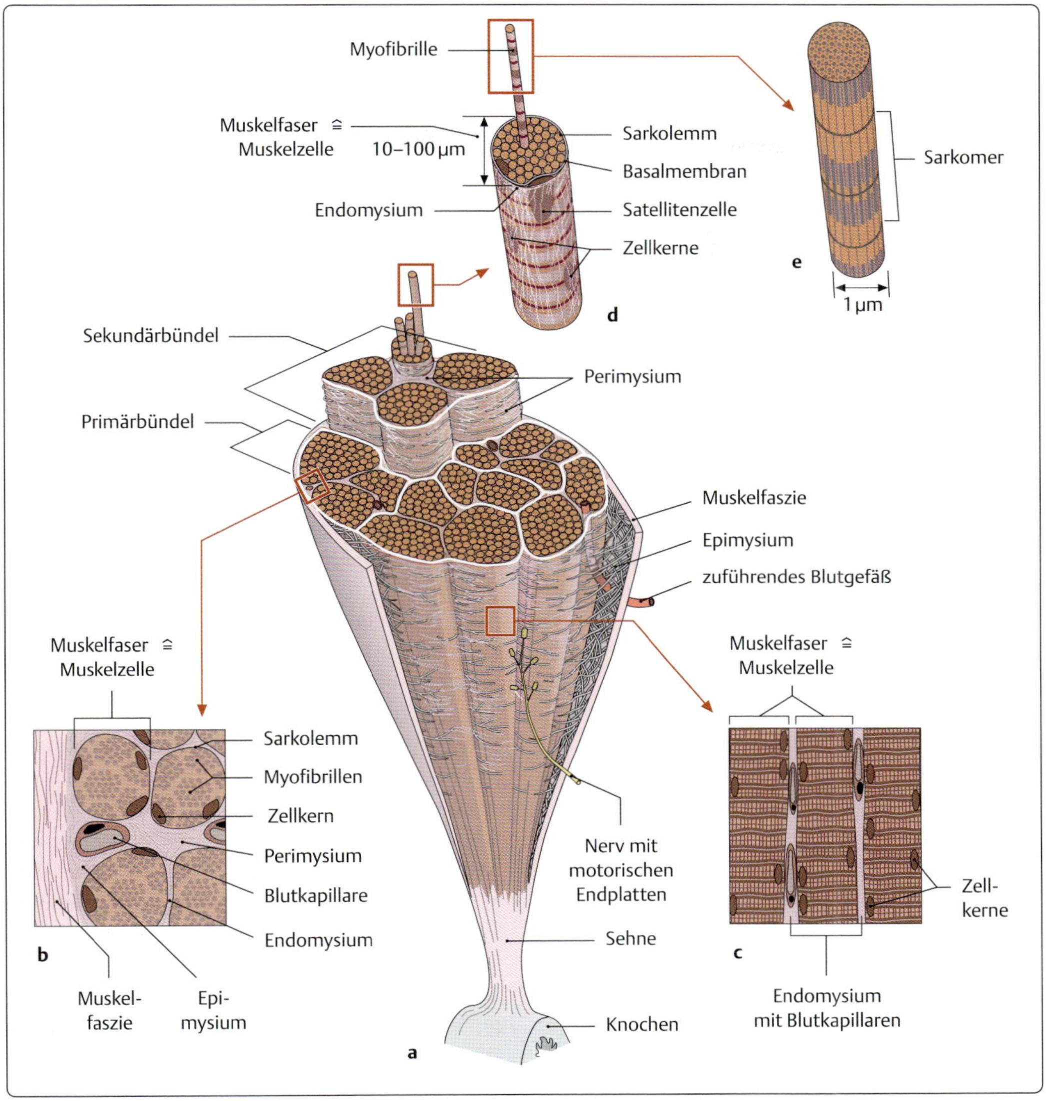

Abb. 8.3 Aufbau eines Skelettmuskels. (aus: Schünke M, Schulte E, Schumacher U. Prometheus. LernAtlas der Anatomie. Allgemeine Anatomie und Bewegungssystem. Illustrationen von M. Voll und K. Wesker. 3. Aufl. Stuttgart: Thieme; 2012: 56, Abb. Da–e)

8.3.1.1 **Makroanatomie**

Die Muskeln bestehen aus Fasern unterschiedlicher Anordnung und aus Sehnen. Die Fasern und auch Fasergruppen sind bindegewebig umhüllt und zu größeren Funktionseinheiten zusammengefasst. Die Muskelpakete sind von einer **Faszie** umschlossen (**Abb. 8.3**). Gruppen von Muskeln mit ähnlichen Aufgaben sind zu **Muskellogen** (Kompartimenten) zusammengefügt.

> **Pathologie**
>
> **Kompartmentsyndrom**
> Eine Druckerhöhung durch Einblutungen, Flüssigkeit oder Schwellungen nach Traumata, z. B. bei Frakturen in Muskellogen, führt zu Nekrosen und dadurch zu Störungen der Mikrozirkulation und neurologischer Funktionen. Die Folge sind Taubheitsgefühl, motorische Ausfälle mit Funktionsverlust der Extremität. Ein Kompartmentsyndrom gilt immer als Notfall. Therapie der Wahl ist die Operation.
>
> **Morbus Sudeck**
> Morbus Sudeck wird heute als komplexes regionales Schmerzsyndrom (CRPS) bezeichnet. Bei diesem kommt es z. B. durch Verletzung, OP oder Entzündung, aber auch idiopathisch zu einer Dysregulation des sympathischen Nervensystems. Es entsteht eine Entzündungsreaktion mit massiver Ausschüttung von Entzündungsmediatoren, die dann die Entzündung unterhalten. Es entwickeln sich Ruheschmerzen, Muskelschwächen bis hin zu Atrophien, Ödeme und typische Hautveränderungen, die einhergehen mit verfärbter und trockener Haut. Therapeutisch werden Glukokortikoide, schmerz- und entzündungshemmende Mittel und eventuell Antidepressiva eingesetzt.

Form der Muskeln
Je nach Form der Muskelpakete spricht man von Muskelspindeln, die allein (1-köpfig), zu zweit (2-köpfig, z. B. M. biceps) oder zu mehreren (3-köpfig, z. B. M. triceps, M. gastrocnemius; 4-köpfig, z. B. M. quadriceps femoris) vorkommen können.

Daneben finden sich gefiederte Muskeln, die einfach oder doppel gefiedert sein können, Sägemuskeln oder Muskeln mit mehreren Sehnen.

Sehnenscheiden, Schleimbeutel
Die Sehnen werden häufig geschützt durch **Sehnenscheiden**. Sehnenscheiden bestehen aus einer fibrösen äußeren und synovialen inneren Schicht, die durch Absonderung von Flüssigkeit das Gleiten der Sehnen ermöglicht.

Andere mit Synovialflüssigkeit gefüllte Räume sind die **Schleimbeutel** (Bursae synoviales) im Bindegewebe. Sie dienen der Abpolsterung und Verschieblichkeit der Sehnen und Muskeln.

Aufgaben der Muskeln
Die Aufgaben der Muskeln bestehen im **Halten** (Haltemuskel, z. B. M. trapezius), **Beugen** (Beugemuskel, Flexor im Ellenbogengelenk, z. B. M. biceps, M. brachialis, M. brachioradialis), **Strecken** (Streckmuskel, Extensor im Ellenbogengelenk, z. B. M. triceps) und **Drehen** (Dreher im Handgelenk, z. B. M. pronator teres, M. supinator).

Unterteilung der Rumpfmuskulatur
Die Rumpfmuskulatur unterteilt man in eine **Eigenmuskulatur** (autochthon), die der Verfestigung und Beweglichkeit dient und Körperhöhlen abschließt, und in eine **Extremitätenmuskulatur**, die durch Verbindung zu den Extremitäten deren Beweglichkeit sichert.

Bauchmuskulatur
Die Bauchmuskulatur besteht aus Muskeln und breiten Sehnen (Aponeurosen), die die Baucheingeweide schützen und den Innendruck der Bauchhöhle durch Kontraktion erhöhen können, z. B. bei der Exspiration.

8.3.1.2 Mikroanatomie
Mikroskopische Betrachtung der Muskelfasern Unter dem Mikroskop betrachtet, besteht ein Muskel aus vielen Muskelfasern unterschiedlicher Dicke (10–100 µm) und Länge (1 mm–12 cm). Da jede Muskelfaser durch das Zusammenschmelzen mehrerer Zellen entsteht, enthält sie mehrere Zellkerne, die direkt unter der Zellmembran liegen.

Im Lichtmikroskop sind helle und dunkle Streifen zu erkennen, die durch kontraktile Myofibrillen entstehen, die in Längsbündeln im Sarkoplasma eingebettet sind.

Inhaltsstoffe innerhalb der Muskelfasern Im Zellinneren finden sich reichlich Glykogen, Enzyme, ATP, Kreatinphosphat, Elektrolyte, sarkoplasmatisches Retikulum und in besonders aktiven Muskeln viele Mitochondrien.

Myofibrillen

Die Myofibrillen sind erkennbar als lange Strukturen unterschiedlicher Dicke (6 und 12 nm), die durch abwechselnde Anordnung eine quergestreifte Struktur aufweisen. Die Myofibrillen bestehen aus eiweißhaltigen Filamenten, den Aktin- und Myosinmolekülen, die durch Strukturproteine in ihrer Lage gehalten werden.

Jedes **Myosinfilament** besteht aus einem dünnen Schwanz, einem Hals und 2 Kopfteilen, aus denen sog. Querbrücken herausragen.

Die **Aktinmoleküle** bestehen aus den Eiweißen Troponin C, Tropomyosin und Nebulin. Die Aktinmoleküle sind kugelförmig als Ketten umeinander gewunden. Zwischen den Ketten finden sich die Tropomyosinmoleküle und aufgelagert Troponinmoleküle.

Tubuläre Systeme in den Zellen

Im Sarkoplasma der Zellen finden sich tubuläre Systeme, die röhrenförmig **quer und längs** die Zelle durchziehen. Das quer verlaufende System hat Kontakt mit der Zellmembran und dient der Kommunikation mit dem Extrazellularraum. Das längs verlaufende System führt um die Myofibrillen herum und enthält den **Kalziumspeicher.**

Muskelfasertypen

Die Muskelfasern eines Muskels bestehen bezogen auf ihre **Arbeitsleistung** aus unterschiedlichen Fasern: Dies sind rote, langsame Fasern (Typ I) und weiße, schnelle Fasern (Typ II). Die Farbe der roten Fasern entsteht durch den Gehalt an **Myoglobin**, dem sauerstoffbindenden Muskeleiweiß. Je nach Funktion des Muskels ist die Verteilung der einzelnen Fasern unterschiedlich.

Typ-I-Fasern Muskeln, die **ständig aktiv** sein müssen, z. B. die Haltemuskeln, enthalten viele **rote, langsame Fasern.** Die Fasern sind klein, von vielen Kapillaren umgeben, enthalten viel Myoglobin, haben einen hohen Gehalt an Enzymen für die aerobe Energiegewinnung und viele Mitochondrien, aber weniger energiereiche Phosphate und Glykogen. Sie führen **langsame Kontraktionen** durch und gewinnen ihre Energie **aerob** über den Abbau freier Fettsäuren. Sie haben eine **hohe Ausdauerkapazität.**

Typ-II-Fasern Muskeln, die für **schnelle und intensive Leistungen** mit hoher Belastung (z. B. einen Sprint, Sprung) ausgelegt sind, enthalten mehr **weiße, schnelle Fasern** (z. B. M. biceps brachii, M. deltoideus). In diesen befinden sich weniger Kapillaren, kein Myoglobin, wenige Mitochondrien, aber viele energiereiche Phosphate und Enzyme zur Glykolyse. Sie gewinnen ihre Energie auf **anaerobem** Weg über die Bildung von Milchsäure, ermüden jedoch schneller (Kap. 4.3).

> **Pathologie**
>
> **Muskelhypertrophie**
> Bei einer Muskelhypertrophie liegt eine Vergrößerung durch Dickenwachstum vor, z. B. durch starke Beanspruchung.
>
> **Muskelatrophie**
> Die Muskelatrophie bezeichnet einen Muskelschwund. Ein Muskelschwund kann genetisch bedingt sein, aber auch durch verminderte Beanspruchung bei körperlicher Inaktivität oder neuromuskulären Erkrankungen.
>
> **Muskelhyperplasie**
> Bei einer Muskelhyperplasie steigt die Anzahl der Muskelfasern durch Neubildung an. Bislang ist diese beim Menschen noch nicht nachgewiesen, sondern nur bei einigen Tieren.
>
> **Muskeldystrophie**
> Hierbei handelt es sich um degenerative Muskelerkrankungen, bei denen ein Verlust der Muskelkraft besteht.

8.3.2 Energiegewinnung der Muskelfasern

Die Energiegewinnung der Muskelfasern kann auf 4 unterschiedlichen Wegen erfolgen: aus vorhandenem ATP, aus Kreatinphosphat, aus dem anaeroben Stoffwechsel durch Milchsäurebildung sowie aus dem aeroben Stoffwechsel. Dabei hängt die Bereitstellung der Energie von der Belastungsdauer ab (**Abb. 8.4**).

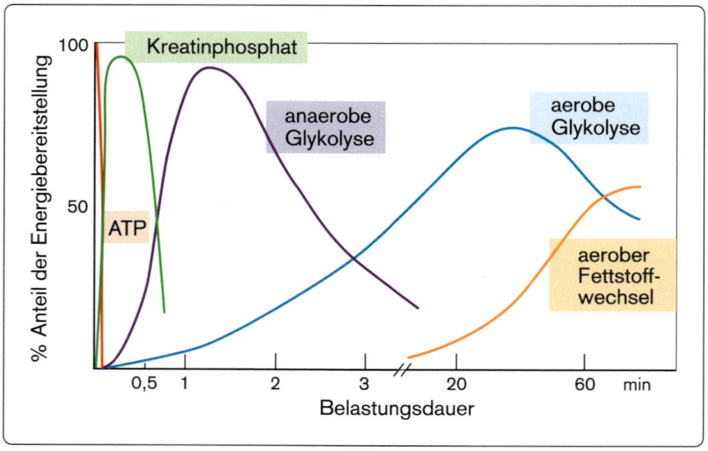

Abb. 8.4 Energiebereitstellung bei der Muskeltätigkeit in Abhängigkeit von der Belastungsdauer. (aus: Klinke R, Pape H-C, Kurtz A, Silbernagl S. Physiologie. 6. Aufl. Stuttgart: Thieme; 2010: 603, Abb. 16.5)

8.3.2.1 **Energiegewinnung aus ATP**

Generell bezieht die Muskelfaser wie alle anderen Körperzellen ihre Energie aus ATP. Dabei wird ATP in ADP und Phosphat gespalten, und der Abspaltungsprozess liefert die notwendige Energie.

Die in den Zellen vorhandene **ATP-Menge** ist jedoch **gering** und schon nach **ca. 6 s** verbraucht (**Abb. 8.4**, rote Kurve).

8.3.2.2 **Energiegewinnung aus Kreatinphosphat (anaerob, ohne Laktatbildung)**

Kinasen sind phosphatübertragende Enzyme, d. h., sie übertragen Phosphorgruppen auf andere Substanzen wie ADP, aus dem sich ATP bildet. Hierzu gehört die **Kreatinkinase** (CK) oder Kreatinphosphokinase (CPK), die sich in allen Muskelzellen des Körpers und im Gehirn befindet. Dabei werden je nach Muskeltyp Kreatinkinasen des Skelettmuskels (CK-MM: muscle-muscle), des Herzmuskels (CK-MB: muscle-brain), der Mitochondrien (CK-MiMi) und des Gehirns (CK-BB: brain-brain) unterschieden.

Die **Bildung von Kreatin** erfolgt in einem 1. Schritt in der Niere am proximalen Tubulus und im Pankreas und erst im 2. Schritt zum funktionstüchtigen Kreatin in der Leber.

Als Energiereserve gilt **Kreatinphosphat** (KP). Es entsteht dadurch, dass bei Muskelruhe Phosphate aus der Spaltung von ATP zu ADP auf das Kreatin übertragen werden. Dadurch ist ein großer Vorrat an Energie angelegt, der bei Bedarf durch Spaltung in Kreatin und Phosphat wieder freigesetzt werden kann und wieder zur Bildung von ATP zur Verfügung steht. Dieser Vorgang wird katalysiert durch die **Kreatinkinasen**. Bei der Reaktion entsteht als Abbauprodukt **Kreatinin**. Wie viel Kreatinin im Blut vorliegt, hängt von der Muskelmasse ab.

Kreatinin wird fast vollständig über den Urin ausgeschieden und gehört zu den harnpflichtigen Substanzen. Es wird zur Überprüfung der Nierenfunktion herangezogen (Kap. 10.6.5).

Der Vorrat an Kreatinphosphat liefert **Energie für ca. 20–25 s** (**Abb. 8.4**, grüne Kurve).

Normalerweise wird der Kreatinphosphatspeicher immer wieder nach obigem Muster aufgefüllt. Jedoch reicht dafür bei großer und andauernder Belastung nicht die Zeit, sodass nun ein 3. System Energie liefern muss.

8.3.2.3 **Anaerobe Energiegewinnung (mit Laktatbildung)**

Hier erfolgt die Energiegewinnung **ohne Sauerstoffverbrauch** (anaerob), und es wird Glukose zu Milchsäure und ATP abgebaut. Dabei entstehen pro Molekül Glukose zwar nur **2 Moleküle ATP**, die allerdings **schnell** bereitgestellt werden können. Durch die Anhäufung von Milchsäure (Laktat) im Muskel ermüdet der Muskel bald.

Die anaerobe Energiegewinnung dient zum einen dazu, in Spitzenzeiten **schnell Energie** zu liefern (**Abb. 8.4**, violette Kurve), zum anderen dazu, bei lang anhaltenden Tätigkeiten die Zeit zu überbrücken, bis sich der **Muskel** an die andauernde erhöhte Belastung angepasst hat (Dauer ca. 0,5–2 min).

Dann erfolgt die aerobe Energiegewinnung (oxidative Phosphorylierung) als 4. Möglichkeit der Energiegewinnung.

8.3.2.4 Aerobe Energiegewinnung

Hierbei werden Glukose und Glykogen (**Abb. 8.4**, blaue Kurve) sowie bei längerer Belastung Fette (**Abb. 8.4**, orange Kurve) zur Energiegewinnung genutzt. Die aerobe Energiegewinnung setzt langsamer ein, ist aber ausdauernd und liefert **pro Molekül Glukose 38 Moleküle ATP**.

Fazit

Die Muskulatur wird unterteilt in die autonome (viszerale, glatte), die quergestreifte Herzmuskultur (autonom arbeitend) und die quergestreifte Sklettmuskulatur (willkürlich, somatisch). Die Muskulatur wird verstärkt durch Bänder und ist an den Knochen mithilfe von Sehnen befestigt.

Innerhalb der Muskulatur sorgen Myofibrillen (Aktin und Myosin) für die Kontraktion. In der quergestreiften Muskulatur sind die Myofibrillen durch ihre strenge Anordnung als Querstreifung sichtbar, in der glatten Muskulatur ist ihre Anordnung radiär, sodass es nicht zu einer sichtbaren Struktur führt.

Die Energiegewinnung zur Muskeltätigkeit erfolgt auf 4 verschiedenen Wegen: aus vorhandenem ATP (reicht für 6 s), aus Kreatinphosphat (reicht für 20–25 s), aus Glukose über den anaeroben Stoffwechsel mit Milchsäurebildung (0,5–2 min, pro Molekül Glukose 2 Moleküle ATP) sowie über den aeroben Stoffwechsel (ausdauernd, langsame Aktivierung; pro Molekül Glukose 38 Moleküle ATP).

8.3.3 Erregung der Muskelfasern

Jede Erregung einer Zelle läuft immer nach demselben Schema ab. Durch eine nervale Erregungsübertragung entwickelt sich ein **Aktionspotenzial**, das die Phasen einer Depolarisation und Repolarisation beschreibt, bevor die Zelle wieder ihr Ruhepotenzial erreicht (Kap. 6.2.5).

Ruhepotenzial In dieser Phase ist die **Zelle erregbar**. Die Kalium-Natrium-Pumpe regelt die Natrium- und Kaliumkonzentration extra- und intrazellulär und sorgt so für den Aufbau einer Spannung über die Membran hinweg. Das Enzym Na/K-ATPase steuert diesen Vorgang. Die Spannung wird im Wesentlichen durch die **Diffusion der Kaliumionen** in den Extrazellularraum aufrechterhalten, da die Membranen in diesem Zustand für Natrium fast undurchlässig sind (**Abb. 6.3**). Die Ladungsunterschiede entstehen dadurch, dass dabei **Chloridionen** als negativ geladene Ionen in die Zelle einströmen. So liegt im Inneren der Zelle eine negative Ladung und extrazellulär eine positive Ladung vor, sodass eine Spannung von ca. –90 mV besteht.

Depolarisation Die Depolarisation erfolgt mit **Einstrom der Natriumionen** in die Zelle. Auf einen Reiz hin öffnen sich Natriumkanäle und Natriumionen strömen in das Zellinnere. Kaliumionen strömen in geringerem Maße aus der Zelle aus (**Abb. 6.4**). Durch den Natriumeinstrom kehrt sich die Ladungsverteilung im Extra- und Intrazellularraum um. Die Kalium-Natrium-Pumpe ist dabei inaktiv.

Repolarisation Durch den **Ausstrom von Kaliumionen** aus der Zelle erfolgt die Repolarisation (**Abb. 6.5**). Nach einer kurzen Zeit schließen sich die Natriumkanäle und Kaliumionen strömen durch Kaliumkanäle in den Extrazellularraum. Damit kommt es wieder zu einer Ladungsumkehr.

Die **Kalium-Natrium-Pumpe** sorgt für die Wiederherstellung eines **Ruhepotenzials** und damit für eine neue Möglichkeit der Erregungsausbreitung. Während des gesamten Vorgangs eines Aktionspotenzials ist die Zelle nicht wieder erregbar, sie ist refraktär.

8.3.3.1 Aktionspotenzial an der motorischen Endplatte

Die Skelettmuskulatur wird durch **nervale Impulse** innerviert. Die Erregung wird von der Nervenzelle über das Axon auf das axonale Endknöpf-

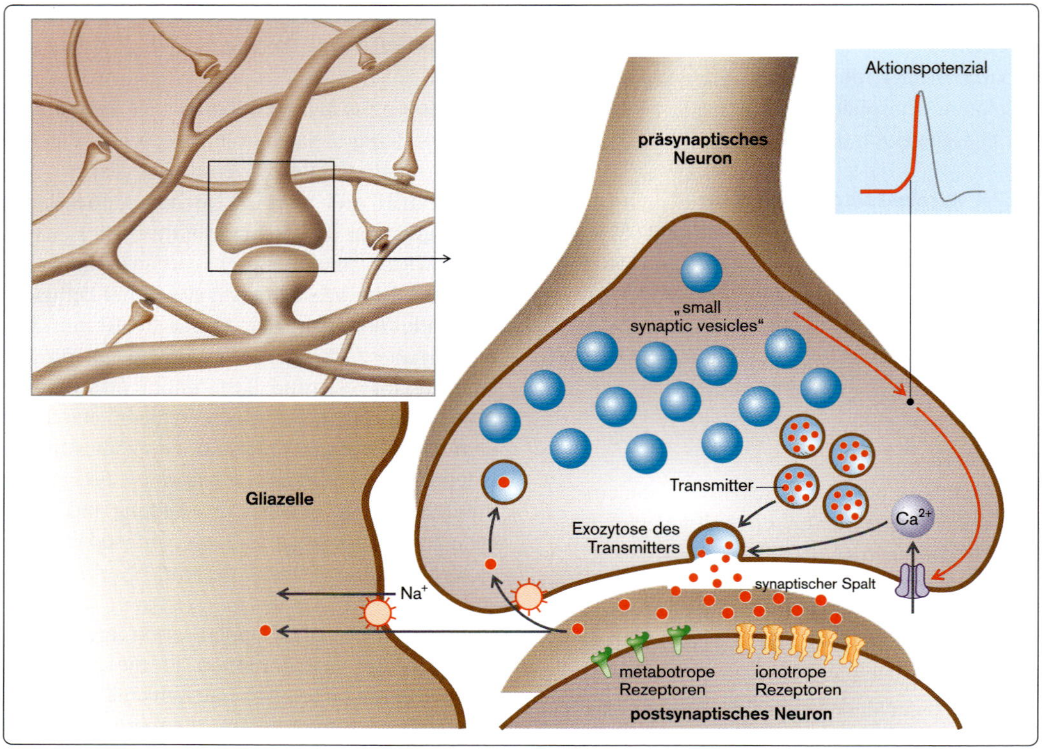

Abb. 8.5 Funktionsschema einer Synapse. (aus: Klinke R, Pape H-C, Kurtz A, Silbernagl S. Physiologie. 6. Aufl. Stuttgart: Thieme; 2010: 77, Abb. 3.11)

chen an die neuromuskuläre Synapse (motorische Endplatte) übertragen (Kap. 16.3.2). Pro Muskelfaser gibt es 1 motorische Endplatte, wobei sich das Axon an seinem Ende in eine Vielzahl von Endknöpfchen aufteilt. Die motorische Endplatte stellt sicher, dass die Aktionspotenziale der Neuriten chemisch auf die Muskelfasern des **gesamten Muskels** übertragen werden.

In den **Endknöpfchen** der Axone finden sich viele Mitochondrien und **neurotransmitter**haltige Vesikel (**Abb. 8.5**), in denen sich jeweils 5 000–10 000 Acetylcholinmoleküle befinden. Pro Aktionspotenzial entleeren sich ca. 200–400 Vesikel.

Die postsynaptische Zellmembran der Muskelfaser sorgt durch ihre starke Auffaltung für die notwendige große Oberfläche zur Reizübertragung.

8.3.3.2 Exozytose des Neurotransmitters

Erreicht ein Nervenimpuls das **axonale Endknöpfchen**, öffnen sich dort befindliche **Kalziumkanäle** und Kalzium strömt ins Endknöpfchen hinein. Dadurch verbinden sich die Vesikel mit der präsynaptischen Membran und der Neurotransmitter Acetylcholin wird per Exozytose in den synaptischen Spalt abgegeben. Durch gleichzeitig freigesetztes ATP wird die Wirkung an der postsynaptischen Membran verstärkt und weitere Kanäle geöffnet.

8.3.3.3 Depolarisation

Durch Bindung von Acetylcholin an die Rezeptoren der **postsynaptischen Membran**, öffnen sich **Natrium- und Kaliumkanäle**. Natriumionen strömen in die Zelle herein, während eine deutlich geringere Menge an Kaliumionen hinausgelangt (**Abb. 8.6**). Durch den Einstrom der Natriumionen kehrt sich das elektrische Potenzial an der Zell-

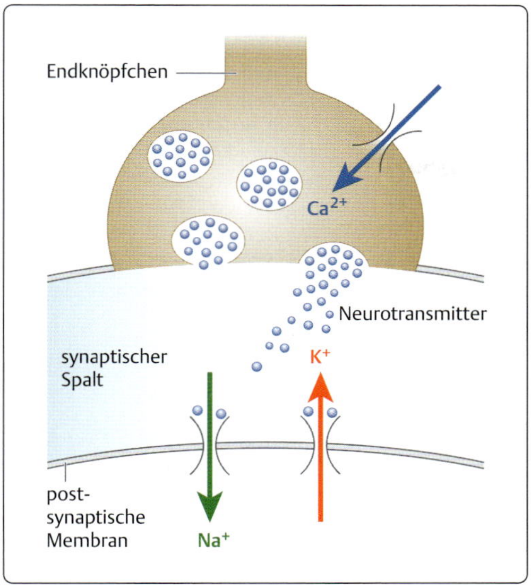

Abb. 8.6 Depolarisation an der Skelettmuskulatur.

membran um und die Zelle depolarisiert. Das pro Vesikel ausgeschüttete Acetylcholin kann 5 000–10 000 Kanäle pro µm² öffnen.

Nach 1–2 ms wird Acetylcholin durch die spezifische **Cholinesterase** in Cholin und Essigsäure gespalten oder ungespalten aus dem synaptischen Spalt geschleust und durch eine unspezifische Cholinesterase abgebaut, sodass keine weitere Depolarisation erfolgen kann.

8.3.3.4 **Ausbildung einer Plateauphase**

Nach einer Weile schließen sich die Natriumkanäle und Kaliumionen strömen verstärkt aus der Zelle aus. Durch den darauf folgenden Einstrom von **Kalzium in die Zelle** verzögert sich die Repolarisation und es entwickelt sich eine **Plateauphase**, in der die Muskelkontraktion stattfindet.

In der Plateauphase gelangt die Erregung über das transversale System ins Innere der Muskelfaser. Dadurch werden die Kalziumkanäle des sarkoplasmatischen Retikulums aktiviert und Kalziumionen strömen ins Zytosol. Zusätzlich gelangt mit **Ausstrom der Kaliumionen** eine **analoge Menge** an **Kalziumionen** durch Kalziumkanäle aus dem Extrazellularraum in die Zelle (**Abb. 8.7**).

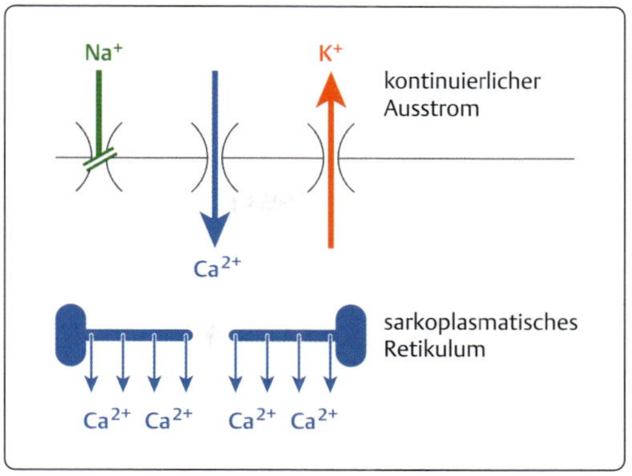

Abb. 8.7 Plateauphase.

8.3.3.5 **Elektromechanische Kopplung**

Die Muskelkontraktion gelingt durch die elektromechanische Kopplung, d. h., der elektrische Impuls über das Aktionspotenzial wird umgewandelt in eine mechanische Kontraktion des Muskels.

Dazu wandern **Kalziumionen** an das **Troponin C** der Aktinfilamente (**Abb. 8.8**), sodass Bindungsstellen für die Myosinköpfchen am Aktin frei werden. Unter Einwirkung von ATP gehen die **Myosinfilamente** in eine energetisch günstigere Form über, sodass sie sich an Aktin heften können und eine nach vorwärts gerichtete **Kopfnickbewegung** ausführen. Dadurch werden die Filamente teleskopartig ineinander gezogen, und der Muskel kontrahiert (**Querbrückenbildung**; **Abb. 8.9**).

Eine Erhöhung der Kalziumionenkonzentration im Blut führt zu einer Steigerung der Kontraktionskraft. Eine Hypokalzämie, z. B. durch Kalziumkanalblocker, führt zu einer Verminderung der Kontraktionskraft.

Durch erneutes Einwirken von ATP lösen sich die **Kalziumionen vom Troponin** und die Myosinfilamente gehen in eine energetisch ungünstigere Form über. Dadurch lösen sich die Myosinköpfchen vom Aktin und Kalziumionen strömen durch Kalziumkanäle oder durch Natrium-Kalzium-Pumpen aus der Zelle aus bzw. wieder in das sarkoplasmatische Retikulum zurück (**Abb. 8.8**).

Bei diesem Austausch können nur so viele Kalziumionen aus der Zelle strömen wie Natriumionen hinein. Ein hoher intrazellulärer Natrium-

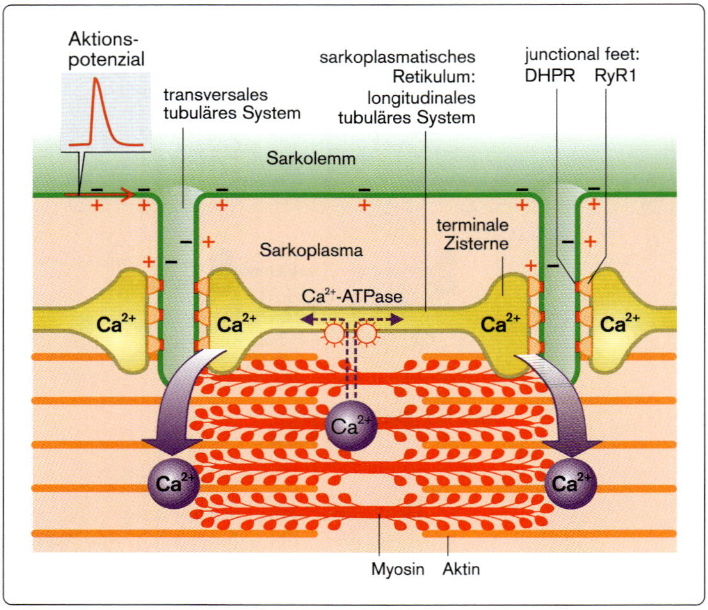

Abb. 8.8 Elektromechanische Koppelung. Freisetzung von Ca^{2+} aus terminalen Zisternen nach Ausbreitung des Aktionspotenzials in den T-Tubuli. Rücktransport von Ca^{2+} in das longitudinale System des sarkoplasmatischen Retikulums durch primär aktive Ca^{2+}-Pumpen. (aus: Klinke R, Pape H-C, Kurtz A, Silbernagl S. Physiologie. 6. Aufl. Stuttgart: Thieme; 2010: 106, Abb. 4.7A)

gehalt verhindert den Einstrom einer großen Menge an Natriumionen. Somit verbleiben Kalziumionen in der Zelle und stehen für das nächste Aktionspotenzial zur Verfügung (Kap. 12.3.6).

An der Muskelkontraktion und Muskelentspannung sind zusätzlich **Magnesiumionen** beteiligt.

8.3.3.6 Querbrückenzyklus

Bei jeder Kontraktion schieben sich die Myofibrillen ein Stückchen weiter ineinander. Um eine deutliche Gesamtkontraktion (Längenverkürzung der Filamente um ca. 50 %) zu bewirken, müssen mehrere rasch aufeinanderfolgende Kontraktionen stattfinden, die in Form eines Querbrückenzyklus ablaufen.

Im Querbrückenzyklus löst sich unter Einsatz von ATP und der Mitwirkung von ATPase und Magnesium der Myosinkopf vom Aktin. Der Myosinkopf steht in 90°-Stellung (**Abb. 8.9**, Nr. 1). Durch Kalziumbindung und ATP-Anlagerung bindet sich der Myosinkopf an Aktin und bildet eine Querbrücke (**Abb. 8.9**, Nr. 2). Dabei spaltet ATP ein Phosphation ab und wird zu ADP (**Abb. 8.9**, Nr. 3). Im Weiteren knickt nun das Köpfchen ab und verschiebt das Aktinfilament entlang des Myosinfilaments (**Abb. 8.9**, Nr. 4).

ATP und Magnesium sorgen dann für das erneute Lösen des Kopfes vom Aktin (**Abb. 8.9**, Nr. 5), und der Kopf richtet sich wieder in 90°-Stellung auf (**Abb. 8.9**, Nr. 1). Damit ist ein Querbrückenzyklus abgeschlossen und der nächste kann beginnen.

Der Querbrückenzyklus wird beendet, wenn die intrazelluläre Kalziumkonzentration sinkt (< 10–7 mol/l), entweder durch die Hemmung des Kalziumeinstroms in die Zelle oder Förderung des Kalziumausstroms aus der Zelle in die Kalziumspeicher oder in den Extrazellularraum. Damit kommt es zur **Muskelerschlaffung** (Relaxation).

8.3.3.7 Ende des Aktionspotenzials

Das Ende des Aktionspotenzials ist erreicht, wenn Natriumionen wieder aus der Zelle ausströmen und Kaliumionen hinein. Erst wenn die Zelle ihr Ruhepotenzial wiedererlangt hat, ist die Muskelzelle erneut erregbar. Während der Phase des gesamten Aktionspotenzials ist die Zelle nicht erregbar, sie ist refraktär.

Führende Größe für die Kontraktionskraft Die führende Größe für die Kontraktionskraft ist der **intrazelluläre Kalziumgehalt**. Je mehr Natrium-

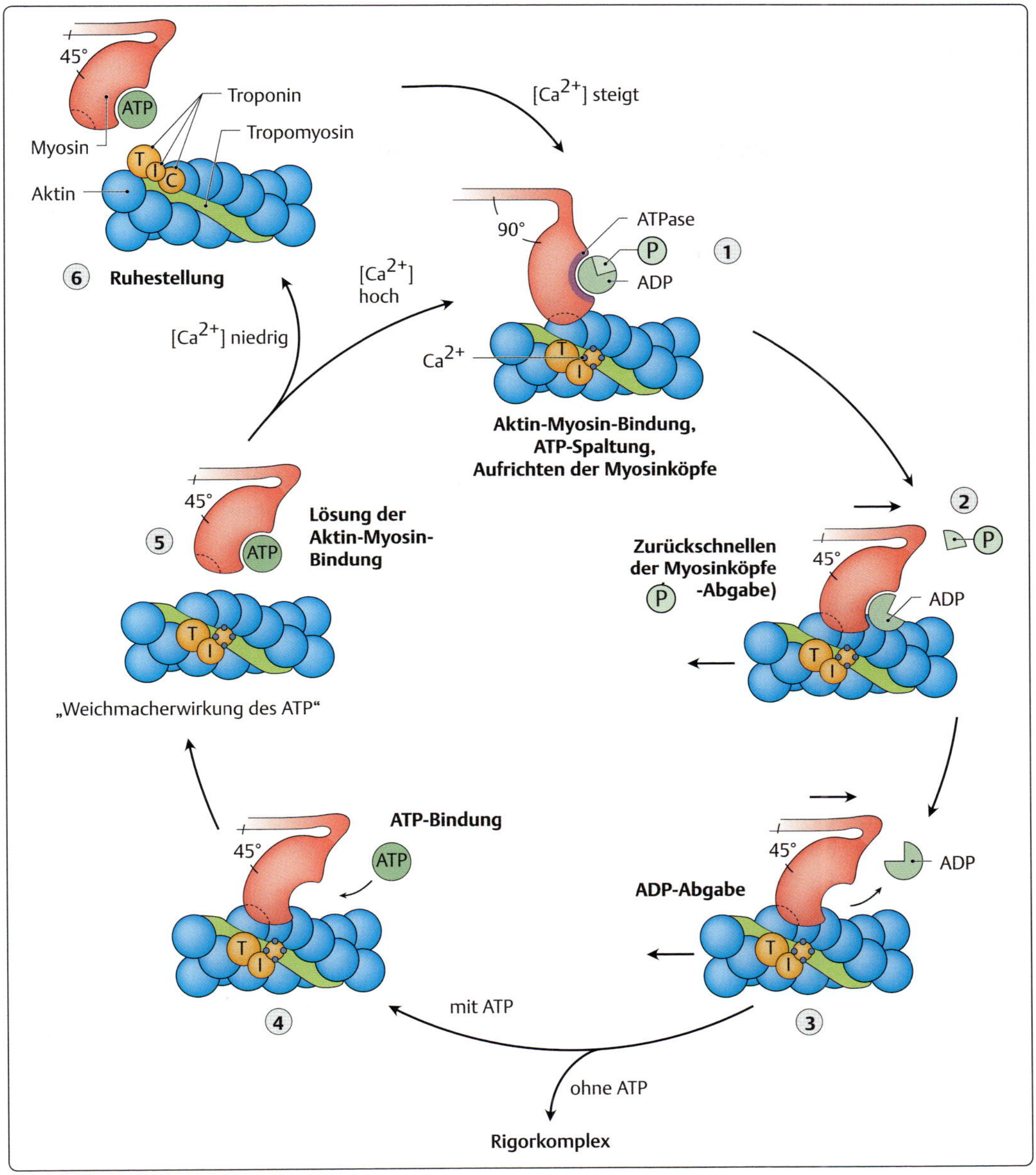

Abb. 8.9 Arbeitszyklus beim Filamentgleiten – Querbrückenzyklus. (aus: Gekle M, Wischmeyer E, Gründer S, Petersen M, Schwab A, Markwardt F, Klöcker N, Baumann R, Marti H. Taschenlehrbuch Physiologie. Stuttgart: Thieme; 2010: 124, Abb. 5.9)

ionen nach einer Aktion in der Zelle verbleiben, desto weniger können bei erneuter Aktion einströmen. Es bleiben entsprechend mehr Kalziumionen in der Zelle und die Kontraktion des Muskels erfolgt stärker und andauernder.

Führende Größe für das Ruhepotenzial Die führende Größe für ein Ruhepotenzial ist der **intrazelluläre Kaliumgehalt**, der die Zelle für eine erneute Aktion bereit stellt. Durch Hemmung der Kaliumkanäle (K-Kanalblocker) oder der Na/K-ATPase verlängert sich die Repolarisationsphase und damit das Aktionspotenzial.

8.3.3.8 Muskelgrundtonus

Alle Muskeln haben einen **Grundtonus**, d. h. sie haben im Ruhezustand eine **Grundspannung**, die hervorgerufen wird durch einen schwachen, aber stetigen Erregungsstrom (Reflextonus). Der Grundtonus ist im Tiefschlaf abgeschwächt, bei Kälte oder geistiger Anspannung erhöht.

Pathologie

Botulismus
Die Botulismustoxine hemmen die Ausschüttung von Acetylcholin aus den axonalen Endknöpfchen. Das führt zu Lähmungen an der Skelettmuskulatur und im parasympathischen Nervensystem. Die Symptome sind zunächst Erbrechen und Durchfall durch die Erreger; später dann – als Folge der Toxinwirkung – Obstipation, Augenmuskellähmungen, Schluck- und Sprechstörungen, bevor es zu Lähmungen der Extremitäten und des Zwerchfells kommt.

Myasthenia gravis
Autoantikörper verhindern die Wirkung von Acetylcholin an den Rezeptoren der motorischen Endplatten (nikotinerge Rezeptoren), indem sie sich an die Rezeptoren binden. Dadurch wird das Komplementsystem aktiviert, das die postsynaptische Membran zerstört. Zunächst entsteht eine Hals- und Nackenmuskellähmung, die dann kontinuierlich nach unten fortschreitet. Erste Symptome sind zum Abend schlimmer werdende Schluckstörungen.

Totenstarre
Bei lang andauerndem Mangel an ATP bleiben die Myosinköpfe mit dem Aktin verbunden und der Muskel erstarrt. Die Totenstarre kann sich erst wieder durch Autolysevorgänge auflösen (vgl. Kap. 3.3.2).

Phosphorsäureester-Vergiftung
Organische Phosphorsäureester sind in Insektiziden enthalten und führen zu einer irreversiblen Hemmung der Cholinesterase. Damit kann Acetylcholin nicht abgebaut werden und verbleibt länger im synaptischen Spalt. In der Folge treten zunächst Krämpfe und später Lähmungen bis hin zum Atemstillstand auf.

Tetanus (Wundstarrkrampf)
Das Toxin Tetanospasmin verhindert die Freisetzung der hemmenden Transmitter Glycin im Vorderhorn des Rückenmarks und von GABA im ZNS. Dadurch kommt es zu tonischen und klonischen Krämpfen der Skelettmuskultur. Das Symptomentrias besteht in Trismus, Risus sardonicus und Opisthotonus.

Wadenkrämpfe
Durch Magnesiummangel können Wadenkrämpfe entstehen.

Muskelkater
Muskelkater entsteht durch Mikrotraumen in den Muskelfibrillen und entzündlichen Schwellungen.

Medikamente

Magnesiumsubstitution
Magnesium ist ein Kalziumantagonist, der die Kalziumkanäle an den axonalen Endknöpfchen blockiert, sodass weniger Kalzium in die Zelle gelangen kann. Es ist z. B. als Magnesium Verla, Magnesium Diasporal erhältlich (vgl. Kap. 6.2.5).

Muskelrelaxanzien
Kurare (Pfeilgift der Indianer) und Suxamethoniumchlorid besetzen die Acetylcholinrezeptoren. Letzteres gehört zu den peripher wirkenden Muskelrelaxanzien, die z. B. bei Operationen zur Intubation eingesetzt werden. Zentral wirkende Muskelrelaxanzien sind Baclofen-Präparate (z. B. Lioresal), ein GABA-Agonist, oder Tetrazepam (z. B. Musaril).

Cholinesterasehemmer
Hierzu gehören Physostigmin und Neostigmin, die die Wirkung des Acetylcholins verstärken, da Acetylcholin vermindert abgebaut wird. Die Anwendung erfolgt z. B. bei paralytischem Ileus oder Myasthenia gravis.

Kalziumkanalblocker
Werden Kalziumkanalblocker verabreicht, strömt weniger Kalzium in die Zelle, sodass die Kontraktionskraft herabgesetzt wird. Sie vermindern die Depolarisierungsgeschwindigkeit und verlängern die atrioventrikuläre Überleitung. Als Präparate stehen z. B. Amlodipin, Diltiazem, Nifedipin, Verapamil zur Verfügung. Ihre Anwendung ist z. B. indiziert bei Hypertonus, Migräne, Herzrhythmusstörungen.

Kaliumkanalblocker
Durch diese wird eine Verlängerung der Repolarisationsphase und somit des Aktionspotenzials erreicht. Sie werden angewendet bei Herzrhythmusstörungen. Als Medikament wird z. B. Gilurytmal verordnet.

Natriumkanalblocker
Durch Natriumkanalblocker (z. B. Chinidin-Duriles) kann kein Natrium in die Zelle einströmen, sodass die Erregbarkeit der Zelle verschlechtert wird. Die Anwendung erfolgt bei Herzrhythmusstörungen.

Digitalis
Digitalis (z. B. Digimerck) vermindert die Tätigkeit der Natrium-Kalium-Pumpe durch Hemmung der Na/K-ATPase. Dadurch ergibt sich eine Hemmung des Na/Ca-Austauschers mit der Folge, dass mehr Kalzium in der Zelle verbleibt, was die Herzkraft beim Altersherz steigert und tachykarden Rhythmusstörungen entgegenwirkt (vgl. Kap. 12.3).

Fazit

Ein Aktionspotenzial besteht aus Depolarisation und Repolarisation bis zum Erreichen des Ruhepotenzials. Während des Aktionspotenzials ist die Zelle nicht wieder erregbar (refraktär). Ein Aktionspotenzial beginnt mit dem Einstrom von positiv geladenen Natriumionen in die Zelle (Depolarisation). Der Einstrom wird beendet durch den Ausstrom von positiv geladenen Kaliumionen (Repolarisation). Durch die Natrium-Kalium-Pumpe wird wieder ein Ruhepotenzial hergestellt.
Die Kontraktion der Skelettmuskulatur erfolgt an der motorischen Endplatte durch den Neurotransmitter Acetylcholin. Die Kontraktion des Muskels kann nur in Gegenwart von Kalzium erfolgen. Kalzium ist innerhalb der Zelle in Behältern des sarkoplasmatischen Retikulums gespeichert und wird zudem aus dem Extrazellularraum durch Kalziumkanäle in die Zelle eingeschleust. Durch die Kontraktion des Muskels erweitert sich das Aktionspotenzial um die Plateauphase, in der die Kontraktion erfolgt. Die Kontraktion erfolgt durch eine sog. Querbrückenbildung. Die für eine Kontraktion zuständigen Strukturen sind Aktin- und Myosinfilamente (Eiweiße), die in der Skelett- und Herzmuskulatur streng geordnet vorliegen und eine Querstreifung bilden. Die Muskelkontraktion besteht aus vielen kleinen Kontraktionen, die sich über den Querbrückenzyklus addieren. Ein Kalziumabfall beendet die Muskelkontraktion. Alle Muskeln behalten immer eine gewisse Grundspannung.

8.3.4 Glatte Muskulatur

Die glatte Muskulatur gehört nicht zum Bewegungsapparat, wird an dieser Stelle allerdings im direkten Vergleich besprochen, da einige wesentliche Unterschiede zu betonen sind.

Die glatte Muskulatur ist die Muskulatur der Eingeweide und beeinflusst die Funktion und Form innerer Organe. Sie ist nicht über das willkürliche Nervensystem innerviert. Sie führt **lang-**

same, lang andauernde Kontraktionen aus, ohne zu ermüden und unter geringem Energieverbrauch.

8.3.4.1 **Makroanatomie**

Die glatten Muskelzellen sind spindelförmig **ohne Querstreifung** aufgebaut und finden sich bevorzugt in den Wänden von Hohlorganen, wie dem Verdauungs-, Urogenital- und Atemtrakt.

Je nach Ort können sie größer oder kleiner sein. Sie kontrahieren in der Regel zu **kugeliger Form** und benötigen wesentlich weniger Energie für ihre Tätigkeit als die Skelettmuskulatur.

Zellen der glatten Muskulatur besitzen nur einen einzelnen zentral liegenden Zellkern. Jede Zelle ist von einer Basalmembran umgeben und von retikulären Fasern gitterartig überzogen. Glatte Muskelzellen kommen als dicht gepackte Muskelbündel oder Muskelgruppen vor, die miteinander durch **Gap Junctions** oder **Desmosomen** im Kontakt stehen (Kap. 5.1).

8.3.4.2 **Mikroanatomie**

Innerhalb der Zelle finden sich entsprechend der Muskelfaser der Skelettmuskulatur Aktin- und Myosinfilamente, jedoch ohne regelmäßige Anordnung der Myofibrillen.

Die **Aktinfilamente**, bei denen im Gegensatz zur quergestreiften Muskulatur Troponin und Nebulin ausgetauscht sind gegen sog. Regulatorproteine (z. B. Calmodulin), werden verankert über mittig gelegene Verdichtungszonen, sog. **Dense Bodies**, sowie randständig gelegene, bandartige Verdichtungen, die **Dense Bands**.

Die **Myosinmoleküle** liegen unregelmäßig verstreut im Zytoplasma.

Aufgrund unterschiedlicher Funktionsmuster unterteilt man das Muskelgewebe in 2 Typen: den Single-Unit- und Multi-Unit-Typ. Beide können auch gemischt vorkommen, so z. B. in der Gefäßmuskulatur.

Single-unit-Typ

Das Muskelgewebe vom Single-Unit-Typ kommt vor allem im **Magen-Darm-Trakt, Uterus, Harnleitern** und **kleinen Blutgefäßen** vor. Die Muskelzellen sind miteinander verbunden durch Gap Junctions und Desmosomen, sodass eine schnelle Erregungs- und Informationsausbreitung von Zelle zu Zelle möglich ist.

Die Erregung wird spontan oder durch Dehnungsreize (dadurch öffnen sich Kalziumkanäle in der Zellmembran) durch sog. **Schrittmacherzellen** ausgelöst und dann von Zelle zu Zelle weitergeleitet.

Dabei wirkt sich die vegetative Beeinflussung lediglich modifizierend im Sinne einer Verstärkung oder Abschwächung des Ruhemembranpotenzials aus, Depolarisationen werden dabei nicht ausgelöst.

Multi-Unit-Typ

Das Muskelgewebe vom Multi-Unit-Typ kommt vor in den **Atemwegen, einigen Arterien, Augen** (**Iris- und Ziliarmuskel**) und **Haarmuskeln.**

Die Muskelzellen von diesem Typ werden vom **vegetativen Nervensystem** innerviert, wobei allerdings nicht jede Zelle einen nervalen Impuls erhält. Daher kommt es hier auch nicht zu spontanen Depolarisationen. Grundsätzlich ist jeder myogene Muskeltonus vom vegetativen Nervensystem überlagert.

8.3.4.3 **Erregung der glatten Muskelzellen**

Wie bei den Skelettmuskelfasern bewirkt auch bei der glatten Muskulatur der Einstrom der Kalziumionen eine Erregung der Muskelzelle und damit die Kontraktion. Da jedoch die intrazellulären Kalziumspeicher glatter Muskelzellen wesentlich kleiner sind als die der quergestreiften Muskelfasern, ist hierbei der **Einstrom des extrazellulären Kalziums** von größerer Bedeutung.

Neurotransmitter, wie Acetylcholin oder Noradrenalin, ebenso **Mediatoren**, wie Histamin, Prostaglandine, oder **Hormone**, z. B. ADH, Angiotensin II, binden an spezifische Rezeptoren der Muskelzellen, sodass sich die Kalziumkanäle öffnen und einerseits Kalzium in die Zelle hineinströmen kann, andererseits Kalzium aus dem innerzellulären Kalziumspeicher ins Zytosol gelangt.

Die Bindungsstelle für Myosin an Aktin kann hier erst erfolgen, wenn sich die Strukturproteine mit Kalzium bzw. Aktin verbunden haben. Die Kontraktion verläuft wie bei der Skelettmuskulatur über den **Querbrückenzyklus**, nur deutlich langsamer.

Fazit

Auch in der glatten Muskulatur befinden sich Aktin- und Myosinfilamente, die hier jedoch eher konzentrisch angeordnet sind. Wie in der quergestreiften Muskulatur ist für die Kontraktion Kalzium erforderlich, die ebenfalls in Form einer Querbrückenbildung erfolgt. Neben Neurotransmittern können auch Mediatoren oder Hormone die glatten Muskelzellen zur Tätigkeit anregen. Es gibt zudem Muskelzellen (im Verdauungstrakt), die als Schrittmacherzellen durch Dehnungsreize oder aus sich selbst heraus eine Kontraktion initiieren können.

8.3.5 Herzmuskulatur

Zwar gehört auch die Herzmuskulatur nicht zum Bewegungsapparat, aber es bietet sich an, die Funktion des Herzmuskels an dieser Stelle zu besprechen.

Die Herzmuskulatur nimmt unter den Muskeltypen eine besondere Stellung ein. Sie hat wie die Skelettmuskulatur durch regelmäßige Anordnung der Myofibrillen eine Querstreifung, gibt aber die nervalen Reize wie die glatte Muskulatur über Gap Junctions von Muskelzelle zu Muskelzelle weiter (Kap. 5.1).

Jede Muskelfaser hat in der Regel einen mittelständigen Kern und weist eine Verzweigung auf. Die Verbindung zu den anderen Herzmuskelfasern erfolgt über sog. **Glanzstreifen**, die zur Impuls- und Informationsübertragung **Gap Junctions** und **Desmosomen** enthalten.

Nach einem **Impuls vom Sinusknoten** werden die Signale von Muskelfaser zu Muskelfaser über das gesamte Vorhofmyokard weitergegeben (**Arbeitsmyokard**), sodass eine gemeinsame Kontraktion stattfinden kann. Zusätzlich erfolgt die Impulsweitergabe über ein sog. **Leitungsmyokard** an die Herzkammern, die dann wiederum den Impuls von Zelle zu Zelle weitergeben und gemeinsam kontrahieren.

8.3.5.1 Aktionspotenzial, elektromechanische Kopplung und Querbrückenbildung

Das Aktionspotenzial ist in Zeitverlauf und Form je nach Strukturen (z. B. Schrittmacherzellen oder Kammermyokard) unterschiedlich, grundlegende Abläufe aber sind identisch.

Auch das Aktionspotenzial am Herzen kann in 4 Stadien eingeteilt werden:

Phase 1 – Depolarisation

Das Aktionspotenzial der Herzmuskeln erfolgt wie bei der Skelettmuskulatur durch eine Veränderung der elektrischen Spannung zwischen dem Extra- und dem Intrazellularraum. Während bei der Skelettmuskulatur das **Ruhepotenzial** relativ konstant gehalten wird durch die Kalium-Natrium-Pumpe, ist es bei der Herzmuskulatur **instabiler**.

Hier treten kontinuierlich **Natriumionen** ins Zellinnere ein, wodurch auch die Ladung im Intrazellularraum positiver wird und sich die elektrische Spannung erhöht. Je größer die Spannung wird, desto mehr Natriumionen können einströmen. Ab einer bestimmten Spannungsschwelle strömen sehr viele Natriumionen ein, sodass sich die Ladung umkehrt und es zur Depolarisation kommt.

Phase 2 – Plateauphase

Danach nehmen der Natriumeinstrom ab und der Kaliumaus- und Chlorideinstrom zu. Gleichzeitig strömen langsam Kalziumionen ein, die verantwortlich sind für eine ausgedehnte Plateauphase (**Abb. 8.7**).

Die Spannung bleibt deutlich länger erhalten als in der Skelettmuskulatur. Auch hier erfolgt die Kontraktion des Myokards über elektromechanische Kopplung und Querbrückenbildung (**Abb. 8.8**).

Phase 3 – Repolarisation

Das Wiederherstellen der ursprünglichen Spannungsverhältnisse erfolgt durch den Kaliumausstrom, Natriumein- und Kalziumausstrom sowie die Kalium-Natrium-Pumpe.

Phase 4 – Herstellen des Ruhepotenzials

Die Zelle ist wieder an ihrem Spannungsausgangspunkt angekommen und wieder erregbar.

Ein Aktionspotenzial dauert hier durch die deutlich längere Plateauphase 200–400 ms im Gegensatz zum Aktionspotenzial der Skelettmuskulatur von 1–2 ms.

8.3.5.2 Unterschiede der Aktionspotenziale in den einzelnen Herzregionen

Die **Schrittmacherzellen** können ohne nervale Impulse ihre Membranpermeabilität für Ionen bis zur Depolarisation verändern. Dafür sind – ebenso wie beim Atrioventrikularknoten (AV-Knoten) – unspezifische Natriumkanäle verantwortlich. Nach dem langsamen Natriumeinstrom folgt in den Schrittmacherzellen ein schneller Kalziumeinstrom und nicht wie in anderen Zellen zunächst ein schneller Natriumeinstrom. Bei der Repolarisation können in den Schrittmacherzellen Natrium- und Kalziumionen die Membranen schneller passieren.

Über die Gap Junctions erfolgt die Reizweiterleitung als Depolarisationswelle, dabei ist die Geschwindigkeit der Erregungsausbreitung im **Leitungsmyokard** deutlich schneller als im Arbeitsmyokard: Sie erreicht eine Geschwindigkeit von 2,5–5 m/s, während die Ausbreitungsgeschwindigkeit im **Arbeitsmyokard** 0,5–2 m/s beträgt.

Im Bereich des **AV-Knotens** erreicht die Leitungsgeschwindigkeit ihr Minimum von 0,05 m/s, um das Kammermyokard vor zu vielen Vorhofkontraktionen zu schützen.

In den **Purkinje-Fasern** ist die Plateauphase deutlich länger, um das Kammermyokard vor zu schnellen Erregungsfrequenzen der Vorhöfe zu schützen.

Fazit

Die Herzmuskulatur hat einerseits eine Querstreifung (Skelettmuskulatur), gibt aber andererseits die Impulse von Muskelzelle zu Muskelzelle weiter (glatte Muskulatur). Innerhalb des Herzens verlaufen die Aktionspotenziale je nach Zellstruktur unterschiedlich. Das Herz hat als Taktgeber eine besondere Muskelzelle, den Sinusknoten. Nervale Impulse modifizieren lediglich den autonomen Rhythmus (Kap. 12.3).

8.4 Untersuchungen

Am Bewegungsapparat werden in der **Heilpraktikerpraxis** folgende Untersuchungen vorgenommen:

- Prüfung der Funktion der Gelenke und Bänder
- serologische Untersuchungen auf Kalzium, Parathormon, Vitamin D und alkalischer Phosphatase, Hormonstatus
- Untersuchungen auf Osteoporose (Wirbelsäule, Knochenschmerzen)

Darüber hinaus sind in der **ärztlichen Praxis** weitere Untersuchungen möglich:

- Knochendichtemessung
- Röntgen, Computertomografie (CT), Magnetresonanztomografie (MRT)
- Elektromyografie (EMG) – neurologische Muskeluntersuchung
- Elektrokardiografie (EKG)

Häufig gestellte Fragen

Wie kommt es zu Karies, und warum kann Fluor die Bildung von Karies verhindern?

Die Mineralstoffsalze der Zähne sind wie die des Knochens säurelabil, sodass durch saure Lebensmittel und durch Bakterien die Kalziumphosphatverbindung aus dem Zahnschmelz gelöst und Kalzium ausgeschieden wird. Wenn genügend Fluorionen vorhanden sind, bildet sich spontan ein Kalzium-Fluor-Phosphat-Salz (Fluorapatit), welches in saurem Milieu wesentlich weniger löslich und damit stabiler ist.

Warum können Diabetiker eine Osteoporose bekommen?

Der Knochenabbau ist bedingt durch die Ketoazidose. Die Säuren lösen die Kalziumphosphatbindungen.

Weitere Fragen finden sich in den jeweiligen Organkapiteln.

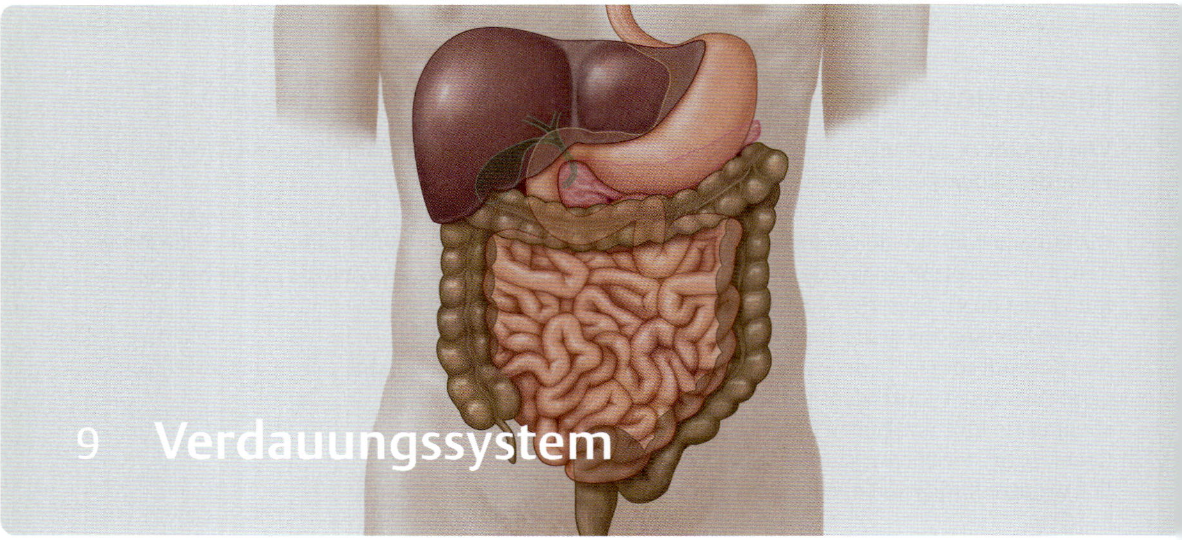

9 Verdauungssystem

Das Verdauungssystem ist ein komplexes System aus verschiedenen Organen, die durch das Zusammenspiel ihrer unterschiedlichen Hormone, Enzyme und anderer Verdauungssäfte die zugeführte Nahrung aufspalten und resorptionsfähig machen. In diesem Kapitel werden Ihnen zunächst die Makro- und Mikroanatomie des Verdauungstraktes sowie der zugehörigen Organe Leber, Galle und Pankreas aufgezeigt. Dem folgen die Steuerung und Kontrolle des Verdauungssystems sowie eine detaillierte Beschreibung seiner Hauptaufgaben.

9.1 Makroanatomie des Verdauungssystems

Das Verdauungssystem besteht aus dem Verdauungstrakt (Zähne, Mundhöhle mit Mundspeicheldrüsen, Zunge, Rachen, Ösophagus, Magen, Darm, Anus) und den mit dem Verdauungstrakt verbundenen Organen Leber, Galle und Bauchspeicheldrüse (**Abb. 9.1**).

9.1.1 Makroanatomie des Verdauungstraktes

Der Verdauungstrakt durchzieht den Körper vom Mund bis zum Anus wie ein Schlauch und wird unterteilt in folgende Bereiche:

- **oberer Verdauungstrakt**:
  - Mundhöhle (Cavum oris)
  - Zähne (Dentes)
  - Zunge (Lingua)
  - Speicheldrüsen (Glandulae)
  - Rachen (Pharynx)
  - Speiseröhre (Ösophagus)
- **mittlerer Verdauungstrakt**:
  - Magen (Gaster, Ventriculus)
  - Dünndarm (Intestinum tenue), der sich aufteilt in:
    - Zwölffingerdarm (Duodenum)
    - Leerdarm (Jejunum)
    - Krummdarm (Ileum)
- **unterer Verdauungstrakt**:
  - Dickdarm (Kolon), der sich zusammensetzt aus:
    - Blinddarm (Zäkum) mit dem der Wurmfortsatz (Appendix vermiformis)

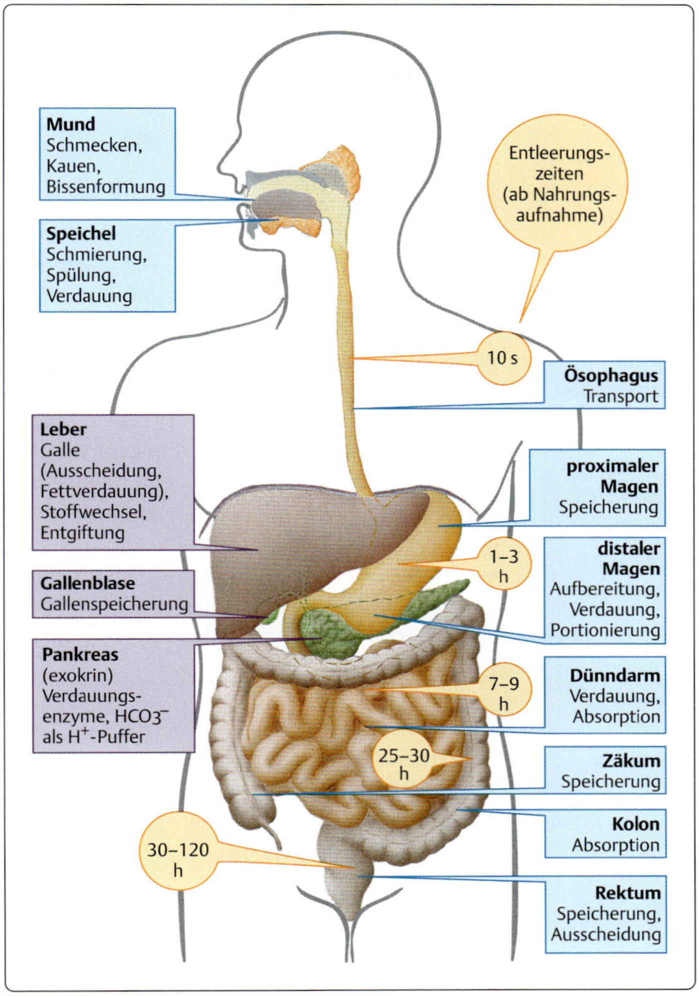

Abb. 9.1 Überblick über das Verdauungssystem. (aus: Silbernagl S, Despopoulos A. Taschenatlas Physiologie. 8. Aufl. Stuttgart: Thieme; 2012: 247, Tafel 10.5 A)

  - aufsteigendem Dickdarm (Colon ascendens)
  - querverlaufendem Dickdarm (Colon transversus)
  - absteigendem Dickdarm (Colon descendens)
  - der s-förmigen Schlinge (Sigmoid)
  - Mastdarm (Rektum)
- Anus

Pathologie

Ulzera – Magen, Duodenum

Magen- und Duodenalgeschwüre kommen relativ häufig vor. Sie entstehen in der Regel durch eine Übersäuerung, deren Ursache vielfältig sein kann (Stress, Nahrungsmittel, Alkohol, Bakterien, Medikamente). Die Gefahr bei der Ulkusbildung ist die Blutung oder Perforation.

Karzinome des gesamten Verdauungstraktes
Karzinome des Verdauungstraktes spielen eine große Rolle, da sie in der Häufigkeit ihres Auftretens an vorderer Stelle stehen. Die Ursachen für ein Auftreten sind vielfältig. Die Ernährung und Lebensgewohnheiten spielen eine große Rolle (faserarme Kost, Alkohol, Zigaretten, Medikamente).

Divertikel
Divertikel können im Ösophagus und Dickdarm, bevorzugt im Sigmoid, vorliegen. Es besteht die Gefahr der Perforation.

Hämorrhoiden
Hierbei tritt ein Blutstau im oberen Analkanal auf. Es können Blutauflagen auf dem Stuhl auftreten. Zu berücksichtigen ist immer eine Differenzialdiagnose auf Karzinome des Kolons oder Rektums.

Karzinoid
Beim Karzinoid handelt es sich um einen kirschkerngroßen Tumor mit Sitz im Zäkum oder Appendix (oft Zufallsbefund). Eine Metastasierung in Leber und Lunge erfolgt spät.

9.1.2 Makroanatomie der Leber

Die Leber liegt im Oberbauch unter der rechten Zwerchfellkuppel. Sie ist unterteilt in 4 Leberlappen: 2 große, den Lobus dexter (rechts) und sinister (links), und 2 kleine, den Lobus caudatus (Schwanz) und Lobus quadratus (quadratisch).

An der Unterseite befindet sich die **Leberpforte** (Leberhilus), durch den die Leberarterie (A. hepatica) und Pfortader (V. portae) in die Leber hinein- und 2 Gallengänge, der Ductus hepaticus dexter und sinister, herausführen.

Die **Pfortader** führt ca. 80 % des die Leber versorgenden venösen Blutes und das venöse Blut aus dem Verdauungssystem und der Milz. Es enthält die resorbierten Nahrungsbestandteile des Verdauungstraktes und die Abbauprodukte aus der Milz.

Die A. hepatica bringt ca. **20 % des versorgenden Blutes** als arterielles Blut zur Leber.

9.1.3 Makroanatomie der Galle

Die **Gallenblase** wird eingeteilt in **Hals** (Collum), **Körper** (Korpus) und **Grund** (Fundus). Der Fundus überragt den unteren Leberrand. Die Gallenblase ist mit der Leber verwachsen und mit ihr über einen Gallenflüssigkeit führenden Ausführungsgang (**Ductus cysticus**) verbunden. In ihr wird die Gallenflüssigkeit gespeichert.

Aus der Leber heraus führen die beiden Lebergänge (**Ducti hepatici**), die sich zum gemeinsamen Lebergang (**Ductus hepaticus communis**) vereinen. Dieser bindet mit dem Blasengang (Ductus cysticus) die Gallenblase an den Ausführungsgang an und läuft weiter als Gallengang (**Ductus choledechus**) zur Vater'schen Papille (Oddi-Sphinkter) des Duodenums, um im Duodenum zu münden.

Pathologie

Posthepatischer Ikterus
Ein posthepatischer Ikterus kann Folge sein von einem Verschluss der Gallengänge durch Steine, Tumoren oder Verlegungen.

Choledocholithiasis
Bei der Choledocholithiasis liegen die Konkremente im Gallengang vor. Gallengangssteine können zum Ikterus führen. Von einem Verschluss können ebenfalls die übrigen Gallenwege betroffen sein, so die Vater'sche Papille durch Steine oder Tumoren (z. B. Pankreaskopftumor).

9.1.4 Makroanatomie der Bauchspeicheldrüse (Pankreas)

Das Pankreas liegt als langgestrecktes Organ hinter dem Magen vor der Wirbelsäule in der C-Biegung des Duodenums. Es wird unterteilt in den **Pankreaskopf**, der in der Konkavität des Duodenums liegt, den **Pankreaskörper** und den **Pankreasschwanz**, der bis zum Milzhilus reicht.

Das gesamte Pankreas wird durchzogen von einem Ausführungsgang (**Ductus pancreaticus**), der in den meisten Fällen gemeinsam mit dem Ductus choledochus über die Vater'sche Papille ins Duodenum zieht. Durch ihn werden die Pankreasenzyme ins Duodenum abgegeben.

> **Pathologie**
>
> **Pankreatitis**
> Eine **akute Entzündung** der Bauchspeicheldrüse entsteht durch Steine oder Alkohol in Verbindung mit reichhaltigem Essen und führt zu heftigsten Schmerzen mit Gefahr des Kreislaufkollaps. Bei der Entzündung kommt es zu Selbstandauungsprozessen in der Bauchspeicheldrüse. Zu berücksichtigen ist die Differenzialdiagnose Herzinfarkt. **Chronische Entzündungen** sind häufig Folge von Alkoholabusus.
>
> **Karzinome**
> Diese treten als Pankreaskopf- oder Pankreaskarzinom an anderer Stelle auf.

9.2 Mikroanatomie

9.2.1 Mikroanatomie des Verdauungstraktes

Die Hauptaufgabe des Verdauungssystems ist die **Aufspaltung, Resorption und Ausscheidung** der zugeführten Nahrung. Entsprechend finden sich folgende anatomische Voraussetzungen: eine ausgeprägte Muskulatur für die Durchmischung der Nahrung mit Verdauungsenzymen, eine große Resorptionsfläche, eine gute Durchblutung und Innervation des Verdauungstraktes, Zuführungsgänge für die Verdauungsenzyme sowie lymphatische Strukturen, die für die Immunabwehr sorgen.

9.2.1.1 Muskulatur und Innervation des Verdauungstraktes

Der **Wandaufbau** im gesamten Verdauungstrakt ist typisch gestaltet und kann entsprechend spezifischer Aufgaben in bestimmten Teilabschnitten variieren (**Abb. 9.2**). Es folgt eine kurze Beschreibung des grundsätzlichen Aufbaus mit der Muskulatur und nervalen Versorgung.

Man findet (von innen nach außen) eine **Schleimhaut**, die aus Epithelgewebe, Bindegewebe und Muskelschicht besteht. Auf die Schleimhaut folgen **Bindegewebsschichten**, die innerviert werden durch den Plexus submucosus (Meissner-Plexus), sowie **Muskelschichten**, bestehend aus Längs- und Ringmuskulatur (im Magen zusätzlich Schrägmuskulatur), innerviert durch den Plexus myentericus (Auerbach-Plexus).

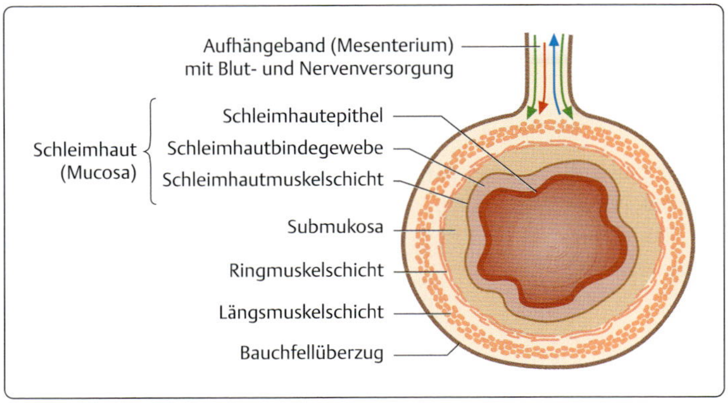

Abb. 9.2 Wandaufbau im Verdauungstrakt am Beispiel des Dünndarms. (aus: Faller A, Schünke M. Der Körper des Menschen. 16. Aufl. Stuttgart: Thieme; 2012: 466, Abb. 9.17)

Den Abschluss nach außen bildet die **Tunica serosa**, im Bauchraum das Peritoneum (Bauchfell), für den Ösophagus im Thoraxbereich das Mediastinum (Mittelfell).

> **Pathologie**
>
> **Achalasie (Kardiospasmus)**
> Die Degeneration der Plexus führt zu ungenügender Erschlaffung der Kardia, sodass die Speisen nicht in den Magen entlassen werden können, sondern sich im unteren Ösophagus sammeln. Das führt zu einem starken Druckgefühl, besonders auch auf das Herz, mit heftigen Angstzuständen. Die Speisen müssen herausgewürgt werden. Die Degeneration ist fortschreitend, sodass zunächst nur ungenügend gekaute Nahrung, später jedoch auch flüssige Nahrung nicht mehr in den Magen entlassen werden kann.

9.2.1.2 Resorptionsfläche

Magen

Zur Oberflächenvergrößerung finden sich im **Magen** tiefe Schleimhautfalten mit Verdauungsdrüsen.

Darm

Die Resorption der Nahrung erfolgt hauptsächlich über den **Dünndarm**. Er enthält neben tiefen Falten (**Kerckring-Falten**) weitere Auffältelungen wie **Zotten** (ca. 4 Mio.) und an jedem Enterozyten kleine protoplasmatische Fortsätze, sog. **Mikrovilli** (ca. 3 000 pro Enterozyt). Durch diese Auffältelungen entsteht eine große Resorptionsfläche.

Dicht unter dem Epithel liegen **Kapillarnetze**, die einerseits zur Versorgung der Zotten, andererseits vor allem zur Aufnahme der resorbierten Nahrungsbestandteile dienen. Im Zentrum jeder Zotte befindet sich ein Lymphgefäß, durch das die Darmlymphe fließt.

Zum Ende des Ileums hin nimmt die Anzahl der Zotten und Mikrovilli ab, da die meisten Nährstoffe im Jejunum und Anfangsteil des Ileums resorbiert werden. Dagegen nimmt die Anzahl der schleimbildenden Becherzellen zu.

> **Pathologie**
>
> **Zöliakie**
> Hierbei handelt es sich um eine autoimmunologische Reaktion auf Bestandteile von Gluten, z. B. Gliadin aus Weizen, Avenin aus Hafer und Secalin aus Roggen. Sie führt u. a. zu Erbrechen, Durchfällen, Fettstühlen sowie Malabsorption und unbehandelt zur Zottenatrophie und damit zum Malabsorptionssyndrom. Liegt eine Zöliakie vor, können im Blut Gliadin- und Transglutaminaseantikörper nachgewiesen werden.

9.2.1.3 Drüsengewebe des Verdauungstraktes

Mundhöhle

Im Bereich der Mundhöhle findet man Ausführungsgänge zahlreicher Speicheldrüsen, von denen 3 große **paarig angelegte Drüsen** den Hauptanteil des Speichels produzieren:
- Ohrspeicheldrüse (Glandula parotis)
- Unterzungendrüse (Glandula sublingualis)
- Unterkieferdrüse (Glandula submandibularis)

Speiseröhre

In der Tunica submucosa der Speiseröhre finden sich eine Vielzahl von Speiseröhrendrüsen (Glandulae oesophageae), die einen **Speiseröhrenschleim** bilden, der die Schleimhaut gleitfähig macht.

Zudem breitet sich in dieser Speiseröhrenschicht ein **Venengeflecht** (Gefäßgeflecht) aus, welches im untersten Abschnitt der Speiseröhre besonders ausgeprägt ist.

> **Pathologie**
>
> **Ösophagusvarizen**
> Diese entwickeln sich durch Pfortaderstau. Es besteht die Gefahr der Ruptur, bei der schwallartige Blutungen auftreten, die zum Verbluten des Patienten führen können.

Ösophagusdivertikel

Divertikel sind Ausstülpungen der Ösophaguswand, in der sich Speisereste sammeln, die unter Umständen nachts in die Mundhöhle gelangen; Gefahr der Aspiration mit Reizhusten, Heiserkeit und rezidivierenden Pneumonien, aber auch Ruptur oder Fistelbildung in benachbarte Organe, z. B. Bronchien.

Magen

Im Magen bestehen die Schleimhautfalten aus einem Oberflächenepithel und aus zusammengesetzten tubulären Drüsen, die die Verdauungssäfte des Magens produzieren (**Abb. 9.3**).

Während das **Oberflächenepithel** Schleim und Bikarbonat produziert, finden wir in den tubulären Drüsen in ihrem unteren Teil **Hauptzellen**, die verantwortlich sind für die Produktion von Pepsinogenen und einer Lipase.

Am oberen Rand der Drüsen, zum Magenlumen hin, befinden sich **Nebenzellen**, die Schleim bilden. Eingestreut in die gesamte Drüse sind sog. **Belegzellen** für die Herstellung von Salzsäure und Intrinsic-Faktor.

Das Epithel im Antrum enthält **G-Zellen**, die das Gewebshormon Gastrin bilden und ins Blut abgeben.

Pathologie

Perniziöse Anämie

Bei einer perniziösen Anämie liegt ein Mangel an Salzsäure und Intrinsic-Faktor durch Autoantikörper gegen die Belegzellen (Gastritis Typ A) vor.

Gastritis

Die **akute Gastritis** geht einher mit der Bildung einer zu großen Menge Salzsäure. Die **chronische Gastritis** ist durch Noxen (Alkohol, Medikamente u. a.); durch Bakterien (z. B. Helicobacter pylori) oder autoimmun bedingt (perniziöse Anämie).

Helicobacter pylori

Bei Helicobacter pylori handelt es sich um ein Magenbakterium, das die Salzsäureproduktion anregt. In der Folge treten Magen- oder Duodenalulzera auf.

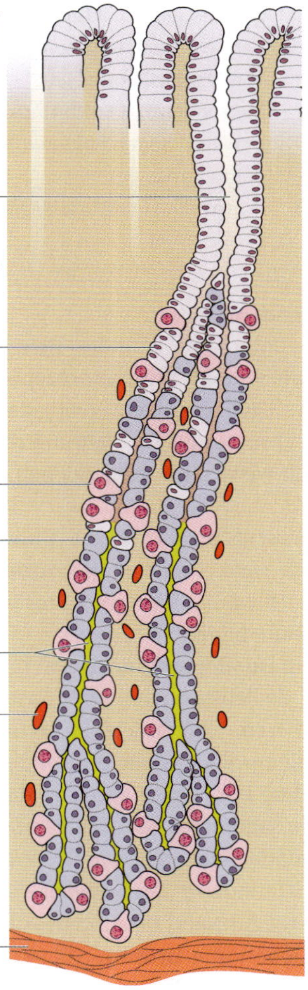

Abb. 9.3 Magenschleimhaut mit zusammengesetzter tubulärer Drüse. (aus: Schwegler J, Lucius R. Der Mensch – Anatomie und Physiologie. 5. Aufl. Stuttgart: Thieme; 2011: 326, Abb. 11.31)

Medikamente

Helicobacter-pylori-Eradikation
Die Eradikation erfolgt einem der folgenden Therapieschemata:
1. Metronidazol (Antibiotikum aus der Gruppe der Nitroimidazole gegen Bakterien und Protozoen), Amoxicillin (Antibiotikum aus der Gruppe der Penicilline, wirksam gegen gramnegative Bakterien), Protonenpumpenhemmer (Hemmung der Produktion von Magensäure)
2. Metronidazol, Clarithromycin (Makrolidantibiotikum gegen Bakterien), Protonenpumpenhemmer
3. Amoxicillin, Clarithromycin, Protonenpumpenhemmer

Dünndarm
Im Dünndarm befindet sich eine Vielzahl von **Chemo- und Mechanorezeptoren**, die auf die jeweilige Zusammensetzung der Nahrung und auf Berührung mit der Nahrung reagieren. Reflektorisch werden die vorhandenen Drüsenzellen aktiviert.

Außerdem enthält die Dünndarmschleimhaut noch weitere **hormonproduzierende Zellen**, die u. a. Histamin, Serotonin, Prostaglandine und Bradykinin bilden.

Im **Duodenum** findet man neben Drüsenzellen, die Gewebshormone (z. B. Gastrin, Sekretin) produzieren, hauptsächlich **Brunner-Drüsen**, die Schleim, Bikarbonat und einen Trypsinaktivator bilden. Der Schleim schützt die Schleimhaut vor dem sauren Speisebrei (Chymus) und vor eiweißverdauenden Enzymen. Des Weiteren finden sich im Dünndarm **Becherzellen**, die ein alkalisches Sekret zur Neutralisation des Chymus bilden.

Lieberkühn-Drüsen (Glandulae intestinales) liegen in der Tiefe der Krypten, sekretieren Verdauungssäfte und dienen nach neueren Erkenntnissen der Steuerung des Eisenhaushalts durch regulatorische Proteine.

Pathologie

Morbus Crohn
Morbus Crohn ist eine Entzündung des Dünndarms, die typischerweise im terminalen Ileum beginnt. Es besteht die Gefahr von Fistelbildung, mechanischem Ileus durch Stenosen, Ausbreitung über den gesamten Verdauungstrakt sowie Ausbildung von extraintestinalen Symptomen.

Dickdarm
Das Schleimhautepithel des Dickdarms besteht vorwiegend aus **Becherzellen**, die Schleim produzieren.

Ein Teil der Zellen ist mit einem Bürstensaum versehen und dient der Resorption.

9.2.1.4 Lymphatische Gewebe des Verdauungstraktes
Im Verdauungstrakt finden sich eine Ansammlung lymphatischen Gewebes in Form von Tonsillen oder Lymphfollikeln oder Makrophagen:
- Im **Mund-Rachen-Bereich** sind dies der **Waldeyer-Rachenring** mit Rachenmandel (Tonsilla pharyngea), Gaumenmandeln (Tonsillae palatinae), Zungenmandel (Tonsilla lingualis), Tubenmandeln (Tonsillae tubariae) sowie den Seitensträngen (Kap. 14.4.5).
- Im **Ileum** sind es die **Peyer-Plaques**, der **Appendix** und **Paneth-Zellen** (Kap. 14.4.6).
- In den **Lebersinusoiden** befinden sich **Von Kupffer'sche Sternzellen** (Kap. 9.2.2).

Pathologie

Bauchschmerzen beim Kind
Kinder reagieren bis zum ca. 3./4. Lebensjahr auf alle Infekte mit Bauchschmerzen durch das Anschwellen der lymphatischen Organe im Bauchraum.

Pseudoappendizitis
Dies sind Beschwerden im Abdomen, die auf eine vermeintliche Appendizitis deuten, jedoch nichts mit einer solchen zu tun haben. Durch z. B. eine Yersinien-Infektion schwellen die Mesenteriallymphknoten stark an und führen zu Beschwerden, die einer Appendizitis ähneln.

Fazit
Der Verdauungstrakt ist anatomisch passend ausgestattet, um die aufgenommene Nahrung spalten und resorbieren zu können. Man findet sowohl nervale (Plexus myentericus bzw. Auerbach-Plexus) wie auch muskuläre Strukturen (Ring-, Längs- und Schrägmuskulatur), die es ermöglichen, die aufgenommene Nahrung optimal mit Verdauungssekreten (Enzyme, Gallensäuren, Bikarbonat) zu durchmischen.
Verdauungsenzyme werden in Drüsenzellen des Magens, der Bauchspeicheldrüse und des Duodenums gebildet. Gallensäuren entstehen in der Leber, Bikarbonat in fast allen anatomischen Strukturen des Verdauungstraktes und seiner Begleitorgane Leber, Galle, Pankreas. Zur Steuerung der Bildung und Ausschüttung der Enzyme werden spezielle Gewebshormone im Magen, Duodenum und Pankreas gebildet.
Oberflächenvergrößerung erfolgt durch Kerckring-Falten, Zotten und Mikrovilli, in der Galle zusätzlich durch Tunnelbildung und Schleimhautnischen.
Die Infektabwehr übernehmen Tonsillen, lymphatische Strukturen in Rachen und Darm und einzelne für den Ort charakteristische Makrophagen, z. B. Paneth-Zellen im Darm und Kupffer-Zellen in der Leber.

9.2.2 Mikroanatomie der Leber

Die Leber besteht aus ca. 500 000 6-eckigen **Leberläppchen** (Lobuli hepatis). Die Läppchen stoßen mit ihren Kanten aneinander und sind über Bindegewebe miteinander verbunden (**periportale Felder**).

Innerhalb dieser Verbindungsstellen verlaufen die Äste der A. hepatica als A. interlobulares, V. portae als Vv. interlobulares sowie die intrahepatischen Gallengänge als Ductuli biliferi interlobulares. Arterielles und venöses Blut fließen zusammen durch weite Leberkapillaren (**Lebersinusoide**) in Richtung Läppcheninneres und münden in der Zentralvene (V. centralis) eines jeden Läppchens. Die Vv. centrales vereinigen sich zu den Lebervenen (Vv. hepaticae), die in die untere Hohlvene (V. cava inferior) münden.

Innerhalb der Sinusoide befinden sich **Hepatozyten** (Leberzellen), deren Zellmembranen mit Mikrovilli ausgestattet sind, die in die Sinusoide hineinragen. **Endothelzellen** sind den Leberzellen vorgelagert. Zwischen ihnen und den Hepatozyten befindet sich ein kleiner Zwischenraum (**Dissé-Raum**). Hier findet der eigentliche Stoffaustausch zwischen Blut und Leberzellen statt.

Im Dissé-Raum befinden sich Vitamin-A-haltige Ito-Zellen (**hepatische Sternzellen**), die der Fettspeicherung dienen. Ihre Sekretionsprodukte sind Kollagene (Bindegewebsfasern) und Proteoglykane. Die Ito-Zellen können sich zu Fibroblasten umwandeln (Leberzirrhose).

Von Kupffer'sche Sternzellen (Kupffer-Zellen) dienen in den Sinusoiden als bewegliche Makrophagen der Abwehr.

Die **Gallenkapillaren** (zwischen 2 Leberzellen) liegen innerhalb der Leberläppchen ohne eigene Membran vor und sind lediglich als Vertiefungen angelegt. Erst nach Austritt aus den Läppchen haben sie eine eigene Wand, durch die sie sich zu Gängen (Ductus interlobularis) formen.

Pathologie

Leberentzündung
Diese entsteht z. B. durch Viren, autoimmunologisch und weiteren Gründen.

Leberzirrhose
Bei der Zirrhose liegt eine Zerstörung der Leberzellen und Umwandlung in bindegewebige Strukturen durch Alkoholabusus oder durch vorangegangene Hepatitiden anderer Genese vor.

Autoimmunologische Erkrankungen
Die **primär biliäre Zirrhose** (PBC) führt zunächst zu einer Zirrhose der Gallenkanälchen in der Leber; betroffen sind zu 90 % Frauen. Die **primär sklerosierende Cholangitis** (PSC) ist vergesellschaftet mit der Colitis ulcerosa und befällt die Gallenkanälchen und extrahepatischen Gallengänge; von ihr sind mehr Männer betroffen.

Medikamente

Autoimmunologische Erkrankungen
Ursodeoxycholsäure (Ursofalk) wird bei PBC und PSC verabreicht. Das Präparat wurde ursprünglich zur Auflösung von Cholesteringallensteinen eingesetzt. Ursodesoxycholsäure ist eine im Körper vorkommende Gallensäure, die die Abgabe von Cholesterin aus der Leberzelle und die Aufnahme aus dem Darm hemmt. Außerdem schützt sie die Zellen und wirkt dadurch chronischen Leberentzündungen entgegen und bewirkt eine vermehrte Gallenausscheidung aus der Leber.

9.2.3 Mikroanatomie der Gallenblase

Auch in der Gallenblase herrscht das Prinzip der Oberflächenvergrößerung durch Auffältelungen, die Tunnel und Schleimhautnischen bilden. Die Zellen des Schleimhautepithels tragen ebenfalls Mikrovilli.

In einigen Zellen befinden sich **Sekretgranula**, die ein Glykoproteid sekretieren, das die Gallenblasenschleimhaut vor der in der Leber produzierten Gallenflüssigkeit schützt.

Die Gallenflüssigkeit wird in eingedickter Form in der Gallenblase gespeichert. Der Ductus cysticus und der Gallenblasenhals enthalten eine Schleimhautfalte (Plica spiralis), die als sog. **Heister-Klappe** dafür sorgt, dass die gespeicherte Galle nicht aus der Galle herausfließen kann. Im Bereich des Gallenblasenhalses sind außerdem Becherzellen und mukoide Drüsen vorhanden.

9.2.4 Mikroanatomie der Bauchspeicheldrüse (Pankreas)

Das Pankreas ist sowohl eine exkretorische wie auch inkretorische Drüse.

Die **exkretorischen Drüsenzellen** haben eine Läppchenstruktur. Sie bestehen aus **Azinuszellen**, in denen Verdauungssekrete in Form von Zymogengranula gespeichert sind (**Tab. 9.3**). Die Verdauungssekrete gelangen über kleinere Ausführungsgänge in den großen, die Drüse durchziehenden Bauchspeicheldrüsengang (Ductus pancreaticus).

Die **inkretorischen Drüsenzellen** liegen mitten in den Drüsenläppchen, in den sog. **Langerhans-Inseln**, in direkter Nachbarschaft zum Gefäßsystem. Man unterscheidet bei diesen Drüsenzellen A-Zellen (Bildung von **Glukagon**), B-Zellen (Bildung von **Insulin**), D-Zellen (Bildung von **Somatostatin**) und G-Zellen (Bildung von **Gastrin**, vgl. Kap. 15.7).

Pathologie

Neuroendokrine Tumoren (NET) der Bauchspeicheldrüse
Ein **Gastrinom** führt zu hohen Salzsäuremengen im Magen mit therapieresistenten Ulzera mit der Folge eines Zollinger-Ellison-Syndroms; Therapie: Magenentfernung.
Beim **Insulinom** wird eine hohe Menge an Insulin produziert, was zu Hypoglykämien führt bis hin zum hypoglykämischen Schock und zerebralen Krämpfen.
Das **Glukagonom** bewirkt die Produktion von Glukagon, was zu Hyperglykämien bis hin zum Koma führt.

Pankreasinsuffizienz
Unfähigkeit des Pankreas exokrine oder endokrine Substanzen zu bilden, was zu Verdauungsbeschwerden, Malabsorption und Diabetes mellitus Typ I führt. Ursachen einer Pankreasinsuffizienz: Mukoviszidose, chronische Pankreatitis, Pankreaskarzinom, eventuell Folge einer Mumpserkrankung.

Medikamente

Pankreasinsuffizienz
Die Therapie einer Pankreasinsuffizienz erfolgt mit Pankreasenzymen (z. B. Kreon) und fettlöslichen Vitaminen (Vitamin A, D, E, K), im späteren Stadium werden außerdem Insuline verabreicht.

Fazit

Die **Leber** besteht aus 4 Leberlappen, diese wiederum aus einer Vielzahl von Läppchen. In die Leberläppchen fließt das Blut der Pfortader und der A. hepatica. Die Gallenflüssigkeit verlässt die Läppchen über Gallengänge. Pfortader- und arterielles Blut vermischen sich in den Sinusoiden der Leberläppchen. Zellen der Sinusoide sind die Hepatozyten, ihnen vorgelagert die Endothelzellen und zur Abwehr Kupffer-Zellen. Zwischen Hepatozyten und Endothelzellen befindet sich der Dissé-Raum, in dem der Stoffaustausch stattfindet. Zur Oberflächenvergrößerung bilden die Wände der Hepatozyten zu den Sinusoiden hin Mikrovilli. Das Blut gelangt aus den Sinusoiden in die Zentralvene eines jeden Leberläppchens. Das Blut der Zentralvenen fließt über die Lebervene in die untere Hohlvene.
In der **Galle** ist die Oberflächenvergrößerung durch viele Falten realisiert. Sie ist mit der Leber über den Ductus cysticus verbunden. Sie speichert die Lebergalle.
Die **Bauchspeicheldrüse** bildet einerseits Enzyme als exokrine Produkte, die über den Ductus pancreaticus das Pankreas verlassen und ins Duodenum abgegeben werden, und andererseits Hormone, die das Pankreas über das Blut verlassen.

9.3 Funktionen der Leber

Die Leber hat als **zentrales Stoffwechselorgan** vielfältige Sekretions- und Exkretionsaufgaben und ist ein Synthese- und Speicherort vieler Substanzen, als Galleproduzent die größte exkretorische Drüse, am Abwehrsystem beteiligt und bildet ab dem 2. Schwangerschaftsmonat zum größten Teil das fetale Blut. Auch an der Regulation der Körpertemperatur ist die Leber beteiligt.

Zum tieferen Verständnis der Stoffwechselvorgänge in der Leber sind biochemische Grundkenntnisse erforderlich, die von Heilpraktikern nicht verlangt werden. Deshalb werden hier nur die wichtigsten Aufgaben der Leber dargestellt.

9.3.1 Stoffwechselfunktionen im Kohlenhydrat-, Protein- und Fettstoffwechsel

Die Leber verstoffwechselt die 3 großen Substanzgruppen Kohlenhydrate, Eiweiße und Fette, die mit der Nahrung aufgenommen werden.

9.3.1.1 **Funktionen im Kohlenhydratstoffwechsel**

Im Kohlenhydratstoffwechsel hat die Leber die Aufgabe, den **Blutzuckerspiegel konstant** zu halten. Unter Einfluss des **Insulins** der Bauchspeicheldrüse vermag sie bei einem Überangebot von Glukose diese in **Glykogen** umzuwandeln und so dem System Glukose zu entziehen.

Ist das Glykogenreservoir voll, findet eine Verstoffwechselung der **Glukose zu Fettsäuren** und weiter zu Fetten statt.

Bei lang anhaltendem Glukosemangel sind diese Prozesse umkehrbar. Fette, Eiweiße (**Glukoneogenese**) und Glykogen (**Glykogenolyse**) können wieder zu Glukose umgewandelt werden (Kap. 4.1.1). Außer den Leberzellen sind nur noch Darm- und Nierenzellen fähig, Glukoneogenese zu betreiben, allerdings in sehr viel geringerem Umfang.

Weiterhin ist die Leber befähigt, Fruktose, Galaktose und Pentosen, wie Ribose und Desoxyribose, in Glukose umzuwandeln.

Die Glukoseaufnahme in die Leber erfolgt auch **insulinunabhängig** durch einen Eiweißtransporter GLUT-2 (Kap. 15.7.1).

9.3.1.2 **Funktionen im Eiweißstoffwechsel**

Die Aminosäuren aus der Nahrung gelangen über die Pfortader in die Leber. Dort dienen sie dem Aufbau von Leber- und Plasmaproteinen.

Aminosäuren können im Organismus nicht gespeichert werden, deshalb erfolgt in der Leber auch ein Abbau der Aminosäuren zu **Glutamin** und **Harnstoff**. Glutamin wird in der Niere zu Ammoniak abgebaut; Ammoniak und Harnstoff werden mit dem Urin ausgeschieden (Kap. 10.4.1).

Die Leber ist der **Hauptlieferant für Eiweiße.** Einerseits benötigt sie die Eiweiße selber für ihre Struktur, andererseits gibt sie sie ins Blut ab.

Als **Bluteiweiße** erfüllen sie wichtige Funktionen:

- Aufrechterhaltung des kolloidosmotischen Drucks (Albumine)
- Transportfunktion (Albumine, Globuline)
- Blutgerinnung (z. B. Prothrombin, Fibrinogen)
- unspezifischen Abwehr (z. B. Ferritin, c-reaktives Protein [CRP]; Kap. 14.3).

Daneben baut die Leber auch **Plasmaproteine ab**.

9.3.1.3 **Funktionen im Fettstoffwechsel**

In der Leber werden **Fette auf-, ab- und umgebaut**. Zum einen betrifft das die aufgenommenen Fette. Zum anderen synthetisiert die Leber bei hohem Kohlenhydratanteil in der Nahrung aus den Kohlenhydraten Fette, speichert sie oder gibt sie in Form von Lipoproteinen (VLDL) ins Blut ab. Andererseits baut die Leber im Hungerzustand Fette ab, um so die notwendige Energie liefern zu können (Kap. 4.1.2).

Fette sind ein Gemisch aus verschiedenen, nicht wasserlöslichen Substanzen wie Triglyzeriden, Cholesterin und Lecithin (Kap. 2.4). Neben dem durch die Nahrung aufgenommenem **Cholesterin** synthetisieren die Leber und auch der Darm Cholesterin. Es wird in Form der Lipoproteine durch den Körper transportiert und mithilfe der Gallensäuren ausgeschieden. Cholesterin ist ein wichtiger Baustein für Gallensäuren und Steroidhormone.

9.3.2 Speicherfunktion

Die Leber speichert eine Vielzahl von Substanzen, wie folgende Kurzübersicht zeigt.

9.3.2.1 **Speicherung von Vitamin K**

Nach Aufnahme von Vitamin K aus der Nahrung wird Vitamin K in der Leber gespeichert und dient der Synthese der Blutgerinnungsfaktoren II, VII, IX und X (Kap. 2.5.1).

> **Pathologie**
>
> **Blutungsneigung bei Leberzirrhose**
>
> Durch den Verlust der Leber, Vitamin K zu speichern, fehlt der Ausgangsstoff für die Produktion verschiedener Gerinnungseiweiße (Faktoren II, VII, IX, X), was zu petechialen Blutungen führt (Kap. 13.5.5).

9.3.2.2 **Speicherung von Eisen**

Eisen ist wegen seiner vielfältigen Aufgaben ein wichtiges Mineral für den Organismus. Wegen seiner zytotoxischen Wirkung liegt es **immer an Eiweiße gebunden** vor. Dabei gibt es verschiedene eisenbindende Proteine.

Das **in der Leber** gespeicherte Eisen ist gebunden an **Ferritin**, kann aber bei Bedarf wieder aus der Leber in das Blut abgegeben werden. Parallel dazu zirkuliert Ferritin eisenfrei im Blut. Es besteht immer eine Korrelation zwischen freiem Ferritin im Blut und dem eisenbindenden Ferritin der Leber (S. 47).

Pathologie

Eisenmangel

Dieser entsteht durch Verlust der Speicherfähigkeit von Eisen in der Leber. Da Eisen in Form von Ferritin in der Leber gespeichert wird, ist ein Eisenmangel als erstes durch einen geringeren Ferritingehalt nachweisbar.

9.3.2.3 **Speicherung weiterer Stoffe**

Weiterhin speichert die Leber wichtige Stoffe wie Vitamin A, Vitamin B_{12}, Vitamin D, Vitamin E, aber auch Folsäure und Kupfer.

Die Leber gilt neben der Milz auch als **Blutspeicher**.

9.3.3 Produktion von Gallenflüssigkeit

Bei der täglichen Gallenproduktion durch die Hepatozyten fallen **600–700 ml Flüssigkeit** an. Ein geringer Teil wird in den Gallengangsepithelien gebildet. Die Gallenflüssigkeit ist gelblich gefärbt. Hauptinhaltsstoff sind die Gallensäuren.

Da der Gesamtvorrat an Gallensäuren nicht für die **Fettverdauung** ausreicht (100 g Fett benötigen 20 g Gallensäuren) zirkulieren 2–4 g Gallensäuren 6–10 × innerhalb von 24 h zwischen Darm und Hepatozyten, nur 0,6 g/Tag werden mit dem Stuhl ausgeschieden. Dieser ausgeschiedene Anteil wird durch Neusynthese aus Cholesterin in der Leber ersetzt.

Zu einem nicht unerheblich Teil werden die Gallensäuren aus dem terminalen Ileum in die Leber rückresorbiert, um wiederum in die Gallenkanälchen sekretiert zu werden (**enterohepatischer Kreislauf der Gallensäuren**). Je mehr Gallensäuren durch den enterohepatischen Kreislauf rückresorbiert werden, desto größer ist die sekretionssteigernde Wirkung (gallensäureabhängige Sekretion). Eine gallensäurenunabhängige Sekretion erfolgt durch aktive Hydrogenkarbonat- und Bilirubinausscheidung aus den Hepatozyten in die Gallenkapillaren. Die Sekretion wird durch das Gewebshormon **Sekretin** beeinflusst.

Die Gallenproduktion dient nicht nur der Gallensäureausscheidung, sondern ebenfalls der **Entgiftung**, sodass in der Gallenflüssigkeit viele andere Stoffwechselprodukte nachweisbar sind (Kap. 9.3.5).

Ist der Verdauungsprozess abgeschlossen, fließt die Galle über den Ductus cysticus in die **Gallenblase** und wird dort zur Blasengalle konzentriert. Die Gallenblase fasst ca. 60 ml Flüssigkeit. Die Abgabe der Gallenflüssigkeit aus der Gallenblase beim nächsten Verdauungsprozess wird stimuliert durch das Gewebshormon **Cholezystokinin** und den **N. vagus**.

9.3.4 Produktion von Hormonen

Eine weitere wichtige Aufgabe der Leber ist die Produktion von Hormonen. Sie ist beispielsweise an der Produktion von **Vitamin D_3** beteiligt, welches für die Einhaltung des Kalziumgleichgewichts im Körper (S. 45) verantwortlich ist.

Ein weiteres Hormon ist der **insulinähnliche Wachstumsfaktor 1** (IGF-1), ein Hormon mit anabolen Eigenschaften, das zuständig ist für die Beschleunigung von Wachstum und Muskelaufbau.

Ein anderes in der Leber produziertes Hormon ist das Angiotensinogen (S. 173). Dieses ist wiederum an der Regulierung des Blutdrucks und des Flüssigkeitshaushalts beteiligt.

9.3.5 Entgiftung körpereigener und -fremder Stoffe

Die Leber entgiftet als körpereigene Stoffe Bilirubin, Cholesterin, Harnstoff, Harnsäure, Hormone, als körperfremde Stoffe z. B. Medikamente.

9.3.5.1 **Bilirubin**

Beim Abbau des Häms der Erythrozyten in der Milz, der Leber und im Knochenmark entstehen zytotoxische Porphyrine. Da sie fast ausschließlich über die Galle ausgeschieden werden, fasst man die Substanzen als **Gallenfarbstoffe** zusammen.

Das zunächst entstehende blau-grün gefärbte **Biliverdin** wird umgewandelt zum orangefarbenen, wasserunlöslichen Bilirubin (**indirektes Bilirubin**). Zur Entgiftung wird Bilirubin an **Albumin** gebunden zur Leber transportiert. Nach Abspaltung von Albumin wird Bilirubin von der Leberzelle aufgenommen und im endoplasmatischen Retikulum mit Glukuronsäure durch das Enzym **Glukuronyltransferase** zum wasserlöslichen Bilirubindiglukuronid konjugiert (**direktes Bilirubin**). Dieses Bilirubin kann nun mit der Gallenflüssigkeit in den Darm ausgeschieden werden.

Durch Enzyme der Darmbakterien verändert sich ein Teil des Bilirubins zu den **Urobilinogenen**, aus denen dann **Sterkobilin** (gelb-braun) mit dem Stuhl ausgeschieden wird. **Bilirubin und Urobilinogene** werden im terminalen Ileum und Kolon zu ca. 20 % resorbiert und über die Pfortader zurück zur Leber transportiert.

Ein Teil dieser Urobilinogene gelangt nicht zurück in die Hepatozyten, sondern wird über die V. centralis der Leberläppchen in den Körperkreislauf gebracht, über den sie zu den Nieren gelangen und als **Urobilin** mit dem Urin ausgeschieden werden. Der Rest der rückresorbierten Urobilinogene und des Bilirubins werden wieder in die Gallenkanälchen sezerniert (**enterohepatischer Kreislauf des Bilirubins**) und mit der Gallenflüssigkeit in den Darm ausgeschieden.

Eine Übersicht zum Bilirubinkreislauf zeigt die **Abb. 9.4**.

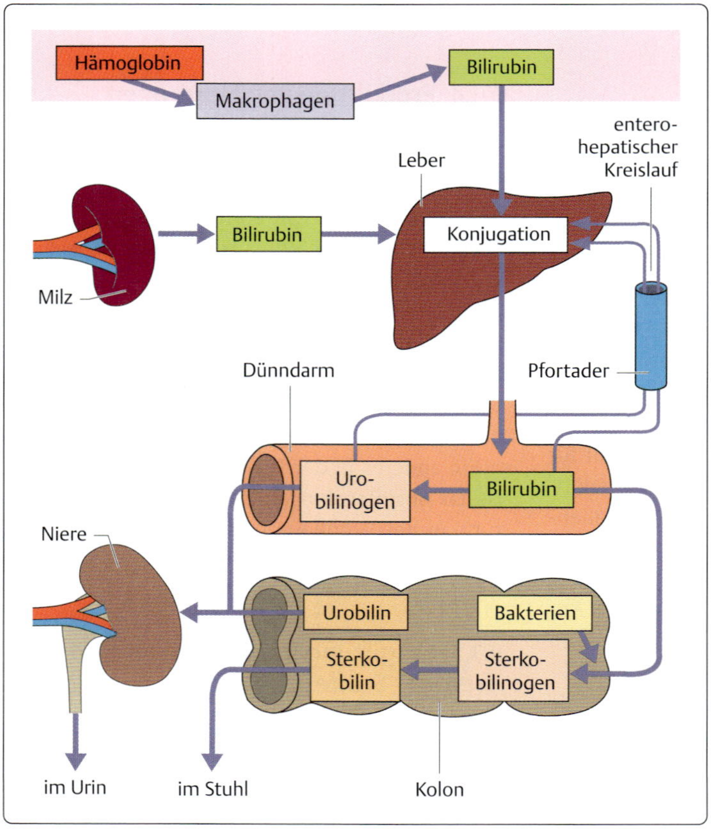

Abb. 9.4 Bilirubinkreislauf. (aus: Schwegler J, Lucius R. Der Mensch – Anatomie und Physiologie. 5. Aufl. Stuttgart: Thieme; 2011: 342, Abb. 11.45)

Pathologie

Ikterus

Ein **prähepatischer Ikterus** entsteht durch vermehrten Erythrozytenzerfall (Hämolyse) z. B. bei Malaria, Erythrozytenanomalien (Kap. 13.3.2).

Ein **intrahepatischer Ikterus** kann entstehen durch Leberentzündungen, Leberzirrhose, Probleme der Gallenkanälchen.

Ein **posthepatischer Ikterus** entsteht durch Verlegung der ableitenden Gallenwege oder Verschluss des Sphincter Oddi durch Steine, Tumoren oder andere Stenosen.

Neugeborenenikterus

Durch vermehrten Abbau der fetalen Erythrozyten fällt viel indirektes Bilirubin an, was zu einer Gelbfärbung der Haut führt. Zudem ist das Enzym Glukuronyltransferase beim Neugeborenen noch ungenügend gebildet, sodass die Bildung des Neugeborenenikterus verstärkt wird.

Crigler-Najjar-Syndrom

Hierbei handelt es sich um eine ererbte Erkrankung, bei der stark, aber unterschiedlich ausgeprägt die Aktivität der Glukuronyltransferase zur Konjugation des Bilirubins herabgesetzt ist. Man unterscheidet den **Typ I**, bei dem das Enzym so gut wie gar nicht aktiv ist. Der Bilirubinwert (unkonjugiert) steigt beim Typ I auf Werte > 20 mg/dl (Normwert: bis1 mg/dl), die Galle ist farblos und im Urin findet sich kein Urobilinogen. Unbehandelt führt die Erkrankung früh zum Tod. Daneben gibt es den **Typ II**, bei dem eine Enzymaktivität von bis zu 10 % zu verzeichnen ist. Diese Form ist gut therapierbar.

Gilbert-Syndrom (Morbus Meulengracht)

Auch als **Icterus intermittens juvenilis** bezeichnet. Das Gilbert-Syndrom ist eine genetisch bedingte leichtere Form der Verminderung der Glukuronyltransferaseaktivität auf unter 50 %. Es kommt zu einer Hyperbilirubinämie. Die Diagnose gilt als Ausschlussdiagnose, gegen die hämolytische Prozesse oder das Crigler-Najjar-Syndrom differenziert werden müssen.

9.3.5.2 Cholesterin

Die Leber ist das zentrale Organ für den Auf- und Abbau sowie für die Ausscheidung von Cholesterin. Zum einen gelingt der **Abbau** durch die **Bildung von Gallensäuren** aus Cholesterin, zum anderen können die Gallensäuren das Cholesterin und andere Fette in Form von Mizellen binden und **über den Darm** ausscheiden.

Auch das Cholesterin unterliegt einem **enterohepatischen Kreislauf**, da nicht das gesamte Cholesterin ausgeschieden wird, sondern ein Teil über die Pfortader in die Leber rückresorbiert wird.

Cholesterin ist u. a. der Grundstoff für die Sexualhormone, Mineralokortikoide und Glukokortikoide sowie von Vitamin D_3.

9.3.5.3 Harnstoff

Die aus dem **Aminosäurestoffwechsel** entstehende Ammoniumgruppe ($-NH_2$) ist für den Organismus toxisch. Deshalb muss sie in andere Produkte überführt werden.

Die erste Reaktion ist die Bildung der Aminosäure **L-Glutamin**, von der in der Niere durch das Enzym Glutaminase **Ammoniak** (NH_3) abgespalten wird, sodass es mit dem Harn ausgeschieden werden kann.

Die hauptsächliche Entgiftung von Ammoniak geschieht durch die Bildung von **Harnstoff** (Urea). Harnstoff wird zum Teil in den Mitochondrien, teils im Zytoplasma der Hepatozyten gebildet und über die Nieren mit dem Urin ausgeschieden.

9.3.5.4 Harnsäure

Harnsäure wird hauptsächlich in der **Leber** gebildet, zum geringen Teil auch im Darm. Es ist ein Abbauprodukt der Nukleinsäuren (RNS/DNS), speziell dem Abbau ihrer **Purine** (Kap. 3.2.1).

Die **Ausscheidung** von täglich ca. 1 g erfolgt zu 75 % über die Nieren. Die restlichen 25 % der Harnsäure werden über Speichel, Schweiß und den Darm ausgeschieden.

Pathologie

Gicht
Eine vermehrte Bildung oder verringerte Ausscheidung von Harnsäure führen zu einem erhöhten Harnsäurespiegel, der einen Gichtanfall auslösen kann. Bevorzugt betroffen sind dabei entweder das Großzehengrundgelenk (Podagra) oder das Daumengrundgelenk; es können allerdings alle Gelenke beeinträchtigt sein. Es kommt zu heftigen Entzündungserscheinungen mit starken Schmerzen.

Medikamente

Gichtanfall
Im **akuten Anfall** dient Colchicin als Entzündungshemmer. Um Gichtanfällen vorzubeugen, werden entweder Mittel verordnet, die zu einer vermehrten Ausscheidung von Harnsäure führen, indem sie die tubuläre Rückresorption hemmen (Urikosurika, z. B. Probenecid), oder solche, die die Bildung von Harnsäure unterbinden, indem sie den Abbau der Purine hemmen und Teilprodukte über die Nieren ausscheiden (Urikostatika, z. B. Allopurinol).

9.3.5.5 Hormone
Die Leber bildet nicht nur Hormone, sondern sie baut sie auch ab. So werden Steroide (z. B. Kortison), Östrogene, Androgene in der Leber abgebaut und über die Galle oder Nieren ausgeschieden.

9.3.5.6 Medikamente
Als größtes Stoffwechselorgan ist die Leber in der Lage, Arzneimittel entweder direkt umzuwandeln (sog. **First-Pass-Effekt**) oder abzubauen. Hierzu gehören z. B. Schmerzmittel, Antidiabetika, Zytostatika, Tuberkulostatika, Antibiotika, Psychopharmaka.

Die **Umwandlung** des Medikaments führt zu unterschiedlich stark wirksamen Metaboliten. Um einen optimalen Wirkeffekt und damit eine ausreichende Dosierung zu erzielen, muss bekannt sein, wie viel Wirkstoff nach dem Umbau dem Organismus zur Verfügung steht.

An dem **Abbau** der Medikamente ist das sog. **Cytochrom-P450-System** beteiligt. In einem 1. Schritt wird das Medikament an das Cytochrom P450 gebunden, um anschließend über mehrere Schritte abgebaut zu werden. Ausgeschieden wird es entweder über die Galle oder den Urin.

9.3.6 Immunologie

Die Leber ist beteiligt an der Immunabwehr, da sie verschiedene Antientzündungssubstanzen bildet. So synthetisiert sie die **Glykoproteine des Komplementsystems** und die **Akute-Phase-Proteine**, zu denen z. B. auch Ferritin und Fibrinogen gehören (Kap. 13.5.2).

Ein hoher Anteil an Makrophagen im Leberparenchym sorgt für die dort notwendigen **Phagozytoseprozesse**.

9.3.7 Leberenzyme und Laborparameter

Enzyme sind **biologische Katalysatoren**. Sie haben eine mehr oder weniger ausgeprägte Reaktionsspezifität, d. h. eine bestimmte chemische Reaktion kann nur von einem dafür bestimmten Enzym katalysiert werden (Kap. 2.2.8).

Dementsprechend ist es von großer Wichtigkeit, die Enzyme bei bestimmten Erkrankungen zu bestimmen, um Auskunft zu bekommen über
- den Sitz der Erkrankung,
- das Stadium des pathologischen Prozesses (akut oder chronisch),
- die Schwere der Einzelzellschädigung (reparabel oder irreparabel),
- die Ausdehnung des Gewebeschadens,
- die Diagnose der Erkrankung und
- die Differenzialdiagnose der Krankheit eines Organs.

9.3.7.1 Sitz der Erkrankung/Stadium des pathologischen Prozesses
Es gibt gewebespezifische Enzyme. Werden diese vermehrt in das Serum abgegeben, ist dies ein Hinweis auf das geschädigte Herkunftsgewebe. So

weisen z. B. α-Amylase auf Erkrankungen von Pankreas und Speicheldrüsen, alkalische Phosphatase auf die von Leber und Knochen hin etc. (**Tab. 9.1**).

Manchmal ist die **Bestimmung der Quotienten** einzelner Enzyme zueinander notwendig, um eindeutige Aussagen zum Sitz und Ausmaß der Erkrankung machen zu können.

Einige Enzyme sind **leberspezifisch**, sodass eine Erhöhung im Serum ausschließlich auf die Leber hinweist. Zu beachten ist, dass es auch Enzyme gibt, die nur in der **Korrelation zueinander** leberspezifisch und somit nur in ihrer Kombination aussagekräftig sind.

Die **Tab. 9.1** zeigt einen Überblick der Leberenzyme mit Vorkommen, Wirkung und Pathologie auf.

Tab. 9.1 Leberenzyme – Vorkommen, Wirkung und Pathologie.

Name des Enzyms	Vorkommen	Wirkung	Pathologie
alkalische Phosphatase (AP)	membrangebunden im Skelettsystem, Leberparenchym, in Gallengangsepithelien	Spaltung von Phosphorsäureestern, die als sog. organische Phosphate bei vielen biochemischen Prozessen notwendig sind (z. B. ATP → ADP); Entfernung von Phosphatresten	**Erhöhung:** bei Knochengeschehen: physiologisch in der Schwangerschaft, Knochenumbau; pathologisch bei Morbus Paget, Knochenmetastasen, Hyperparathyreoidismus; in Kombination mit GPT und GOT Hinweis auf einen Gallestau, Lebermetastasen, Virushepatitis, Leberzirrhose; bei Medikamenteneinnahme, z. B. Antidepressiva, Antikonvulsiva, orale Antidiabetika
			Erniedrigung: bei Einnahme von oralen Kontrazeptiva
α-Amylasen (Gemisch aus verschiedenen Amylasen)	Speichel, Pankreassaft	Spaltung von Polysacchariden	**Erhöhung:** z. B. bei Mumps; bei akuter Pankreatitis, Cholestase
Cholinesterase (ChE)	Bildung in den Leberzellen	Spaltung des Acetylcholins in Cholin und Acetat	**Erniedrigung:** bei einer Lebererkrankung in Kombination mit verringertem γ-GT-, GPT- und GOT-Wert; bei Einschränkung der Syntheseleistung in der Leber
			Erhöhung: bei Fettleber durch z. B. Alkohol, Diabetes mellitus; bei nephrotischem Syndrom
γ-Glytamyl-Transferase (γ-GT)	auf den Zellmembranen, z. B. in Gallenwegsepithelien, sinusoidalen Membranen der Hepatozyten, Ausführungsgängen des Pankreas	wichtig für den Eiweißstoffwechsel, Aufnahme von Aminosäuren in die Zelle	γ-GT ist ein leberspezifisches Enzym.
			Erhöhung: bei Leber- und Gallenwegserkrankungen, Cholestase, Hepatitis, Pankreatitis; bei chronischem Alkoholabusus; bei Leberstau durch Rechtsherzinsuffizienz.

► **Tab. 9.1** Fortsetzung.

Name des Enzyms	Vorkommen	Wirkung	Pathologie
			Normale Werte schließen eine Leber- oder Gallenerkrankung mit hoher Wahrscheinlichkeit aus. Jeder γ-GT-Anstieg ist immer das Zeichen einer Leberschädigung, wenn leberspezifische Enzyme wie GPT, GLDH oder ChE ebenfalls pathologisch sind. Findet man einen erhöhten γ-GT-Wert neben einem relativ niedrigen AP-Wert, liegt ein alkoholtoxisches Geschehen vor.
Glutamat-Pyruvat-Transaminase (GPT) = Alanin-Aminotransferase (ALT)	weitgehend im Zytoplasma der Leberzelle	Transaminasen übertragen die Stickstoffgruppen der Aminosäuren.	GPT ist leberspezifisch.
Glutamat-Oxalacetat-Transaminase (GOT) = Aspartat-Transaminase (AST)	weitgehend an mitochondriale Strukturen gebunden, kommt geringfügig auch im Zytoplasma vor sowie in Leberzellen, Herz- und Skelettmuskeln	Transaminasen übertragen die Stickstoffgruppen der Aminosäuren.	GOT erscheint bei stärkeren Leberzellentzündungen, bei denen auch innere Strukturen betroffen sind. Beim Herzinfarkt fehlen nahezu alle anderen oben besprochenen Enzyme außer der Kreatinkinase (CK und herzspezifisch CK-MB; Kap. 12.5).
Glutamat-Dehydrogenase (GLDH)	mitochondriales Enzym	Ammoniakausscheidung durch Abbau von Glutamat und Einschleusen der Ammoniumgruppen in den Harnstoffzyklus	Die spezifische Aktivität der GLDH ist in der Leber am höchsten. Sie wird im Zusammenhang mit Transaminasen bestimmt. **Erhöhung:** bei schweren Leberzellschädigungen; bei akutem oder chronischem Rechtsherzversagen
Laktat-Dehydrogenase (LDH)	zytoplasmatisches Enzym aller Gewebe	wichtiges Enzym bei der Milchsäuregärung zur Energiegewinnung (Kap. 8.3.2)	**Erhöhung:** bei Lebererkrankungen; bei Herzerkrankungen; bei Erkrankungen der Skelettmuskulatur; Erkrankungen des erythropoetischen Systems
Leucinarylamidase (LAP)	in Leber, Gallenwegen (in hoher Konzentration), Pankreas, Niere, Darm, Brustdrüsen	Bei Gallensekretstau wird durch die Cholestase zusätzlich eine verstärkte Neubildung der Gallenwegs-LAP induziert.	LAP wird immer in Kombination mit AP, Transaminasen und γ-GT gemessen. **Cholestatische Lebererkrankung:** Erhöhung der Cholestase-Enzyme LAP, AP und γ-GT gegenüber den Transaminasen;

▶ **Tab. 9.1** Fortsetzung.

Name des Enzyms	Vorkommen	Wirkung	Pathologie
			alkoholische Lebererkrankung: starker Anstieg von LAP und γ-GT relativ zur AP und Transaminasen; **Skeletterkrankung:** normaler LAP bei erhöhtem AP-Wert
Kreatinkinase (CK)*	vornehmlich in Muskelzellen; kommt in unterschiedlichen Formen vor: CK-MM aus Skelettmuskel, CK-MB aus Herzmuskel, CK-BB aus ZNS, CK-MiMi aus den Mitochondrien	Beteiligung an der Synthese des ATP als Energiequelle der Muskeln, des ZNS und anderer Gewebe	**Erhöhung:** bei Muskelschäden (z. B. Kompartmentsyndrom, i. m. Injektionen); bei Herzinfarkt; bei Fieber; durch Medikamente wie Lipidsenker, β-Blocker, Malariamittel
			Erniedrigung: durch Kortison

*Die Kreatinkinase gehört nicht zu den Leberenzymen und ist hier aufgrund der differenzialdiagnostischen Betrachtung beschrieben (Kap. 12.3.1).

9.3.7.2 **Schwere der Einzelzellschädigung**

Die Leberenzyme werden innerhalb der Zelle an unterschiedlichen Orten gebildet. So findet man membrangebundene, zytoplasmatische sowie mitochondriale Enzyme:

- Bei **leichten Schäden**/Entzündungen werden membrangebundene Enzyme und Enzyme des Zytoplasmas freigesetzt.
- Durch **schwere Zellschädigung** mit Zellnekrose gehen auch mitochondriale Enzyme in das Plasma über.
- Membrangebundene Enzyme alleine werden besonders bei **Stauungsproblematiken** freigesetzt.

9.3.7.3 **Ausdehnung des Zellschadens**

Hohe Aktivitäten und Mengen sprechen für die Menge des geschädigten Gewebes oder die Schädigung großer Organe.

9.3.7.4 **Diagnostik der Erkrankung**

Bei Patienten mit vieldeutiger akuter klinischer Symptomatik kann das Enzymmuster entscheidende Hinweise zur Diagnose der Erkrankung geben. Werden z. B. bei Schmerzen im Thorax und/oder Abdomen die Enzyme CK, **GOT, GPT und Lipase** bestimmt, so schließt

- ein **normaler CK-Wert** bei erhöhtem Wert der anderen Enzyme den **Herzinfarkt**,
- ein **normaler GPT-Wert** bei erhöhtem Wert der anderen Enzyme eine **akute Lebererkrankung** und
- ein **normaler Lipasewert** bei erhöhtem Wert der anderen Enzyme eine **Pankreatitis** mit hoher Wahrscheinlichkeit aus.

Werden **CK und GOT** ins Verhältnis gesetzt, indem ihr Quotient gebildet wird, können Herzmuskelschäden (CK/GOT < 10) von Skelettmuskelschäden (CK/GOT > 10) unterschieden werden.

Bei Lebererkrankungen sind häufig folgende Laborwerte zu finden:

- **Entzündung mit leichtem Zellschaden:** γ-GT, GPT ↑, GOT (↑), LDH ↑
- **Entzündung mit schwerem Zellschaden:** GPT ↑, GOT ↑ ↑, LDH, GLDH, γ-GT ↑
- **Fettleber alkoholisch:** γ-GT ↑ ↑, Cholinesterase (ChE) ↑
- **Gallestau:** γ-GT ↑ ↑, AP ↑, LAP ↑, Bilirubin ↑
- **Funktion (Syntheseleistung):** ChE, Prothrombin, Fibrinogen, Albumine ↓, Ammoniak ↑, Serumeisen ↑, später ↓

9.3.7.5 Differenzialdiagnostik bei Lebererkrankungen

Für die Differenzialdiagnostik organischer Erkrankungen werden die Enzyme, die nur in einem bestimmten Organ vorkommen, mit der Aktivität von Enzymen verglichen, die in etwa gleicher Aktivität in allen Zellen des Organismus vorkommen.

Bei Lebererkrankungen werden γ-GT, AP, GLDH in Bezug zu den Transaminasen GOT, GPT betrachtet. Durch die Bildung von Quotienten können z. B. akute Lebererkrankungen differenziert werden:

- Der Quotient **γ-GT und GOT** erlaubt die Unterscheidung einer akut alkoholtoxischen Hepatitis (γ-GT/GOT > 6) von der akuten Virushepatitis (γ-GT/GOT < 1).
- Werden **GOT und GPT zu GLDH** ins Verhältnis gesetzt, können Leberzirkulationsstörung z. B. bei Rechtsherzinsuffizienz (GOT + GPT/GLDH < 10) von der akuten Virushepatitis (GOT + GPT/GLDH > 50) unterschieden werden.
- Und bildet man den Quotienten aus **GOT und GPT** (De-Ritis-Quotient), lassen sich geringe Leberschäden (GOT/GPT < 1) von einem schweren Leberschaden (GOT/GPT > 1) abgrenzen.

Fazit

Die Leber verstoffwechselt Eiweiße, Fette und Zucker, indem sie abgebaut und wieder zu körpereigenen Stoffen aufgebaut werden. Dabei wird Glukose als Glykogen gespeichert, Fette in Form von Lipoproteinen in den Kreislauf gebracht, Eiweiße abgebaut zu Harnstoff, Ammoniak und Harnsäure.

Die Leber ist der Hauptlieferant der Bluteiweiße, die für die Aufrechterhaltung des kolloidosmotischen Drucks verantwortlich sind, als Transporter für verschiedene Stoffe dienen (Transferrin für Eisen), die Blutgerinnung unterstützen (z. B. Prothrombin) und Abwehrfunktionen übernehmen (z. B. Akute-Phase-Proteine, Komplementsystem).

Die Leber ist ein großes Speicherorgan für Vitamine (z. B. Vitamin K), Mineralstoffe (z. B. Eisen), Glukose (Glykogen) und Blut.

Sie produziert die Gallenflüssigkeit, über die viele Stoffe aus dem Körper abtransportiert werden. Mithilfe dieser Entgiftungsfunktion werden körpereigene Stoffwechselprodukte (z. B. Bilirubin, Hormone), aber auch Medikamente ausgeschieden.

Um ihre Funktionen wahrzunehmen, benötigt die Leber spezielle Enzyme, die bei Lebererkrankungen zur Diagnostik herangezogen werden.

9.4 Steuerung und Kontrolle des Verdauungssystems

Das Verdauungssystem sorgt für die **Aufnahme, Verdauung und Resorption von Nahrung** sowie die **Ausscheidung** nicht verwertbarer Anteile. Dabei haben die miteinander arbeitenden Organe unterschiedliche Aufgaben: So dienen dem Nahrungstransport der Oropharynx und Ösophagus, als Reservoir fungieren Magen, Gallenblase und Rektum; Verdauung und Resorption sind Aufgabe des Magens und des Dünndarms, wobei die Leber und das Pankreas die notwendigen Verdauungsenzyme beisteuern. Der Dickdarm sorgt für die Herstellung, Eindickung und Ausscheidung des Kots.

Die Steuerung und Kontrolle dieser Aufgaben übernehmen Hormone, Enzyme, das vegetative und enterische Nervensystem (ENS) sowie am Anfang und Ende des Verdauungstraktes das somatische Nervensystem. Daneben sind auch verschiedene Mikroorganismen an der Verdauung beteiligt.

9.4.1 Gastrointestinale Hormone

Die gastrointestinalen Hormone steuern die Sekretion von Enzymen einzelner Drüsen, die gastrointestinale Motilität, das Wachstum der Schleimhaut, die Resorption der Nahrungsbestandteile und die Durchblutung der Schleimhäute.

Wichtige gastrointestinale Hormone sind bezüglich ihres Bildungsortes, ihrer Stimulierung und ihrer Wirkung in **Tab. 9.2** besprochen.

9.4.2 Verdauungsenzyme

Verdauungsenzyme katalysieren Stoffwechselreaktionen und fördern damit die Aufspaltung und den Ab- und Umbau von Nährstoffen. Sie werden in den Speichel-, Magen- und Azinusdrüsen des Pankreas gebildet. Die kohlenhydrat-, eiweiß- und fettabbauenden Enzyme sind in **Tab. 9.3** aufgeführt.

Tab. 9.2 Gastrointestinale Hormone – Bildungsort, Stimulierung und Hauptwirkung.

Hormon	Bildungsort	Stimulierung durch	Hauptwirkung
Cholezystokinin (CCK)	I-Zellen des Duodenums und Jejunums	Eiweiße und Fette im Duodenum	Stimulation der Sekretion von Pankreasenzymen, Gallenblasenkontraktion, Sekretion von Pepsinogen; Abnahme der Salzsäuresekretion, Relaxation des Sphincter Oddi, Stimulation der Sekretinwirkung, Verzögerung der Magenentleerung
Gastrin	G-Zellen des Antrums und Duodenums	Vagusaktivierung, Magenwanddehnung, Eiweiße im Speisebrei	Stimulation der Salzsäure-, Pepsin- und Insulinsekretion, Schleimhautwachstum, Magen-, Gallenblasen- und Dünndarmmotilität
GIP, GLP-1 (sog. Inkretine)	L-Zellen des Duodenums und Jejunums	Glukose und Azidose im Duodenum	„gastric inhibitory polypeptide", glukoseabhängiges insulinotropes Peptid; Stoppen der Magenmotilität und Salzsäuresekretion, Freisetzung von Insulin
Motilin	M-Zellen des Duodenums und Jejunums	Fette und basischer pH-Wert im Duodenum	Stimulation der Magenmotilität und Entleerung
Neurotensin	N-Zellen im Ileum	–	Hemmung der Magentätigkeit; Stimulation der Pankreassekretion
Sekretin	S-Zellen des Duodenums und Jejunums	Gallensäuren im Duodenum, pH-Wert $<4{,}5$	Hemmung der Salzsäuresekretion, Stimulation der Wasser- und HCO_3^--Sekretion des Pankreas, der Gallengänge und der Brunner-Drüsen; Verzögerung der Magenentleerung
Somatostatin	D-Zellen des Magens, Pankreas, Duodenums	Fette, Gallensäuren im Duodenum	Hemmung der Gastrin-, Salzsäure-, Pepsinogen-, Sekretin- und CCK-Sekretion; Stimulation der Schleimproduktion im Magen
vasoaktives intestinales Peptid (VIP)	Duodenum	Fette	Steigerung der Sekretion von Bikarbonat aus dem Pankreas; Hemmung der Salzsäureproduktion; Erschlaffung der Muskulatur von Magen und Darm*

*weitere Wirkungen: Erschlaffung der Muskulatur der Blutgefäße, Luftröhre und Lungen; Regulation der Schleimproduktion in den Atemwegen und Hemmung der Blutgerinnung

Tab. 9.3 Verdauungsenzyme mit Bildungsort und Wirkungsweise.

Enzym	Bildungsort	Wirkungsweise
α-Amylase (aktiv)	Mundspeichel/Pankreas	Abbau von Polysacchariden zu Oligosacchariden, Disacchariden (z. B. Maltose) und Monosacchariden (z. B. Fruktose)
Pepsinogen (inaktiv)	Hauptzellen des Magens	Abbau der Eiweiße zu Poly- und Oligopeptiden
Lipase (aktiv)	Pankreas	Spaltung der Triglyzeride
Phospholipase (aktiv)	Pankreas	Spaltung von Phospholipiden
Trypsinogen (inaktiv)	Pankreas	Abbau der Eiweiße zu Poly- und Oligopeptiden
Chymotrypsinogen (inaktiv)	Pankreas	Abbau der Eiweiße zu Poly- und Oligopeptiden
Proelastase (inaktiv)	Pankreas	Abbau der Eiweiße zu Poly- und Oligopeptiden
Procarboxypeptidasen (inaktiv)	Pankreas	Abspaltung von Aminosäuren von Eiweißen
Maltase (aktiv)	Pankreas	Abbau von Maltose zu Glukose
Ribonuklease (aktiv)	Pankreas	Abbau der RNS zu Nukleotiden
Desoxyribonuklease (aktiv)	Pankreas	Abbau der DNS zu Nukleotiden

9.4.3 Nervensysteme des Verdauungssystems

Im Gastrointestinaltrakt befindet sich das **enterische Nervensystem** (Darmnervensystem), welches mithilfe der gastrointestinalen Hormone motorische und sekretorische Funktionen steuert und die Darmmotilität, den gastrointestinalen Blutfluss und den Ionentransport reguliert.

Außerdem wirken der **Parasympathikus** und **Sympathikus** als Teile des vegetativen Nervensystems auf die Verdauungsorgane und deren Drüsen ein (vgl. Kap. 16.2.7).

Das **somatische Nervensystem** reagiert auf Dehnungsreize im Darm.

9.4.3.1 Enterisches Nervensystem

Die Neuronen des enterischen Nervensystems liegen in den Zellwänden des Gastrointestinaltraktes und bilden den Plexus myentericus (Auerbach-Plexus) und den Plexus submucosus (Meissner-Plexus). Der **Plexus myentericus** beeinflusst den Rhythmus und Tonus der Ring- und Längsmuskulatur (im Magen auch der Schrägmuskulatur), der **Plexus submucosus** steuert die sekretorische Funktion der Epithelzellen des Darms. Beide leiten sensorische Impulse an die sensible Großhirnrinde.

Innerhalb des enterischen Nervensystems wirken als **Neurotransmitter** Acetylcholin, Serotonin und Dopamin (Kap. 16.3).

9.4.3.2 Vegetatives Nervensystem

Die Verdauung wird angeregt durch das parasympathische und gehemmt durch das sympathische Nervensystem (Kap. 16.2.7).

Parasympathisches Nervensystem Parasympathische Fasern des Gehirns (**Hirnnerven**) innervieren anregend die Ohrspeicheldrüsen (N. glossopharyngeus), die Unterkiefer- und Unterzungendrüsen (N. facialis) und die übrigen zum Verdauungssystem gehörenden Organe (N. vagus); die parasympathischen Fasern des **Sakral-**

abschnitts innervieren anregend den absteigenden Dickdarm, das Sigmoid, das Rektum und den Anus (Nn. splanchnici pelvici). Der Neurotransmitter des Parasympathikus ist **Acetylcholin**.

Sympathisches Nervensystem Die sympathischen Fasern des Gastrointestinaltraktes stammen aus den Bereichen des **5. Thorakal- bis 3. Lendensegments** und bewirken die Hemmung der intramuralen Nervenplexus sowie eine Tonussteigerung der gastrointestinalen Sphinkter. Der Neurotransmitter des Sympathikus ist **Noradrenalin** und zum Teil auch **Acetylcholin** (Kap. 16.3.6).

Sinnesrezeptoren und Nozizeptoren Weiterhin findet man in den Organen Sinnesrezeptoren, die auf Berührung und chemische Reize reagieren. Schmerzreize aus dem Viszerum werden über sog. **Nozizeptoren** an das Gehirn übermittelt (Kap. 7.1).

Andere hemmende Nervenfasern Neben den aktivierenden Neuronen finden sich auch nicht adrenerge, nicht cholinergene (NANC) hemmende Fasern. Transmitter ist hier u. a. **Somatostatin**.

9.4.3.3 Somatisches Nervensystem

Der Sphincter ani besteht aus einem Shincter ani internus, vegetativ innerviert, und einem Sphincter ani externus, der dem somatischen Nervensystem unterliegt.

Durch **Dehnungsrezeptoren** in der Darmwand erschlafft der Sphincter ani internus und der Sphincter ani externus erhöht seinen Tonus. Stuhl, Flüssigkeit und Gase treten in den Analkanal ein. Dem dadurch entstehenden Stuhldrang wird erst nachgegeben, wenn bewusst die Defäkation erfolgen soll.

9.4.4 Mikroorganismen des Verdauungstraktes

Der gesamte Verdauungstrakt enthält **Bakterien**, wobei die Anzahl der Bakterien im Magen und im oberen Dünndarm eher gering ist; die Hauptmenge an Keimen befindet sich im **Dickdarm**.

Dabei handelt es sich im Wesentlichen um **anaerobe, gramnegative, nicht sporenbildende Keime** (10^{12}/ml). Die Anaerobier spalten unverdauliche Nahrungsbestandteile auf. Weitere Keime sind **aerobe Escherichia coli, Enterokokken und Laktobakterien** (1 %). Insgesamt findet man bis zu 400 verschiedene Keime.

Daneben erfüllen die Darmbakterien im Verdauungstrakt, in dem ca. 70 % aller Immunzellen lokalisiert sind, eine wichtige Funktion bei der Abwehr pathogener Erreger. Sie kommunizieren mit den Epithel- und Immunzellen sowie untereinander und sorgen so für die Aktivierung von Abwehrmechanismen.

Fazit

Das Verdauungssystem dient der Aufnahme, Spaltung, Resorption und Ausscheidung von Nahrungsbestandteilen. Diese Aufgaben werden unterstützt durch Enzyme und gesteuert durch Gewebshormone. Zudem sind daran das enterische Nervensystem sowie der Sympathikus und Parasympathikus beteiligt. Bakterien unterstützen die Prozesse und dienen der Abwehr pathogener Erreger.

9.5 Hauptaufgaben des Verdauungssystems

Die Hauptaufgaben des Verdauungssystems bestehen in der Aufnahme und Zerkleinerung der Nahrung, im Weitertransport, dem enzymatischen Aufschluss (Verdauung), der Aufnahme von Nahrungsbestandteilen und Wasser in Blut oder Lymphe (Resorption) und in der Ausscheidung unverdaulicher oder nicht verwertbarer Nahrungsbestandteile sowie von Stoffwechselabbauprodukten.

Bei der täglichen Nahrungsaufnahme und Verarbeitung werden ca. 9 l Flüssigkeit bewegt: 2 l bekommt der Körper aus der zugeführten Nahrung, 7 l aus Sekreten der Speicheldrüsen, dem Magensaft sowie aus Leber, Pankreas und Dünndarm. Der Hauptresorptionsort ist das Jejunum, etwas geringer ist die Resorption im Ileum, sehr wenig wird im Kolon aufgenommen. Nur 100 ml werden letztendlich mit dem Stuhl ausgeschieden.

9.5.1 Aufnahme und Zerkleinerung der Nahrung

Die Aufnahme der Nahrung erfolgt über dem Mund. Hier wird sie mechanisch zerkleinert und durch den Speichel angefeuchtet. Der nun gleitfähige Nahrungsbrei kann dann über die Speiseröhre zum Magen gelangen.

9.5.1.1 Geschmackswahrnehmung

Mithilfe von fadenförmigen **Geschmackspapillen**, die sich auf der Zungenschleimhaut befinden, ist es möglich, Nahrung zu schmecken. Sie verleihen der Zunge die samtige Oberfläche. Die **Geschmacksknospen** der Papillen sind über den N. glossopharyngeus mit dem ZNS verbunden und signalisieren den Geschmack sowie Tast- und Temperaturempfindungen (**Abb. 9.5**).

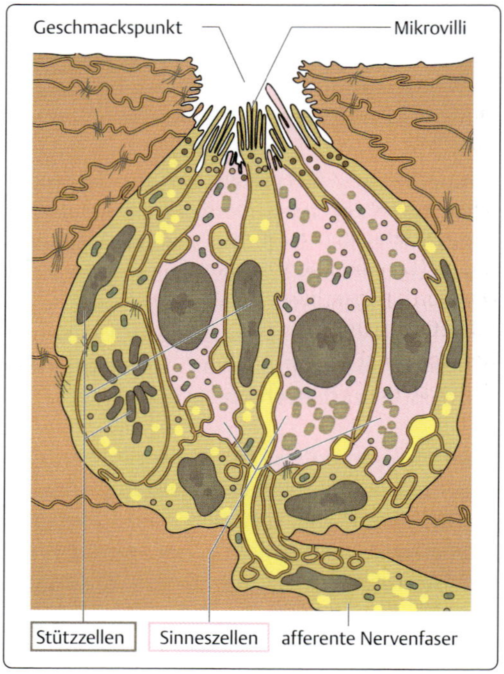

Abb. 9.5 Geschmacksknospe. (aus: Schwegler J, Lucius R. Der Mensch – Anatomie und Physiologie. 5. Aufl. Stuttgart: Thieme; 2011: 154, Abb. 6.24)

Durch unterschiedliche Areale auf der Zunge werden die Qualitäten von **herzhaft (umami), süß, sauer, salzig** und **bitter** unterschieden, wobei alle Areale in der Lage sind, alles zu schmecken. Man diskutiert zudem einen Rezeptor, der auf Fett reagiert (Kap. 17.4).

Die Geschmacksempfindungen korrespondieren mit der Geruchszone der Nase. Ist die Geruchsempfindung gestört, ist auch die Geschmacksempfindung gestört.

9.5.1.2 Kauvorgang und Schluckakt

Wenn **Nahrung in den Mund** aufgenommen wird, beginnt willkürlich der Kauvorgang. An ihm sind Zähne, Zunge, Kaumuskulatur, Wangen, Mundboden und Gaumen beteiligt. Durch den Kauvorgang wird die Nahrung zerkleinert und mit Speichel durchmischt. Die Koordination der an diesem Vorgang beteiligten Organe erfolgt reflektorisch. An seinem Ende steht ein mit Speichel durchmischter **Bolus.**

Die **Zunge** bewegt die Nahrung im Mund, schiebt sie beim Kauen immer wieder hin und her, damit die Nahrung gut durchspeichelt wird. Zudem ist sie maßgeblich an der Weiterleitung des Bolus beteiligt. Daneben ist sie beim Sprechen unverzichtbar; viele Laute können ohne Zunge nicht erzeugt werden.

Der Bolus wird in den Rachen befördert, indem sich die Wangenmuskulatur anspannt und die Zunge gegen den harten Gaumen drückt. An dem Vorgang beteiligt sind der M. styloglossus und M. hypoglossus.

Indem der Bolus den Zungengrund und die Rachenwand berührt, wird der **Schluckreflex** ausgelöst, der unter der Kontrolle des Schluckzentrums in der Medulla oblongata steht. Ab hier kann der Schluckvorgang nur durch gezieltes Schlucktraining unterbrochen werden.

Beim Eintritt des Bolus in den Pharynx wird das **Gaumensegel** gespannt und der obere Schlundschnürer (M. constrictor pharyngis superior) kontrahiert zu einem **Ringwulst**, sodass die Nahrung nicht in den Epipharynx gleiten kann.

Diese Muskeln, die für die Gaumensegelspannung verantwortlich sind, dehnen auch die Ohrtrompete (Tuba auditiva). Das erklärt, warum es beim Schlucken zum Druckausgleich zwischen Mittelohr und äußerem Druck kommt.

Da der Bolus beim Weg in den Ösophagus den Luftweg kreuzt, wird bei diesem Vorgang der **Kehlkopfeingang** durch Verschieben des Kehlkopfes (Larynx) und **Umklappen des Kehldeckels** (Epiglottis) verschlossen. Die Stimmlippen verschließen sich, der Kehldeckel wird abgesenkt, Kehlkopf und Zungenbein heben sich. Für diese Zeit besteht ein **Atemstillstand**.

Pathologie

Gaumensegellähmung
Bei einer Schädigung der versorgenden Nerven, z. B. durch Schlaganfall, Diphtherie oder Hirntumoren, liegt eine Insuffizienz des Verschlusses durch das Gaumensegel vor. Dabei ist die Mundhöhle zum Nasenraum nicht vollständig abgeschlossen, es kommt zu Nasenfluss und Schluckbeschwerden.

Myasthenia gravis
Durch Autoantikörper werden die Acetylcholinrezeptoren unempfindlich für den Neurotransmitter, was zu Ermüdungserscheinungen der beteiligten Muskulatur, besonders der Kau- und Schlundmuskulatur, führt.

Botulismus
Durch das Botulismustoxin wird verhindert, dass der Neurotransmitter aus dem synaptischen Endknöpfchen abgegeben wird, was zu Lähmungen führt. Besonders betroffen sind die Lippen-, Zungen- und Kehlkopfmuskeln. Im weiteren Verlauf kommt es auch zu Lähmungen der Skelettmuskulatur.

Fazit

Nahrung, die in den Mund gelangt, wird von den Geschmacksrezeptoren und Thermofühlern erfasst und das Ergebnis an das Gehirn weitergeleitet. Die Nahrung wird im Mund durch Einspeichelung zum sog. Bolus, der durch reflexartiges Schlucken über den Ösophagus in den Magen gelangt. Schlundschnürer und Kehldeckel sorgen dafür, dass der Bolus nicht in den Epipharynx bzw. Kehlkopf rutscht.

9.5.2 Weitertransport der Nahrung

Der obere Schließmuskel des Ösophagus (**Ösophagussphinkter**) öffnet sich und der Bolus kann **in die Speiseröhre** befördert werden. Mithilfe peristaltischer Wellen wird er weiter in Richtung Magen bewegt. Das geschieht beim sitzenden oder stehenden Menschen der Schwerkraft folgend, kann aber auch entgegen der Schwerkraft (z. B. beim Kopfstand) oder im Liegen erfolgen.

Nach Eintritt des Bolus in den Ösophagus schließt sich der Sphinkter und die Atemwege werden wieder geöffnet. Erreicht die peristaltische Welle den Bereich des unteren Sphinkters (**Kardia**), erschlafft dieser und lässt den Speisebrei (**Chymus**) in den Magen gelangen.

Pathologie

Achalasie (Kardiospasmus)
Die Degeneration der intramuralen Plexus lässt den unteren Sphinkter nicht entspannen und die Nahrung verbleibt im Ösophagus. Die Patienten entwickeln ein Stauungsgefühl mit Druck auf das Herz, Unruhe und Angst. Nach Regurgitation der Nahrung tritt Besserung ein. Hier muss ein Ösophaguskarzinom ausgeschlossen werden, weil es aufgrund der Stenose zu denselben Symptomen führen kann.

9.5.2.1 **Magenmotilität und Entleerung**

Im Ruhezustand liegen die Wände des Magens dicht aufeinander. Füllt sich der Magen mit Nahrung, dehnen sich die Magenwände aus, ohne dass der Druck des Lumens zunimmt (rezeptive Relaxation). Das löst Kontraktionen der Magenmuskulatur aus, die vom N. vagus unterstützt werden.

In **peristaltischen Wellen** wird der Chymus durchmischt. Das beginnt mit ringförmigen Einschnürungen im oberen Korpusbereich und zieht in Richtung Magenausgang (Pylorus). Die peristaltischen Bewegungen erfolgen dabei ca. alle 20 s. Bei geschlossenem Pylorus wird die Welle in 2 verschiedene Richtungen gedrückt, sodass der Chymus intensiv durchmischt wird, wobei die Schichtung des Mageninhalts beibehalten bleibt.

Die **Magenentleerung** erfolgt portionsweise durch kräftige Kontraktion der Muskulatur im Antrumbereich bei gleichzeitiger Öffnung des **Sphincter pylori**. Ist eine Chymusportion im Duodenum angekommen, schließt sich der Sphinkter sofort wieder. Die Entleerung ist nach den Mahlzeiten am intensivsten. Der gesamte Vorgang geschieht reflektorisch und wird vom N. vagus vermittelt. Er wird z. B. durch zu starke Füllung, eine hohe Fettkonzentration und eine saure Reaktion im Duodenum gehemmt.

Der **zeitliche Ablauf** der Magenentleerung hängt ab von der Menge, Zusammensetzung, Aufbereitung und Partikelgröße der Nahrung. Kohlenhydratreiche Nahrung hat eine relativ kurze Verweildauer, während fettreiche und schlecht gekaute Nahrung relativ lange im Magen bleibt.

Die Motilität und die Entleerung des Magens werden gesteuert durch die intramuralen Nervenplexus (**Dehnungsreiz**), den **N. vagus** (parasympathisch), der steigernde Wirkung hat, sowie die Nn. splanchnici (sympathisch), die den Verdauungsvorgang hemmen, und gastrointestinale **Hormone**, die in der Darmschleimhaut gebildet werden und auf humoralem Weg zum Magen gelangen (hier vor allem Gastrin; **Tab. 9.1**).

9.5.2.2 **Dünndarmmotilität**

Eine Aufgabe des Dünndarms besteht darin, den **Chymus zu durchmischen** und in Richtung Dickdarm weiterzuleiten. Das geschieht mithilfe verschiedener Bewegungsmechanismen, die für die Durchmischung des Chymus sorgen, z. B.

- peristaltische, **nicht propulsive** Wellen, die sich nur über kurze Strecken ausbreiten;
- **Segmentationen** (rhythmische Einschnürungen), hervorgerufen durch die Kontraktion der Ringmuskulatur;
- **Pendelbewegungen**, die durch segmentale Kontraktion der Längsmuskulatur entstehen;
- **stempelartige** Bewegungen der Darmzotten.

Alle nicht propulsiven Bewegungen werden von **propulsiven, peristaltischen Wellen** überlagert, die den Chymus in 6–8 h durch den Dünndarm befördern.

Der Reiz für die Dünndarmmotorik entsteht bei der mechanischen Dehnung der Darmwände. Die Kontrolle über diese Vorgänge hat dabei das enterische Nervensystem (S. 140). Während die Pendelbewegungen myogen (wie beim Magen) gesteuert werden, kontrolliert der Plexus myentericus (Auerbach-Plexus) die Segmentationen und peristaltischen Wellen. Die Zottenbewegungen werden hauptsächlich durch den Plexus submucosus (Meissner-Plexus) und das Peptid Villikinin geregelt.

9.5.2.3 **Dickdarmmotilität**

Die **Ileozäkalklappe** (Valva ileocaecalis) gibt den Chymus portionsweise an den Dickdarm ab. Unter Kontrolle der intramuralen Plexus kommt es dann zu **peristaltischen Bewegungen** des Dickdarms, die den Chymus langsam in Richtung Rektum bewegen.

Dabei bewirkt die Kontraktion der Ringmuskulatur zum einen langsame Wellen, die nur über kurze Strecken laufen. Zum anderen entstehen große peristaltische Wellen, die besonders nach Nahrungsaufnahme einsetzen. Diese Wellen laufen 2–3 × täglich durch den Darm und befördern den **Chymus ins Rektum**.

Im Chymus befindet sich nicht resorbierte Nahrung wie Zellulose, Darmepithelien, Gallenfarbstoffe, Schleim, Wasser und Bakterien, die 10–20 % der Stuhlmasse ausmachen.

9.5.2.4 **Stuhlentleerung (Defäkation)**

Ist genug Chymus ins Rektum gelangt, beginnt die Defäkation. Sie ist ein reflektorischer und ein willkürlicher Vorgang. Damit es zur Stuhlentleerung kommen kann, muss es zu einer Erschlaffung des inneren und äußeren Analsphinkters kommen. Die Erschlaffung des **inneren Sphinkters** wird über den **Parasympathikus** geregelt. Der Dehnungsreiz der Dickdarmwand wird über Rezeptoren zum Sakralbereich des Rückenmarks (Centrum anospinale) geleitet, von dem aus die Aktivierung des Parasympathikus erfolgt.

Die Erschlaffung des **äußeren Sphinkters** geschieht **willkürlich**. Gleichzeitig muss der Druck im Bauchraum zunehmen (Bauchpresse).

Fazit

Der mit Enzymen bespeichelte Bolus gelangt als Chymus in den **Magen**. In der Reihenfolge seines Eintretens in den Magen wird er mit Verdauungssekreten durchmischt und ins Duodenum entlassen. Je nach Nahrungszusammensetzung, Füllungsmenge und pH-Wert wird der Chymus portionsweise abgegeben und verbleibt mehr oder weniger lange im Magen. Die beschriebenen Vorgänge werden durch Gewebshormone und dem N. vagus gesteuert.
Im **Darm** durchläuft der Chymus zunächst das Duodenum, in dem die Nahrung aufgespalten wird. Im Jejunum und Ileum findet die Resorption statt. Im Dickdarm wird der Stuhl eingedickt und in Richtung Rektum getrieben. Für die gute Durchmischung und den Weitertransport sind verschiedene Muskelbewegungen notwendig wie Segmentations-, Pendel- und Stempelbewegungen.

9.5.3 Enzymatischer Aufschluss der Nahrung durch Speicheldrüsen und Magensaft

Durch den Speichel wird der Beginn der Kohlenhydratverdauung eingeleitet, durch den Magensaft die Eiweißverdauung.

9.5.3.1 **Speicheldrüsensekretion**

Die Speicheldrüsen produzieren täglich 0,6–1,5 l Speichel. Je nach Beschaffenheit der Nahrung ist der Speichel **dünnflüssig** (Spülspeichel) oder **viskös** (Verdauungsspeichel).

An der Speichelproduktion sind die Hirnnerven N. facialis, N. glossopharyngeus und N. vagus beteiligt. Der **N. facialis** innerviert die Glandulae sublinguales und submandibulares, der **N. glossopharyngeus** die Glandulae parotideae. Das **Reflexzentrum** für die Speichelsekretion und das Schlucken liegt in der **Medulla oblongata**.

Bei der parasympathisch aktivierten **Speichelbildung** bilden die Glandulae submandibulares 65 % des eher dünnflüssigen Speichels, 30 % die Glandulae parotideae und 5 % die Glandulae sublinguales. Die Aktivierung des Sympathikus beendet die Verdauung. Das führt zur Stimulation der Glandulae submandibularis und zur Sekretion von geringen Mengen eines viskösen Schleims.

Auch ohne Kontakt mit Nahrung findet eine Speichelsekretion statt, die sog. **Basalsekretion** (Ruhesekretion). Während der Basalsekretion sind die prozentuale Speichelbildung der Drüsen, der pH-Wert und die Zusammensetzung des Speichels verändert.

Die Sekretion des Speichels wird ausgelöst durch die bloße Vorstellung, den Geruch oder den Anblick von Speisen (**kephale Phase der Verdauung**) und durch den **Kontakt der Nahrung** mit der Mundschleimhaut über den N. vagus.

Der Speichel spült den Mundraum und wirkt leicht antibakteriell und antiviral durch seinen Gehalt an Lysozym, Immunglobulin A (IgA) und Rhodanidionen. Sein pH-Wert liegt zwischen 5,5–6 basal und 7,6–7,8 nach Stimulation.

Zudem enthält der Speichel das Enzym **Ptyalin**, eine α-Amylase, die vorwiegend aus der Glandula parotis ausgeschieden wird, sowie Schleim (Mucin). Der Schleimgehalt des Speichels erhöht die Gleitfähigkeit des Bolus.

Die Amylase weist im Serum ein typisches Altersprofil auf: Bei Neugeborenen sind nur 25–50 % der Erwachsenenkonzentration an **Speichelamylase** nachweisbar; innerhalb des 1. Jahres werden die Erwachsenenwerte erreicht. Die **Pankreasamylase** ist 1–2 Monate nach der Geburt vorhanden und steigt kontinuierlich und langsam an bis zum 5. Lebensjahr.

Die **α-Amylase** hat ihr Wirkmaximum bei einem pH-Wert von 6,7–6,9 und spaltet **Polysaccharide** in Oligosaccharide und Malzzucker (Maltose). Aus diesem Grund schmeckt selbst auch zunächst bitteres Schwarzbrot nach längerem Kauen süßlich. Polysaccharide werden zum einen aus **pflanzlicher Stärke**, z. B. Kartoffeln, Getreide, Mais, Reis, gewonnen. Sie bestehen in der Regel aus 20–30 % **Amylose**- und 70–80 % **Amylopektinketten**, in denen ca. 250–300 Glukosemoleküle glykosidisch miteinander verbunden sind. Zum anderen bestehen Polysaccharide aus **tierischer Stärke**, die als **Glykogen** ebenfalls glykosidisch miteinander verbundene Glukosemoleküle enthält und den Amylopektinketten ähnelt.

Pathologie

Mumps (Parotitis epidemica)

Hierbei handelt es sich um eine Entzündung der Ohrspeicheldrüse durch das Mumpsvirus. Da das Virus eine Affinität zu Drüsen hat, können auch andere Drüsen als Komplikation betroffen sein. Es entstehen Hoden- (Orchitis) und Nebenhodenentzündung (Epididymitis) mit der Gefahr der nachfolgenden Sterilität. Außerdem kann eine Pankreatitis entstehen mit der Gefahr eines Diabetes mellitus Typ I.

9.5.3.2 Magensaftsekretion

Die Magendrüsen des Magenkorpus und -fundus bilden täglich 2–3 l Magensaft. Er enthält Verdauungsenzyme, wie Pepsinogene, Bikarbonat, Schleim, und den lebenswichtigen **Intrinsic-Faktor** sowie eine nahezu blutisotone Salzsäurelösung. Es finden sich zusätzlich auch vereinzelte endokrine Drüsenzellen, die Gastrin (**G-Zellen**) und Somatostatin (**D-Zellen**) produzieren, sowie neuroendokrine Zellen, die lokal Hormone (z. B. Prostaglandine) und aus den enterochromaffinen Zellen (**ECL-Zellen**) Histamin freisetzen. ECL-Zellen finden sich in der Nähe der Belegzellen und werden durch Gastrin und Acetylcholin stimuliert, Histamin zu sezernieren.

Die Produktion von **Salzsäure** und **Pepsinogenen** verläuft bedarfsgesteuert im Zusammenhang mit der Nahrung. Auch im Magen beobachtet man die **Basalsekretion** eines leicht sauren zähflüssigen Sekrets, das bei Verdauungsbeginn auf einen stark saures Milieu angehoben wird (pH-Wert ca. 0,5–1,5), je nach Füllungszustand.

Die Sekretion von Magensaft unterliegt verschiedenen fördernden und hemmenden Mechanismen. Obwohl ihr eine einheitliche **Regulation** zugrunde liegt, unterteilt man ihren Ablauf in eine kephalische, eine gastrische und in eine intestinale Phase.

Kephalische Phase Die kephalische Phase steht unter dem Einfluss **nervaler Impulse** aus dem ZNS. Geruchs-, Geschmacksreize und die bloße Vorstellung von Speisen lösen sekretionsfördernde Impulse zur Speichelbildung aus. Die Aktivierung erfolgt über den N. vagus. Er bewirkt über eine Freisetzung von Acetylcholin eine direkte Stimulierung der Salzsäure- und Pepsinogenproduktion. Weiter aktiviert er die G-Zellen des Antrums, Gastrin auszuschütten.

Gastrische Phase Die gastrische Phase wird durch die **mechanische Dehnung** der Magenwände ausgelöst. Der Dehnungsreiz löst einen intramuralen Reflex aus, der Gastrin frei werden lässt. Auch chemische Reize, z. B. Koffein und Alkohol, können die Gastrinproduktion anregen.

Intestinale Phase Die intestinale Phase wird durch frisch in den Dünndarm gelangte Nahrung ausgelöst.

Eine **Sekretionssteigerung** wird wahrscheinlich durch Freisetzung von Gastrin aus den G-Zellen des Duodenums bewirkt. Sinkt der pH-Wert unter 4, kommt es zur Freisetzung von **Sekretin**, das die Pepsinogenproduktion steigert, die Salzsäureproduktion aber blockiert.

Die Magensaftsekretion hemmen das **gastroinhibitorische Peptid** (GIP) und **Neurotensin** (**Tab. 9.2**).

Bildung der Salzsäure in den Belegzellen

Die Bildung der Salzsäure verläuft über mehrere Stufen. Nach Stimulation der Gastrinzellen und

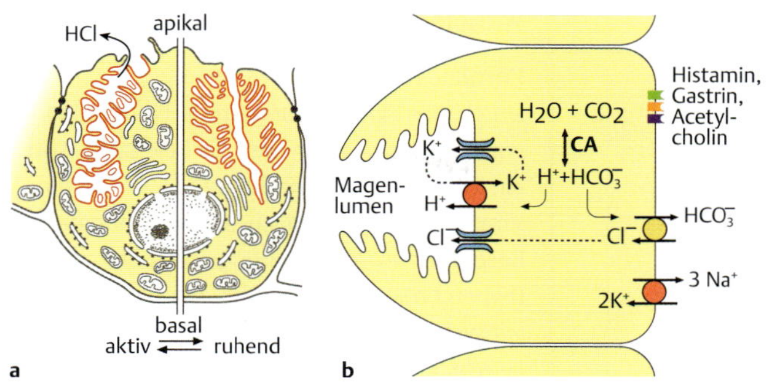

Abb. 9.6 Salzsäuresekretion. (aus: Behrends JC, Bischofberger J, Deutzmann R, Ehmke H, Frings S, Grissmer S, Hoth M, Kurtz A, Leipziger J, Müller F, Pedain C, Rettig J, Wagner C, Wischmeyer E. Duale Reihe: Physiologie. 2. Aufl. Stuttgart: Thieme; 2010: 485, Abb. 13.13)

a Belegzelle vor und nach Stimulation. (nach: Lüllmann-Rauch R. Taschenlehrbuch Histologie. 3. Aufl. Stuttgart: Thieme; 2009)
b Mechanismus der Salzsäuresekretion. (nach: Huppelsberg J, Walter K. Kurzlehrbuch Physiologie. 3. Aufl. Stuttgart: Thieme; 2009)

der **ECL-Zellen** durch den **N. vagus**, gelangt **Gastrin** über die Blutbahn an die Gastrinrezeptoren in der Belegzellmembran, wobei es zusätzlich die ECL-Zellen anregt. Diese schütten **Histamin** aus, das an den Histamin-H_2-Rezeptor (kurz H_2-Rezeptor) an der Belegzelle andockt und ihn anregt (Prostaglandine und Somatostatin blockieren den H_2-Rezeptor).

Ebenso aktiviert das **Acetylcholin**, dessen Freisetzung ebenfalls durch des N. vagus erfolgt, den cholinergen Rezeptor (M_3-Rezeptor) in der Zellmembran.

Durch Aktivierung dieser 3 Rezeptoren wird eine **Protonenpumpe** (K^+/H^+-Pumpe) aufgebaut und aktiviert. Sie pumpt Protonen im Austausch gegen Kaliumionen in die Belegzelle. Parallel dazu gelangen Chloridionen in die Zelle und werden gegen Hydrogenkarbonatmoleküle ausgetauscht (**Abb. 9.6**).

Pathologie

Ulcus pepticum
Durch zu viel Salzsäure entwickeln sich sowohl Duodenal- als auch Magenulzera. Häufig ist dies auf das Bakterium Helicobacter pylori, aber u. a. auch auf Alkohol, Medikamente oder Stress zurückzuführen.

Gastritiden
Akute Gastritiden werden häufig durch seelische Beeinflussungen oder Noxen hervorgerufen. **Chronische Gastritiden** können autoimmunologisch, chemisch-toxisch oder bakteriell entstehen; sie sind oft Vorläufer der Ulzera.

Refluxösophagitis
Durch eine Kardiainsuffizienz gerät Salzsäure in den Ösophagus, was zu Verätzungen führen kann. Manchmal deutet nur Heiserkeit oder trockener Reizhusten auf diese Problematik hin.

Barrett-Syndrom (Barrett-Ösophagitis)
Dies ist eine Folge der Refluxösophagitis. Durch den ständigen Säurereiz wandelt sich die Schleimhaut des nahe der Kardia gelegenen Ösophagus um in Zylinderepithel mit Becherzellen (typisch für den Darm). Die neue Zellstruktur gilt als Präkanzerose, sodass die Patienten regelmäßig endoskopiert werden müssen.

Medikamente

H_2-Blocker

H_2-Blocker (z. B. Ranitidin) blockieren den Histaminrezeptor und vermindern so die Salzsäureproduktion. Da aber jeder H_2-Rezeptor im Organismus betroffen ist, kommt es zu verschiedenen Nebenwirkungen, z. B. Kopfschmerzen, Durchfall, Müdigkeit, Depression, Libidoverlust, Potenzstörungen. Die Anwendung erfolgt bei Gastritis, Ulzera, Ösophagusentzündungen, aber auch bei Allergien.

Protonenpumpenhemmer

Protonenpumpenhemmer (z. B. Nexium, Omeprazol, Antra) werden u. a. zur Behandlung von peptischen Ulzera, Zollinger-Ellison-Syndrom, akuter Gastritis, Helicobacter pylori eingesetzt. Nebenwirkungen sind u. a. Müdigkeit, Kopfschmerzen, Schwindel, Polyneuropathie.

Die Belegzellen bilden ebenfalls ein Glykoprotein, den **Intrinsic-Faktor**. Er ist neben dem R-Protein des Mundspeichels für die Resorption von Vitamin B_{12} erforderlich. **Vitamin B_{12}** bindet sich an das R-Protein und bildet einen magensaftresistenten Komplex (**Abb. 9.7**). Im Dünndarm wird dieser Komplex gespalten und Vitamin B_{12} bindet sich nun an den Intrinsic-Faktor, sodass es vor der Proteolyse und Resorption im oberen Dünndarmteil geschützt ist. Erst im Ileum kann Vitamin B_{12} dann resorbiert werden.

Pathologie

Perniziöse Anämie

Durch eine Autoimmungastritis Typ A (Bildung von Autoantikörper gegen die Belegzelle) tritt ein Mangel an Intrinsic-Faktor auf, der einen Vitamin-B_{12}-Mangel nach sich zieht und damit Beschwerden im Verdauungstrakt, Blutsystem (hyperchrome, makrozytäre Anämie) und Nervensystem (Polyneuropathie) hervorruft. Lebensnotwendig ist die parenterale Gabe von Vitamin B_{12}.

Aufgaben der Salzsäure

Die Salzsäure hat die Aufgaben, Pepsinogen in aktives Pepsin zu überführen, einen optimalen pH-Wert für die Pepsinwirkung zu schaffen, Eiweißmoleküle zu denaturieren und antibakteriell/desinfizierend zu wirken.

Pepsinogenbildung in den Hauptzellen

Die Hauptzellen des Magens bilden **Pepsinogen**, die inaktive Vorstufe eines proteolytischen (eiweißauflösenden) Enzyms. Die Bildung des Pepsinogens wird angeregt durch Gastrin. Salzsäure aktiviert Pepsinogen zu Pepsin, das nun seinerseits durch Autokatalyse Pepsinogen aktivieren kann.

Nachdem die Salzsäure die räumliche Struktur der Eiweiße zerstört hat (**denaturiert**), wobei die Eiweißketten aber erhalten bleiben, baut **Pepsin** Eiweiße zu Oligopeptiden ab. Die Aktivität des Pepsins ist an das saure Milieu des Magens gekoppelt.

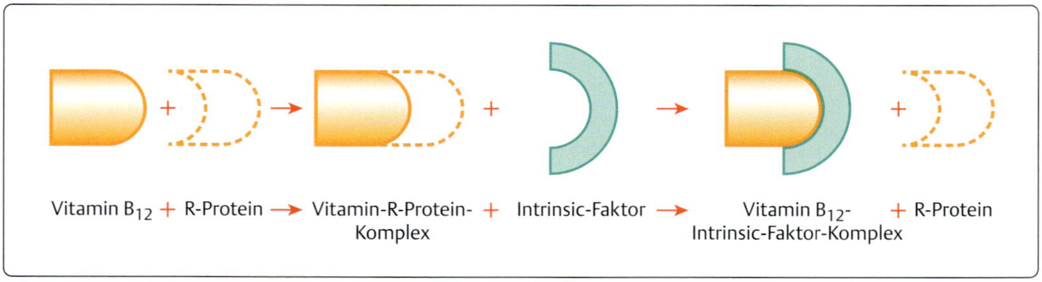

Abb. 9.7 Resorption von Vitamin B_{12} mithilfe des R-Proteins und Intrinsic-Faktors.

Der weitere Oligopeptidabbau geschieht durch **Proteasen** der Bauchspeicheldrüse im Duodenum.

Schleimbildung in den Neben- und Oberflächenzellen
In den Oberflächenzellen der Magenschleimhaut der Kardia und des Pylorus sowie den Nebenzellen der Korpusdrüsen wird Mucin (Magenschleim) gebildet. Der Schleim hat eine zähe, sehr haftfähige Konsistenz und schützt dadurch die Schleimhaut vor mechanischen und chemischen Schäden. Er muss ständig neu gebildet werden.

Bikarbonatbildung in den Oberflächenzellen
Weiterhin bilden die Oberflächenzellen des Magens **Bikarbonat**. Schleim und Bikarbonat haben gemeinsam eine protektive Wirkung, indem das Bikarbonat direkt an den Epithelzellen der Magenschleimhaut zu finden ist und dort einen **pH-Wert von 7** erzeugt. Darauf folgt die Schleimschicht, sodass das saure Magenmilieu erst im Magenlumen auftritt und nicht an die Epithelzellen gelangt.

Unterstützt wird die Bikarbonatbildung und -wirkung durch **Prostaglandine**, die die Durchblutung der Magenschleimhaut fördern.

9.5.4 Aufspaltung und Resorption der Nahrung im Dünndarm

Der Dünndarm produziert täglich etwa 2,5 l Darmsaft. Die Absonderung wird durch chemische und mechanische Reize ausgelöst, wobei die genauen Mechanismen noch nicht ausreichend erforscht sind.

Im Duodenum und Jejunum finden sich verschiedene Drüsen, die Sekrete abgeben. Die **Brunner'schen Duodenaldrüsen** bilden ein visköses Sekret mit hohem Bikarbonatanteil. Die Sekretion der Duodenaldrüsen kann durch Gastrin, Sekretin und Cholezystokinin beeinflusst werden. Die **Lieberkühn'schen Drüsen** im Jejunum geben eine blutisotone Flüssigkeit ab, die kaum Enzyme enthält.

Die Funktion des Duodenums besteht im Wesentlichen in der weiteren Aufspaltung, die Funktion des Jejunums und Ileums in der Resorption der aufgenommenen Nahrung.

9.5.4.1 Abgabe der Nahrung ins Duodenum
Gelangt die Nahrung vom Magen ins Duodenum, wird durch Chemorezeptoren des Bulbus duodeni der Säuregehalt der Nahrung gemessen.

Der Nahrungsbrei, der als erstes in den Magen gelangt, ist noch nicht sehr sauer, da die Säureproduktion im Magen gerade erst begonnen hat. Durch den ungenügend sauren Nahrungsbrei werden die G-Zellen im Bulbus duodeni angeregt, **Gastrin** zu bilden. Über den Blutweg erreicht Gastrin die Belegzellen und stimuliert sie, vermehrt Salzsäure zu bilden. Die Abgabe des nächsten Chymus läuft dadurch verzögert ab. Der nächste Nahrungsbrei ist saurer, wodurch die Bildung von Gastrin gebremst wird. Der darauf folgende Chymus ist wieder weniger sauer, die Gastrinproduktion wird erneut angeregt, die Abgabe des nächsten Chymus wieder verzögert usw.

Auf diese Weise wird der Chymus portionsweise abgegeben, um genügend mit Salzsäure durchmischt zu sein.

9.5.4.2 Aufspaltung der Nahrung im Duodenum
Im Duodenum werden Kohlenhydrate, Eiweiße und Fette aufgespalten und für die Resorption aufbereitet. Für die Aufspaltung sind eine Vielzahl von Stoffen wie **gastrointestinale Hormone**, **Gallensäuren**, **Pankreasenzyme** und **Bikarbonat** nötig.

9.5.4.3 Gastrointestinale Hormone
Im Duodenum wird die Bildung von **Gewebshormonen** (**Tab. 9.2**) durch den N. vagus (kephalische Phase) und durch den Kontakt mit der Nahrung (**intestinale Phase**) ausgelöst.

So stimuliert z. B. der **Anteil der Fettsäuren** im Duodenum die I-Zellen, **Cholezystokinin** auszuschütten. Dieses Gewebshormon veranlasst zum einen das Pankreas, seine Enzyme ins Duodenum abzugeben, zum anderen bewirkt es eine Kontraktion der Gallenblase. Dadurch gelangt die gespeicherte konzentrierte Gallenflüssigkeit über die Gallenwege ins Duodenum.

GIP und GLP-1, sog. **Inkretine** (**Tab. 9.2**), steuern die **Insulinsekretion** aus den B-Zellen des Pankreas in Abhängigkeit zum Glukosegehalt der Nahrung und des Blutplasmas. Daneben hemmen sie die Glukagonausschüttung, bremsen die Magenentleerung und heben Hunger- und Durstgefühl auf.

Somatostatin ist ein Peptidhormon und wird während der Verdauung von den D-Zellen des Pankreas gebildet (**Tab. 9.2**). In geringer Konzentration wird es auch von Zellen des Gastrointestinaltraktes und Hypothalamus gebildet. Es hemmt zum einen die Bildung von Somatotropin in der Hypophyse und zum anderen die Sekretion der Pankreasenzyme Insulin und Glukagon, Cholezystokinin, Gastrin und Pepsinogen. Die **Schleimbildung** in den Nebenzellen des Magens wird angeregt.

Pathologie

Diabetes mellitus Typ II

Beim Diabetes mellitus Typ II ist die Inkretinsekretion von GIP und GLP-1 vermindert.

Medikamente

Somatostatine

Somatostatin ist geeignet als Therapeutikum bei schweren gastroduodenalen Ulzera bzw. Gastritiden. Synthetische Somatostatinanaloga sind z. B. Octreotid und Lanreotid.

Inkretine

Neuere Medikamente (z. B. Gliptine als Inkretinverstärker oder Exenatide und Liraglutid als Inkretinanaloga) zur Behandlung des Diabetes mellitus Typ II werden auf der Basis der Inkretine eingesetzt.

9.5.4.4 Gallenflüssigkeit

Die Gallenflüssigkeit wird in der Leber gebildet, in der Gallenblase gespeichert und bei Nahrungsaufnahme in das Duodenum ausgeschüttet. Ihre Färbung ist gelblich-grün bis braun, je nach Konzentration und Anteil der Farbstoffe Bilirubin und Biliverdin (**Abb. 9.4**). Sie dient einerseits der Ausscheidung von Stoffwechselprodukten, andererseits der Anlieferung von Gallensäuren zur Fettverdauung.

Die außerhalb der Verdauungsphase gebildete Lebergalle gelangt bei geschlossenem Sphincter Oddi (Vater'sche Papille) in die **Gallenblase** und wird dort eingedickt. Dabei werden **Natriumionen** aktiv durch die Schleimhaut in die Blutgefäße der Gallenblase aufgenommen und in deren Folge Wasser und andere Elektrolyte passiv mit transportiert (isotonische Wasserresorption). Durch den Verlust von Wasser werden die anderen Gallenbestandteile erheblich eingedickt und das Volumen der täglich sezernierten Galle auf 50–70 ml Blasengalle reduziert.

Während der Verdauungsphase steigt die **Gallenproduktion** in der Leber erheblich an. Die Stimulation der Gallenproduktion erfolgt durch nervale Reize (N. vagus), durch **Sekretin** und durch die Wiederaufnahme von Gallensäuren im distalen Teil des Ileums (enterohepatischer Kreislauf) und Rückführung in die Leber.

Die Kontraktion der Gallenblase und **Erschlaffung des Sphincter Oddi** werden durch Freisetzung von **Cholezystokinin** vermittelt. Auf dem Weg der Gallenflüssigkeit von der Gallenblase ins Duodenum erlangt sie wieder ihre ursprüngliche Viskosität durch Aufnahme von Bikarbonat aus dem umliegenden Gewebe.

Zusammensetzung der Gallenflüssigkeit

In Abhängigkeit der Nahrungszusammensetzung enthält die Lebergalle

- 10 g/l Gallensäuren,
- 2 g/l Gallenfarbstoffe,
- je 1 g/l Cholesterin und Lecithin,
- Enzyme,
- 950 g Wasser,
- Mineralstoffe,
- Hydrogenkarbonat und
- Stoffwechselprodukte wie Hormone oder Medikamente.

Nach Konzentrierung in der Gallenblase enthält die Galle

- 30–100 g/l Gallensäuren,
- 6–20 g/l Gallenfarbstoffe,
- 3–9 g/l Cholesterin,
- 2–12 g/l Lecithin und
- 70 g Wasser.

Gallensäuren
In der Leber werden aus Cholesterin die Gallensäuren Cholsäure und Chenodesoxycholsäure gebildet. Diese werden an Glycin und Taurin gebunden (konjugiert) und als Glykocholsäure bzw. Taurocholsäure (**primäre Gallensäuren**) in den Darm abgegeben.

Circa 20 % der primären Gallensäuren werden im Darm mithilfe von Bakterien zu **sekundären Gallensäuren** metabolisiert. 90–95 % der ausgeschiedenen Gallensäuren werden rückresorbiert (enterohepatischer Kreislauf), 2–4 g Gallensäure durchlaufen den enterohepatischen Kreislauf 6–10 × in 24 h (Gallensäurepool). Pro Tag werden 0,6 g mit dem Stuhl ausgeschieden und von der Leber ersetzt.

Gallensäuren sorgen zum einen dafür, schwer in Wasser lösbare Substanzen aus der Leber ausscheidbar zu machen. Zum anderen emulgieren sie Fette, sodass diese aufgespalten und resorbiert werden können.

9.5.4.5 **Pankreas**
Pro Tag werden etwa 1–1,5 l blutisotones Pankreassekret (**Bauchspeichel**) gebildet mit einem pH-Wert von 8–8,4. Zusammen mit der Gallenflüssigkeit und dem Darmsaft neutralisiert der Pankreassaft den sauren Magensaft und dient als Säurebremse.

Der Pankreassaft enthält eine Reihe von **Enzymen**, die für die Spaltung von Kohlenhydraten, Fetten und Eiweißen wichtig sind.

Die **Pankreasstimulation** erfolgt wie beim Magen als erstes durch den N. vagus in der kephalischen Phase. In der gastrischen und intestinalen Phase wird durch den Dehnungs- und Kontaktreiz die Sekretion von **Gastrin, Sekretin und Cholezystokinin** angeregt. Letzteres stimuliert das Pankreas, seine Enzyme ins Duodenum abzugeben.

Fazit
Die Aufspaltung der Nahrung benötigt für die einzelnen Nahrungsbestandteile spezifische Enzyme, einen speziellen pH-Wert und einen speziellen Verdauungsort:

- Im Mund beträgt der für die Zuckerverdauung notwendige pH-Wert ca. 7,8; das Enzym ist die α-Amylase.
- Im Magen liegt der optimale pH-Wert bei ca. 1,5; hier bewirken Salzsäure und Pepsinogen den Beginn der Eiweißverdauung.
- Im Duodenum sollte der pH-Wert ca. 4,3 betragen, damit eine optimale Aufspaltung gewährleistet ist, im Jejunum wird wieder ein pH-Wert von ca. 7,8 zur Resorption benötigt.

Die Enzyme zur Aufspaltung der Fette, Eiweiße und Zucker bilden das Pankreas und Duodenum selber. Die wichtigsten eiweißverdauenden Enzyme sind Trypsin, Chymotrypsin und Elastase; das fettverdauende Enzym ist die Lipase; das zuckerverdauende Enzym die α-Amylase. Die Gallensäuren unterstützen die Fettverdauung. Um jeweils den optimalen pH-Wert zu erhalten, wird von vielen Drüsen, der Gallenflüssigkeit und dem Pankreas Bikarbonat beigesteuert. Die Stimulation der Enzymbildung und -ausschüttung erfolgt nerval über den N. vagus und die Gewebshormone des Duodenums und des Pankreas.

9.5.4.6 **Fettverdauung**
Mit der Nahrung aufgenommene Fette und Fettbegleitstoffe liegen in Form von **Triglyzeriden** (ca. 90 %), **Cholesterin, Phospholipiden** und fettlöslichen **Vitaminen A, D, E und K** vor. Fette und Cholesterin werden für den Zellstoffwechsel sowie zum Membranaufbau benötigt. Sie stellen ein großes Energiereservoir dar.

Die **enzymatische Spaltung** der Fettsäuren beginnt geringfügig schon im Magen durch **Lipasen** aus den Munddrüsen und den Hauptzellen des Magens. Die endgültige Spaltung der Triglyzeride in Monoglyzeride, Fettsäuren und Glycerol erfolgt im Duodenum unter Einwirkung der **Pankreaslipase**. Aus den Phospholipiden entsteht unter Einfluss der Phospholipase A **Lecithin**. Die Cholesterinester werden durch Cholesterinesterasen in **Cholesterin** und **Fettsäuren** gespalten.

Da Fette und Fettbegleitstoffe nicht im wässrigen Milieu des Verdauungsapparates resorbierbar sind, müssen sie in eine wasserlösliche Form überführt werden. Dazu dienen die **Gallensäuren**. Die Gallensäuren haben in ihrem Molekül einen wasserlöslichen (hydrophilen) und einen fettlöslichen (lipophilen) Anteil. Man nennt diese Form ein **amphiphiles Molekül**. Diese chemische Eigenschaft macht sie zu einem Lösungsvermittler (Detergens). Die durch die Gallensäuren in feinste Tröpfchen emulgierten Fette werden so von den Gallensäuren umschlossen, dass deren hydrophile Gruppe nach außen zum wässrigen Milieu des Darmlumens und der lipophile Anteil nach innen zu den Fetten zeigt. Diese Molekülaggregate bezeichnet man als **Mizellen**, die als **Transportvehikel** dienen.

Durch diese Transportvehikel kann die Zellmembran durchlässig gemacht werden. Die fettlöslichen Anteile durchdringen die Zellmembran und gelangen in das Innere der Zelle. Im endoplasmatischen Retikulum erfolgt eine **Restrukturierung zu Triglyzeriden**.

Von dort werden die Fette zum Golgi-Apparat transportiert und mit einer Proteinhülle umgeben (**Chylomikronen**). Die Chylomikronen gelangen über den Brustmilchgang (**Ductus thoracicus**) in das venöse System und schlussendlich über die A. hepatica in die Leber. Wasseraffinere Fette (Lecithin, fettlösliche Vitamine, kurz- und mittelkettige und ungesättigte Fettsäuren) gelangen über die Pfortader sofort in die Leber (**Abb. 9.8**).

Der Transport der in Wasser unlöslichen Fette innerhalb des Blutsystems (arteriell/venös) erfolgt in Form von **Lipoproteinen**, d. h., Fette und fettlösliche Substanzen sind von Apolipoproteinen umhüllt (vgl. Kap. 2.4.5). Das Verhältnis von **Fett- und Proteinanteil** der Lipoproteine schwankt stark:

- **Chylomikronen**: Eiweißanteil von unter 2 %
- **VLDL** (very low-density lipoprotein): Komplexe von sehr geringer Dichte mit einem hohen Anteil an Fettgemischen (85–90 %) und wenig Eiweiß
- **IDL** (intermediate-density lipoprotein): Komplexe mit etwas weniger Fettanteil als bei den VLDL
- **LDL** (low-density lipoprotein): geringe Dichte durch einen hohen Fett- und geringen Eiweißanteil
- **HDL** (high-density lipoprotein): Komplexe hoher Dichte mit einem geringen Anteil von Fetten (25 %) und großem Eiweißanteil
- **Lipoprotein A**: Dies ist seinem Aufbau nach dem LDL sehr ähnlich und enthält zusätzlich

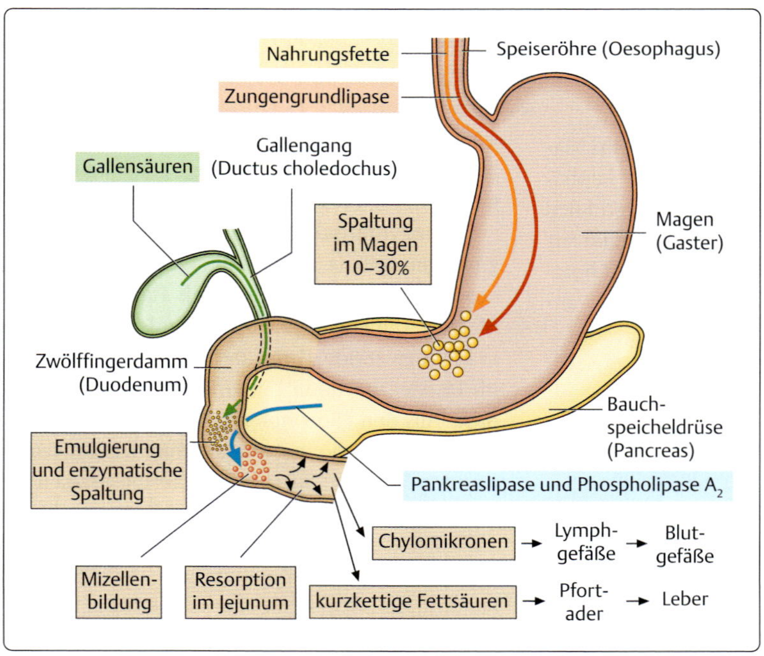

Abb. 9.8 Fettabbau. (aus: Faller A, Schünke M. Der Körper des Menschen: Einführung in Bau und Funktion. 15. Aufl. Stuttgart: Thieme; 2008: Abb. 9.29)

ein Glykoprotein (Apo a), das wiederum dem Plasminogen gleicht. Das führt zur Unterbindung der proteolytischen Aktivität des Plasminogens, wenn Lipoprotein A dessen Bindungsstellen besetzt. Damit fördert Lipoprotein neben der Arteriosklerose die Bildung von Thrombosen und Embolien

Je nach Menge des Fettanteils der Lipoproteine entstehen HDL, LDL oder VLDL. Durch die ständige Abgabe und Aufnahme von Fetten und Cholesterin gehen die einzelnen Fraktionen dabei auseinander hervor: LDL, dessen Hauptbestandteil Cholesterin ist, entsteht aus VLDL (wird in der Leber gebildet), da das VLDL Triglyzeride an Fettgewebe und Muskelzellen abgibt. LDL bringt Cholesterin von der Leber zu den Zellen und entwickelt sich zu IDL. Nach weiterer Fettabgabe entsteht HDL. HDL kann nun seinerseits wieder Cholesterin und Fette aufnehmen und entwickelt sich dadurch zu VLDL. Dies transportiert die Fette zur Leber und zu anderen Zellen und der Kreislauf beginnt von vorn.

Eine Übersicht zum Fettabbau zeigt die **Abb. 9.8**.

Pathologie

Arteriosklerose

Veränderungen in den arteriellen Gefäßen aufgrund von zu vielen Fettanteilen im Blut führen zu Verengung und Verhärtung der Gefäße. Dadurch geht ihre Dehnbarkeit verloren und der Blutdruck steigt. Da HDL das Cholesterin auch von Gefäßwänden aufnimmt und zur Leber transportiert, handelt es sich bei diesem um ein antiarteriosklerotisches Lipoproteid. Lipoprotein A besteht zum Teil aus LDL, wobei der LDL-Rezeptor in der Zellmembran das Lipoprotein nicht erkennt, sodass die Fette nicht in die Zelle aufgenommen werden können. Es hat somitdas stärkste Arteriosklerosepotenzial. Je höher der Cholesteringehalt der Lipoproteine ist, desto höher ist die Gefahr arteriosklerotischer Gefäßveränderungen. Eine Arteriosklerose kann zu Herzinfarkt, Apoplex, Angina visceralis, Nierenarterienstenose etc. führen.

Hypertonie

Eine Vielzahl der vorkommenden Hypertonien entstehen ohne pathologischen Hintergrund (essenzieller Hochdruck). Jedoch besteht die Gefahr bei unbehandeltem Hochdruck, dass sich die Gefäße arteriosklerotisch verändern.

Metabolisches Syndrom

Zum metabolischen Syndrom gehören Adipositas, Hypertonie, veränderte Blutfettwerte und Insulinresistenz (Diabetes mellitus), die eine Arteriosklerose nach sich ziehen können. Alle diese Faktoren begünstigen wie diese einen Herzinfarkt, Apoplex, Niereninsuffizienz etc. (Kap. 12).

9.5.4.7 **Eiweißverdauung**

Die Verdauung von Nahrungseiweißen dient dazu, den Organismus mit Aminosäuren zum Aufbau körpereigener Eiweiße zu versorgen. Hauptproduktionsort körpereigener Eiweiße ist die **Leber**. Zur Eiweißproduktion ist es notwendig, dass die durch die Nahrung zugeführten hochmolekularen Eiweiße bis auf ihre kleinsten Einheiten, die **Aminosäuren**, aufgespalten werden (vgl. Kap. 2.2).

Die Eiweißverdauung beginnt im Magen, indem die **Salzsäure** die räumliche Struktur der Eiweiße aufbricht (denaturiert), sodass das vorhandene **Pepsin** schon hier ca. 15 % der Aminosäureketten aufspalten kann. Die komplette Aufspaltung zu Oligopeptiden, die maximal 8 Aminosäuren enthalten, erfolgt im Duodenum durch die **Pankreaspeptidasen** Trypsin, Chymotrypsin, Elastase und Carboxypeptidasen.

Die eiweißspaltenden Enzyme (**Tab. 9.3**) werden im Pankreas als inaktive Vorstufen gebildet (**Proenzyme**), da sonst die Gefahr der Selbstverdauung besteht. Die Proenzyme (Zymogene) und aktiven Enzyme des Pankreassafts entstehen in den Azinuszellen und werden in den Zymogengranula so lange gespeichert, bis das Pankreas zur Ausschüttung durch **Cholezystokinin** stimuliert wird.

Im Dünndarm werden die Proenzyme Trypsinogen und Chymotrypsinogen durch Enterokinasen (Enteropeptidasen) und Autokatalyse in **Tryp-**

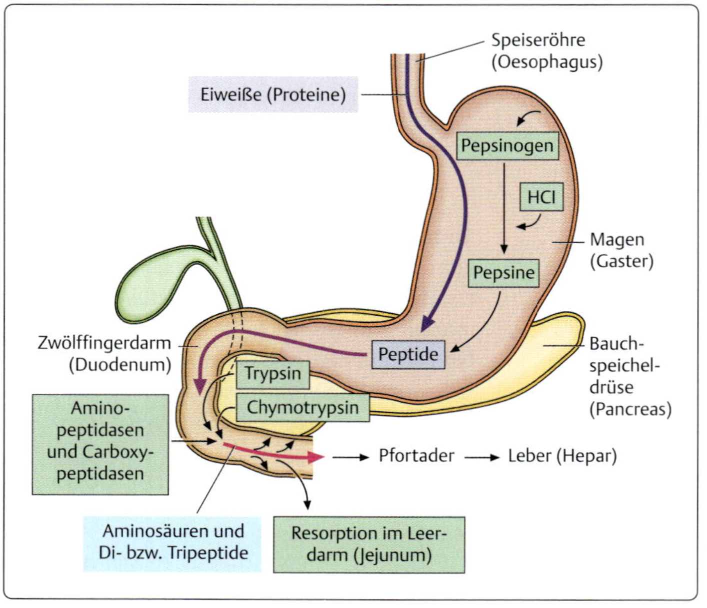

Abb. 9.9 Eiweißabbau. (aus: Faller A, Schünke M. Der Körper des Menschen: Einführung in Bau und Funktion. 15. Aufl. Stuttgart: Thieme; 2008: Abb. 9.31)

sin und **Chymotrypsin** aktiviert. Anschließend ist Trypsin in der Lage, weitere Proenzyme zu aktivieren.

Im Bürstensaum des Dünndarms finden sich weitere **Oligo- und Aminopeptidasen**, die die Oligopeptide aufspalten zu Tripeptiden, Dipeptiden und Aminosäuren. Circa 60 % der Spaltprodukte werden im **Duodenum** resorbiert, 30 % werden bis zum **Ileum** resorbiert, 10 % gelangen in den **Dickdarm** und werden dort mithilfe von Bakterien abgebaut.

Nach der Resorption gelangen die Aminosäuren, Di- und Tripeptide über die Pfortader zur Leber.

Eine Übersicht zum Eiweißabbau zeigt die **Abb. 9.9**.

9.5.4.8 **Kohlenhydratverdauung**

Kohlenhydrate dienen dem Organismus zur Energiegewinnung. Es sollten ca. 5–6 g/kg Körpergewicht zugeführt werden und insgesamt ca. 50 % der gesamten Energiezufuhr ausmachen. In der Hauptsache werden Polysaccharide in Form von tierischer (Glykogen) und pflanzlicher Stärke (Amylose und Amylopektin) zugeführt, deren Grundbausteine ausschließlich aus Glukosemolekülen bestehen. Andere zugeführte Kohlenhydrate sind das Monosaccharid Glukose (Traubenzucker) sowie die Disaccharide Saccharose, Maltose und Laktose (vgl. Kap. 2.3).

Die Kohlenhydratverdauung beginnt im **Mund** mithilfe der im Speichel befindlichen **α-Amylase** und wird im Duodenum durch die α-Amylase des Pankreas weitergeführt.

Kohlenhydrate sind vorwiegend in Form von **Monosacchariden** resorbierbar. Nach dem Abbau der Polysaccharide in Oligosaccharide werden diese im Bürstensaum durch Oligosaccharidasen und Disaccharide durch Disaccharidasen gespalten. Für die Spaltung der Maltose ist das Enzym **Maltase**, für die Spaltung der Laktose das Enzym **Laktase** verantwortlich.

Die Resorption der Monosaccharide in die **Leber** erfolgt in der Hauptsache über Diffusion, also **insulinunabhängig**. Sie gelangen über die Pfortader zur Leber, wo sie in Form von **Glykogen** gespeichert werden. Monosaccharide wie Fruktose oder Galaktose werden zuvor von der Leber zu Glukose verstoffwechselt.

Eine Übersicht zum Kohlenhydratabbau zeigt die **Abb. 9.10**.

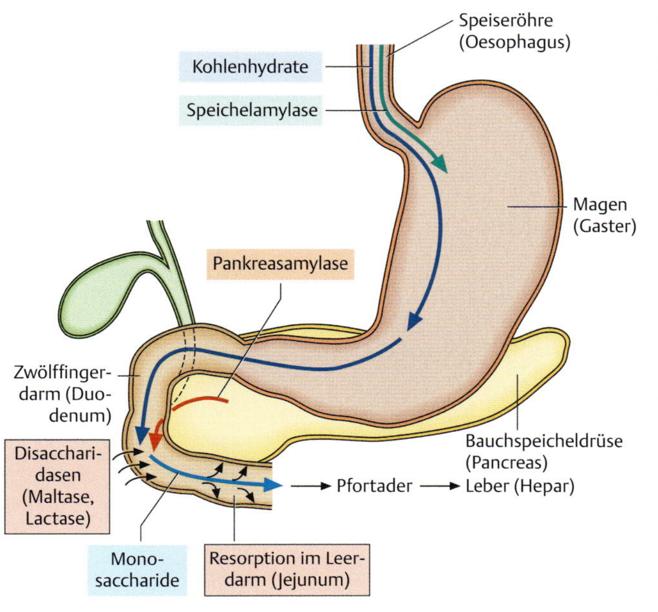

Abb. 9.10 Kohlenhydratabbau. (aus: Faller A, Schünke M. Der Körper des Menschen: Einführung in Bau und Funktion. 15. Aufl. Stuttgart: Thieme; 2008: Abb. 9.30)

Fazit

Fette sind ein uneinheitliches Gemisch aus Cholesterin, Triglyzeriden, Phospholipiden und fettlöslichen Vitaminen. Die Fettverdauung erfolgt mithilfe der Gallensäuren, die über Mizellbildung die Fette resorbierbar macht. In Form von Chylomikronen werden die Fette zunächst über das Lymphsystem dem Blutkreislauf zugeführt, um darüber dann die Leber zu erreichen. Fette liegen im Blut als Lipoproteine vor, einem Gemisch aus Fetten und Eiweißen in Form von HDL, LDL und VLDL.
Eiweiße gelangen nach Spaltung in Aminosäuren, Di- und Tripeptiden über die Pfortader zur Leber. Dort werden körpereigene Eiweiße hergestellt.
Kohlenhydrate werden bis zu Monosacchariden gespalten, resorbiert und über die Pfortader zur Leber transportiert. Dort werden sie zu dem Polysaccharid Glykogen aufgebaut oder zur Energiegewinnung direkt verwendet.

9.5.5 Ausscheidung unverdaulicher oder nicht verwertbarer Nahrungsbestandteile

Mit der Nahrung werden auch nicht verwertbare Stoffe (**Ballaststoffe**), z. B. Zellulose oder Pektine, aufgenommen. Durch ihre chemischen Eigenschaften sind sie dem Körper nicht zugänglich und werden mit dem Stuhl ausgeschieden. Ihnen kommt dennoch eine große Bedeutung zu als **Stuhlbeschleuniger, Darmreiniger** und **Protektoren** für verschiedene Krankheiten wie Darmkrebs, Diabetes oder Gallensteine.

9.6 Untersuchungen

In der **naturheilkundlichen Praxis** werden folgende Befunde erhoben:

- serologische Untersuchungen (**Tab. 9.1**)
- Urin und Stuhl auf Farbe und Bestandteile
- Lage, Größe und Beschaffenheit der Leber durch Palpation, Perkussion und Kratzauskultation

- Schmerzhaftigkeit und Größe der Gallenblase
- allgemeine Untersuchung des Abdomens durch Inspektion, Auskultation, Perkussion und Palpation

In der **ärztlichen Praxis** sind weitere apparative Untersuchungsmethoden möglich:
- Sonografie
- Endoskopie
- CT, MRT, Röntgen

Häufig gestellte Fragen

Warum kommen Neugeborene unter die UV-Lampe?

Die Erythrozyten in der Fetalzeit zeigen einen anderen Eiweißaufbau (HbF-Ketten) als die Erythrozyten des geborenen Menschen (HbA-Ketten). Nach der Geburt werden die fetalen Erythrozyten abgebaut, und es kommt zu einem prähepatischen Ikterus. Da beim Säugling zudem noch ungenügend das Enzym Glukuronyltransferase produziert wird, entwickelt sich zusätzlich ein intrahepatischer Konjugationsikterus. Es handelt sich also um eine Kombination aus prähepatischem Ikterus und Konjugationsikterus. Je nach Ausprägung ist eine UV-Behandlung nötig.

Wie kann indirektes Bilirubin durch UV-Strahlung abgebaut werden?

Bilirubin hat wasserlösliche und fettlösliche Anteile. Es liegt in einer dreidimensionalen, räumlichen Struktur vor, bei der die fettlöslichen Anteile nach außen gerichtet sind. Durch die Bestrahlung mit UV-Licht verändert sich diese räumliche Struktur und die wasserlöslichen Anteile legen sich nach außen. Dadurch ist das Bilirubin besser über die Nieren ausscheidbar.

Wie kommt es zur Abdominalglatze, Gynäkomastie und Hodenatrophie sowie zum Cushing-Syndrom bei der Leberzirrhose?

Die Leber baut bei einer Zirrhose die Androgene verlangsamt ab, sodass sie in der Peripherie zu Östrogenen umgewandelt werden. Das führt zu einer Erhöhung der Östrogenkonzentration und zu einem Abfall des Gesamttestosterongehalts. Die Folge sind Abdominalglatze, Gynäkomastie, Hodenatrophie, Verlust der Libido und Potenz. Bei der Frau führt der erhöhte Östrogengehalt zur Amenorrhöe. Da die Leber auch kein Kortison mehr abbauen kann, kommt es zu einem vermehrten Anfall von Kortison (Cushing-Syndrom).

Warum kommt es zu einer Abdominalglatze bei der Therapie mit Spironolacton?

Spironolacton ist ein Aldosteronantagonist, der als kaliumsparendes Diuretikum bei Leberzirrhose eingesetzt wird. Es ist in seiner chemischen Struktur den Sexualhormonen sehr ähnlich. Eine Überdosierung oder langjährige Therapie führt zur Abdominalglatze, Hodenathrophie und bei der Frau zum Hirsutismus.

Warum überlebt Helicobacter pylori im Magen, obwohl es durch Säure angreifbar ist? Aus welchem Grund entwickelt sich beim Befall mit Helicobacter pylori zu viel Salzsäure?

Das säurelabile Bakterium Helicobacter pylori verbleibt unter der Schleimschicht des Magens, in der Zone, die viel Bikarbonat enthält (Magenschleimhautbarriere). Dort herrscht durch das Vorhandensein von Bikarbonat ein pH-Wert von 7. Zusätzlich fördert Helicobacter pylori die Bildung von Ammoniak aus Harnstoff durch die Bildung von Urease (Enzym), der den pH-Wert noch weiter zum Neutralwert hin verschiebt. Die Ureasebestimmung dient als Nachweis für den Erreger (Helicobacter-Urease-Test). Das Bakterium bildet zudem schleimhautschädigende Enzyme, die die Immunabwehr beeinträchtigen. Das führt zu einer Entzündung. Die Entzündung wiederum führt zur vermehrten Bildung von Gastrin und damit zur Bildung von Salzsäure. Durch z. B. Kaffee, Alkohol, Arzneimittel, Nikotin, Stress wird die Bildung von Ammoniak durch das Bakterium gefördert. In hoher Konzentration ist Ammoniak schädigend und führt zu Geschwürbildung.

Warum kommt es bei Alkoholkonsum zu einem Gichtanfall?

Alkohol fördert den Abbau der Purine, behindert aber die Harnsäureausscheidung über die Nieren. Dies begünstigt einen Gichtanfall.

Warum kommt es bei der Einnahme von Omeprazol zu einer Polyneuropathie?

Durch Omeprazol werden die Salzsäure- und Intrinsic-Faktor-Bildung gehemmt, sodass es zu Vitamin-B_{12}-Resorptionsstörungen kommt und dadurch zu Polyneuropathien.

Warum hat der Patient Heiserkeit und Hustenreiz bei einer Refluxerkrankung?

Zum einen kann die Salzsäure bis in den Rachen aufsteigen, was zu Kehlkopfentzündungen führt. Zum anderen kommt es zur Reizung des N. vagus, wenn die Salzsäure in den Ösophagus gelangt. Da der N. recurrens eine Faser des N. vagus ist, führen nervale Verschaltungen ebenfalls zur Reizung des N. recurrens und Heiserkeit. Durch diese kommt es außerdem in den Bronchien zu vermehrter Schleimbildung und der Schleim muss abgehustet werden. Dadurch ist auch Hustenreiz ein Symptom eines Refluxes.

Relativ häufig kommt es sogar zu Schleimansammlungen im Rachen. Der Betroffene vermutet, dass der Schleim aus den Nasennebenhöhlen kommt. Jedoch ist der Verursacher auch hier der Reflux. Dieses Phänomen wird Postnasal-Drip-Syndrom genannt.

Warum klagt der Patient über trockenen Reizhusten bei Divertikeln in der Speiseröhre?

In den Divertikeln lagern sich Speisereste ab, die im Liegen aus den Divertikeln in den Rachen und aus dem Mund fließen können. Dabei kann es zu leichten Aspirationen kommen, die Reizhusten auslösen.

Wenn man den Führerschein wegen Alkohol am Steuer verloren hat, werden regelmäßige Blutkontrollen durchgeführt. Warum werden MCV und CDT bestimmt, und was bedeutet CDT? Im Urin wird ETG nachgewiesen. Was bedeutet das?

Ein Alkoholiker leidet unter Vitamin-B-Mangel, u. a. Vitamin B_{12}. Das führt zu einer makrozytären hyperchromen Anämie mit einem erhöhten **MCV-Wert**. Deshalb wird dieser Wert ermittelt. **CDT** (Carbohydrate-Deficient Transferrin) ist eine dem Transferrin ähnliche Substanz, die bei chronischem Alkoholismus im Blut vermehrt nachgewiesen wird. Es wird vermutet, dass Alkohol bzw. sein Abbauprodukt die Bildung der Kohlenhydratketten des Transferrins beeinträchtigt, sodass vermehrt die CDT gebildet wird.

Ethylenglukuronid (**ETG**) entsteht beim Abbau von Alkohol in der Leber und wird über die Nieren ausgeschieden. Es kann noch bis zu 72 h nach Alkoholkonsum nachgewiesen werden. Die Menge ETG im Urin korreliert mit der aufgenommenen Menge Alkohol. Die tatsächliche Menge ist allerdings daraus nicht ableitbar.

Gibt es noch andere Hintergründe zur Bildung eines Aszites außer der Leberzirrhose?

Ja, es gibt noch viele Ursachen für einen Aszites, z. B. bei einer Rechtsherzinsuffizienz durch Rückstau, bei einem nephrotischen Syndrom durch Albuminverlust in Kombination mit einem Pfortaderstau, bei Magen-, Kolon-, Peritoneal- und Pankreaskarzinom, akuter Pankreatitis, Tuberkulose. Hintergrund für die Entstehung des Aszites bei entzündlichen und maligen Prozessen ist wahrscheinlich die Dilatation arterieller Gefäße durch neu gebildete gefäßerweiternde Substanzen. Hier vermutet man, dass das Stickstoffmonoxid den größten Anteil daran hat.

Warum kommt es bei einer Pankreatitis zu einer Hypokalzämie?

Bei der Pankreatitis gelangt die Lipase vermehrt in das umliegende Gewebe, auch in das Fettgewebe. Die Funktion der Lipase ist die Spaltung der Triglyzeride in Glyzerin und Fettsäuren. Erfolgt die Spaltung im Gewebe, verbinden sich die abgespaltenen Fettsäuren (negativ geladen) mit Kalziumionen (positiv geladen) und bilden ein Kalziumsalz (z. B. bildet Ölsäure so das Kalziumoleat), was den Kalziumgehalt senkt.

Warum kommt es bei einer Pankreatitis zur Hämolyse?

Die Pankreaslipasen greifen die Fettanteile in den Zellwänden der Erythrozytenmembranen an und zerstören auf diese Weise die Erythrozyten.

Was bedeutet chologene Diarrhöe?

Durch die sog. chologene Diarrhöe kommt es zu einem Gallensäureverlust. Die Gallensäuren unterliegen einem enterohepatischen Kreislauf mit Resorption im terminalen Ileum und werden nur geringfügig über den Stuhl ausgeschieden. Kommt es bei Verlust oder Beschädigung des terminalen Ileums zu Resorptionsstörungen, werden die Gallensäuren vermehrt mit dem Stuhl ausgeschieden. Gelangen die Gallensäuren ins Kolon, treten aufgrund osmotischer Reaktionen (gesteigerte Na^+-, K^+- und Wasserretention) wässrige (chologene) Durchfälle auf. Zusätzlich kommt es durch den Mangel an Gallensäuren zu Fettresorptionsstörungen mit Steatorrhöe und einem Mangel an fettlöslichen Vitaminen.

Was ist unter dem Begriff „Inkretine" zu verstehen?

Inkretine sind Gewebshormone, die im Duodenum gebildet werden. Dazu gehören GIP und GLP-1. Sie fördern in den B-Zellen der Langerhans-Inselzellen des Pankreas die Insulinbildung und -ausschüttung. Ihre höchste Wirksamkeit zeigen sie bei oral aufgenommener Glukose.

Warum gibt es beim prähepatischen Ikterus keinen Juckreiz?

Weil ein erhöhter Bilirubinwert nicht der Grund eines Juckreizes ist. Juckreiz findet sich beim Sekretionsikterus und posthepatischen Ikterus durch die nicht ausgeschiedenen Gallensäuren.

Warum bekommt ein Alkoholiker eine Leberzirrhose?

Bei Alkoholabusus benötigt der Organismus neben dem Alkohol abbauenden Enzym Alkoholdehydrogenase ein weiteres Abbausystem, das MEOS (mikrosomales ethanoloxidierendes System). Das MEOS verbraucht für den Abbau sehr viel Sauerstoff. Zudem fällt vermehrt die lebertoxische Substanz Acetaldehyd an. Durch die toxischen Substanzen, die Sauerstoffunterversorgung und die Ansammlung der Abbauprodukte des Alkohols in den Mitochondrien (Acetyl-CoA) kommt es zunächst zu einer Fettleber, gefolgt von einer Entzündung. Weitere Umbauvorgänge entstehen durch die hepatischen Sternzellen (Ito-Zellen), die Kollagene synthetisieren, sodass es zu Fibrosierungen des Leberparenchyms kommt. Im weiteren Verlauf entwickelt sich daraus dann eine Leberzirrhose.

Wie kommt es bei einer akuten Pankreatitis zur Elektrolytentgleisung mit Hyponatriämie und Hypokaliämie?

Eine akute Pankreatitis führt zu Erbrechen, was zum Verlust von Kalium- und Natriumionen führt. Durch die Entzündung kommt es zu Ödemen und Exsudation von Flüssigkeit in den Bauchraum und damit wiederum zum Verlust von Kalium- und Natriumionen.

Wieso können die eiweißverdauenden Enzyme des Pankreas nicht schon im Pankreas aktiviert werden?

Eiweißspaltenden Enzyme werden im Pankreas als inaktive Vorstufen gebildet (Proenzyme), da sonst die Gefahr der Selbstverdauung besteht. In den Azinuszellen werden neben den Proenzymen zudem plasmatische Proteaseinhibitoren und ein Trypsininhibitor gebildet und in den Granula gespeichert. Diese verhindern eine Autoaktivierung.

Warum entsteht bei einem Pankreaskarzinom ein Aszites?

Die Tumorzellen metastasieren in das Bauchfell und verhindern den Abfluss von Bauchwasser in die Kapillaren, weil die Metastasen den Lymphabfluss blockieren. Auch bilden sie einen Wachstumsfaktor, der eine Neubildung von Blutgefäßen (Kapillaren) initiiert, damit der Tumor optimal mit Nährstoffen und Sauerstoff versorgt wird. Die Durchlässigkeit der Kapillaren wird erhöht und mehr Flüssigkeit kann in die Bauchhöhle eindringen.

Warum entsteht bei einer Pankreatitis ein Aszites?

Durch die Entzündung entsteht ein interstitielles Ödem mit nachfolgenden Nekrosen und Hämorrhagien. Das Ödem weitet sich aus in das retroperitoneale Gewebe. Pankreassaft gelangt in die Bauchhöhle, und es beginnt der Autolyseprozess. Durch die Lipase kommt es zu Fettgewebsnekrosen und zum Aszites. Schmerz und Schock entstehen durch die Aktivierung der Kinine Kallidin und Bradikinin.

Warum können sich bei chronischem Erbrechen Nierensteine bilden?

Durch chronisches Erbrechen entwickelt sich durch den Verlust von Protonen eine metabolische Alkalose. Dadurch werden die protonenbindenden Eiweiße frei, an die sich jetzt aktive Kalziumionen binden und dadurch inaktiv werden. Das führt zu einer Hypokalzämie mit nachfolgender vermehrter Sekretion von Parathormon, was eine Erhöhung des Serumkalziums und damit eine Steinbildung nach sich zieht.

Wie kommt es durch die Diphtherie zu den Komplikationen an Herz, Nieren und Nerven?

Die Toxine schädigen genannte Organe. Die Schäden können irreversibel sein.

Was bedeutet ein Elektrolytkoma?

Dies beschreibt einen komatösen Zustand infolge qualitativer oder quantitativer Elektrolytveränderung, z. B. beim hyperosmolaren Koma (hier entsteht ein intrazellulärer Kaliummangel mit Hyperkaliämie durch den Mangel an Insulin) oder bei chronischen Lebererkrankungen (falsches Leberkoma) infolge entstandener Kaliumverluste durch z. B. sekundären Hyperaldosteronismus. Bei chronischen Lebererkrankungen ist auch der Natriumhaushalt gestört. Weitere Hintergründe von Kaliummangel sind die Einnahme von Diuretika, enterale Gründe (Laxanzien, chronische Diarrhöe etc.) oder auch die Kaliumverlustniere.

Wie entsteht eine portale Hypertonie (Hochdruck im Pfortadersystem)?

Es gibt verschiedene Möglichkeiten, einen Pfortaderhochdruck zu entwickeln. Zum einen kann eine Rechtsherzinsuffizienz vorliegen, die zu einem Rückstau in die venösen Gefäße führt, u. a. auch in den Pfortaderkreislauf. Zum anderen kann die Leber selber betroffen sein und durch eine Leberzirrhose oder biliäre Zirrhosen einen Rückstau in den Pfortaderkreislauf herbeiführen. Auch Pfortaderthrombosen erhöhen den Druck.

Was heißt enterohepatischer Kreislauf?

Substanzen, die von der Leber in die Gallenflüssigkeit ausgeschieden werden und dann auf dem Weg durch den Darm wieder zur Leber zurückgeführt werden, durchlaufen einen enterohepatischen Kreislauf. Dazu gehören z. B. die Gallensäuren und Bilirubin.

Warum kommt es beim Pankreaskopfkarzinom zu fliegenden Thrombosen?

Der genaue Pathomechanismus ist noch nicht ganz geklärt. Eine Möglichkeit besteht darin, dass das Pankreaskopfkarzinom zu den neuroendokrinen Tumoren (NET) gehört, die Hormone oder hormonähnliche Stoffe produzieren. Neben der Ausscheidung von ACTH bildet das Karzinom eventuell Fibrinogen, das die Blutgerinnung beeinflusst. Es kommt vermehrt zu Thrombosen oder Thrombophlebitiden.

Was versteht man unter einem hepatorenalen Syndrom?

Das ist ein Nierenversagen bei z. B. schwerer Leberzirrhose mit Aszites aufgrund massiver Entwässerung durch z. B. spontane bakterielle Peritonitis (Infektion eines Aszites ohne Infektionsquelle), Diuretika, Aszitespunktionen oder Flüssigkeitsverlust durch gastrointestinale Blutungen.

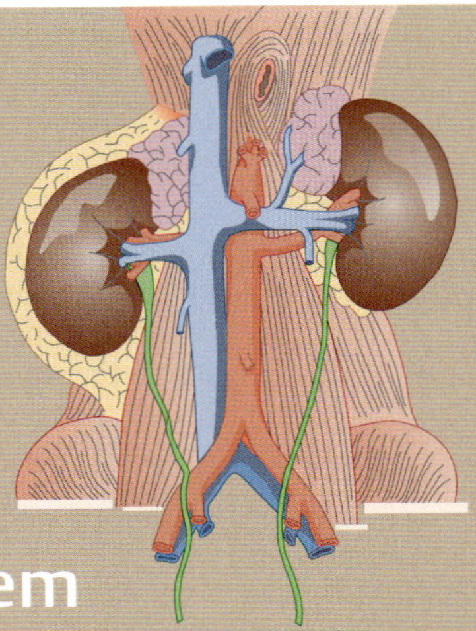

10 Harnsystem

Der Harnapparat besteht aus den Nieren sowie den ableitenden Harnwegen mit dem Harnleiter, der Harnblase und der Harnröhre. Seine Hauptaufgaben umfassen die Reinigung des Blutes, die Aufrechterhaltung der Homöostase im Körper sowie die Blutdruckregulation. Neben diesen und weiteren Grundlagen werden Ihnen auch die für Heilpraktiker wichtigen Untersuchungen zur Funktionsfähigkeit der Nieren detailliert vorgestellt.

10.1 Makroanatomie

Der Harnapparat besteht im Wesentlichen aus den **Nieren** (Ren) und den **ableitenden Harnwegen** Harnleiter (Ureter), Harnblase (Vesica urinaria) und Harnröhre (Urethra).

Einen Überblick zum Harnapparat vermittelt die **Abb. 10.1**.

10.2 Mikroanatomie

Die funktionsfähigen Einheiten der Niere sind die **Nephrone**, die aus den Glomeruli, einem proximalen und distalen Tubulusapparat und der Henle-Schleife bestehen (**Abb. 10.2**). In den Nephronen wird der Harn gebildet und über die **Sammelrohre** ins Nierenbecken abgegeben. Über die **Harnleiter** gelangt der Urin in die **Blase** und verlässt von dort den Körper über die **Harnröhre**.

Der **distale Tubulus** berührt mit seinem geraden Stück das zuführende Blutgefäß des Nierenkörperchens (**Vas afferens**). Die Zellen sind in diesem Bereich sehr schmal, sodass die Zellkerne der Zellen nah beieinander liegen. Das führt im histologisch gefärbten Bild zu einem dunklen Fleck, der **Macula densa** („dichter Fleck"). Die Macula densa ist Teil des sog. **juxtaglomerulären Apparates** der Niere, in dem sich Chemorezeptoren befinden, die den Natrium- und Chloridgehalt des Blutes mit dem des Urins im Tubulusapparat abgleichen.

> **Pathologie**
>
> **Harnabflussstörungen**
> Anomalien, Stenosen, Steine in Nieren, Harnleitern und Harnblase behindern den regulären Harnabfluss und können zu Stauungen in den Nieren führen.
>
> **Entzündungen**
> Entzündungsprozesse führen zu Nierenbecken-, Glomeruli-, Harnleiter-, Harnblasen- oder Harnröhrenentzündungen.

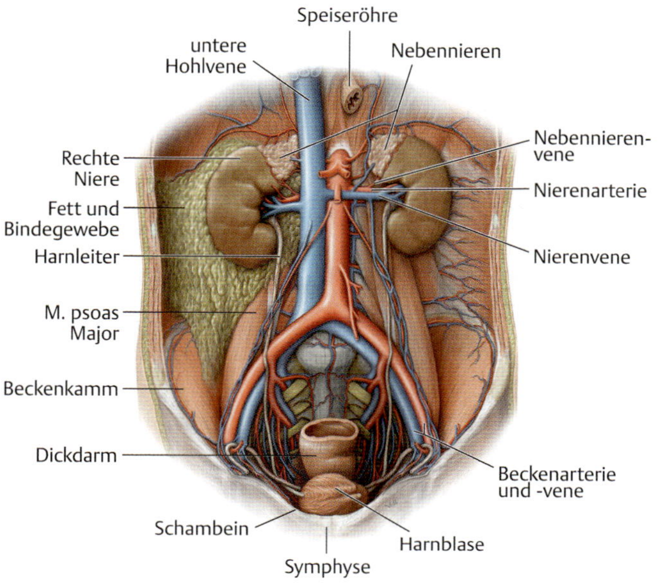

Abb. 10.1 Überblick über den Harnapparat. (aus: Schünke M, Schulte E, Schumacher U. Prometheus. Lern-Atlas der Anatomie. Innere Organe. Illustrationen von M. Voll und K. Wesker. 3. Aufl. Stuttgart: Thieme; 2012: 292, Abb. A)

Zystenniere
Hier liegt eine ererbte mangelnde Anbindung einiger distaler Tubuli an die Sammelrohre vor, sodass der bereitete Harn ins Interstitium tropft. Das führt zu Zystenbildung und in der Folge zur Niereninsuffizienz mit Dialysepflicht und Transplantationsnotwendigkeit.

10.3 Funktionen im Überblick

Die Nieren und die Harnwege sind neben der Leber und der Haut die wichtigsten **Entgiftungsorgane** des Körpers, indem sie das Blut reinigen und die Schadstoffe bei der Harnaufbereitung mit dem Urin ausscheiden.

Zudem haben sie eine wichtige Funktion bei der **Aufrechterhaltung der Homöostase** (Regulation des Wasser-, Elektrolyt- und Säure-Basen-Haushalts) im Körper durch fakultative Ausscheidung oder Rückresorption von Elektrolyten (z. B. Natrium, Kalium, Kalzium, Magnesium, Phosphor, Wasserstoff und Wasser).

Die Nieren dienen außerdem der **Regulation des Blutdrucks** durch Bildung des hormonähnlichen Stoffes Renin, sind an der **Bildung von Erythrozyten** durch das Hormon Erythropoetin (EPO) beteiligt und führen zur Aktivierung des funktionsfähigen **Vitamin D_3**.

Beeinflusst wird die Tätigkeit der Nieren vor allem durch den Blutdruck und verschiedene Hormone, die auf die Ausscheidung einwirken.

10.4 Hauptaufgaben

Zu den Hauptaufgaben des Harnapparates gehören die Reinigung des Blutes, Aufrechterhaltung der Homöostase und Blutdruckregulation.

10.4.1 Reinigung des Blutes

Die Hauptaufgabe der Nieren ist die Reinigung (Klärung) des Blutes durch Abfilterung der sog. **harnpflichtigen Substanzen**. Dies sind vor allem **Harnstoff** aus dem Eiweißstoffwechsel, **Harn-**

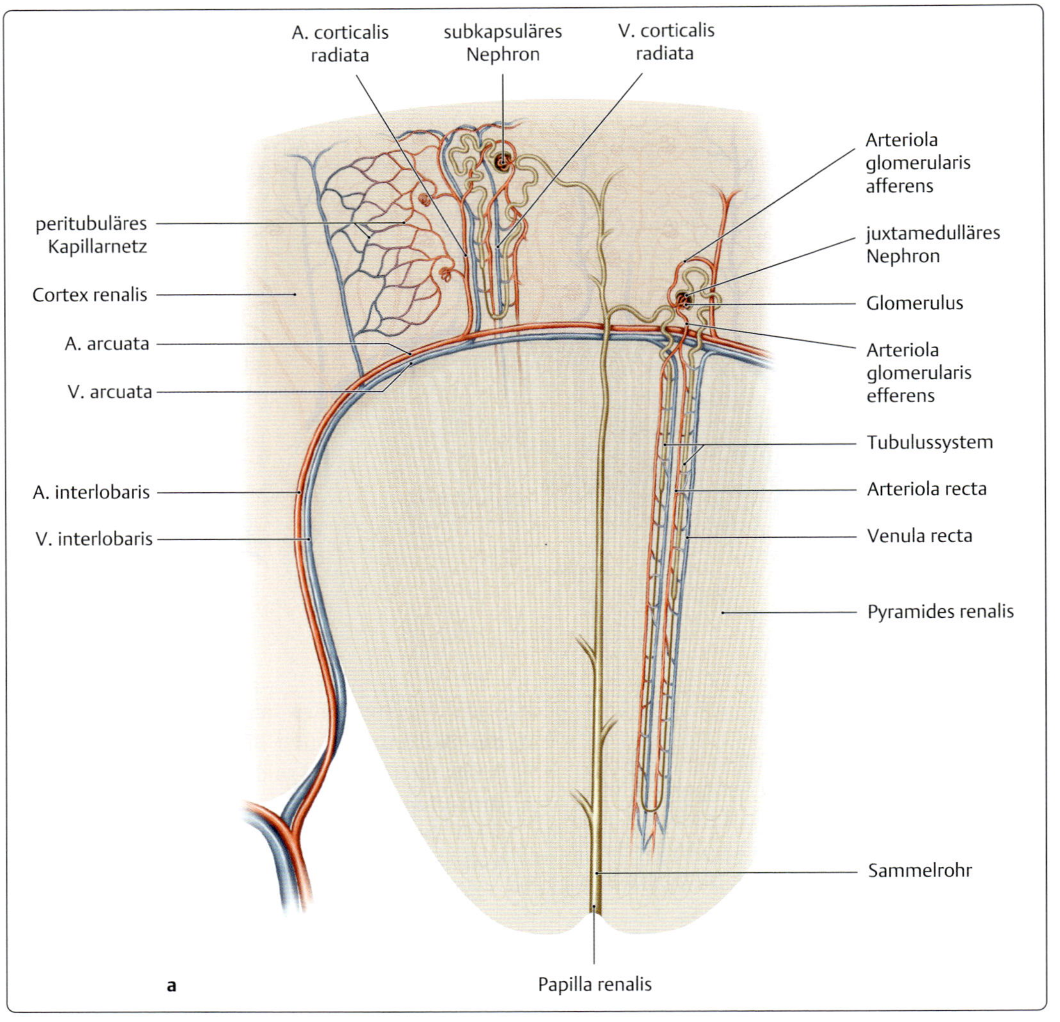

Abb. 10.2 a Nephronen. (aus: Schünke M, Schulte E, Schumacher U. Prometheus. LernAtlas der Anatomie. Innere Organe. Illustrationen von M. Voll und K. Wesker. 3. Aufl. Stuttgart: Thieme; 2012: 287, Abb. Ca+b)

säure aus dem Purinstoffwechsel und **Kreatinin** aus dem Muskelstoffwechsel.

Außerdem werden **Giftstoffe, Medikamente, hormonelle Abbauprodukte** etc. über den Harn ausgeschieden.

Bei den anderen Harnbestandteilen handelt es sich um physiologische Bedarfsstoffe (Wasser, Natrium, Kalzium, Phosphat, Chlor, Kalium).

Werden die harnpflichtigen Substanzen nicht ausgeschieden, muss man davon ausgehen, dass auch andere Substanzen nicht über die Niere ausgeschieden werden. Deshalb sind **Harnstoff** und vor allem **Kreatinin** als Parameter für die Nierenfunktion von großer Bedeutung (Bestimmung harnpflichtiger Substanzen).

Die **Klärung des Blutes** verläuft über folgende 3 Mechanismen:

- glomeruläre Filtration: Filterung des Blutes in der Bowman-Kapsel

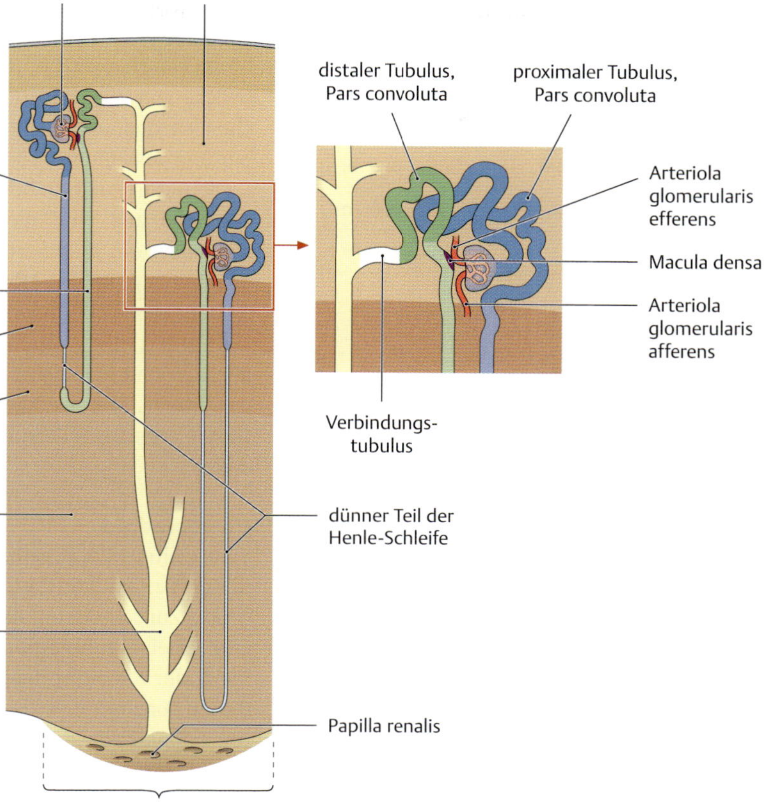

Abb. 10.2 b Tubulusapparat und Henle-Schleife

- tubuläre Resorption: Rückführung von Bedarfsstoffen aus dem Primärharn ins Blut
- tubuläre Sekretion: Überführung von Stoffen aus dem Blut in den Tubulusapparat und das Sammelrohr

10.4.1.1 Glomeruläre Filtration

Insgesamt fließen täglich rund 1700 l Blut durch beide Nieren eines Erwachsenen, was ca. 25 % des Herzvolumens in Ruhe entspricht. Nach einer ersten Filterung in der Gesamtheit der Glomeruli werden daraus ca. 170 l Primärharn/Tag abgepresst. Nach Resorptions- und Sekretionsprozessen kommen im Schnitt 1,7 l Endharn/Tag zur Ausscheidung.

Die normale (**physiologische**) **Harnausscheidung** pro Tag variiert je nach Trinkmenge, körperlicher Aktivität (und damit anderweitiger Wasserausscheidung) und Ernährung (**Tab. 10.1**).

Die **minimale Menge**, die zur Ausscheidung sämtlicher harnpflichtiger Substanzen notwendig ist, beträgt beim Erwachsenen 500 ml, beim Säugling 100 ml. Beim Erwachsenen wird ungefähr die gleiche Flüssigkeitsmenge über Haut, Stuhl und Lunge gemeinsam abgegeben wie über den Harn.

Bei Wassermangel kann es zu **Oligurien** (< 0,5 l/Tag) oder **Anurien** (< 0,1 l/Tag), bei zu großem Wasserangebot kann es zu **Polyurien** (> 2 l/Tag) kommen. Diese Zustände können Hinweis auf

Tab. 10.1 Richtwerte für die Flüssigkeitsmenge, die in 24 h physiologisch abgegeben werden kann.

Altersgruppe	Alter	Harnmenge
Säuglinge	1. Woche	100–350 ml
	6. Monat	250–500 ml
Kinder	5 Jahre	500–1000 ml
	10 Jahre	1000–1500 ml
Erwachsene	–	1000–2000 ml

einen Nierenschaden sein, jedoch auch je nach Trinkmenge physiologisch vorkommen. So scheiden alte Menschen (besonders Frauen) eher wenig aus, weil sie wenig trinken.

Pathologie

Diabetes mellitus

Beim Vorliegen eines Diabetes mellitus führt der hohe Blutzuckergehalt zu Polyurien von wasserhellem Urin mit hohem spezifischem Gewicht. Das kann im Falle eines hyperglykämischen Komas eine Dehydratation nach sich ziehen.

Diabetes insipidus renalis

Bei diesem kommt es zur Ausscheidung einer Menge von Wasser mit niedrigem spezifischem Gewicht, da durch verschiedene Faktoren (z. B. Hyperkalzämie) das antidiuretische Hormon (ADH) am distalen Tubulus nicht wirken kann.

Diabetes insipidus centralis

Durch die Schädigung des Hypothalamus oder der Hypophyse fehlt ADH zur Wasserrückresorption. Es entwickelt sich eine Polyurie wie beim Diabetes insipidus renalis.

Durchblutung der Glomeruli

Voraussetzung für eine effektive Klärung des Blutes ist nicht nur eine genügende, sondern auch eine gleichbleibende Durchblutung der Glomeruli.

Da die Druckverhältnisse innerhalb des Nierengewebes sehr unterschiedlich sind, sorgt eine **Autoregulation** in den zuführenden Gefäßen (Vasa afferentia) für die weitgehend konstante Durchblutung und Aufrechterhaltung eines gleichbleibenden hydrostatischen Drucks in den Glomeruluskapillaren. Dabei können arterielle Drücke von 70–190 mmHg weitgehend ausgeglichen werden, sodass sie sich nicht auf die Durchblutung auswirken.

Die Autoregulation beruht auf einer **myogenen Reaktion** und wird nicht durch das vegetative Nervensystem gesteuert. Hierbei handelt es sich um den sog. **Bayliss-Effekt**: Bei einem schnellen Anstieg des Gefäßinnendrucks in der A. renalis kontrahiert die glatte Gefäßmuskulatur im Vas afferens und verringert so die Durchflussmenge des Blutes. Der Gefäßdruck im nachfolgenden Glomerulus (auch Glomerulum) bleibt somit konstant.

Filtrationsdruck

Eine weitere Voraussetzung für die Klärung des Blutes ist ein konstanter effektiver Filtrationsdruck. Zur Regulation des Drucks im Glomerulus gibt es eine **tubuloglomeruläre Rückkopplung**. Steigt der Natriumgehalt im Tubulussystem, wird dieser Konzentrationsanstieg im juxtaglomerulären Apparat von den Osmorezeptoren gemessen, was ebenfalls zu einer Vasokonstriktion in den Vasa afferentia führt. So stellt sich ein **konstanter Filtrationsdruck von 45–55 mmHg** ein.

Diesem stehen allerdings 2 andere Kräfte entgegen: der **kolloidosmotische Druck** (etwa 25 mmHg), der vor allem durch die Eiweiße im Blutplasma aufgebaut wird, die Wasser binden und so den Druck auf die Bowman'sche Kapsel verringern, sowie der **Kapseldruck** (12 mmHg), den die Bowman-Kapsel als feste Kapsel gegen eine Dehnung aufbaut.

Der **effektive Filterdruck** entsteht also aus dem Abgleich dieser Komponenten:

Filtrationsdruck in den Glomeruli – kolloidosmotischer Druck – Kapseldruck = effektiver Druck
45–55 mmHg – 25 mmHg – 10 mmHg =
8–18 mmHg

Dauerhaft höhere oder niedrigere Drücke führen zu Filtrationseinschränkungen und/oder Schäden an der Niere.

10.4.1.2 **Primärharn**

Im Glomerulus in der Bowman-Kapsel wird ein Ultrafiltrat aus dem durchfließenden Blutplasma abgepresst, das über den Harnpol in den Tubulusapparat fließt. Dieses Filtrat ist der Primärharn.

In der Trennschicht zwischen den Kapillarschlingen der Bowman-Kapsel sind **Filtrationsschlitze** und **Poren** ausgebildet (**Abb. 10.3**). Sie lassen bestimmte Stoffe aus den Kapillaren entweichen und halten andere zurück. Dadurch wirkt das Glomerulus als **Filter**.

Unterschieden werden mechanische und elektrische Filter.

Mechanischer Filter

Der Filter bildet eine **Blut-Harn-Schranke** und besteht aus 3 Schichten: dem **Gefäßendothel** des Glomerulus, dessen **Basalmembran** sowie den **Podozyten** des inneren Blattes der Bowman-Kapsel. Die Podozyten sind hoch spezialisierte Zellstrukturen, die fingerartig die Kapillarschlingen umfassen.

Kleine Moleküle können diesen Filter ungehindert passieren und liegen in der gleichen Konzentration vor wie im Blutplasma. **Größere Moleküle** mit einem Molekulargewicht von über 50 000 (z. B. Albumine, γ-Globuline) können nicht durch ihn austreten. Somit stellt der in die Bowman-Kapsel abgepresste Primärharn ein fast eiweißfreies Ultrafiltrat dar (ca. 1 % Eiweiße). Blutzellen werden nicht ausgeschieden.

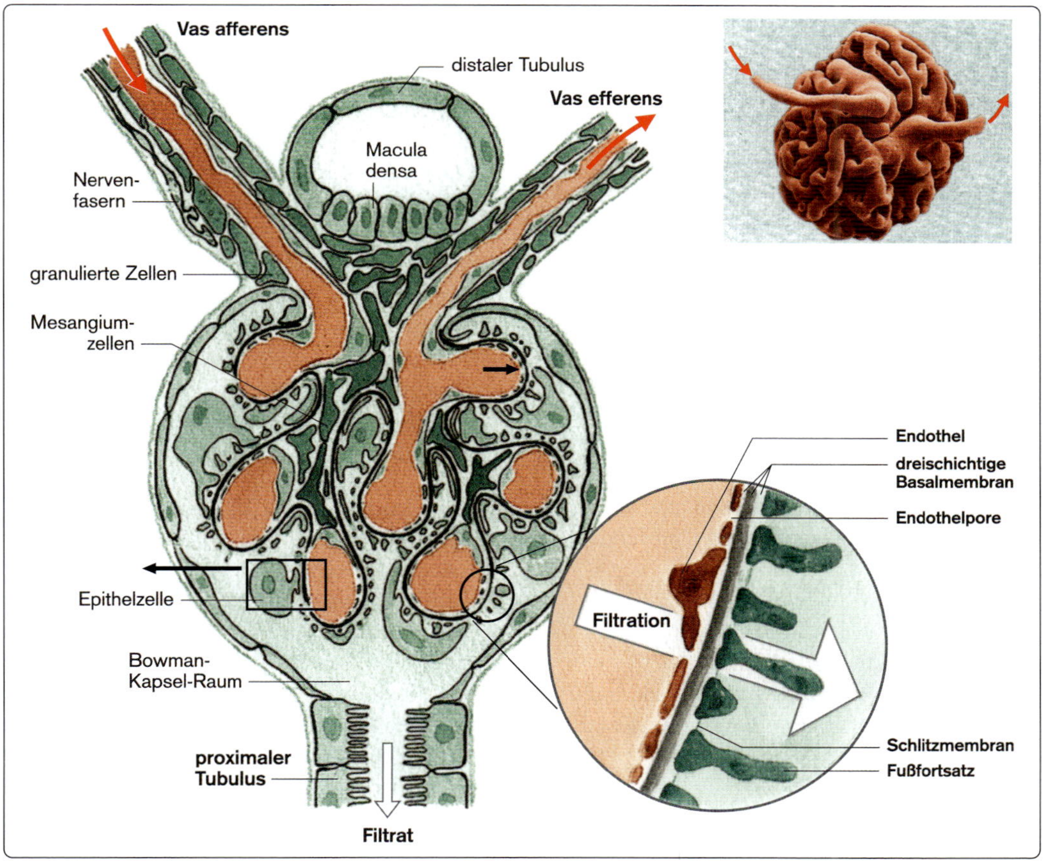

Abb. 10.3 Glomeruluszellen (rasterelektronische Aufnahmen: W. Kriz). (aus: Klinke R, Pape H-C, Kurtz A, Silbernagl S. Physiologie. 6. Aufl. Stuttgart: Thieme; 2010: 340, Abb. 10.12)

Elektrischer Filter

Darüber hinaus wirkt ein elektrischer Filter in den **Trennschichten** der Kapillarschlingen. Durch die negative Ladung der hier eingelagerten Glykoproteine werden negativ geladene Makromoleküle zurückgehalten, da sich Teilchen gleicher Ladungen abstoßen.

Poren

Durch die rundlichen Poren des Gefäßendothels fließt das **Blutplasma ungehindert** hindurch.

Proteine im Urin

Ein gesunder Mensch scheidet täglich bis zu 150 mg Proteine aus. Die Proteine in den Nieren stammen zum einen aus dem Blutplasma und zum anderen aus dem Tubulusapparat, wobei der überwiegende Anteil, der aus dem Blutplasma kommt, am proximalen Tubulus rückresorbiert wird.

Die Eiweiße aus dem Tubulusapparat sind die **Tamm-Horsfall-Proteine (THP)**. Sie werden im distalen Tubulus des Nephrons gebildet. Es wird diskutiert, ob sie vor Harnwegsinfekten und Nierensteinen schützen, da sie **immunmodulierende Fähigkeiten** besitzen. Sie binden sich an Interleukine, an das Komplementsystem und können neutrophile Granulozyten und Monozyten aktivieren (Kap. 14.3).

Unter pathologischen Bedingungen kann das THP eine nicht gelöste Proteinmatrix im Urin bilden, die dann als **Zylinder** sichtbar wird. Befinden sich andere Zellen im Urin (z. B. Leukozyten, Erythrozyten) oder Eiweiße, werden sie in die Matrix des THP-Zylinders eingeschlossen und als typische pathologische Zylinder ausgeschieden.

> **Pathologie**
>
> **Glomerulonephritis**
>
> Liegt eine Entzündung der Glomeruli vor, liegen Erythrozyten- und hyaline (Eiweiß-)Zylinder im Urinsediment vor.
>
> **Pyelonephritis**
>
> Bei der Nierenbeckenentzündung sind Leukozytenzylinder im Urinsediment nachweisbar.

Die zur Untersuchung eingesetzten **Teststreifen** erfassen weder das THP noch andere Proteine, sondern ausschließlich **Albumine**. Die Nachweisgrenze der Albumine liegt weit über dem normalen Maß der im Urin vorkommenden Eiweiße.

Der Nachweis von **Eiweiß im Urin** ergibt sich physiologisch bedingt bei körperlicher Anstrengung, emotionalem Stress, Schwangerschaft etc., und spricht ansonsten u. a. für Entzündungen der Nieren und ableitenden Harnwege, Herzinsuffizienz, Diabetes und Fieber. Das Vorliegen einer Pathologie ist bei dem Nachweis von Eiweißen im Urin somit immer abzuklären.

10.4.1.3 Tubuläre Resorption und Sekretion

Der abgefilterte Primärharn gelangt aus der Bowman-Kapsel in den Tubulusapparat und wird während der Passage durch die verschiedenen Tubulusabschnitte stark konzentriert.

Der größte Teil der gelösten Bestandteile und 99 % des Wassers werden rückresorbiert und dem Blutkreislauf wieder zugeführt (**tubuläre Resorption**).

Während die meisten filtrierten Stoffe in den verschiedenen Tubulusabschnitten rückresorbiert werden, erfolgt für bestimmte Substanzen ein **Transport in umgekehrter Richtung**, also eine Sekretion in das Tubuluslumen hinein (**tubuläre Sekretion**). Hier handelt es sich um Stoffe, die nicht vollständig gefiltert werden konnten, aber ausgeschieden werden müssen, wie z. B. Harnsäure, Harnstoff, Ammoniak, Medikamente (z. B. Penicillin).

10.4.1.4 Medikamentenausscheidung über die Nieren

Medikamente werden über die Nieren über sog. **Transporter** (Carrier) ausgeschieden. Da chemisch ähnliche Medikamente dieselben Transporter benötigen, kann es vorkommen, dass die Menge der auszuscheidenden Medikamentenreste die Anzahl der Carrier übersteigt und sie weiter im Blut zirkulieren. Das wiederum kann zu einer Verstärkung der Medikamentenwirkung führen.

Diese Zusammenhänge sind bei der Dosierung von Medikamenten zu beachten, ebenso wie mögliche Wechselwirkungen zwischen verschiedenen Medikamenten.

10.4.1.5 Obligatorischer und fakultativer Wassertransport

Die Wasserrückresorption erfolgt sowohl im proximalen als auch im distalen Tubulus, allerdings auf verschiedenen Wegen, da ihre Zellmembranen nicht gleichermaßen für Wasser durchgängig sind.

Im **proximalen Tubulus** findet die Wasserrückresorption immer statt, da hier die Zellmembranen durchlässig für Wasser sind. Dieser Prozess wird **obligatorischer Wassertransport** genannt, da er vom Organismus nicht direkt beeinflussbar und unabhängig von der letztendlichen Harnausscheidungsrate ist. Das Wasser wird u. a. von aktiv resorbierten Elektrolyten (z. B. Natriumionen) mit bewegt („mitgezogen"). Die Natrium-, Chlorid- und Wasserresorption wird im Tubulusapparat durch die Na/K-ATPase angetrieben.

Im **distalen Tubulus** sind die Zellmembranen normalerweise nicht durchlässig für Wasser. Hier sorgen hormonell gesteuerte Vorgänge für eine Wasserrückresorption. Das **antidiuretische Hormon** (ADH, Adiuretin) aus dem Hypothalamus/der Hypophyse stellt die Permeabilität der Membranen für Wasser her, indem die sog. Aquaporine geöffnet werden (Kap. 15.2.8). **Aldosteron**, ein Hormon aus der Nebennierenrinde, bewirkt über eine Natriumrückresorption gleichzeitig auch eine Wasseraufnahme ins Gefäßsystem. Durch diese beiden Mechanismen erhöht sich der Wasseranteil im Blut (das Blutvolumen), der Harnanteil wird reduziert und konzentriert. Dieser Vorgang wird als **fakultativer Wassertransport** bezeichnet.

> **Fazit**
>
> Um die Filterfunktionen wahrnehmen zu können, müssen die Nieren (insbesondere die Glomeruli) besonders gut und mit gleichbleibendem Druck durchblutet werden. Dafür sorgen einerseits die myogene Autoregulation in den Vasa afferentia und die tubuloglomeruläre Rückkopplung.
>
> Mechanische und elektrische Filter sorgen für einen nahezu eiweißfreien Harn, der denselben osmotischen Druck wie Blut aufweist. Geringfügig vorkommende Eiweiße sind physiologisch. Nachweisbare Eiweiße im Urin sollten immer abgeklärt werden.

> Die Wasserrückresorption und damit die Harnkonzentration erfolgt über einen obligatorischen Wassertransport am proximalen Tubulus und über einen fakultativen Wassertransport am distalen Tubulus. Der fakultative Wassertransport wird hormonell gesteuert.

10.4.2 Aufrechterhaltung der Homöostase durch Regulation der Mineralstoffe

Mithilfe der **Harnkonzentration** reguliert die Niere nicht nur bedarfsgerecht den Wasserhaushalt, sondern auch den Elektrolyt- und Säure-Basen-Haushalt, um die Konzentration der gelösten Teile konstant zu halten (**Homöostase**).

Die letzendliche **Regulation der Mineralstoffe** Natrium, Kalium, Kalzium, Phosphat und Magnesium sowie von Wasserstoff findet mithilfe von Enzymen und Hormonen am distalen Tubulus statt.

10.4.2.1 Natriumrückresorption

Am **proximalen Tubulus** wird Natrium zusammen mit anderen Substanzen, wie Glukose, Galaktose, Aminosäuren und Phosphaten, resorbiert. Der Wassertransport erfolgt aufgrund eines osmotischen Gefälles zwischen dem Vas efferens und dem Tubulus.

Durch die hohe Filtrationsleistung im Glomerulus entsteht eine hohe Konzentration gelöster Teilchen im Vas efferens im Gegensatz zur niedrigeren Osmolarität im proximalen Tubulus. Das führt zu einer schnellen Wasser- und Natriumrückresorption ins Vas effarns hinein, um einen osmotischen Ausgleich zu schaffen. Auf diesem Wege gelangen die anderen Substanzen ebenfalls ins Gefäßsystem zurück.

An der **Henle-Schleife** wird der Harn durch Natriumresorption konzentriert.

Harnkonzentration in der Henle-Schleife

Die Henle-Schleife besteht aus einem absteigenden dünneren und einem aufsteigenden dickeren Schenkel. Durch die unterschiedliche Wasserpermeabilität der beiden Schenkel kann eine Harnkonzentration im **Gegenstromprinzip** stattfinden.

Die **Natriumresorption** im dünnen absteigenden und wasserdurchlässigen Teil findet mithilfe des Emzyms Na/K-ATPase durch Ionenkanäle statt. Für die Resorption im dicken aufsteigenden und wasserundurchlässigen Teil werden Transporter benötigt, u. a. das Transportprotein **Natrium-Kalium-Chlorid-Kotransporter** (Na^+-K^+-$2Cl^-$-Kotransporter). Unter Wirkung des Kotransporters werden je 1 Natrium-, 1 Kalium- und 2 Chloridionen aufgenommen. Chloridionen gelangen ohne Weiteres ins Blut, Natrium- und Kaliumionen benötigen dazu die Na-K-ATPase. Im Zuge dieser Ionenverschiebung gelangen nun auch Kalzium- und Magnesiumionen parazellulär zurück ins Blut.

Dadurch, dass im dicken aufsteigenden Teil der Schleife ausschließlich Natrium resorbiert werden kann, sinkt die Natriumkonzentration im spätproximalen Tubulus und dünnen Schenkel nur geringfügig. Dafür steigt sie aber deutlich im Interstitium an. Weil auch hier das Bestreben nach einem Konzentrationsausgleich herrscht, wird nun dem absteigenden dünnen Schenkel Wasser entzogen, das ins Interstitium abgegeben wird. Das wiederum führt zu einer Zunahme der Natriumkonzentration im Harn im absteigenden Schenkel. Dieser Effekt findet von Abschnitt zu Abschnitt bis zum Scheitel der Henle-Schleife statt.

Medikamente

Schleifendiuretika

Schleifendiuretika (z. B. Furosemid, Piretamid, Lasix) wirken hemmend auf das Transportprotein Na^+-K^+-$2Cl^-$-Kotransporter, sodass die Natrium-, Kalium- und Chloridrückresorption am aufsteigenden Ast der Henle-Schleife herabgesetzt wird. Schleifendiuretika vermehren gleichzeitig die Kalzium- und Magnesiumausscheidung. Die dabei auftretenden Kaliumverluste sind bei verschiedenen medikamentösen Therapien zu berücksichtigen. Sie werden u. a. eingesetzt bei starker Ödembildung, z. B. bei Lungenödem, Aszites, nephrotischem Syndrom, Hyperkalzämien. Nebenwirkungen sind vor allem die sich entwickelnden Hypokaliämien.

Harnkonzentration im distalen Tubulus und Sammelrohr

Unabhängig von Natrium findet die weitere Harnkonzentration durch die **Harnstoffresorption** aus dem Sammelrohr ins Interstitium und eine erneute Sekretion in den Tubulusapparat hinein statt. Daneben wird der Harn im distalen Tubulus und Sammelrohr zusätzlich unter Einfluss von **ADH** konzentriert.

Auch im **distalen Tubulus** werden Natrium- und Chloridionen resorbiert, ebenfalls unter Mitwirkung des Enzyms Na/K-ATPase. Allerdings ist hier außerdem das Hormon **Aldosteron** notwendig. Dieses öffnet Natrium- und Kaliumkanäle in der Membran der Tubuluszellen und sorgt für die Bildung der **Na/K-ATPasen**, sodass Natrium rückresorbiert und Kalium und Wasserstoff ausgeschieden werden können.

Auch im **Sammelrohr** wird Natrium unter Einwirkung von **Aldosteron** rückresorbiert, indem Aldosteron die Natrium- und Kaliumkanäle öffnet.

Pathologie

Nebenniereninsuffizienz (Morbus Addison)

Durch den Mangel an Aldosteron kommt es zu einer erhöhten Natriumausscheidung und vermehrten Kalium- und Wasserstoffrückresorption, die eine Hyperkaliämie, Azidose, Hyponatriämie und Hypotonie nach sich ziehen können.

Conn-Syndrom

Beim primären Hyperaldosteronismus liegt eine erhöhte Produktion von Aldosteron vor, die u. a. zu erhöhtem Blutdruck, Hypernatriämie, Hypokaliämie und einer Alkalose führt.

Medikamente

Diuretika

Thiaziddiuretika (Hydrochlorothiazid wie HCT-Hexal und Esidrix, Xipamid) oder Analoge (z. B. Natrilix, Hygroton) wirken am frühdistalen Tubulus. Sie vermindern die Wiederaufnahme von Mineralstoffen aus dem Primärharn durch Hemmung eines Transportproteins. Das erhöht die Wasserausscheidung. Als Nebenwirkung sinkt allerdings der Kaliumgehalt im Blut.

Kaliumsparende Diuretika

Kaliumsparende Diuretika wie **Amilorid, Triamteren** wirken blockierend auf die Natriumkanäle im spätdistalen Tubulus und Sammelrohr und führen so zu einer verminderten Natriumrückresorption.

Weitere kaliumsparende Diuretika (**Aldosteronantagonisten, Spironolacton**) blockieren den Aldosteronrezeptor und hemmen die Natriumrückresorption und dadurch die Kaliumausscheidung. Sie werden bevorzugt in Kombination mit einem Thiazid bei Aszites aufgrund einer Leberzirrhose angewendet. Die chemische Ähnlichkeit von Spironolacton zu den Steroidhormonen Östrogen, Progesteron und Testosteron kann bei Überdosierung oder Leberinsuffizienz u. a. zur Gynäkomastie beim Mann und männlicher Behaarung bei der Frau führen. Nebenwirkungen aller kaliumsparenden Diuretika sind die Hyperkaliämie und Azidose.

10.4.2.2 **Kaliumrückresorption**

Die Kaliumresorption geschieht zu 60–70 % im proximalen Tubulus und zu 25–30 % in der Henle-Schleife.

Im **distalen Tubulus** wird Kalium zum einen gegen Natrium und bei reichlicher Kaliumzufuhr natriumunabhängig passiv sezerniert oder bei Kaliummangel aktiv resorbiert.

Die Kaliumausscheidung wird zum einen beeinflusst durch die Menge, die oral zugeführt wird; zu viel aufgenommenes Kalium wird ausgeschieden, bei zu geringer Aufnahme wird Kalium resorbiert. Zum anderen ist diese abhängig vom **pH-Wert des Blutes**: Bei einer Alkalose wird vermehrt Kalium im Sammelrohr ausgeschieden, bei einer Azidose weniger.

10.4.2.3 **Magnesiumrückresorption**

Magnesium wird zum Teil im proximalen Tubulus, in der Hauptsache aber im dicken aufsteigenden Schenkel parazellulär resorbiert. Dabei wirkt **Parathormon** unterstützend (Kap. 15.5). Nur 5–10 % des filtrierten Magnesiums werden mit dem Urin ausgeschieden.

10.4.2.4 **Kalziumrückresorption**

Kalzium wird im proximalen Tubulus (60 %) und im aufsteigenden dicken Schenkel der Henle-Schleife (30 %) aktiv mithilfe des Enzyms Kalzium-ATPase über Kanäle in die Zellen aufgenommen, zum Teil auch passiv parazellulär. Am distalen Tubulus regulieren Parathormon, Kalzitonin und Vitamin D_3 die Kalziumresorption (**Tab. 2.3**).

Parathormon aus den Epithelkörperchen der Nebenschilddrüsen sorgt durch Rückresorption dafür, dass ein konstanter Kalziumspiegel im Blut aufrechterhalten wird (2,25–2,75 mmol). Parathormon fördert die Kalzium- und Magnesiumresorption am distalen Tubulus und Sammelrohr, die Ausscheidung von Phosphaten im proximalen Tubulus sowie die Synthese von Vitamin D_3 im proximalen Tubulus.

Die Hauptaufgabe des **Kalzitonin** aus den C-Zellen der Schilddrüse ist die Senkung des Blutkalziumspiegels. Es steigert in geringem Maße die Ausscheidung von Phosphat und Kalzium am distalen Tubulus, hemmt die Osteoklastenaktivität, sodass die Einlagerung von Kalzium und Phosphat in den Knochen erfolgt (unterstützt durch Vitamin D_3), und wirkt hemmend auf die Kalziumresorption aus dem Darm.

Vitamin D_3 fördert die Resorption von Kalzium- und Phosphationen.

Die Hälfte des Kalziums ist an Proteine gebunden und damit inaktiv, die andere Hälfte liegt frei und damit aktiv im Plasma vor.

Pathologie

Hyperkalzämie

Eine Hyperkalzämie führt zum Diabetes insipidus renalis. Kalzium verhindert die Wirkung von ADH am distalen Tubulus, indem es die Aquaporinkanäle verstopft, sodass es zu einer vermehrten Diurese kommt.

Hyperparathyreoidismus

Ein erhöhter Phosphatgehalt fördert die Bildung von Parathormon, was zu einem erhöhten Kalziumgehalt führt und sich damit auf die Knochen und den Magen auswirkt und zusätzlich mit einer Steinbildung einhergeht (Stein, Bein, Magenpein; **Tab. 9.1**).

Medulläres Schilddrüsenkarzinom (C-Zell-Karzinom)

Bei diesem liegt ein Hyperkalzitonismus vor. Kalzitonin gilt als Tumormarker.

Medikamente

Osteoporosebehandlung

Kalzitonin (z. B. Karil, CalciHexal) werden bei Osteoporose zu kurzfristigen Behandlung eingesetzt, da ein erhöhtes Krebsrisiko besteht. Es wird in der Folge abgelöst durch Bisphosphonate, Kalzium und Vitamin D_3.

10.4.2.5 Harnstoffresorption

Harnstoff erfährt auf dem Weg zum Nierenbecken Resorptions- und Sekretionsprozesse, sodass etwa 50 % der filtrierten Menge tatsächlich mit dem Harn ausgeschieden werden.

Aus dem **Sammelrohr** wird Harnstoff ins Interstitium resorbiert, um wieder in den Tubulus eingeschleust zu werden. Durch die hohe Harnstoffkonzentration im Interstitium strömt viel Wasser aus dem Tubulusapparat ins Interstitium, was den Harn weiter konzentriert (S. 170). Dabei gilt: Je mehr Wasser ausgeschieden wird, desto mehr Harnstoff wird ausgeschieden und umgekehrt.

10.4.2.6 Schwellensubstanzen

Außer Elektrolyten und Wasser werden im proximalen Tubulus **Glukose** und **Aminosäuren** vollständig rückresorbiert, sodass der Urin glukose- und aminosäurefrei ist. Der Transport erfolgt als Kotransport mit Natrium. Auch Fruktose und Galaktose werden im proximalen Tubulus rückresorbiert.

Die Kapazitäten des Tubulusapparates für diesen Prozess sind jedoch beschränkt: Wenn eine bestimmte Konzentration im Glomerulusfiltrat überschritten wird (**tubuläres Transportmaximum**), können diese Substanzen nicht mehr vollständig rückresorbiert werden und es kommt zur Ausscheidung der jeweiligen Stoffe mit dem Harn. Man nennt sie deshalb Schwellensubstanzen (z. B. Glukose).

Pathologie

Diabetes mellitus

Bei Diabetes mellitus ist durch Insulinmangel der Glukosegehalt im Serum sehr hoch (160–180 mg/dl). Dadurch wird das tubuläre Transportmaximum überschritten und Glukose mit dem Urin ausgeschieden (Glukosurie). Glukose ist eine stark wasserbindende (hygroskopische) Substanz, sodass es durch die Ausscheidung von Glukose zu einer vermehrten Wasserausscheidung kommt (Polyurie). Kompensatorisch führt das zu starkem Durst (Polydipsie). In der Schwangerschaft liegt die Glukoseschwelle niedriger (< 150 mg/dl).

Diabetische Glomerulosklerose (Kimmelstiel-Wilson-Syndrom)

Durch einen erhöhten Zuckergehalt kommt es zur Verbreiterung des Mesangiums (bindegewebige Strukturen, die innerhalb und außerhalb der Bowman'schen Kapsel liegen; **Abb. 10.3**) und dadurch zur Einengung der Glomerulusschlingen und Verdickung der Basalmembran mit Sklerosierung der Kapillarschlingen, was eine glomeruläre Filtration unmöglich macht und zu einer Niereninsuffizienz führt. Hier ist die Glukoseschwelle deutlich erhöht (bis 300 mg/dl).

Fazit

Natrium kommt in den Nieren eine besondere Bedeutung zu: Es dient der Aufrechterhaltung des osmotischen Drucks und mit seiner Hilfe wird Wasser rückresorbiert. Die Rückresorption erfolgt im proximalen Tubulus, in der Henle-Schleife sowie im distalen Tubulus und Sammelohr. Im distalen Tubulus und Sammelrohr wird für die Rückresorption das Hormon Aldosteron benötigt. Die Harnkonzentration findet an der Henle-Schleife durch Natriumresorption statt und wird unterstützt durch die Harnstoffkonzentrierung und das antidiuretische Hormon (ADH).

Kalium wird zu fast 100 % rückresorbiert. Der Kaliumhaushalt wird fakultativ reguliert über die Wirkung von Aldosteron sowie davon unabhängig über die mit der Nahrung aufgenommenen Menge.

Kalzium ist für viele Stoffwechselprozesse (Nerventätigkeit, Blutgerinnung, Knochenaufbau etc.) unverzichtbar. Es wird durch das Parathormon im Blut bereitgestellt und an den Nieren rückresorbiert, durch Kalzitonin aus dem Blut abgeführt und an den Nieren ausgeschieden.

Schwellensubstanzen sind Stoffe, die ab einer bestimmten Konzentration im Blut mit dem Urin ausgeschieden werden. Die wichtigste Substanz und für die Diagnostik des Diabetes mellitus geeignet ist Glukose.

10.4.3 Die Rolle der Nieren bei der Blutdruckregulation

Für eine regelgerechte Durchblutung der Körperorgane und deren Stoffwechselleistungen ist die Aufrechterhaltung eines bestimmten Blutdrucks unabdingbar. Die Blutdruckregulation orientiert sich an der Menge des im Gefäßsystem befindlichen Wassers (**hydrostatischer Druck**) und an der Ionenkonzentration (**osmotischer Druck**) im Blut.

Da **Natrium** das bei Weitem häufigste Mineral im Organismus ist, wird es als Mess- und Bezugsgröße herangezogen.

Über die **Regulation des Wasser- und Mineralstoffhaushalts** nehmen die Nieren eine sehr bedeutsame Stellung im Gesamtsystem der Blutdruckregulation ein: Bei einer hohen Ausscheidung sinkt das Volumen in den Gefäßen und damit der Blutdruck; eine Reduzierung der Diurese bedingt eine Blutdrucksteigerung.

Im juxtaglomerulären Apparat der Niere befinden sich **Chemorezeptoren**, die den Natrium- und Chloridgehalt des Blutes messen und mit dem des Urins im Tubulusapparat vergleichen. Die Messung erfolgt, indem durch Ionentransporter Natrium- und Chloridionen aus dem Tubulus in die Zellen der Macula densa transportiert und deren Konzentration gemessen wird. Liegt ein zu hoher Mineralstoffgehalt (**Natriumkonzentration**) vor, wird das Vas afferens enger gestellt und die Durchblutung der Glomeruli verringert; dadurch kommt es zu einer geringeren Wasserausscheidung und der Natriumgehalt relativiert sich im Gegenzug durch eine Verringerung der Konzentration. Wird ein zu niedriger Gehalt gemessen, erfolgt eine Regelung über die Hormone **Renin und ADH**.

10.4.3.1 Renin-Angiotensin-Aldosteron-System (RAAS)

Die bisher dargestellte Regulation der Osmolarität bezog sich auf die Gesamtkonzentration aller osmotisch wirksamen Teilchen im Extrazellularraum. Das Volumen der extrazellulären Flüssigkeit wird aber in erster Linie von ihrem **Natriumgehalt** bestimmt. Deshalb ist die Regulation der Natriumausscheidung wichtig für die Volumenregulation der extrazellulären Flüssigkeit. Der Organismus kann über einen **hormonellen Regelkreis** die Natriumausscheidung der Nieren beeinflussen und damit das extrazelluläre Volumen regulieren. An diesem hormonellen Regelkreis sind mehrere Hormone beteiligt, die ineinander greifend wirken.

Ausgangspunkt sind der **Natriummangel** im Blut und die Abnahme des Blutvolumens, also des hydrostatischen Blutdrucks. Bei Natriummangel wird im juxtaglomerulären Apparat (**Abb. 10.4**) in den epitheloidartigen Zellen der Macula densa das Gewebshormon **Renin** gebildet und ins Blut ausgeschüttet. Renin wandelt das in der Leber ge-

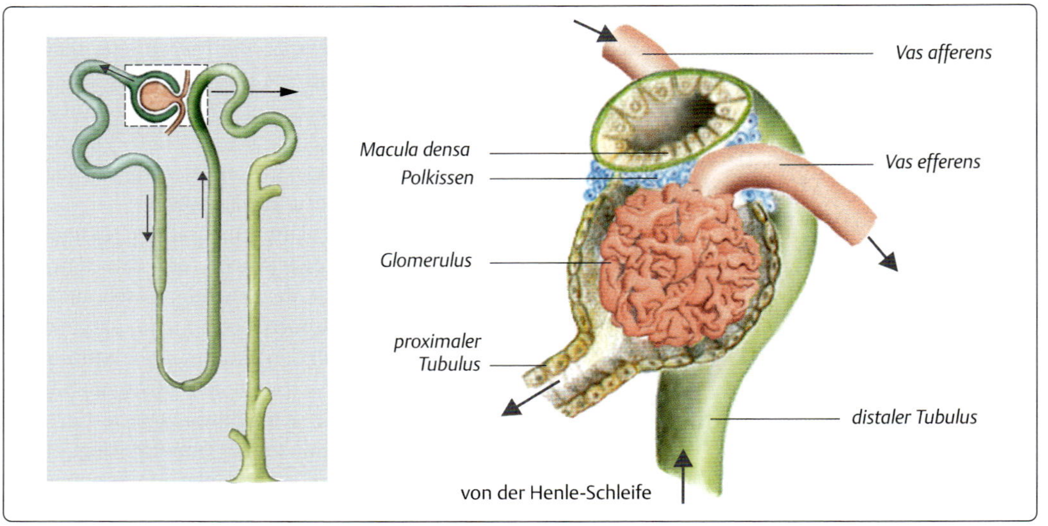

Abb. 10.4 Juxtaglomerulärer Apparat. (aus: Silbernagl S, Despopoulos A. Taschenatlas Physiologie. 8. Aufl. Stuttgart: Thieme; 2012: 197, Tafel 7.21 A)

bildete und im Blut ständig vorhandene Angiotensinogen in **Angiotensin I** um. Angiotensin I wird von einem in der Lunge gebildeten Angiotensin-Converting-Enzym (ACE) beim Durchfluss des Blutes durch die Lunge zu Angiotensin II umgewandelt.

Angiotensin II führt direkt zu einer **Vasokonstriktion** der arteriellen Gefäße und zur Vasokonstriktion der efferenten Blutgefäße, wodurch die glomeruläre Filtrationsrate (GFR) konstant gehalten wird (Kap. 10.6.3).

Zudem führt Angiotensin II zur Freisetzung von Hormonen: Es stimuliert die Nebennierenrinde zur Abgabe von **Aldosteron**, das im distalen Tubulus die Natrium- und Chloridrückresorption und damit passiv auch die Wasserresorption fördert; gleichzeitig werden vermehrt Kalium und Wasserstoff ausgeschieden (S. 169). Daneben stimuliert Angiotensin II die Freisetzung von **Adrenalin** aus dem Nebennierenmark (Herzfrequenzsteigerung) und die Ausschüttung von **antidiuretischem Hormon** (**ADH**) aus dem Hypophysenhinterlappen. ADH öffnet die Aquaporine, sodass vermehrt Wasser rückresorbiert werden kann. Gleichzeitig steigt das Durstgefühl (Erhöhung der Wassermenge). Die Folge ist eine **Blutdruckerhöhung** (**Abb. 10.5**).

Pathologie

Hyperaldosteronismus

Dieser kann als **primärer Hyperaldosteronismus** (Conn-Syndrom) mit der Überproduktion von Aldosteron oder als **sekundärer Hyperaldosteronismus** (z. B. bei Leberzirrhose) vorliegen, bei dem die Leber Aldosteron nicht mehr abbauen kann. Ein Hyperaldosteronismus führt zu Hypertonie, Hypokaliämie und metabolischer Alkalose. Die Symptome richten sich nach dem entstehenden Hypertonus und der Elektrolytverschiebung.

Medikamente

Blutdrucksenker

Zur Blutdrucksenkung werden ACE-Hemmer (z. B. Captopril, Enalapril, Ramipril) und Angiotensin-II-Blocker = AT 1-Rezeptoren-Antagonisten (z. B. Candesartan, Losartan) verabreicht. Dabei ist die Kombination mit Diuretika, z. B. Tiazide nicht unüblich, um eine Hyperkaliämie und Azidose zu verhindern.

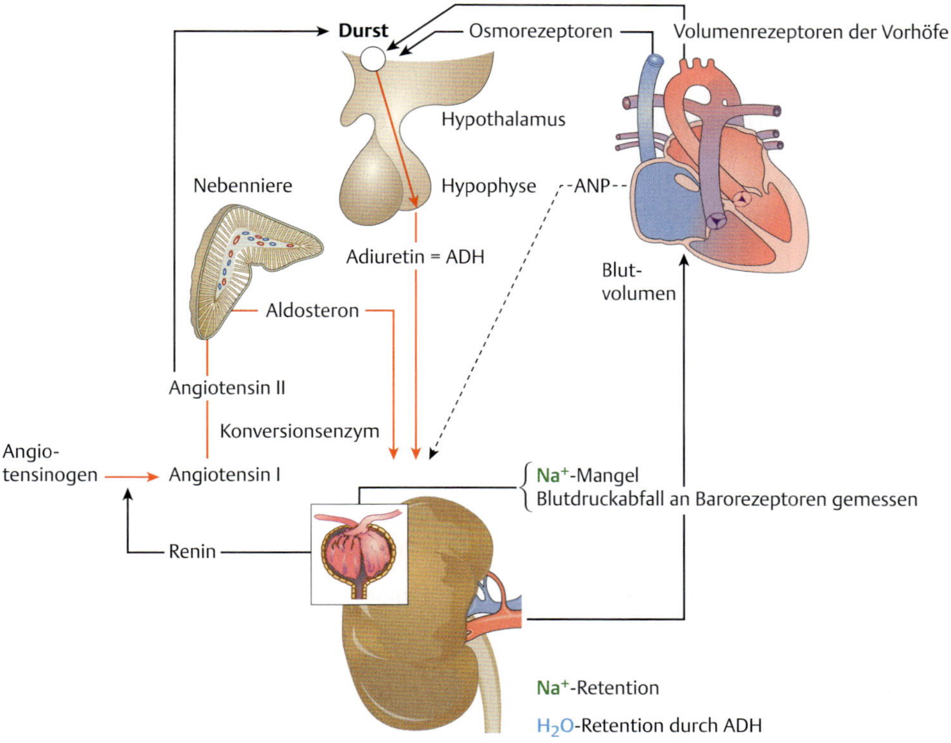

Abb. 10.5 Renin-Angiotensin-Aldosteron-System.

ACE-Hemmer unterbinden die Wirkung des Enzyms ACE, sodass keine Umwandlung von Angiotensin I zu Angiotensin II erfolgt. Die Nebenwirkung der ACE-Hemmer „trockener Reizhusten" kommt dadurch zustande, dass das Enzym ACE nicht nur Angiotensin I verändert, sondern für den Abbau der Kinine in der Lunge zuständig ist. Wird ACE gehemmt, fallen vermehrt Kinine (besonders Bradykinin) an, wodurch eine Bronchokonstriktion gefördert und damit ein Reizhusten ausgelöst wird.

AT 1-Rezeptoren-Antagonisten blockieren AT 1-Rezeptoren in den Blutgefäßen und in den Nieren. Es tritt eine Vasodilatation und vermehrte Wasser- und Natriumausscheidung ein.

β-Blocker als Vasodilatatoren

Diese besetzen die β-Rezeptoren an der postsynaptischen adrenergen Synapse. Dadurch unterbleibt die vasokonstriktorische Wirkung des Noradrenalins (Kap. 16.3.4). Zusätzlich hemmen sie die Reninsekretion.

Diuretika

Saluretika fördern neben vermehrter Wasserausscheidung auch eine vermehrte Salzausscheidung. Dazu gehören Substanzen wie Schleifen- und Thiaziddiuretika. Sie werden gerne in Kombination mit anderen Blutdrucksenkern (ACE) verabreicht. Alle Saluretika haben die Nebenwirkungen einer zu starken Kaliumausscheidung (S. 44), was zu einer Hypokaliämie im extra- und intrazellulären Raum führt.

10.4.3.2 **Regulation der Wasserausscheidung durch antidiuretisches Hormon (ADH)**
Die osmotische Konzentration im Extrazellularraum hängt weitgehend von der Wasserbilanz des Organismus ab; wird z. B. viel Flüssigkeit aufgenommen, so sinkt die extrazelluläre Konzentration der Teilchen (osmotischer Druck). Das Regelzentrum für die Überwachung der osmotischen Konzentration ist der **Hypothalamus.**

In den Gefäßen vor dem Hypothalamus liefern sog. **Osmorezeptoren** die „Messdaten" über die Osmolarität des Blutes (**Abb. 10.5**). Je nach Situation bildet der Hypothalamus das Hormon **ADH**, welches im Hinterlappen der Hypophyse gespeichert wird. Bei Bedarf wird es ausgeschüttet und über den Blutweg zur Niere transportiert. Hier erhöht ADH die **Wasserpermeabilität** im distalen Tubulus und Sammelrohr, indem es die Aquaporine (Transmembranproteine) öffnet (S. 169). Zudem wirkt es vasokonstriktorisch. Dieses System ist so empfindlich, dass schon eine Zunahme des osmotischen Drucks um 1 % eine verstärkte ADH-Ausschüttung zur Folge hat.

Bei Wasserüberschuss wird die ADH-Freisetzung gehemmt und damit die Diurese gefördert.

Pathologie

Diabetes insipidus (Wasserharnruhr)
Durch eine pathologische Veränderung im Hypothalamus, z. B. nach Schädel-Hirn-Trauma, Tumor, Entzündung, Alkohol, aber auch genetisch bedingt kommt es zum ADH-Mangel. Alkohol hemmt die ADH-Ausschüttung aus der Hypophyse und führt auf diese Weise zu einer verstärkten Diurese.

Diabetes insipidus renalis
Im distalen Tubulus werden die Zellen für ADH unempfindlich durch z. B. eine chronische Nierenerkrankung, Hyperkalzämie, Medikamente wie Lithium, genetisch durch das Fehlen des dafür notwendigen Aquaporinkanals im distalen Tubulus.

Hypernatriämie
Durch starkes und lang anhaltendes Erbrechen/Durchfall, starkes Schwitzen, Diabetes insipidus kann sich eine Hypernatriämie entwickeln. Der Patient unterliegt als Folge einer hypertonen Dehydratation.

Hyponatriämie
Ödeme bei Herzinsuffizienz, nephrotischem Syndrom, Niereninsuffizienz etc. können zu einer hypervolämischen Hyponatriämie führen. Weitere Ursachen einer hypovolämischen Hyponatriämie sind Diuretikaabusus, Dehydratation und Volumenmangel.

Hyperkaliämie
Diese kann ausgelöst sein durch ACE- oder AT 1-Hemmer, Niereninsuffizienz, Hämolyse, Verbrennungen, Verzehr einer großen Menge kaliumreicher Nahrungsmittel (Bananen) etc.

Hypokaliämie
Diuretika-, Laxanzienabusus, Diarrhöe, Hyperkalzämie, Alkalose und Insulingaben können eine Hypokaliämie bedingen.

10.4.3.3 **Weitere blutdruckregulierende Faktoren**
Sind Renin und ADH Hormone, die über Nierenfunktionen eine Blutdruckerhöhung bewirken, sorgen 2 **natriuretische Hormone** des Herzens für eine Blutdrucksenkung: Das artriale natriuretische Peptid (**ANP**) wird in den Vorhöfen des Herzens (bevorzugt dem rechten) gebildet, das brain natriuretische Peptid (**BNP**) stammt aus den Herzkammern (bevorzugt der linken). Beide beziehen bei der Blutdrucksenkung die Nieren mit ein (**Abb. 10.5**).

Atriales natriuretisches Peptid (ANP) Der primäre Entstehungsort dieses Peptidhormons ist das Atrium des Herzens. Es existieren weitere Bezeichnungen für ANP:
- atrialer natriuretischer Faktor (ANF)
- atriopeptinnatriuretisches Peptid Typ A
- Cardionatrine
- CDD (Cardiodilatin)
- Vorhof-natriuretischer Faktor

Brain natriuretisches Peptid (BNP) BNP ist ein Hormon aus den Herzkammern, bevorzugt aus der linken Kammer. Die Bezeichnung geht darauf zurück, dass BNP zunächst im Gehirn von Schweinen und in geringer Konzentration im menschlichen Gehirn nachgewiesen worden ist.

Entwickelt sich ein zu hoher Druck im Herzen (hohe Wandspannung), wird er von Druckrezeptoren (Barorezeptoren) in den Vorhöfen und Kammern des Herzens gemessen. Daraufhin werden durch die Herzmuskelzellen natriuretische Peptide gebildet und ins Blut abgegeben.

Gauer-Henry-Reflex

Die natriuretischen Peptide ANP und BNP wirken vasodilatatorisch und sind somit Gegenspieler von Angiotensin II. Daneben fördern sie am distalen Tubulus die Harn-, Natrium- und Chloridausscheidung und sind Gegenspieler von Aldosteron. Die gleichzeitige Vasodilatation in den glomerulären Gefäßen steigert die Filtrationsrate und damit die Diurese (**Abb. 10.6**).

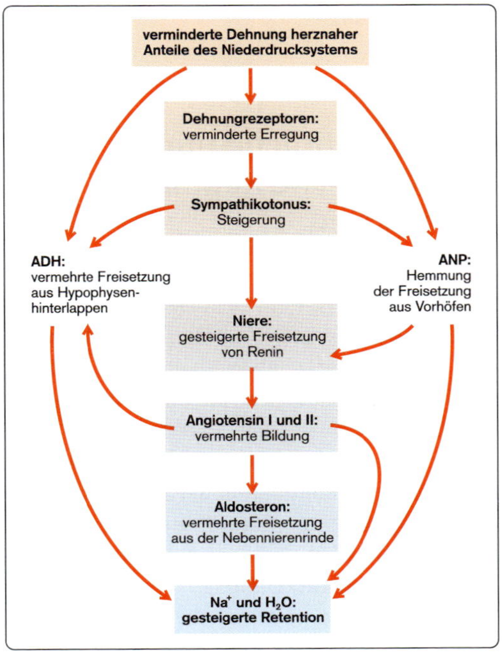

Abb. 10.6 Hormonale Mechanismen der Blutvolumenregulation – Gauer-Henry-Reflex. (aus: Klinke R, Pape H-C, Kurtz A, Silbernagl S. Physiologie. 6. Aufl. Stuttgart: Thieme; 2010: 208, Abb. 6.42)

Im Hypothalamus wird durch ANP das Durstgefühl gehemmt und in der Hypophyse die ADH-Ausschüttung gebremst. In den Sammelrohrzellen im Nierenmark wird aus dem verwandten Stoff Pro-ANP das Peptid **Urodilatin**. Es ist biologisch stabiler als ANP und bewirkt wahrscheinlich vor allem eine Dilatation des Sammelrohrlumens und auf diesem Wege nochmals eine erhöhte Diurese.

Durch BNP werden die Reninausschüttung und die Aldosteronbildung reduziert. Der **Serum-BNP-Spiegel** gilt als diagnostischer Marker für die Funktion bzw. Dysfunktion des Herzens (Kap. 12.5).

Diese Mechanismen zur Diureseregelung über ANP/BNP und ADH nennt man **Gauer-Henry-Reflex**.

Pathologie

Niereninsuffizienz

Als Folge von Nierenerkrankungen zeigt sich ein charakteristischer diastolisch erhöhter Blutdruck von z. B. 160/120 mmHg, da die Nieren entweder nicht mehr genug Wasser ausscheiden können oder durch Stenosen in den Aa. renales einen permanent niedrigen Druck in den Vasa afferentia erzeugen. Das regt des RAAS an und führt und damit zur Erhöhung des Wassergehalts im Organismus. Neben dem Blutdruck sind weitere diagnostische Kriterien die glomeruläre Filtrationsrate sowie das Serumkreatinin.

Fazit

Die Niere ist ein wichtiges Organ zur Blutdruckregulation. Sie reagiert auf abfallende oder zu hohe Natriumkonzentrationen und abfallenden hydrostatischen Druck.

Ein System zur Blutdruckerhöhung ist das RAAS (Renin-Angiotensin-Aldosteron-System). Durch das Renin der Niere werden nacheinander Angiotensin I und Angiotensin II aktiviert. Angiotensin II ist ein starker Vasokonstriktor, aktiviert Aldosteron, das an der Niere Natrium rückresorbiert, vermittelt die Ausschüttung von ADH, so-

dass auch Wasser retiniert wird, und stimuliert die Abgabe von Adrenalin für eine Erhöhung der Herzfrequenz.
Nicht nur RAAS ist für die Blutdruckregulation zuständig, sondern auch der Hypothalamus. Bei erniedrigtem osmotischem Druck bildet er das Hormon ADH, das an der Niere für die Wasserresorption sorgt. Die Blutdruckregulierung erfolgt aus dem Wechselspiel zwischen ANP/BNP und ADH. Osmorezeptoren messen den osmotischen Druck und Barorezeptoren messen im Herzen den hydrostatischen Druck. Ist der Druck zu hoch, wird die Diurese mithilfe von ANP/BNP gefördert. Ist der Druck zu niedrig, wird die Druckerhöhung durch ADH bewirkt. Diese reflexartige Blutdruckregulation nennt man Gauer-Henry-Reflex.

10.4.4 Weitere Endokrine und enzymatische Funktionen

Neben den oben erwähnten Hormonen sind die Nieren außerdem Bildungsstätten von folgenden enzymatisch wirkenden Stoffen, die ins Blut freigesetzt werden:

- **Erythropoetin:** Erythropoetin regt die Bildung der Erythrozyten im Knochenmark an.
- **Vitamin-D_3-Hormon:** Dies unterstützt das Parathormon bei der Resorption von Kalzium und Phosphat aus dem Darm und Kalzitonin beim Einbau von Kalzium und Phosphat in den Knochen (**Tab. 2.3**).

Erythropoetin (EPO) Im Menschen wird Erythropoetin hauptsächlich in den Nieren durch die **Endothelzellen** der um die Nierenkanälchen gelegenen Kapillaren gebildet (**Abb. 10.2**). Aber auch Hepatozyten, Zellen im Gehirn, in der Gebärmutter, im Hoden und der Milz bilden geringfügig Erythropoetin.

Erythropoetin wirkt überall dort im Körper, wo der sog. **EPO-Rezeptor** auf der Oberfläche der Zellen gebildet wird. Das sind insbesondere die **Stammzellen im Knochenmark**, aus denen kontinuierlich neue Blutzellen hervorgehen. Erythropoetin bewirkt, dass aus diesen Stammzellen Erythrozyten (rote Blutkörperchen) entstehen.

Die Bildung von Erythropoetin wird stimuliert durch Sauerstoffmangel. Durch **Höhentraining** kann die körpereigene Produktion angeregt werden, was zur vermehrten Erythrozytenbildung führt. Erythropoetin kann als **Dopingmittel** zugeführt werden.

> **Pathologie**
>
> **Niereninsuffizienz**
> Akute und chronische Niereninsuffizienzen führen zu verminderter EPO-Bildung und damit zur renalen Anämie.
>
> **Nierentumoren**
> Nierentumoren können z. B. als neuroendokrine Tumoren (NET) Erythropoetin ausscheiden.

Vitamin D_3 Vitamin D_3 wird im proximalen Tubulus der Niere unter Einwirkung von **Parathormon** in seine wirksame Form Vitamin-D_3-Hormon überführt (S. 38).

10.5 Willkürliche und unwillkürliche Regulation der Miktion

Am Miktionsreflex sind das vegetative und willkürliche Nervensystem beteiligt. Die entsprechenden Nervenimpulse werden im Rückenmark und im Hirnstamm umgeschaltet. Die Miktion wird willkürlich ausgelöst, läuft dann aber reflektorisch ab.

Durch die unwillkürliche **vegetative Regulation** erfolgt die Kontraktion der Blasenwand und die Erweiterung der Harnröhre im Bereich des inneren Sphinkters. Die Kontraktion des Schließmuskels bewirkt eine Öffnung.

Willkürlich reguliert wird die Erschlaffung des äußeren Sphinkters sowie die Kontraktion der Bauch- und Beckenbodenmuskulatur.

10.6 Untersuchung der Funktionsfähigkeit der Nieren

Um sich über die Funktionsfähigkeit der Niere und deren Krankheiten einen Überblick zu verschaffen, bietet sich eine **Untersuchung des Harns** an.

10.6.1 Veränderung des Harnens und der Harnfärbung

Die Harnbefunde sind zahlreich und vielfältig. Auch ohne Hilfsmittel (chemisches Labor, Mikroskop) lassen sich im Urin und im Harnverhalten zahlreiche Attribute erkennen, die Rückschlüsse auf Krankheiten und Störungen im Organismus erlauben. Sie müssen unterschieden werden in:

- Veränderungen der Gewohnheiten und der Art des Harnens: z. B. Schmerzen (Dysurie), häufiges Wasserlassen, Menge des Urins innerhalb von 24 h (Anurie, Oligurie, Polyurie)
- Veränderungen der Inhaltsstoffe des Urins: erkennbar z. B. an Farbe (wasserhell, bierbraun, Schlieren, blutig; **Tab. 10.2**), Geruch (Azeton, faulig) oder/und mithilfe besonderer Untersuchungsverfahren (Stix, Sediment)

10.6.2 Urinstix

Man untersucht zunächst den Urin mithilfe von Stix auf pathologische Bestandteile, sein spezifisches Gewicht und seinen pH-Wert (**Abb. 10.7**). Außerdem kann man mithilfe der Sedimentuntersuchung pathologische Inhaltsstoffe, wie z. B. Steine, Epithelien oder Zylinder, nachweisen.

Auf dem Standard-Stix mit 11 Parametern finden wir folgende Parameter, hier getrennt nach den Aspekten/Organsystemen, denen sie in erster Linie zuzuordnen sind:

- Nieren und ableitende Harnwege:
  - Erythrozyten (Blut/Hämoglobin)
  - Leukozyten
  - Proteine
  - Nitrit

Tab. 10.2 Unterschiedliche Färbung des Urins bei verschiedenen Pathologien.

Färbung	Inhaltsstoffe	Krankheit
trüb	Leukozyten, Bakterien, Salze; wenn eiweißhaltig schäumt der Urin	Entzündungen
ziegelrot	Urate	Niereninsuffizienz
wasser hell	Polyurie	Diabetes mellitus, Diabetes insipidus
rotbraun	Urobilinogen; Blut, Hämoglobin	posthepatischer und intrahepatischer Ikterus, Entzündungen
bierbraun	Schaumbildung beim Schütteln: Bilirubin	posthepatischer Ikterus
orange	Medikamente; Blut; konzentrierter Harn durch Oligurie	Niereninsuffizienz, Entzündungen

- Leber:
  - Bilirubin
  - Urobilinogen
- Diabetes mellitus:
  - Glukose
  - Keton(-körper)
- ergänzende Parameter:
  - pH-Wert
  - spezifisches Gewicht
- Kontrollparameter:
  - Ascorbinsäure

Zur Basisdiagnostik der Nierenfunktion gehört die **Überprüfung von Proteinen** (Albuminen) im Urin. Ein positiver Befund muss ernst genommen werden und weist auf eine Nierenproblematik hin, z. B. Glomerulonephritis, nephrotisches Syndrom mit Eiweißverlusten von mehr als 3,5 g/Tag, EPH-Gestose, Nierentuberkulose, Diabetes mellitus.

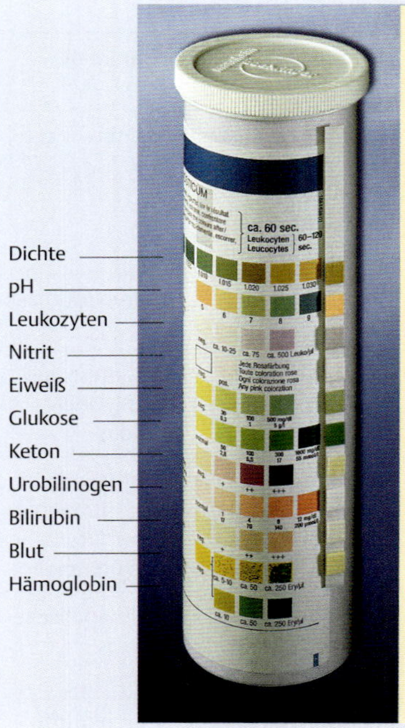

Test	normal	Bedeutung des pathologischen Befundes
pH-Wert	4,5--8,0	große physiologische Schwankungsbreite; bei Fleischnahrung sauer, bei pflanzlicher Nahrung alkalisch; bei bakterieller Besiedelung und therapeutisch bei Harnsäuresteinen anhaltend alkalisch; therapeutisch bei Infektsteinen: anhaltend sauer
Glukose	negativ	Diabetes mellitus, renale Glukosurie
Keton	negativ	diabetische Ketoazidose, Hungerzustand
Protein	negativ / schwach positiv	jede Nierenkrankheit; Fieber, körperliche Anstrengung, Herzinsuffizienz, Hypertonie, Alkohol
Urobilinogen	negativ	Hämolyse, evt. Hepatitis
Bilirubin	negativ	Verschlussikterus, evtl. Hepatitis
Nitrit	negativ	Harnwegsinfekt (nicht beweisend)
Leukozyten	< 20/ml	Harnwegsinfekt, Tuberkulose
Erythrozyten	< 10/ml	renal: Glomerulonephritis, Nierenkarzinom extrarenal: Zystitis, Blasentumor, Prostatakarzinom

Abb. 10.7 Urinstix. (aus: Behrends JC, Bischofberger J, Deutzmann R, Ehmke H, Frings S, Grissmer S, Hoth M, Kurtz A, Leipziger J, Müller F, Pedain C, Rettig J, Wagner C, Wischmeyer E. Duale Reihe: Physiologie. 2. Aufl. Stuttgart: Thieme; 2010: 5, Abb. 1.1)

10.6.3 Messung der Funktionsfähigkeit der Niere (Clearance-Verfahren)

Um Teilfunktionen der Niere messen zu können, kann man sich des **Clearance-Verfahrens** (Klärung) bedienen. Der Clearance-Wert stellt ein Maß für die Klärfunktion der Niere dar, das angibt, wie viel ml Serum in 1 min von einem bestimmten Stoff befreit werden (= **glomeruläre Filtrationsrate**). So können mit verschiedenen Stoffen die einzelnen Teilfunktionen der Niere gemessen werden, von denen bekannt ist, dass sie nur filtriert oder nur sezerniert werden.

Die **glomeruläre Filtrationsrate (GFR)** lässt sich mit folgender Formel bestimmen:

$CL = GFR/min = CU\ (mg/dl) \times VU/min\ (ml)\ /\ CPL\ (mg/dl) \times Zeit\ (min) \times KoF\ (m^2)$

CL = Clearance

CU = Konzentration im Urin (mg/dl)

VU/min = Urinvolumen pro min (ml)

CPL = Konzentration im Plasma (mg/dl)

Zeit = Sammeldauer (min)

KoF = Körperoberfläche (m^2)

Das von den Glomeruli pro min abgepresste Filtrationsvolumen kann also dadurch bestimmen werden, dass die pro min im Harn ausgeschiedene Menge durch die Plasmakonzentration geteilt wird.

Im Klinikalltag verwendet man häufig die sog. **Kreatinin-Clearance**, weil Kreatinin nicht in den Körper eingebracht werden muss; es fällt endogen im Muskelstoffwechsel an und wird von den Nieren ausgeschieden (S. 108).

Die glomeruläre Filtrationsrate liegt beim Erwachsenen bei **110–125 ml/min**. Rechnet man diesen Wert auf 24 h um, so ergibt sich eine glomeruläre Filtration von ca. 170–180 l/Tag. Das bedeutet, dass das gesamte Plasmavolumen (ca. 3 l) etwa 60 × pro Tag von den Nieren gefiltert wird.

Die Bestimmung ist abhängig von Geschlecht, Muskelmasse, Lebensalter und körpereigenen sowie medikamentösen Stoffwechselprodukten.

10.6.4 Cystatin C

Neben dem Messverfahren der Kreatinin-Clearance kann für die Beurteilung der Funktionsfähigkeit der Niere auch die Bestimmung eines im Serum befindlichen **Cystatin C** herangezogen werden. Im Gegensatz zur Kreatinin-Clearance ist sie unabhängig von anderen Faktoren. Zudem entfällt die Urinsammlung. Dadurch minimiert sich die Fehlerquote erheblich.

Der **Normwert** liegt bei **0,96 mg/l** Cystatin C für die normale glomeruläre Filtrationsrate.

10.6.5 Kreatininbestimmung im Serum

Kreatin ist eine Substanz in den Muskeln, die als Kreatinphosphat Energie speichern und unter Belastung wieder abgeben kann. Das Abbauprodukt ist Kreatinin. Circa 1–2 % des Muskelkreatinphosphats werden täglich zu Kreatinin abgebaut und renal ausgeschieden (S. 108).

Kreatinin ist ein Marker zur Abschätzung der Filtrationsleistung der Niere. Ist die Filtrationsleistung auf ca. 50 % gesunken, erhöht sich der Serumkreatininwert. Die Höhe sagt etwas über den **Schweregrad der Erkrankung** aus. So zeigen Werte über 8 mg/dl eine dekompensierte Niereninsuffizienz an mit der Gefahr des urämischen Komas.

Häufig gestellte Fragen

Warum entwickelt sich aus einem arteriellen Bluthochdruck ein renaler Hochdruck?

Ein arterieller Bluthochdruck zeigt einen erhöhten systolischen Wert; ein renaler Hochdruck entwickelt auch einen hohen diastolischen Wert. Ein nicht behandelter oder schlecht eingestellter arterieller Bluthochdruck führt zu arteriosklerotischen Veränderungen der Gefäße, die auch die Nierenarterien betreffen. Es kommt zu einer Nierenarterienstenose, die dazu führt, dass die Blutmenge, die in die Niere gelangt, zu niedrig ist. Durch den zu niedrigen Druck wird das RAAS angeregt, was den Blutdruck und die gesamte Flüssigkeitsmenge im Körper erhöht. Das erhöht auch den diastolischen Druck.

Aus welchem Grund entsteht beim nephrotischen Syndrom eine Hyperlipoproteinämie?

Durch den Verlust von Albuminen sinkt der onkotische Druck im Gefäßsystem. Kompensatorisch bildet die Leber vermehrt größere Fett-Eiweiß-Gemische (Lipoproteine), um den Gefäßdruck wieder anzuheben.

Warum wird bei einer Poststreptokokken-Glomerulonephritis Kortison gegeben?

Die abakterielle Poststreptokokken-Infektion nach Scharlach, Wundrose (Erysipel) oder Borkenflechte (Impetigo) erfolgt als allergische Reaktion Typ III aufgrund der Streptokokkentoxine. Deshalb ist die Gabe von Kortison notwendig. Zusätzlich werden Antibiotika (falls noch Bakterien vorhanden sind), Diuretika (zur Ausschwemmung der Ödeme) und Schmerzmittel verordnet sowie bei bestehendem Bluthochdruck Blutdrucksenker.

Wodurch zeichnet sich eine Niereninsuffizienz aus?

Wenn mehr als 50 % des Nierenparenchyms durch verschiedenste Pathologien untergegangen sind, kommt es zur Insuffizienz. Wenn kranke Nephronen untergehen, kommt es kompensatorisch in den verbleibenden gesunden Nephronen zur glomerulären und tubulären Hypertrophie. Durch die Vasokonstriktion durch das Angiotensin II, die sowohl am Vas afferens als auch am Vas efferens stattfindet, am Vas efferens aber deutlich ausgeprägter ist, entsteht eine intraglomeruläre Druckerhöhung und dadurch eine Hyperfiltration, die auf Dauer zu Proteinurie und Vernarbung der Kapillarschlingen und dadurch zum weiteren Untergang von Nephronen führt.

Warum kommt es beim Diabetes zur Glomerulosklerose?

Durch den vermehrten Zuckergehalt im Blut lagern sich Zuckermoleküle in den Glomeruli an. Das führt zu einer starken Verdickung der Mesangiumzellen und der Basalmembranen mit funktionseinschränkender Sklerosierung (Glomerulosklerose).

Warum sind bei Glomerulonephritis eine Proteinurie und Erythrozytenzylinder nachweisbar?

Durch die Anlagerung der Immunkomplexe an die Basalmembranen der Glomeruli werden das Komplementsystem, die Makrophagen und neutrophilen Granulozyten aktiviert, um die Immunkomplexe zu eliminieren. Dadurch kommt es zur Schädigung der Filtrationsschlitze, sodass nun auch hochmolekulare Proteine (Albumine) ausgeschwemmt werden (Proteinurie). Daneben treten Blutungen auf. Die Erythrozyten, die ins Tubulussystem gelangen, werden mithilfe der Tamm-Horsfall-Proteine verklumpt und als Zylinder ausgeschieden (Erythrozytenzylinder).

Wodurch entstehen Mikro- und Makroangiopathien?

Mikro- und Makroangiopathien sind bedingt durch sklerosierende Prozesse an den Gefäßen, durch einen erhöhten Zuckergehalt oder durch arteriosklerotische Veränderungen der Gefäße durch Fettablagerungen.

Wo genau wird Erythropoetin, wo Renin gebildet?

Das **Erythropoetin** wird gebildet in den Kapillarzellen, die die Tubulusgefäße umgeben. Bei niedrigem Sauerstoffgehalt wird Erythropoetin ins Blut abgegeben und ins Knochenmark transportiert. Dort regt es die Stammzellen zur Erythropoese an.

Renin wird in den Epitheloidzellen der Vasa afferentia des juxtaglomerulären Apparates der Macula densa gebildet. Sind der Blutdruck und/oder der Natriumgehalt zu niedrig, wird Renin ins Blut ausgeschüttet.

Warum ist der Blutdruck, besonders der diastolische Druck, bei Nierenerkrankungen erhöht?

Ein renaler Hochdruck kann durch Parenchymschäden der Niere oder durch renale Mangeldurchblutung entstehen.

Bei **Parenchymschäden** durch z. B. chronische Pyelonephritiden oder Glomerulonephritiden ist die renale Ausscheidungsfunktion gestört. Es kommt zur verstärkten Natrium- und Wasserretention. Das führt zu einem erhöhten Blutvolumen und durch den vermehrten venösen Rückstrom zu einer erhöhten Vorlast am Herzen. Das zu hohe Volumen besteht sowohl in der Systole als auch in der Diastole, sodass beide Drücke zu hoch sind (z. B. 150/110 mmHg).

Bei einer **renalen Mangeldurchblutung** liegt in der Regel eine Nierenarterienstenose vor, die dazu führt, dass der Druck im Glomerulus zu niedrig ist. Das wiederum aktiviert das RAAS.

Warum sind im Urin hyaline Zylinder zu finden, obwohl dieser eigentlich eiweißfrei ist?

Eine geringe Menge an niedermolekularen Eiweißen wird durch den Filtrationsprozess ausgeschieden. Die größte Menge wird zwar wieder rückresorbiert, dennoch scheidet man ca. 150 mg Eiweiß pro Tag aus. Entsprechend ist der Urin nicht ganz eiweißfrei. Außerdem werden im distalen Tubulussystem sog. Tamm-Horsfall-Proteine gebildet, deren Wirkung noch nicht genau geklärt ist. Diese Proteine ummanteln Eiweiße (hyaline Zylinder), Eythrozyten (Erythrozytenzylinder) und Leukozyten (Leukozytenzylinder). Die ausgeschiedene Menge an Eiweißen ist auf einem Stix nicht nachweisbar.

Was ist eine hypokaliämische Nephropathie? Wie und warum entsteht sie?

Eine chronische Hypokaliämie kann ein vermindertes Harnkonzentrationsvermögen der Nieren zur Folge haben. Das führt zu Symptomen wie Polyurie, Nykturie, Polydipsie. In der Regel geht der Defekt einher mit einer verminderten Ansprechbarkeit der Sammelrohre auf ADH. Kompensatorisch wird vermehrt Ammoniak gebildet und mehr Bikarbonat resorbiert, bei gleichzeitig verminderter Natriumausscheidung. Das führt zu Tubulusatrophien, interstitiellen Fibrosen, Zysten und letztendlich zur Niereninsuffizienz.

Bei langfristigem Kaliummangel kommt es auch zu einem intrazellulären Mangel und dadurch zur intrazellulären Azidose. Intrazellulärer Kaliummangel hat Auswirkungen auf die Erregungsleitung der Zellen, da Kalium für das Ruhepotenzial verantwortlich ist (Kap. 6.2.5). Das führt zu Herzrhythmusstörungen, Verminderung der Reflexe, Verstopfung und Muskelschwäche.

Kalium wird vermehrt in die Zellen eingeschleust durch Insulin, Adrenalin, Aldosteron bei einem alkalischen pH-Wert. Andererseits bewirkt Aldosteron eine extrazelluläre Kaliumausscheidung bei der Natriumresorption. Dadurch können sich Hypokaliämien entwickeln.

Weitere Ursachen einer Hypokaliämie können sein: chronische Nierenentzündung, vermehrte Einnahme von Diuretika oder Laxanzien, Hyperaldosteronismus, Morbus Cushing (Kortison fördert die Aufnahme von Natrium aus dem Harn und Ausscheidung von Kalium und Magnesium, sodass es zu Ödemen kommt), Bartter-Syndrom (durch genetischen Defekt mangelnde Mineralienrückresorption) oder durchaus auch diätetisch.

Warum kann bei einem Mann eine linksseitige Varikozele ein Hinweis auf einen Nierentumor sein?

Der linke Hoden wird venös drainiert über die linke Nierenvene, während der rechte Hoden sein Blut direkt in die V. cava abgibt. Besteht also durch einen Tumor in der linken Niere ein Stau, kann das venöse Blut des Hodens nicht abfließen und es kommt zum Stau in den Hodenvenen.

Was heißt Ausgussstein?

Wenn das gesamte Nierenbecken durch Steinbildung verschlossen ist, spricht man von Ausgussstein.

Was versteht man unter einer Plasmozytomniere?

Durch die beim Plasmozytom gebildeten pathologischen Immunglobuline werden die Osteoklasten aktiviert und Kalzium aus dem Knochen ausgebaut. Das führt zur Hyperkalzämie. Kalzium lagert sich nun auch in den Nierentubuli und den Sammelrohren ab und verstopft sie. Es kommt zur Niereninsuffizienz (Plasmozytomniere).

Warum ist das Harnsteinrisiko erhöht bei der Pyelonephritis, aber nicht bei der Glomerulonephritis?

Die Bakterien, die für die Pyelonephritis verantwortlich sind, bilden sog. Kristallisationskeime, die das Ausfällen von Substanzen, z. B. Kalzium begünstigen. Dadurch entwickeln sich gerne an der Niere Kalziumoxalat- oder Kalziumphosphatsteine. Die Glomerulonephritis ist eine abakterielle Entzündung der Glomeruli aufgrund von Toxinen, die keine Kristallisationskeime bilden.

Warum kommt es bei der Pyelonephritis nicht zu Lidödemen, bei der Glomerulonephritis aber durchaus?

Weil die Pyelonephritis in der Regel einseitig stattfindet, die Nierenfunktion also nicht eingeschränkt ist. Bei der Glomerulonephritis liegt eine systemische Erkrankung vor, die beide Nieren betrifft und zu einer Funktionseinschränkung führt.

Warum kann bei einer Zystitis der pH-Wert des Urins basisch sein?

Bei ureasebildenden Keimen wird Harnstoff zu Ammoniak und Kohlendioxid umgewandelt (z. B. Helicobacter pylori, der dadurch gut in der Magenschleimhaut überleben kann oder Proteusgattungen, die im Urogenitaltrakt zu finden sind). Ammoniak verändert den pH-Wert zum Neutralen oder Basischen hin.

Wodurch kann es zu einer Hyperphosphatämie kommen?

Bei Gewebezerstörungen werden massiv Phosphate freigesetzt. Bei einer fortgeschrittenen Niereninsuffizienz und gesteigerter Rückresorption von Phosphaten an den Nieren kann eine Hyperphosphatämie auftreten.

Bei Dialysepatienten wird ein besonderes Augenmerk auf den Phosphatgehalt im Blut gelegt. Warum?

Durch den Anstieg der Phosphatkonzentration im Blut kommt es zur Bildung von Kalziumphosphat, das sich in den Blutgefäßen und in den Geweben ablagert. In der Folge entwickelt sich eine Hypokalzämie mit Muskelkrämpfen und Herzrhythmusstörungen. Die Ablagerung der Kalziumphosphate führt zu einer Verkalkung der Gewebe und Gefäße, was Durchblutungsstörungen, Herzinfarkt oder Schlaganfälle nach sich ziehen kann.

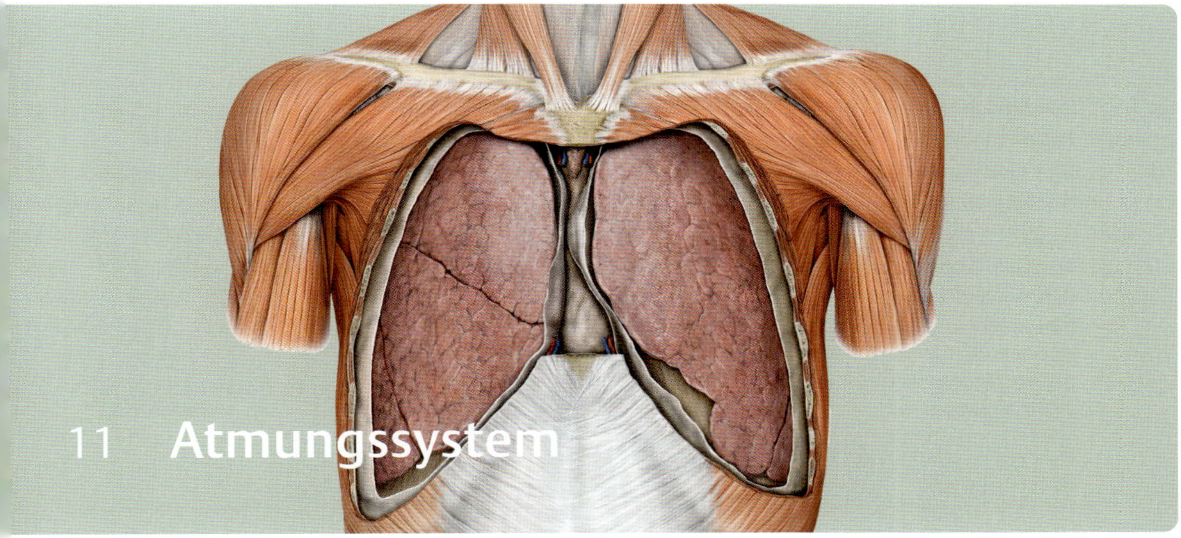

11 Atmungssystem

Alle Stoffwechselfunktionen im Organismus benötigen Energie, die – vereinfacht ausgedrückt – gebildet wird aus Sauerstoff und der aktivierten Essigsäure aus dem Kohlenhydrat-, Fett- und Eiweißstoffwechsel. Als Reaktionsprodukte fallen dabei Energie als ATP, Kohlendioxid und Wasser an. Für die Versorgung des Organismus mit Sauerstoff und die Entsorgung von Kohlendioxid ist das Atmungssystem zuständig. Der Sauerstoff muss einerseits aus der Einatmungsluft zu den Zellen transportiert, das Kohlendioxid andererseits aus den Zellen mit der Ausatmungsluft abgeatmet werden. Den Transport von Sauerstoff aus der Atemluft in die Blutkapillaren und den Abtransport von Kohlendioxid aus den Blutkapillaren in die Atemluft nennt man Lungenatmung oder äußere Atmung. Der Austausch von Sauerstoff und Kohlendioxid an den Körperzellen wird bezeichnet als Gewebeatmung, der Prozess an den Mitochondrien, bei dem Energie (ATP) entsteht, als Zellatmung oder innere Atmung.

11.1 Makroanatomie

Zum Atmungssystem gehören der obere Atmungstrakt mit Nase, Rachen (Pharynx), Kehlkopf (Larynx), Luftröhre (Trachea) und der untere Atmungstrakt mit Bronchien und Lungen (Pulmo).

11.1.1 Nase

Die Nase lässt sich einteilen in eine **äußere** (Nasus externus) und eine **innere Nase** (Nasus internus). Die innere Nase bildet eine Höhle (Cavum nasi). Die Nasenhöhle ist durch eine **Scheidewand** (Septum) in 2 Hohlräume geteilt (**Abb. 11.1**).

Jeder Hohlraum enthält **2 Nasenmuscheln** (Conchae) und ist mit **Schleimhaut** ausgekleidet. Zwischen den Conchae befinden sich **3 Nasengänge** (Meatus nasi superior, medius und inferior).

Nach hinten zum Rachenraum hin besteht eine Öffnung der inneren Nase über sog. **Choanen** (Nasopharynx).

11.1.2 Rachen (Pharynx)

Der Pharynx verbindet den Nasenrachenraum einerseits mit dem **Bronchialsystem** und andererseits mit dem **Ösophagus**. Er ist in 3 Abschnitte unterteilt: den Nasenrachenraum (Nasopharynx), auch als oberer Rachenraum (**Epipharynx**)

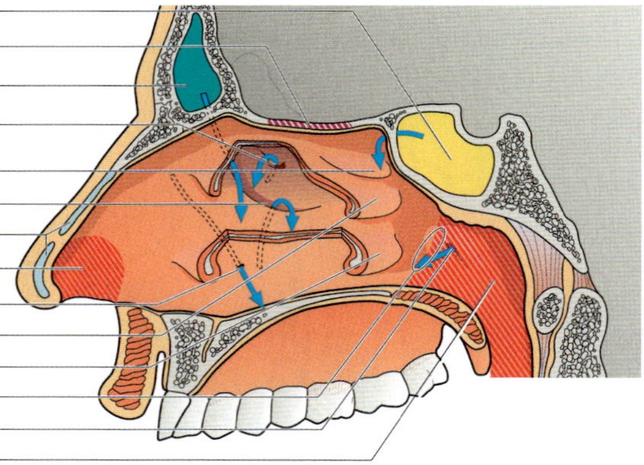

Abb. 11.1 Längsschnitt durch die Nase. (aus: Schwegler J, Lucius R. Der Mensch – Anatomie und Physiologie. 5. Aufl. Stuttgart: Thieme; 2011: 278, Abb. 10.5)

bezeichnet, den mittleren Rachenraum (**Mesopharynx**) als Verbindung zur Mundhöhle sowie den unteren Rachenraum (**Hypopharynx**), der den Übergang zum Kehlkopf bzw. dem hinter dem Kehlkopf liegenden Ösophagus herstellt.

11.1.3 Kehlkopf (Larynx)

Der Kehlkopf verbindet den **Rachen** mit der Luftröhre (**Trachea**). Er besteht aus folgenden **5 Knorpeln**, die durch Bänder zusammengehalten werden:

- Schildknorpel (Cartilago thyroidea)
- Ringknorpel (Cartilago cricoidea), auf den Knorpelspangen der Luftröhre aufliegend
- Kehldeckel (Epiglottis)
- 2 Stellknorpel (Cartilagines arytaenoideae)

Der Kehlkopf ist ebenfalls über Bänder am **Zungenbein** aufgehängt und schützt den unteren Atmungstrakt vor dem Eindringen von Speisen, indem der Kehldeckel den Kehlkopf beim Schlucken verschließt (S. 142). Zudem dient er der Regulation des Ein- und Ausstroms der Atemluft und dem Erzeugen von Tönen durch die Stimmbänder.

11.1.4 Luftröhre (Trachea)

Die Trachea verbindet den Kehlkopf mit den **Bronchialästen**. Sie wird durch **Knorpelspangen** offen gehalten. In Höhe des 4./5. Brustwirbels teilt sich die Trachea (**Bifurcatio tracheae**) in 2 Hauptbronchien (Bronchi principales).

11.1.5 Bronchien

Die Bronchien bestehen aus sich immer weiter verzweigenden Ästen (**Abb. 11.2**). Bis zu 1 mm Durchmesser finden sich Knorpeleinlagerungen in den Bronchialwänden, um für die ungestörte Ventilation zu sorgen. Die Bronchialäste verzweigen sich weiter bis zu kleinsten Bronchiolen (**Bronchioli respiratorii**) und gehen dann in die Alveolargänge (**Ductuli alveolares**) über. Die Ductuli alveolares sind dicht besetzt mit Lungenbläschen (Alveolen). Sie bilden gemeinsam die **Lungenläppchen**.

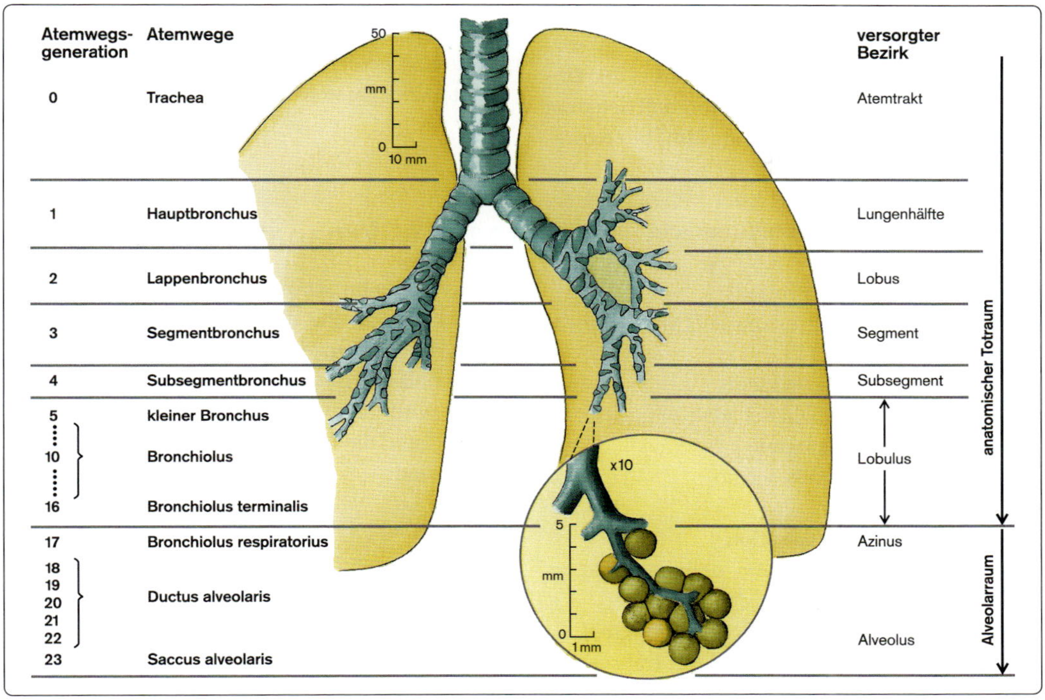

Abb. 11.2 Verzweigung der Bronchien bis zu den Alveolen. (aus: Klinke R, Pape H-C, Kurtz A, Silbernagl S. Physiologie. 6. Aufl. Stuttgart: Thieme; 2010: 259, Abb. 8.1)

11.1.6 Lungen (Pulmo)

Die Lungen bestehen aus 2 großen Flügeln (**Pulmo dexter und sinister**), die sich jeweils in Lappen (**Lobi pulmonales**) unterteilen: die rechte Lunge in 3 Lappen, die linke Lunge in 2.

11.1.6.1 Aufbau der Pleuren

Die Lungenflügel sind von einer Hülle (Pleura) umgeben, die mit Gefäßen versorgt ist. Die Hülle besteht aus einem inneren Blatt, dem Lungenfell (**Pleura visceralis**), das die Lungenflügel umhüllt. Es geht am Lungenhilus über in das äußere Blatt, das Rippenfell (**Pleura parietalis**), welches das Mediastinum, das Zwerchfell und die innere Thoraxwand überzieht. Je nach bedecktem Anteil wird die Pleura parietalis in die Abschnitte Pleura diaphragmatica (Zwerchfell), Pleura mediastinalis (Mediastinum) und Pleura costalis (Rippen) unterteilt.

Zwischen beiden Blättern befindet sich ein enger Spalt. Sie bleiben aber durch einen zwischen ihnen bestehenden Unterdruck eng miteinander verbunden. In dem Spalt befindet sich ein Flüssigkeitsfilm, der eine **Verschieblichkeit** der Lungen bei der Atmung gewährleistet.

Die **Innervation** der Pleuren erfolgt einerseits über den N. phrenicus (Pleura diaphragmatica und mediastinalis) und andererseits über die Interkostalnerven (Pleura costalis).

11.1.6.2 Interkostal- und Atemhilfsmuskulatur

Die Lungenflügel liegen im **Brustkorb** (Thorax), der gebildet wird durch die Rippen (Costae), nach hinten durch die Brustwirbel und nach vorn durch das Brustbein (Sternum). Zum Bauchraum wird der Brustraum durch das **Zwerchfell** (Diaphragma) abgeschlossen. Das Zwerchfell ist dehnbar und bildet bei der Ausatmung eine Kuppel in den Thorax hinein. Bei der Einatmung flacht es ab und dehnt sich nach unten hin aus.

Zwischen den Rippen finden sich Muskeln, die für die normale Atmung zuständig sind. Sie sorgen für die Anhebung des Brustkorbs bei der **Einatmung** (Mm. intercostales externi) und Senkung des Thorax bei der **Ausatmung** (Mm. intercostales interni).

Bei erschwerter Atmung oder höheren Anforderungen kommen **Atemhilfsmuskeln** zum Einsatz:

bei der Einatmung (**Inspiration**):

- großer und kleiner Brustmuskel (Mm. pectoralis major und minor),
- schiefe Muskeln (Mm. scaleni),
- Brustbein-Schlüsselbein-Schädelbasismuskel (M. sternocleidomastoideus),
- Sägezahnmuskeln (Mm. serrati);

bei der Ausatmung (**Exspiration**):

- schräge Bauchmuskeln (Mm. obliquus abdominis),
- gerader Bauchmuskel (M. rectus abdominis),
- querverlaufender Bauchmuskel (M. transversus abdominis),
- Rückenstrecker (M. erector spinae),
- quadratischer Lendenmuskel (M. quadratus lumborum).

Fazit

Der Atmungstrakt besteht aus einem oberen und unteren Atmungstrakt: Im oberen Atmungstrakt ist die Nase über den Pharynx mit dem Kehlkopf und der Trachea verbunden. Der untere Atmungstrakt umfasst die Bronchien und die Lunge.

Die Trachea wird offen gehalten durch Knorpelspangen. Sie teilt sich in 2 Hauptbronchien, die auch noch Knorpelspangen und Knorpel besitzen. Im weiteren Verlauf teilen sich die Hauptbronchien in Lappenbronchien, dann in Segmentbronchien, die in die Bronchioli terminales, die Bronchioli respiratorii und weiter in die Ductuli alveolares übergehen.

Die Lunge wird umkleidet durch eine äußere (parietale) und innere (viszerale) Haut (Pleuren), die gegeneinander verschieblich sind und durch einen Unterdruck zusammengehalten werden.

Für die normale Atmung stehen die Interkostalmuskeln zur Verfügung. Für eine forcierte Atmung werden die inspiratorischen und exspiratorischen Atemhilfsmuskeln benötigt.

11.2 Mikroanatomie

Hier werden im Schwerpunkt diejenigen Strukturen behandelt, die der Respiration dienen. Dies sind die Drüsenzellen, Flimmerepithelien und Lungenbläschen (Alveolen). Der Gasaustausch selbst wird über spezielle Zellen der Alveolen gewährleistet, die in ein dichtes Kapillarnetz eingebettet sind.

11.2.1 Innervation, Flimmerepithelien und Drüsenzellen

In der oberen **Nasenhöhle** befindet sich die **Riechregion** (Regio olfactoria), die über Nervenfasern die Geruchsreize an das **Riechorgan** (Riechkolben, Bulbus olfactorius) weiterleiten (**Abb. 11.3**). Die hier befindlichen Riechzellen dienen der Geruchswahrnehmung (Kap. 17.3).

Die restlichen Wände der Nasenhöhlen bestehen aus **Flimmerepithelien** und Bindegewebe, die von dichtem Venengeflecht durchsetzt ist. Zudem befinden sich **Becherzellen** in der Schleimhaut. Durch den von den Becherzellen produzierten **Schleim** ist die Schleimhaut geschützt.

Die Schleimhaut der Trachea besteht aus mehrreihigem **Flimmerepithel** und enthält schleimproduzierende Drüsen (**Glandulae tracheales**). Der Schleim bindet Staubteilchen, und das Flimmerepithel sorgt dafür, dass der Staub nach oben befördert und abgehustet werden kann.

Außerdem befinden sich **neuroendokrine Zellen** in der Schleimhaut. Die endokrinen Zellen gehören zum APUD-System („amine precursor uptake and decarboxylation"), das heute als diffuses neuroendokrines System (**DNE-System**) bezeichnet wird. Hierbei handelt es sich um Chemorezeptoren, die der Überwachung der Atemgase dienen.

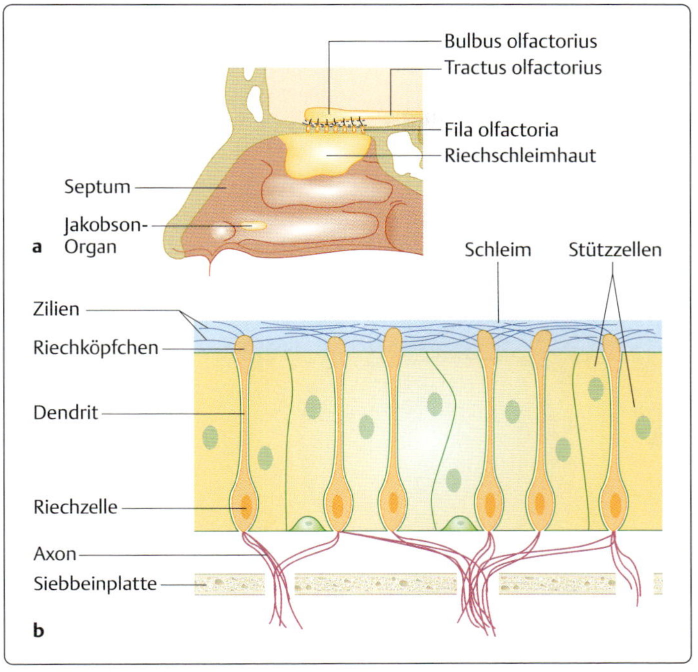

Abb. 11.3 Regio olfactoria. (aus: Behrends JC, Bischofberger J, Deutzmann R, Ehmke H, Frings S, Grissmer S, Hoth M, Kurtz A, Leipziger J, Müller F, Pedain C, Rettig J, Wagner C, Wischmeyer E. Duale Reihe: Physiologie. 2. Aufl. Stuttgart: Thieme; 2010: 718, Abb. 21.3)

11.2.2 Alveolen

Mit fortschreitender Teilung der Bronchialäste nehmen Drüsenzellen und Flimmerepithel ab, ab den Bronchioli fehlen Knorpel, Flimmerepithel und Becherzellen ganz.

Bereits die Bronchioli respiratorii sind besetzt mit einigen Lungenbläschen (Alveolen). In den **Ductuli alveolares** befinden sich sehr viele Alveolen, die in kleinen **Alveolarsäckchen** angeordnet sind und aus **Alveolarzellen** und Kapillaren bestehen (**Abb. 11.4**). Gemeinsam bilden sie die **Lungenläppchen**.

Die Öffnung der Bronchioli und Alveolen bleibt zum einen erhalten durch elastische Fasern und zum anderen durch amphiphile Phospholipide, die von einigen, die Alveolen auskleidenden Zellen (**Pneumozyten Typ II**) gebildet werden. Diese Zellen befinden sich auf der Oberfläche der Alveolen.

Die Phospholipide sind oberflächenaktive Substanzen, die als **Surfactants** bezeichnet werden. Durch die Surfactants ist gewährleistet, dass jede Alveole die nötige Spannung hat, die sie dem inneren Druck entgegensetzen kann, um nicht zu kollabieren. Der Surfactant wird bei Feten in der 30. Schwangerschaftswoche gebildet (vgl. Kap. 1.2).

Pathologie

Akutes Lungenversagen

Ein akutes Lungenversagen entsteht bei Kindern mit Surfactant-Mangel („respiratory distress syndrome"). Die Lunge wird unflexibel, es kommt zum Kollaps einiger Lungenareale (Atelektasen) und Atemnot.

Atelektasen

Ein Kollaps von Lungenabschnitten, bei dem die Alveolaren nicht oder nur unvollständig mit Luft gefüllt sind, kann angeboren sein (**primäre Atelektasen**), z. B. durch Surfactant-Mangel, Schädigung des Atemzentrums, oder erworben (**sekundäre Atelektasen**) durch Obstruktionen bei chronischer Bronchitis aufgrund der Schleimbildung, durch Tumoren oder Fremdkörper, Kompressionen durch Tumoren der Pleuren, Pleuraerguss oder nach Verletzungen der Thoraxwand.

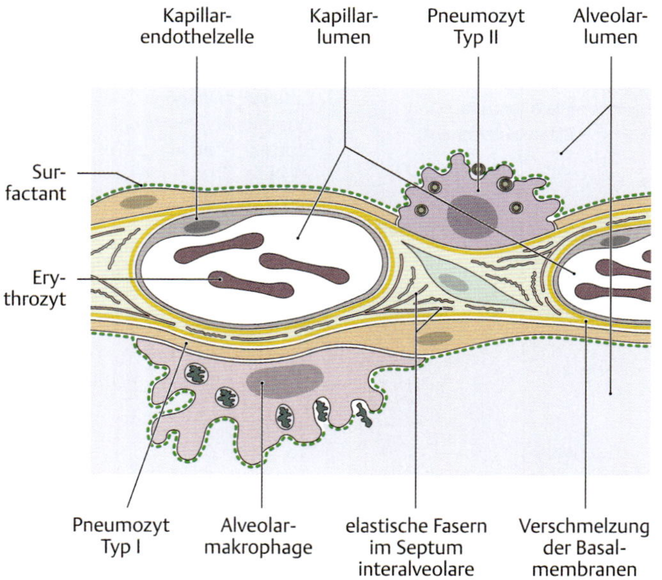

Abb. 11.4 Alveolarzellen. (aus: Schünke M, Schulte E, Schumacher U. Prometheus. LernAtlas der Anatomie. Innere Organe. Illustrationen von M. Voll und K. Wesker. 3. Aufl. Stuttgart: Thieme; 2012: 287, Abb. B)

> **Medikamente**
>
> **Lungenreifung**
>
> Zur Lungenreifung des Fetus wird Kortison oder Surfactant bei Frühgeburten verabreicht.

Jede Alveole ist ein rundliches Gebilde mit Zugang zu entweder dem Ductus alveolaris, dem Bronchiolus respiratorius oder Alveolarsäckchen. Die **innere Wand** der Alveolen ist zu 95 % ausgekleidet mit extrem flachen **Pneumozyten vom Typ I.** In den Alveolarwinkeln finden sich die **Zellen vom Typ II**, die den Surfactant bilden. Alveolarmakrophagen ragen ins Alveolarlumen hinein und dienen der Immunabwehr.

Die Wände der Ductuli alveolares bestehen aus den **Alveolarsepten**, die im Alveolarsack enden. In ihnen befinden sich Kapillaren, Fasern und Alveolarmakrophagen. Zwischen den Alveolen liegt Bindegewebe.

11.2.3 Gefäße für den Gasaustausch

Jedes Alveolarbläschen ist umgeben von einem engmaschigen **Kapillarnetz** (**Abb. 11.5**), durch das die Atemgase ausgetauscht werden.

Das Blut, das in das Kapillarnetz fließt, gelangt über die **A. pulmonalis** im kleinen Kreislauf an die Alveolen und bringt sauerstoffarmes und kohlendioxidreiches Blut zur Lunge. Dort wird Kohlendioxid gegen Sauerstoff ausgetauscht und als sauerstoffreiches Blut über die **Vv. pulmonales** zum Vorhof des linken Herzens zurückgeführt. Die Venen und Arterien des kleinen Kreislaufs werden auch **Vasa publica** genannt.

Die A. pulmonales und ihre Äste verlaufen parallel zu den Bronchien. Die großen Arterien sind vom elastischen Typ, die kleinen Äste vom muskulären Typ. Die Gefäße sind in der Lage, die Durchblutung der Lunge zu regeln und sie der Ventilation anzupassen (Euler-Liljestrand-Mechanismus).

Die Lungenvenen verlaufen zwischen den Segmenten.

Der Gasaustausch findet in den mit **Pneumozyten Typ I** ausgestatteten Zellen statt. An der Oberfläche dieser Alveolarzellen befindet sich das En-

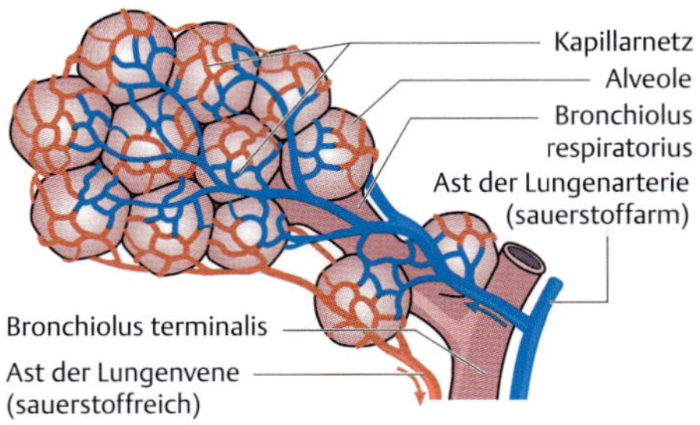

Abb. 11.5 Alveolarsäckchen mit Kapillarnetz. (aus: Schünke M, Schulte E, Schumacher U. Prometheus. LernAtlas der Anatomie. Innere Organe. Illustrationen von M. Voll und K. Wesker. 3. Aufl. Stuttgart: Thieme; 2012)

zym **ACE** (Kininase II), das verantwortlich ist für den Abbau der Kinine Bradykinin und Kallidin in der Lunge. Zusätzlich zum Abbau der Kinine konvertiert ACE in der Lunge Angiotensin I in Angiotensin II (vgl. Kap. 10.4.3).

Pathologie

Sarkoidose

Zur Diagnostik und dem Verlauf der Sarkoidose erfolgt die Bestimmung von ACE im Blut. Der Serum-ACE-Wert ist bei der Sarkoidose oft erhöht.

Medikamente

ACE-Hemmer

Durch ACE-Hemmer (z. B. Enalapril, Ramipril, Lisinopril) werden keine Kinine abgebaut, auch die Konversion von Angiotensin I wird unterdrückt. Somit können keine Vasokonstriktion und in der Folge Blutdruckerhöhung erfolgen. Eine Nebenwirkung der ACE-Hemmer ist trockener Reizhusten, da die Kinine bronchokonstriktorisch wirken. Werden die Kinine nur mangelhaft abgebaut, kommt es zu Bronchokonstriktionen mit trockenem Reizhusten.

Fazit

In der Nase befindet sich eine Riechregion, die mit dem Riechkolben des Gehirns verbunden ist. In den oberen Teilen des Respirationstraktes befinden sich Flimmerepithelien und schleimproduzierende Zellen. Die Atemwege werden ab der Trachea offen gehalten durch Knorpelspangen, im weiteren Verlauf durch Knorpel und im Alveolarbereich durch Fasern und ein Phospholipid, den Surfactant.

Die Alveolen bestehen aus Pneumozyten Typ I, die für den Gasaustausch zuständig sind. Zudem finden sich Pneumozyten Typ II, die den Surfactant bilden. Daneben existieren Alveolarmakrophagen zur Immunabwehr.

Der Gasaustausch findet in den Kapillaren statt, die netzartig um die Alveolen gespannt sind. Sauerstoffarmes Blut aus der rechten Herzkammer gelangt in die Lunge und führt nach Austausch von Kohlendioxid und Sauerstoff sauerstoffreiches Blut über die Vv. pulmonales in den linken Vorhof zurück. Die Gefäße des kleinen Kreislaufs werden auch Vasa publica genannt.

In der Lunge wird das Enzym ACE gebildet, dass für den Abbau der Kinine, aber auch für die Konversion des Angiotensin I in Angiotensin II zuständig ist.

11.3 Blutversorgung der Bronchien und der Lunge

Das Bronchial- und Lungengewebe wird von den arteriellen und venösen Rr. bronchiales ver- bzw. entsorgt (**Vasa privata**).

11.3.1 Arterielle Versorgung

Die Gefäße, die die Bronchialschleimhaut, das Bindegewebe und die Lymphknoten der Lunge versorgen, entspringen der thorakalen Aorta (Aorta thoracica) oder einer Zwischenrippenarterie (A. intercostalis) als **Bronchialäste** (**Rr. bronchiales**). Diese folgen dann zunächst den Verzweigungen der Bronchien, später verlaufen sie unabhängig von den Verzweigungen (**Abb. 11.6**).

Die Lymphknoten befinden sich an der Bifurkation der Trachea sowie im Verlauf der Aa. bronchiales an den Segment- und Lappenbronchien.

Die **Trachea** wird versorgt von Arterien aus der Aorta thoracica oder dem Hauptstamm für Hals- und Schilddrüsenversorgung (Truncus thyreocervicalis).

Auch das **Lungenparenchym** wird über die Rr. bronchiales (**Vasa privata**) versorgt. Das Lungenparenchym kann nicht durch den eingeatmeten Sauerstoff versorgt werden, da die Gefäßwände in den meisten Bereichen der Lunge zu dick sind. Die Lungenkapillaren um die Alveolen herum ermöglichen nur eine Diffusion des Sauerstoffes zum Austausch der Atemgase.

Pathologie

Pleuraerguss
Durch eine Rechtsherzinsuffizienz wird das Blut zurückgestaut in die V. cava superior. Das führt zu einem Unterzungenvenenstau, Halsvenenstau, Pleuraerguss, Pfortaderstau mit Aszites und Knöchelödemen.

Lungenembolie
Bei der Lungenembolie verschließen sich kleine Gefäße des Lungenkreislaufs, was zu einem Rückstau ins rechte Herz und damit zum Cor pulmonale führt. Dadurch entsteht oben genannter Rückstau in die V. cava superior. Venendrücke ab 12 mmHg machen sich in Form des Halsvenenstaus bemerkbar (Kap. 12.4.2).

Anastomosen zwischen den A. und V. pulmonales einerseits und den Rr. und Vv. bronchiales andererseits verhindern bei einer **Lungenembolie** das Absterben von Lungengewebe, sodass es nicht zu einem Lungeninfarkt kommt (**Abb. 11.7**).

11.3.2 Venöse Entsorgung

Die venöse Drainage der Pleuren, des Lungengewebes und der Bronchien erfolgt über die Bronchialvenen (**Vv. bronchiales**) in die V. azygos oder hemiazygos, die das Blut in die obere Hohlvene (**V. cava superior**) abführen (**Abb. 11.6**).

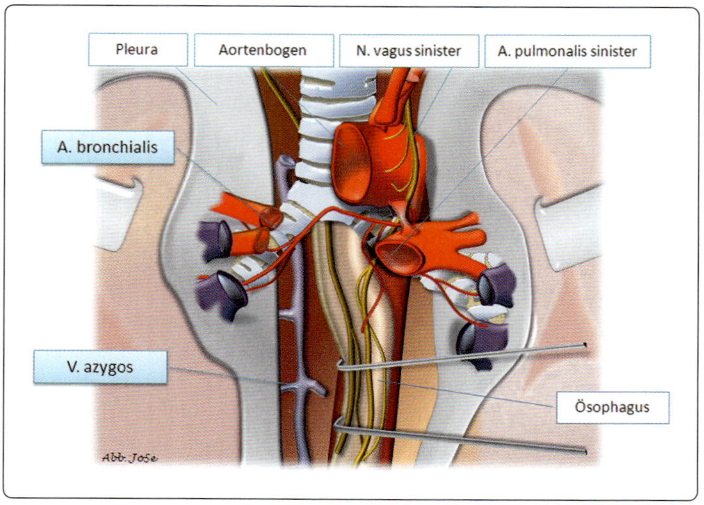

Abb. 11.6 Arterien und Venen der Lunge. (mit freundlicher Genehmigung von Jürgen Sengebusch)

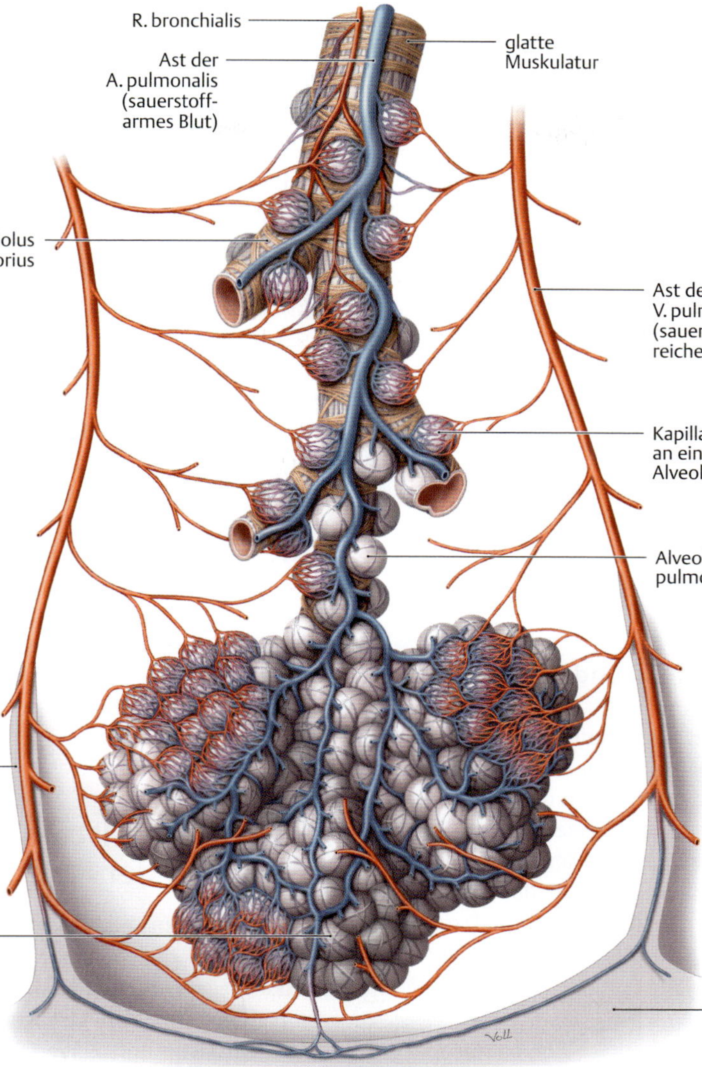

Abb. 11.7 Anastomosen zwischen den Pulmonalarterien und -venen (Vasa publica) und den Rr. und Vv. bronchialis (Vasa privata). (aus: Schünke M, Schulte E, Schumacher U. Prometheus. LernAtlas der Anatomie. Innere Organe. Illustrationen von M. Voll und K. Wesker. 3. Aufl. Stuttgart: Thieme; 2012: 146, Abb. A)

Fazit

Die Ver- und Entsorgung der Bronchial- und Lungengewebe erfolgt über die Vasa privata. Durch Anastomosen zwischen den Vasa pivata und Vasa publica wird ein Absterben von Lungengewebe verhindert.

11.4 Funktionen des Atemwegssystems

Die Atemwege dienen hauptsächlich der **Erwärmung, Befeuchtung und Reinigung** der eingeatmeten Luft. Die Reinigung der eingeatmeten Luft (Inspirationsluft) erfolgt schon durch die sichtbaren Haare an der Nasenöffnung, den Schleim sowie die Flimmerhärchen der Schleimhäute in Nase, Trachea und den Bronchialwegen. Daneben phagozytieren Lungenmakrophagen im Interstitium die Bakterien und andere Eindringlinge.

Eine weitere Funktion ist der **Atemgastransport**, d. h. die Zuführung von sauerstoffhaltiger Frischluft durch die Einatmung sowie die Ableitung von kohlendioxidhaltiger Alveolarluft durch die Ausatmung.

Unter Zuhilfenahme der Nebenhöhlen ist es außerdem Resonanzkörper für die Stimme.

11.4.1 Erwärmung und Befeuchtung

Erwärmung und Befeuchtung der Inspirationsluft findet zum größten Teil in der Nase statt, wobei sich die großen Oberflächen der Nasenmuscheln und die stark durchblutete Nasenschleimhaut günstig auswirken. Sie gewährleisten die Erwärmung der Atemluft auf 20 °C durch die Venenpolster der oberflächlichen Gefäße. Die ständige Produktion des Schleims feuchtet die Luft an.

> **Pathologie**
>
> **Nasenbluten**
> In der Regel entsteht Nasenbluten aus der Verletzung in der vorderen Nasenscheidewand (80 %) durch mechanische Reizungen des dortigen gefäßreichen Areals (Kieselbach-Ort). Es kann aber auch Symptom einer zugrunde liegenden Allgemeinerkrankung sein, z. B. Bluthochdruck, Blutungsneigung durch Blutkrankheiten. Es treten arterielle oder venöse Blutungen auf.

11.4.2 Reinigung

Auch die Reinigung der Inspirationsluft beginnt bereits in der Nase. Hier werden Staub und Bakterien durch die Haare, das Nasensekret, das Flimmerepithel und den Schleim abgefangen.

Das **Flimmerepithel** sorgt dafür, dass Schmutzteilchen, Bakterien und andere Fremdstoffe auf der Schleimhaut haften bleiben und **in Richtung Rachen** transportiert werden. Der Schleim wird in den Magen geschluckt, wo die Bakterien unschädlich gemacht und die Fremdteilchen mit dem Stuhl ausgeschieden werden.

Tiefer eingeatmete Partikel werden von der **Schleimschicht des Bronchialtraktes** gebunden und durch laufende rhythmische Bewegungen der Zilien zur Epiglottis befördert.

Größere Fremdkörper lösen durch Reizung der Schleimhäute in der Trachea den **Hustenreiz** aus. Bei diesem reflektorischen Vorgang wird verstärkt Ausatmungsluft gegen die geschlossene Stimmritze (Glottis) gepresst. Das plötzliche Öffnen der Glottis befördert den Fremdkörper explosionsartig aus der Trachea.

11.5 Atemgastransport – Funktion der Alveolen

In den Alveolen vollzieht sich der Austausch zwischen Inspirations-/Exspirationsluft und dem Blut ausschließlich durch **Diffusion**.

Für den optimalen Gasaustausch sind eine große Oberfläche und kurze Diffusionsstrecken erforderlich. Die Gesamtoberfläche der Alveolen wird auf 80 m^2 geschätzt; insgesamt zählt man ca. **300 Mio. Alveolen**. Die Dicke der Alveolarwände beträgt 1 µm.

Beim Atemgastransport werden die äußere oder **Lungenatmung** von der **Gewebeatmung** und der inneren bzw. **Zellatmung** unterschieden.

Äußere Atmung oder Lungenatmung Die äußere Atmung beschreibt den **Gaswechsel in der Lunge**: Sauerstoff diffundiert aus der Atemluft ins Kapillargebiet und Kohlendioxid aus dem Kapillargebiet in die Atemluft.

Gewebeatmung Die Gewebeatmung beschreibt den **Gaswechsel im Kapillargebiet der Gewebe**: Sauerstoff gelangt vom Blut in die Zellen und Kohlendioxid aus den Zellen ins Blut.

Innere Atmung oder Zellatmung Die innere Atmung findet mithilfe der Atmungskette innerhalb der Mitochondrien statt und sorgt für die Bereitstellung von Energie (ATP).

Fazit

Erwärmung, Befeuchtung und Reinigung der eingeatmeten Luft geschieht durch Flimmerhärchen, gute Durchblutung und vor allem durch den gebildeten Schleim. Der Gasaustausch in den Alveolen und Kapillaren erfolgt ausschließlich durch Diffusion. Unterschieden werden die äußere oder Lungenatmung, die Gewebeatmung und die innere oder Zellatmung.

11.6 Atembewegung

Damit es in der Lunge zum notwendigen Gasaustausch kommt, muss der Alveolarraum ausreichend belüftet werden.

Die Atembewegung kommt durch die Kontraktion der **Interkostalmuskulatur** und der damit verbundenen Hebung bzw. Senkung der Rippenbögen einerseits und der Kontraktion bzw. Erschlaffung des **Diaphragmas** andererseits zustande. Dadurch wird die Luft in die Lungen gesaugt oder ausgepresst.

Je nachdem, ob Interkostalmuskeln oder Diaphragma die Atembewegung vornehmlich bestimmen, spricht man von einem **kostalen oder abdominalen Atmungstyp**.

Die **Lunge** wird bei der Atembewegung nur **passiv bewegt**; sie folgt der Thoraxbewegung aufgrund der Adhäsion der beiden Pleurablätter. Auch wenn die Pleurablätter durch den Flüssigkeitsfilm bei der Atembewegung dicht zusammenbleiben, sind sie trotzdem in seitlicher Richtung gegeneinander verschieblich. Damit ist die Verschieblichkeit der Lunge bei allen Formänderungen des Thorax durch die Atmung gewährleistet.

Pathologie

Pleuritis

Eine Entzündung der Pleuren führt zu schmerzhaften Pleuraverschieblichkeiten. Der Patient atmet verstärkt mit der unbeteiligten Lungenseite (einseitige Atmung, Schonatmung). Die Ursachen einer Pleuritis können vielfältig sein: z. B. Lungenentzündung, Tuberkulose, Bronchialkarzinom, aber auch bei Pankreatitis und rheumatischen Erkrankungen oder bei einem Postmyokardinfarktsyndrom zusammen mit einer Perikarditis. Auskultatorisch ist ein Reibegeräusch hörbar (Schneeballknirschen, Lederknarren).

Pleuraerguss

Dieser ist häufig Folge der Pleuritis durch Einfließen von Flüssigkeit in den Pleuraspalt; es handelt sich dabei um ein **Exsudat**. Ein Pleuraerguss kann auch eine Reaktion auf Änderungen von Druckverhältnissen sein, z. B. bei einer Rechtsherzinsuffizienz oder Niereninsuffizienz; dann liegt ein **Transsudat** vor. Die Verschiebung der Pleurablätter ist in der Regel nun schmerzfrei, aber verzögert durch die Wasseransammlung (nachschleppende Atmung). Auskultatorisch finden sich abgeschwächte bis aufgehobene Atemgeräusche und perkutorisch ein gedämpfter Klopfschall.

Pleuraschwarte

Eine Pleuraschwarte entsteht durch Verklebungen oder Vernarbung, z. B. durch Pneumothorax, Entzündungen. Bei dieser ist keine Verschiebung der Pleurablätter gegeneinander mehr möglich. Die Atemgeräusche sind über dem betroffenen Areal aufgehoben und der Klopfschall gedämpft.

Pneumothorax

Durch Verletzung der Pleura parietalis (z. B. Rippenbruch) oder Pleura viszeralis (z. B. angeborene Emphysembläschen) strömt Luft in den Pleuraspalt, der Unterdruck wird aufgehoben.

Die Pleuren werden voneinander getrennt und das Lungenareal zieht sich in Richtung Lungenhilus zusammen. Das führt zu akuter Atemnot mit Zyanose und muss notfallmäßig behandelt werden. Die Atemgeräusche sind aufgehoben und der Klopfschall ist tympanitisch.

Pleuramesotheliom
Durch z. B. eine Asbestose kann sich ein Karzinom der Pleuren entwickeln, das Pleuramesotheliom. Es entwickelt sich langsam, wächst aber destruktiv ins Lungengewebe und benachbarte Organe hinein. Die Prognose ist schlecht. Das Atemgeräusch ist abgeschwächt und der Klopfschall an der betroffenen Stelle gedämpft.

Bei der **Inspiration** sind elastische Widerstände und Strömungswiderstände zu überwinden, da die Mm. intercostales externi gegen die Zugspannung des Lungengewebes und den Strömungswiderstand, der durch den Durchmesser und die Länge der Atmungswege bestimmt wird, anarbeiten müssen.

Bei der **Exspiration** dagegen werden die Mm. intercostales interni durch den elastischen Zug des Lungengewebes und den Strömungswiderstand unterstützt. Bei normaler Ruheatmung reichen diese Zugkräfte für die Exspiration aus. Dadurch läuft sie weitgehend **passiv** ab. Nur für eine vertiefte Ausatmung werden die Interkostalmuskeln benötigt.

Pathologie

Chronisch obstruktive Lungenerkrankung (COPD)
Durch die Bronchokonstriktion, die Hyperkrinie und das Schleimhautödem liegt ein Ausatmungshindernis vor, sodass der Patient seine Ausatmung forcieren muss. Dazu reichen in der Regel die Interkostalmuskeln nicht mehr aus, und er muss zusätzlich die Atemhilfsmuskeln nutzen. Bei der Auskultation finden sich feuchte Rasselgeräusche, Giemen und Pfeifen; die Perkussion ist tympanitisch und deutet auf ein Lungenemphysem hin.

Fazit

Die Atembewegung kommt durch die Kontraktion der Interkostalmuskultur und Dehnung oder Entspannung des Zwerchfells zustande. Dabei wird die Lunge durch die Verklebung der Pleuren passiv mitbewegt
Die Inspiration ist ein aktiver Vorgang, bei der bestimmte Widerstände überwunden werden müssen. Die Exspiration dagegen erfolgt reflektorisch ohne Muskeltätigkeit.

11.7 Atemvolumina

Neben dem normalen **Atemzugvolumen**, das bei Ruheatmung etwa 500 ml beträgt, können bei der Inspiration bzw. Exspiration erhebliche Zusatzvolumina in Anspruch genommen werden. Folgende Parameter dienen als Bezugsgrößen (**Abb. 11.8**):

- **Inspiratorisches Reservevolumen:** Dieses Volumen kann nach normaler Atmung noch zusätzlich eingeatmet werden kann (2,5 l).
- **Exspiratorisches Reservevolumen**: Dies ist das Volumen, das nach normaler Exspiration noch zusätzlich ausgeatmet werden kann (1,5 l).
- **Residualvolumen:** Dieses Volumen bleibt nach maximaler Exspiration noch in der Lunge zurück (1,2 l).
- **Funktionelles Residualvolumen**: Dieses Volumen bleibt nach normaler Exspiration noch in der Lunge zurück (exspiratorisches Volumen + Residualvolumen).
- **Vitalkapazität:** Dies ist das Volumen, das nach maximaler Inspiration maximal ausgeatmet werden kann.
- **Totalkapazität:** Diese beschreibt das Residualvolumen inklusive Vitalkapazität.

Atemzeitvolumen Das Atemzeitvolumen ist das Produkt aus dem Atemzugvolumen und der Atemfrequenz. Die Atemfrequenz beträgt im Mittel bei ruhiger Atmung 14 Atemzüge/min. Daraus ergibt sich für das Atemzeitvolumen ein Mittel von **7 l/min**. Der Atemgrenzwert liegt bei 120 l/min.

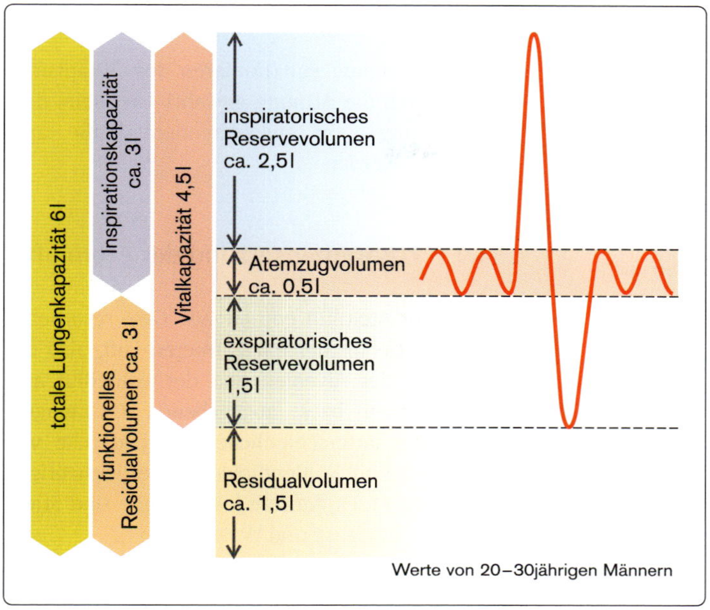

Abb. 11.8 Lungenvolumina und Lungenkapazität für 70 kg schwere junge Männer. Bei Frauen sind die Volumina etwas kleiner. (aus: Klinke R, Pape H-C, Kurtz A, Silbernagl S. Physiologie. 6. Aufl. Stuttgart: Thieme; 2010: 266, Abb. 8.6)

Totraumventilation Als Totraumventilation wird das Volumen des Atemwegssystems bezeichnet, das als **anatomischer Totraum** vorhanden ist (120–150 ml). Dazu zählen alle Abschnitte des Respirationstraktes, die nicht am Gasaustausch teilhaben (Nasenraum bis Terminalbronchiolen). In gesundem Zustand des Atemtraktes ist der anatomische identisch mit dem funktionellen Totraum. Dieser kann sich vergrößern, wenn die Alveolen zwar belüftet sind, aber nicht mehr am Gasaustausch teilnehmen, weil keine Durchblutung mehr vorhanden ist.

Alveoläre Ventilation Die alveoläre Ventilation entspricht dem Volumen, das real am Gasaustausch beteiligt ist (ca. 5 l). Sie stellt somit die für den Ventilationseffekt maßgebliche Größe dar.

Pathologie

Lungenemphysem

Durch Zerstörung der Alveolarsepten vergrößert sich der funktionelle Totraum, es kommt zur Überblähung der Lunge und einem Zwerchfelltiefstand. Die Atemexkursion ist eingeschränkt, der Klopfschall hypersonor und die Atemgeräusche abgeschwächt. Im Verlauf der Erkrankung entwickelt sich ein Fassthorax.

Lungenfibrose/restriktive Ventilationsstörungen

Bei einer Fibrosierung der Lunge (Silikose durch Steinstäube, Asbestose durch Asbestfasern) tritt durch die Verkleinerung der Lunge ein Zwerchfellhochstand auf und der Anteil des funktionellen Totraums vergrößert sich. Dieser ist jedoch erst sehr spät zu beobachten. Sehr viel früher entsteht ein Zwerchfellhochstand z. B. durch Adipositas, Aszites, Schwangerschaft, Zwerchfelllähmung.
Lungenfibrosen gehören zu den restriktiven Ventilationsstörungen. Bei der Untersuchung findet sich ein hyposonorer Klopfschall, die

Atemgeräusche sind abgeschwächt, die Einatmung stoppt plötzlich durch den Verlust der Ausdehnung der Lunge (Door-Stop-Phänomen).

Sarkoidose

Die Sarkoidose ist im Gegensatz zu den Fibrosen eine systemische autoimmunologische Granulomatose, die eine Lungenrestriktion nach sich zieht. Hier bilden sich Epitheloid- und Riesenzellen in Form von Granulomen. Diese können sich in allen Organen des Körpers entwickeln, in der Vielzahl der Fälle in Lymphknoten und der Lunge.

Kommt die Krankheit bei jungen Frauen vor, spricht man von einem **Löfgren-Syndrom** mit Hiluslymphknotenschwellung, Arthritis und Erythema nodosum.

11.8 Innervation der Bronchien über das vegetative Nervensystem

In der Inspirationsphase bewirkt der **Sympathikus** eine Erschlaffung der glatten Bronchialmuskulatur und führt so zur Erweiterung der Bronchien (**Bronchodilatation**). Die Luft kann in die Lungen strömen.

In der Exspiration führt der **Parasympathikus** zu einer Kontraktion der Bronchialmuskulatur. Es kommt zu einer Verengung der Bronchien (**Bronchokonstriktion**) und dem Auspressen der Luft. Die Ausatmung erfolgt reflektorisch über das **Atemzentrum**, sodass gewährleistet ist, dass sich die Lunge bei der Einatmung nicht überdehnen kann.

11.9 Austausch der Atemgase

Für das gesunde Funktionieren des Organismus muss durch die Atmung gewährleistet sein, dass die Atemgase in ausreichendem Maße ausgetauscht werden.

11.9.1 Zusammensetzung der Atemluft

Die in der Atemluft enthaltenen Gase resultieren aus dem Gehalt der eingeatmeten Luft, also der Belüftung der Alveolen und der vom Blut aufgenommenen bzw. abgegebenen Gasmengen, wobei die unterschiedlichen Partialdrücke von Sauerstoff und Kohlendioxid zu berücksichtigen sind (**Tab. 11.1**). Weitere Inhaltsstoffe sind Stickstoff 79 %, Edelgase und Wasser.

11.9.2 Diffusion der Atemgase

Jedes Gas übt in einem Gasgemisch einen Teildruck (**Partialdruck**) aus, der seiner Konzentration entspricht. So beträgt der **Sauerstoffdruck** in der Alveolarluft 100 mmHg, während sein Druck im Kapillargebiet 40 mmHg misst; bei Kohlendioxid ist es umgekehrt (**Tab. 11.1**). In der Alveolarluft ist der Druck niedrig und in den Kapillaren erhöht. Ebenso verhält es sich beim Transport der Gase in die Zellen. Innerhalb der Zellen herrscht ein niedrigerer Sauerstoffdruck als in den Kapillaren. Der Kohlendioxiddruck ist in den Zellen höher als in den Kapillaren.

Diese **Partialdruckdifferenz** ist die treibende Kraft für den Gasaustausch, da Gasmoleküle immer von Orten höherer Drücke zu Orten niedrigerer Partialdrücke diffundieren. So führt der Weg des **Sauerstoffes** über die Einatmungsluft in die

Tab. 11.1 Sauerstoff- und Kohlendioxidgehalt in der Atemluft in Prozent. In Klammern ist der Partialdruck angegeben.

	Sauerstoffgehalt		Kohlendioxidgehalt	
Inspirationsluft	21 % O_2	(150 mmHg)	0,03 % CO_2	(0,2 mmHg)
Alveolarluft	14 % O_2	(100 mmHg)	5,6 % CO_2	(40 mmHg)
Exspirationsluft	16 % O_2	(114 mmHg)	4 % CO_2	(29 mmHg)

Alveolen, dann in die Kapillaren um die Alveolen. Von dort gelangt er über den Blutweg in die Zellen. Der Weg des **Kohlendioxids** dagegen führt aus den Zellen ins Blut und über den Blutweg zu den Kapillaren der Alveolen, in die Alveolen und die Ausatmungsluft.

Jeder Atemzug hat die Aufgabe, in den Alveolen ein **neues Partialdruckgefälle** aufzubauen.

Beim Atemstillstand kommt es zu einem Druckausgleich zwischen Alveolen und Blut. Der Organismus kann nicht mehr mit Sauerstoff versorgt bzw. vom Kohlendioxid befreit werden.

11.9.3 Durchblutung der Lungen

Die Durchblutung der Lungen ist abhängig vom **Strömungswiderstand** des Lungengefäßsystems und dem **hydrostatischen Druck** in den Gefäßen.

11.9.3.1 Strömungswiderstand im Gefäßsystem

In der Pulmonalarterie herrscht beim Auswurf des Blutes in den kleinen Kreislauf ein Druck von ca. 20–25 mmHg, der im Verlauf der Kapillardurchblutung auf Drücke von **unter 16 mmHg reduziert** wird.

Der Druck im **linken Vorhof** liegt relativ konstant bei **12 mmHg**. Das bedeutet, dass die Lungendurchblutung lediglich durch eine geringe Druckdifferenz aufrechterhalten wird, mit der Konsequenz, dass im Lungengefäßsystem ein **geringer Strömungswiderstand** herrscht.

Bei **stärkerer Durchblutung**, z. B. durch Mehrbelastung, dilatieren die Lungengefäße und öffnen Reservekapillaren. Dadurch wird der Strömungswiderstand noch weiter vermindert.

Ein dauerhaft hoher Widerstand hat eine Druckbelastung des rechten Herzens zur Folge.

11.9.3.2 Hydrostatischer Druck

In **aufrechter Haltung** nimmt der hydrostatische Druck im Gefäßsystem der Lunge der Schwerkraft folgend von den Lungenspitzen nach unten zur Lungenbasis hin zu. Der Unterschied beträgt bei 30 cm ca. 23 mmHg.

Das bedeutet, dass die Lungenspitzen eher wenig oder gar nicht durchblutet und die Kapillaren kollabiert sind, während an der Basis die Kapillaren weit geöffnet bleiben.

11.9.4 Durchlüftung der Lungen

Bei guter Durchlüftung kann die Atemluft ungehindert die Atemwege bis in die Alveolen hinein erreichen.

Parallel zur Durchblutung ist auch die Durchlüftung an den basalen Abschnitten besser als an den Lungenspitzen, wobei im Vergleich die Durchblutung nach oben hin mehr abnimmt als die Durchlüftung.

11.9.4.1 Euler-Liljestrand-Mechanismus

Der Euler-Liljestrand-Mechanismus ist definiert als eine **reflektorische Vasokonstriktion** pulmoarterieller Gefäße bei **Hypoxie**. Das heißt, dass durch diesen Mechanismus die Durchblutung der Durchlüftung angepasst wird.

Treten Situationen auf, in denen Lungenareale schlecht durchlüftet sind, z. B. bei einer **Pneumonie**, werden diese Areale durch Vasokonstriktion nicht mehr durchblutet zugunsten besser durchlüfteter Areale. Der Vorteil der Umverteilung ist eine bessere Sauerstoffversorgung des Körpers.

Der Nachteil ist eine Entwicklung zu pulmonaler Hypertonie, was auf Dauer zu einer Rechtsherzbelastung (**Cor pulmonale**) führt. Folgende Pathologien werden beschrieben in Bezug auf die Durchlüftung und Durchblutung der Lunge.

> **Pathologie**
>
> **Lungenembolie**
>
> Hier ist die Lunge **mangelhaft** durchblutet, aber **gut** durchlüftet, da ein Embolus aus den tiefen Bein- oder Beckenvenen ein Gefäß verschließt.
>
> **Lungenentzündung, Atelektasen**
>
> Lungenentzündung und Atelektasen führen zu einer **verminderten** Durchblutung und **schlechten** Durchlüftung (Euler-Liljestrand-Mechanismus), weil Entzündungen oder ein Kollaps der Alveolen zu einer Verdichtung des Gewebes führt (Interstitium, Alveolen).

Chronisch obstruktive Lungenerkrankung (COPD)
Es liegt eine **gute** Durchblutung, aber **schlechte** Belüftung vor, weil durch die Obstruktion die Alveolarsepten zerstört sind und sich ein Emphysem ausgebildet hat. Außerdem besteht eine Hyperkrinie, die die Bronchien verstopft.

Asthma bronchiale
Beim Asthma bronchiale ist die Lunge **gut** durchblutet, aber **schlecht** durchlüftet (vgl. COPD).

Mukoviszidose (zystische Fibrose)
Dadurch, dass große Mengen zäher Schleim die Bronchialäste verstopfen, liegt hier eine **gute** Durchblutung, aber **schlechte** Durchlüftung vor.

Lungenödem („fluid lung")
Dieses entsteht z. B. aufgrund von Niereninsuffizienz, Überinfusionen, Linksherzinsuffizienz und führt zu **mangelhafter** Durchblutung und **schlechter** Durchlüftung durch den erhöhten Druck im Kapillarsystem und Wasseransammlungen in den Alveolen.

Cor pulmonale
Hier besteht sowohl eine **schlechte** Durchblutung wie auch **schlechte** Durchlüftung. Die Rechtsherzbelastung entsteht aufgrund einer akuten oder chronischen Lungenerkrankung, die zu einer pulmonalen Hypertonie geführt hat, was das Einfließen des Blutes aus der rechten Herzkammer erschwert und den rechten Ventrikel belastet.

Medikamente

Bronchodilatatoren
Bronchodilatatoren wie Sympathomimetika (z. B. Salbutamol, Alupent) bzw. Anticholinergika (z. B. Atrovent oder das Xanthinderivat Theophyllin) werden eingesetzt, um die Bronchialäste zu erweitern.

Sekretolytika, Mukolytika, Expektoranzien
Verabreicht werden Medikamente, wie Acetylcystein (ACC), Ambroxol, um den Schleim zu verflüssigen.

Antibiotika
Zur Behandlung von bakteriellen Infektionen und der Prävention bakterieller Infekte bei chronischen Erkrankungen erfolgt der Einsatz von Antibiotika.

Diuretika
Mit Diuretika lässt sich die Vorlast am Herzen senken und die Lunge entwässern.

Blutverdünner, Antikoagulanzien
Zur Verringerung der Thrombosegefahr werden Blutverdünner (z. B. ASS) und Antikoagulanzien (Kumarine: z. B. Marcumar, Heparin) verwendet.

11.9.5 Sauerstoffbindung

Die normale **arterielle Sauerstoffsättigung** eines Erwachsenen beträgt ca. 98 %. Zur Überprüfung der Lungenfunktion ist die Bestimmung der Sauerstoffsättigung von großer Aussagekraft. So ist u. a. bei Lungenerkrankungen die arterielle Sauerstoffsättigung verringert.

11.9.5.1 Bindung an Hämoglobin

Sauerstoff ist wie Kohlendioxid auch zu einem geringen Teil im Blut gelöst, liegt aber zu ca. **99 % an Hämoglobin** gebunden vor.

Hämoglobin (S. 255) besteht aus 4 Peptidketten. Jede Peptidkette enthält je 1 Molekül Hämoglobin mit dem Zentralatom Eisen, das Sauerstoff bindet. So kann jeder Erythrozyt 4 Sauerstoffmoleküle binden. Ist 1 Sauerstoffmolekül gebunden, besteht die Neigung, weitere Bindungsstellen frei zu machen, bis der Erythrozyt sauerstoffgesättigt ist.

11.9.5.2 Die Sauerstoffsättigung beeinflussende Faktoren

Folgende Faktoren beeinflussen die Sauerstoffsättigung in den Geweben und erschließen sich zum einen aus dem Kohlensäure-Bikarbonat-System (Kap. 2.7.2), zum anderen aus der spezifischen Bindungsfähigkeit von Hämoglobin.

Liegen **Wasserstoffionen** in höherer Konzentration vor, ist das Medium saurer. Dadurch erfolgt eine bessere Abgabe von Sauerstoff in das Gewebe bei schlechterer Aufnahme in der Lunge. Umgekehrt bewirkt eine niedrige Konzentration der Wasserstoffionen ein alkalisches Medium, was zu einer besseren Sauerstoffaufnahme in der Lunge, jedoch einer schlechteren Abgabe in periphere Gewebe führt.

Steigt die Konzentration von **Kohlendioxid**, entsteht eine große Menge Hydrogenkarbonat und Wasserstoffionen, das Blut wird saurer und die Abgabe von Sauerstoff ins Gewebe begünstigt. Bei einer geringen Konzentration von Kohlendioxid nimmt das Hydrogenkarbonat Wasserstoffionen auf und es bilden sich Kohlendioxid und Wasser, entsprechend wird das Medium alkalischer und die Abgabe von Sauerstoff in das Gewebe nimmt ab.

Die Sauerstoffsättigung ist außerdem von der **Temperatur** abhängig, allerdings durch die Konstanthaltung der Körpertemperatur nicht so relevant.

Ein weiterer Faktor ist das Vorliegen von **Bisphosphoglyzerinester** (DPG), der von den Erythrozyten gebildet wird und bei einem Anstieg seiner Konzentration zu einer verstärkten **Hämoglobinbindung** und besseren Abgabe ins Gewebe führt.

11.9.5.3 Regulation durch 2,3-Bisphosphoglyzerinester (DPG)

Die Abgabe von Sauerstoff oder Kohlendioxid aus den Hämoglobinbindungen erfolgt abhängig von deren Konzentration: Ist der **Sauerstoffdruck** z. B. in den Alveolen größer als der der gebundenen Kohlendioxidmoleküle, wird Kohlendioxid aus der Bindung getrieben und Sauerstoff an Hämoglobin gebunden. Dadurch ist gewährleistet, dass Kohlendioxid von den Zellen abgegeben werden (CO_2-Druck höher als der O_2-Druck) und Sauerstoff von den Zellen aufgenommen werden kann.

Dabei wirkt DPG **regulierend**, indem es die Bindungskapazität von Sauerstoff an Hämoglobin und die Abgabe ins Gewebe fördert. Sinkt die Konzentration des Sauerstoffes in der Atemluft, steigt die Konzentration von DPG an. So findet man z. B. bei COPD oder beim Aufenthalt in hohen Höhen einen erhöhten DPG-Gehalt im Blut.

Die Sauerstoffsättigung des Blutes nimmt ab mit zunehmendem Alter, bei Asthmatikern, COPD sowie in großer Höhe, z. B. beim Fliegen, im Gebirge.

11.9.6 Kohlendioxidbindung

Kohlendioxid entsteht im Gewebe durch die **Zellatmung**. Mit der Bindung an Hämoglobin diffundiert Kohlendioxid ins Erythrozyteninnere, wo es sofort mit Wasser umgesetzt wird zu Bikarbonat und Wasserstoffionen. Ungefähr 80 % des Kohlendioxids werden so verarbeitet. Circa ⅓ davon verbleiben im Erythrozyten, ⅔ gelangen ins Blut. In der Lunge bildet sich wieder Kohlendioxid, das den Erythrozyten verlässt und abgeatmet wird.

Das nicht an Hämoglobin gebundene Kohlendioxid diffundiert schnell in die Kapillaren, wo es ebenfalls mit Wasser unter Bildung von Bikarbonat und Wasserstoffionen reagiert.

> **Fazit**
>
> Die Atemvolumina variieren je nach Anforderung und forcierter Ein- bzw. Ausatmung. Das normale Atemzugvolumen beträgt 500 ml. Gase der Atemluft sind in der Hauptsache Sauerstoff, Kohlendioxid und Stickstoff. Ihr Transport von den Lungen in die Zellen bzw. von den Zellen zu den Lungen erfolgt nach dem Gesetz der Diffusion der Gase vom Ort höherer Konzentration zum Ort niedrigerer Konzentration. Eine gute Versorgung des Körpers mit Sauerstoff ist gewährleistet, wenn die Durchblutung und die Durchlüftung der Lungen gewährleistet sind.

99 % des Sauerstoffes werden an Hämoglobin gebunden durch den Organismus zu den Zellen geschleust. Wasserstoff, Kohlendioxid und 2,3-Bisphosphoglyzerinester beeinflussen die Sauerstoffsättigung. Kohlendioxid wird aus den Geweben entlassen und bildet Bikarbonat und Wasserstoffionen sowohl im Gefäßsystem als auch in den Erythrozyten.

11.10 Atmungsregulation

An der Atmungsregulation sind **komplexe kontrollierende Mechanismen** beteiligt:
- zentrale Kontrollzentren
- reflektorische Kontrollzentren
- chemische Kontrollzentren:
  - periphere Chemosensoren
  - zentrale Chemosensoren
- unspezifische Mechanismen

11.10.1 Zentrale Kontrollzentren

Das **Atemzentrum** liegt im **Hirnstamm**. Nervenimpulse (respiratorische Neuronen) sorgen dafür, dass die Atembewegungen des Thorax und des Zwerchfells in einem autonomen, rhythmischen Ablauf erfolgen (**Rhythmogenese**). Hier finden sich spezifische Neuronen, die die Inspirations-, Postinspirations- und Exspirationsphasen steuern, indem sie die dazu notwendige Muskulatur innervieren.

Die Anpassung an die Bedürfnisse des Organismus erfolgt über Mitteilungen von peripheren und zentralen Neuronen an die respiratorischen Neuronen im Atemzentrum. Dabei werden sensible Einflüsse, z. B. Schmerzen, genauso berücksichtigt wie Informationen aus höheren Zentren, u. a. dem limbischen System, das die emotionalen Abläufe steuert (Kap. 16).

11.10.2 Reflektorische Kontrollzentren

Reflektorische Kontrollzentren passen die Rhythmogenese ständig den Bedürfnissen des Organismus an. In den Atemwegen und im Lungengewebe finden sich **Rezeptoren**, die über den N. vagus und N. glossopharyngeus die Atmung beeinflussen.

Hering-Breuer-Reflex Bläht sich die Lunge auf, werden **Dehnungsrezeptoren** im Lungengewebe aktiviert, die dafür sorgen, dass die Inspiration reflektorisch gehemmt und die Exspiration eingeleitet wird. Diese Reaktion wird Lungendehnungsreflex oder Hering-Breuer-Reflex genannt und sorgt dafür, dass sich das Lungengewebe bei der Einatmung **nicht überdehnt**.

Die Interkostalmuskulatur ist bei Dehnung in der Lage, reflektorische Änderungen durch zusätzliche Innervation durch das zentrale motorische System herbeizuführen.

Head-Reflex Bei verstärkter Ausatmung werden sog. **Irritant-Rezeptoren** aktiviert, die eine verstärkte Einatmung zur Folge haben.

Juxtakapillärer Reflex Im Lungeninterstitium (juxtakapillär) befinden sich Rezeptoren, die bei Wasseransammlungen im Interstitium die Einatmung hemmen und kardiale Vagusfasern aktivieren, sodass es zu einer Hypoventilation und Bradykardie kommt.

Hustenreiz In der Wand der Atemwege befinden sich Rezeptoren (**Irritant-Rezeptoren, Vaguskerne**), die auf Irritationen reagieren (z. B. Staub, Bakterien, Kälte), wodurch die Schleimsekretion verstärkt und ein Hustenreiz auslöst wird.

Pathologie

Asthma bronchiale

Allergisches und nicht allergisches Asthma werden durch Stimulation verschiedener Rezeptoren in den Bronchien ausgelöst.

Beim **allergischen Asthma** werden durch das Allergen IgE-Antikörper gebildet, die dazu führen, dass Mastzellen degranulieren und Histamin ausschütten. Das führt zu einer Bronchokonstriktion, Hyperkrinie und Schleimhautödemen.

Bei **nicht allergischem Asthma** erfolgt die Ausbildung der Trias Bronchokonstriktion, Hyperkrinie und Schleimhautödem durch die Erregung von Vaguskernen und deren Ausschüttung von Acetylcholin.

Folgende Symptome des Asthma bronchiale gelten für beide Asthmaformen: Der Patient hat anfallsweise Atemnot und benutzt seine Atemhilfsmuskulatur. Auskultatorisch ist das „Asthmakonzert" Giemen, Pfeifen, Brummen zu hören. Der Anfall endet mit Abhusten eines glasigen Schleims. Im Anfall entwickelt der Patient eine respiratorische Azidose durch die Ausatmungssperre und ein Emphysem.

11.10.3 Chemische Kontrollzentren

Chemische Kontrollzentren sorgen für die Atemanpassung über laufende Messungen und Regulation der Partialdrücke von Sauerstoff, Kohlendioxid und Wasserstoffionen (Blutgase). Dabei unterscheidet man **periphere und zentrale** Chemosensoren.

11.10.3.1 Periphere Chemosensoren

An den peripheren Chemosensoren ist die Änderung des **Partialdrucks von Sauerstoff** (pO_2) vorrangig.

Periphere Rezeptoren befinden sich in Paraganglien (Zellansammlungen, aus dem Parasympathikus hervorgegangen) am **Glomus caroticum**, der Teilungsstelle der A. carotis communis und in der Nähe des **Aortenbogens**.

Diese Rezeptoren reagieren auf die Abnahme des Sauerstoffpartialdrucks, die Zunahme des Kohlendioxidpartialdrucks und den pH-Wert. Sie senden über den **N. vagus** und **N. glossopharyngeus** die entsprechenden Signale zum Atemzentrum. Dabei zeigt sich, dass hier hauptsächlich die Änderung des Sauerstoffpartialdrucks den Ausschlag zu einem Atemantrieb gibt, während der Kohlendioxidpartialdruck und pH-Wert eine untergeordnete Rolle spielen.

11.10.3.2 Zentrale Chemosensoren

Die führende Regelgröße für den Atemantrieb ist der **Partialdruck von Kohlendioxid** (pCO_2).

Chemosensible Strukturen im Hirnstamm messen ebenfalls Änderungen des Partialdrucks von Kohlendioxid und Sauerstoff sowie den pH-Wert im Liquor und wirken somit auf die Atmungsregulation ein. Dabei ist hier der Kohlendioxidpartialdruck von entscheidender Bedeutung, da die Diffusion von Kohlendioxid aus dem Blut ins Gewebe relativ schnell erfolgt und ein zu hoher Partialdruck zu Vergiftungen des Gewebes führt.

Erst bei Ausfall des zentralen Chemosensors für Kohlendioxid durch Vergiftungen, z. B. durch Medikamente, oder einen zu hohen Kohlendioxidpartialdruck (Hyperkapnie) durch z. B. COPD oder einen Asthmaanfall wird die Spontanatmung durch den Sauerstoffpartialdruck der peripheren Chemosensoren geregelt. Das birgt die Gefahr in sich, dass bei zu hoher Sauerstoffzufuhr der Atemantrieb unterbleibt, sodass es zu einem Atemstillstand kommt.

Pathologie

Metabolische Azidose

Bei Störung des pH-Wertes zum sauren Milieu hin entwickelt sich eine Azidose. Der Organismus versucht, über besonders tiefe und gleichmäßige Atemzüge (**Kussmaul-Atmung**) den zu sauren pH-Wert auszugleichen, weil dadurch vermehrt Kohlendioxid abgeatmet wird. Eine metabolische Azidose entwickelt sich z. B. bei entgleistem Diabetes mellitus.

Respiratorische Azidose

Die Entwicklung einer respiratorischen Azidose im Asthmaanfall oder bei COPD kann nur durch Gabe von Bikarbonat verbessert werden, da durch die Obstruktion eine Abatmung von Kohlendioxid nicht oder nur schwer möglich ist und es zu einer Hyperkapnie kommt. Dadurch ist das Atemzentrum nicht mehr in der Lage, die Ausatmung zu kontrollieren, sodass der Atemantrieb über die Messung des Sauerstoffgehalts als Einatmung erfolgt. Bei der Gabe von Sauerstoff muss auf diese Situation Rücksicht genommen werden. Gibt man zu viel Sauerstoff, unterbleibt der Einatmungsantrieb.

Respiratorische Alkalose

Durch Abatmen von zu viel Kohlendioxid (z. B. durch eine Hyperventilation) kommt es zu einem Verlust von Wasserstoffionen und zu einer Hypokapnie. Durch Anlagerung von Kalziumionen an die frei gewordenen Wasserstoffbindungseiweiße verringert sich die Menge des wirksamen Kalziums, in deren Folge tetanische Krämpfe auftreten. Durch Rückatmung von Kohlendioxid reguliert sich die Hypokapnie, da die Wasserstoffionen Kalzium aus den Eiweißbindungen treiben und wieder selber gebunden werden. Dadurch erhöht sich die Menge des aktiven Kalziums.

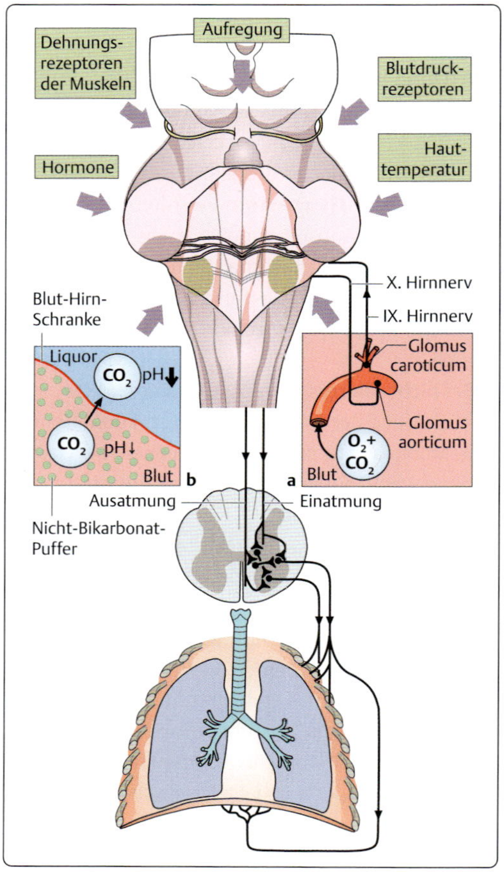

Abb. 11.9 Steuerung der Atmung. (aus: Schwegler J, Lucius R. Der Mensch – Anatomie und Physiologie. 5. Aufl. Stuttgart: Thieme; 2011: 405, Abb. 14.5)

11.10.4 Regelung der Atmung

Im Wesentlichen erfolgt die Regelung der Ein- und Ausatmung über ein Zusammenspiel der Dehnungsrezeptoren sowie der Chemorezeptoren für Sauerstoff bzw. Kohlendioxid (**Abb. 11.9**).

11.10.4.1 Ausatmung

Durch die Erweiterung des Thorax bei der **Einatmung** melden die **Dehnungsrezeptoren** dem Atemzentrum über den N. vagus das Maß der Dehnung, gleichzeitig wird die **Zunahme des Sauerstoffpartialdrucks** über den N. glossopharyngeus an das Atemzentrum weitergeleitet.

Sind die vollständige Dehnung und eine ausreichende Sauerstoffsättigung erreicht, führt dies zur Hemmung der Einatmung. Es senkt sich über die nervale Anregung der Mm. intercostales interni der Brustkorb, während das Zwerchfell angehoben wird, sodass die Atemluft ausströmen kann.

11.10.4.2 Einatmung

Fehlende Dehnung und **Mangel an Sauerstoff** führen zur nervalen Anregung der Mm. intercostales externi, den Brustkorb zu heben, und des Zwerchfells, sich zu senken, sodass Luft in die Lungen einströmen kann.

11.10.5 Unspezifische Atemantriebsstrukturen

Neben den oben beschriebenen spezifischen Atemantriebsstrukturen haben auch unspezifische Faktoren einen Einfluss auf die Atmung.

So finden sich im Muskel und in den Gelenken **Mechanorezeptoren**, die eine Rückmeldung an das Atemzentrum geben, was bei größerer Aktivität die Zunahme der Atemfrequenz unterstützt.

Ebenso fördern **Schmerz-** und **Temperaturreize** die Ventilation, starke Unterkühlung hemmt die Atmung.

Bestimmte **Hormone** wie Adrenalin, Schilddrüsenhormone oder Schwangerschaftshormone fördern die Atmung.

Fazit

Das Atemzentrum sorgt als übergeordnetes Organ für eine Rhythmogenese der Atmung. Dehnungsrezeptoren in der Interkostalmuskulatur, im Lungengewebe und Rezeptoren in den Alveolen sowie Vaguskerne stehen in Verbindung mit dem Atemzentrum.

Der Atemantrieb wird als Ausatmungsantrieb über die Kohlendioxidkonzentration geregelt. Bei Ausfall wird die Konzentration des Sauerstoffes für die Einatmung herangezogen. Chemische Kontrollzentren in der Peripherie (Karotissinus und Aortenbogen) sowie im Atemzentrum überprüfen laufend die Atemgase. Zusätzlich haben auch u. a. Schmerz, Temperatur und bestimmte Hormone einen Einfluss auf die Atmung.

11.11 Untersuchungen der Lungenfunktion

Zur Untersuchung der Lungenfunktion werden neben der körperlichen Untersuchung der Lungen die Blutgasanalyse, serologische Untersuchungen bestimmter in der Lunge produzierter Substanzen (z. B. ACE) oder pathologisch produzierter Substanzen (z. B. ACTH) sowie die Messung der Lungenvolumina herangezogen. Endgültige Aufschlüsse geben apparative Verfahren wie Röntgen, CT, MRT oder die Bronchoskopie, die in der **ärztlichen Praxis** vorgenommen werden.

Für die **naturheilkundliche Praxis** sind die körperliche Untersuchungen und die Überprüfung der Lungenvolumina von Bedeutung.

11.11.1 Überprüfung der Lungenvolumina

Die Lungenvolumina (Vitalkapazität) werden mit dem **Spirometer** oder **Peak-Flow-Meter** überprüft.

Durch die Überprüfung der Lungenvolumina lassen sich Lungenerkrankungen erkennen und im Behandlungsverlauf kontrollieren. Bei der Beurteilung der Vitalkapazität ist das Alter, die Größe, das Geschlecht und die körperliche Betätigung (Sportler) des Patienten von Bedeutung. Die Normalwerte liegen im Schnitt zwischen 3 und 5 l Luft. Bei Restriktionen der Lunge sind die Werte vermindert, bei Obstruktionen können sie normal bis vermindert sein.

11.11.2 Körperliche Untersuchung

Die körperliche Untersuchung bezieht sich auf die Inspektion, Palpation, Perkussion und Auskultation.

11.11.2.1 Inspektion

Über die Inspektion des Thoraxes ist eine Verformung, Überdehnung (Emphysem), der Atmungstyp sowie die Art der Atmung zu erkennen.

11.11.2.2 Palpation

Die Palpation vermittelt einen Eindruck über **Atemexkursion**, d. h. die Ausdehnung des Thorax bei der Einatmung. Diese kann gleichseitig (normal), einseitig (z. B. Pneumothorax, Pleuritis, Pneumonie), nachschleppend (z. B. Pleuraerguss) oder eingeschränkt (z. B. Emphysem, Fibrose, Thoraxdeformation) sein. Über den **Stimmfremitus** (Patient sagt mit tiefer Stimme „99“) wird geprüft, ob die Resonanzen im Thorax vermindert, aufgehoben (z. B. Emphysem, Lungenödem) oder verstärkt (z. B. Entzündungen) sind.

11.11.2.3 Perkussion

Über die Perkussion verschafft man sich einen Eindruck über die **Belüftung** der Lungen (Normalbefund sonorer Klopfschall). Ist die Belüftung behindert durch z. B. Wasser oder Entzündungen, verändert sich der Klopfschall. So dämpfen Behinderungen den Klopfschall (hyposonor), während vergrößerte Areale (z. B. Emphysen, Kavernen, Pneumothorax) den Klopfschall verstärken (hypersonor bis tympanitisch).

Über die perkutorische Untersuchung kann man auch die **Verschieblichkeit des Zwerchfells** ermitteln. Das Zwerchfell ist tiefgestellt bei Emphysem und hochgestellt bei z. B. Lungenfibrose, Schwangerschaft, Adipositas, Aszites.

Auch die Differenzierung eines **Pleuraergusses** von einer **Pleuraschwarte** erfolgt über die Perkussion. Während die Dämpfung des Klopfschalles bei Lagewechsel den Ort wechselt, weil das Wasser an den tiefsten Lagepunkt wandert, verbleibt die Dämpfung der Pleuraschwarte an dem Ort der Verklebung.

11.11.2.4 Auskultation

Die Auskultation schließlich informiert über **Atemgeräusche**. Bei einem gesunden Menschen hört man über dem Kehlkopf und die Trachea laute Ein- und Ausatmungszüge (Trachealatmen). Über dem Bronchialgebiet werden die Ein- und Ausatmung deutlich leiser wahrgenommen (Bronchialatmen). Über den Alveolen hört man nur noch ein leises Einatmungsgeräusch (Alveolaratmen; Ausnahmen: Kinder und sehr schlanke Menschen).

Liegen Behinderungen in den Atemwegen vor, treten typische Begleitgeräusche bei der Atmung auf:

- Bei Behinderungen im **Kehlkopf** (z. B. Glottisödem, Fremdkörper) oder der **Trachea** (z. B. Fremdkörper) finden sich inspiratorische Pfeifgeräusche (Stridor).
- Behinderungen im **Bronchialbereich** (z. B. Bronchokonstriktion bei Asthma, COPD, Bronchitis) führen zu exspiratorischem Stridor mit trockenen Rasselgeräuschen, wie Pfeifen, Brummen und Giemen, sowie bei Feuchtigkeit feuchte Rasselgeräusche (fein- bis grobblasig).
- Entzündungen und andere Gewebsverdichtungen im **Aleveolarbereich** (z. B. Lobärpneumonie) führen zu verstärktem Bronchialatmen über dem alveolären Bereich und feinblasigen Rasselgeräuschen.

Durch die auskultative Untersuchung der **Bronchophonie** verschafft man sich zusätzlich einen Eindruck über die Resonanz im Thorax (Patient spricht die Zahlen „66“). Die Ergebnisse sind analog dem Stimmfremitus.

Häufig gestellte Fragen

Warum ist eine respiratorische Alkalose (Hyperventilation) von Krämpfen begleitet?

Durch die Abatmung von zu viel Kohlendioxid kommt es zu einem Verlust von Wasserstoffionen. Da diese im Blut an Eiweiße gebunden transportiert werden, werden diese Eiweiße nun frei. An die frei gewordenen Eiweiße lagern sich Kalziumionen an. Das verringert die aktiven Kalziumionen, sodass es zu einem indirekten Kalziummangel kommt. Dieser wiederum führt zu tetanischen Krämpfen. Eine Erhöhung der Wasserstoffionen macht diese Reaktion wieder rückgängig (z. B. Rückatmung von Kohlendioxid).

Warum kommt es beim Diabetiker zur Kussmaul-Atmung?

Bei der Kussmaul-Atmung wird vermehrt Kohlendioxid abgeatmet, da durch die metabolische Azidose des Diabetikers eine Übersäuerung des Blutes entsteht. Diese Übersäuerung versucht der Körper durch vertiefte Atmung auszugleichen.

Warum führt ein ACE-Hemmer zu trockenem Reizhusten?

ACE ist ein Enzym der Lungen, das u. a. die Kinine Bradykinin und Kallidin abbaut. Bradykinin führt in der Lunge zu Bronchokonstriktionen. Wenn ACE durch den ACE-Hemmer nicht mehr abgebaut wird, wird auch Bradykinin nicht abgebaut und es kommt zu verstärkter Bronchokonstriktion und damit zu Reizhusten.

Warum führt Aspirin zu Asthmaanfällen?

Acetylsalicylsäure (ASS) gehört zu den sog. NSAR-Arzneimittel, die gegen starke Schmerzen angewendet werden. Asthmaanfälle sind relativ häufig allergische Reaktionen (IgE-vermittelt) auf verschiedenste Noxen, u. a. auch Arzneimittel. In diesem Fall tritt allerdings keine allergische Reaktion auf, sondern eine sog. **Pseudoallergie**. Durch die Hemmung von Zyklooxygenasen (COX) durch die Arzneimittel entstehen vermehrt Leukotriene, die einen Asthmaanfall auslösen (Kap. 14.3). Grundsätzlich kann das bei allen Medikamenten mit diesem Wirkmechanismus auftreten, jedoch ist die Reaktion auf unterschiedliche NSAR unterschiedlich ausgeprägt. ASS ist die Substanz, die diese Reaktion am häufigsten auslöst.

Warum kommt es bei einer Lungenembolie zum Rechtsherzversagen, obwohl das Herz ohne Befund ist?

Durch die Verlegung kleiner Lungengefäßen durch einen Embolus kommt es zur Erhöhung des Strömungswiderstands im kleinen Kreislauf. Das führt zum Rückstau des Blutes in die rechte Herzkammer, und es entwickelt sich ein **Cor pulmonale**. Der Stau kann sich weiter in Richtung V. cava superior fortpflanzen und betrifft zunächst die Unterzungen- und Halsvenen, dann die V. azygos, was zu einem Pleuraerguss führt, weiter die V. cava inferior, was zu einem Pfortaderstau führt. Durch die mangelhafte Sauerstoffversorgung des Herzens kann es zu einer Myokardischämie und akuter Dekompensation kommen.

Warum muss man bei Emphysematikern und im Asthmaanfall vorsichtig sein mit der Sauerstoffgabe?

Durch das Lungenemphysem durch COPD oder Asthma kommt es zu einer Hyperkapnie, die zur Vergiftung des Atemzentrums führt. Dadurch fällt der Ausatmungsantrieb aufgrund des Kohlendioxidgehalts im Blut aus. Der Atemantrieb erfolgt nun lediglich über den Sauerstoffgehalt in der Peripherie. Durch die Gabe von Sauerstoff wird die Sauerstoffmenge im Blut erhöht, was nun den Atemantrieb bremst, da ja genug Sauerstoff vorhanden ist.

Warum tritt bei der Sarkoidose eine Hyperkalzämie auf?

Liegt eine Sarkoidose vor, wird in den Epitheloidzellen der Granulome vermehrt Vitamin D_3 gebildet. Vitamin D_3 sorgt für eine gesteigerte Resorption von Kalzium aus dem Darm, was auf Dauer zu einer Hyperkalzämie führt.

Warum kommt es bei einem kleinzelligen Bronchialkarzinom zu einer Osteoporose?

Das kleinzellige Bronchialkarzinom bildet ACTH. ACTH regt in der Nebennierenrinde die Bildung von Kortisol an, was zu einem Hyperkortisolismus (Morbus Cushing) führt. Kortisol führt zum Abbau der Knochensubstanz.

Warum kann man nicht unbegrenzt einatmen?

Eine unbegrenzte Einatmung ist nicht möglich, weil das Atemzentrum ab einer bestimmten Ausdehnung der Lunge (Dehnungsrezeptoren in der Lunge) reflektorisch die Ausatmung einleitet.

Warum kommt es bei einigen zu früh geborenen Kindern zu einem akuten Lungenversagen?

Wenn Kinder zu früh geboren werden, kann es sein, dass sich der Surfactant noch nicht genügend gebildet hat, was zu einem Kollaps von Alveolen führt.

Hat die Lunge auch ein Abwehrsystem?

Ja, es wird gewährleistet durch die Lungenmakrophagen.

Wie entsteht der Unterdruck zwischen den Pleurablättern bei der Geburt eines Kindes?

Das Baby produziert das Surfactant-Protein SP-A, das für die Lungenreifung verantwortlich und bei der Geburt wirksam ist. Durch die tiefe Einatmung des Säuglings entfaltet sich die Lunge und gelangt mit ihrem viszeralen Blatt an das parietale Blatt. Die Flüssigkeit zwischen den Pleurablättern führt zu Adhäsionskräften aufgrund von Kapillareffekten von Flüssigkeit und Pleurablättern. Unterstützt wird das Geschehen durch die Oberflächenspannung an den Alveolen.

Warum kann jemand ersticken, obwohl genügend Sauerstoff vorhanden ist?

Wenn das Atemzentrum verletzt oder vergiftet ist, wird der Atemantrieb durch den Sauerstoffgehalt im Blut reguliert. Ist genügend Sauerstoff vorhanden, unterbleibt der Atemantrieb und der Mensch erstickt.

Wie kann es zu einer Fettembolie kommen?

Durch den Bruch eines Röhrenknochens gelangt Fettmark ins Blut und damit in die Lungenkapillaren, die verstopfen.

Was ist ein Pulsoximeter?

Mit dem Pulsoximeter kann die Sauerstoffkonzentration bestimmt werden. Dazu wird ein Fingerclip auf den Finger gesteckt. Der Fingerclip besteht aus einer Lichtquelle und einem Lichtsensor. Die Lichtquelle schickt Infrarotwellen aus, die durch den Finger auf den Sensor auf der anderen Seite treffen. Die so ermittelte Intensität des Lichtes ist abhängig von der Hämoglobinkonzentration.

Warum führt eine Hypoventilation zu einer Azidose? Was ist in diesem Fall zu tun?

Eine Hypoventilation liegt vor bei COPD, bei Emphysematikern oder auch im Asthmaanfall. Es besteht eine Ausatmungsproblematik, sodass vermehrt Kohlendioxid im Blut bleibt. Letztlich kann das zu einer Vergiftung des Atemzentrums führen, sodass der Ausatemantrieb unterbleibt. Bei der Behandlung ist die Ausatmungsproblematik durch Bronchodilatatoren und eventuell Kortison sowie die Übersäuerung durch Gaben von Bikarbonat zu beheben.

Was versteht man unter einer paradoxen Embolie? Wie kann diese entstehen?

Eine paradoxe Embolie ist ein venöser Embolus im arteriellen System. Wenn aufgrund eines Septumfehlers (z. B. offenes Foramen ovale) ein venöser Thrombus in den linken Vorhof gelangt und darüber in den arteriellen Kreislauf, kann es zu Verschlüssen kommen, z. B. im Gehirn (Apoplex), im Mesenterium (Mesenterialinfarkt), in den peripheren Gefäßen.

Inwieweit lassen sich Cor pulmonale und Asthma cardiale voneinander abgrenzen?

Bei einem **Cor pulmonale** besteht eine Rechtsherzproblematik, die durch ein Lungengeschehen hervorgerufen wird (z. B. Lungenembolie, Lungenemphysem). Es kommt zum Rückstau ins rechte Herz und von da aus in die venösen Gefäße, z. B. der Unterzungenvenen, der V. cava superior und inferior etc.

Ein **Asthma cardiale** entsteht durch eine Linksherzproblematik. Es entwickelt sich durch den Rückstau in die Lunge ein Lungenödem.

Was ist unter dem Begriff inverse Atmung zu verstehen?

Durch Verlegung der oberen Atemwege, z. B. durch einen Fremdkörper, kommt es bei der Einatmung zu einer Ausdehnung des Abdomens und einer Einziehung des Thorax. Das ist eine lebensbedrohliche Situation, denn es kann eine funktionelle Apnoe auftreten.

Was bedeutet paradoxe Atmung?

Durch z. B. Rippenfrakturen oder eine Zwerchfelllähmung kommt es bei der Inspiration zu einer Baucheinziehung (statt einer Ausdehnung). Auch der Thorax kann sich bei der Inspiration einziehen. Bei der Exspiration kommt es zu einer Bauchausdehnung.

Was ist ein paradoxer Puls?

Während der Einatmung fällt der systolische Blutdruck um ca. 10 mmHg, und der Puls ist deutlich abgeschwächt.

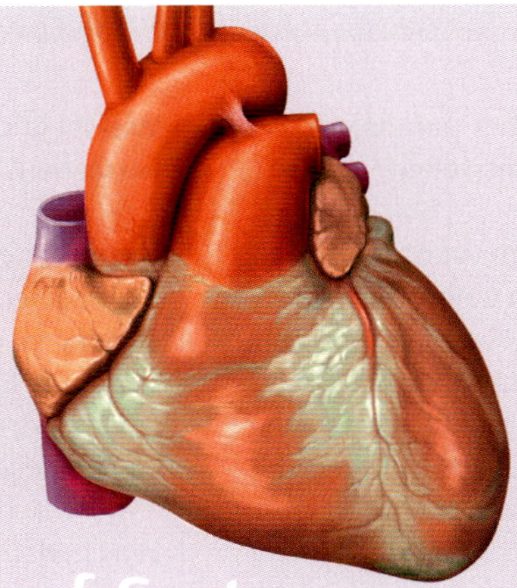

12 Herz-Kreislauf-System

Das Herz-Kreislauf-System besteht aus dem Gefäßsystem mit Arterien, Venen, Kapillargebieten, Lymphgefäßen und dem Herzen selbst. Gemeinsam sichern sie die Funktion des Blutkreislaufs und bilden vor diesem Hintergrund das grundlegende Versorgungssystem des Körpers. Daneben sorgt es für die Aufrechterhaltung eines konstanten Blutdrucks. Das Erregungsbildungs- und Reizleitungssystem des Herzens, dessen Verständnis eine wichtige Grundlage für diagnostische Untersuchungen darstellt, wird ausführlich beschrieben. Die Grundlagen zur Erregung der Herzmuskeln sind zum Bewegungssystem im direkten Vergleich mit der glatten und Skelettmuskulatur behandelt (Kap. 8.3.5).

12.1 Anatomische Strukturen des Herz-Kreislauf-Systems

Das Herz-Kreislauf-System (**Abb. 12.1**) gliedert sich auf in ein Gefäßsystem bestehend aus

- **Arterien**, die das Blut vom Herzen weg in den kleinen und großen Kreislauf leiten;
- **Venen**, die das Blut aus dem kleinen und großen Kreislauf zum Herzen hin transportieren;
- **Kapillargebieten**, die eine feinstrukturierte Verbindung zwischen arteriellem und venösem System bilden und für den Austausch von Stoffen zwischen Blut und Gewebe verantwortlich sind, sowie
- **Lymphgefäßen**, die die gereinigte Lymphflüssigkeit aus der Peripherie in die großen venösen Gefäße transportieren.

Das **Herz** transportiert das sauerstoffarme Blut zur Lunge und pumpt das sauerstoffreiche Blut von der Lunge in den Körperkreislauf. Dafür, dass dieser Weg stringent eingehalten werden kann, sorgen Herzklappen (Segel- und Taschenklappen) durch ihr geregeltes Öffnen und Schließen.

12.1.1 Arterien

Arterien sind Gefäße, die das **Blut vom Herzen weg** transportieren. In der Vielzahl der Fälle (Körperkreislauf) transportieren sie sauerstoffreiches Blut. Nur die des Lungenkreislaufs führen sauerstoffarmes Blut (**Abb. 12.1**).

Sie bestehen aus 3 Schichten: Innen liegt die Innenhaut (**Intima**), die aus Endothelzellen aufgebaut ist. Die mittlere Schicht ist die Muskelschicht (**Muscularis**), die je nach Größe und Druckverhältnissen unterschiedlich dick ist. Außen liegt die Außenhaut (**Adventitia**), die aus Bindegewebe besteht (**Abb. 12.2**).

Die Arterien können elastische Fasern (Arterien vom elastischen Typ) oder dichte Muskelbündel

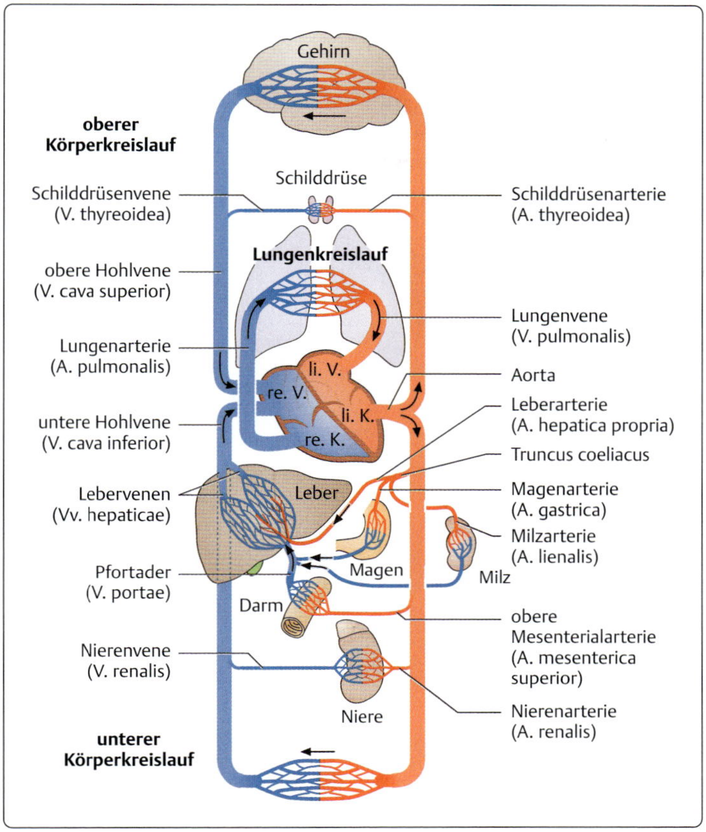

Abb. 12.1 Herz-Kreislauf-System. (aus: Faller A, Schünke M. Der Körper des Menschen: Einführung in Bau und Funktion. 15. Aufl. Stuttgart: Thieme; 2008: Abb. 5.20)

in der Muscularis (Arterien vom muskulären Typ) enthalten. Die **elastischen Arterien** befinden sich in **Herznähe** und vermögen den in regelmäßigen Abständen aus dem Herzen (Systole) ausgeworfene Blutstrom in eine kontinuierliche Strömung zu verändern (Windkesselfunktion), um eine gleichmäßige Durchblutung der Organe zu gewährleisten. Die **muskulären Arterien** befinden sich eher **herzfern**, sind kleiner und dienen als Widerstandsgefäße, um den Blutdruck aufrechtzuerhalten.

12.1.2 Venen

Die Venen transportieren das **Blut zum Herzen** hin. In der Hauptsache (Körperkreislauf) transportieren sie sauerstoffarmes Blut. Die Venen des Lungenkreislaufs transportieren allerdings sauerstoffreiches Blut zum linken Herzen (**Abb. 12.1**).

Ihr Aufbau ähnelt dem der Arterien, jedoch ist die mittlere Schicht (Muscularis) nicht so ausgeprägt bzw. fehlt bei den Venolen zur Gänze. Das Lumen der Gefäße ist deutlich weiter und die Intima bildet sog. **Venenklappen**, die dazu dienen, das Blut in Richtung Herz zu treiben, da es entgegen der Schwerkraft aus den Beinen zum Herzen geführt werden muss (**Abb. 12.2**). Unterstützt werden diese beim Transport durch die Beinmuskulatur (**Muskelpumpe**), die gegenläufige Bewegung der **Arterien**bewegung (Pulswelle) sowie die **Druck-Saug-Pumpe** der Herz- und Lungentätigkeit.

Im Gegensatz zum arteriellen System findet man im venösen System **oberflächliche und tiefliegende Venen**.

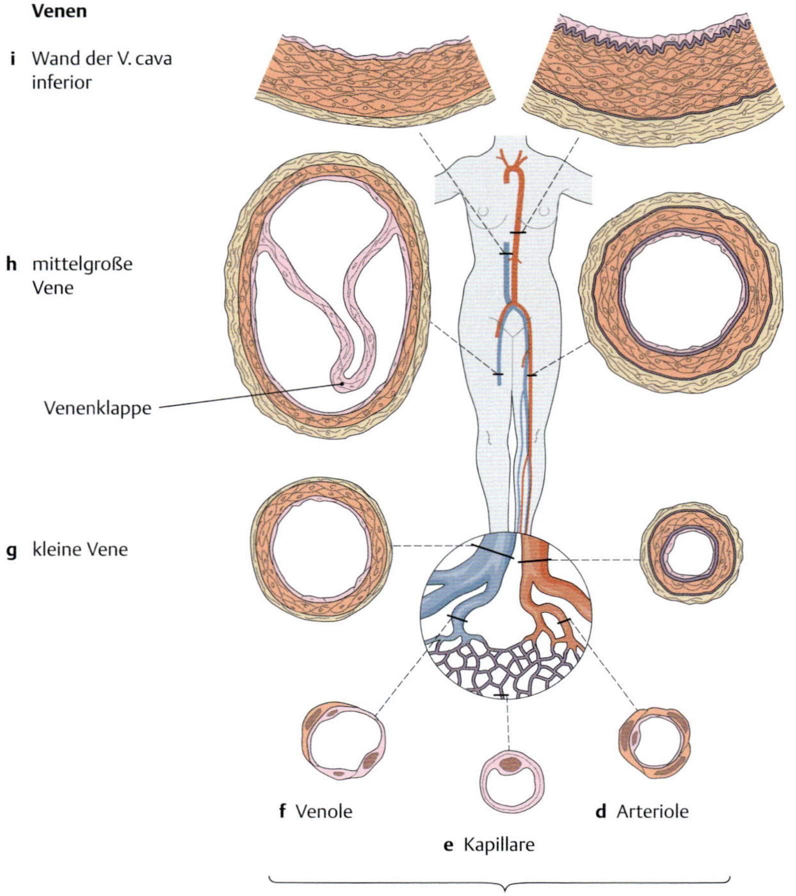

Abb. 12.2 Aufbau der Blutgefäße. (aus: Schünke M, Schulte E, Schumacher U. Prometheus. LernAtlas der Anatomie. Allgemeine Anatomie und Bewegungssystem. Illustrationen von M. Voll und K. Wesker. 3. Aufl. Stuttgart: Thieme; 2012: 64, Abb. A)

Fazit

Gefäße des Kreislaufsystems sind Arterien, Venen und Lymphgefäße. Arterien führen das Blut vom linken Herzen über den Körperkreislauf in die Kapillargebiete. Nach dem Stoffaustausch gelangt das Blut als venöses Blut aus dem Kapillargebiet zum rechten Herzen zurück. Im Körperkreislauf führen Arterien sauerstoffreiches, Venen sauerstoffarmes Blut. Vom rechten Herzen führen Arterien sauerstoffarmes Blut in den Lungenkreislauf (kleiner Kreislauf) und Venen sauerstoffreiches Blut zurück zum linken Herzen.

Die Gefäße bestehen aus einer Intima, Muscularis und Adventitia. In den Venen ist die Muscularis nicht so ausgeprägt wie in den Arterien oder fehlt ganz. In den Venen der Extremitäten und einigen Bauchvenen befinden sich Venenklappen, um den Transport des Blutes zum Herzen hin zu unterstützen. Weitere Unterstützung erfährt der Rücktransport durch die Druck-Saug-

Pumpe, die Muskelpumpen und durch die arteriellen Pulse.
Die Lymphgefäße gehören zum Immunsystem und sorgen für die Reinigung des Blutes.

12.1.3 Kapillargebiet

Arterien verzweigen sich in immer feiner werdende Gefäße, bis sie schließlich als **Arteriolen** oder **Metarteriolen** Ausgangspunkt von Kapillargefäßen sind und gemeinsam mit den **Venolen** das Kapillargebiet bilden.

Kapillaren bestehen aus Endothelzellen, die auf einer Basalmembran sitzen. Sie können eine **geschlossene Endothelschicht** besitzen; sie können **gefenstert** (Poren) oder erweitert sein zu **Sinusoiden** (u. a. Leber, Milz, Knochenmark).

Nach Austausch von Stoffwechselprodukten, Sauerstoff und Kohlendioxid innerhalb der Kapillargebiete fließt das sauerstoffarme Blut über Venolen in immer größer werdende Gefäße und schlussendlich über die Hohlvenen (**Vv. cavae**) **ins rechte Herz**.

Arteriolen und Venolen sind entweder direkt über eine **arteriovenöse Kopplung** miteinander verbunden, bilden dann aber keine Kapillaren, oder sie sind über **Metarteriolen** (Gefäßabschnitte, die in die Kapillaren führen) verbunden, die dann die Kapillaren bilden. Am Beginn der Kapillaren sorgen **präkapilläre Sphinkter** für die Regulation des Blutdurchflusses durch das Kapillargebiet. Ist der Sphinkter geschlossen, fließt das Blut direkt über die Metarteriole in die Venole. Ist der Sphinkter geöffnet, fließt das Blut ins Kapillargebiet (**Abb. 12.3**).

Der Stoffaustausch erfolgt hauptsächlich durch **Diffusion** dem Konzentrationsgradienten folgend. So ist z. B. der Sauerstoffgehalt im arteriellen Blut höher als im Gewebe, sodass Sauerstoff ins Gewebe diffundieren kann. Für Kohlendioxid gilt der umgekehrte Weg vom Gewebe ins Blut (Kap. 11.9.2).

Pathologie

Schock
Als Zeichen einer Schocksituation sinkt der Blutdruck, während kompensatorisch die Herzfrequenz steigt. Die Senkung des Blutdrucks wird verursacht durch eine Hypovolämie durch z. B. Flüssigkeitsverlust (Erbrechen, Durchfall, Blutungen, Verbrennungen), durch Schreck (Vasokonstriktion durch sympathische Reaktionen), Schmerz, Anaphylaxie, Sepsis (Schädigung der Kapillaren und Austritt von Flüssigkeit ins Gewebe) oder einen Herzinfarkt, durch den das Herz in seiner Pumpleistung eingeschränkt ist.
Die Folge ist eine Mangeldurchblutung in den Kapillargebieten. Als Reaktion darauf versucht der Körper, den Blutdruck zu erhöhen, indem Adrenalin und Noradrenalin ausgeschüttet werden, was zur Engstellung der Arteriolen und Venolen führt. Zusätzlich wird die Blutmenge in den Gefäßen erhöht durch den Einstrom von interstitieller Flüssigkeit in das Gefäßsystem. Durch die Engstellung der Gefäße im Kapillargebiet kommt es zur Hypoxie und einer Übersäuerung (Azidose) sowie den Austritt der Flüssigkeit ins Gewebe. Die Azidose führt zur Erschlaffung der Arteriolen, aber nicht der Venolen, sodass es nun zu einem Stau kommt, was die Bildung von Mikrothromben nach sich zieht. Aufgrund der erschlafften Gefäße versackt das Blut im Kapillargebiet, was eine weitere Absenkung des Blutdrucks nach sich zieht. Wird in diesen Zyklus nicht frühzeitig eingegriffen, droht ein Herz-Kreislauf-Versagen.

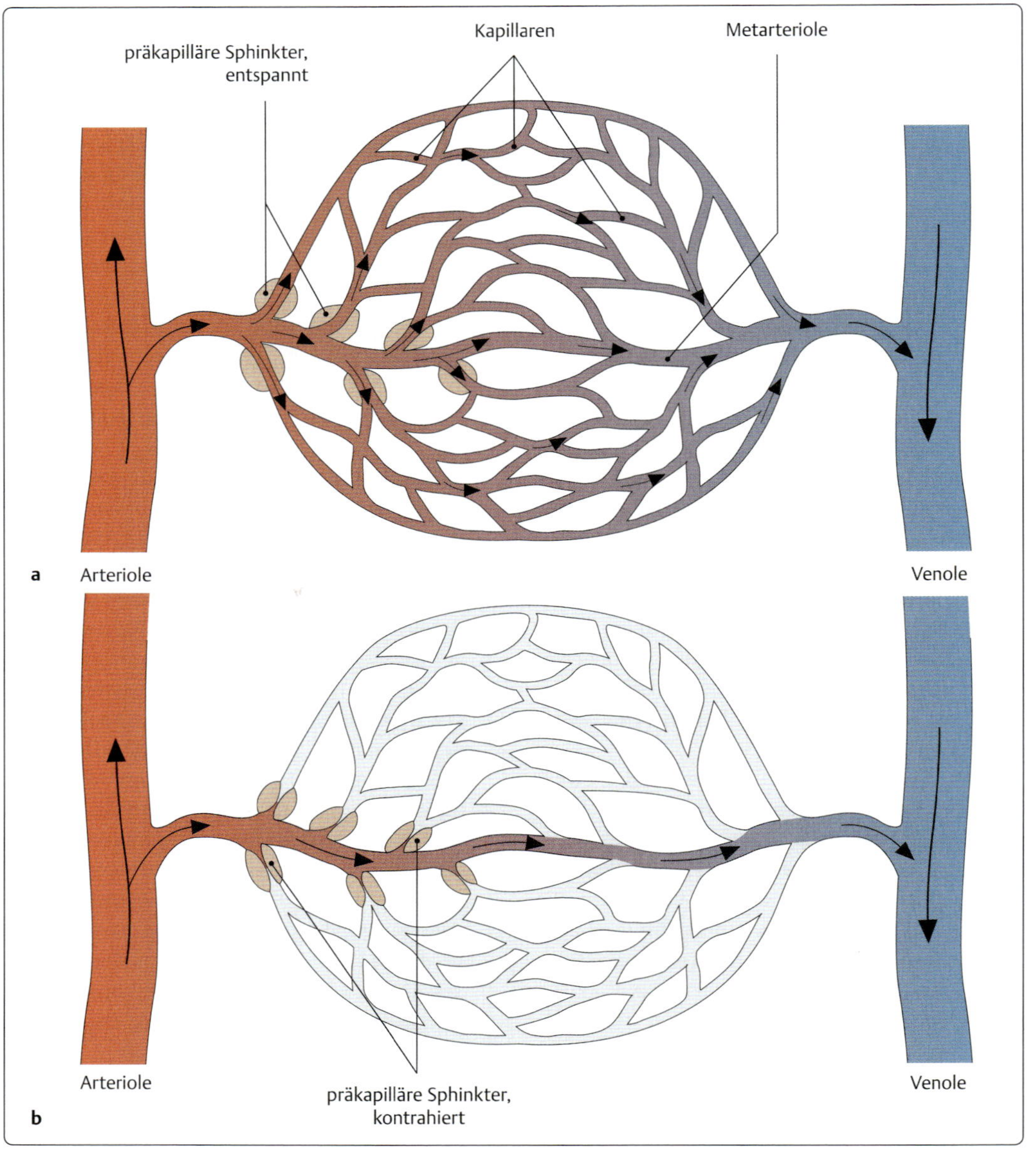

Abb. 12.3 Blutfluss im Kapillarbett. (aus: Schünke M, Schulte E, Schumacher U. Prometheus. LernAtlas der Anatomie. Allgemeine Anatomie und Bewegungssystem. Illustrationen von M. Voll und K. Wesker. 3. Aufl. Stuttgart: Thieme; 2012: 67, Abb. A)

12.1.4 Lymphgefäße

Lymphgefäße beginnen blind im Kapillargebiet und nehmen ca. 2 l Flüssigkeit pro Tag auf, führen die Flüssigkeit durch die Lymphknoten und die gereinigte Lymphflüssigkeit über den rechten und linken **Venenwinkel** wieder dem venösen System zu (**Abb. 12.4**; vgl. Kap. 14.4.4). Sie besitzen keine Muskelschicht, wohl aber Klappen, die dafür sorgen, dass die Lymphe in Richtung Venenwinkel transportiert wird.

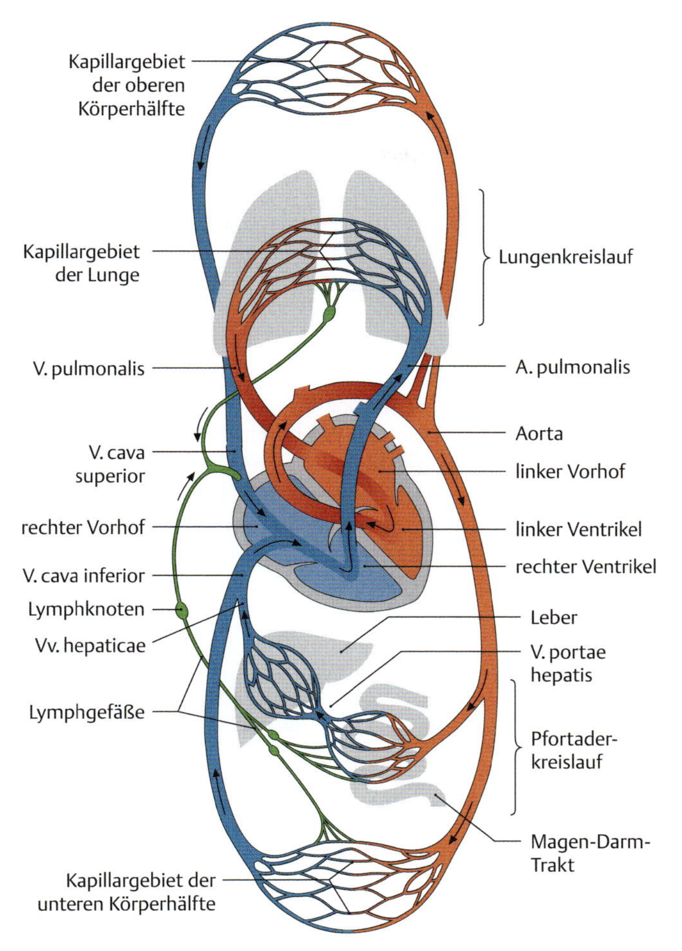

Abb. 12.4 Lymphgefäße im Kapillargebiet. (aus: Schünke M, Schulte E, Schumacher U. Prometheus. LernAtlas der Anatomie. Allgemeine Anatomie und Bewegungssystem. Illustrationen von M. Voll und K. Wesker. 3. Aufl. Stuttgart: Thieme; 2012: 62, Abb. B)

Pathologie

Lymphangitis

Die Lymphangitis ist eine Entzündung der Lymphgefäße und als sog. „Blutvergiftung" bekannt. Die Gefahr ist die Entwicklung zur Sepsis.

Erysipel

Durch das Eindringen von β-hämolysierenden Streptokokken durch kleine Hautverletzungen in die Lymphspalten des Unterhautgewebes entsteht eine lokale Entzündung. Das Areal ist hellrot, geschwollen und schmerzhaft. Der Patient entwickelt hohes Fieber. Hier besteht ein Behandlungsverbot laut § 34 IfSG für den Heilpraktiker. Die Komplikationen können Hohlhandphlegmone, Sepsis oder Glomerulonephritis sein.

Lymphadenitis

Hierbei liegt eine Entzündung der Lymphknoten vor. Hintergründe der Lymphknotenentzündungen sind vielfältig. So kommen vordringlich Streptokokken oder Staphylokokken als Erreger in Betracht, aber auch Virusinfektionen, z. B. Mononukleose, Zytomegalie.

12.1.5 Das Herz

Das Herz ist ein **muskuläres Hohlorgan**, geteilt in 2 nicht miteinander verbundene Hälften (rechtes und linkes Herz). Die Verbindung beider Herzhälften miteinander erfolgt über den **Lungenkreislauf** (kleiner Kreislauf). Beide Hälften sind wiederum unterteilt in jeweils 1 Vorhof und 1 Kammer. Verbunden sind Vorhöfe und Kammern durch **Segelklappen** (Atrioventrikularklappen). Im rechten Herzen handelt es sich dabei um die Trikuspidalklappe, im linken um die Mitralklappe.

Der **Blutfluss** führt das sauerstoffarme Blut über die Vv.cavae in den rechten Vorhof, in die rechte Herzkammer und von dort über die Lungenarterie (Truncus pulmonalis) in die Lunge. Zurück über die Lungenvenen (Vv. pulmonales), gelangt das sauerstoffreiche Blut in den linken Vorhof, in die linke Kammer und dann über die Aorta in den Körperkreislauf (**Abb. 12.5**).

Das Herz besteht aus der Herzinnenhaut (**Endokard**), der Muskelschicht (**Myokard**) sowie dem Herzbeutel (**Perikard**).

12.1.5.1 Endokard

Das Endokard besteht aus einschichtigem Plattenepithel, Bindegewebe und Muskelzellen und bildet auch die **Herzklappen**, sowohl die Segel- als auch die Taschenklappen (Semilunarklappen). Die Semilunarklappen werden im rechten Herzen als Pulmonalklappe, im linken als Aortenklappe bezeichnet.

12.1.5.2 Myokard

Das Myokard hat durch die Querstreifung innerhalb der Muskelfasern eine Ähnlichkeit mit der Skelettmuskulatur, ihre Funktionsweise gleicht allerdings der der glatten Muskultur. Seine Erregung erfolgt unwillkürlich und die Erregungsweiterleitung von Muskelzelle zu Muskelzelle (Kap. 8.3.5).

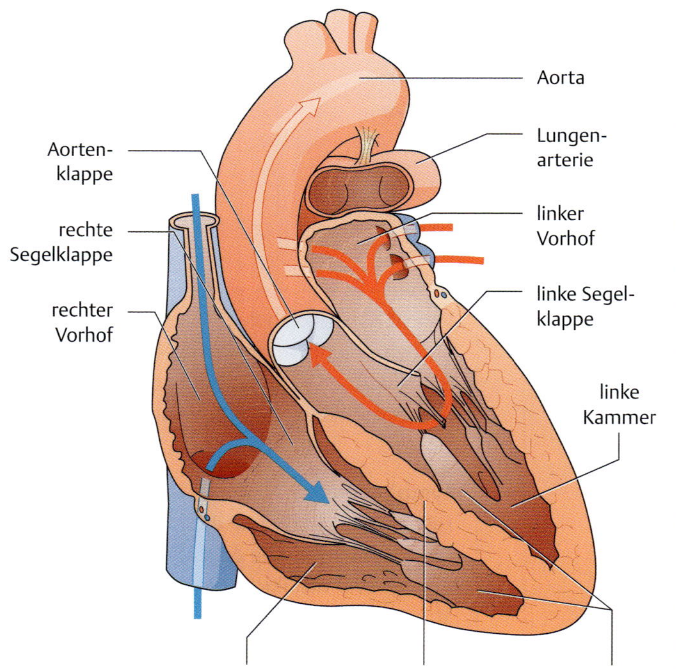

Abb. 12.5 Blutfluss im Herzen. (aus: Faller A, Schünke M. Der Körper des Menschen: Einführung in Bau und Funktion. 15. Aufl. Stuttgart: Thieme; 2008: Abb. 5.3)

Das Myokard ist in der linken Herzkammer deutlich ausgeprägter als in der rechten Herzkammer.

Zwischen dem Endokard und Myokard verlaufen Blut- und Lymphgefäße und Teile des Erregungsleitungssystems mit Nervenfasern.

12.1.5.3 **Perikard**

Von außen wird das Herz annähernd vollständig umschlossen von 2 Gewebelagen, die den Herzbeutel (**Perikard**) bilden. Die innere Schicht, die direkt dem Herzmuskel aufliegt, ist das **Epikard** (Lamina visceralis pericardii), das an den großen Gefäßen umschlägt und in das äußere Blatt (Lamina parietalis pericardii) übergeht. Das äußere Blatt ist fest mit dem Perikard verwachsen. Zwischen den beiden Blättern befindet sich **Flüssigkeit**, die die Reibung der Blätter bei der Herzbewegung vermindert. Außerdem ist das Perikard an der Basalseite mit dem Zwerchfell verbunden.

12.1.5.4 **Herzkranzgefäße**

Die **Ernährung und Durchblutung** des Herzens erfolgt geringfügig durch das in den Kammern befindliche Blut, hauptsächlich aber durch 2 außen befindliche **Herzkranzgefäße** (**Abb. 12.6**). Sie entspringen aus Einbuchtungen rechts und links der Aorta als sog. **Sinus aortae**. Die sich daraus entwickelnden Gefäße sind die rechte und linke Herzkranzarterie (A. coronaria dexter und sinister).

Die **linke Koronararterie** teilt sich in 2 Hauptteile, den R. interventricularis anterior (versorgt die Vorderwand des rechten Ventrikels, das Ventrikelseptum, das His-Bündel) und den R. circumflexis (versorgt den linken Vorhof und linken Ventrikel). Die **rechte Koronararterie** bildet als Hauptast den R. interventricularis posterior und versorgt die Hinterwand des rechten und linken Ventrikels und den Sinus- sowie den AV-Knoten.

Die **Interventrikulararterien** bilden eine Anastomose. Trotz dieser Anastomosenbildung reicht es nicht aus, Ischämien eines Gebietes auszugleichen, da sich kein Kollateralkreislauf ausbildet. Deshalb spricht man bei den Koronararterien von **funktionellen Endarterien.**

Die **Venen** verlaufen zumeist parallel zu den Arterien und münden in den **Sinus coronarius** in den rechten Vorhof. Kleinere Venen münden direkt in den rechten Vorhof.

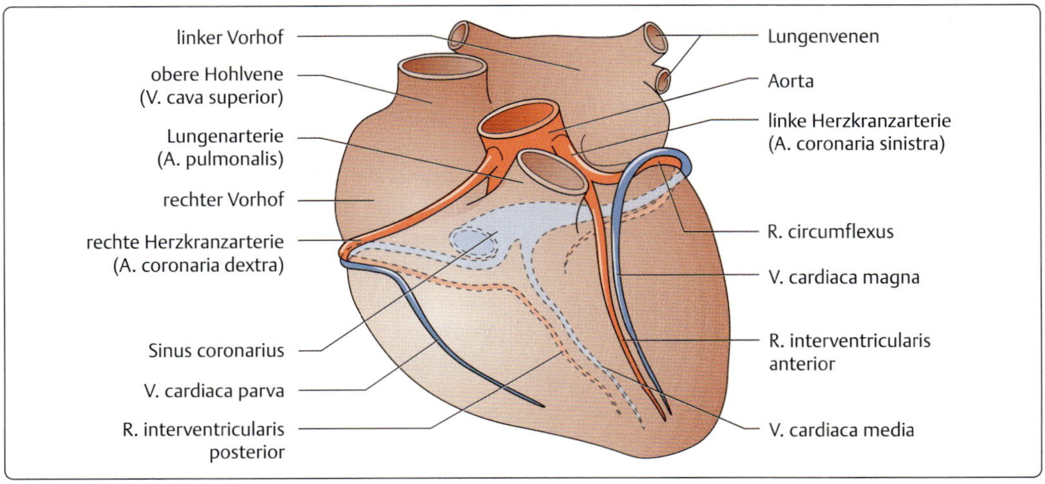

Abb. 12.6 Herzkranzgefäße. (aus: Faller A, Schünke M. Der Körper des Menschen: Einführung in Bau und Funktion. 15. Aufl. Stuttgart: Thieme; 2008: Abb. 5.9)

Pathologie

Koronare Herzkrankheit – Angina pectoris (Brustenge)
Durch verschiedene Ursachen können sich vorübergehend die Koronararterien zusammenziehen oder verstopft sein (z. B. Arteriosklerose, Kälte, psychische Situation), was eine Herzischämie zur Folge hat. Das führt zu heftiger Atemnot und retrosternalen Schmerzen. In der Regel verbessert sich der Anfall innerhalb von 15 min. Die Anfälle treten meistens aufgrund von Anstrengung auf. Man unterscheidet die stabile und instabile Form. Die instabile Form führt häufig zu einem Herzinfarkt. In der Spätfolge kann es zu autoimmunologischen Reaktionen kommen mit Myokarditis, Perikarditis und Pleuritis (Dressler-Syndrom; Postmyokardinfarktsyndrom). Sie dürfen nicht verabreicht werden bei einem systolischen Blutdruck unter 110 mmHg.

Myokardinfarkt
Durch dauerhafte Verengung der Herzkranzgefäße kommt es zu einer Ischämie des Herzmuskels mit nachfolgender Gewebezerstörung. Ein Herzinfarkt tritt in der Regel in den frühen Morgenstunden aus der Ruhe heraus auf, und zwar aus folgendem Grund: In den frühen Morgenstunden ist der Blutdruck niedrig, die Sauerstoffsättigung herabgesetzt und der Kortisongehalt im Blut niedrig. Ein Myokardinfarkt zeigt u. a. die Komplikationen des Kreislaufversagens durch eine absolute Tachyarrhythmie, einen Reinfarkt innerhalb der ersten Tage nach Infarkt, ein Herzbeutelaneurysma mit nachfolgender Ruptur oder Papillarmuskelabriss.

Medikamente

Nitropräparate bei Angina pectoris
Nitropräparate sind verfügbar als Nitrospray (Glyceroltrinitrat), Nitrosublingualtabletten, Nitrokapseln und Nitropflaster. Glycerolnitrat wird entweder in der akuten Situation intravenös oder als Spray, zur Prophylaxe als Tabletten, Kapseln oder über die Haut appliziert. Es wirkt gefäßerweiternd. Ein Angina-pectoris-Anfall wird durch die Anwendung von Nitrospray behoben, ein Herzinfarkt nicht.

Fazit

Das Herz sorgt dafür, dass der Organismus kontinuierlich mit sauerstoffreichem Blut versorgt wird. Es besteht aus 2 nicht miteinander verbundenen Hälften, dem rechten und dem linken Herzen. Jede Hälfte ist wiederum in 2 Hälften geteilt, den Vorhof und die Kammer. Vorhof und Kammer sind durch Herzklappen miteinander verbunden. Rechtes und linkes Herz sind indirekt über den Lungenkreislauf miteinander verbunden. Das Herz besteht aus dem Endokard, Myokard und Perikard. Es wird hauptsächlich versorgt durch die Koronarien. Die Koronarien sind sog. Endarterien, da sie keine Kollateralen bilden.

12.1.6 Herz-Kreislauf-System des Fetus

Der **pränatale Kreislauf** hat durch seine fehlende Atmung eine nur **geringe Lungendurchblutung**. Der Gasaustausch und die Ernährung erfolgen über die Plazenta. Dadurch unterscheidet sich der Blutverlauf deutlich vom Kreislauf des geborenen Menschen.

Das sauerstoffreiche Nabelschnurblut gelangt von der Plazenta über die V. umbilicalis über eine Anastomose, die die Leber umgeht (Ductus venosus Arantii) in die V. cava inferior und ins rechte Herz. Über eine Verbindung der beiden Herzvorhöfe (**Foramen ovale**) gelangt das Blut in den linken Vorhof, von dort in die linke Kammer und in

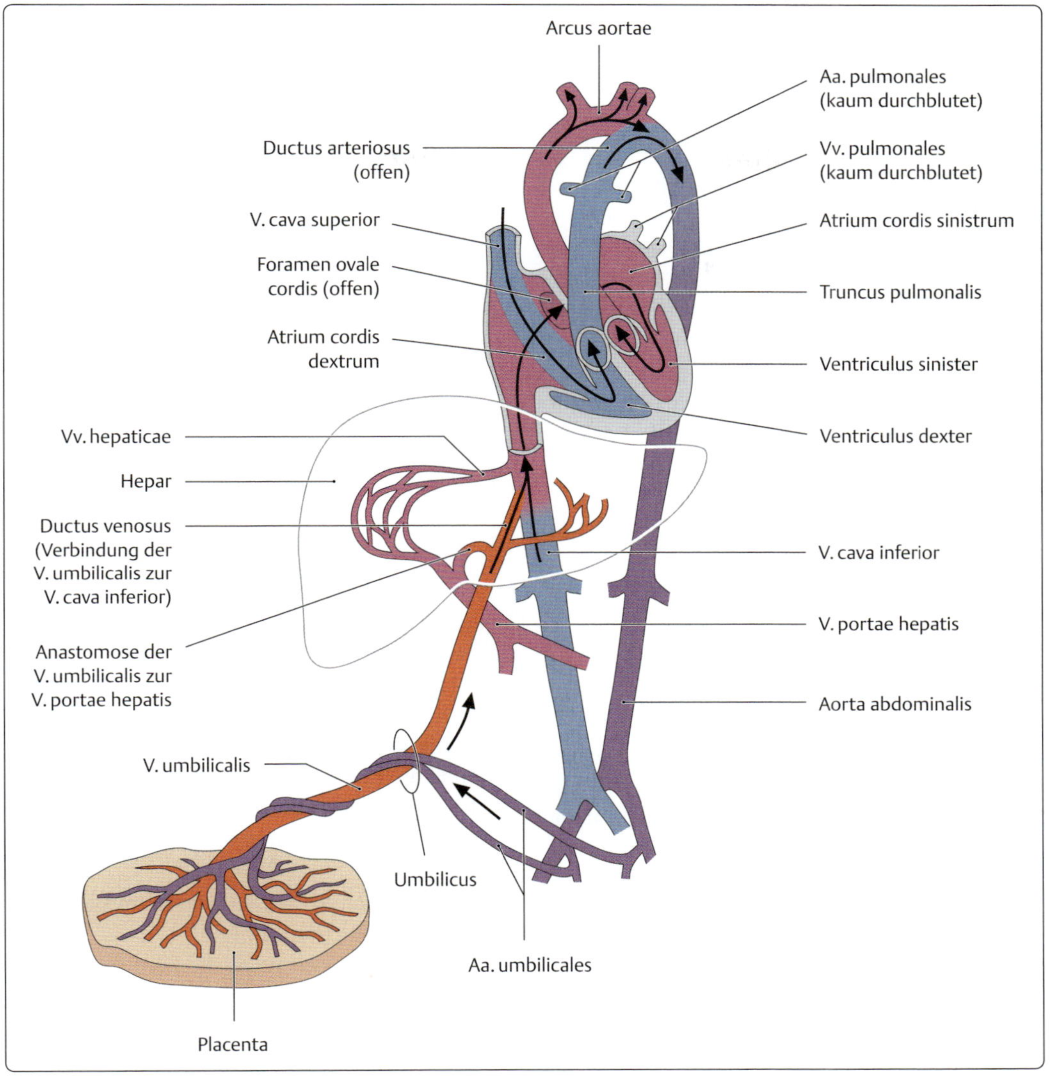

Abb. 12.7 Pränataler Kreislauf. (aus: Schünke M, Schulte E, Schumacher U. Prometheus. LernAtlas der Anatomie. Innere Organe. Illustrationen von M. Voll und K. Wesker. 3. Aufl. Stuttgart: Thieme; 2012: 20, Abb. A)

die Aorta. Das Blut aus den oberen Extremitäten und dem Kopf des Fetus gelangt über die V. cava superior in den rechten Vorhof, von dort über den **Ductus arteriosus Botalli** (eine Verbindung des Truncus pulmonalis mit der Aorta) in die Aorta. Eine geringe Menge des Blutes gelangt über den Truncus pulmonalis in die Lungen und dient ausschließlich der Ernährung des Lungengewebes. Über die Aa. umbilicales fließt das Blut zur Plazenta zurück (**Abb. 12.7**).

Nach der Geburt **schließen** sich die **Umgehungskreisläufe**, die Lunge wird durchblutet und sorgt für den Gasaustausch (Kap. 1.2).

Während der Fetalzeit ist der Druck im rechten Herzen größer als im linken Herzen (**Rechts-Links-Shunt**). Nach der Geburt verändern sich die Druckverhältnisse und der Druck im linken Herzen wird aufgrund der Lungendurchblutung höher als im rechten Herzen (**Links-Rechts-Shunt**). Das Foramen ovale schließt sich.

Fazit

Der fetale Kreislauf unterhält noch keine Lungenatmung und erhält den Sauerstoff und andere Nährstoffe ausschließlich über die Nabelschnur. Entsprechend liegen folgende Umgehungskreisläufe vor: Ductus arteriosus Botalli (Verbindung der rechten Herzkammer mit der Aorta), Ductus venosus Arantii (Umgehung der Leber) und Foramen ovale (Verbindung der beiden Vorhöfe miteinander). Diese schließen sich nach der Geburt.

12.2 Funktionen des Herz-Kreislauf-Systems

Das Herz-Kreislauf-System sorgt für den Transport zahlloser Stoffe zur Ver- und Entsorgung des Körpers und stellt das wichtigste Transportsystem des menschlichen Organismus dar. Es stellt außerdem die Aufrechterhaltung eines konstanten Blutdrucks sicher.

12.2.1 Transport von Stoffen zur Ver- und Entsorgung des Körpers

Der **Blutfluss** als zentrale Funktion in der Ver- und Entsorgung des Körpers bedarf einer stabilen Absicherung (Aufrechterhaltung eines konstanten Drucks – Blutdruck) und eines fein abgestimmten Regelsystems, um den unterschiedlichen Bedürfnissen des Lebens stets gerecht zu werden (z. B. den körperlichen Belastungen).

Auf dem Blutweg werden Sauerstoff und Nährstoffe zu den Körperzellen transportiert, Stoffwechselprodukte, z. B. der Leber, den einzelnen Zellen zugeführt und Stoffwechselendprodukte den Ausscheidungsorganen zugeleitet. Dadurch dient der Kreislauf der Konstanterhaltung (Homöostase) des inneren Milieus.

Deshalb sind unterschiedlichste Organe und Regelkreise in die **Kreislaufregulation** eingebunden, die an der Kontrolle und Einstellung des Blutdrucks beteiligt sind: das Herz über seine Pumpkraft und Schlagfrequenz, die Gefäße über ihre Wandspannung, die Nieren über die Regulation des Wasserhaushalts und des Volumens in den Gefäßen sowie das Nerven- und Hormonsystem über regelnde Einflüsse auf die genannten Organe.

Pathologie

Kreislaufversagen

Bei einem Kreislaufversagen treten die ersten Schäden schon nach wenigen Sekunden ein; nach 3 min kommt es zu ersten Anzeichen von Gehirnschäden, nach 5 min sind sie irreparabel.

Folgende Transportprozesse sind dabei entscheidend und in den angegebenen Kapiteln eingehend ausgeführt:

- Transport von Atemgasen, Nährstoffen und Metaboliten im Dienst des Stoffwechsels (Kap. 9 und Kap. 11)
- Transport von Wasser und Elektrolyten im Dienst des Wasser- und Mineralhaushalts (Kap. 10)
- Transport von Säuren und Basen im Dienst der pH-Regulation (Kap. 2.7)
- Transport von Wärme an die Körperoberfläche im Dienst der Wärmeregulation (Kap. 4.4)
- Transport von humoralen Informationsträgern (Kap. 15)
- Transport von zellulären und humoralen Abwehrsystemen (Kap. 14.3)

Sichergestellt wird der Transport über das Blutgefäßsystem, das einige Spezifika aufweist.

12.2.2 Blutgefäßsystem

Nach funktionellen Gesichtspunkten wird das Herz-Kreislauf-System in das arterielle Hochdrucksystem und das venöse Niederdrucksystem eingeteilt.

12.2.2.1 **Arterielles Hochdrucksystem**

Zum arteriellen Hochdrucksystem gehören die **linke Kammer in der Systole**, die Aorta, die Arterien und die Arteriolen. Sie enthalten 15% des Gesamtblutvolumens.

Im arteriellen Hochdrucksystem bestehen Blutdrücke von **über 35 mmHg**. Messungen in der Aorta in der Systole ergeben Drücke von 120–140 mmHg und in der linken Kammer während der Anspannungsphase 100–140 mmHg.

12.2.2.2 **Venöses Niederdrucksystem**

Zum venösen Niederdrucksystem gehören Kapillaren, Venolen, Venen, die Vorhöfe des Herzens, die rechte Kammer, die **linke Kammer in der Diastole** und der Lungenkreislauf. Sie enthalten 85% des Gesamtblutvolumens durch ihre ausgesprochen große Dehnbarkeit; 5% davon befinden sich in den Kapillargebieten.

Im venösen Niederdrucksystem liegen die Blutdrücke **unter 35 mmHg**. Messungen in der V. cava ergeben einen **zentralen Venendruck** (ZVD) von 2–5 mmHg, in der rechten Kammer in der Systole Drücke von ca. 32 mmHg, in der Diastole von ca. 12 mmHg.

12.2.3 Aufrechterhaltung eines konstanten Blutdrucks

Um die Versorgung und einen konstanten Blutdruck zu gewährleisten, füllt und entleert sich das Herz etwa 70 × pro min. Mit jedem Schlag werfen sowohl die rechte als auch die linke Herzkammer ca. 70 ml Blut aus. Das ergibt ein **Herzzeitvolumen** von ca. 5 l/min. Während körperlicher Anstrengung kann das Herzzeitvolumen auf 30 l/min ansteigen.

Die Gesamtfüllmenge einer Kammer weist 140 ml auf. Es bleibt ein Rest von ca. 70 ml bei jeder Kontraktion in der Kammer zurück, teilweise um das Kammermyokard zu ernähren, aber hauptsächlich, um ständig einen gewissen Druck aufrechtzuerhalten.

Fazit

Das Herz-Kreislauf-System gewährleistet den Transport zahlloser Stoffe zur Ver- und Entsorgung des Körpers und ist das wichtigste Transportsystem des menschlichen Organismus. Zudem sorgt es für die Aufrechterhaltung eines konstanten Blutdrucks. Es unterteilt sich in das arterielle Hochdruck- und venöse Niederdrucksystem. Im Hochdrucksystem herrschen Drücke über 35 mmHg und im Niederdrucksystem Drücke unter 35 mmHg. Um die Versorgung und den Blutdruck aufrechtzuerhalten, pumpt das Blut 70 × pro min ca. 70 ml Blut in den Lungen- und Körperkreislauf.

12.3 Das Erregungsbildungs- und Reizleitungssystem

Zur Sicherstellung dieser wichtigen Funktionen arbeitet das Herz **autonom**, d. h., es ist unabhängig von nervalen und hormonellen Steuermechanismen. Dazu ist es mit speziellen Muskelzellen ausgestattet, die wie Nervenzellen funktionieren und sich im rechten Vorhof befinden. Sie stellen ein eigenes **Erregungsbildungszentrum** dar. Ihre Reizweiterleitung erfolgt über elektrische Synapsen (S. 89). Von hier aus gehen Impulse an andere benachbarte Herzmuskelzellen, die die Muskelkontraktionen auslösen.

Die Impulse sind so getaktet, dass sie im zeitlichen Versatz zwischen Vorhöfen und Kammern verlaufen. Nur so ist sichergestellt, dass der Blutstrom in einer bestimmten Fließrichtung durch Herz und Lungen fließt und in den Körperkreislauf gelangt. Unterstützt wird die Aufrechterhaltung der Fließrichtung durch das **Klappensystem**, dass koordiniert geöffnet oder geschlossen den Blutfluss nur in eine Richtung lenkt.

Lediglich zur Feinabstimmung und zur Anpassung an spezielle Bedürfnisse, wie körperliche Anstrengung, kann die Leistung des Herzens über den Automatismus hinaus verändert werden. Dies geschieht primär über das **vegetative Ner-**

vensystem, indem z. B. die Schlagkraft und Schlagfrequenz erhöht werden.

12.3.1 Herzmuskelzellen

Man unterscheidet je nach ihrer Arbeitsweise 2 Arten von Herzmuskelzellen. Dies sind Herzmuskelzellen, die die Erregung bilden und weiterleiten (**Erregungs- und Reizleitungssystem**), und diejenigen, die für die Kontraktion der Herzmuskulatur verantwortlich sind (**Arbeitsmyokard**).

Die Muskulatur des Arbeitsmyokards selbst bildet ein **funktionelles Netzwerk** (Synzytium), das eine Erregung von Zelle zu Zelle weitergibt, um alle Zellen nahezu gleichzeitig zu erregen und so die Kontraktion herbeizuführen. Dabei arbeitet das Herz nach dem „**Alles-oder-nichts-Prinzip**", d. h., wenn ein Impuls erfolgt, werden alle Herzmuskelzellen erregt, weil sie durch Gap Junctions miteinander verbunden sind (**Abb. 5.3**). Dies ist eine Besonderheit der Herzmuskelfasern. Während einer Kontraktion kann kein neuer Impuls die Herzmuskeln erregen.

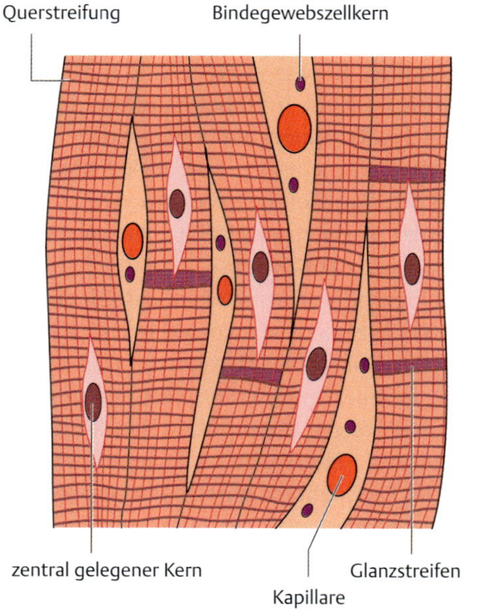

Abb. 12.8 Herzmuskelzellen. (aus: Schwegler J, Lucius R. Der Mensch – Anatomie und Physiologie. 5. Aufl. Stuttgart: Thieme; 2011: 27)

Die Herzmuskelfasern zeigen elektronenmikroskopisch Querstreifungen, wie sie bei der Skelettmuskulatur zu finden sind. Aber im Gegensatz zu der Skelettmuskulatur befindet sich in jeder Muskelfaser nur ein Zellkern und die einzelnen Fasern sind durch Gap Junctions miteinander verbunden und können dadurch die Erregung von Faser zu Faser weitergeben. Die Herzmuskulatur arbeitet also wie die glatten Muskelzellen. Die Verbindungsstellen zwischen den einzelnen Fasern nennt man Glanzstreifen (**Abb. 12.8**).

Pathologie

Herzmuskelerkrankungen (Kardiomyopathie)

Es werden 3 Formen der Herzmuskelerkrankungen unterschieden: dilatative, restriktive und hypertrophe Kardiomyopathien. Die Patienten entwickeln Symptome wie Angina-pectoris-Anfälle, Rhythmusstörungen, Synkopen etc. Kardiomyopathien können angeboren oder erworben sein. Die häufigsten Ursachen einer erworbenen dilatativen Kardiomyopathie sind der Alkoholabusus sowie die Myokarditis. Auch Diabetes kann zur Kardiomyopathie führen. Restriktive Kardiomyopathien kommen eher selten vor und ihre Ursachen sind weitgehend unbekannt. Hypertrophe Kardiomyopathien sind in der Regel erblich bedingt. Die Diagnose erfolgt anhand des Enzymnachweises einer speziellen Kreatinkinase der Herzmuskeln (CK-MB; Kap. 12.5).

Myokarditis

Die Myokarditis ist die Entzündung des Herzmuskels, die entstehen kann durch bakteriellen Befall, als Poststreptokokkenreaktion abakteriell oder abakteriell nach einem Herzinfarkt. Der Patient entwickelt Fieber, Erschöpfungszeichen und ein neues Herzgeräusch. Die Erkrankung verläuft in vielen Fällen sehr dezent, sodass es eine hohe Dunkelziffer gibt.

Endokarditis

Auch die Endokarditis kann als abakterielle Poststreptokokkenreaktion ablaufen. Hier besteht die Gefahr der Klappenbeteiligung, da die Klappen aus dem Gewebe des Endokards bestehen. Es entwickeln sich Klappenstenosen. Die Endokarditis kann auch bakteriell bedingt sein. Hier besteht die Gefahr der Bildung von Osler-Knötchen. Das sind kleine, stecknadelkopfgroße schmerzhafte Verhärtungen an den Fingern, Zehen, Lippen oder anderen Körperteilen. Sie entstehen durch Immunkomplexablagerungen an kleinen Arterien und führen dort zu Vaskulitiden.

12.3.2 Sinusknoten

Der Ausgangspunkt der Erregungsbildung liegt im Sinusknoten. Dabei handelt es sich um eine Gruppe von speziellen Muskelzellen, die in der Wand des rechten Vorhofs an der Einmündung der V. cava superior liegen (**Abb. 12.9**).

Diese Muskelzellen können sich schnell **spontan elektrisch erregen**, und zwar in einer Frequenz von 60–80 × pro min. Für diese Fähigkeit sind spezifische **Ionenkanäle** (sog. HCN-Kanäle) verantwortlich, die für den Ein- und Ausstrom der Natrium- und Kaliumionen sorgen. HCN-Kanäle finden sich im Herzen nur im **Sinus- und AV-Knoten**.

Die Erregung verläuft einerseits über die Vorhöfe, um eine **Vorhofkontraktion** des Arbeitsmyokards zu bewirken, andererseits über das **Leitungsmyokard** zum AV-Knoten und unter Ausnutzung der einzigen Durchtrittstelle durch den bindegewebigen Anulus fibrosus (Herzskelett), das Septum interventriculare, weiter über das His-Bündel zu den Kammerschenkeln (Tawara-Schenkel) und Purkinje-Fasern (**Abb. 12.9**). So erfolgt nach der Kontraktion der Vorhöfe zeitversetzt die **Kontraktion der Kammern**.

Das **His-Bündel** entspringt im AV-Knoten und teilt sich in 2 Äste auf: einen linken und einen rechten **Tawara-Schenkel**, die sich netzartig in die **Purkinje-Fasern** verzweigen. Die 2 Äste reichen bis zur Papillarmuskulatur der Segelklappen und erregen diese als erstes. Dadurch ist gewährleistet, dass sich die Segelklappen fest verschließen und kein Blut in den Vorhof zurückfließen kann.

Die Erregung der Kammern führt vom inneren zum äußeren Myokard.

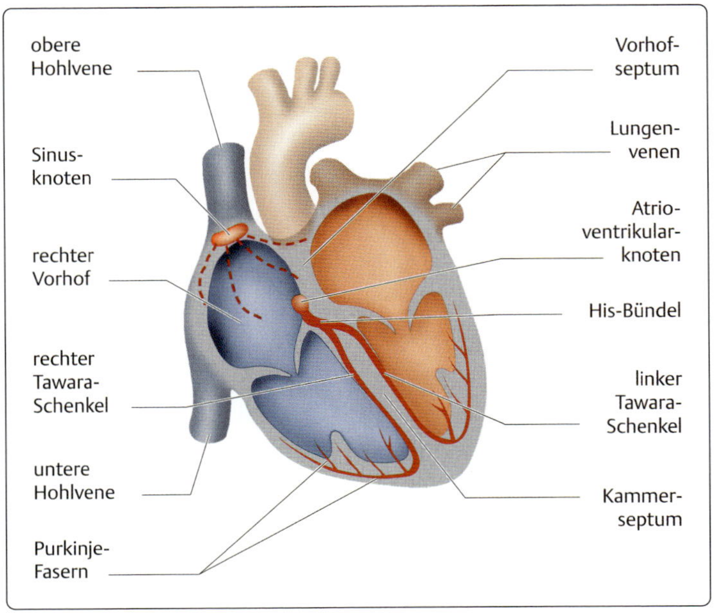

Abb. 12.9 Reizleitungssystem. (aus: Schwegler J, Lucius R. Der Mensch – Anatomie und Physiologie. 5. Aufl. Stuttgart: Thieme; 2011: 259, Abb. 9.19)

12.3.3 Anulus fibrosus

Der **Anulus fibrosus** beschreibt die feste bindegewebige Struktur des Herzens, durch die die Herzklappen fixiert sind. Er wird auch als **Ventilebene** oder **Herzskelett** bezeichnet (**Abb. 12.10**).

Die **Ventilebene** hat einen großen Einfluss auf die Hämodynamik. Dadurch, dass das Herz mit dem Perikard der Herzspitze am Diaphragma fixiert ist, verändert sich die Ventilebene bei der Kontraktion der Kammern (**Systole**), indem sie zur Herzspitze wandert. Dadurch werden die Vorhöfe erweitert und entwickeln einen **Sog** auf das einströmende venöse Blut aus den Vv. cavae. In der **Diastole** verschiebt sich die Ventilebene in Richtung Herzbasis. Gemeinsam mit der Vorhofkontraktion wird jetzt die Ventrikelfüllung unterstützt.

12.3.4 Anpassung des Herzens

Das Herz schlägt grundsätzlich autonom, d. h., der Impuls für die Herzaktion kommt aus dem Sinusknoten. Darüber hinaus muss es die Möglichkeit geben, dass sich der Organismus auf verschiedene **Belastungssituationen** einstellt, da hierzu die Grundfrequenz des Herzens nicht ausreicht.

Die kreislaufregulierenden Zentren in der Medulla oblongata (verlängertes Rückenmark) und der Pons (Brücke) nehmen über das **vegetative Nervensystem** (Sympathikus und Parasympathikus) unmittelbar Einfluss auf das Herz.

12.3.4.1 Einfluss von Sympathikus und Parasympathikus

Der Einfluss von Sympathikus und Parasympathikus erstreckt sich auf folgende Parameter:

- Schlagfrequenz (chronotrope Wirkung)
- systolische Kraftentwicklung (inotrope Wirkung)

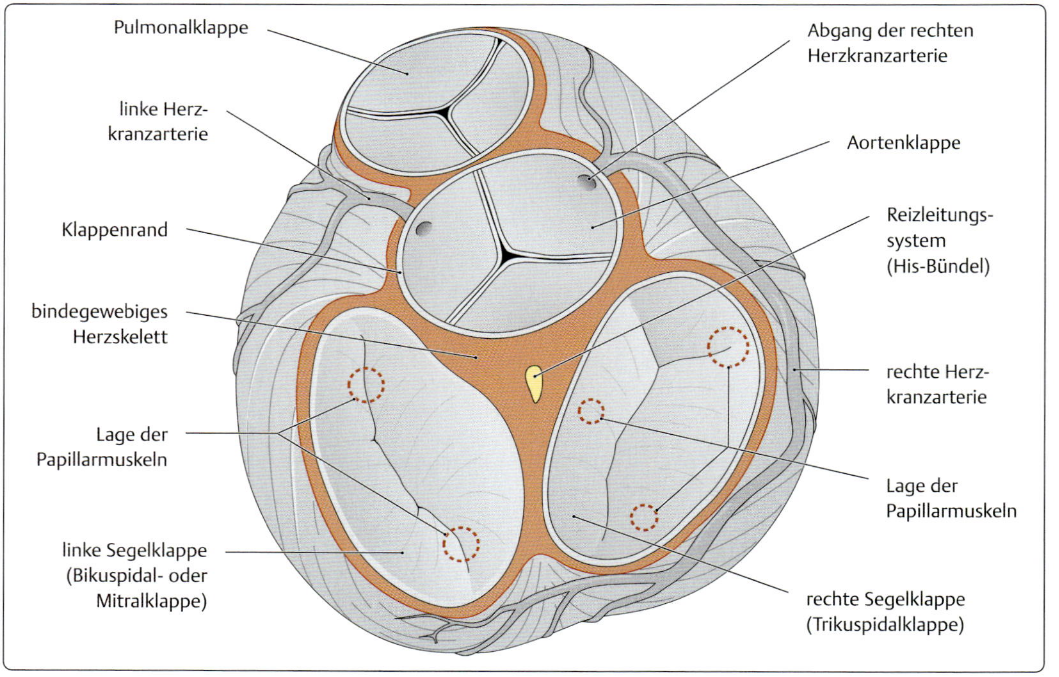

Abb. 12.10 Herzskelett. (aus: Schünke M, Schulte E, Schumacher U. Prometheus. LernAtlas der Anatomie. Innere Organe. Illustrationen von M. Voll und K. Wesker. 3. Aufl. Stuttgart: Thieme; 2012: 99, Abb. B)

- Geschwindigkeit der AV-Überleitung (dromotrope Wirkung)
- Erregbarkeit des Herzens (bathmotrope Wirkung)

Sympathische Innervation Die sympathische Innervation versorgt alle Anteile des Herzens gleichmäßig. Aus den Seitenhörnern der oberen Thoraxsegmente ziehen die Nerven nach Umschaltung im Ganglion stellatum als **Nn. cardiaci** oder **Nn. accelerantes** zum Herzen und üben einen **verstärkenden Effekt** auf die Herztätigkeit aus.

Parasympathische Innervation Die parasympathische Innervation des Herzens wird durch Faserzüge des N. vagus übernommen (**Rr. cardiaci**). Die Fasern der rechten Seite innervieren vorwiegend den rechten Vorhof, speziell den Sinusknoten. Die linken Anteile versorgen hauptsächlich den AV-Knoten. Die parasympathische Innervation der Kammern ist nur spärlich entwickelt. Der Parasympathikus wirkt **bremsend** auf die Herztätigkeit.

Fazit

Das Herz ist ein autonom arbeitendes Organ, sein Taktgeber ist der Sinusknoten. Es gewährleistet, dass das Blut in einem bestimmten Rhythmus, einer bestimmten Geschwindigkeit, Menge und immer nur in einer Richtung fließt. Der Sinusknoten (besondere Herzmuskelzellen) gibt in regelmäßigen Abständen einen Kontraktionsimpuls, der einerseits über ein Arbeitsmyokard die Muskelzellen der Vorhöfe, später der Kammern verläuft, andererseits aber über ein Leitungsmyokard zeitverzögert von den Vorhöfen auf die Kammern übergeleitet wird. Die Herzklappen öffnen und schließen in einem bestimmten Zusammenhang mit den Kontraktionen, sodass das Blut immer nur vom rechten Herzen in die Lunge und von da aus ins linke Herz fließen kann. Durch das „Alles-oder-nichts-Prinzip“ werden alle Muskeln zugleich erregt. Eine Erregung muss immer von Anfang bis zum Ende durchlaufen, bevor eine neue Erregung stattfinden kann.

Das vegetative Nervensystem kann modulierend eingreifen, jedoch den Rhythmus nicht übernehmen.

12.3.4.2 Reizleitung

Nervale Reizleitungen sind ein Wechselspiel zwischen elektrischen Impulsen und chemischer Reizübertragung durch Neurotransmitter (Synapsen). Der Sinusknoten fungiert als elektrische Synapse (Kap. 12.3.2), die nervale Anpassung als chemische Reizübertragung durch Neurotransmitter.

Bei **parasympathischer Beeinflussung** werden die Impulse durch Acetylcholin auf die **Muskarinrezeptoren** der Zellen des Sinusknoten übertragen und führen durch eine erhöhte Kaliumausscheidung aus den Zellen zu einer Tonuserniedrigung (negativ inotrop).

Die Impulse des **Sympathikus** werden durch Adrenalin als Neurotransmitter auf die **β-Rezeptoren** der Zellen des Sinusknoten übertragen und bewirken über einen erhöhten Kalziumeinstrom in die Zellen sowie eine vermehrte Einlagerung von Kalzium in das sarkoplasmatische Retikulum eine Steigerung der Schlagkraft (positiv inotrop).

Zusätzlich werden Adrenalin und Noradrenalin im **Nebennierenmark** gebildet. In bestimmten Situationen, z. B. bei Stress, gibt es eine direkte hormonelle Wirkung durch **Adrenalin** auf das Herz, indem es die Herzfrequenz durch Erregung der β-Rezeptoren erhöht (vgl. Kap. 15.5.2).

Grundsätzlich gilt: Die Sympathikusaktivität wirkt auf das Herz tonuserhöhend, die des Parasympathikus -erniedrigend. Dabei sind die Wirkungen der beiden Antagonisten auf Herzfrequenz, Herzkraft und Überleitung jedoch nicht so gleichmäßig verteilt, wie es das Schema in **Tab. 12.1** vermuten lässt.

Überwiegt die Wirkung von Sympathikus oder Parasympathikus, so spricht man von **Sympathikotonie** bzw. **Vagotonie**. In Ruhe überwiegt physiologischerweise der Vagustonus, d. h., das Herz wird in Ruhe durch den Parasympathikus gesteuert.

Tab. 12.1 Wirkung des vegetativen Nervensystems auf das Herz.

Wirkung des Sympathikus	Wirkung des Parasympathikus
positiv chronotrop (steigert die Frequenz)	negativ chronotrop (senkt die Frequenz)
positiv inotrop (steigert die Herzkraft)	negativ inotrop (senkt die Herzkraft)
positiv dromotrop (beschleunigt die Erregungsleitung)	negativ dromotrop (bremst die Erregungsleitung)
positiv bathmotrop (steigert die Erregbarkeit durch Senken der Reizschwelle)	negativ bathmotrop (dämpft die Erregbarkeit durch Erhöhen der Reizschwelle)

12.3.5 Hierarchie der Erregungsbildung

Auch der AV-Knoten und die Kammerschenkel sind in der Lage, autorhythmisch Erregungen zu bilden. Ihre Frequenz liegt jedoch unterhalb der des Sinusknotens. Normalerweise überlagert der **Sinusknoten** mit seiner Impulsvorgabe die untergeordneten Erregungsbildungsstrukturen – gibt der Sinusknoten einen Impuls, so kommen andere Impulse nicht mehr zum Tragen. Er ist der **primäre Schrittmacher** des Herzens.

Hat eine Kontraktionswelle einmal das Herz durchlaufen, ist das Myokard für weitere Reize während dieser Zeit unempfänglich (**refraktär**). Die einmal begonnene Kontraktion der Muskulatur wird also erst zu Ende geführt, ehe ein neuer Reiz aufgenommen werden kann.

Vor diesem Hintergrund wird die sog. „**Hierarchie der Erregungsbildung**“ verständlich: Der Sinusknoten ist der primäre Schrittmacher des Herzens (nomotope Erregungsbildung) mit 60–80 Impulsen/min. Erst wenn dieser ausfällt, übernehmen der AV-Knoten mit 40–60 Impulsen/min oder die Kammerschenkel mit weniger als 40 Impulsen/min die Erregungsbildung (heterotope Erregungsbildung).

Pathologie

Herzrhythmusstörungen

Es werden verschiedene Formen von Herzrhythmusstörungen unterschieden: **Reizbildungsstörungen** als z. B. Sinusarrhythmien, supraventrikulär oder ventrikulär als Ersatz- oder Extrasystolen, **Reizleitungsstörungen** als z. B. sinuatrialer (SA-Block) oder atrioventrikulärer Block (AV-Block) sowie **Tachykardien** wie z. B. Vorhof- oder Kammerflattern (250–350 Schläge/min) oder Vorhof- oder Kammerflimmern (über 350 Schläge/min).

Tachykarde Herzrhythmusstörungen

Zu den tachykarden Herzrhythmusstörungen gehören z. B. das Präexzitationssyndrom und paroxysmale Tachykardien.

Präexzitationssyndrome zeichnen sich dadurch aus, dass Leitungsbahnen parallel zum AV-Knoten vorliegen, die die Herzkammern unabhängig vom Sinusknoten erregen. Die Folge sind Tachykardien, die bis zum Kreislaufversagen führen können.

Paroxysmale Tachykardien sind supraventrikuläre Tachykardien mit anfallsweisem Herzrasen durch z. B. Erkrankungen des Nebennierenmarks (Phäochromozytom), Hyperthyreose. Der Patient hat Angstgefühle, Schwindel, Synkopen und Dyspnoe und entwickelt ein Pulsdefizit (hier muss immer an einen Herzinfarkt gedacht werden).

Das **Wolff-Parkinson-White-Syndrom** (WPW-Syndrom) ist ein Präexzitationssyndrom, bei dem eine angeborene anatomische Verbindung mit Leitungseigenschaft zwischen dem Vorhof und der Kammer durch das Kent-Bündel vorliegt. Dadurch werden Vorhoferregungen zusätzlich zum Sinusrhythmus über z. B. das Kent-Bündel auf die Kammern übertragen. Diese Erregungen sind schneller als der Sinusrhythmus. Es kann zu kreisenden Erregungen kommen, indem die Erregung von den Kammern wieder auf die Vorhöfe geleitet wird. Das führt zu Vorhofflimmern.

Die Gefahr der tachykarden Rhythmusstörungen sind zum einen die Entwicklung zur absoluten Tachyarrhythmie, indem die Kammern mit in die Tachykardien einbezogen werden und es zum Kreislaufversagen kommen kann, oder die Bildung von arteriellen Vorhofthromben, die zu arteriellen Embolien wie z. B. Apoplex, Mesenterialinfarkt oder peripheren arteriellen Verschlüssen führen können.

Pulsdefizit

Ein Pulsdefizit beschreibt die Differenz zwischen der peripheren Pulsfrequenz und der Herzfrequenz, die z. B. durch Vorhofflimmern entsteht. Dabei ist die Diastole zu kurz, um die Kammer ausreichend mit Blut zu füllen, sodass die Herzaktion zwar stattfindet, durch das mangelnde Blutvolumen aber kein tastbarer Puls entsteht. Zudem leitet der AV-Knoten bei einem Vorhofflimmern nicht jede Kontraktion auf die Kammer über, und es erreichen z. B. bei 300 Vorhofkontraktionen nur 100 Impulse die Kammern.

Medikamente

Herzrhythmusstörungen

Bei Herzrhythmusstörungen werden β-Blocker (z. B. Atenolol, Metoprolol), Digitalis (z. B. Digimerck, Novodigal, Lanicor), Natrium- (z. B. Chinidin, Phenytoin, Propafenon), Kalium- (z. B. Sotalol, Amiodoron) und Kalziumkanalblocker (z. B. Diltiazem, Verapamil) verabreicht. Ist eine medikamentöse Behandlung nicht ausreichend, bieten sich als weitere Therapieoptionen Herzschrittmacher (z. B. beim Adam-Stokes-Anfall) oder Kardioverter-Defibrillatoren bei dem Vorliegen tachykarder Herzrhythmusstörungen an.

Fazit

Der Sinusknoten arbeitet als elektrische Synapse; nervale Anpassungsreaktionen erfolgen über chemische Synapsen mithilfe von Neurotransmittern. Das Herz kann beeinflusst werden bezüglich der Herzkraft (inotrop), der Herzfrequenz (chronotrop), der Erregungsleitung (dromotrop) und der Erregbarkeit (bathmotrop).
Der Sympathikus fördert die Herzaktionen, der Parasympathikus bremst sie ab.
Die Erregungsbildung durch den Sinusknoten hat Priorität vor der des AV-Knotens bzw. der Kammerschenkel (Hierarchie der Erregungsbildung). Erst wenn der Sinusknoten ausfällt, können die untergeordneten Stationen Erregungen bilden. Dabei tritt zunächst der AV-Knoten in Kraft und bei seinem Ausfall die Kammerschenkel. Die untergeordneten Erregungsbildner liegen in ihren Frequenzen deutlich niedriger als die des Sinusknotens (60–80 Impulse/min). Der AV-Knoten verzögert leicht die Reizweiterleitung von den Vorhöfen auf die Kammern.

12.3.6 Aktionspotenzial des Herzmuskels

Die Erregung und Kontraktion des Herzmuskels verläuft in Form eines Aktionspotenzials, das in verschiedene Phasen eingeteilt werden kann: Depolarisation, Plateauphase, Repolarisation und Ruhepotenzial. Dabei sind die Formen der Aktionspotenziale von Sinus- und AV-Knoten geringfügig unterschiedlich zu dem Rest der Herzmuskelzellen (Kap. 8.3.5).

Medikamente

Herzwirksame Glykoside

Digitalisglykoside (z. B. aus Digitalis purpurea oder Digitalis lanata) erhöhen u. a. die Kontraktionskraft des Herzmuskels (positiv inotrope Wirkung). Digitalis hemmt die Na/K-ATPase und dadurch die Kalium-Natrium-Pumpe. Es kommt zu einer Erhöhung der intrazellulären Natriumkonzentration. Dadurch verzögert sich der Wiederaufbau des Membranpotenzials, was zu einer Verlangsamung der Herzfrequenz führt (Bradykardie, negativ chronotrop). Zugleich verlängert sich die Zeit der Repolarisation, d. h., es verlangsamt sich die Erregungsleitung (negativ dromotrop), sodass sich auch die Füllungszeit des Herzens mit Blut verlängert.
Durch die erhöhte Natriumkonzentration innerhalb der Zelle fehlt ein notwendiges Konzentrationsgefälle für den Na/Ca-Austauscher, sodass vermehrt Kalzium in der Zelle verbleibt. Das wiederum führt zu einer Verstärkung der Kontraktionskraft (positiv inotrop) des Herzmuskels.
Herzwirksame Glykoside haben eine sehr geringe therapeutische Breite, was schnell bei Überdosierung zu Komplikationen wie Übelkeit, Erbrechen, Farbensehen, Bradykardien, Hypotonien führen kann, deshalb Achtung beim Verschreiben von Convallaria oder Bulbus scillae bei gleichzeitiger Einnahme von digitalishaltigen Tabletten. Ebenfalls ist Vorsicht geboten mit Kalziuminjektionen bei digitalisierten Patienten, da diese durch Verschiebungen der Kalziumkonzentration im extrazellulären Raum zu empfindlichen Störungen bei der Herzaktion führen können.

Pathologie

Hyperkalzämie

Bei einer Hyperkalzämie kommt es zu einer verstärkten Kontraktionskraft mit Arrhythmien, Bradykardien und einer verkürzten QT-Dauer neben allgemeiner Muskelschwäche und Schmerzen.

Hypokalzämie

Hingegen tritt bei einer Hypokalzämie eine Verminderung der Kontraktionskraft mit Bradykardie bis hin zur Asystolie auf. Die QT-Dauer ist verlängert, was zu einem plötzlichen Herztod führen kann. Allgemein ist das klinische Leitsymptom die Tetanie.

Hyperkaliämie

Diese führt zu einer Steigerung der Erregbarkeit, Erregungsleitung und schneller Depolarisation, sodass geregelte Aktionspotenziale nicht mehr stattfinden können und es zu einem Herzstillstand in der Diastole kommt.

Hypokaliämie

Hypokaliämien dagegen fördern die Spontandepolarisationen und Erregungsbildungen, sodass kleinste Reize Aktionspotenziale auslösen können und zu Rhythmusstörungen bis hin zum Kammerflimmern führen. Achtung bei Menschen mit Abführmittel- und Diuretikaabusus: Hier besteht die Gefahr der Entstehung einer Hypokaliämie (Kap. 2.6).

Elektrounfall

Durch einen Elektrounfall kommt es zu sog. kreisenden Erregungen, im Extremfall zu Herzflimmern.

12.3.7 Physiologie der Herzklappen

Bei den Herzklappen handelt es sich um **2 Segelklappen** (Atrioventrikularklappen), die die Vorhöfe von den Kammern trennen, die **Trikuspidalklappe** (3 Segel, im rechten Herzen) bzw. die **Mitralklappe** oder Bikuspidalklappe (2 Segel, im linken Herzen) sowie **2 Taschenklappen** (Semilunarklappen), die die Herzkammern von den Gefä-

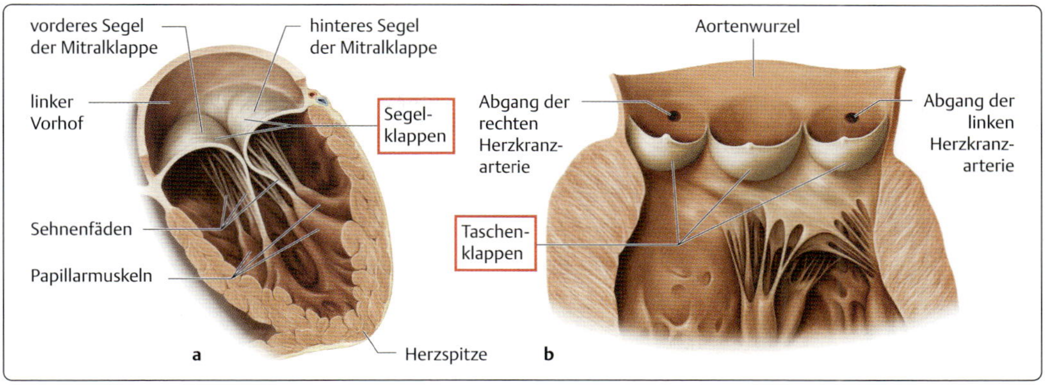

Abb. 12.11 Herzklappen.
a Segelklappen. (aus: Schünke M, Schulte E, Schumacher U. Prometheus. LernAtlas der Anatomie. Innere Organe. Illustrationen von M. Voll und K. Wesker. 3. Aufl. Stuttgart: Thieme; 2012: 101, Abb. Ba)
b Taschenklappen. (aus: Schünke M, Schulte E, Schumacher U. Prometheus. LernAtlas der Anatomie. Innere Organe. Illustrationen von M. Voll und K. Wesker. 3. Aufl. Stuttgart: Thieme; 2012: 100, Abb. Aa)

ßen trennen. Bei den Taschenklappen handelt es sich um die **Aortenklappe**, die zwischen der linken Kammer und der Aorta liegt, sowie die **Pulmonalklappe**, die die rechte Herzkammer vom Truncus pulmonalis trennt (**Abb. 12.11**).

Segelklappen Die Segelklappen sind über Sehnen mit **Papillarmuskeln** der Kammern und an ihrer Basis am Herzskelett fixiert (**Abb. 12.11a**). Sie bestehen aus **Endothelzellen**, die sich vom Endokard ableiten, sowie aus Bindegewebsfasern und glatten Muskelzellen. Durch die Füllung und Anspannung der Kammern werden die Segel aufgebläht und verschlossen, sodass kein Blut in den Vorhof zurückfließen kann. In der Kammerentspannung erschlaffen die Segel und das Blut kann aus den Vorhöfen in die Kammern fließen.

Taschenklappen Die Taschenklappen sind 3 halbmondförmige Taschen, die aus Endokardgewebe bestehen (**Abb. 12.11b**). Ihre Taschen sind so angeordnet, dass sie durch den Druck der Kammer in der Austreibungsphase aufgesprengt und durch das zurückfließende Blut der Aorta zusammengedrückt werden.

12.3.8 Aktionsphasen des Herzens

Man kann die Herztätigkeit in 2 Phasen unterteilen, die Systole und Diastole, wobei jede dieser Phasen wiederum in 2 Phasen geteilt ist (**Abb. 12.12**):

- **Systole:** Diese umfasst die **Anspannungsphase**, die vom Schluss der AV-Klappen (Atrioventrikularklappen, Segelklappen) bis zur Öffnung der Arterienklappen (Taschenklappen) andauert, sowie die **Austreibungsphase**, die mit dem Schluss der Arterienklappen endet. Nur ca. die Hälfte des Füllungsvolumens der Kammer wird ausgetrieben, ca. 70 ml bleiben als Reservevolumen (RV) in der Herzkammer.
- **Diastole:** Die **Entspannungsphase** in der Diastole dauert an bis zur Öffnung der AV-Klappe, wird dann gefolgt von der **Füllungsphase** ohne und mit Vorhofkontraktion. Die Füllungsphase endet mit Schluss der AV-Klappen.

Anspannungsphase Die Anspannungsphase kann beginnen, wenn alle 4 Herzklappen geschlossen sind. Das Kammermyokard kontrahiert, sodass sich der Druck in den Kammern erhöht. Wenn der Druck der Kammern höher ist (rechte Kammer 32 mmHg, linke Kammer 140 mmHg) als der Druck in den großen Arterien (Truncus pulmonalis 15 mmHg und Aorta 80 mmHg), springen

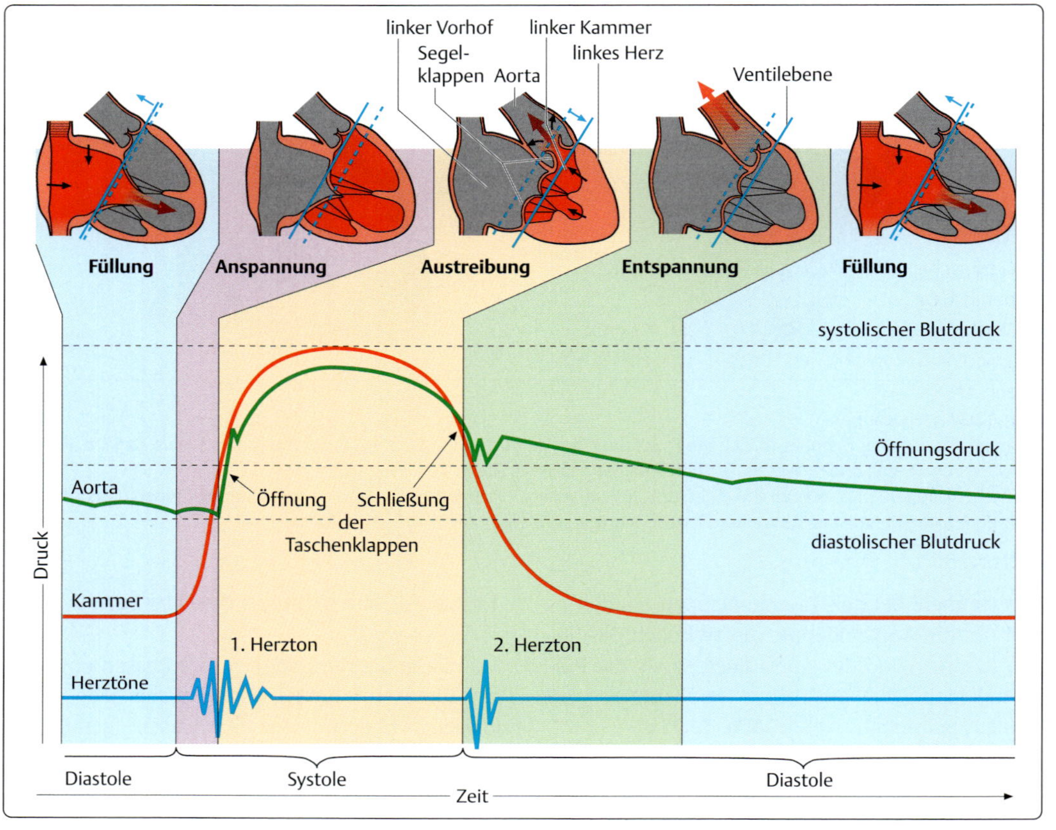

Abb. 12.12 Aktionsphasen des Herzens. (aus: Schwegler J, Lucius R. Der Mensch – Anatomie und Physiologie. 5. Aufl. Stuttgart: Thieme; 2011: 257, Abb. 9.18)

die Taschenklappen (Arterienkappen) auf und das Blut wird aus den Kammern in die Arterien ausgetrieben.

Austreibungsphase Während der Austreibungsphase pressen die Ventrikel in einem Arbeitsgang das Blut in die großen Arterien und saugen das Blut aus den großen Venen (Vv. cavae). Das geschieht durch die Muskelarbeit des Herzens und die damit verbundene Verschiebung der Ventilebene in Richtung Herzspitze. Fällt der Druck in den Kammern unter den in den großen Arterien (Aorta 80 mmHg, Truncus pulmonalis 30 mmHg), schließen sich die Taschenklappen.

Entspannungsphase Es folgt eine Entspannungsphase, die so lange dauert, bis der Druck der Vorhöfe (rechter Vorhof ca. 5 mmHg, linker Vorhof ca. 12 mmHg) durch das in sie hineinströmende Blut höher ist als der Druck in den Kammern (rechte Kammer ca. 2 mmHg, linke Kammer ca. 10 mmHg).

Füllungsphase Nun öffnen sich die Segelklappen (AV-Klappen) und die Kammern werden durch Vorhofkontraktionen mit Blut gefüllt.

Pathologie

Aortenklappeninsuffizienz
Es entwickelt sich ein hoher arterieller Druck (viel Volumen) und ein niedriger diastolischer Druck (wenig verbleibendes Volumen, große Blutdruckamplitude). Das Blut fließt in der Diastole in die linke Kammer zurück, was hörbare Geräusche verursacht (Diastolikum). Bei Klappeninsuffizienzen entwickeln sich zunächst Muskeldilatationen und später dann Hypertrophien. Aus diesen gehen Herzmuskelinsuffizienzen hervor.
Bei der **Mitralklappeninsuffizienz** wird das Blut in der Systole aus der Kammer zurück in den Vorhof gepresst. Es kommt zu sog. Pendelblut, hörbar als Systolikum.

Aortenklappenstenose
Durch die Verengung der Aortenklappe kann sie sich in der Auswurfphase nicht genügend öffnen, sodass eine geringere Menge Blut gegen einen Widerstand ausgeworfen wird (hörbar als Systolikum). Da die Klappe aber schließt, kann sich ein diastolischer Druck aufbauen. Bei Klappenstenosen entwickeln sich zunächst Herzmuskelhypertrophien, später dann Dilatationen. Das Ende sind auch hier Herzmuskelinsuffizienzen. Es entwickelt sich ein Blutdruck mit geringer Blutdruckamplitude.
Bei einer **Mitralstenose** öffnet sich die Mitralklappe nicht genügend. Das Blut aus dem Vorhof muss gegen einen Widerstand in der Füllungsphase der Diastole in die Kammer gepresst werden (hörbar als Diastolikum und eventuell als Mitralöffnungston, MÖT).
Bei einer **Pulmonalstenose** handelt es sich in der Regel um einen angeborenen Herzfehler; die rechte Kammer muss das Blut gegen einen Widerstand in den Truncus pulmonalis pressen (hörbar in der Systole).

Herzmuskelschwäche
Das Blut kann nur noch mit verminderter Kraft ausgeworfen werden, was zu einer Erniedrigung des Drucks in den Gefäßen führt.

12.3.8.1 Herztöne

Das Schließen der Klappen und die Anspannung des Kammermyokards verursachen die Herztöne.

Der **1. Herzton** ist der **Anspannungston**, der durch den Schluss der AV-Klappen und die Komprimierung des Blutes während der Anspannung der Kammern entsteht.

Der **2. Herzton** entsteht am Ende der Systole, wenn sich die Arterienklappen schließen (**Klappenschlusston**).

12.3.8.2 Abhören der Herztöne und Überprüfen der Herzklappen

Der **1. Herzton** ist am besten links im 5. Interkostalraum zu hören (medioklavikular, Mitralklappe). Im 4. Interkostalraum parasternal links kann man die Trikuspidalklappe abhören.

Der **2. Herzton** erscheint lauter als der 1. Ton im 2. Interkostalraum (parasternal): Dort kann man **rechts** des Sternums die **Aortenklappen**; **links** des Sternums die **Pulmonalklappen** am besten hören.

Beide Töne können überprüft werden im **3. Interkostalraum** parasternal links (**Erb-Punkt**).

(**Merkspruch:** Anton Pullmann trinkt Milch um 22.45 und erbricht um 3 – **A**ortenklappe **2**. ICR re; **P**ulmonalklappe **2**. ICR li; **T**rikuspidalklappe **4**. ICR re; **M**itralklappe **5**. ICR medioklavikular; **E**rb **3**. ICR)

12.3.9 Elektrokardiogramm – Herzspannungskurve

Das **Aktionspotenzial am Herzmuskel** bildet die Grundlage für die Erregungsbildung, Erregungsausbreitung und Erregungsrückbildung.

Dabei entsteht ein **elektrisches Feld**, das bis an die Körperoberfläche gelangt und dort mithilfe von Elektroden **gemessen** werden kann. Das Elektrokardiogramm (EKG) ist die Aufzeichnung der Summe aller elektrischen Impulse und stellt die einzelnen Phasen der Aktionspotenziale in den einzelnen Regionen des Herzens dar, die man mithilfe einer Kurve sichtbar machen kann. Dadurch können Rückschlüsse auf die Funktionsfähigkeit und eventuelle Fehler des Herzens gezogen werden.

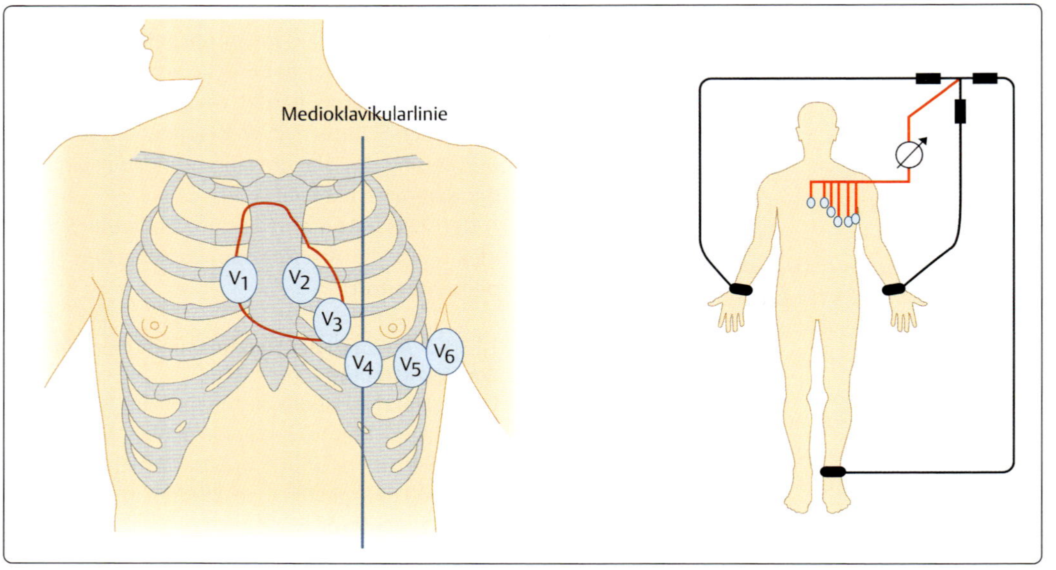

Abb. 12.13 Brustwandableitung nach Wilson. (aus: Behrends JC, Bischofberger J, Deutzmann R, Ehmke H, Frings S, Grissmer S, Hoth M, Kurtz A, Leipziger J, Müller F, Pedain C, Rettig J, Wagner C, Wischmeyer E. Duale Reihe: Physiologie. 2. Aufl. Stuttgart: Thieme; 2010: 87, Abb. 4.11)

Verläuft die Erregung von der **Herzbasis zur Spitze**, zeigt die Kurve **positive Werte** oberhalb der Nulllinie, verläuft sie in umgekehrter Richtung (**Herzspitze zur Basis**), werden die Werte **negativ**.

Die Art der Kurve ist abhängig von der „Ableitung", d. h. von der Menge der Elektroden, die verwendet werden, sowie von dem Ort, an dem die Elektroden angebracht sind. So unterscheidet man verschiedene Ableitungen, wie die Brustwandableitungen nach Wilson (**Abb. 12.13**), bei der die Elektroden in einer Ebene um das Herz herum angeordnet werden (V1–V6), oder die Extremitätenableitung nach Einthoven (**Abb. 12.14**) bzw. Goldberger.

12.3.9.1 **Extremitätenableitung nach Einthoven**

Für die Interpretation der einzelnen EKG-Abschnitte wird die **Standard-Extremitätenableitung** nach **Einthoven** zugrunde gelegt (**Abb. 12.14**). Dabei handelt es sich um eine bipolare Extremitätenableitung, die routinemäßig über **3 Elektroden** plus 1 Erdungselektrode erfasst wird. Die Elektroden werden dabei wie folgt platziert:

- rechter Arm am Handgelenk (RA)
- linker Arm am Handgelenk (LA)
- linkes Bein über dem Fußgelenk (LF)

Die schwarze Erdungselektrode wird am rechten Bein befestigt.

Es werden **3 Ableitungen** erfasst als Differenz zwischen jeweils 2 der 3 Elektroden:

- Ableitung I: Differenz zwischen rechtem und linkem Arm (RA – LA)
- Ableitung II: Differenz zwischen rechtem Arm und linkem Bein (RA – LF)
- Ableitung III: Differenz zwischen linkem Arm und linkem Bein (LA – LF)

Erst durch **Kombination verschiedener Ableitungen** und den Vergleich der erhaltenen Kurven erschließt sich die ganze Bandbreite der EKG-Diagnostik.

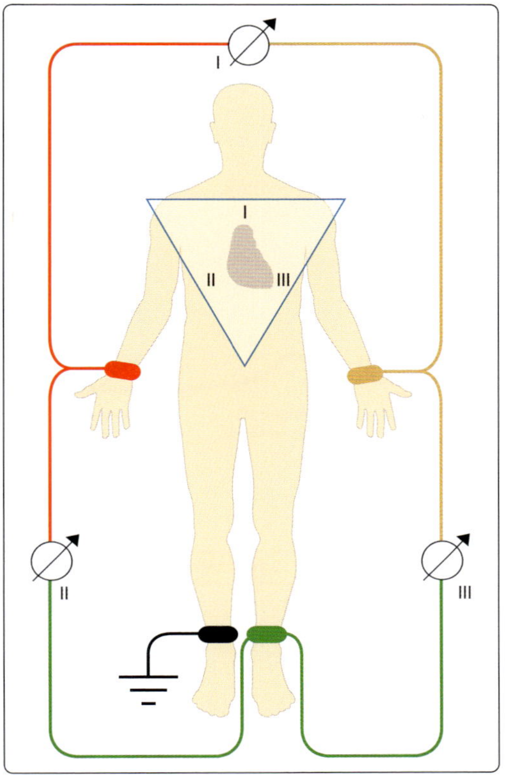

Abb. 12.14 Extremitätenableitung nach Einthoven. (aus: Behrends JC, Bischofberger J, Deutzmann R, Ehmke H, Frings S, Grissmer S, Hoth M, Kurtz A, Leipziger J, Müller F, Pedain C, Rettig J, Wagner C, Wischmeyer E. Duale Reihe: Physiologie. 2. Aufl. Stuttgart: Thieme; 2010: 86, Abb. 4.9)

12.3.9.2 **Normalkurve des EKG**

Der Kurvenverlauf des normalen menschlichen EKG zeigt charakteristische Wellen (Zacken), die mit den **Buchstaben P, Q, R, S, T, U** benannt werden (**Abb. 12.15**).

Das EKG setzt sich aus einem **Vorhofanteil** (Aktionspotenzial der Vorhöfe) und einem **Kammeranteil** (Aktionspotenzial der Kammern) zusammen. Vorhof- und Kammeranteil des EKG überlappen sich trotz der raschen Reizausbreitung im Herzen nicht, da die Reizleitung im AV-Knoten gebremst wird.

P-Welle Die P-Welle oder -Zacke entspricht der Ausbreitung der vom Sinusknoten kommenden Erregungskurve in den **Vorhöfen**; der 1. Teil der P-Welle wird vorwiegend vom rechten, der 2. Teil vorwiegend vom linken Vorhof gebildet, da dieser später erregt wird.

PQ-Zeit Die PQ-Zeit (Überleitungszeit) reicht vom Beginn der P-Welle bis zum Beginn des QRS-Komplexes und beinhaltet die Dauer, die vom Beginn der **Vorhoferregung** bis zum Beginn der **Kammererregung** verstreicht.

QRS-Komplex Die **Q-Zacke** bezeichnet den Beginn der Kammererregung, die **R-Zacke** die Kammererregung selbst und die **S-Zacke** das Ende der Erregungsausbreitung. Der QRS-Komplex ist somit Ausdruck der **ventrikulären Erregungsausbreitung**. Parallel zu der Depolarisation der Kammern beginnt die Repolarisation der Vorhöfe, was aber im EKG nicht zu erkennen ist.

ST-Strecke Die ST-Strecke dauert vom Ende der S-Zacke bis zum Beginn der T-Welle und **kündigt** den Beginn der **Erregungsrückbildung** an.

T-Welle Die T-Welle repräsentiert den **Erregungsrückgang**, d. h. die Repolarisation der Kammern. Nach dem Ende der T-Welle ist die Herzaktion beendet.

Nach kurzer Zeit beginnt der nächste Zyklus. Diese Zwischenzeit zwischen 2 Herzaktionen sagt etwas über die Herzfrequenz aus. Je kürzer der Abstand, desto höher die Frequenz.

U-Welle Die U-Welle ist eine auf die T-Welle folgende, flache Erhebung, die nicht immer sichtbar ist. Sie gilt als Nachschwankungswelle der Erregungsrückbildung.

12.3.9.3 **Diagnostische Aussagen des EKG**

Durch die Ableitungen können die anatomische Ausrichtung des Herzens, Störungen der Herzfrequenz und der Reizleitung, Gewebezerstörung (Myokardinfarkt) und Elektrolytstörungen erkennbar werden.

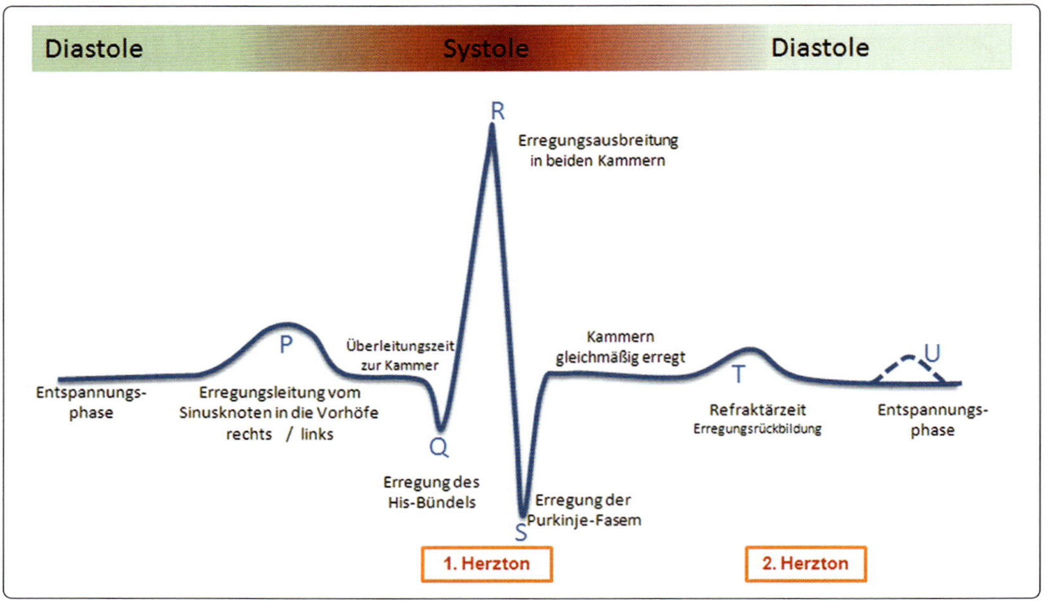

Abb. 12.15 EKG-Normalkurve. (mit freundlicher Genehmigung von Jürgen Sengebusch)

Auch die Herzlage im Thorax ist durch die Zusammenschau unterschiedlicher Ableitungen darstellbar.

Fazit

Das Herz arbeitet in 2 Phasen, der Systole und der Diastole. Die Systole dient der Anspannung und dem Auswurf des Blutes in den Lungen- und Körperkreislauf, die Diastole dient der Entspannung und Füllung der Kammern. Dabei ist es von großer Wichtigkeit, dass die Klappen intakt und zur rechten Zeit geschlossen bzw. geöffnet werden.
Durch die Herzaktion entstehen 2 Herztöne. Der 1. Herzton zeigt den Klappenschlusston der Segelklappen bzw. die Anspannung der Kammern an; der 2. Herzton meldet den Schluss der Taschenklappen. An verschiedenen Stellen des Brustkorbs kann man sich einen Eindruck über die Funktion der Klappen machen.
Bei der Aktion des Herzens fließt ein elektrischer Strom, der sich bis in die Peripherie ausbreitet. Dieses Phänomen benutzt man, um mithilfe des Elektrokardiogramms (EKG) die Herzaktionen zu überprüfen.

12.4 Funktionen des kardiovaskulären Systems

Nach funktionellen Gesichtspunkten wird das kardiovaskuläre System in das arterielle Hochdrucksystem und das venöse Niederdrucksystem eingeteilt (Kap. 12.2.2).

12.4.1 Funktionen des arteriellen Hochdrucksystems

Das arterielle Hochdrucksystem muss dafür Sorge tragen, dass der für die Organdurchblutung **notwendige Druck** im Gefäßsystem herrscht, unabhängig davon, ob sich die Herzaktion in der Systole oder Diastole befindet. Dies kann gewährleistet werden durch die sog. **Windkesselfunktion** in den Arterien.

12.4.1.1 Windkesselfunktion der elastischen Arterien

In jeder **Systole** wird ein Blutvolumen von 70 ml in die Aorta ausgeworfen, während in der Diastole kein Blut das Herz verlässt. Die dadurch hervorgerufenen **Volumenschwankungen** setzen sich jedoch nicht bis in die peripheren Gefäße fort, sondern werden durch die **elastischen Wände** der herznahen Arterien kompensiert. Grundsätzlich fließt das Blut in der Systole schneller in die Arterien, als es durch das Kapillargebiet wieder abfließt. Das führt zu einer Druckerhöhung durch Ansammlung von Flüssigkeit in den Arterien, was diese zwingt, sich auszudehnen und das Blut zu speichern (rund 50 % der ausgeworfenen Menge).

In der **Diastole** gelangt zwar kein Blut aus dem Herzen in die Gefäße, jedoch geben nun die Arterien kontinuierlich das gespeicherte Blut ab. Dadurch kompensieren sie die Druckschwankungen, die durch die Herzaktion entstehen (Auswurfdruck ca. 120 mmHg) und sorgen für einen dauerhaft gleichbleibenden Druck im arteriellen Gefäßsystem von ca. 80 mmHg. Diese Funktion nennt man **Windkesselfunktion**.

Durch die Fähigkeit der Arterien, sich wie ein Ballon aufblasen zu können, wird ein andauernder, gleichmäßiger Blutstrom in die Kapillaren gewährleistet. Das Herz wird geschont, da die Drücke in den Arterien nicht höher sind als während der Austreibungsphase in der Kammer. Andernfalls müsste es ständig gegen einen höheren Druck arbeiten, was zu einer starken Belastung des Kammermyokards führen würde.

Füllung der Koronarien In der Austreibungsphase sind die Koronarien verschlossen, um sie vor dem hohen Druck zu schützen, mit dem das Blut die linke Kammer verlässt. Mit Beginn der Diastole öffnen sich die Einmündungen und das Blut strömt in die Koronarien.

Pathologie

Hypertonus

Ein **arterieller Hypertonus** schädigt bevorzugt die Hirn- (Apoplex) und Nierengefäße etc., ein **diastolischer Hypertonus** bevorzugt die Koronarien. Es kommt zu Sklerosierungen der Gefäße, was den Blutfluss behindert.

Durch arteriosklerotische Ablagerungen in den Gefäßen muss das Herz das Blut immer gegen den erhöhten Gefäßwiderstand auswerfen. Das führt zu einem **arteriellen Bluthochdruck** mit geringer Auswirkung auf den diastolischen Druck und auf Dauer zu einer Kammerhypertrophie der linken Kammer.

Tritt zusätzlich zu einem erhöhten systolischen Druck auch eine Erhöhung der Diastole auf, kann das zu tun haben mit z. B. Stresssituationen, da sich in der Diastole die Gefäße durch Noradrenalin wieder zusammenziehen, nachdem sie in der Systole erweitert waren. Es muss bei einer **diastolischen Druckerhöhung** aber immer auch an die Nieren gedacht werden.

Genau genommen gibt es aber doch Druckschwankungen mit jeder Herzaktion: So beträgt der Auswurfdruck in der Systole 120 mmHg, der verbleibende Druck in der Diastole 80 mmHg. Jedoch erfolgen diese Druckunterschiede schnell und fließend, d. h. nicht abrupt. Wenn der diastolische Druck 80 mmHg erreicht hat, steht die nächste Austreibungsphase bevor.

Die Drücke in den Arterien können überprüft werden, indem man eine **indirekte Blutdruckmessung** an den Arm- oder Beinarterien vornimmt.

12.4.1.2 Blutdruck

Der Blutdruck ist der Druck, den das Blut auf die **umgebende Gefäßwand** ausübt. Dabei wirken sich folgende Faktoren auf den Druck aus:

- Volumen
- Gefäßwandzustand
- Gefäßweite
- Herzkraft

Der systolische Druck wird durch die **Auswurfkraft** bewirkt (Menge der Flüssigkeit), der diastolische Druck ist der **verbleibende Druck** im Gefäßsystem.

Der Unterschied zwischen beiden Werten, die **Blutdruckamplitude**, ist abhängig vom Schlagvolumen und sollte im Mittel 40 mmHg betragen.

12.4.1.3 Blutdruckmessung (RR)

Üblich ist die indirekte auskultatorische Methode, die auf **Riva-Rocci (RR)** zurückgeht. Dazu wird ein Gummischlauch mit einem Manometer verbun-

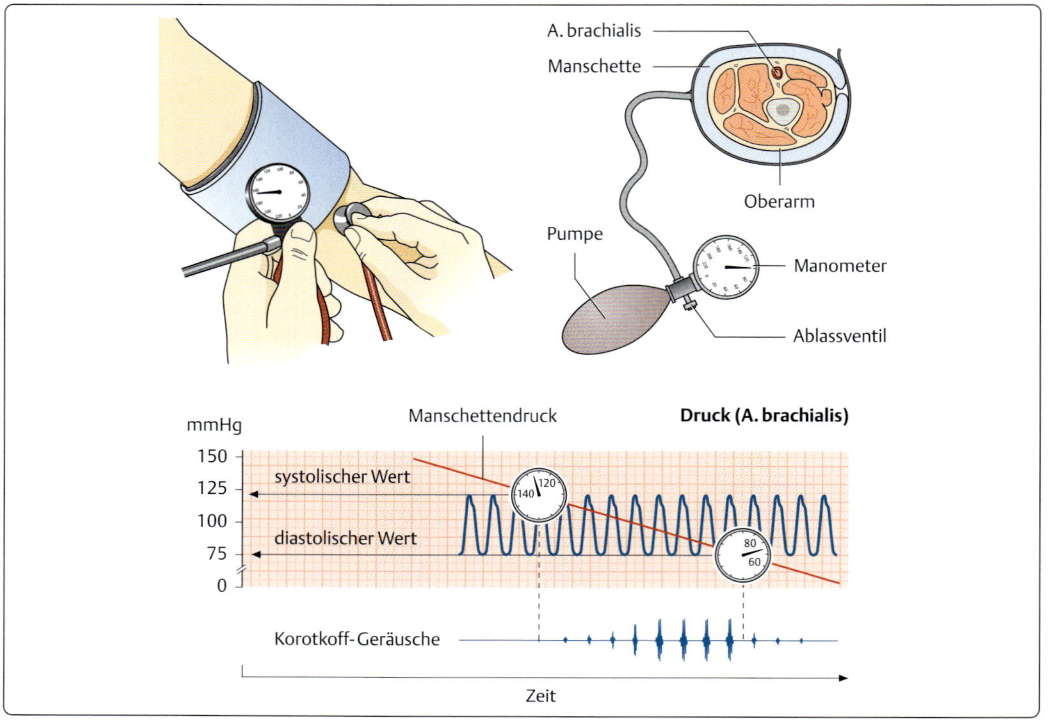

Abb. 12.16 Blutdruckmessung nach Riva-Rocci. (aus: Faller A, Schünke M. Der Körper des Menschen: Einführung in Bau und Funktion. 15. Aufl. Stuttgart: Thieme; 2008: Abb. 5.15)

den (**Abb. 12.16**). Dieser Schlauch wird um die Extremität gelegt und aufgepumpt. Wenn der Druck im Schlauch höher ist als im Blutgefäß, wird dieses komprimiert, sodass kein Blut mehr durch die komprimierte Arterie fließen kann. Dieses ist messbar durch den **fehlenden Radialispuls.**

Wird langsam die Luft aus dem Schlauch abgelassen, setzt der Blutfluss genau dann wieder ein, wenn der Druck der Arterie geringfügig höher ist als der Druck in dem Schlauch. Dabei entstehen Klopftöne, beziehungsweise **Stenosegeräusche** der komprimierten Arterien, sog. **Korotkoff-Töne,** die über ein Stethoskop hörbar sind.

Der 1. hörbare Ton zeigt den **systolischen Druck** im Gefäßsystem an. Wird die Luft weiter aus dem Schlauch abgelassen, liegt der Druck im Schlauch irgendwann unter dem Druck im Gefäß. Das Gefäß ist wieder vollständig geöffnet, das Blut fließt ungehindert hindurch und es gibt keine Stenosegeräusche mehr. In dem Moment, in dem kein Geräusch mehr zu hören ist, ist der **diastolische Druckwert** erreicht (**Abb. 12.16**).

Folgende **Fehlerquellen** bei der Blutdruckmessung sind zu beachten:

- Blutdruckmanschette nicht vollständig entlüftet → Druck zu hoch
- Manschette zu breit → Druck zu niedrig
- Manschette zu schmal → Druck zu hoch
- Armlagerung oberhalb der Herzebene → Druck zu niedrig
- Armlagerung unterhalb der Herzebene → Druck zu hoch

Der Druck in den Beinen beim **stehenden Patienten,** der oberhalb der Knöchel gemessen wird, ist ca. 20 mmHg höher als in den Armen.

In **Tab. 12.2** sind die **Normwerte und WHO-Einteilung** der Blutdruckwerte aufgeführt, in **Tab. 12.3** die pathologischen Blutdruckwerte.

Tab. 12.2 Normwerte und WHO-Einteilung der Blutdruckwerte.

Klassifizierung	systolischer Blutdruck in mmHg	diastolischer Blutdruck in mmHg
Normwerte		
Säuglinge	75	50
Kinder	95	60
Erwachsene	120	80
WHO-Einteilung		
optimal	< 120	< 80
normal	< 130	< 85
hoch normal	130–139	85–89

Tab. 12.3 Pathologische Blutdruckwerte.

Klassifizierung	systolischer Blutdruck in mmHg	diastolischer Blutdruck in mmHg
Bluthochdruck		
Stufe 1	140–159	90–99
Stufe 2	160–179	100–109
Stufe 3	> 180	> 110
isolierte systolische Hypertonie	> 140	< 90
hypertensive Krise	> 230	> 130
Hypotonie	105	60

Die **Blutdruckamplitude** ergibt sich aus der Differenz des systolischen und diastolischen Blutdrucks. Anhand dieser Einteilung lassen sind Pathologien zuordnen, von denen hier einige Beispiele genannt sind.

Pathologie

Blutdruckamplitude > 40 mmHg

Aortenklappeninsuffizienz

Bei der Aortenklappeninsuffizienz liegt der Blutdruck bei 170/40 mmHg. Typisch ist der Wasserhammerpuls mit pulssynchronem Nicken. Dadurch, dass viel Volumen ausgeworfen wird, ist die Systole hoch; gleichzeitig fließt viel Volumen in die Kammer zurück und der diastolische Wert ist niedrig. Hier besteht eine Volumenbelastung der linken Herzkammer.

Hyperthyreose

Bei der Hyperthyreose sind sowohl der Blutdruck mit 170/90 mmHg wie auch der Puls hoch.

Persistierender offener Ductus Botalli

Hier liegt ein erhöhter Blutdruck mit 150/60 mmHg bei gleichzeitig niedrigem diastolischem Druck durch Rückfluss des Blutes in den Truncus pulmonalis vor. Der sich dadurch entwickelnde hohe Druck in den Lungengefäßen führt zu Lungenschäden.

Arteriosklerose

Bei der Arteriosklerose ist der Blutdruck erhöht 170/95 mmHg, der Puls normal.

Hypertonus

Ein Hypertonus ist in der Hauptsache essenziell und nur zu 10 % sekundär bedingt. Der systolische Blutdruck ist höher als der diastolische, sodass eine hohe Blutdruckamplitude vorliegt (160/100 mmHg).

Blutdruckamplitude < 40 mmHg

Aortenklappenstenose

Aufgrund der Stenose gelangt weniger Blut in die Aorta, der systolische Druck ist verringert; die Windkesselfunktion ist intakt, der diastolische Wert normal (z. B. 100/80 mmHg). Hier besteht eine Druckbelastung für die linke Herzkammer.

Sonstige

Periphere arterielle Verschlusskrankheit (pAVK)
Es wird zur Diagnose von peripheren Verschlusskrankheiten der sog. Knöchel-Arm-Index (ABI, "ankle brachial-index") über die Blutdruckmessung und Dopplersonografie bestimmt, daneben erfolgt die Überprüfung von Puls, Farbe der Extremität, Temperatur der Extremität.

Hypotonus
Bei einem Hypotonus liegen die Blutdruckwerte unter 110/65 mmHg. Hier sind sowohl der systolische wie auch der diastolische Blutdruck vermindert, die Amplitude ist normal (100/60 mmHg).

12.4.1.4 Arterieller Druckpuls

Der arterielle Druckpuls beschreibt die mechanischen Auswirkungen der Herzaktion auf die direkte Umgebung und ihre Fortleitung auf entferntere Areale durch das Gefäßsystem, die sich darstellen als **Frequenz und Qualität**. Man erhält Auskunft über die Regelmäßigkeit der Herztätigkeit, seine Effektivität und das Füllungsvolumen in den Gefäßen.

Jeder Blutauswurf aus dem linken Ventrikel führt im Anfangsteil der Aorta zu einem schnellen Druckanstieg. Dieser Bewegungsimpuls wird auf die benachbarten Gefäßabschnitte übertragen und zur Peripherie weitergeleitet. So pflanzt sich eine Welle fort, die man als **Druckpulswelle** oder Pulswelle bezeichnet. Sie hat damit eine viel größere Geschwindigkeit als das strömende Blut (**Strompuls**). Die Dehnbarkeit der Gefäße übt einen starken Einfluss auf die Geschwindigkeit der Pulswelle aus (z. B. Aorta/große arterielle Gefäße = 20 cm/s, Arteriolen = 0,05 cm/s, Venen = 12 cm/s).

Der **Druckpuls** ist als sog. Puls an mehreren Arterien tastbar und dient zur Diagnostik, z. B. bei arteriellen Verschlüssen (pAVK).

Wichtige **Pulsmesspunkte** sind die Aa. temporalis, carotis, subclavia, axillaris, brachialis, radialis, femoralis, poplitea, tibialis posterior und dorsalis pedis. Bei der Messung werden die Schläge pro min manuell erfasst. In **Tab. 12.4** sind die Normalwerte des Ruhepulses für verschiedene Altersgruppen erfasst.

Tab. 12.4 Normalwerte des Ruhepulses.

Altersgruppe	Schläge/min
Neugeborene	140
2-Jährige	120
4-Jährige	100
Jugendliche	90
Erwachsene	70
Alte	80
Leistungssportler	55

Zur **Beurteilung des Pulses** und ggf. damit verbundenen Erkrankungen werden folgende Kriterien herangezogen:

- Puls: tastbar/nicht tastbar
- Regelmäßigkeit: regelmäßig/unregelmäßig
- Extrasystolen: doppelschlägig, arrhythmisch
- Frequenz: schnell/langsam
- Härte bzw. Unterdrückbarkeit: hart/weich
- Anstieg: schnell/langsam
- Amplitude: hoch/gering

So sind z. B. folgende Pulsqualitäten **klinisch relevant**:

- nicht tastbar bei Gefäßverschluss
- unregelmäßig bei Herzinfarkt, Kaliummangel, Lungenembolie u. a.
- doppelschlägiger Puls bei Extrasystolen
- arrhythmisch bei Tachyarrhythmia absoluta
- Palpitationen bei Herzerkrankungen, durch Medikamente, Angst
- schneller Puls mit > 100 Schlägen/min (tachykard) bei Anämie, niedrigem Blutdruck, Kreislaufversagen etc.
- langsamer Puls mit < 60 Schlägen/min (bradykard) bei Digitalisintoxikation, Leitungsstörungen, Hypothyreose
- langsam, klein und weich bei Aortenklappenstenose u. a.
- geringer, weicher Puls bei Kreislaufversagen
- harter Puls bei Hypertonus

- schnell, hoch, hart (Wasserhammerpuls) bei Aortenklappeninsuffizienz u. a.

12.4.1.5 **Venenpuls**

Auch an den Venen findet sich einen Puls, der hier aber nicht besprochen werden soll, da er nicht von so großer Bedeutung ist wie der arterielle Puls.

Fazit

Zur ausreichend guten Versorgung des Organismus ist es notwendig, dass der Blutstrom gleichmäßig, mit wenigen Druckschwankungen und in genügendem Maße durch die Gefäße fließt. Er muss somit auch in der Diastole gewährleistet bleiben, in der kein Blutauswurf aus dem Herzen stattfindet. Daher sind die herznahen elastischen Arterien in der Lage, ca. 50 % der Blutmenge, die in der Systole das Herz verlässt, zu speichern und kontinuierlich in der Diastole in den Körperkreislauf abzugeben (Windkesselfunktion). In der Diastole werden die Koronarien mit Blut gefüllt.
Der Blutdruck wird nach Riva-Rocci indirekt gemessen. Es ist der Druck, der durch die Flüssigkeit auf die Gefäßwände ausgeübt wird. Zu hohe oder zu niedrige Blutdruckwerte gefährden die Versorgung des Organismus, die Gefäße und das Herz. Der Puls bezeichnet die Druckwelle, die entsteht, wenn das Blut aus dem Herzen in die Aorta ausgeworfen wird. Diese Druckwelle pflanzt sich bis in die Peripherie fort, in der sie gemessen werden kann. Blutdruck und Puls werden zu diagnostischen Zwecken herangezogen.

12.4.2 Funktionen des venösen Niederdrucksystems

Die Hauptaufgabe des Niederdrucksystems ist die **Speicherung des Blutes**. In diesem befinden sich 85 % (4–5 l) des gesamten Blutvolumens (vgl. Kap. 12.2.2). Grundvoraussetzung dafür ist die viel stärkere Dehnbarkeit der Venen. Wegen dieser hohen Dehnbarkeit kommt es bei jeder Druckänderung zu enormen Flüssigkeitsverlagerungen im Venensystem.

Während bei Flüssigkeitsverlust durch Vasokonstriktion hauptsächlich der arterielle Druck steigt, der Druck in den Venen aber nur geringfügig für eine Druckanhebung verantwortlich ist, verändert sich bei einer intravenösen Infusion hauptsächlich der Venendruck. Dementsprechend ist der **zentrale Venendruck** (ZVD 2–5 mmHg) ein guter Indikator für das Blutvolumen. Druckerhöhungen ab 12 mmHg zeigen sich als Halsvenenstau, hervorgerufen durch z. B. ein Cor pulmonale (Kap. 11.3.2) oder Kompression der V. brachiocephalica.

Der **Blutdruck im venösen System** ist je nach Ort unterschiedlich:

- Kapillaren: 25 mmHg
- Venolen: < 10 mmHg
- Pfortader: 3 mmHg
- V. cava vor dem Herzen: 2 mmHg
- A. pulmonalis und im Lungenkreislauf: 15–25 mmHg
- Vv. pulmonales: 5–15 mmHg

Während der Fluss des arteriellen Blutes von der Pumpkraft des Herzens abhängt, spielen beim venösen Fluss des Blutes mehrere Faktoren eine Rolle.

Vom Kapillargebiet wirkt sich nur eine geringe Pumpkraft auf die Venen aus. **Venenklappen** im Inneren der Venen sorgen dafür, dass das Blut der Schwerkraft folgend nicht wieder zurückfließt, sondern die Blutbewegungen **nur in Richtung Herz** erfolgen.

Durch die Kontraktion der die Venen umgebende Skelettmuskulatur werden die Venen komprimiert und fördern den Rückstrom des venösen Blutes zum Herzen (**Muskelpumpe**). Beinbewegungen reduzieren deshalb die Gefahr, dass das Blut bei längerem Stehen in den Beinen versackt und sich Knöchelödeme bilden.

Auch die **Atmung** unterstützt den venösen Rückfluss, indem der negative (Unter-)Druck im Thorax die hier liegenden Venen dehnt und gleichzeitig eine **Sogwirkung** auf die angrenzenden Gefäße ausübt; bei der Einatmung verstärkt sich diese Sogwirkung durch die Senkung des Zwerchfells.

Nicht zuletzt bewirkt die **Herzaktion während der Systole** einen zusätzlichen Sog auf das Blut in den großen Hohlvenen, indem sich die Ventilebene des Herzens auf die Herzspitze zu bewegt.

Pathologie

Phlebothrombose

Bei einer Phlebothrombose kommt es zur Ausbildung von Blutgerinnseln (Fibrin), die die tiefliegenden Venen verschließen (S. 263). Es besteht die Gefahr der Lungenembolie. Die Bildung einer Phlebothrombose wird begünstigt durch 3 Faktoren (Virchow-Trias): Strömungsfaktor, Gefäßwandfaktor und Blutzusammensetzung.

Der serologischer Nachweis von Thrombosen erfolgt anhand sog. **D-Dimeren**, die durch die körpereigene Fibrinolyse entstehen (Spaltprodukte des Fibrins). Die Bestimmung dient der Diagnostik bei Verdacht auf Bildung von Blutgerinnseln. Zu hohe Werte deuten auf Thrombosen hin, aber auch auf bösartige Tumoren oder Leukämien. Nach einer Lysetherapie, Operationen oder in der Schwangerschaft kann der Wert ebenfalls erhöht sein.

Fazit

Innerhalb des venösen Systems befindet sich ca. 85 % des gesamten Blutes, da die venösen Gefäße sehr dehnbar sind. Allerdings sind die Blutdrücke in den venösen Gebieten relativ gering, sodass mehrere Mechanismen dafür sorgen, das Blut zum Herzen zu transportieren. Hier wirken die Venenklappen, die Muskelpumpe sowie die Druck-Saug-Pumpe durch Atmung und Herzaktion.

12.4.3 Kreislaufregulationen

Generell muss man bei der Kreislaufregulation unterscheiden zwischen lokaler Durchblutungsregulation, die nur in einem bestimmten Gefäß- oder Organbereich wirkt, und der zentralen Kontrolle des Kreislaufs.

12.4.3.1 Lokale Regulation der Durchblutung

Die lokalen Durchblutungsregulationen werden bestimmt durch die Fließeigenschaft des Blutes, metabolische Wirkungen, myogene Regulationen sowie gefäßaktive Substanzen.

Fließeigenschaften des Blutes

Für die **Mikrozirkulation** ist neben der Beschaffenheit der Gefäßwände, der Anzahl der Gefäße in einem bestimmten Durchblutungsgebiet und der Gefäßweite auch die Viskosität des Blutes von Bedeutung.

Die **Viskosität des Blutes**, also die Zähflüssigkeit, ist abhängig von dem **Hämatokrit**, der erniedrigt sein kann (das Blut ist zu „dünn") durch einen Mangel an Eiweißen, Gerinnungsfaktoren, Medikamente oder einem Flüssigkeitsüberschuss bzw. erhöht durch Flüssigkeitsmangel, zu viele zelluläre Bestandteile oder Immobilität (das Blut ist zu „dick"). Die Viskosität wird ebenfalls beeinflusst von der **Verformbarkeit der Erythrozyten** – sind diese wenig verformbar, führt das zu einer Sauerstoffunterversorgung. Auch die **Temperatur** spielt hier eine Rolle, da Wärme zur Gefäßerweiterung (Vasodilatation), Kälte zu einer Gefäßverengung (Vasokonstriktion) führt. Weiterhin ist der **Proteingehalt** des Plasmas zu berücksichtigen, da ein hoher Proteinanteil die Viskosität erhöht und somit die Fließgeschwindigkeit herabsetzt.

Metabolische Wirkungen auf die Durchblutung

Die Regulation der regionalen Organdurchblutung erfolgt vorrangig durch Substanzen, die am Zellstoffwechsel beteiligt sind.

So bewirkt ein Anstieg des lokalen Kohlendioxidpartialdrucks (pCO_2) bzw. ein Absinken des pH-Wertes (Azidose) eine **Vasodilatation** der Gefäße und damit eine **Blutdrucksenkung**.

Andererseits führt ein stärkeres Absinken des Sauerstoffpartialdrucks (pO_2), d. h. eine **Hypoxie**, zu einer **Vasokonstriktion**, was den **Blutdruck steigert**.

Pathologie

Metabolische Azidose

Bei einer Entgleisung des Stoffwechsels, z. B. beim Diabetes mellitus der Fettstoffwechsel (Kap. 2.4.2), bei Schockzuständen durch den erhöhten Laktatgehalt und durch einen verminderten Sauerstoffgehalt im Gewebe kommt es zu einer Übersäuerung.

Myogene Regulation (Autoregulation)

In einigen Organen reagiert die glatte Muskulatur der Widerstandsgefäße (Arteriolen) auf Veränderungen des arteriellen Perfusionsdrucks, indem eine Druckerhöhung zur **Vasokonstriktion** und eine Druckabnahme zur **Vasodilatation** führt, um in dem dahinter liegenden Gebiet einen gleichbleibenden Blutdruck aufrechtzuerhalten.

Diese Autoregulation der Durchblutung gilt besonders ausgeprägt für die Nieren (S. 166) und zum Teil für das Gehirn.

Gefäßaktive Substanzen

Zu den gefäßaktiven Substanzen gehören Kinine, Histamin, Angiotensin II sowie Serotonin.

Kinine zählen zu den Gewebshormonen, ihre Vorstufen werden in der Leber gebildet. Zur Aktivierung ist der Gerinnungsfaktor XII wichtig. Sie spielen eine Rolle bei der Blutdruckkontrolle (lokal und systemisch), bei der Blutgerinnung, Entzündungen und Schmerzen. Die wichtigsten Kinine sind **Bradykinin** und **Kallidin**. Bradykinin und Kallidin bewirken eine **Vasodilatation der Gefäße** und führen zur Blutdrucksenkung. Auf die glatte Muskulatur des Darms, des Uterus und der Bronchien wirken sie kontrahierend. Sie aktivieren Rezeptoren auf den Leukozyten und fördern die Leukozytenwanderung im entzündeten Gewebe, aktivieren die Schmerzrezeptoren auf den Nervenendigungen und lösen **Schmerzen** aus. Bei **Entzündungen** erhöhen sie durch die Vasodilatation die Gefäßpermeabilität, was zum Austritt von Plasma und zu Schwellungen führt. Sie behindern die **Blutgerinnung** durch Behinderung der Thrombozytenaggregation (Kap. 15.9.7).

Histamin ist sowohl ein Gewebshormon als auch ein Neurotransmitter. Es ist an der Regulation z. B. der Magensäureproduktion und Magenmotilität beteiligt (Kap. 9.5.3) und steuert durch den Einfluss auf die serotonergen Rezeptoren den Schlaf-Wach-Rhythmus. Histamin wird vor allem bei Schädigungen der Haut und der Schleimhäute sowie bei bestimmten Antigen-Antikörper-Reaktionen (z. B. Asthma oder auch durch Nahrungsbestandteile) freigesetzt. Es löst eine **lokale Dilatation** der Arteriolen und Venolen aus und erhöht die **Kapillarpermeabilität** für Wasser und Zellen (z. B. neutrophile Granulozyten) und senkt somit den Blutdruck. In den Bronchien führt Histamin zu einer Bronchokonstriktion. Histamin ist, häufig gebunden an Heparin, gespeichert in Mastzellen, basophilen Granulozyten und den ECL-Zellen der Magenschleimhaut.

Angiotensin II bewirkt einen **Anstieg des Blutdrucks**. Es wirkt im Renin-Angiotensin-Aldosteron-System (RAAS) der Niere, indem es die Gefäße verengt und die Aldosteronausschüttung aus der Nebennierenrinde und ADH-Freisetzung aus dem Hypophysenhinterlappen bewirkt (vgl. Kap. 10.4.3).

Serotonin wirkt im menschlichen Organismus auf unterschiedliche Art und Weise, wie im Einzelnen zu den Organsystemen besprochen. Auch auf das Herz-Kreislauf-System nimmt Serotonin einen komplexen Einfluss: In den Lungen und Nieren führt es vornehmlich zur **Vasokonstriktion**, in der Skelettmuskulatur vorwiegend zur **Vasodilatation** der Gefäße. Bei venöser Injektion zeigt sich zunächst einen Blutdruckabfall, nach wenigen Sekunden ein Blutdruckanstieg, letztlich entwickelt sich ein lang anhaltender **Hypotonus**.

12.4.3.2 Zentrale Kontrollen des Kreislaufs

Bei den zentralen Kontrollen des Kreislaufs unterscheidet man kurzfristige, mittelfristige und langfristige Einwirkungsfaktoren. Sie werden beeinflusst durch die medullären Zentren.

Mechanismen zur kurzfristigen Blutdruckregulation

Kurzfristige Regulationsmechanismen veranlassen innerhalb **weniger Sekunden** eine Kreislaufveränderung. Sie können jedoch nach einigen Tagen ständiger Beanspruchung ihre Wirksamkeit verlieren.

Pressorezeptoren

Pressorezeptoren (Barorezeptoren) sind vor allem im erweiterten Anfangsteil der A. carotis interna (**Karotissinus**) lokalisiert. Sie befinden sich in der Gefäßwand und messen den Druck im Gefäßsystem. Sie reagieren hauptsächlich auf die Veränderung der **Blutdruckamplitude**.

Zusätzlich befinden sich im **Aortenbogen** Pressorezeptoren, die mit dem Kreislaufzentrum über den N. vagus in Verbindung stehen. Sie erfüllen die gleiche Funktion wie die Barorezeptoren im Karotissinus.

Pressorezeptoren im Karotissinus und im Aortenbogen fungieren als sog. **sinuaortales System**. Die pressorezeptorischen Zonen bleiben auch bei gleichbleibenden Blutdrücken im physiologischen Bereich immer in einem **leichten Erregungszustand**.

Depressorreflex Eine **arterielle Druckerhöhung** im Karotissinus wird über nervale Impulse des N. glossopharyngeus (R. sinus carotici) zum Kreislaufzentrum (Vasomotorenzentrum) in der Medulla oblongata geleitet. Von da aus wird reflektorisch über die Herzäste des N. vagus der Blutdruck gesenkt und die Herzfrequenz verlangsamt.

Pressorreflex Ein **akuter Blutdruckabfall** bewirkt in den Pressorezeptoren eine Frequenzabnahme und die Aktivierung der blutdrucksteigernden Gegenreaktion im Kreislaufzentrum.

Czermak-Versuch Durch **manuellen Druck** auf die Karotisgabel (Karotissinus) kann ebenfalls der blutdrucksenkende Effekt ausgelöst werden, was zu besonderen diagnostischen Zwecken genutzt wird, z. B. bei der Untersuchung auf Herzfunktionsstörungen, um zu prüfen, ob diese durch Störungen der nervalen Steuerung bedingt sind.

> **Pathologie**
>
> **Karotissinussyndrom**
> Beim Karotissinussyndrom ist der Pressorreflex verstärkt, sodass z. B. durch Seitwärtsbeugen des Kopfes oder einen zu engen Kragen ein starker Blutdruckabfall mit nachfolgender Synkope erfolgen kann.
>
> **Stenosen**
> Bei Verengungen durch Tumoren oder Arteriosklerose in der Karotis treten Schwindelanfälle, Flimmern vor Augen und eventuell ein vorübergehender Verlust des Sehvermögens am Auge der betroffenen Seite auf.

Das **Kreislaufzentrum** beantwortet einen von den Pressorezeptoren gemeldeten **Druckabfall** im arteriellen System mit einer allgemeinen Aktivierung des Sympathikus und einer Hemmung des Parasympathikus. Dadurch werden die Herzfrequenz, die Kontraktilität des Herzens, das Herzminutenvolumen sowie der periphere Widerstand in den arteriellen Gefäßen durch Vasokonstriktion gesteigert. Dadurch erhöht sich der Blutdruck.

Bei einer **Blutdruckerhöhung** erfolgt gegenregulatorisch die Hemmung des Sympathikus und Aktivierung des Parasympathikus, sodass die Herzfrequenz, die Kontraktionskraft des Herzen gemindert, das Herzminutenvolumen und der periphere Widerstand in den arteriellen Gefäßen durch Vasodilatation vermindert werden. Der Blutdruck sinkt.

Nur eine gute Blutzirkulation sorgt für eine harmonische Zusammenarbeit des Sympathikus mit dem Parasympathikus und damit zu einem ausgeglichenen Blutdruck. Störungen führen zu Gefäßverkrampfungen und Bluthochdruck.

Dehnungsrezeptoren

Weitere Druckmessstationen finden sich als Dehnungsrezeptoren in den beiden **Vorhöfen** und **Kammern des Herzens** sowie in den **Hohlvenen**. Die durch Dehnung der Wand ausgelösten Impulse werden über den N. vagus dem Kreislaufzentrum übermittelt und geben so ständig Informationen über den Füllungszustand dieser Gefäße.

Durch die Dehnungsrezeptoren aktiviert bilden **Muskelzellen des Herzens** natriuretische Peptide, die regulierend auf den Blutdruck einwirken (S. 244).

Chemorezeptoren
Chemorezeptoren messen den Gehalt der **Blutgase**. Sauerstoff, Kohlendioxid und Wasserstoffionen sind bis zu einem gewissen Grad an der Kreislaufregulierung beteiligt.

Die Chemorezeptoren befinden sich im **Glomus caroticum** und im **Aortenbogen** und wirken blutdruckverändernd – entweder direkt über das Kreislauf- oder über das Atemzentrum. Eine tiefe ruhige Atmung senkt den Blutdruck, während eine schnelle oberflächliche Atmung den Blutdruck erhöht (Kap. 11).

Unspezifische Reize
Außerdem gibt es eine Reihe von **unspezifischen Reizen**, die auf Rezeptoren außerhalb des kardiovaskulären Systems einwirken:
- Schmerz- und Kältereiz
- Kontraktion der Skelettmuskulatur
- Lungendehnung
- Ischämie (Mangeldurchblutung) des Gehirns
- Nahrungsmittel besonders Kochsalz.

Kochsalz steigert die Empfindlichkeit der Blutgefäßrezeptoren für Adrenalin und Noradrenalin und bewirkt eine Blutdrucksteigerung.

Katecholamine
Bei der Aktivierung des sympathischen Nervensystems kommt es auch zu einer Ausschüttung der Katecholamine **Adrenalin** und **Noradrenalin** aus dem Nebennierenmark (Kap. 16.3.6). Sowohl in den Gefäßen als auch am Herzen finden sich **adrenerge Synapsen** mit α- und β-Rezeptoren, die von den Katecholaminen unterschiedlich angesprochen werden.

Adrenalin aktiviert die **α_1-Rezeptoren**, sodass eine Vasokonstriktion kleinerer Gefäße (besonders in der Haut und in den Nieren) erfolgt, und zeitgleich die **β_2-Rezeptoren**, wodurch sich die zentralen und muskelversorgenden Gefäße erweitern, sowie die **β_1-Rezeptoren**, die am Herzen folgende Wirkungen zeigen:
- positiv inotrop (Herzkraftsteigerung)
- positiv chronotrop (Herzfrequenzerhöhung)
- positiv dromotrop (schnellere Erregungsleitung)
- positiv bathmotrop (Senkung der Reizschwelle)

Noradrenalin aktiviert stärker die **α-** und **β_1-Rezeptoren** der Gefäße (Arteriolen) und verursacht eine Blutdruckerhöhung durch Vasokonstriktion.

Grundsätzlich haben die β_1-Rezeptoren eine höhere Affinität zu Adrenalin als zu Noradrenalin.

Mechanismen zur mittelfristigen Blutdruckregulation
Die mittelfristigen Regulationen setzen **einige Minuten** nach plötzlichen Blutdruckänderungen ein und erreichen erst nach einiger Zeit ihre volle Wirksamkeit.

Angiotensin II Ausgelöst über das RAAS in den Nieren wirkt Angiotensin II stark vasokonstriktorisch (Kap. 10.4.3). Dadurch steigt der Blutdruck.

Transkapilläre Flüssigkeitsverschiebung Eine Blutdrucksteigerung führt zu einer Zunahme des Filtrationsdrucks in den Kapillaren. Hierdurch kommt es bei Blutdruckanstieg zu einer Vermehrung der interstitiellen Gewebsflüssigkeit und zu einem Absinken der intravasalen Flüssigkeitsmenge, sodass der Blutdruck sinkt.

Mechanismen zur langfristigen Blutdruckregulation
Die langfristige Kreislaufregulation beruht vor allem auf einer Anpassung des **extrazellulären Flüssigkeitsvolumens** an veränderte Kreislaufsituationen. An dieser Regulation ist hauptsächlich die Niere beteiligt. Langfristige Regulationen sind ständige Regulationen **über 24 h.**

Eine arterielle Blutdrucksteigerung führt zu einer vermehrten Harnausscheidung; dadurch kommt es zu einem verminderten venösen Rückfluss zum Herzen und damit über die Abnahme des Herzzeitvolumens zu einem Absinken des Blutdrucks. Daneben beeinflusst das RAAS über die Rückresorption von Natrium die Ausscheidungsfunktion der Niere (Kap. 10.4.3).

Zentrale Kontrolle durch medulläre Zentren

Die Zentren für die globale Kontrolle des Kreislaufs sind in der Medulla oblongata und in der benachbarten Pons (Brücke) lokalisiert. In diesem Vasomotorenzentrum unterscheidet man ein pressorisches und ein depressorisches Areal.

Pressorisches Areal Reizungen des pressorischen Areals führen zu einer **Erhöhung des Sympathikotonus** und damit zu einer Aktivierung der Herztätigkeit sowie zu einer Vasokonstriktion in den meisten Strombahnen (**Blutdrucksteigerung**).

Depressorisches Areal Bei Reizungen des depressorischen Areals kommt es zur **Hemmung des Sympathikus** und Steigerung des Parasympathikus, was zur Minderung der Herztätigkeit und Vasodilatation führt (**Blutdrucksenkung**).

Das Vasomotorenzentrum ist ständig aktiv und hält einen Ruhetonus aufrecht, d. h., dass ein gewisser Spannungszustand der Gefäße physiologisch ist.

Andere regulierende Faktoren

Außer den Zentren in der Medulla gibt es noch andere regulatorische Einflüsse auf das Kreislaufsystem, die z. B. durch **Zentren im Hypothalamus** (Anpassung an vegetative Reaktionslage) und in der **Hirnrinde** (Aktivierung von körperlicher Arbeit) ausgelöst werden.

Die kreislaufregulierenden Zentren des Stammhirns empfangen ständig Informationen aus der Peripherie des Organismus über die Druckverhältnisse im arteriellen System (**Pressorezeptoren**) sowie die Volumensituation im venösen System und in den Vorhöfen bzw. Kammern des Herzens (**Dehnungsrezeptoren**).

Durch die passive Dehnung der Vorhöfe und Kammern werden die Dehnungsrezeptoren aktiviert und atriale natriuretische Peptide (ANP und BNP) ausgeschüttet. Das führt zu einer Hemmung der Sympathikuswirkung auf die Nierengefäße (**Vasodilatation**), einer Abnahme der Reninfreisetzung und damit Abnahme der Aldosteronausschüttung (**Natriurese**) sowie einer Hemmung der ADH Ausschüttung (**vermehrte Diurese**). Die Folge ist ein sinkender Blutdruck (S. 176).

Pathologie

Hypertonie

Chronisch erhöhte Adrenalinspiegel lassen eine Hypertonie vermuten.

Herzinsuffizienz

Bei Herzinsuffizienz ist der Noradrenalinspiegel erhöht. In der heutigen Kardiologiediagnostik wird die Höhe des BNP-Serumspiegels ermittelt, um den Schweregrad einer Herzinsuffizienz zu beurteilen. Je nach Ausmaß der Insuffizienz sind die Werte mäßig bis stark erhöht. Ein normaler Wert schließt eine Herzinsuffizienz nahezu aus.

Fazit

Für die Kreislaufregulation sind viele Faktoren verantwortlich. Man unterscheidet zwischen lokaler und zentraler Regulation: Lokale Faktoren betreffen die Fließeigenschaft des Blutes (Viskosität), muskuläre Tätigkeit im Sinne der Autoregulation, Blutgase (Sauerstoff, Kohlendioxid und Wasserstoff) und verschiedene gefäßaktive Substanzen, z. B. Histamin, Kinine und Angiotensin. Zentrale Regularien erfolgen schnell (in Sekunden), mittelfristig (in Minuten) sowie langfristig (in 24 Stunden). Reflexzentren in der Medulla reagieren pressorisch oder depressorisch. Zusätzlich greifen Zentren im Hypothalamus, in der Hirnrinde und im Stammhirn regulierend ein.

12.5 Untersuchungen des Herzens

Bei der Untersuchung des Herzens in der Heilpraktikerpraxis kommen die körperlichen und serologischen Untersuchungen vor. Jede weiterführende Diagnostik gehört in die Hand des Kardiologen.

12.5.1 Labordiagnostik

Folgende Laborparameter erlauben Aussagen zu dem Verdacht auf Herzmuskel- (z. B. frischer Myokardinfarkt, Myokarditis), Skelettmuskelerkrankung und Muskeldystrophie bei Neugeborenen. Sie dienen der Verlaufsbeurteilung bei Herz- und Muskelerkrankungen.

12.5.1.1 Herzenzyme

- **Kreatinkinase (CK)**: An der Synthese von ATP als Energiequelle des Muskels, des ZNS und anderer Gewebe ist u. a. die CK von entscheidender Bedeutung. Eine Schädigung des jeweiligen Organs lässt die CK in das Blut übertreten. Nach Isolation aus den Geweben lassen sich 4 verschiedene Typen bestimmen:
  - CK-MM als Muskeltyp
  - CK-MB als Myokardtyp
  - CK-BB als Gehirntyp
  - CK-MiMi als Mitochondrientyp
- **Troponin:** Dies ist Bestandteil des Aktins und tritt bei Schädigung der Herzmuskelzelle ins Blut über.
- **GOT:** GOT liegt als Transaminase in den Herzmuskelzellen sowohl im Zytoplasma als auch in den Mitochondrien vor und steigt nach einem Herzinfarkt nach 4–8 h im Serum an.
- **LDH:** LDH kommt in allen Zellen des Organismus vor, besonders aber in der Herz- und Skelettmuskulatur und in den Erythrozyten. Bei Zellzerfall erscheint es deutlich erhöht im Serum und dient als Diagnostikum beim Herzinfarkt.
- **Myoglobin:** Es dient als Sauerstoffspeicher im Muskelgewebe.

12.5.2 Körperliche und apparative Untersuchung

12.5.2.1 Allgemeine Untersuchungen

- Inspektion der Extremitäten
- Blutdruck und Puls
- Herztöne
- Pulspunkte

12.5.2.2 Überprüfung des venösen Systems

- Meyer-, Payr-, Homann-, Lowenberg-Test
- Perthes-Test
- Trendelenburg-Test

12.5.2.3 Überprüfung des arteriellen Systems

- Faustschlussprobe
- Ratschow-Lagerungsprobe

12.5.2.4 Orthostatische Regulationsstörungen

- Schellong-Test

12.5.2.5 Apparative Untersuchungen

- EKG
- Ultraschalldoppler
- Angiografie
- Herzkatheter

Häufig gestellte Fragen

Warum entstehen Herzklappenfehler infolge von rheumatischem Fieber?

Durch die Entzündung des Endokards sind auch die Herzklappen betroffen. Bei rezidivierenden Entzündungen entwickeln sich an den Herzklappen Rheumaknötchen, die zur Sklerose und damit zur Stenose der Klappen führen.

Warum kann sich bei Diabetes mellitus eine Arteriosklerose entwickeln?

Durch den Mangel an Insulin beim Typ-I-Diabetiker kommt es zu einem gestörten Fettstoffwechsel, der zu einer Hyperlipidämie und damit zu Arteriosklerose führt.

Beim Typ-II-Diabetiker ist es eher das metabolische Syndrom mit Adipositas, was die Arteriosklerose bedingt.

Was versteht man unter dem Blutdruck? Wovon ist er abhängig?

Der Blutdruck bezeichnet den Druck in den Gefäßsystemen. Er ist abhängig von der Anzahl der gelösten Teilchen (osmotischer Druck), der Menge an Plasmaeiweißen (kolloidosmotischer Druck) und der Menge des Wassers (hydrostatischer Druck). Der hydrostatische und osmotische Druck werden geregelt über die Niere (RAAS), über Hormone (ADH, ANP, BNP, Renin, Aldosteron) und das vegetative Nervensystem.

Was bedeutet paradoxer Puls? Wodurch entsteht dieser?

Den paradoxen Puls kennzeichnet einen Abfall des systolischen Blutdrucks bei der Inspiration, der physiologisch bei ca. 5 mmHg, pathologisch bei über 10 mmHg liegt. Er tritt z. B. auf bei Asthmaanfällen, Perikardergüssen und Spannungspneumothorax. Der Abfall führt dazu, dass der Puls deutlich abgeschwächt ist.

Bei der Einatmung nimmt der Druck im Thorax ab, es kommt zu einem erhöhten Rückstrom des venösen Blutes zum rechten Herzen. Parallel dazu verbleibt mehr Blut in der Lunge, der Blutfluss zum linken Herzen ist reduziert und die linke Kammer geringer gefüllt. Der Organismus kompensiert diesen Mangel durch eine leichte Beschleunigung der Herzaktion während der Inspiration. Ist diese Kompensation nicht mehr möglich, schwankt der Blutdruck um mehr als 10 mmHg. Es liegt ein paradoxer Puls vor.

Was ist ein Pulsdefizit? Wann tritt es auf?

Von einem Pulsdefizit spricht man, wenn die Herzaktion höher ist als die Anzahl der Pulsschläge, die in der Peripherie gemessen werden können. Hintergrund sind ein Vorhofflimmern oder unvollständige Kammerfüllungen, von denen nur geringere Aktionen eine Pulswelle auslösen. Es muss immer auch an einen Herzinfarkt gedacht werden.

Was ist eine Kardioversion?

Hierbei handelt es sich um die Wiederherstellung des normalen Herzrhythmus. Die Indikation ist das Vorhofflimmern. Man kann die Kardioversion mit einem Defibrillator (elektrisch) oder medikamentös durchführen.

Was ist unter dem Begriff „unblutiger Aderlass“ zu verstehen?

Bei einem Lungenödem kann die Lunge entlastet werden, wenn an alle 4 Extremitäten je 1 Blutdruckmanschette angelegt wird und abwechselnd 3 der 4 auf einen Wert von 30–40 mmHg aufgepumpt werden. Dadurch wird der Blutrückfluss zum Herzen gestoppt und die Vorlast wird gesenkt. Nach ca. 5 min wird im Uhrzeigersinn rotierend eine Extremität wieder entlastet und die andere gestaut.

Welche Ursachen gibt es für Kardiomyopathien?

Die häufigsten Ursachen sind Alkoholabusus und Entzündungen. Man unterscheidet 3 Formen: dilatative (z. B. durch Alkoholabusus, Entzündungen, Infarkte, Mikroangiopathien), restriktive (selten, angeboren) und hypertrophe (angeboren) Kardiomyopathien.

Warum hat man bei einem unbehandelten und schon länger bestehenden Hypertonus einen verdickten Herzmuskel?

Die Verdickung des Herzmuskels liegt vor, da das linke Herz immer gegen einen in den Gefäßen herrschenden hohen Druck das Blut auswerfen muss. Dazu muss der Muskel mehr Arbeit leisten, was zur Hypertrophie der linken Herzkammer führt.

Was bedeutet die auskultatorische Lücke bei der Blutdruckmessung?

Beim Ablassen der Luft aus der Manschette werden die Korotkoff-Töne nach dem 1. Ton manchmal so leise, dass man sie kaum wahrnimmt. Ist die Manschette zu gering aufgepumpt, hört man den 1. Ton beispielsweise überhaupt nicht.

Deshalb ist es notwendig, die Manschette so weit aufzupumpen, bis der Puls nicht mehr tastbar ist, und dann noch 20–30 mmHg darüber hinaus, um sicherzugehen, dass man tatsächlich den 1. Ton hören kann. Und es ist notwendig, die Luft komplett langsam abzulassen, um sicherzustellen, auch den letzten Ton gehört zu haben.

Warum sind akzidentielle Herzgeräusche stets systolisch und ohne Fortleitung?

Dies sind Herzgeräusche am klinisch gesunden Herzen, die vor allem bei Kindern und Jugendlichen oder infolge vermehrten Durchflusses, erhöhter Strömungsgeschwindigkeit bzw. Änderung der Blutviskosität (z. B. bei Anämie) auftreten können. Sie sind meist „musikalisch" und haltungsabhängig (meist am lautesten im 2. und 3. oder 3. und 4. Interkostalraum links parasternal), entstehen also immer beim Auswurf des Blutes (systolisch), sind allerdings nicht so laut, dass sie sich fortleiten.

Warum tritt als physiologische Anpassung bei Sportlern kein niedriger Blutdruck auf?

Bei Sportlern finden wir eine Herzvergrößerung aufgrund des trainierten Herzmuskels. Das führt zu verstärkter Auswurfkraft, sodass der systolische Druck höher ist, die Frequenz aber niedriger wird. Sportler haben Blutdrücke von 130–140/80 mmHg mit einem relativ niedrigen Puls von 55 Schlägen/min.

Warum gehört der linke Vorhof zum Niederdrucksystem?

Niederdruck besagt, dass die Drücke unter 35 mmHg liegen. Der linke Vorhof hat nur Drücke von ca. 18 mmHg, selbst die linke Herzkammer gehört in der Diastole mit 15 mmHg zum Niederdrucksystem und nur in der Systole mit 140 mmHg zum Hochdrucksystem.

Wodurch kann eine Strahlentherapie eine Perikarditis auslösen?

Durch die Zerstörung von Zellen durch eine Strahlentherapie kommt es zu Nekrosen und Fieber. Betroffen sind bevorzugt die serösen Häute, also die der Lungen (Pleurahöhlen) und des Herzens (Perikardialhöhle) sowie der Peritonealhöhle (Peritoneum).

Warum steigt die BSG so stark bei Arteriitis temporalis, obwohl diese abakteriell verläuft?

Die Arteriitis temporalis ist eine autoimmunologische Erkrankung, die zu einer Vaskulitis (Riesenzellarteriitis) führt. Die Arterien sind auch ohne Bakterien hoch entzündet, deshalb die hohe BSG. Die Arteriitis temporalis ist mit der Polymyalgia rheumatica vergesellschaftet.

Warum ist das Thromboserisiko bei Krebs und Östrogeneinnahme (Pille) erhöht, nicht aber bei einer chronischen Hepatitis?

Durch die **Östrogeneinnahme** verändert sich die Blutzusammensetzung zur Verdickung des Blutes hin. Einige **Krebsarten** bilden gerinnungsfördernde Stoffe. Beides führt zu einer Gefahr der Thrombusbildung.

Eine **chronische Hepatitis** führt zunächst nicht zu einem Leberausfall, sodass die Leber die Sexualhormone weiterhin abbauen kann. Erst wenn die Leber insuffizient ist, erhöht sich der Hormongehalt im Blut und dadurch auch die Blutviskosität.

Warum kann es bei Vorhofflimmern zu arteriellen Embolien kommen?

Durch die schnellen ineffektiven Vorhofkontraktionen kommt es im Herzohr zu einer Stase des Blutes, was eine Thrombenbildung nach sich zieht.

Was ist der Hintergrund der Myokarditis, Pleuritis und Perikarditis nach einem Herzinfarkt (Postmyokardinfarkt- oder Dressler-Syndrom)?

Durch autoimmunologische Prozesse lagern sich Immunkomplexe im Bereich der geschädigten Herzgewebe ab und führen zu Entzündungen von Herzmuskulatur, Herzbeuteln oder Brustfell. Die Immunkomplexe lagern sich dann auch an den Pleuren ab.

Wodurch entstehen Osler-Knötchen?

Infolge einer bakteriellen Endokarditis führen Immunkomplexe zu Vaskulitiden in den kleinen arteriellen Gefäßen der Finger oder Zehen oder an anderen Stellen, z. B. den Lippen.

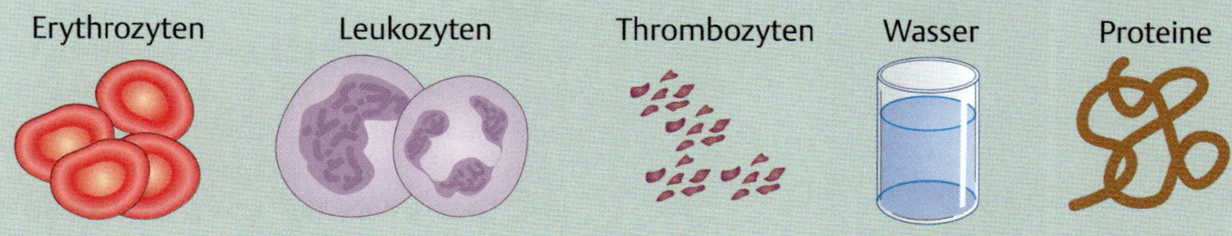

13 Blutsystem

In diesem Kapitel erfahren Sie mehr zu dem Blutsystem, dessen wesentliche Aufgabe den Transport gebundener und ungebundener Stoffe im menschlichen Körper umfasst. Dabei ermöglicht das Blut als Transportmedium die Aufrechterhaltung der Homöostase, die Regulation von pH-Wert und Körpertemperatur und dient der Immunabwehr. Das Blut setzt sich zusammen aus dem Plasma sowie zellulären Bestandteilen, die im Einzelnen vorgestellt werden. Das Blutgefäßsystem ist zum Herz-Kreislauf-System beschrieben (Kap. 12). Neben der Zuordnung der Blutgruppen werden abschließend die Untersuchungen des Blutes erläutert, wobei spezielle Blutparameter, die der Diagnose von Erkrankungen anderer Organsysteme dienen, zu diesen sowie den entsprechenden Pathologien dargestellt sind.

13.1 Entstehung verschiedener Flüssigkeitsräume und Gefäßsysteme

Nachdem sich aus den einzelligen Lebewesen Mehrzeller entwickelt hatten, konnte die Ernährung der Mehrzeller allein durch Diffusion nicht mehr gewährleistet werden. Es wurde notwendig, die bei Einzellern ausschließlich vorkommende interstitielle Flüssigkeit (Hämolymphe) in **2 Bereiche** aufzuteilen:

- **Interstitialflüssigkeit:** Flüssigkeit, die im Zwischenzellgewebe (Interstitium) Stoffe weiterleitet
- **Blutflüssigkeit:** Flüssigkeit, die alle Zellen mit Sauerstoff und Nährstoffen versorgt und von Abfallprodukten reinigt

Es entwickelten sich spezielle Gefäßsysteme (Vasa), die für den Transport der Blutflüssigkeit (**intravasale Flüssigkeit**) zuständig sind. Mithilfe des **Herz-Kreislauf-Systems** sind die Versorgung und damit auch die Funktionalität der Gewebe und Organe sichergestellt (Kap. 12).

Die **gesamte Flüssigkeitsverteilung** im Organismus gestaltet sich wie folgt:

- intravasale Blutflüssigkeit: 3 l
- Interstitialflüssigkeit: 10 l
- intrazelluläre Flüssigkeit: 30 l
- Flüssigkeit in verschiedenen Körperhöhlen, z. B. Auge, Gelenke u. a.: 1–2 l

Alle Flüssigkeiten stehen miteinander in Verbindung. Das Blut ist vor allem ein Transportsystem innerhalb des Organismus.

Das Blut ist ein vom **Bindegewebe** abgeleitetes Gewebe, das aus Blutzellen (feste Anteile) und flüssiger Substanz (Plasma) besteht. Die zum Bindegewebe gehörenden Fasern liegen in gelöster Form als **Fibrinogen** vor.

13.2 Aufgaben des Blutes

Das Blut erfüllt eine wichtige **Transportfunktion** im Organismus. Es ist verantwortlich für den Transport von

- Blutgasen Sauerstoff und Kohlendioxid sowie Wasserstoffionen (Kap. 11.5),
- Nährstoffen,
- Stoffwechselprodukten,
- Botenstoffen (z. B. Hormone),
- Trägerproteinen (z. B. Albumine),
- Faktoren des Gerinnungssystems (S. 264)
- Proteinen und anderen Stoffen zur Abwehr fremder Stoffe sowie
- Mineralstoffe (z. B. Na-, K-, Ca-, Mg-, P-, Cl-Ionen, vgl. Kap. 2.6).

Ein Teil der Stoffe wird ungebunden mit dem Blutfluss befördert, ein Teil liegt gebunden an spezielle Zellen oder Proteine vor.

Das Blut ist zuständig für die Aufrechterhaltung und Regulation eines konstanten Wasser- und Elektrolythaushalts (**Homöostase**), der Wasserstoffionenkonzentration (**pH-Wert**), der **Körpertemperatur** (Kap. 4.4.2) und für die **Abwehr** fremder Stoffe und Krankheitserreger (Kap. 14.3).

> **Fazit**
> Das Blut ist das wichtigste Transportmedium des Körpers und sorgt für die Aufrechterhaltung und Regulation eines konstanten Wasser- und Elektrolythaushalts und damit für einen gleichbleibenden Blutdruck, die Regulierung der Wasserstoffionenkonzentration (pH-Wert) und der Körpertemperatur.

13.3 Zusammensetzung des Blutes

Das **Gesamtvolumen** des Blutes beträgt beim Erwachsenen ca. **6–8 % des Körpergewichts**, also 4–6 l, wovon die zellulären Anteile 40–50 % ausmachen. Männer haben in der Regel durch den Gewichts- und Größenunterschied ca. 1 l mehr Blut als Frauen und einen geringfügig höheren Anteil fester Bestandteile. Von den 4–6 l Blut **zirkulieren** ca. 3–4 l im Kreislaufsystem, der Rest befindet sich in **Blutdepots**, z. B. in der Leber und Milz.

Das Verhältnis der flüssigen und festen Anteile zueinander bezogen auf die festen Bestandteile wird **Hämatokrit** genannt und sollte ca. 45 % bei Frauen und ca. 50 % bei Männern betragen.

Das Blut besteht aus festen (Blutzellen) und flüssigen (Plasma) Bestandteilen. Im Plasma befinden sich u. a. Eiweiße, Mineralstoffe, Hormone, Vitamine und andere Stoffwechselprodukte. Als Blutzellen findet man als Hauptbestandteil aller Zellen Erythrozyten sowie Leukozyten und Thrombozyten.

13.3.1 Flüssige Anteile des Blutes

Circa 55 % des roten Blutes besteht aus **Plasma**. Plasma ist eine gelblich gefärbte wässrige Lösung aus 90 % Wasser, 6–8 % hochmolekularen Eiweißen, Elektrolyten (z. B. Glukose und Natrium), Nährstoffen (z. B. Polysaccharide, Vitamine und Fette), Stoffwechselabbauprodukten (z. B. Harnstoff, Harnsäure und Kreatinin), Spurenelementen, Vitaminen, Hormonen u. a.

Die **rote Farbe** des Blutes resultiert aus den **Blutfarbstoffen**, dem sauerstoffbindenden Anteil des Hämoglobins.

Durch die **zellulären Anteile** im Blut ist die **Viskosität** der Flüssigkeit erhöht. Je mehr Zellanteile im Blut sind, desto visköser ist das Blut und desto geringer wird die Strömungsgeschwindigkeit.

Der **pH-Wert** liegt zwischen **7,37 und 7,43**. Bei höheren oder niedrigeren pH-Werten sorgt ein Puffersystem (Bikarbonat) für Wiederherstellung des Regelwertes.

> **Medikamente**
>
> **Natriumhydrogenkarbonat**
> Bei metabolischer Azidose (z. B. bei Diabetes mellitus) oder respiratorischer Azidose (z. B. im Asthmaanfall), wenn Puffersubstanzen notwendig sind, werden Natriumhydrogenkarbonatlösungen verabreicht.

13.3.1.1 **Plasma**

Das Blutplasma als flüssiges Medium sorgt für den **Druck im Gefäßsystem**. Dieser setzt sich zusammen aus dem hydrostatischen Druck durch das **Wasser**, dem osmotischen Druck durch **Mineralstoffe** (anorganische Ionen) sowie dem kolloidosmotischen oder onkotischen Druck durch **Eiweiße**.

Sauerstoff und **Kohlendioxid** liegen in geringer Konzentration im Plasma gelöst vor, in hoher Konzentration sind sie gebunden an das **Hämoglobin** der Erythrozyten.

Das Plasma enthält weiterhin die Gerinnungsfaktoren (S. 264).

Unter den im Plasma gelösten Substanzen überwiegen mengenmäßig die **Plasmaproteine**, die vor allem in der Leber synthetisiert werden (Kap. 9.3.1). Sie stellen ein Gemisch aus ca. 100 Proteinen dar, die sich zwecks Analyse mit verschiedenen Verfahren trennen lassen.

Die Plasmaproteine werden nach ihrem Verhalten bei der **elektrophoretischen Trennung** unterschieden (**Abb. 13.1**). Hauptbestandteile sind die Albumine und Globuline.

Albumine

Albumine haben einen Anteil von 56 % im Blutplasma und sind für die Aufrechterhaltung des **kolloidosmotischen Drucks** verantwortlich.

Es sind relativ kleine Eiweiße, die aus ca. 580 Aminosäuren mit einer Molekularmasse von ca. 66 000 bestehen und Schwefel enthalten. Als Ampholyte können Albumine sowohl mit Anionen als auch Kationen eine Bindung eingehen (Kap. 2.2).

Daneben dienen Albumine dem **Transport wasserunlöslicher Stoffe**, z. B. Bilirubin (S. 132), Fette, aber auch Medikamente.

Globuline

Die Globuline mit einem Anteil von 44 % haben verschiedene Funktionen, z. B. als **Enzyme** und als **Regulatoren** des pH-Wertes. Sie liefern **Energie**, transportieren verschiedene Stoffe und dienen der angeborenen und erworbenen **Immunität.** Sie unterteilen sich in α-, β- und γ-Globuline.

α_1-Globuline Ihr Anteil am Blutplasma beträgt 4 %. Sie sind für den Transport oder die Bindung von Steroiden, Vitamin B_{12}, Thyroxin, Vitamin D

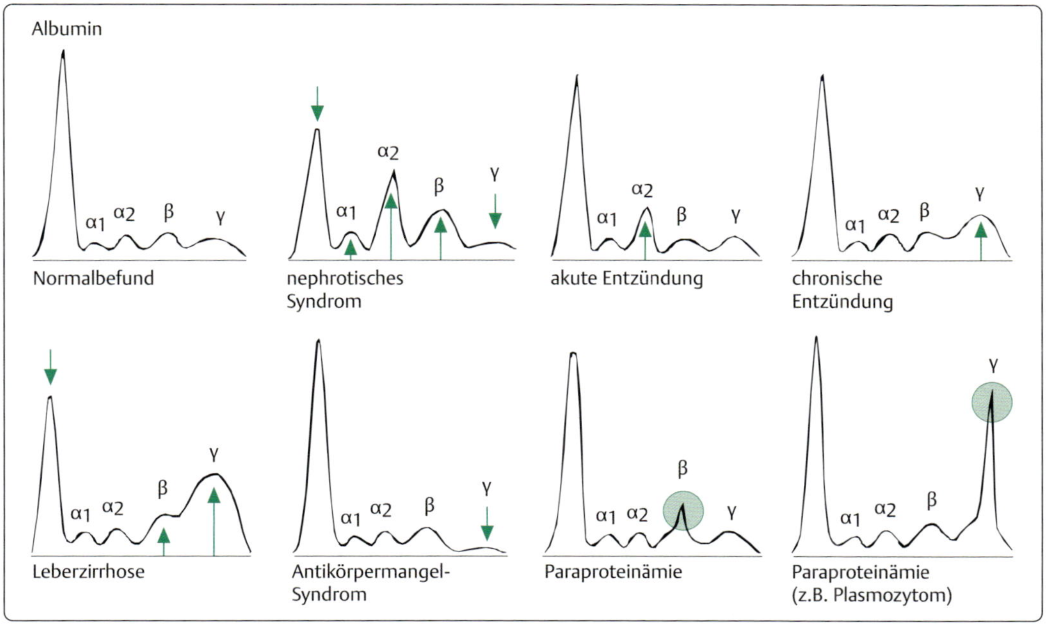

Abb. 13.1 Elektrophorese. (aus: Hahn J-M. Checkliste Innere Medizin. 7. Aufl. Stuttgart: Thieme; 2013, Karin Baum, Grafikerin)

und Fett zuständig. Sie bilden das **Prothrombin** und sind Inhibitoren für Trypsin und Chymotrypsin, den eiweißabbauenden Enzymen des Pankreas.

α_2-Globuline Der Anteil liegt bei 10 %. Sie sind u. a. Binder für freies Hämoglobin, Transporter für Kupferionen und Inhibitoren für Trypsin. Sie bilden das **Plasminogen (S. 265)**.

β-Globuline haben einen Anteil von 12 %. Sie sind als **β-Lipoproteine** für den Transport für Fette und als **Transferrin** für die Bindung und den Transport für Eisen verantwortlich. Sie fungieren als ein Komplementfaktor aus dem Komplementsystem und bilden **Fibrinogen** und **C-reaktives Protein** (CRP).

γ-Globuline Ihr Anteil liegt bei 18 %. Sie dienen als **Antikörper** (Immunglobuline), die im Gegensatz zu den anderen oben besprochenen Eiweißen nicht in der Leber, sondern von den Plasmazellen der B-Lymphozyten gebildet werden und im Blut und anderen Gewebsflüssigkeiten (z. B. Speichel und Tränenflüssigkeit) vorkommen (Kap. 14.3).

13.3.2 Feste Anteile

Der Anteil der Zellen im Blut variiert nach **Alter und Geschlecht**. Männer haben einen höheren Anteil als Frauen. Bei Neugeborenen beträgt er 60 %, bei Kleinkindern nur noch 30 %. Ab der Pubertät findet man Erwachsenenwerte.

Man unterscheidet Erythrozyten (rote Blutkörperchen), Leukozyten (weiße Blutkörperchen) und Thrombozyten (Blutplättchen).

13.3.2.1 Erythrozyten

Die Hauptmenge der zellulären Bestandteile des Blutes bilden die Erythrozyten, deren wichtigste Funktion der **Sauerstoff- und Kohlendioxidtransport** ist. Sie enthalten das Eiweiß **Hämoglobin**, das für die Bindung von Sauerstoff und Kohlendioxid verantwortlich ist.

Die **Normwerte** sind beim Mann ca. 5,2 Mio. und bei der Frau ca. 4,6 Mio. Erythrozyten/μl Blut.

Die Erythrozyten sind bikonkave Scheiben mit zentraler Eindellung und hochflexibler Zellmembran. Sie entstehen aus unreifen, kernhaltigen Vorstufen, wobei Veränderungen der Zellkernstruktur, eine Auffüllung des Zellleibes mit Hämoglobin (roter Blutfarbstoff) und eine stetige Abnahme des Zellvolumens den Reifungsprozess kennzeichnen (**Abb. 13.2**).

Erythropoese

Die Bildung und Reifung der Erythrozyten wird als Erythropoese bezeichnet und verändert sich im Laufe der menschlichen Entwicklung.

Erythropoese beim Kind Die Erythropoese des ungeborenen Kindes findet bis zum 3. Schwangerschaftsmonat im Mesenchym des **Dottersacks** statt, ab dem 2. Monat auch in der **Leber**, ab dem 4. Schwangerschaftsmonat in der **Milz** und im **Thymus** und ab dem 6. Monat im roten **Knochenmark**. Die Milz bleibt bis zum 6. Lebensjahr weiterhin ein blutbildendes Organ (vgl. Kap. 14.4.3).

> **Pathologie**
>
> **Milzentfernung**
>
> Diese führt zur allgemeinen Erhöhung der Infektanfälligkeit, da sich in der Milz spezielle Makrophagen befinden, die bevorzugt bekapselte Bakterien wie Streptococcus pneumoniae, Haemophilus influenzae Typ B oder Neisseria meningitidis unschädlich machen. Das Risiko an einer Pneumonie („overwhelming postsplenectomy infection“, OPSI) durch z. B. Streptococcus pneumoniae zu erkranken ist hoch. Deshalb werden die Patienten schon einige Zeit vor der Operation gegen diese Erreger geimpft. Ein weiteres Risiko ist die Thrombose, da die Milz als Thrombozytenspeicher fehlt und die Thrombozyten nun vermehrt im Blut zu finden sind. Eine Milzentfernung bei Kindern unter 6 Jahren stellt ein schwerwiegendes Problem dar und sollte nach Möglichkeit unterbleiben.

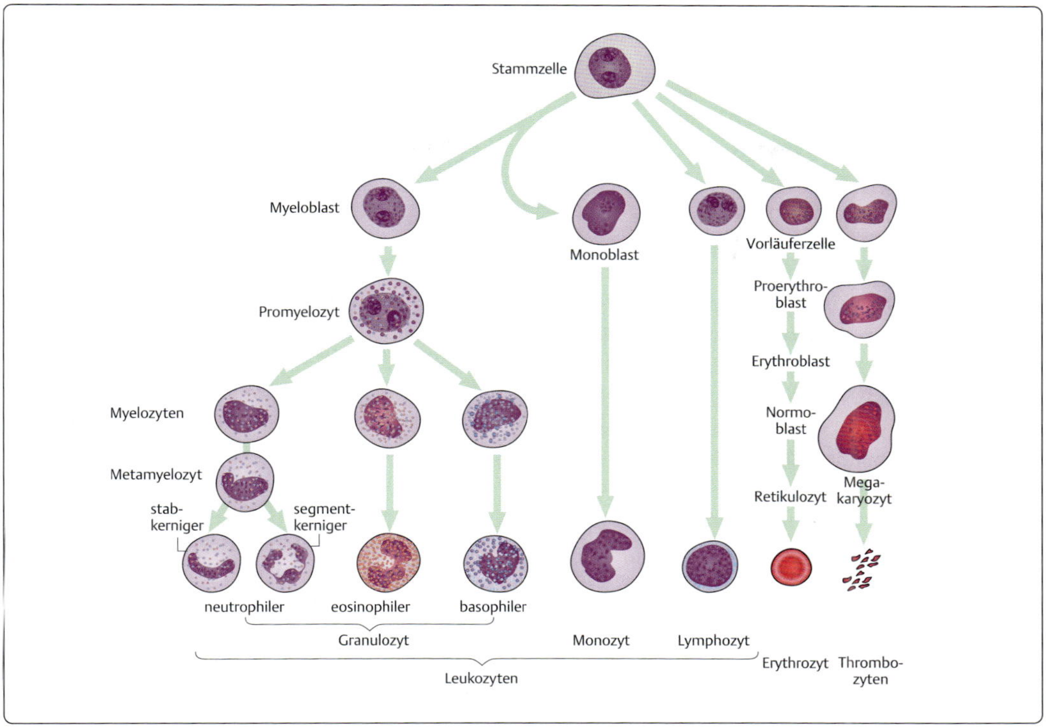

Abb. 13.2 Bildung der Blutzellen. (aus: Schwegler J, Lucius R. Der Mensch – Anatomie und Physiologie. 5. Aufl. Stuttgart: Thieme; 2011: 46, Abb. 2.11)

Erythropoese beim Erwachsenen Die Erythropoese des Erwachsenen findet nur noch im **Knochenmark** der platten Knochen (z. B. Schädel, Brustbein, Rippen), in den kurzen Knochen (z. B. Handwurzel-, Fußwurzelknochen) und Wirbeln sowie in Notsituationen in den Epiphysen der Röhrenknochen statt.

Zelldifferenzierung

Im Knochenmark befinden sich **multipotente** (omnipotente) **Stammzellen**, die in der Lage sind, jede Blutzelle zu bilden. Nach Stimulation der Stammzelle bilden sich eine neue omnipotente und eine unipotente Stammzelle. Letztere ist dann nur noch in der Lage, den einen speziellen Entwicklungsweg zu gehen.

Nach Bindung von **Erythropoetin** (Kap. 10.4.4) an den passenden Rezeptor der Stammzelle erfolgt die Zelldifferenzierung: Es entwickeln sich zunächst Proerythroblasten, dann Erythroblasten und weiter Normoblasten. Es folgt die Bildung des Retikulozyten und anschließend daraus die des Erythrozyten.

Erythroblasten Täglich werden ca. 200 Mio. neue Erythrozyten gebildet. Während der Entwicklung verringert sich die Kerngröße. Auf der Stufe des Erythroblasten entwickelt sich an den Polyribosomen kontinuierlich das **Hämoglobin**, das in der Zelle gespeichert wird.

Normoblasten Der sich daraus entwickelnde Normoblast ist noch teilungsfähig. Der Kern wird kontinuierlich aus den Normoblasten ausgestoßen, und es entsteht innerhalb von 1–2 Tagen nach Kernausstoßung im Knochenmark der Retikulozyt.

Retikulozyten Retikulozyten wandern aus dem Knochenmark ins Blut und reifen da zum Erythrozyten heran. Die Entwicklung bis zum Retikulozyten dauert **ca. 5–9 Tage**.

Mit zunehmender Differenzierung nimmt der Gehalt an Hämoglobin zu und die Anzahl der Zellorganellen inklusive Zellkern ab.

Erythrozyten Ein ausgewachsener Erythrozyt besitzt keinen Zellkern mehr. Damit kann er sich weder vermehren noch eine Proteinbiosynthese durchführen. Der Stoffwechsel des Erythrozyten beschränkt sich weitgehend auf die **Glykolyse** zur Energiegewinnung, die für die Sauerstoffbindung notwendig ist. Im Zuge der Alterung der Erythrozyten lässt die Energiegewinnung nach. Die Erythrozyten kreisen ca**. 80–120 Tage** lang in der Blutbahn und werden dann in der Milz und in den Von Kupffer'schen Sternzellen der Leber abgebaut (Kap. 9.2.2).

Reiz für die Bildung der Erythrozyten

Ein wirksamer Reiz für die Erythropoese ist der **Sauerstoffmangel** im Gewebe. Dadurch kommt es zur Produktion des Glykoproteids Erythropoetin (S. 178) in den Endothelzellen der peritubulären Kapillaren in den Nieren, zum geringen Teil auch in der Leber. Bei **Feten** wird Erythropoetin bevorzugt in der Leber gebildet; erst nach der Geburt übernehmen die Nierenzellen die Hauptproduktion.

Erythropoetin gelangt auf dem Blutweg zum roten Knochenmark.

Pathologie

Polycythaemia vera rubra

Die Polycythaemia vera rubra ist eine myeloproliferative Erkrankung mit vermehrter Produktion aller Blutzellen, besonders der der Erythrozyten. Die Durchblutung ist verstärkt, die Blutviskosität erhöht. Es kommt zu einer Thromboseneigung mit der Gefahr der Lungenembolie und zu Ischämien (Apoplex, Herzinfarkt).

Panmyelopathie

Diese wird auch aplastische Anämie genannt. Bei Knochenmarksdepressionen werden alle Zelltypen mangelhaft gebildet. Die Ursache ist eine Schädigung der omnipotenten Stammzelle durch z. B. Viruserkrankungen (Mononukleose), aber auch durch z. B. Medikamente oder Gifte.

Hämolyse

Eine Hämolyse kann durch verschiedene Erreger bzw. ihre Toxine, aber auch durch angeborene Erythrozytenanomalien ausgelöst werden. Bei Malaria z. B. tritt ein massiver Erythrozytenzerfall aufgrund der Ansammlung von Schizonten auf. Der Befall mit enterohämorrhagischen Escherichia coli (EHEC) kann durch Shigatoxine ein hämolytisch-urämische Syndrom (HUS) nach sich ziehen. Die zu großen Erythrozyten bei einer Vitamin-B_{12}-Anämie werden vorzeitig und vermehrt abgebaut.

Erythrozytenanomalien

Verschiedene erblich bedingte Anomalien der Erythrozyten, wie Thalassämie, Sichelzellen-, Kugelzellenanämie, können ebenfalls zur Hämolyse führen.

Medikamente

Malariaprophylaxe

Eine Prophylaxe durch z. B. Chloroquin (Resochin), Mefloquin (Lariam), Chinin (Limptar N) ist hilfreich bei kürzeren Aufenthalten; bei längeren Aufenthalten sollten Notfallmedikamente, sog. Stand-by-Präparate mitgeführt werden – z. B. eine Kombination aus Proguanil (Paludrine) und Atovaquon (Wellvone).

Polycythaemia vera rubra

Neben der Durchführung von Aderlässen werden Thrombozytenaggregationshemmer (ASS) gegen die Thrombosegefahr und Allopurinol (z. B. Zyloric) gegen die Gichtanfälle gegeben.

Vitamin B_{12}, Folsäure und Eisen

Wichtig für die Bildung funktionsfähiger Erythrozyten sind Vitamin B_{12}, Folsäure und Eisen. Vitamin B_{12} und Folsäure sind wichtige Koenzyme für die Bildung der Purinbasen Adenin und Guanin und der Pyrimidinbase Thymin für die DNS- und RNS-Synthese (Kap. 3.2.1).

Fehlen die Vitamine, ist die Synthese der DNS und RNS gestört. Das macht sich vor allem dort bemerkbar, wo eine hohe Zellteilungsaktivität stattfindet, z. B. im Knochenmark. Es kommt zu einer **Zytopenie**, die sich vor allem auf die Bildung der Erythrozyten auswirkt.

Die gebildeten Erythrozyten sind in verminderter Zahl vorhanden, werden größer (**makrozytär**) und lagern viel mehr Hämoglobin ein (**hyperchrom**) als normale Erythrozyten. Das führt zu einer verfrühten Hämolyse mit nachfolgender **Anämie**.

> **Pathologie**
>
> **Perniziöse Anämie**
>
> Diese kann vorliegen bei einer chronischen Gastritis Typ A durch Fehlen des Intrinsic-Faktors, der zu einem Vitamin-B_{12}-Mangel führt. Neben der Hämolyse und Anämie treten außerdem Verdauungsprobleme und Polyneuropathien auf. Als Therapie wird parenteral Vitamin B_{12} oder/und Folsäure verabreicht.

Hämoglobin

Hämoglobin (Häm) ist ein Chromoprotein und besteht aus 4 Häm-Gruppen (**Porphyrinringen**), die je 1 Eisenatom als Zentralatom enthalten und Globine als Eiweißketten (**Abb. 13.3**).

Jedes **Eisenatom** einer Hämgruppe kann 1 Molekül Sauerstoff binden, sodass ein Hämoglobin 4 Sauerstoffmoleküle aufnehmen kann. Das Eisen ist innerhalb der Porphyrinringe so gebunden, dass jeweils 1 Bindungsstelle für Sauerstoff bzw. Kohlendioxid frei bleibt. Pro Erythrozyt finden sich 4 × 30 Mio. Häm-Gruppen.

Die **Globine** setzen sich zusammen aus je **2 α- und β-Ketten**. Dies sind Eiweißketten mit unterschiedlicher Aminosäurenzusammensetzung und Länge. Beim **Fetus** entwickeln sich HbF-Ketten,

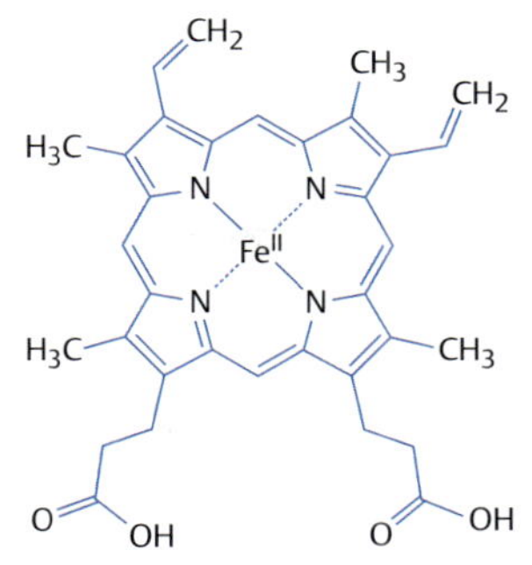

Abb. 13.3 Strukturformel des Hämoglobins.

die nach der Geburt innerhalb von 6 Monaten kontinuierlich durch HbA-Ketten ersetzt werden, beim **adulten Menschen** HbA_1- (98 %) und HbA_2-Ketten. Geringfügig enthält das Blut noch HbF-Ketten.

> **Pathologie**
>
> **Sichelzellenanämie**
>
> Bei dieser Erbkrankheit handelt es sich um eine Anomalie der Erythrozyten. Das Blut weist vermehrt spezielle HbS-Ketten auf, und die Erythrozyten werden schnell abgebaut. Durch die Hämolyse tritt eine Anämie auf.
>
> **Thalassämie**
>
> Auch die Thalassämie ist eine angeborene Anomalie der Erythrozyten. Bei dieser liegen vermehrt HbF-Ketten im Blut vor. Die Erythrozyten werden ebenfalls vorschnell hämolysiert, und es kommt zur Anämie.
>
> **Diabetes mellitus**
>
> Bei hohen Glukosewerten im Blut reagieren die Zucker mit den Eiweißen des Hämoglobins, d. h., Glukose lagert sich an die Globinketten, sodass sich ein stabiles Ketoamin bildet, das als HbA_{1c} als Glukoselangzeitwert nachweisbar ist.

Strukturvarianten des Hämoglobins

Hämoglobin liegt im Blut in 2 Varianten vor, der entspannten (**R-Form**) und der gespannten Form (**T-Form**). Beide stehen miteinander im Gleichgewicht.

Solange das Molekül unbeladen ist, ist es gespannt und kann Sauerstoff aufnehmen. Hat es Sauerstoff aufgenommen, entwickelt es sich zur R-Form, die sehr viel sauerstoffaffiner ist als die T-Form. So wird erreicht, dass mit steigender Beladung eine immer höhere **Sauerstoffaffinität** erzeugt wird.

Im Umkehrschluss führt die Abgabe von Sauerstoff zu einer sinkenden Sauerstoffaffinität und die weitere Sauerstoffabgabe wird gefördert.

Daneben nehmen der **Kohlendioxidgehalt** und **pH-Wert** des Blutes Einfluss auf die Bindungsfähigkeit des Hämoglobins: Ein niedriger Kohlendioxidgehalt und ein hoher pH-Wert (alkalischer pH) stabilisiert die R-Form; ein hoher Kohlendioxidgehalt und ein niedriger pH-Wert (saurer pH) dagegen stabilisiert die T-Form.

In der Folge kann bei einem hohen Sauerstoffangebot und gleichzeitig niedrigem Kohlendioxidgehalt und hohem pH-Wert mehr Sauerstoff in der **Lunge** aufgenommen werden. Im **Gewebe** kann Sauerstoff durch den hohen Kohlendioxidgehalt, niedrigen pH-Wert und niedrigen Sauerstoffgehalt gut abgegeben werden (vgl. Kap. 11.9.5).

Pathologie

Vergiftungen

Kohlenmonoxid

Das Kohlenmonoxid hat eine viel stärkere Bindungskraft an das Eisen als Sauerstoff. Nur durch Sauerstoffdruckbehandlung ist es wieder zu lösen. Die Patienten habe ein rosiges Aussehen, da sich durch die Anlagerung von Kohlenmonoxid Carboxyhämoglobin bildet, das rosa erscheint. Bei starken Rauchern sind bis zu 20 % des Hämoglobins mit Kohlenmonoxid besetzt und stehen für Sauerstoff nicht mehr zur Verfügung. Das führt zu dem charakteristischen blass-grauen oder bläulich lividen Aussehen.

Nitrate oder Nitrite

Nitrate stammen aus Düngemitteln, **Nitrite** aus Konservierungsmitteln. Bei bestimmten Vergiftungen wird Hämoglobin nicht mit Sauerstoff aufgeladen, sondern oxidiert. Es entsteht Methämoglobin oder Hämiglobin, das für den Sauerstoffaustausch ausfällt.

Zyanide (Zyankali)

Zyanide bilden eine irreversible Bindung mit dem Eisen des Hämoglobins. Dadurch kann keine Sauerstoffbindung mehr erfolgen.

Embryonale Hämoglobine (bis zur 8. Woche) werden im Dottersack gebildet, fetale Hämoglobine (ab der 9. Woche) in der Leber und Milz. Noch in der Fetalzeit beginnt die Bildung der adulten Hämoglobine im Knochenmark.

Pathologie

Neugeborenenikterus

Durch die Hämolyse der fetalen Erythrozyten fällt indirektes Bilirubin an, was zu einer Gelbfärbung der Haut führt. Diese entsteht durch den Abbau der HbF-Ketten (prähepatischer Ikterus) und den Mangel an Glukuronyltransferase (Konjugationsikterus) und ist nach der Geburt physiologisch. Allerdings besteht die Gefahr des Kernikterus, wenn eine so hohe Konzentration des Bilirubins (S. 132) anfällt, dass dieses die Blut-Hirn-Schranke überwinden kann und das Gehirn zerstört.

Fazit

Erythrozyten sind die Hauptzellen im Blut und hauptsächlich zuständig für den Transport von Sauerstoff aus der Atemluft in die Zellen und den Abtransport von Kohlendioxid aus den Zellen in die Lunge (Kap. 11.9).

Sauerstoffmangel führt in den Nieren zur Bildung von Erythropoetin (S. 178), das im Knochenmark die omnipotenten Stammzellen zur Bildung von Erythrozyten anregt. Über verschiedene kernhaltige Vorstufen entwickelt sich ein

kernloser Erythrozyt mit einem Hämoglobinäquivalent. Damit ist der Erythrozyt nicht mehr teilungsfähig. Nach 80–120 Tagen wird der Erythrozyt in der Milz abgebaut.
Hämoglobin ist das Kernäquivalent im Erythrozyten. Es besteht aus Porphyrinringen deren Zentralatom Eisen ist und 4 Eiweißketten. Die Eiweißketten des adulten Menschen sind HbA-Ketten. Der Sauerstoff- bzw. Kohlendioxidtransport erfolgt über die Bindung an das Eisen. Die Sauerstoff- und Kohlendioxidbindung wird beeinflusst durch die Konzentration der Blutgase und den pH-Wert des Blutes.

13.3.2.2 **Leukozyten**

Leukozyten werden aufgrund ihrer Funktion auch **Immunozyten** genannt. Als Teil des unspezifischen und spezifischen Immunsystems haben sie die Aufgabe, Krankheitserreger und fremde Stoffe unschädlich zu machen (phagozytieren; Kap. 14.3). Sie sind daher im gesamten Körper zu finden. Leukozyten sind in der Lage, in Gewebe einzudringen und **Verletzungen oder Entzündungen** zu melden. Sie rollen an den Gefäßwänden entlang, um auch dort Strukturen zu entdecken, die Entzündungen oder andere Unregelmäßigkeiten anzeigen.

Ihre **Lebensdauer** kann wenige Tage bis Monate und Jahre betragen.

Im Gegensatz zu den Erythrozyten handelt es sich bei den Leukozyten nicht um eine einheitliche Zellstruktur. Die Gesamtheit der Leukozyten **differenziert** sich in (**Abb. 13.2**):

- **Granulozyten:**
  - neutrophile Granulozyten:
    - stabkernige Granulozyten
    - segmentierte Granulozyten
    - hypersegmentierte Granulozyten
  - basophile Granulozyten:
    - Mastzellen
  - eosinophile Granulozyten
- **Lymphozyten** (**Abb. 13.4**):
  - B-Lymphozyten:
    - Plasmazellen
    - B-Gedächtniszellen
  - T-Lymphozyten:
    - T-Helferzellen
    - regulatorische T-Zellen (vormals Suppressor-T-Zellen)
    - zytotoxische T-Zellen
    - T-Gedächtniszellen
  - natürliche Killerzelle (NK-Zelle)
- **Monozyten:**
  - Makrophagen

Sie befinden sich im Blut, im Knochenmark, in den lymphatischen Organen und anderen Geweben.

Eine ausführliche Darstellung der Immunabwehr erfolgt zum Immunsystem (Kap. 14). Folgende Abschnitte befassen sich daher auf eine kurze Übersicht zu den verschiedenen Zelltypen mit ihren Merkmalen zur Unterscheidung sowie den spezifischen Aufgaben.

Leukopoese

Die Bildung der Leukozyten erfolgt bei den Kindern im Knochenmark aller Knochen, beim Erwachsenen ausschließlich im roten Knochenmark der platten Knochen.

Initiator der Leukopoese sind die **Zytokine**. In Abhängigkeit davon, welches Zytokin auf die Stammzelle einwirkt, bilden sich die unterschiedlichen Arten der Leukozyten aus. Dabei wird die Bildung der Leukozyten differenziert anhand ihrer Aufgaben und Funktionen. Man unterscheidet die myeloische und die lymphatische Reihe.

Myeloische Reihe Die Zellen der myeloischen Reihe bestehen aus **Monozyten**/Makrophagen, dendritischen Zellen, **Mastzellen** und **Granulozyten** und entwickeln sich aus den **Myeloblasten**.

Lymphatische Reihe Die Zellen der lymphatischen Reihe bilden zunächst **Lymphoblasten**, aus denen sich die **B- und T-Lymphozyten** entwickeln, sowie **natürliche Killerzellen**. Sie werden nicht nur im Knochenmark gebildet, sondern auch in den lymphatischen Organen, z. B. den Lymphknoten.

Alle Leukozyten enthalten einen **Zellkern und Zellorganellen** und sind deshalb vermehrungsfähig. Dabei besitzen die meisten **Granulozyten** einen vielgestaltigen Kern, weshalb man auch von polymorphkernigen Leukozyten spricht.

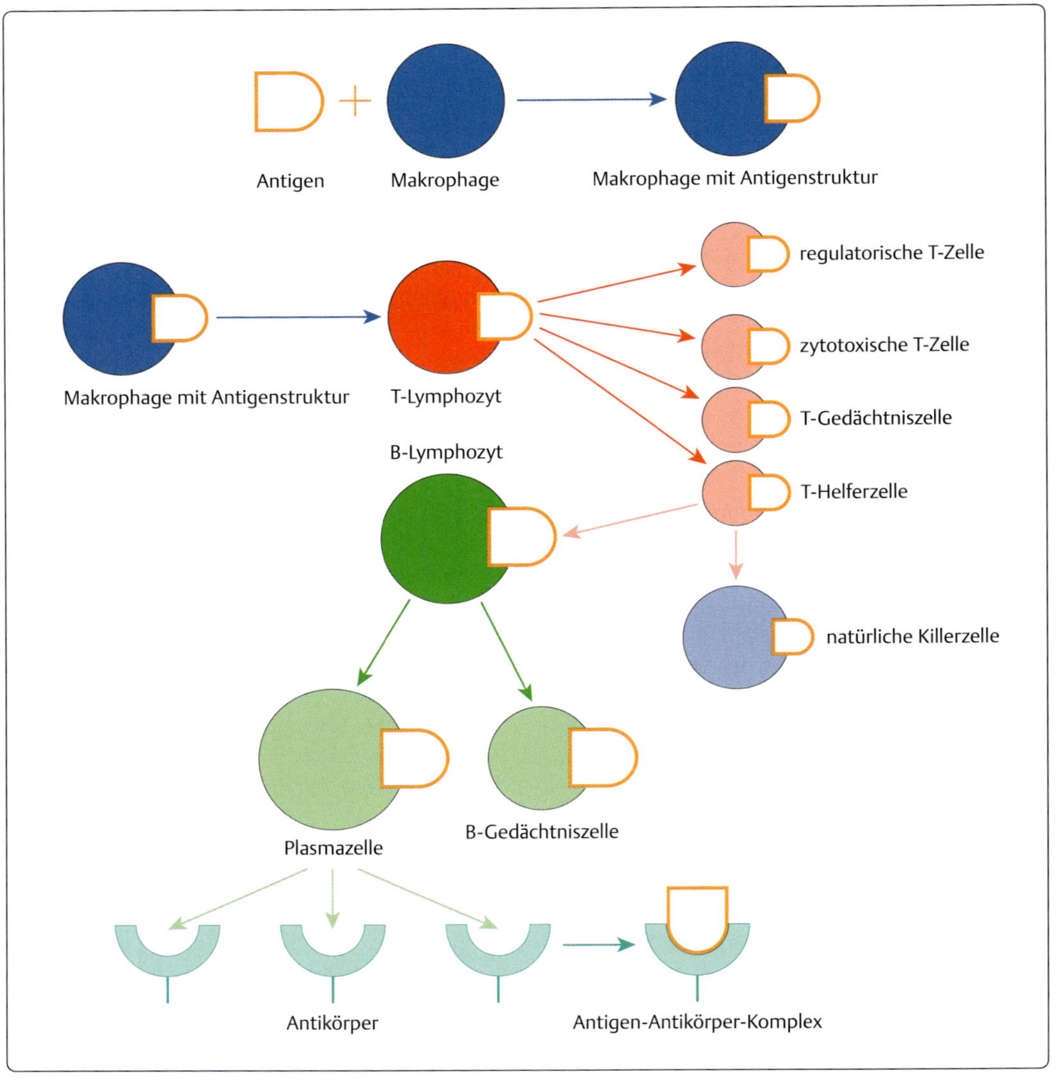

Abb. 13.4 Spezifische Abwehr, Bildung von spezifischen Abwehrkörpern.

Pathologie

Leukopenie

Eine Erniedrigung der Leukozyten findet man bei viralen Erkrankungen und einigen bakteriellen Erkrankungen, z. B. bei Windpocken, Malaria oder Typhus, aber ebenso bei bösartigen Tumoren wie Plasmozytom, Metastasen, Knochenmarkstumoren, bei Lupus erythematodes oder Leberzirrhose.

Leukozytose

Eine Erhöhung der Leukozyten liegt u. a. vor bei akuten bakteriellen Infekten, bei einigen viralen Infekten, z. B. Mononukleose, aber auch bei chronischen Erkrankungen, Verbrennungen, Herzerkrankungen, Autoimmunerkrankungen, Leukämien oder durch Medikamente (z. B. Glukokortikoide, Ovulationshemmer).

Leukämien und Lymphome

Leukämien sind Erkrankungen des blutbildenden oder des lymphatischen Systems. Bei den Leukämien können die akuten und chronischen Formen unterschieden werden, wobei entweder die der lymphozytären Reihe (Lymphozyten, akute und chronische lymphatische Leukämie) oder myeloischen Zellreihe (Granulozyten, akute und chronische myeloische Leukämie) betroffen sind. Bei den lymphatischen Leukämien finden sich Lymphoblasten im Blut, bei den myeloischen Myeloblasten.

Lymphatische Leukämie

Die akute lymphatische Leukämie (ALL) ist die Erkrankung der Kinder, die chronische lymphatische Leukämie (CLL) die Erkrankung der alten Menschen (70. Lebensjahr).

Bei der **akuten lymphatischen Leukämie** zeigen sich Knochenschmerzen, Infektanfälligkeit, Nasenbluten und Lymphknotenschwellungen. Es ist ein schweres Krankheitsbild und entwickelt sich plötzlich. Hier können sowohl die T-Lymphozyten als auch die B-Lymphozyten betroffen sein.

Die **chronische lymphatische Leukämie** fällt auf durch schmerzlose generalisierte Lymphknotenschwellungen sowie Müdigkeit und ist häufig ein Zufallsbefund bei Routineuntersuchungen. Sie wird zu den niedrigmalignen Non-Hodgkin-Lymphomen gezählt.

Myeloische Leukämie

Die **akute myeloische Leukämie** (AML) und **chonische myeloische Leukämie** (CML) sind Erkrankungen des frühen und mittleren Alters (AML: 20. bis 40. Lebensjahr, CML: 40. bis 60. Lebensjahr). Sie zeigen sich häufig durch Milzvergrößerungen und/oder Lebervergrößerungen.

Polycythaemia vera rubra

Bei der Polycythaemia vera rubra sind alle Zellen des Knochenmarks betroffen, was zu einer Polyglobulie, Thrombozytose und Leukozytose mit stark erhöhtem Hämatokrit (> 55 %) führt.

Plasmozytom

Bei dem Plasmozytom sind allein die B-Lymphozyten betroffen, was zur Bildung von pathologischen Plasmazellen und deren Immunglobulinen (IgG, IgA, Bence-Jones-Proteine, sog. Paraproteine) führt. Die pathologischen Plasmazellen aktivieren u. a. die Osteoklasten, sodass Kalzium aus dem Knochen ausgebaut wird, was zu einer Hyperkalzämie führt. Unwirksame Immunglobuline führen zu einer Immunschwäche. Hyperkalzämie und die große Menge an Proteinen führen zu Organschäden.

Morbus Hodgkin

Der Morbus Hodgkin ist eine Erkrankung des Lymphsystems und äußert sich durch schmerzlos vergrößerte Lymphknoten zunächst einer Lymphknotenregion. Hier sind die B-Lymphozyten betroffen, die sich als Sternberg-Reed-Riesenzellen im einzelnen Lymphknoten feststellen lassen.

Non-Hodgkin-Lymphome

Non-Hodgkin-Lymphome können aus der T-Zellreihe oder der B-Zellreihe entstehen. Sie zeigen keine Sternberg-Reed-Riesenzellen, aber generalisierte schmerzlose Lymphknotenschwellungen. Beiden gemeinsam ist eine Milzschwellung.

Fazit

Leukozyten dienen der Abwehr und werden deshalb auch Immunozyten genannt. Die Leukopoese im Knochenmark der platten Knochen wird angeregt durch Zytokine. Leukozyten sind keine einheitliche Zellfraktion. Man findet 3 große Fraktionen: Granulozyten, Lymphozyten und Monozyten. Die Vorstufen sind entweder die Myeloblasten (Entwicklung zu Granulozyten und Monozyten) oder die Lymphoblasten (Entwicklung zu Lymphozyten). Alle Zellen besitzen einen Zellkern und sind somit teilungsfähig.

Granulozyten

Die Granulozyten werden unterteilt in **neutrophile, eosinophile und basophile Zellen**, je nach Anfärbung ihrer im Zytosol enthaltenen Granula. Mit einem neutralen Farbstoff lassen sich die Granula der neutrophilen Granulozyten violett färben, durch das saure Färbemittel Eosin erscheinen die eosinophilen Granulozyten rot und mit einem basischen Farbstoff werden die basophilen Granulozyten dunkelblau eingefärbt.

Eosinophile Granulozyten enthalten in ihrem Inneren zellauflösende Substanzen. Aus den basophilen Granulozyten entwickeln sich die Mastzellen.

Neutrophile Granulozyten

Die neutrophilen Granulozyten (50–70 %) **phagozytieren** hauptsächlich **Bakterien**, aber auch Viren und Pilze.

Es sind Zellen mit einem hohen Gehalt an sauren Phosphatasen und **proteolytischen Enzymen**. Sie sind extrem beweglich und gelangen ohne Probleme an alle Orte des Organismus. Sie phagozytieren Fremdkörper, Gewebetrümmer und Krankheitserreger in großem Ausmaß (unspezifische Abwehr). Ihre Reifungszeit im Knochenmark beträgt 4–10 Tage, ihre Lebensdauer nur wenige Tage.

Die neutrophilen Granulozyten werden aufgrund ihrer Kernform in stabkernige (junge Zellen), segmentkernige (ältere Zellen) und hypersegmentierte (alte Zellen) Granulozyten unterteilt. Der Schreibkonvention entsprechend erfolgt die Darstellung der Entwicklungsreihe von links nach rechts, also von den jungen zu den alten Zellstadien.

Linksverschiebung Der Begriff Linksverschiebung ist ein Hinweis darauf, dass sich die prozentuale Verteilungskurve mehr nach links zu den jungen Zellen hin verschoben hat. Treten also vermehrt **stabkernige neutrophile Granulozyten** im Blut auf ist das ein Hinweis auf Infektionen und Entzündungen. Treten **Myeloblasten** im Blut auf, findet eine Überproduktion der Zellen im Knochenmark statt, also eine massive Linksverschiebung, die auf Leukämien hinweist.

Rechtsverschiebung Treten vermehrt Zellen mit **hypersegmentierten Kernen** im Blutbild auf, spricht man von einer Rechtsverschiebung. Dies tritt auf bei Tumoren des Knochenmarks oder bei einer Verminderung der Bildung neuer Granulozyten durch Chemotherapien.

Eosinophile Granulozyten

Die eosinophilen Granulozyten (2–4 %) sind an der Abwehr von Parasiten und allergischen Reaktionen beteiligt. Sie enthalten spezielle Lysosomen, in deren Innerem ein Protein auskristallisiert (Charcot-Leyden-Kristalle). Die **Abwehr der Parasiten** erfolgt mithilfe dieser Kristalle, die in der Lage sind, den Chitinpanzer der Tiere zu zerstören. Bei **allergischen Reaktionen** sorgt das durch Immunglobulin E (IgE) aus den Mastzellen freigesetzte **Histamin** dafür, dass eosinophile Granulozyten angelockt werden.

Eosinophile Granulozyten sind größer als die neutrophilen Granulozyten, amöboid beweglich und können Antigen-Antikörper-Komplexe sowie artfremdes Eiweiß phagozytieren und mittels der in den Granula enthaltenen proteolytischen Enzyme abbauen. Für die Produktion im Knochenmark sorgt **Interleukin-5**.

Durch die Phagozytose der Antigen-Antikörper-Komplexe erscheinen die eosinophilen Granulozyten häufig am Ende einer Entzündungsreaktion mit dem Beginn der Heilung („Morgenröte der Genesung").

Pathologie

Eosinophilie

Bei Parasitenbefall, z. B. Würmern, bei Infektionskrankheiten, z. B. Scharlach, Diphtherie, sowie bei allergischen Reaktionen sind die Eosinophilen erhöht.

Eosinopenie

Zu einer Verminderung der Anzahl der eosinophilen Granulozyten kommt es bei Masern und Typhus oder z. B. durch Medikamente wie Kortison.

Basophile Granulozyten

Basophile Granulozyten (1 %) wehren ebenfalls **Parasiten** ab und können als histaminspeichernde Mastzellen allergische Reaktionen, Entzündungsreaktionen und Juckreiz auslösen. Es sind die kleinsten Granulozyten.

Die **Mastzellen** enthalten in ihren Granula entweder **Histamin** und **Heparin** oder **Serotonin** und phagozytieren größere Teilchen, z. B. geschädigte oder tote Blutzellen und Zelltrümmer. Ihre Phagozytoseleistung ist allerdings sehr gering.

IgE-Antikörper setzen sich auf die Zellmembran der Mastzellen. In bestimmten Konstellationen kann dann nach Allergenkontakt die Mastzelle degranulieren, Histamin ausschütten und so eine **allergische Reaktion** auslösen (Kap. 14.3.3).

Fazit

Zu den Granulozyten gehören die neutrophilen, eosinophilen und basophilen Granulozyten. Sie werden aufgrund ihrer unterschiedlichen Anfärbbarkeit voneinander unterschieden. Alle Granulozyten dienen der unspezifischen zellulären Abwehr, jedoch mit unterschiedlichen Aufgaben.

Die neutrophilen Granulozyten phagozytieren u. a. Bakterien, Viren, Pilze, Fremdkörper, Zelltrümmer. Durch ihre Beweglichkeit erreichen sie schnell den Ort, an dem sie gebraucht werden. Je nach Erkrankung kann es zu einer Leukozytose mit Links- oder Rechtsverschiebung kommen. Dabei bezieht man sich immer auf die Anzahl der jungen (stabkernigen) oder alten (hypersegmentierten) neutrophilen Granulozyten. Finden sich viele junge Zellen im Blutbild spricht man von einer Linksverschiebung; finden sich viele alte Zellen von einer Rechtsverschiebung.

Eosinophile Granulozyten sind zuständig für die Abwehr von Parasiten, für allergische Reaktionen und die Phagozytose von Antigen-Antikörper-Komplexen.

Basophile Granulozyten wehren auch Parasiten ab und lösen als Mastzellen allergische Reaktionen aus, indem sie das in ihnen gespeicherte Histamin und Heparin nach Allergenkontakt ausschütten. Andere Mastzellen speichern Serotonin.

Lymphozyten

Lymphozyten spielen eine zentrale Rolle bei der **zellulären und humoralen Immunabwehrreaktion** des Körpers. Um ihre Aufgaben wahrzunehmen, müssen die Lymphozyten in den lymphatischen Organen auf ihre Aufgaben hin geprägt werden und „fremd“ und „eigen“ unterscheiden lernen (vgl. Kap. 14).

Von den 20–45 % der Lymphozyten befinden sich ca. 4 % der Lymphozyten im Blut, ca. 70 % in den lymphatischen Organen, der Rest im Knochenmark und in den übrigen Geweben. Lymphozyten zirkulieren in Blut und Lymphflüssigkeit, d. h., sie können die Membranen der Gefäße überwinden (**Diapedese**) und gelangen vom Blut in die Lymphbahn und umgekehrt. Ihre Lebenszeit reicht von wenigen Tagen bis zu mehreren Jahren.

Aus der Knochenmarkstammzelle wird der **Lymphoblast** gebildet. Daraus entwickeln sich **unspezifische B-** und **T-Lymphozyten** sowie **NK-Zellen**. B- und T-Lymphozyten gelangen in lymphatische Organe und werden dort geprägt, d. h., sie erhalten ihre Immunkompetenz. NK-Zellen kreisen im Blutkreislauf. Sie besitzen keine spezifischen Oberflächenrezeptoren gegen Antigene und bilden auch keine Gedächtniszellen im Gegensatz zu den B- und T-Lymphozyten.

B-Lymphozyten

Ein Teil der Lymphozyten wird im Knochenmark und/oder in den Peyer'schen Plaques des Darms darauf geprägt, nach Antigenkontakt spezifische Plasmazellen zu bilden, die auf den Erreger zugeschnittene **Antikörper** und **B-Gedächtniszellen** bilden. Diese Lymphozyten nennt man B-Lymphozyten, die einen Anteil von ca. 10% ausmachen.

Der Prägeort ist jedoch noch nicht eindeutig geklärt.

T-Lymphozyten

Andere Lymphozyten gelangen in die **Thymusdrüse** und werden dort zu T-Lymphozyten (60–70%) geprägt. Nach Antigenkontakt erfolgt die Bildung antigenspezifischer T-Lymphozyten. Dabei entstehen T-Helferzellen (CD4), regulatorische T-Zellen (T_{reg}), zytotoxische T-Zellen (CD8), natürliche Killer-T-Zellen (NK-T-Zellen – nicht zu verwechseln mit den natürlichen Killerzellen des unspezifischen Systems) und T-Gedächtniszellen.

T-Helferzellen Nachdem **Makrophagen** dem T-Lymphozyten die Antigenstruktur übermittelt haben (mithilfe von MHC II, Kap. 14.3.3), bilden sich für das Antigen spezifische T-Helferzellen, die ihrerseits die Antigenstruktur den **B-Lymphozyten** und den **NK-T-Zellen** präsentieren, sodass diese ihre spezifische Aufgaben erfüllen können.

Regulatorische T-Zellen Diese unterdrücken die Aktivität der B-Lymphozyten und anderer Zellen.

Zytotoxische T-Zellen Sie erkennen Viren, von Viren befallene Zellen und Tumorzellen, die durch MHC I (Kap. 14.3.3) präsentiert werden, und zerstören sie.

T-Gedächtniszellen Dies sind langlebige T-Zellen mit einem Gedächtnis für spezielle Antigene und T-zytotoxische Zellen.

Natürliche Killer-T-Zellen

Natürliche Killer-T-Zellen, ebenso im Thymus geprägt zum T-Lymphozyten, entwickeln Rezeptoren auf ihrer Oberfläche, die besonders Lipide erkennen. Sie sind spezialisiert darauf, Tumorzellen und von Viren befallene Zellen anzugreifen und fremde Lipidmembranen, z. B. von Bakterien, zu erkennen.

Pathologie

Allergien

Wenn die Aufrechterhaltung der Immunität des Körpers zu überschießenden Reaktionen führt, spricht man von Allergien. Es werden 4 Typen unterschieden:

- **Typ I:** Allergie vom Soforttyp, die durch IgE-Antikörper vermittelt wird, z. B. Anaphylaxie, Quincke-Ödem, Asthma
- **Typ II:** Allergie als zytotoxische Reaktion bei z. B. Transfusionszwischenfall oder Agranulozytose
- **Typ III:** Allergie als Immunkomplexreaktion durch Bildung von Immunkomplexen bei Vaskulitiden, Glomerulonephritiden, Farmerlunge, Zöliakie
- **Typ IV:** Allergie vom verzögerten Typ, z. B. bei allergischem Kontakekzem, Transplantatabstoßung

Medikamente

Allergien

Bei Allergien vom Soforttyp wird zunächst Kortison gegen die allergische Reaktion gegeben. Bei einem anaphylaktischen Schock sind zusätzliche Mittel notwendig wie Adrenalin sowie Zusatzvolumen zur Aufrechterhaltung des Kreislaufsystems. Gegen die Atemnot werden Bronchospasmolytika (z. B. Salbutamol) verabreicht. Liegt eine Typ-III-Allergie (je nach Form unterschiedlich), z. B. eine Glomerulonephritis, erfolgt ebenfalls die Gabe von Kortison gegen die allergische Reaktion. Sollten sich Ödeme bilden, werden Diuretika zur Entwässerung verabreicht. Wichtig sind außerdem Antibiotika zur Abtötung noch vorhandener Streptokokken bei Poststreptokokkeninfekt und bei Bedarf Schmerzmittel und andere Immunsuppressiva.

Fazit

Zur spezifischen Abwehr sind die Lymphozyten befähigt, die sich in B-Lymphozyten, T-Lymphozyten und natürliche Killerzellen differenzieren. Die B-Lymphozyten sind für die Bildung von Antikörpern verantwortlich. Die T-Lymphozyten präsentieren den B-Lymphozyten die Antigene und unterstützen und regulieren die Abwehrreaktion durch Bildung spezifischer T-Lymphozyten, können aber auch selbst phagozytieren. Natürliche Killerzellen erkennen von Viren befallene Zellen und Krebszellen, reagieren eher unspezifisch und bilden keine Gedächtniszellen.

Monozyten

Die Monozyten (2–8 %) haben die Aufgabe, Bakterien abzuwehren, defektes Zellmaterial zu phagozytieren und in Zusammenarbeit mit lymphatischen Zellen Immunreaktionen durchzuführen.

Makrophagen

Wandern die Monozyten ins Gewebe, nennt man sie Makrophagen. Auch sie sind für die **Phagozytose** im Gewebe und in der Lymphflüssigkeit zuständig.

Außerdem gehören sie zu den **antigenpräsentierenden Zellen**, die den Lymphozyten die Struktur der Antigene vermitteln. Aufgrund ihrer Abwehrfunktion wird das gesamte Abwehrsystem als **Monozyten-Makrophagen-System** (MMS) benannt.

Makrophagen kommen in vielen Geweben vor:

- Lunge: Alveolarmakrophagen
- Gehirn: Astrozyten, Hortega Zellen (Mikrogliazellen)
- Darm: Paneth-Zellen
- Leber: Von Kupffer'sche Sternzellen
- Haut: Langerhans-Zellen
- Knochen: Osteoklasten
- Knorpel: Chrondroklasten
- Bindegewebe: Histiozyten
- Hoden: Makrophagen

Daneben können sie spezifische Strukturen ausbilden, zu denen die Epitheloidzellen und Aschoff-Knötchen gehören.

Epitheloidzellen Mehrere Makrophagen wandeln sich um zu Epitheloidzellen, schließen sich zusammen und bilden so einen Schutzwall, in dessen Inneren die befallenen Zellen absterben. Das umschlossene Gebilde wird als Granulom bezeichnet (Tuberkulose, Sarkoidose). Epitheloidzellen können verschiedene Enzyme oder andere Stoffe bilden (z. B. bei der Sarkoidose Vitamin D_3).

Aschoff-Knötchen Rheumatische Granulome werden durch Bindegewebsmakrophagen gebildet (Anitschkow-Zellen).

Pathologie

Alveolarmakrophagen

Alveolarmakrophagen werden auch als „Herzfehlerzellen" bezeichnet. Durch eine Linksherzinsuffizienz kommt es durch Rückstau in die Lunge zu einer Ansammlung von Hämosiderin. Die Alveolarmakrophagen nehmen den Eisen-Eiweiß-Komplex auf und werden abgehustet.

Hodenmakrophagen

Diese sezernieren ein Cholesterin, was zur Testosteronsynthese benötigt wird. Bei immunologischen Prozessen stoppen sie die Cholesterinabgabe und nehmen immunologische Aufgaben wahr, was bei lang andauernden Erkrankungen zur Unfruchtbarkeit führen kann.

Fazit

Monozyten oder Makrophagen wehren Bakterien ab, phagozytieren Zelltrümmer und arbeiten eng mit dem lymphatischen Abwehrsystem zusammen. In vielen Geweben finden sich besondere Makrophagen.

13.3.2.3 Thrombozyten

Thrombozyten (150 000–400 000/µl) sind flache, kernlose Scheibchen, die im Knochenmark durch Abschnürung von Zytoplasma aus **Megakaryozyten** (Knochenmarksriesenzellen) entstehen. Ihre Lebensdauer beträgt 8–14 Tage. Ihr Abbau geschieht im lymphatischen System. Das wichtigste

Speicherorgan ist die Milz. Die Thrombopoese wird initiiert durch **Thrombopoetin**.

Die Hauptaufgabe der Thrombozyten liegt in der **Blutgerinnung** (Hämostase). In den zentralen Bezirken der Blutplättchen finden sich viele Granula, die Blutgerinnungsfaktoren (u. a. Von-Willebrand-Faktor, Thromboxan) sowie verschiedene Enzyme enthalten und reich sind an ATP, Serotonin und Histamin. Im endoplasmatischen Retikulum befindet sich Kalzium, das die Thrombozytenaggregation fördert. Daneben sind in die Zellmembran Glykoproteine (z. B. Fibronektin) und Rezeptoren eingebettet, die bei der Hämostase eine wichtige Rolle spielen.

Hämostase

Die Hämostase dient dazu, Blutungen zum Stillstand zu bringen. Dabei ist es zunächst unwesentlich, ob es sich um eine Blutung innerhalb des Organismus handelt oder diese von außen zugefügt worden ist. Das Ziel ist eine schnelle Reaktion, um große Blutverluste zu vermeiden.

Die Hämostase wird in 2 Vorgänge eingeteilt, die nicht scharf gegeneinander abgegrenzt werden können: Sie beginnt mit der **Blutstillung** (primäre Hämostase) nach ca. 1–4 min, gefolgt von der **Blutgerinnung** (sekundäre Hämostase) nach 6–10 min und der nachfolgenden Wundheilung, die individuell verschieden lange dauert.

An der Hämostase sind **Vitamin K** (als Ausgangsstoff für die Gerinnungsfaktoren II, VII, IX und X), Kalzium als Gerinnungsfaktor IV, weitere Gerinnungsfaktoren I, III, V, VI, VIII, XI, XII und XIII, Thrombozyten und ihre gerinnungsfördernden Stoffe aus den Granula und Membranen notwendig.

Primäre Hämostase (Blutstillung)

Die primäre Hämostase verläuft in 3 Schritten: Vasokonstriktion, Thrombozytenadhäsion und Thrombozytenaggregation. Es entsteht ein sog. **weißer Thrombus**, ein lockerer Verbund aus Erythrozyten, Thrombozyten und Fibrinogen.

Vasokonstriktion

Sind **periphere arterielle Gefäße** vom muskulären Typ verletzt, sorgt deren elastische Innenhaut (**Intima**) für ein schnelles Zusammenziehen des Gefäßes, eine Vasokonstriktion. Die freien Ränder werden ins Innere des Gefäßes hineingezogen und die Wunde ist schnell oberflächlich verschlossen.

Die innere Zellschicht (**Endothel**) dieser Blutgefäße ist mit einer **Glykokalyx** überzogen, für die die Thrombozyten keine Rezeptoren besitzen. Dadurch können sie sich dort nicht anheften und aktiviert werden.

Thrombozytenadhäsion

Sind andere Zellen oder Gefäße verletzt, kommt das Blut und damit die Thrombozyten mit den **Kollagenfasern** des umliegenden Bindegewebes in Berührung. Die Thrombozyten heften sich an die Fasern, sodass es zu einer leichten Wundbedeckung kommt.

Vermittler der Adhäsion ist der **Von-Willebrand-Faktor** (vWF) aus den Thrombozyten und Endothelzellen. Dieser sorgt dafür, dass sich die Kollagenfasern mit den Rezeptoren der Thrombozyten verbinden. Der Vorgang wird unterstützt durch die Glykoproteide der Basalmembranen **Fibronektin** und **Laminin**.

Durch die Adhäsion werden die Thrombozyten aktiviert, sodass sie aus ihren **Granula** Thromboxan A, Kalzium, Serotonin und die Gerinnungsfaktoren V, VIII, aus der **Basalmembran** Fibronektin und Laminin sowie zusätzlich Thrombospondin und ADP abgeben. Diese Stoffe wirken **chemotaktisch** und locken weitere Thrombozyten an.

Thromboxan A sorgt für eine Verengung der Blutgefäße (Vasokonstriktion). Aus der Adventitia der Gefäße wird das Membranprotein **Thromboplastin** (Faktor III) freigesetzt.

Thrombozytenaggregation

Im aktivierten Zustand bilden die Thrombozyten Scheinfüßchen (**Pseudopodien**) aus, mit denen sie sich aneinander festhalten können. Es bildet sich ein Fibrinnetz um das Thrombozytenaggregat. So entsteht ein reversibler, lockerer Thrombozytenpfropf (sog. weißer oder Ausscheidungsthrombus).

Dieser Prozess dauert **1–4 min** (Blutungszeit).

Sekundäre Hämostase

Aufgabe der sekundären Hämostase ist es, den labil abgedichteten Defekt stabil zu verschließen, was ca. 6–10 min dauert.

Hier werden ebenfalls 3 Phasen unterschieden: die Aktivierungs-, Koagulations- und Retraktionsphase. Dabei wird das Fibrinogen zu Fibrin umgewandelt, und es entsteht ein sog. roter oder Gerinnungsthrombus.

Aktivierungsphase

Je nachdem, ob es sich bei einer Blutung um geschädigtes Endothel handelt oder nicht, unterscheidet man ein extrinsisches und ein intrinsisches System.

Extrinsisches System Durch Kontakt des Blutes mit extravaskulärem Gewebethromboplastin des umliegenden Bindegewebes bei **Epithelschäden** wird der Gerinnungsfaktor VII aktiviert, der unter Mithilfe von Kalzium den Faktor X aktiviert. Der aktivierte Faktor X sorgt für die Bildung von **Thrombin** aus dem von der Leber gebildeten und im Plasma vorliegenden Prothrombin (Faktor II).

Intrinsisches System Bei Blutungen **ohne Endothelschäden** erfolgt die Reaktion der Gerinnung überwiegend an der Oberfläche der aktivierten Thrombozyten. Hierbei sind der Von-Willebrand-Faktor und der Faktor VIII von großer Bedeutung. Zunächst wird der Faktor XII aktiviert. Der wiederum setzt eine Gerinnungskaskade in Gang, bei der nacheinander die Faktoren XI, IX, VIII und X aktiviert werden.

Der weitere Reaktionsweg wird von beiden Systemen identisch genutzt. Viele Aktivierungen finden nur in Anwesenheit von Kalzium (Faktor IV) statt und werden beschleunigt durch die Faktoren VIII und IX.

Koagulationsphase

Der aktivierte Faktor X verändert Prothrombin (Faktor II) zu **Thrombin**, das seinerseits Fibrinogen (Faktor I) zu **Fibrin** umwandelt.

Fibrinogen und die Haftstoffe Fibronektin und Thrombospondin binden sich an die Rezeptoren der aktivierten Thrombozyten und leiten die **irreversible Aggregation** ein, bei der die Thrombozytenmembranen miteinander verschmelzen.

Der Faktor XIII und Serotonin sorgen für stabilisierende Bindungen, sodass ein **Thrombus** entsteht.

Retraktionsphase

Fibrin und Erythrozyten wandern in den Thrombozytenpfropf ein und bilden ein stabiles Maschenwerk.

Die Thrombozyten kontrahieren und ziehen die Wundränder zusammen, sodass sich die Wunde mechanisch verschließt.

Bindegewebszellen (**Fibroblasten**) wandern in den Thrombus ein, und die Wundheilung beginnt.

Fibrinolyse

Abschließend werden die Fibrinfäden durch Fibrinolyse abgebaut, damit keine Thromben in den Gefäßen entstehen. Normalerweise stehen Fibrinbildung und Fibrinolyse im Gleichgewicht miteinander.

Das fibrinspaltende Enzym **Plasmin**, das als inaktive Vorstufe Plasminogen im Blut vorliegt, wird von Blut- oder Gewebsaktivatoren aktiviert. Ein Gewebsaktivator ist z. B. die **Urokinase**, ein Blutaktivator die **Streptokinase**, die von β-hämolysierenden Streptokokken gebildet wird und für deren hämolytische Wirkung verantwortlich ist (**Abb. 13.5**).

Bei der Fibrinolyse entstehen Bruchstücke des Fibrins mit D = D-Bindungen. Diese nennt man **D-Dimere**. Der Nachweis dieser D-Dimere wird benutzt, um Thrombosen ein- bzw. auszuschließen.

Die **Tab. 13.1** zeigt eine Übersicht der an der Hämostase beteiligten Gerinnungsfaktoren und -inhibitoren.

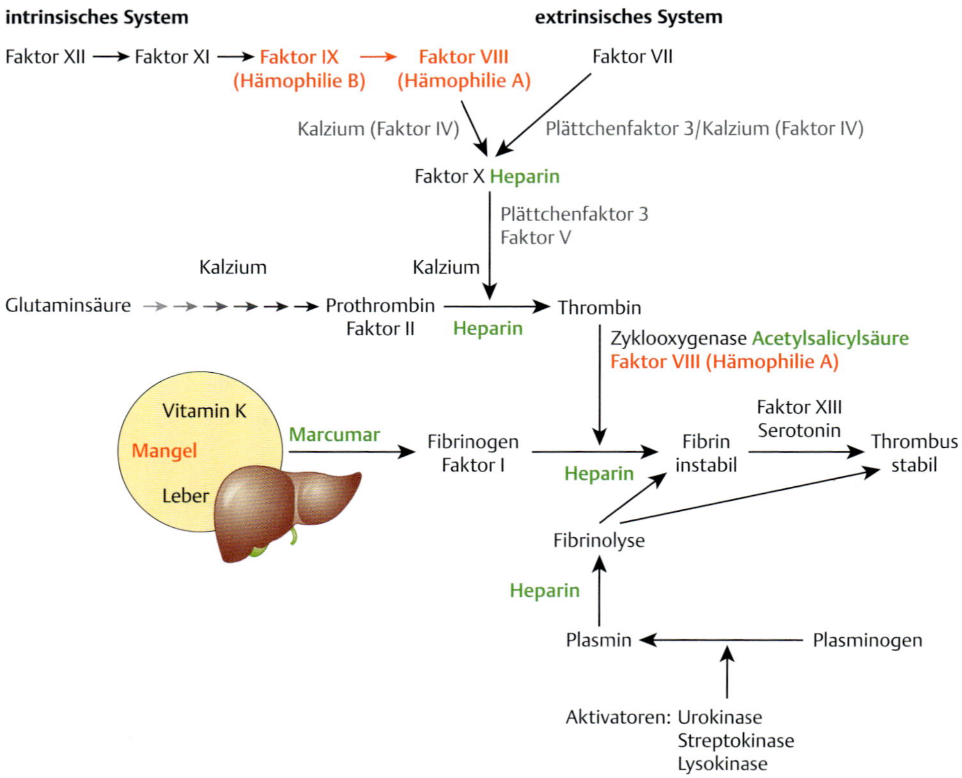

Medikamente:
Salben, äußerlich bei Blutergüssen: z. B. Thrombophob, Hepathrombin, Hirudoid
Vitamin-K-Mangel: z. B. Konakion
Thromboseprophylaxe: z. B. Marcumar, Iscover, Heparin, Acetylsalycilsäure
Lysetherapie: Streptokinase, Urokinase
Hämophilien: Gerinnungsfaktoren

Labormethoden: Kalziumentzug durch Natriumzitrat oder EDTA (Ethylendiamintetraessigsäure)

Abb. 13.5 Gerinnungskaskade (schwarz: Gerinnungskaskade, rot: Pathologien, grün: Medikamente).

Tab. 13.1 Übersicht über Gerinnungsfaktoren und -inhibitoren.

Nr.	Name	Funktion
I	Fibrinogen	bildet das Fibrinnetz
II	Prothrombin	Die aktive Form Thrombin (IIa) aktiviert die Faktoren I, V, VII und XIII.
III	(Gewebe-)Thromboplastin, Tissue factor (TF)	im subendothelialen Gewebe, Kofaktor von Faktor VIIa
IV	Kalzium	Viele Faktoren benötigen das Kalziumkation Ca^{2+}, um an die negativ geladenen Phospholipide der Plasmamembranen zu binden.
V	Proaccelerin	Kofaktor von Faktor X, mit dem es einen Komplex bildet
VII	Proconvertin	aktiviert Faktor IX und X, wird durch Kontakt mit TF aktiviert
VIII	antihämophiles Globulin A	Kofaktor von Faktor IX, mit dem es einen Komplex bildet
IX	Christmas-Faktor, antihämophiles Globulin B	aktiviert Faktor X, bildet einen Komplex mit Faktor VIII
X	Stuart-Prower-Faktor, Thrombokinase	aktiviert Prothrombin, bildet einen Komplex mit Faktor VII
XI	Rosenthal-Faktor, Plasma Thromboplastin Antecedent (PTA)	aktiviert Faktor XII und IX
XII	Hageman-Faktor	aktiviert Faktor IX und die Fibrinolyse
XIII	fibrinstabilisierender Faktor	stabilisiert Fibrin durch Bildung von Quervernetzungen

Pathologie

Hämophilien

Eine Hämophilie wird ausgelöst durch einen Mangel an Gerinnungsfaktoren, z. B. Faktor VIII (Hämophilie A), IX (Hämophilie B) oder Von-Willebrand-Faktor. Die Bluterkrankheit ist erblich bedingt. Die Hämophilien A und B werden X-chromosomal vererbt, daher sind fast ausschließlich Männer betroffen.

Hämorrhagien

Erkrankungen durch verschiedene Erreger können mit Blutungen einhergehen. Das sog. hämorrhagische Fieber wird durch verschiedene Viren (z. B. Hanta-, Lassa-, Ebola-, Dengue-, Crim-Kongo-, Gelbfiebervirus) ausgelöst. Ebenso können bakterielle Infektionen, z. B. durch enterohämorrhagische Escherichia-Coli-Bakterien (EHEC), Hämorrhagien im Darm auslösen oder deren Shigatoxine Hämolysen bewirken wie beim hämolytisch-urämischen Syndrom (HUS) oder Poststreptokokkeninfekte (Purpura Schönlein-Henoch, Purpura rheumatica) Blutungen nach sich ziehen, durch die von den Streptokokken gebildete Streptokinase.

Thrombozytopenie, Thrombozytopathie

Bei der Thrombozytopenie ist die Thrombozytenzahl reduziert (z. B. autoimmunologisch, durch Knochenmarkserkrankungen, Medikamente), bei der Thrombozytopathie normal, die Thrombozyten sind jedoch nicht funktionstüchtig (z. B. durch Acetylsalicylsäure oder Heparin).

Idiopathische thrombozytopenische Purpura (ITP)

Bei der ITP (Morbus Werlhof) handelt es sich um idiopathisch auftretende petechiale Blutungen nach Infekten. Es kommt zur Bildung von Autoantikörpern, die zur Zerstörung der Thrombozyten in der Milz führen.

Medikamente

Gerinnungshemmer

Marcumar verhindert als Vitamin-K-Antagonist die Umwandlung des Vitamin K in funktionsfähiges Vitamin K in der Leber, sodass keine oder nur wenige Gerinnungsfaktoren gebildet werden können. Seine Wirkung setzt nach ca. 48–72 h ein, nachdem die vorhandenen Gerinnungsfaktoren verbraucht sind. Achtung: Nicht zu viel grünes Gemüse verzehren, da es reich an Vitamin K ist, was die Wirkung von Marcumar vermindert.

Iscover ist ein Thrombozytenaggregationshemmer, der die Aneinanderlagerung von Thrombozyten hemmt, indem es das dafür notwendige ADP blockiert.

Acetylsalicylsäure (z. B. Aspirin, ASS) ist ein Thrombozytenaggregationshemmer, indem sie das Enzym Zyklooxygenase (COX-1) und damit Thromboxan hemmt. Auf diese Weise wird die Aktivierung und Aggregation von Thrombozyten verhindert.

Heparin (Glykosaminglykane, Polysaccharide) kommt in der Hauptsache in den Mastzellen zusammen mit Histamin vor und verhindert die Wirkung verschiedener Gerinnungsfaktoren, indem es die Wirkung von im Blut vorkommendem Antithrombin III (ein blutgerinnungshemmendes Protein) verstärkt. Zudem hemmt es einen Teil des Komplementsystems. Heparine können aus Lungen oder Darm von Schweinen oder Rindern isoliert werden. Seit dem Auftreten von BSE erfolgt allerdings keine Gewinnung bei Rindern. Heparinpräparate kommen als Salben, Tabletten und Injektionen zur Anwendung.

Lysetherapie

Eine Lysetherapie erfolgt bei Thrombosen, Embolien, Schlaganfall oder Herzinfarkt. Die eingesetzten Stoffe aktivieren Plasminogen. Eingesetzt werden entweder Streptokinase oder Urokinase; in jüngerer Zeit auch gentechnisch hergestellte Fibrinolytika.

Fazit

Thrombozyten sind kernlose Plättchen, die für die Blutgerinnung zuständig sind. In ihrem Inneren befinden sich Granula mit gerinnungsfördernden Substanzen. Für die Hämolyse sind zusätzlich zu den Thrombozyten 13 Gerinnungsfaktoren wichtig. Bei der Blutgerinnung arbeiten Thrombozyten und Gerinnungsfaktoren Hand in Hand. Während zunächst eine Blutstillung erreicht werden soll, wird parallel die Blutgerinnung mit dem Ziel des Wundeverschlusses aktiviert. Um der Bildung von überschüssigen Thromben entgegenzuwirken, erfolgt nach dem Wundverschluss die Fibrinolyse.

13.4 Blutgruppen

Blutgruppen beschreiben die individuelle Eiweißzusammensetzung auf den Erythrozyten, die **Antigencharakter** (Agglutinogene) besitzen. Das Immunsystem bildet **Antikörper** (Agglutinine) gegen Eiweiße auf fremden Erythrozyten. Gegen seine eigenen Antigene bildet der Körper allerdings keine Antikörper, er ist dagegen **immuntolerant**.

Antikörper gegen die Agglutinogene werden in der Säuglingszeit ursprünglich gegen Darmbakterien oder Nahrungsstoffe gebildet, die die gleichen antigenen Eigenschaften haben wie die Erythrozyten. Sie bleiben auch nach Ablauf der ersten Lebensmonate vorhanden und befinden sich im Plasma.

Wenn das Blut unterschiedlicher Blutgruppen gemischt wird, kommt es zu Verklumpungen (**Agglutinationen**) der Erythrozyten durch die Bindung der Antikörper an die fremden Antigene. Dabei ist immer das **Serum des Empfängers** von Bedeutung.

Die verschiedenen Antigene der Erythrozytenmembran bilden die Grundlage für die Differenzierung der Blutgruppen. Es gibt verschiedene Blutgruppensysteme, von denen 29 bei der Internationalen Gesellschaft für Bluttransfusion (ISBT) anerkannt sind. Klinisch relevant sind das **AB0**- und das **Rhesussystem** wegen ihrer starken Agglutinationswirkung, aber auch das **Kell-Cellano-** und **MNS-System**.

Da die Blutgruppen vererbt werden, können sie benutzt werden, um Abstammungsverhältnisse zu klären.

13.4.1 AB0-System

1928 wurde von einer Hygienekommission beschlossen, die **Blutgruppen weltweit** einheitlich zu bezeichnen. Man einigte sich auf das AB0-System, das die **4 Hauptgruppen** A, B, AB und 0 umfasst (**Abb. 13.6**).

Der Test auf Blutverträglichkeit erfolgt mithilfe der **Minor- und Major-Agglutinationstests**, bei dem zunächst die Erythrozyten des Empfängers mit dem Serum des Spenders (Minor-Test) und im nächsten Schritt die Erythrozyten des Spenders mit dem Serum des Empfängers (Major-Test) getestet werden. In beiden Fällen darf es nicht zu einer Agglutination kommen.

Transfusionen In der Regel werden ausschließlich **nur Blutzellen** oder **nur Plasma** bei Transfusionen übertragen, um Unverträglichkeitsreaktionen zu vermeiden – je nachdem, ob der Patient Erythrozyten oder Plasma zur Flüssigkeitsauffüllung benötigt. Bei der Übertragung von Vollblut kommt es fast immer zu Unverträglichkeiten, es sei denn, das Vollblut entspricht in allen Kriterien dem Blut des Empfängers.

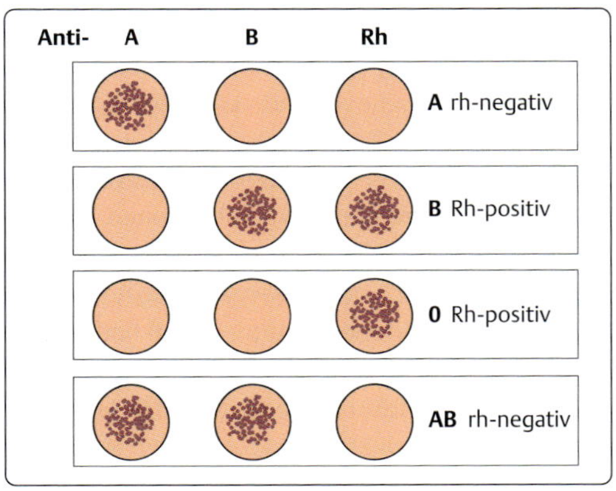

Abb. 13.6 Blutgruppenbestimmung nach dem AB0-System. (aus: Schewior-Popp S, Sitzmann F, Ullrich L, Hrsg. Thiemes Pflege. 11. Aufl. Stuttgart: Thieme; 2009)

Universalspender Sollte eine Vollblutspende notwendig werden, gilt das Blut der **Blutgruppe 0** als Universalspenderblut. Die Erythrozyten besitzen **keine Antigene** auf der Membran. Man findet aber im Serum Antikörper. Die Erythrozyten der Blutgruppe 0 besitzen ein **Antigen H**, eine Vorstufe von Antigen A und B. Es unterbindet die Bildung von Antigen A oder B auf ihren Oberflächen, sodass sie nicht durch vorhandene Antikörper gegen A und/oder B zerstört werden können. Die im Serum des Spenders vorhandenen Antikörper führen nur zu einer geringen Hämolyse (**Minorreaktion**).

Universalempfänger Patienten mit der **Blutgruppe AB** gelten bei Vollbluttransfusionen als Universalempfänger, da sie durch ihre Antigene A und B auf der Erythrozytenmembran **keine Antikörper** im Serum aufweisen und dadurch die Erythrozyten anderer Blutgruppen nicht zerstören können. Da aber die Seren der Blutgruppen A bzw. B Antikörper gegen das jeweils andere Antigen enthält, kommt es auch hier zu Zwischenfällen.

13.4.2 Rhesussystem

Das Rhesussystem stellt eine 2. Einteilungsmöglichkeit erblicher Blutgruppeneigenschaften dar, die **dominant vererbt** wird. Dieses System hat man zuerst beim Rhesusaffen gefunden.

13.4.2.1 Rhesusfaktor D

Dieses System von Antigenen wird in C, c, D, d, E und e eingeteilt. Medizinisch relevant ist der **Rhesusfaktor D**, den man bei 85 % der weißen Bevölkerung in Europa und Amerika und bei nahezu 100 % der Afrikaner, Asiaten sowie Indianer Nordamerikas findet. Liegt der Rhesusfaktor D vor, spricht man von **Rhesus positiv** (Rh, Rh+ oder Rh[D]+). Menschen, die dieses System nicht aufweisen, sind **Rhesus negativ** (rh, rh- oder rh[d]-).

Circa 15 % der Weltbevölkerung hat kein Rhesussystem und kann bei Kontakt mit Rh-positivem Blut Antikörper gegen die Rhesusantigene auf den Erythrozyten bilden. Das kann durch **Bluttransfusionen** geschehen, aber auch bei **Mutter und Kind** unter der Geburt, wenn die Frau rh- und das Kind Rh+ ist.

13.4.2.2 **Antikörperbildung in der Schwangerschaft**

Während der Schwangerschaft kommt es normalerweise nicht zu einem Kontakt zwischen mütterlichem und kindlichem Blut, da die Blutkreisläufe getrennt und die Plazenta für Blutzellen nicht durchlässig ist. Über die Plazenta als ein Teil der Nachgeburt kann es allerdings nach der Geburt über Verletzungen der rh- Mutter zum Eindringen von Rh + -Blutkörperchen in den mütterlichen Blutkreislauf kommen. Das führt dann zunächst zur **Bildung von Antikörpern** bei der Mutter, was weder für die Mutter noch für das geborene Kind eine Gefahr darstellt.

Bei einer **erneuten Schwangerschaft** befinden sich nun Antikörper im mütterlichen Serum. Diese Antikörper sind plazentagängig und können in den kindlichen Kreislauf gelangen. Hier können sie schwere Komplikationen bis hin zum Absterben der Frucht nach sich ziehen (**Morbus haemolyticus neonatorum**). In diesem Fall ist ein sofortiger **Blutaustausch** nach der Geburt notwendig. Eventuell muss schon im fetalen Zustand über die Nabelschnur eine Bluttransfusion erfolgen.

Während früher viele 2. und 3. Kinder schon im Mutterleib oder bald nach der Geburt verstarben, ist das heute in der Regel nicht mehr der Fall. Schon bei der 1. Schwangerschaft einer rh- Frau wird in der 28. bis 30. Woche eine Anti-D-Prophylaxe mit **Anti-D-Immunglobulinen** durchgeführt, was die Ausbildung von Antikörpern unterdrückt. Ist das Kind tatsächlich Rh +, wird 2–72 h nach der Geburt erneut eine Anti-D-Prophylaxe durchgeführt.

13.4.3 Kell-Cellano-System (KC-System)

Ein weiteres wichtiges System bei Bluttransfusionen oder Schwangerschaften ist das **Kell-Cellano-System**. Es handelt sich um 34 in diesem System zusammengefasste Antigene, wobei die Antigene **Kel 1 und Kel 2** (Cellano) die wichtigsten sind.

Da **92 %** der Menschen **Kell-negativ** (kk) sind, 7,8 % mischerbig und nur 0,2 % reinerbig Kell-positiv (KK), ist dieser Faktor nur für die 0,2 % Kell-positiven Menschen von Bedeutung. Diese sollten nur Kell-positives Blut bei Transfusionen erhalten. Andernfalls entwickeln sich Antikörper, die den IgG-Antikörpern sehr ähnlich sind und zum KC-System zusammengefasst werden. Diese Antikörper können in der Schwangerschaft und bei Transfusionen zu schweren Zwischenfällen führen.

13.4.4 MNS-System

Ein weiteres wichtiges System bei Bluttransfusionen und Schwangerschaften ist das **MNS-System**, von dem 46 Antigene bekannt sind, u. a. M-, N-, S- und s-Antigene. Dabei kommt den S-, s-Antigenen die größte Bedeutung zu.

Fazit

Aufgrund der Eiweißstrukturen auf den Erythrozytenmembranen (Antigene) lassen sich verschiedene Blutgruppen ermitteln. In der Hauptsache sind dies A, B, AB, 0 sowie der Rhesusfaktor. Weitere Faktoren, die unter Umständen berücksichtigt werden müssen, sind das Kell-Cellano- und MNS-System.
Durch die Bildung von Antikörpern im Serum gegen die Antigene der anderen Blutgruppen ist eine größtmögliche Übereinstimmung der Blutflüssigkeiten bei Transfusionen anzustreben. Andernfalls kommt es zu Agglutinationen, die die Erythrozyten zerstören. Antikörper gegen die Blutgruppen A oder B werden obligatorisch gebildet. Im Serum der Blutgruppe AB finden sich keine Antikörper. Im Serum der Blutgruppe 0 finden sich Antikörper gegen A und B. Antikörper gegen den Rhesusfaktor können erst nach Blutkontakt gebildet werden. Eine Überprüfung der Blutgruppen erfolgt mit der Minor- und Majorreaktion.

13.5 Untersuchungen

Die Zusammensetzung des Blutes hinsichtlich seiner Zellen und der darin gelösten Substanzen kann Aufschlüsse geben über Erkrankungen. Die hier vorgestellten Untersuchungen befassen sich unmittelbar mit den Erkrankungen des Blutsystems bzw. denjenigen, die eine Auswirkung auf das Blutsystem haben. Die relevanten Blutparameter anderer Organsysteme sind in den entsprechenden Kapiteln erläutert.

13.5.1 Blutbild

Die Ermittlung der Blutzusammensetzung erfolgt in Form eines **kleinen Blutbildes**, die Differenzierung der Leukozyten in Form eines **Differenzialblutbildes**. Werden beide Untersuchungen angestrebt, spricht man von einem **großen Blutbild**.

Zum kleinen Blutbild gehört die Bestimmung

- aller Blutzellen, inklusive der Retikulozyten,
- des Hämoglobins (Hb),
- des Hämatokrits (Hkt) sowie
- der Erythrozytenkonstanten MCV, MCH, MCHC (Kap. 13.5.3).

13.5.2 Nachweis von Entzündungen

Bei einem Verdacht auf bakterielle Entzündungen kann die **Blutkörperchensenkungsgeschwindigkeit** (BSG, BKS) Aufschluss geben sowie eine serologische Untersuchung auf das Akute-Phase-Protein **C-reaktives Protein** (CRP).

Daneben werden die **Leukozytenzahlen** ermittelt, die bei den meisten bakteriellen Entzündungen erhöht sind (Leukozytose).

13.5.2.1 Blutkörperchensenkungsgeschwindigkeit (BSG, BKS)

Die Normwerte betragen nach der **1. Stunde 2–10 mm/h** und nach der **2. Stunde 4–20 mm/h**.

Die BSG hat in der klinischen Routine als **unspezifische Entzündungsreaktion** eine große Bedeutung, auch wenn sie nicht sofort eine Entzündung anzeigt und die Werte nach einer Entzündung länger erhöht bleiben.

In **nicht gerinnungsfähigem Blut** sinken die Blutzellen aufgrund ihrer höheren Dichte gegenüber dem Plasma langsam zu Boden; dadurch trennen sich die Zellen vom Plasma.

Bei **krankhaften Prozessen** kommt es zu einer Zusammenballung der Erythrozyten, was zu einer höheren Senkungsgeschwindigkeit führt. Verantwortlich für die Verklumpung ist die Zunahme der Akute-Phase-Proteine, von Fibrin, IgM-Antikörpern und anderen Eiweißen, die an der Abwehr beteiligt sind (Kap. 14.3).

Veränderungen der BSG weisen auf vorliegende Krankheiten. Dabei zeigt die BSG immer etwas verspätet den Beginn oder das Ende einer Erkrankung an. Dennoch ist sie nach wie vor ein gängiges Verfahren in der Praxis.

> **Pathologie**
>
> **Erhöhung der BSG**
> Bei viralen Erkrankungen liegt eine mäßige Erhöhung, bei bakteriellen Infekten mittlere Werte (z. B. 50 mm/h) vor.
> Weit höhere Werte werden erreicht bei rheumatischen Erkrankungen und chronischen Darm-, Leber- und Nierenerkrankungen (z. B. 70 mm/h) sowie Tumoren (ca. 100 mm/h).
> Zu Sturzsenkungen kommt es z. B. beim Plasmozytom (durch die Bildung von Paraproteinen) oder bei Polymyalgia rheumatica/Arteriitis temporalis (mit Werten > 120 mm/h).
>
> **Verringerung der BSG**
> Eine Verringerung der BSG entsteht durch bestimmte Anämien, z. B. Polycythaemia vera rubra, bei der eine Polyglobulie durch die massive Vermehrung der Erythrozyten vorliegt.

13.5.2.2 Herstellung eines ungerinnbaren Blutes

Um eine Blutsenkung oder andere Laboruntersuchungen durchzuführen, muss die Gerinnungsfähigkeit des Blutes aufgehoben werden. Dazu benutzt man chemische Substanzen, die mit dem Kalzium im Plasma einen schwer löslichen Komplex bilden. Dadurch wird Kalzium als **Gerinnungsfaktor IV** der Gerinnung entzogen, sodass das Blut nicht mehr gerinnen kann. Für die Blutsenkung wird **Natriumzitrat**, für andere Untersuchungen **Ethylendiamintetraessigsäure** (EDTA) verwendet.

13.5.2.3 **C-reaktives Protein (CRP)**
Neben **Fibrinogen, Hepcidin** und **Ferritin** u. a. ist das CRP ein **Akute-Phase-Protein**, das vermehrt bei bakteriellen Infektionen von der Leber gebildet und ins Blut abgegeben wird.

13.5.2.4 **Leukozytenzahlen**
Durch bakterielle Infektionen wird die Bildung der Leukozyten angeregt, sodass sich vermehrt stabkernige Granulozyten im Blut befinden (Leukozytose mit Linksverschiebung).

13.5.3 Ermittlung von Anämien

Um Anämien zu diagnostizieren und vor allem zu differenzieren werden die sog. **Erythrozytenkonstanten** MCH, MCV, MCHC bestimmt, die sich aus dem Hämoglobinwert (Hb), der Erythrozytenzahl und dem Hämatokrit (Hkt) errechnen.

Außerdem wird das Speichereisen Ferritin bestimmt neben dem Eisengehalt und der freien Eisenbindungskapazität Transferrin.

13.5.3.1 **Mittlerer korpuskulärer Hämoglobingehalt (MCH)**
Der MCH-Wert zeigt die Beladung eines Erythrozyten mit Hämoglobin an. Er wird ermittelt aus dem Quotienten des Hämoglobingehalts im Blut und der Erythrozytenzahl. Der Normwert beträgt 28–33 pg (10^{-12} g).

13.5.3.2 **Mittleres korpuskuläres Volumen (MCV)**
Der MCV-Wert sagt etwas aus über die Größe eines Erythrozyten und wird berechnet aus dem Quotienten des Hämatokritwertes und der Erythrozytenzahl. Der Normwert liegt bei 83–97 fl (10^{-15} l).

13.5.3.3 **Mittlere korpuskuläre Hämoglobinkonzentration (MCHC)**
Der MCHC-Wert benennt die Konzentration des Hämoglobins bezogen auf alle Blutzellen und wird ermittelt aus dem Quotienten der Hämoglobinkonzentration im Blut und dem Hämatokrit. Der Normwert entspricht 30–36 g/dl oder dem Quotienten MCH/MCV.

Pathologie

Eisenmangelanämie
MCV, MCH, MCHC sind erniedrigt. Eine mikrozytäre hypochrome Anämie entsteht durch länger anhaltende Blutungen, mangelnde Eisenzufuhr o. Ä. Auch die Eisen- und Ferritinwerte sind erniedrigt, Transferrin dagegen erhöht.

Anämie bei Entzündungen oder Tumoren
Auch hier sind das MCV und der MCH erniedrigt. Da das Eisen an Ferritin gebunden in den Makrophagen festgehalten und zusätzlich vermehrt Ferritin zur Eisenspeicherung in der Leber zur Verfügung gestellt wird, andererseits die Leber weniger Transferrin bildet, steht es für die Erythropoese nicht zur Verfügung und Transferrin ist im Serum erniedrigt, Ferritin hingegen erhöht.

Blutungsanämie
Hier liegen MCV, MCH im Normbereich. Es handelt sich um eine normochrome Anämie, da durch die Blutung Erythrozyten und Hämoglobin in gleichem Maße verloren gehen. Erst wenn die Flüssigkeit aus dem Interstitium ins Gefäßsystem transportiert wird, um den Flüssigkeitsverlust zu kompensieren, kommt es durch den Verdünnungseffekt zum niedrigeren Hämoglobinwert und zu einer hypochromen Anämie.

Vitamin-B_{12}-Mangel-, Folsäuremangelanämie
MCV, MCH sind erhöht. Bei der megaloblastären, hyperchromen Anämie liegt die Störung in der DNS-Synthese der Erythrozyten aufgrund des Vitaminmangels (Vitamin B_{12} und Folsäure), der z. B. durch eine perniziöse Anämie, Magenoperation, Darmerkrankungen, Fischbandwurm, Alkoholismus oder Medikamente (Zytostatika, z. B. Methotrexat) entstehen kann. Andere Ursachen für eine megaloblastäre, hyperchrome Anämie sind z. B. Erkrankungen des Knochenmarks (myelodysplastisches Syndrom, MDS).

Medikamente

Eisenmangelanämie
Verabreicht werden verschiedene Eisenpräparate mit 2-wertigem Eisen (z. B. Ferro sanol, Lösferron, Ferrlecit) und Stabilisatoren wie Ascorbinsäure (Vitamin C).

Vitamin-B_{12}-/Folsäuresubstitution
Die Substitution von Vitamin B_{12} und Folsäure erfolgt parenteral.

13.5.4 Ermittlung der Blutzellzahlen und unreifer Vorstufen

Im Blut eines gesunden Menschen sind die ausgereiften Blutzellen in einer bestimmten Menge vorhanden. Vorstufen, z. B. **Blasten**, befinden sich ausschließlich im **Knochenmark**. Liegen Blasten im Blut vor oder erhöhte bzw. erniedrigte Zellzahlen, sind das Hinweise auf Blutbildungsstörungen, z. B. bei Leukämien, dem myelodysplastischen Syndrom oder Polycythaemia vera rubra.

Pathologie

Leukämie
Bei akuten und chronischen Leukämien können Leukozytenzahlen von bis zu 500 000/µl erreicht werden.

Thrombozytopenien
Bei der Thrombozytopenie liegen die Thrombozytenzahlen bei 30 000/µl und weniger, was zu Blutungen und unter Umständen einer Verbrauchskoagulopathie führt.

Verbrauchskoagulopathie
Durch unstillbare Blutungen (z. B. beim HUS, nach einer Geburt) können sich zunächst Thromben durch die Aktivierung des Gerinnungssystems bilden und anschließend die Gefahr bestehen, durch den Verbrauch der Gerinnungsfaktoren zu verbluten, da diese vom Organismus nicht so schnell nachgebildet werden können.

13.5.5 Ermittlung von Gerinnungsfaktoren

Um sich einen Eindruck über die Gerinnungsfähigkeit des Blutes zu machen, werden die Gerinnungsfaktoren bestimmt. Mithilfe der **Thromboplastinzeit** (TPZ, Quick-Wert, INR) werden die Faktoren des extrinsischen Systems erfasst und mit der **partiellen Thromboplastinzeit** (PTT) die Faktoren des intrinsischen Systems.

Pathologie

Hämophilie A oder B
Bei den Hämophilien A und B fehlen die Faktoren des intrinsischen Systems, deshalb ist die TPZ normal, die PTT aber erniedrigt.

Leberschaden
Bei z. B. einer Leberzirrhose kann Vitamin K nicht mehr von der Leber in die wirksame Form umgewandelt werden. Es besteht also ein Verlust von Vitamin K, Fibrinogen und Prothrombin, Faktoren des extrinsischen Systems. Deshalb ist die TPZ erniedrigt. Dies ist ebenso bei der Gabe von oralen Antikoagulanzien vom Kumarintyp der Fall: Kumarine verhindern die Umwandlung des Vitamin K in die wirksame Form.

Fazit
Zur Untersuchung von Erkrankungen, die unmittelbar mit dem Blutsystem oder eine Auswirkung auf das Blutsystem haben, können folgende Untersuchungen durchgeführt werden:
- kleines Blutbild und/oder Differenzialblutbild
- bei Entzündungen BSG, CRP und Leukozytenzahl
- bei Anämien die Erythrozytenkonstanten MCH, MCV, MCHC
- bei Gerinnungsproblemen die Gerinnbarkeit des Blutes TPZ, PTT
- Blutgruppenbestimmung

Häufig gestellte Fragen

Warum liegen bei Leberproblemen erhöhte Werte für die γ-Globuline im Serum vor?

Bei einer Leberschädigung (z. B. Leberzirrhose) kommt es zu einem Rückstau in die Milz. Rückgestaut werden ebenfalls Erreger. So kommt es zu einer vermehrten Bildung von Antikörpern (γ-Globulinen).

Warum bezeichnet man Marcumar als „Vitamin-K-Antagonisten"?

Marcumar verhindert in der Leber die Umwandlung des unwirksamen Vitamin K in die wirksame Form, sodass nach geraumer Zeit kein wirksames Vitamin K mehr zur Bildung einiger Gerinnungsfaktoren zur Verfügung steht. Damit wirkt Marcumar gegenüber dem wirksamen Vitamin K als Antagonist.

Warum zählt die Hämophilie nicht zu den Risikofaktoren für eine Beinvenenthrombose, obwohl diese für eine veränderte Blutzusammensetzung spricht?

Bei der Hämophilie fehlt ein Blutgerinnungsfaktor. Damit liegt zwar eine Veränderung der Zusammensetzung des Blutes vor, allerdings mit der Tendenz zur Verflüssigung. Deshalb ist die Thrombosegefahr reduziert.

Warum werden bei einem Plasmozytom Knochen zerstört?

Das Plasmozytom (multiples Myelom) ist ein B-Zell-Non-Hodgkin-Lymphom. Die Entartung der Plasmazellen findet in den lymphatischen Organen aus den B-Lymphozyten statt. Nach massiver Vermehrung der pathologischen Plasmazellen wird das Knochenmark infiltriert. Das führt zur Verdrängung anderer Zellbildungen, besonders der Erythropoese. Zudem scheiden die pathologischen Zellen Wachstumsfaktoren und Zytokine aus, die wiederum die Osteoklasten aktivieren. Das führt zu einem Knochenabbau, der sich im Röntgenbild darstellt wie ausgestanzte Knochenschäden. Die pathologischen Plasmazellen bilden funktionsuntüchtige Immunglobuline der Gruppe IgG > 50 %, IgA ca. 25 % und Antikörperteile, sog. Leichtketten (Bence-Jones-Proteine), die im Urin nachweisbar sind.

Warum sind manche Blutungen nicht sofort durch einen niedrigen Hämoglobinwert zu erkennen?

Hämoglobin ist ein Verhältniswert. Bei Blutungen werden zunächst Hämoglobin und Erythrozyten in gleichem Maße ausgeschieden. Erst wenn der Flüssigkeitsverlust durch Einstrom von Interstitialflüssigkeit ins Gefäßsystem kompensiert wird, verringert sich durch die Verdünnung des Blutes die Konzentration des Hämoglobins.

Warum ist bei einer Leberzirrhose zunächst der Serumeisengehalt erhöht?

Der Untergang des Lebergewebes führt dazu, dass zunächst der Eisenspeicher der Leber geleert wird. Dieses Eisen wird vermehrt im Blutserum gefunden.

Warum entsteht bei einer Entzündung ein Eisenmangel, obwohl der Ferritinwert stark erhöht ist?

Bei einer Entzündung produziert die Leber weniger Transferrin und mehr Ferritin als Akute-Phase-Protein. Deshalb ist die freie Eisenbindungskapazität im Serum erniedrigt und der Ferritinwert erhöht. Außerdem sorgt das Akute-Phase-Protein Hepcidin dafür, dass Eisen in der Milz und den Makrophagen an Ferritin gebunden gespeichert bleibt und verhindert damit eine Ausschleusung von Eisen.

Man diskutiert, dass auf diese Weise den Bakterien das für ihren Stoffwechsel notwendige Eisen entzogen werden soll. Bei tatsächlichem Eisenmangel bildet die Leber vermehrt Transferrin, sodass es in diesem Fall im Serum erhöht ist. Das fehlende Eisen im Blut würde aus dem Eisenspeicher Ferritin der Leber ersetzt, sodass der Serumferritinspiegel sinken, der Eisenspiegel aber noch normal sein würde (Kap. 14.3).

Warum führt die Zugabe von Natriumzitrat dazu, dass Blut nicht mehr gerinnt?

Natriumzitrat ist das leicht lösliche Salz der Zitronensäure. Die Zitronensäure bildet mit Kalzium ein schwer lösliches Salz. Dadurch wird Kalzium der Gerinnungskaskade entzogen, sodass das Blut nicht mehr gerinnen kann.

Warum senken sich die Erythrozyten bei einer bakteriellen Infektion schneller als bei einer viralen Infektion?

Bei **bakteriellen Infektionen** erhöht sich die Menge der Immunglobuline, der Akute-Phase-Proteine und von Fibrinogen, während die Albuminkonzentration abnimmt. Das führt zu einer verstärkten Zusammenballung von Erythrozyten, was wiederum zu einer schnelleren Senkung führt. Eine Erhöhung der IgG > 20 g/l führt zu einer Sturzsenkung (> 120 mm/h).

Eine **virale Infektion** führt nicht zur Aktivierung von Entzündungsproteinen. Die Bildung der Immunglobuline als Antwort auf eine virale Infektion reicht nicht aus, um die Senkungsgeschwindigkeit deutlich zu erhöhen.

Warum teilt sich der Erythrozyt nicht mehr?

Im Verlauf der Entwicklung des Erythrozyten wird der Zellkern gegen Hämoglobin ausgetauscht. Die Zellorganellen verschwinden bis auf Mitochondrien zur Energiegewinnung. Damit fehlen den Erythrozyten die für die Zellteilung wichtigen Zellorganellen. Sie leben 80–120 Tage und werden dann in der Milz abgebaut.

Warum ist bei einer Kohlenmonoxidvergiftung die Hautfarbe des Menschen eher rosig und nicht bläulich?

Hintergrund ist, dass der Kohlenmonoxid-Hämoglobin-Komplex rosafarben erscheint.

Warum kann man nach einem Höhentraining bessere sportliche Ergebnisse erzielen?

Durch den verminderten Sauerstoffgehalt in der Luft wird die Erythropoese angeregt. Es entstehen viele etwas kleinere Erythrozyten, die zwar mit weniger Hämoglobin pro Erythrozyt beladen sind, aber in der Gesamtheit deutlich mehr Sauerstoff zur Verfügung stellen. Die Gefahr besteht darin, dass das Blut zu konzentriert und damit zu viskös werden kann. Das kann zu Thrombosen und Lungenembolien führen.

Warum werden bei einem Folsäuremangel die Erythrozyten größer?

Weil Folsäure und Vitamin B_{12} notwendig sind für die Bildung der DNS und RNS der Erythrozyten. Bei einem Mangel bilden sich weniger und pathologisch größere Erythrozyten.

Warum kommt es zu einer Glomerulonephritis oder rheumatischem Fieber?

Eine Poststreptokokkenreaktion entsteht aufgrund einer allergischen Reaktion Typ III. Es kommt zur Bildung von Immunkomplexen, die sich an Basalmembranen anlagern. Das fördert den Einsatz des Komplementsystems und der neutrophilen Granulozyten, die die Immunkomplexe zerstören, aber auch die darunter liegenden Basalmembranen.

Warum setzt man bei Eisensubstitution Vitamin C zu?

Vitamin C fördert die Eisenresorption im Darm. Es hemmt die resorptionshemmenden Stoffe wie Tannine aus schwarzem Tee oder Phenole aus dem Kaffee als stärkste Eisenresorptionshemmer. Andere Resorptionshemmer sind u.a

Milcheiweiße, Salicylsäure, Antazida. Zum anderen kann Vitamin C das Eisen in die wirksame 2-wertige Form überführen.

Kann man Eisen überdosieren?

Ja, es kommt dann zu schweren Intoxikationen, die u. a. Herz, Leber und Pankreas schädigen. Symptome sind Übelkeit, Erbrechen, starke Magenschmerzen, Blutungen im Verdauungstrakt bis hin zu Krampfanfällen. Deshalb sollte eine medikamentöse Eisensubstitution nur bei behandlungsbedürftigen Anämien erfolgen, die nicht durch die Ernährung beeinflusst werden können.

Warum entwickelt sich bei einer Allergie eine Anaphylaxie?

Wenn es sich um eine Allergie vom Soforttyp (Typ I) handelt, werden durch IgE und Allergenkontakt Mastzellen zur Degranulation gebracht und es erfolgt eine Histaminausschüttung. Je nachdem, wie viel Histamin ausgeschüttet wird, kann die Reaktion lokal begrenzt bleiben oder aber den ganzen Organismus (Atemwege, Herz-Kreislauf-System) erfassen. Dann kommt es zu einer Kehlkopfanschwellung mit Atemnot (Quincke-Ödem) und/oder einer Hypovolämie mit Kreislaufversagen.

Welcher Impuls führt zu einer Blutzellbildung?

Aufgrund von Sauerstoffmangel kommt es zur Erythrozytenbildung. Sauerstoffmangel führt zur Bildung von Erythropoetin an der Niere. Erythropoetin stimuliert die Stammzelle des Knochenmarks, Erythrozyten zu bilden. Thrombopoetin stimuliert die Thrombozytenbildung und Zytokine stimulieren die Leukozytenbildung.

Wie entsteht eine Verbrauchskoagulopathie?

Wenn Blutungen nicht zu stillen sind, verbraucht der Körper seine Thrombozyten und Gerinnungsfaktoren. Die Neubildung der Thrombozyten und Gerinnungsfaktoren erfolgt jedoch nicht so schnell wie nötig.

Warum kommt es zu Autoimmunreaktionen?

Körpereigene Zellen werden aus unterschiedlichen Gründen als Antigene angesehen. Es bilden sich Antikörper gegen diese Zellen. Als Antigen-Antikörper-Komplex werden die Zellen dann phagozytiert.

Wodurch ergibt sich der HLA-B27-Wert?

Abwehrzellen (z. B. Makrophagen) haben auf ihren Membranen genetisch fixierte MHC-Komplexe (z. B. HLA-A oder HLA-B-Komplexe), die in der Lage sind, Antigene zu erkennen und den T-Lymphozyten zu präsentieren, damit sie unschädlich gemacht werden können. Genetische Veränderungen führen zu einem veränderten HLA-Komplex, sodass dieser pathologische Komplex bestimmte körpereigene Zellen als Antigene erkennt, die Bildung von Antikörpern initiiert und die Antigen-Antikörper-Komplexe phagozytiert werden. Auf diesem Wege kann sich ein humanes Leukozytenantigen B27 (HLA-B27) bilden. Dieses Antigen führt zu Erkrankungen wie Morbus Bechterew, Morbus Reiter, Psoriasis-Arthritis, Morbus Crohn, Colitis ulcerosa. Auch für die Entstehung des Typ-I-Diabetes werden HLA-Merkmale diskutiert.

Was drückt der HbA_{1c}-Wert aus?

Die Eiweißketten des Hämoglobins ($Hb\text{-}A_1$-Ketten) erfahren durch den hohen Zuckergehalt bei einem Diabetes mellitus eine andere Struktur, die mit $Hb\text{-}A_{1c}$ benannt wurde.

Was sind Rheumafaktoren? Und was heißt ANA und ANCA?

Der **Rheumafaktor** ist ein Autoantikörper, der sich gegen Anteile des körpereigenen IgG richtet. Bei Reaktion der beiden beginnt die rheumatische Entzündung.

ANA sind antinukleäre Antikörper. Das bedeutet, dass sich Antikörper gegen die Kernsubstanz bilden. Sie sind z. B. bei rheumatoider Arthritis, primär biliärer Zirrhose, Lupus erythematodes erhöht.

ANCA sind antineutrophile zytoplasmatische Antikörper, die sich gegen die neutrophilen Granulozyten richten. Sie sind nachweisbar bei einigen Autoimmunerkrankungen, z. B. Tuberkulose, systemischer Lupus erythematodes, rheumatische Arthritis.

Warum kann es beim Morbus Cushing zur Polyglobulie und Hyperglykämie kommen?

Kortison als Stresshormon muss in Stresssituationen dafür sorgen, dass der Organismus optimal und maximal funktioniert. Dazu gehört, dass viel Energie bereitgestellt wird, sodass Kortison die Erythropoese anregt, was den Sauerstoffgehalt erhöht. Parallel dazu steigt der Glukosespiegel durch Glukoneogenese. Es entwickeln sich also eine Polyglobulie durch die verstärkte Erythropoese und eine Hyperglykämie durch die verstärkte Glukoneogenese.

Warum kommt es beim Morbus Cushing zur Eosinopenie und Lymphopenie?

Eine Eosinopenie und Lymphopenie entstehen, da das Kortison die Abwehrreaktionen und die Bildung der Abwehrzellen behindert durch Verminderung der Eiweißsynthese zugunsten der Glukoneogenese.

Wie entsteht bei viralen Erkrankung eine Leukopenie?

Viren sprechen in der Regel nicht das unspezifische Abwehrsystem, sondern das spezifische Abwehrsystem an. Dann sind die Lymphozyten erhöht (Lymphozytose) zulasten der Gesamtleukozytenzahl (Leukopenie).

Wieso kann die Sepsis eine Verbrauchskoagulopathie nach sich ziehen?

Toxine oder Bakterien können bei einer Sepsis die Gefäße angreifen, sodass es an vielen Stellen im Gefäßsystem zu Blutungen kommt. Dann ist der Körper nicht mehr in der Lage, diese vielen Blutungsstellen zu schließen. Diese Situation tritt z. B. bei der Komplikation einer EHEC-Erkrankung auf, dem hämolytisch-urämischen Syndrom (HUS), bei dem die Shigatoxine u. a. eine Schädigung der kleinen Blutgefäße auslösen, oder bei einer Meningokokkensepsis (Waterhouse-Friderichsen-Syndrom).

Warum ist bei Morbus Hodgkin ein wellen förmiger Fieberverlauf typisch?

Die Ursache ist nicht genau bekannt. Man nennt das Fieber Pel-Ebstein-Fieber. Diskutiert wird, dass der undulierende Verlauf mit der zyklischen Freisetzung von Zytokinen, mit Lymphknotennekrosen und geschädigten Fibrozyten und Fibroblasten im Zusammenhang steht.

Warum gibt es bei der chronisch lymphatischen Leukämie keine Leukozytose mit Linksverschiebung?

Hierbei entwickeln sich die Lymphozyten pathologisch, sodass eine große Anzahl von Lymphoblasten, aber keine Myeloblasten und Granulozyten vorliegen.

Wie kommt es zur Eisenablagerung bei Thalassämie?

Bei der Thalassämie sind die Eiweißketten des Hämoglobins defekt, und es kommt zu einem schnellen und frühen Abbau der Erythrozyten. Das passiert bereits im Knochenmark, sodass kompensatorisch die Leber und Milz einen Teil der Erythrozytenbildung übernehmen. Das ist allerdings ineffektiv und führt zur Vergrößerung der Organe. Zusätzlich wird vermehrt Eisen aus dem Darm resorbiert, um der Anämie entgegenzuwirken. Das erhöht den Eisenspiegel um ein Vielfaches.

Wie wirkt Hämoglobin als Puffer?

Im Organismus sind mehrere Puffersysteme wirksam. Mehr als 50 % bewirkt Bikarbonat, ca. 35 % bewirkt Hämoglobin, der Rest verteilt sich auf Phosphat- und Proteinpuffer. Hämoglobin nimmt Wasserstoffionen auf und fördert damit die Bikarbonatbildung aus Kohlendioxid.

Worin besteht der Unterschied zwischen Hämolyse und Hämorrhagie?

Bei einer **Hämolyse** lösen sich die Erythrozyten auf oder werden zerstört, z. B. bei Malaria (Schizonten vermehren sich in den Erythrozyten, sodass sie platzen), auch künstliche Herzklappen zerstören Erythrozyten. Dies geschieht ebenso bei Rhesusunverträglichkeit, Streptokokkenbefall.

Bei einer **Hämorrhagie** besteht eine Blutungsneigung, die unterschiedliche Ursachen haben kann. So können z. B. die Thrombozyten in der Zahl reduziert sein, ein Gerinnungsfaktormangel vorliegen (Hämophilie A oder B) oder durch eine bakterielle oder virale Erkrankung die Gefäße betroffen sein (Morbus Osler, Purpura Schönlein-Henoch).

Ist die BSG bei Leukämie erhöht durch die Verklumpung der Leukozyten? Viele Leukozyten würden doch eher die BSG abschwächen. Bei einer Polyglobulie ist der Wert doch auch erniedrigt.

Eine Leukämie ist eine Erkrankung, die wie alle Krebserkrankungen Entzündungsreaktionen im Körper hervorrufen. So erhöhen sich die Akute-Phase-Proteine, die für die Verklumpung der Erythrozyten verantwortlich sind. Auch wenn die Leukozytenzahl stark erhöht ist, verändert sich der Hämatokrit nicht so stark, dass das Blut zu dick würde.

Warum besteht bei ausgeprägter Anämie Flugreiseverbot?

In hohen Höhen fällt der Sauerstoffpartialdruck. Das wirkt sich auf die Sauerstoffpartialdrücke in der Atemluft und im Gewebe aus, indem der Sauerstoffgehalt sinkt und der Kohlendioxidgehalt steigt. In der Folge kommt es zu einer Azidose und eventuell zur Ödembildung, im schlimmsten Fall zum Hirnödem. Der verminderte Sauerstoffgehalt führt außerdem zu einer Senkung des Hämoglobinwertes. Das kann bei bestehenden Anämien zu einem Hämoglobinwert von unter 8 mg/dl führen und damit schwere Komplikationen auslösen.

Welches Organ ersetzt die Milzfunktion, wenn die Milz entfernt werden musste?

Kein Organ ersetzt die Milz. Beim Erwachsenen reichen die anderen noch vorhanden Lymphorgane aus, um eine effektive Immunabwehr aufrechtzuerhalten. Vor Entfernung der Milz werden die Patienten prophylaktisch gegen die Keime geimpft, die dann vordringlich schädigen können, z. B. Pneumocystis carinii, Haemophilus influenzae, Pneumokokken.

Beim Kind ist das etwas anderes. Wenn eben möglich sollte die Milz nicht bei Kindern unter 6 Jahren entfernt werden, da ihr Immunsystem noch nicht ausreichend ausgebildet ist. Es besteht die Gefahr des OPSI-Syndroms („overwhelming postsplenectomy infection") mit Fieber, Oberbauchschmerzen und Multiorganversagen. Die häufigsten Erreger, die Kinder nach einer Milzentfernung befallen können, sind Pneumokokken oder Meningokokken. Das OPSI-Syndrom kann kurz nach der Milzentfernung auftreten, aber auch noch Jahre später.

Entsteht die „Plasmozytomniere" dadurch, dass Plasmazellen die Nieren verstopfen? Wie kommt es dabei zur Proteinurie, woher stammen die Eiweiße und warum sind die Leukozyten nicht erhöht?

Die Plasmozytomniere kommt dadurch zustande, dass die pathologischen Plasmazellen die Osteoklasten aktivieren, verstärkt Knochen abzubauen. Dadurch erhöht sich der Blutkalziumspiegel, die Kalziumkristalle lagern sich im Tubulusapparat und den Sammelrohren ab und verstopfen sie. Zudem beeinträchtigen die pathologischen und im Übermaß gebildeten Antikörper die Funktion der Nieren. Zusätzlich zu den Antikörpern finden sich von den Plasmazellen gebildete sog. Leichtkettenproteine (Paraproteine, Bence-Jones-Proteine), die über die Nieren ausgeschieden werden, im Urinstick aber nicht zu identifizieren sind. Sie flocken aus, wenn der Urin erwärmt (50 °C) wird. Sie sind bestimmbar durch eine Urinelektrophorese. Die Leukozyten sind nicht erhöht, weil keine bakterielle Infektion vorliegt. Trotzdem sind die Entzündungsproteine stark erhöht, was eine Sturzsenkung zur Folge hat.

Warum steigt die BSG nach einer Thrombose an, obwohl es sich nur um einen Verschluss und keine Entzündung handelt?

Ein Verschluss führt immer zu einer Sauerstoffunterversorgung mit Nekrose. Die Nekrose zieht einen Zelluntergang nach sich, der immer Entzündungszeichen und eine Abwehrreaktion hervorruft.

Wie reagiert der Organismus auf eine chronische Anämie?

Eine chronische Anämie führt zu einer Sauerstoffunterversorgung des Gewebes und zu einer Abnahme der Blutviskosität. Das verringert den peripheren Widerstand in den Gefäßen, und es kommt zu einem Blutdruckabfall. Durch das fehlende Hämoglobin ist der Kohlendioxidabtransport aus dem Gewebe erschwert. Das führt zu einer Azidose.

Eine Kompensation muss darauf abzielen, die Sauerstoffversorgung in den Geweben und den Gefäßdruck aufrechtzuerhalten. Bei einer sich langsam entwickelnden chronischen Anämie kann der Organismus über längere Zeit den Verlust kompensieren. Es entwickelt sich eine Zunahme des Herzzeitvolumens, wodurch das Gewebe stärker durchblutet wird. Gleichzeitig erhöht sich der Sympathikotonus. Das führt zu einer Tachykardie und Vasokonstriktion.

Im Gewebe nimmt die Sauerstoffaffinität des Hämoglobins ab, und der Sauerstoff kann leichter ins Gewebe diffundieren. Die Abnahme der Affinität wird gefördert durch die Azidose im Gewebe. Durch diese Mechanismen erhöhen sich der Blutdruck und Sauerstoffgehalt und das Herzzeitvolumen fällt wieder ab.

Was bedeutet aplastische Anämie?

Aus unterschiedlichen Gründen, z. B. Zytostatika, Strahlen, Infektionskrankheiten (z. B. Mononukleose), aber in der Vielzahl der Fälle idiopathisch wird die Knochenmarksfunktion gestört, was zur verminderten Bildung der Blutzellen führt.

Warum findet man in den Mastzellen gleichzeitig Histamin und Heparin?

Bei einer Entzündung sorgt Histamin z. B. durch Auflockerung der Gefäß- und Zellwände dafür, dass Abwehrzellen und Entzündungsmediatoren schnell an den Ort der Entzündung gelangen können. Heparin hemmt den Gerinnungsprozess des Blutes und unterstützt durch diese Blutverflüssigung den Vorgang.

Warum steigt die BSG stark an bei Arteriitis temporalis, obwohl diese abakteriell verläuft?

Die Arteriitis temporalis ist eine autoimmunologische Erkrankung, die zu einer Vaskulitis (Riesenzellarteriitis) führt. Die Arterien sind auch ohne Bakterien hochgradig entzündet, deshalb ergibt sich eine hohe BSG.

Wie kommt es beim Lupus erythematodes zu Anämie, Leukopenie und Thrombopenie?

Lupus erythematodes ist eine Autoimmunkrankheit. Sie gehört zu den Kollagenosen. Bei dieser Erkrankung bilden sich Autoantikörper gegen körpereigene Zellen. Dadurch werden Organe geschädigt. Körpereigene Zellen sind auch die Erythrozyten, Leukozyten und Thrombozyten, sodass in der Folge auch eine Verminderung dieser Zelltypen eintreten kann.

Warum ist der Harnsäurewert bei der Polycythaemia vera rubra ehöht, sodass es zu einem Gichtanfall kommt?

Durch den massiven Zellzerfall bei der Polycythaemia vera rubra fallen viele Purine an, die zu Harnsäure abgebaut werden.

Warum heißen die Streptokokken β-hämolysierende Streptokokken?

Die Streptokokken bilden den Gewebsaktivator Streptokinase, der Erythrozyten zerstört und gebildete Thromben auflöst. Deshalb wird die Streptokinase zur Lysetherapie bei Thrombosen, Lungenembolien oder Herzinfarkten angewendet.

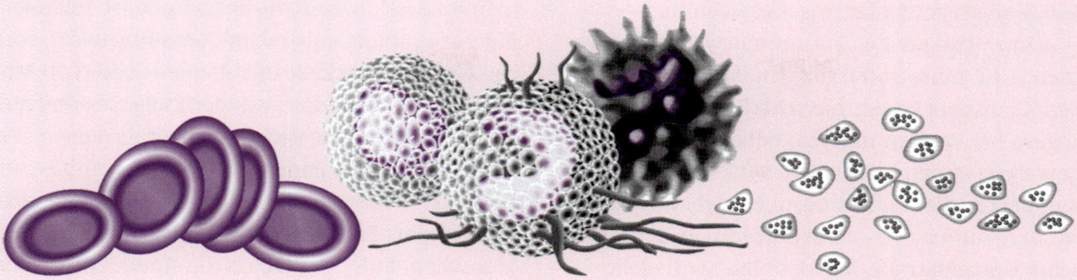

14 Immunsystem

Der Mensch hat sehr komplexe Abwehrmechanismen gegen Mikroorganismen sowie Umweltfaktoren erworben, die ihm schaden. Dabei gibt es sowohl Abwehrstrategien, die vor allem ein Eindringen von Erregern über die Haut und Schleimhäute verhindern, als auch das lymphatische System mit speziellen Abwehrzellen. Neben dem angeborenen unspezifischen Abwehrsystem existiert ein weiteres Immunsystem, das nach der Geburt zur Bildung von spezifischen Antikörpern führt. Dieses Kapitel vermittelt Ihnen einen Überblick zu den grundlegenden Zusammenhängen des Immunsystems, an dem sowohl das Blut wie auch lymphatische Gewebe beteiligt sind.

14.1 Entwicklung der Abwehrmechanismen

Im Laufe der Evolution hat der Mensch hoch komplexe Abwehrmechanismen gegen Mikroorganismen sowie Umweltfaktoren erworben, die für ihn schädlich sind.

Als Abgrenzung des Körpers gegen die Umwelt sind folgende Schutzfunktionen vorhanden: Die Haut hat einen **Säureschutzmantel** und ist mit Bakterien besiedelt (**Hautflora**). Schleimhäute des Mund-, Nasen- und Rachenraumes enthalten in ihren Sekreten bakterizid wirkendes **Lysozym** und können mithilfe der dort befindlichen Bakterien (**Mundflora**) Keime abwehren. Der Schleim, die Nasenhaare und Flimmerhärchen auf der Bronchialschleimhaut halten die Erreger von außen ab und haben zusätzlich eine reinigende Wirkung. Die **Magensäure** zerstört Erreger, die mit der Nahrung in den Körper gelangen. Daneben existieren spezielle Keime in Darm- und Scheide (**Darm- und Scheidenflora**), die pathologische Erreger verdrängen.

Neben dieser Abwehr existiert ein weiteres System, das **lymphatische System**, bestehend aus Organen und Drüsen, die spezielle Abwehrzellen beherbergen. Dazu gehören das Knochenmark als Quelle der Abwehrzellen, Thymusdrüse, Lymphknoten, Milz, Waldeyer'scher Rachenring, Payer-Plaques, Paneth-Zellen und der Appendix (Kap. 14.4.6). Im Laufe der nachgeburtlichen Entwicklung des Menschen muss sich neben dem angeborenen **unspezifischen Abwehrsystem** auch noch ein **spezielles Immunsystem** in Form von Antikörpern ausbilden.

Im Mutterleib und kurz nach der Geburt ist der Mensch noch nicht in der Lage, effektiv auf Krankheitserreger zu reagieren. Der Fetus und Säugling ist daher auf den speziellen Schutz durch das **mütterliche Immunsystem** angewiesen. Die Antikörper der Mutter gelangen über die Plazenta und über die Vormilch (Kolostrum) und Muttermilch ins kindliche Blut. Darüber ist das Kind ca. **4–6 Monate** geschützt (sog. Nestschutz).

Wenn über Keime und Immunsystem gesprochen wird, muss unterschieden werden zwischen den Kleinstlebewesen, die **schädigen** und deshalb abgewehrt werden müssen, denen, die **nicht abgewehrt** werden müssen, obwohl sie fremd sind, und denen, die fremd sind, aber nicht abgewehrt werden dürfen, da sie schützend in **symbiotischer Gemeinschaft** den Menschen besiedeln.

14.2 Kleinstlebewesen (Mikroorganismen)

Kleinstlebewesen werden unter dem Sammelbegriff **Mikroorganismen** (Mikroben) zusammengefasst. Es sind kleine Lebewesen, die mit bloßem Auge nicht zu erkennen sind. Sie haben sehr unterschiedliche Größen. Die meisten Mikroorganismen sind Einzeller, manche jedoch auch Mehrzeller. Diese kleinsten Lebewesen als Ein- oder Mehrzeller existierten lange vor dem Menschen. Sie sind einerseits Helfer, andererseits können sie dem Menschen schaden. Zur Gruppe der Mikroorganismen gehören u. a. Bakterien, Protozoen, Pilze, Mikroalgen und Hefen.

Viren haben keinen eigenen Stoffwechsel und werden nach dieser Definition nicht zu den Mikroorganismen gezählt. Dennoch sollen sie hier wegen ihrer pathologischen Bedeutung mit erfasst werden.

14.2.1 Mikroorganismen als nützliche Lebewesen

Viele Mikroorganismen sind nützliche Lebewesen. Sie werden vielfach in biologischen und chemischen Prozessen eingesetzt, so z. B. der Hefepilz zum Gären und Backen, viele verschiedene Mikroorganismen zur Abwasserreinigung, Milchsäurebakterien zur Herstellung von Sauermilchprodukten, Penicillium-Pilze zur Produktion des Antibiotikums Penicillin etc.

Auch der Mensch ist **besiedelt** von vielen Mikroorganismen, die ihn schützen. Man vermutet, dass es mehr als **10 000 verschiedene Arten** sind, in ihrer Gesamtheit mehrere Hundert Billionen Einzelexemplare mit einem Gesamtgewicht von **ca. 2 kg**. Auf jede Zelle entfallen im Schnitt 10 Mikroben. Beispielsweise wandern allein bei einem Kuss ca. 250 verschiedene Bakterien von einer Mundhöhle in die andere.

Die Besiedlung ist ein gut funktionierendes **Ökosystem**. Es dient der **Gesunderhaltung** des Menschen, indem es durch die Anwesenheit der Mikroben andere Keime verdrängt oder bei der Verstoffwechselung von Nahrungsmitteln und Synthese von Vitaminen im Körper mithilft. Die Mikroorgansimen selbst ernähren sich von den Stoffwechselprodukten des Menschen.

Die Mikroben entwickeln sich an unterschiedlichen Orten im Menschen in unterschiedlicher Anzahl und Vielfalt. So finden sich im **Mund- und Rachenraum** über 600 Bakterienarten, im **Darm** 500 bis 1000 verschiedenen Arten und auf der **Haut** je nach Ort 100 bis 1 000 000 Keime in Form von Pilzen und Bakterien. In der **Scheide** zeigen sich nur wenige verschiedene Arten; überwiegend sind es hier Milchsäurebakterien (Döderlein-Stäbchen).

14.2.1.1 Darmbakterien (Darmflora)

Die Besiedlung des Darms steigt mit zunehmendem Lebensalter an. Das **Kind** hat zunächst noch keine Darmflora. Erst durch die **natürliche Geburt** wird der zunächst sterile Darm durch den Kontakt des Kindes mit der mütterlichen Scheidenflora vorwiegend mit Laktobazillen, aber auch mit Escherichia-coli-Bakterien und Streptokokken besiedelt. Die mit **Muttermilch** gestillten Kinder entwickeln milchsäureproduzierende Laktobazillen und Bifidobakterien, die sie mit der Milch aufnehmen. Die Milchsäure säuert die Darmflora an und erschwert so die Besiedlung mit pathogenen Keimen. Mit **Flaschennahrung** versorgte Kinder entwickeln eher eine Flora, die der von Erwachsenen gleicht.

Die Flora der **Erwachsenen** setzt sich im **Dickdarm** in der Hauptsache aus anaeroben Keimen, z. B. Clostridien oder Bifidobakterien, zusammen. Im **Dünndarm** finden sich deutlich weniger Keime. Dort sind Anaerobier, wie Laktobazillus- und Enterokokkusarten, zu finden. Wichtige Darmkeime sind **Escherichia-coli-** und **Proteusbakterien**, die eine große Bedeutung haben bei dem Abbau von Eiweißen und Fäulnisprozessen sowie enzymatische und regulatorische Funktionen wahrnehmen.

Die Darmkeime wehren **Krankheitserreger** ab und beeinflussen das **Immunsystem** positiv. Sie sind an der **Synthese der Vitamin**e Menachinon (Vitamin K_2), Thiamin (Vitamin B_1), Riboflavin (Vitamin B_2), Pyridoxin (Vitamin B_6) sowie Cobalamin (Vitamin B_{12}) beteiligt und unterstützen neben anderen Aufgaben die **Verdauung** von Nahrungsbestandteilen. Durch ihre Anzahl und Funktion verhindern sie die Vermehrung von in großen Mengen potenziell pathogenen Keimen, z. B. Clostridium difficile.

Pathologie

Schädigung der Darmflora

Eine Schädigung der Darmflora durch z. B. Antibiotika führt in der Regel zu Durchfällen, da Antibiotika auch die natürlichen Bakterien zerstören und es zu einer Zunahme des Bakteriums Clostridium difficile im Darm kommt. Bei einer Erkrankung mit schwerem Verlauf und bei gehäuftem Auftreten nosokomialer Infektionen mit Clostridium difficile besteht eine Meldepflicht nach § 6 IfSG und damit ein Behandlungsverbot für Heilpraktiker.

Medikamente

Darmsanierung

Zur Darmbesiedlung werden Präparate mit Escherichia-coli-Bakterien und Enterokokken eingesetzt, z. B. Mutaflor, Symbioflor. Bei Antibiotikagabe, die auch die eigene Darmflora schädigt, empfiehlt sich parallel die Einnahme von z. B. Perenterol, das den Hefepilz Saccharomyces boulardii enthält.

14.2.1.2 **Bakterien der Mundhöhle (Flora der Mundhöhle)**

Die erste Besiedlung der Mundhöhle geschieht kurz nach der Geburt mit verschiedenen apathogenen Streptokokkenarten über die Haut der Mutter und die Muttermilch.

Die spätere Mundflora enthält in der Hauptzahl grampositive, apathogene Keime wie Haemophilus-, Neisseria-, Campylobacter- und Corynebacterium-Spezies sowie Actinomyces.

14.2.1.3 **Hautbakterien (Hautflora)**

Die Haut ist **dicht besiedelt** mit Bakterien und Pilzen, um sie und den Organismus vor pathogenen Keimen zu schützen. Insgesamt leben auf der Hautoberfläche **10^{10} Keime pro cm^2**. Je nach Hautregion ist die Zusammensetzung und Menge der Keime unterschiedlich. In erster Linie wehren sie Keime ab, die über die Haut in den Organismus eindringen wollen, daneben produzieren sie Substanzen, die die Haut schützen. Es finden sich vorwiegend Staphylokokken, Coryne- und Mykobakterien als **residente Hautflora**.

Die Keimzahl wird positiv beeinflusst durch den sauren pH-Wert der Haut (sog. **Säureschutzmantel**) und **Feuchtigkeit**. Der Säureschutzmantel kann durch zu häufiges Waschen zerstört werden, da die Seifen als basisch reagierende Stoffe den Haut-pH-Wert erhöhen.

14.2.1.4 **Scheidenbakterien (Scheidenflora)**

Die Hauptbakterien sind Laktobazillen- und Bifidobakterienarten. Unter dem Einfluss von Östrogen und Progesteron bildet sich Milchsäure, die den pH-Wert zwischen 3,8 und 4,5 hält, was das Eindringen von Bakterien verhindert.

Der **Säureschutz** kann durch Antibiotika (Zerstören der Laktobazillen und Bifidobakterien) und die Antibabypille (fehlendes Östrogen und Progesteron), aber auch durch ein Übermaß an Hygiene (Folgen des häufigen Waschens) gestört werden. Die Folge sind dann rezidivierende Infektionen.

> **Medikamente**
>
> **Wiederherstellung der Scheidenflora**
> Um eine geschädigte Scheidenflora wiederherzustellen, eignen sich Milchsäurebakerien (z. B. Vagiflor als Vaginalzäpfchen, Quark- oder Joghurteinlagen, die Milchsäurebakterien enthalten und eine befeuchtende Wirkung haben), die lokal appliziert werden.

14.2.2 Mikroorganismen als Schädlinge

Folgende Mikroorganismen können schädlich sein:
- Bakterien und deren Toxine
- Protozoen
- Pilze
- Viren
- Prionen

14.2.2.1 Bakterien

Bakterien sind **Prokaryonten**, d. h., dass sie noch keinen Zellkern mit Doppelmembran haben, sondern ein **Kernäquivalent** (Nukleoid). Die DNS liegt frei im Zytoplasma und besteht z. B. bei Escherichia coli aus bekannten 4,7 Mio. Basenpaaren. Sie besitzen eine Zellmembran, Ribosomen und eine RNS-Polymerase.

Die Bakterien unterscheiden sich in ihrer Lebensweise. Einige benötigen für ihren Stoffwechsel Sauerstoff (**aerob**), für andere ist der Sauerstoff Gift (**anaerob**, z. B. Clostridien). Daneben gibt es Bakterien, die als Dauerform Sporen bilden. Bakterien können sich durch **Knospen**bildung vermehren, andere durch **Sporen**bildung. Jede Vermehrung aber ist asexuell. Zur Bewegung nutzen Bakterien **Geißeln**.

Auch in der **Form** unterscheiden sich Bakterien. So gibt es spiralige (Spirochäten), kugelige (Kokken), längliche (Bazillen), kettenförmige (Streptokokken) und in Paketen auftretende (Staphylokokken) Formen.

Aufgrund ihrer Unterschiede bezüglich Zusammensetzung und Struktur der Zellwand, können Bakterien angefärbt oder nicht angefärbt werden (**Gramfärbung**). Dazu wird die **Mureinschicht** (Murein ist ein Zucker, den nur Bakterien bilden können) der Zellmembran des Bakteriums mit einem basischen Farbstoff – **Gentianaviolett** – dunkelblau gefärbt.

Bei **gramnegativen Bakterien** kann dieser Farbstoff wieder mit Ethanol ausgewaschen werden, da sie nur eine dünne Mureinschicht aufweisen. Zu den gramnegativen Keimen gehören z. B. Chlamydien, Escherichia coli, Klebsiellen, Legionellen, Meningokokken, Pseudomonas, Rickettsien, Salmonellen, Shigellen, Spirochäten.

Bei den **grampositiven Bakterien** bleibt der Farbstoff in der Membran. Zu den grampositiven Bakterien gehören z. B. Actinomyces, Clostridium, Enterococcus, Staphylococcus, Streptomyces, Streptococcus.

14.2.2.2 Humanpathogene Bakterien

Zu den humanpathogenen Bakterien gehören u. a. Borellien, Brucellen, Campylobacter, Chlamydien, Clostridien, Corynebakterien, Enterokokken, Haemophilus influenzae, Klebsiellen, Legionellen, Leptospiren, Meningokokken, Mykoplasmen, Proteus, Salmonellen, Shigellen, Staphylokokken, Streptokokken, Treponema pallidum, Yersinien. Sie schädigen den Organismus durch ihre Gifte (**Toxine**), die in Exo- und Endotoxine unterteilt werden.

Resistente Bakterienstämme

Bakterien wie **Staphylococcus aureus** sind inzwischen gegen bestimmte Antibiotika resistent und daher nur schwer zu behandeln. Sie werden bezeichnet als multiresistente (Methicillin-resistente) Staphylococcus-aureus-Stämme (**MRSA**). Das Bakterium kommt auf der Haut gesunder Menschen vor, kann aber auch in den Körper eindringen und dort Infektionen verursachen.

Recht häufig wissen immunkompetente Menschen nichts von dieser Infektion, da das Abwehrsystem intakt ist und die Erreger keine Beschwerden hervorrufen. Gefährdet dagegen sind **immungeschwächte Personen**, die dem Erreger nichts entgegenzusetzen haben. So infizieren die „Gesunden“ die immungeschwächten Menschen in Krankenhäusern, Altersheimen und anderen Einrichtungen. Zur **Prophylaxe** ist eine Eingangsuntersuchung der Patienten notwendig, die in Kliniken oder andere Einrichtungen eingewiesen werden.

Zu Resistenzen kann es durch den **vermehrten Einsatz von Antibiotika** und Desinfektionsmitteln in veterinär- und humanmedizinischen Einrichtungen und durch Massentierhaltung kommen. Sie entstehen dadurch, dass durch Mutationen einige wenige Bakterien die Antibiotikabehandlung überstehen und sich trotz Gabe der Mittel weiterhin vermehren.

Die Stämme von Staphylococcus aureus sind deshalb besonders bedrohlich, weil sie zu **schweren Infektionen** führen, besonders im Bereich der Neugeborenenstationen, chirurgischen Intensivstationen und bei Brandverletzungen (nosokomiale Erkrankungen).

> **Pathologie**
>
> **Infektionen mit Staphylococcus aureus**
> Infektionen durch diesen Erreger führen zu schweren Hauterkrankungen, z. B. Furunkel, Karbunkel, Lyell-Syndrom (Syndrom der verbrühten Haut) sowie Impetigo bullosa mit Blasenbildung, Rötung, Juckreiz, Lethargie, Fieber oder auch Hypothermie. Ebenso können Muskelerkrankungen, nekrotisierende Pneumonien mit hoher Letalität, Endokarditiden, toxische Schocksymptome und Septikämien auftreten. Durch die Toxine von Staphylococcus aureus kommt es innerhalb weniger Stunden nach Verzehr kontaminierter Lebensmittel zu Vergiftungserscheinungen mit Durchfall und Erbrechen.
>
> **MRSA**
> Die Bezeichnung Methicillin-resistenter Staphylococcus aureus kennzeichnet eine Resistenz des Erregers gegen Antibiotika und zieht eine entsprechende Gefahr für immungeschwächte Menschen nach sich.

Bakterientoxine

Toxine sind Eiweißverbindungen, die von verschiedenen Organismen produziert werden. Sie dienen primär ihrer Verteidigung, indem sie im fremden Organismus Eiweißverbindungen zerstören, die Proteinsynthese an den Ribosomen verhindern oder Stoffwechselprozesse beeinträchtigen. Das wiederum führt zur Erkrankung des befallenen Organismus. Toxine sind u. a. Schlangengifte, Bienengift, Aflatoxine aus den Pilzen, Exo- und Endotoxine der Bakterien.

Exotoxine

Exotoxine sind Ausscheidungsgifte, die permanent von Bakterien freigesetzt werden. Sie sind nicht gegen Hitze und Kälte beständig.

Sie werden entweder in die Wirtszellen aufgenommen und zerstören diese (**Botulinum-, Tetanustoxin**) oder sie lösen die Zellwände auf (**Staphylococcus aureus**) oder sie stimulieren Immunzellen, sodass es zu einer übermäßigen Reaktion mit toxischem Schock kommt.

Endotoxine

Endotoxine sind **Zerfallsgifte** (Lipopolysaccharide), die aus der äußeren Hülle der gramnegativen Bakterien bei deren Zerfall freigesetzt werden. Auch diese sind nicht gegen Hitze und Kälte beständig.

Endotoxine sind **Pyrogene**, die im Menschen Fieber erzeugen können und das Immunsystem aktivieren, sodass es zu Entzündungen und/oder zum Zelltod kommen kann.

Der toxische Anteil ist das **Lipid A**, das mit Rezeptoren z. B. der Makrophagenmembran reagiert. Dadurch wird die Ausschüttung von Entzündungsmediatoren initiiert. Es können Kinine und Gerinnungsfaktoren freigesetzt werden, was zu einer Vasodilatation und Thrombenbildung führt. Das führt zum Schock (Vasodilatation), zum Organversagen (Thrombenbildung) und zur Verbrauchskoagulopathie aufgrund der Aktivierung der Blutgerinnung und Fibrinolyse.

14.2.2.3 **Protozoen oder Urtiere**

Protozoen (griech. das erste Tier) sind **Einzeller**, die eine Zellmembran und einen Zellkern besitzen. Man bezeichnet sie auch als **Eukaryonten**, die als Einzelzellen oder in kolonialen Verbänden leben. Sie besiedeln das Süß- und Salzwasser sowie den Boden in einer großen Artenvielfalt. Man kennt ca. 40 000 Protozoen, von denen ca. 8 000 Parasiten sind und ca. 70 im Menschen parasitieren. Nur etwa 40 Protozoenarten können eine Krankheit hervorrufen.

Einige Protozoen werden mit verunreinigter Nahrung aufgenommen, durch Tierkot (Schaf- oder Schweinefleisch, Katzenkot), z. B. Toxoplasma gondii (**Toxoplasmose**), einige über Tröpfcheninfektion (**Toxoplasmose, Meningitis**), andere wiederum durch Geschlechtsverkehr, z. B. Trichomonas (**Trichomoniasis**), wieder andere durch Insektenstiche, z. B. Plasmodien (**Malaria**).

14.2.2.4 **Pilze**

Auch Pilze sind **Eukaryonten** mit Zellkern und Mitochondrien. Hierzu gehören sowohl **Einzeller** (Hefe) als auch **Vielzeller** (Speisepilze, Schimmelpilze). Sie vermehren sich sowohl ungeschlechtlich durch Sporen als auch geschlechtlich. Sie haben eine große ökologische Bedeutung und können totes, organisches Material zersetzen, lebende Pflanzen in der Entwicklung unterstützen, aber auch parasitär leben und den Wirt zerstören. Es gibt eine große Vielfalt bei den Pilzen, wobei einige beim Menschen Krankheiten, sog. **Mykosen**, hervorrufen können. In der Medizin wird unterschieden zwischen Faden- (Dermatophyten), Spross- (Hefen) sowie Schimmelpilzen.

Je nachdem, wo die Pilze lokalisiert sind, wird von oberflächlichen oder systemischen Mykosen gesprochen. Pilze der Haut, z. B. Tinea pedis (**Fußpilz**), Pilze der Schleimhaut, z. B. Candida albicans als Sprosspilz (**Mundsoor**) gehören zu den oberflächlich lokalisierten Mykosen. Daneben kann Candida bei immungeschwächten Patienten (z. B. bei AIDS, Säuglingen) auch zu **systemischen Erkrankungen** führen.

14.2.2.5 **Hefen**

Hefen sind **einzellige Pilze**, die sich durch Teilung oder Sprossung vermehren. Hierzu gehört z. B. Candida albicans.

14.2.2.6 **Viren (Gift, Saft, Schleim)**

Viren sind sehr klein (insgesamt deutlich kleiner als Bakterien), die für ihre Vermehrung auf eine **Wirtszelle** angewiesen sind, da sie keinen eigenen Stoffwechsel besitzen und keine dafür notwendigen Zellstrukturen (Zytoplasma, Ribosomen oder Mitochondrien). Sie weisen aber DNS- oder RNS -Strukturen auf, die sie zur Vermehrung befähigen. Viren können alle Zellen der Eukaryonten (Pflanzen, Pilze, Tiere, Menschen) und Prokaryonten befallen und als Wirt nutzen. In letzterem Falle werden sie **Bakteriophagen** genannt.

Die Viren gelangen als **DNS- oder RNS-Viren** in die Zellen des Wirts, zerlegen deren DNS und programmieren den Stoffwechsel der Wirtszelle um, sodass nun die Wirtszellen weitere Viren in Form von DNS- oder RNS-Viren reproduzieren. Zum anderen bauen sie sich als sog. Viroid (ohne Hülle) in die DNS des Wirts ein, sodass sie bei jeder Zellteilung mit vermehrt werden. Die neu geschaffenen Viren nennt man **Virionen.** Als Virion verlassen dann die neu geschaffenen Viren die Zellen und breiten sich im Körper des Wirts aus; dabei zerstören sie in der Regel die Wirtszellen oder führen zu ihrer Funktionsunfähigkeit (**Abb. 14.1**). Manche Viren sind von einer Proteinhülle umgeben (**Proteinkapsid**), manche andere enthalten noch eine sie umgebende Membran (**Virion**).

Humanpathogene DNS-Viren sind z. B. Herpesviren. Hierzu gehören das Herpes-simplex-Virus 1 (Erreger des Herpes labialis und Stomatitis aphthosa; HSV-1) und 2 (Erreger des Herpes genitalis; HSV-2); humanes Herpesvirus 3 (Erreger des Herpes Zoster und der Windpocken, Varizella zoster; HHV-3); humanes Herpesvirus 4 (Erreger der Epstein-Barr-Erkrankung, Mononukleose; HHV-4); humanes Herpesvirus 5 (Erreger der Zytomegalie; HHV-5); humanes Herpesvirus 6 (Erreger des 3-Tage-Fiebers, Erythema subitum, Roseola infantum; HHV-6) sowie das Hepatitisvirus B und Papillomaviren.

Humanpathogene RNS-Viren z. B. Röteln, Hepatitis A, C, E; Denguefieber, Gelbfieber und andere hämorrhagische Fieber, z. B. Ebola, Lassa, Hanta; ebenso FSME; Noro etc.

Einige Viren bauen ihre Erbinformation in die der Wirtszelle ein, so z. B. die **Retroviren**, einige lagern ihre Viren in dem Zellkern ab und bilden von Zeit zu Zeit neue Viren, z. B. **Herpesviren**, wieder andere Viren regen ihre Wirtszellen zu starkem Wachstum an, sodass daraus **Krebserkrankungen** entstehen können.

Im Serum unterscheidbare Viren nennt man **Serotypen**.

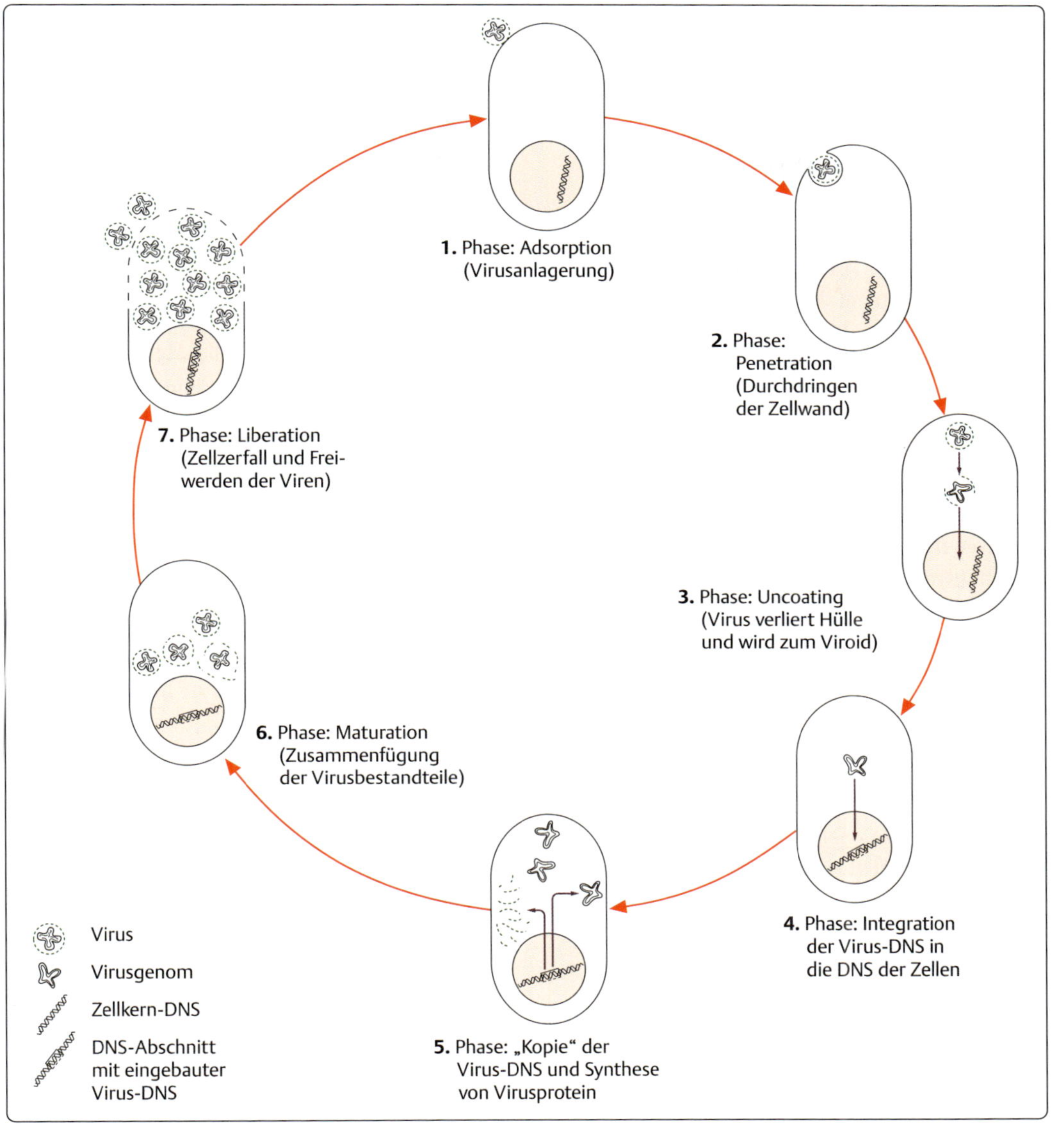

Abb. 14.1 Einschleusen eines Virion, Reproduktion und Ausschleusen der neuen Virionen. (Thieme Verlagsgruppe, Karin Baum, Grafikerin)

14.2.2.7 **Prionen**

Prionen sind regulär im menschlichen Organismus vorkommende **Glykoproteine**. Sie sind z. B. Bestandteil der Zellmembranen.

Erst durch die veränderte Faltung der Eiweiße entstehen die pathogenen Prionen, die in der Lage sind, die nicht pathogenen Prionen durch Umfaltungsprozesse in pathogene Eiweiße umzuwandeln (vgl. Kap. 2.2.4). Sie sind äußerst resistent gegen Proteolyse, Hitze und Kälte, können aber durch Säuren oder Basen und/oder Autoklavierung bei 136 °C, 3 bar, über 1 h (Robert Koch-Institut) oder Verbrennen unschädlich gemacht werden.

Pathologie

Erkrankungen durch Prionen
Die **Creutzfeldt-Jacob-Krankheit** (CJK) ist eine übertragbare Erkrankung des Gehirns, die zur Demenz führt. Sie kann spontan auftreten (90 %) oder vererbt werden (10 %).
Die neue **Variante der Creutzfeldt-Jacob-Krankheit** (vCJK) ist vermutliche entstanden durch Infektion mit dem Erreger der BSE.
Bei der **bovinen spongiformen Enzephalopathie**, Rinderwahn (BSE), handelt es sich um eine tödlich verlaufende Erkrankung des Gehirns bei Rindern. Durch den Verzehr von Fleisch erkrankter Tiere kann es zum Ausbruch der vCJK kommen.
Zur **humanen spongiformen Enzephalopathie** (HSE, früher CJK) ist der Infektionsweg nicht genau geklärt. Es können Nahrungsmittel Überträger sein, ebenso auch Transplantate erkrankter Menschen, unzureichend sterilisierte Instrumente etc. Es besteht eine Meldepflicht nach § 6 IfSG und damit ein Behandlungsverbot für Heilpraktiker.

Immunschwäche
Pilzerkrankungen (z. B. durch Candida albicans) und virale Infektionen (z. B. Herpes Zoster, Zytomegalie) deuten immer auf eine Immunschwäche hin, die z. B. bei chronisch Kranken, Immunsupprimierten oder an AIDS erkrankten Patienten zu finden ist. Zur Gruppe Immungeschwächter gehören aber auch Säuglinge, alte Menschen und Schwangere.

14.2.3 Therapeutische Maßnahmen

Bakterien können mithilfe von Antibiotika zerstört werden, Viren durch Virustatika, Prionen im lebenden Organismus gar nicht, da sie sich im Gehirn und Rückenmark des Patienten befinden.

14.2.3.1 Antibiotika
Antibiotika wirken entweder bakterizid (abtötend), bakteriolytisch (zellwandauflösend) oder bakteriostatisch (Vermehrung verhindernd, aber nicht abtötend).

Nebenwirkungen
Als Nebenwirkungen können **Allergien, Störung der Darm-** (Diarrhöe durch z. B. Clostridium difficile) **und Scheidenflora** mit Pilzinfektionen auftreten, da nicht nur pathogene Keime abgetötet werden, sondern auch die für den Menschen schützende Keime, wie Escherichia coli im Darm oder Döderlein-Bakterien in der Scheide.

In manchen Fällen führt die Abtötung der Bakterien zur massiven Überschwemmung des Organismus mit Endotoxinen (**Jarisch-Herxheimer-Reaktion**), z. B. bei Syphilis, Borreliose oder Typhus. Die Folge kann ein anaphylaktischer Schock sein.

Medikamente
Antibiotika werden eingeteilt anhand ihrer **chemischen Struktur**. So kennt man Mittel, die z. B. Aminogruppen (Amoxicillin), Zuckergruppen oder Schwefel (Clotrimazol) in ihren Molekülen enthalten.

Ein weiteres Unterscheidungskriterium ist ihre **Wirksamkeit**: Sie können bakteriostatisch (Makrolide und Tetrazykline), also vermehrungs- und wachstumshemmend, oder bakterizid, also abtötend (Penicillin G), sein.

Nach ihrem **Wirkort** oder **Wirkmechanismus** werden Antibiotika ebenfalls differenziert, z. B. kann eine Hemmung der Proteinbiosynthese (Makrolide, Tetrazykline) oder eine Hemmung der DNS- bzw. RNS-Bildung von Bakterien erfolgen.

Die **Tab. 14.1** zeigt einige Beispiele wichtiger Antibiotika und ihre Wirkungen.

Wirkungsbeeinträchtigungen
Kalzium kann im Magen mit bestimmten Antibiotika eine schwer lösliche Verbindung eingehen, sodass die Mittel dadurch schlechter resorbiert werden können. Aus diesem Grund kann **Milch** bei einigen Antibiotika zu Resorptionsstörungen führen.

Tab. 14.1 Beispiele für Antibiotika mit ihrer Wirkung.

Gruppe	Beispiele	Wirkung
Penicilline	Penicillin G	Streptokokken (z. B. HNO-Erkrankungen), Pneumokokken (Pneumonie)
Aminopenicilline	Amoxicillin	Streptokokken, Pneumokokken, Enterokokken
Cephalosporine verschiedener Gruppen	Cefalexin, Cefaclor, Cefuroxim	grampositive, gramnegative Keime (z. B. Atemwegsinfektionen, Otitis media, Harnwegsinfektionen)
Fluorchinolone	Norfloxacin, Ciprofloxacin	gramnegative Keime (Harnwegsinfektionen), Chlamydien, Mykoplasmen, Legionellen
Makrolide	Erythromycin, Clarithromycin	Chlamydien, Mykoplasmen, Legionellen, Pneumokokken, Streptokokken, Haemophilus influenzae
Tetrazykline	Doxyzyklin	atypische Pneumonieerreger, wie Chlamydien, Mykoplasmen, Legionellen
sulfonamidhaltige Mittel	Cotrimoxazol	grampositive, gramnegative Keime (Harnwegsinfektionen, eitrige Bronchitiden)

14.2.3.2 **Antimykotika**

Antimykotika werden gegen Pilzerkrankungen verabreicht und nach Wirkweise (abtötend oder hemmend), Wirkspektrum (Breitband oder Schmalspur) und Anwendungsart (lokal oder systemisch) unterschieden.

Es folgen zur Verdeutlichung einzelne Beispiele: z. B. Nystatin – bei oraler Anwendung lokal im Darm wirksam, lokale Anwendung als Salbe; Amphotericin B – systemische Anwendung; Clotrimazol – lokale Anwendung als Salbe; Fluconazol (ein Breitbandantimykotikum für systemische oder lokale Anwendung; bei länger andauernden Behandlungen sind Nieren- und Leberschädigungen beschrieben).

14.2.3.3 **Virustatika**

Virustatika hemmen durch unterschiedliche Wirkmechanismen die Vermehrung der Viren. So können sie das Andocken der Viruspartikel an die Zellmembran der Wirtszelle oder das Eindringen in die Wirtszelle oder die Synthese viraler Nukleinsäuren und Eiweiße oder die Zusammenführung der Virusbestandteile und die Freisetzung der neu gebildeten Viren aus der Wirtszelle verhindern (**Abb. 14.1**).

Der Einsatz von Virustatika zeigt nicht unerhebliche Nebenwirkungen und wird daher nur in enger Indikationsstellung befürwortet.

Medikamente

Je nach Erreger finden sich verschiedene Virustatika. Bei Herpesviren werden z. B. Aciclovir, bei Hepatitis B z. B. Ribavarin eingesetzt.

Die verschiedenen Mittel werden anhand ihrer **Wirkmechanismen** eingeteilt: Verabreicht werden sie, um die Anbindung der Viren an die Zelle zu verhindern (z. B. Docosanol), die Freisetzung der Viren zu unterbinden (z. B. Amantadin), die Neubildung der Viren zu behindern (z. B. Aciclovir, Ganciclovir) oder andere notwendige Enzyme zu hemmen (z. B. Ribavirin).

Fazit

Das Immunsystem besteht aus einem angeborenen unspezifischen und einem erworbenen spezifischen System. Viele Mikroorganismen besiedeln den Organismus zu seinem Schutz und bilden symbiotische Verbindungen. Pathogene Keime hingegen, wie Bakterien und deren Toxine (Endo- und Exotoxine), Protozoen, Pilze, Viren, Prionen, können Erkrankungen auslösen, sodass sie mit Antibiotika (Bakterien), Antimykotika (Pilze) oder Virustatika (Viren) bekämpft werden müssen.

14.3 Abwehrfunktionen des Blutes

Für die Abwehr schädlicher Substanzen und Mikroorganismen hat sich im Organismus schon sehr früh im Zuge der Evolution ein Mechanismus eingestellt, der in der Lage ist, pathogene Situationen zu erkennen. Er ist **angeboren** und **sofort verfügbar** und kann im besten Fall eine Infektion stoppen oder sie zumindest aufhalten. Der Mechanismus ist **unspezifisch**, also auf keinen Erreger spezifisch ausgerichtet, und kann ohne vorherigen Kontakt eine fremde Substanz unschädlich machen.

Im Laufe der Lebenszeit bildet sich ein **spezieller** Mechanismus aus, der auf **bestimmte Erreger** mit einer bestimmten Reaktion reagiert, sodass eine endgültige Elimination erfolgen kann. Bei diesem Mechanismus muss ein Erstkontakt mit dem Erreger vorangegangen sein, damit er wirksam ist.

Beide Systeme, die angeborene unspezifische und erworbene spezifische Abwehr, unterteilen sich wiederum in ein **humorales und zelluläres Abwehrsystem**, die bei folgender Darstellung berücksichtigt werden.

14.3.1 Unspezifische humorale Abwehr

Die unspezifische humorale Abwehr besteht aus folgenden Faktoren (**Abb. 14.2**):

- Komplementsystem
- Akute-Phase-Proteine
- Gerinnungssystem (S. 263)
- Kinine
- Entzündungsmediatoren

14.3.1.1 Komplementsystem

Das Komplementsystem besteht aus 9 in der Leber oder den Makrophagen produzierten Proteinen, die sich gegenseitig aktivieren. Es kann angeregt werden durch **Bakterien** oder durch **Antikörper** in Immunkomplexen.

Durch Anheftung eines Proteins des Komplementsystems an die Oberfläche des Bakteriums oder des Antikörpers, aktivieren sich die Faktoren kaskadenartig. Das führt zur **Lyse** der Bakterien, zur Anlockung der Phagozyten (**Opsonierung**) sowie zur **Histaminausschüttung** aus den Mastzellen.

14.3.1.2 Akute-Phase-Proteine

Bei bestimmten Reizen, z. B. Infektionen, Entzündungen, bösartigen Tumoren und Gewebsuntergang, setzen Endothelzellen, Fibroblasten und Makrophagen des geschädigten Gewebes Botenstoffe frei, die in der Leber in Anwesenheit von Kortisol die Synthese von ca. 30 verschiedenen Akute-Phase-Proteinen stimulieren. Hierzu gehören u. a. das **C-reaktive Protein** (**CRP**), Teile des Komplementsystems, **Fibrinogen**, **Hepcidin und Ferritin**.

C-reaktives Protein (CRP) aktiviert Teile des Komplementsystems, opsoniert die Bakterien und induziert die Bildung von Zytokinen.

Fibrinogen fördert die Bildung lokaler Thromben, die die Kapillargefäße verschließen, damit die Erreger nicht in die Blutbahn gelangen, sondern über das Gewebe und die Lymphbahnen in die Lymphknoten geschleust werden. Dadurch wird die Entzündung lokal begrenzt, die Entstehung einer Sepsis verhindert und es kann eine adäquate Immunantwort folgen. Zusätzlich verbes-

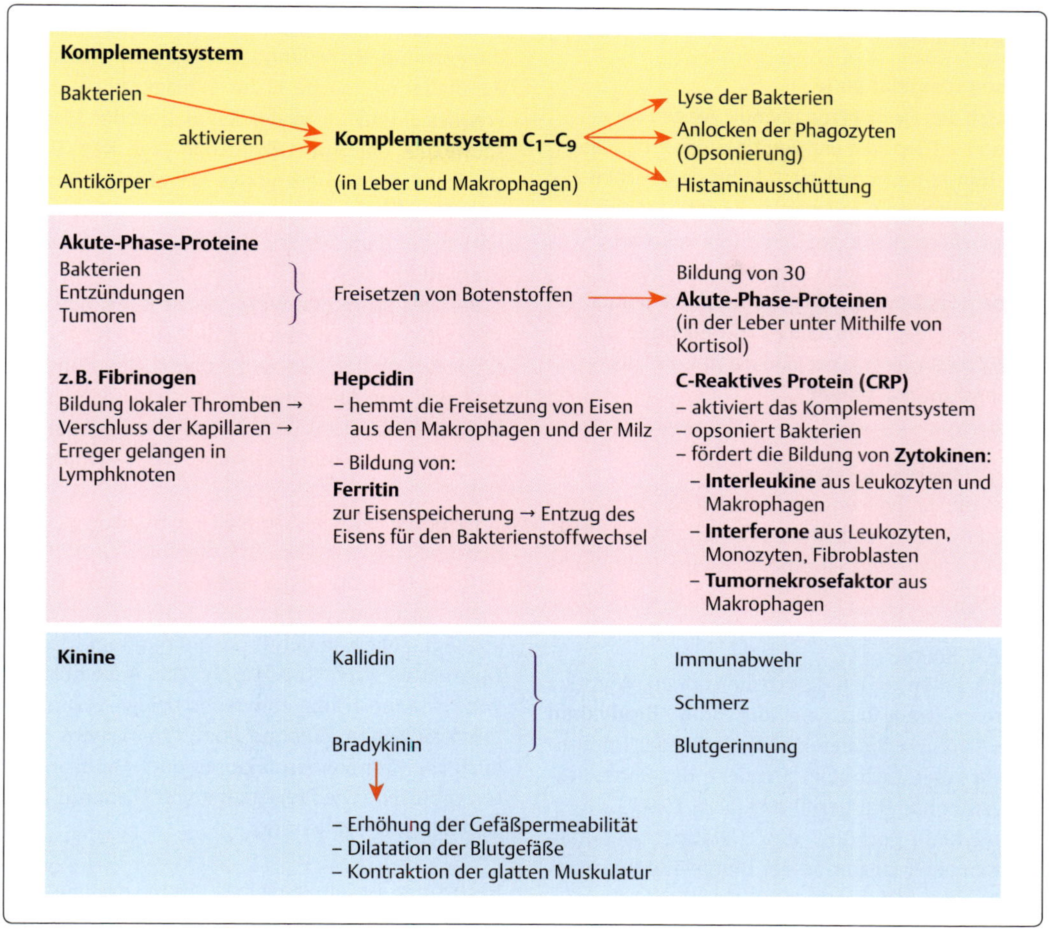

Abb. 14.2 Unspezifische humorale Abwehr.

sert der dadurch entstehende Gefäßdruck die Granulozyten- und Plasmapenetration durch die Gefäßwände ins Gewebe.

Hepcidin und Ferritin **Hepcidin** wird vermehrt bei Entzündungen in der Leber gebildet, im Gegensatz zu der Transferrinbildung, die gedrosselt ist. Hepcidin hemmt die Freisetzung von Eisen aus den Makrophagen und der Milz, die das Eisen aus dem Abbau der Erythrozyten beinhalten. Im Normalfalle wird Eisen nach dem Erythrozytenabbau aus den Zellen bzw. der Milz ausgeschleust und ins Knochenmark transportiert. Im Falle der Entzündung verhindert Hepcidin die Ausschleusung. Dadurch erhöht sich der intrazelluläre Eisengehalt. Das wiederum fördert die Synthese von **Ferritin**, welches das Eisen speichert. Eisen wird sozusagen in den Makrophagen „eingesperrt" und somit dem Bakterienstoffwechsel, aber auch der Erythropoese entzogen. Außerdem hemmt Hepcidin die Eisenresorption aus dem Darm.

Zytokine unterdrücken die Erythropoetinbildung und damit die Erythropoese.

> **Pathologie**
>
> **Eisenmangelanämie**
>
> Durch den Eisenentzug über die Akute-Phase-Proteine (Hepcidin und Ferritin) und verminderte Transferrinbildung entsteht bei chronischen Entzündungen eine Anämie, bei der der Ferritinwert erhöht und die freie Eisenbindungskapazität (Transferrin) erniedrigt sind. Bei einem tatsächlichen Eisenverlust durch Blutungen oder Mehrverbrauch ist im Gegensatz dazu der Ferritinwert niedrig und die freie Eisenbindungskapazität erhöht.

14.3.1.3 **Gerinnungssystem**

Durch die Aktivierung des Faktors XII der Gerinnungskaskade (Hagemann-Faktor; **Abb. 13.5**, **Tab. 13.1**) wird die Thrombenbildung unterstützt (S. 264).

14.3.1.4 **Kinine**

Kinine zählen zu den Gewebshormonen. Wichtige Vertreter sind u. a. **Kallidin und Bradykinin** (**Abb. 14.2**). Sie spielen eine Rolle bei der Immunabwehr, aber auch beim Schmerz, der Blutdruckregulation und Blutgerinnung (Kap. 15.9.7).

Bradykinin erhöht die Gefäßpermeabilität, führt zu einer Dilatation der Blutgefäße und Kontraktion der nicht vaskulären glatten Muskulatur. Es löst heftige Schmerzen aus (Kap. 7.1.1). Bradykinin und andere Kinine werden u. a. durch ACE in der Lunge gespalten und dadurch inaktiviert (Kap. 11.2.3).

14.3.1.5 **Entzündungsmediatoren**

Von den **Abwehrzellen** (Makrophagen, Monozyten, Leukozyten) werden verschiedene Entzündungsmediatoren ausgeschüttet, die die Abwehr unterstützen. Dies sind Histamin, Serotonin, Lysozyme, Prostaglandine, Leukotriene, plättchenaktivierender Faktor sowie Zytokine wie Interferone und Interleukine (**Abb. 14.2**).

Histamin ist ein biogenes Amin, das aus der Aminosäure Histidin gebildet wird. Es wirkt als Gewebshormon und Neurotransmitter. Histamin nimmt eine zentrale Rolle bei allergischen Reaktionen (Typ I) ein (vgl. Kap. 13.3.2), bei Entzündungen und Verbrennungen, bei Herz-Kreislauf-Regulationen (steigert die Schlagkraft und die Frequenz) und ist an der Regulation der Magensäure und der Appetitkontrolle (vgl. Kap. 9.5.3) sowie an der Steuerung des Schlaf-Wach-Rhythmus im ZNS (hemmt die serotonergen Neuronen und führt dadurch zur Schlaflosigkeit) beteiligt (Kap. 18.8).

Bei der **Immunabwehr** bewirkt es das Anschwellen des Gewebes und die Erhöhung der Gefäßpermeabilität, um den Austritt des Blutplasmas und der Abwehrzellen aus den Gefäßen zu begünstigen. Histamin wirkt **chemotaktisch** auf eosinophile Granulozyten und die T-Lymphozyten.

Histamin wird in Vesikeln an **Heparin** gebunden und in Mastzellen, in basophilen Granulozyten und Nervenzellen gespeichert. Ebenso findet man histaminspeichernde Schleimhautzellen, sog. ECL-Zellen, in den Bronchien und im Magen-Darm-Trakt (vgl. Kap. 9.5.3). Die Ausschüttung von Histamin erfolgt zum einen bei IgE-vermittelten Reaktionen (Allergie vom Typ I), wird aber auch von Komplementfaktoren oder Medikamenten induziert. Die Freisetzung von Histamin wird durch Kortisol gehemmt.

Serotonin ist ein biogenes Amin, das aus der Aminosäure Tryptophan gebildet wird. Als Neurotransmitter ist es Bestandteil vieler Synapsen im ZNS. Es ist an der Schmerzunterdrückung, dem Schlaf-Wach-Rhythmus, der Regulation des Blutdrucks, der Körpertemperatur, der Blutgerinnung und der Nahrungsaufnahme beteiligt (vgl. Kap. 9.4.3 und Kap. 16.3.6). Serotonin beeinflusst außerdem viele emotionale Prozesse (z. B. Angst, Depression). Es befindet sich in Vesikeln gespeichert in den **Mastzellen**, den chromaffinen Zellen der **Darmmukosa**, in den **Thrombozyten** und, gebildet von den Nervenzellen, in den **axonalen Endknöpfchen**.

Pathologie

Serotoninmangel
Ein Serotoninmangel führt zu Depressionen, Zwangs- oder Angststörungen (vgl. Kap. 18.5.3).

Medikamente

Serotonin-Wiederaufnahmehemmer
Serotonin-Wiederaufnahmehemmer bewirken eine Erhöhung der Serotoninkonzentration in der Gewebsflüssigkeit, z. B. des Gehirns, über die Beeinflussung der Serotonin-Transporter. Selektive Serotonin-Wiederaufnahmehemmer (SSRI) sind z. B. Citalopram, Zoloft, Fluctin. Zu den nicht selektiven Monoamin-Wiederaufnahmehemmer (NSMRI), den sog. trizyklische Antidepressiva, gehören z. B. Amitriptylin, Anafranil, Equilibrin.

Lysozyme werden beim Zerfall von phagozytierenden Zellen frei. Sie können die Wände grampositiver Bakterien (Staphylokokken, Streptokokken) hydrolytisch spalten und abbauen. Sie kommen vor allem in der **Bronchialschleimhaut** und **Tränenflüssigkeit** vor.

Prostaglandine werden mithilfe des Enzyms Zyklooxygenase aus mehrfach ungesättigten Fettsäuren gebildet und liegen im gesamten Organismus vor. Sie potenzieren u. a. die Schmerzsignale (vgl. Kap. 7.1).

Leukotriene wirken chemotaktisch und aktivierend auf neutrophile Granulozyten und bewirken eine erhöhte Gefäßpermeabilität. Im Bereich des Atmungssystems bewirken sie eine Bronchokonstriktion, was die Entstehung von Asthma unterstützt. Ihre Bildung wird ebenfalls durch das Enzym Zyklooxygenase katalysiert.

Plättchenaktivierender Faktor Der plättchenaktivierende Faktor (PAF) wird von Thrombozyten, basophilen Granulozyten, neutrophilen Granulozyten, Makrophagen und Endothelzellen synthetisiert. Er bewirkt eine Plättchenaggregation, eine Gefäßpermeabilitätssteigerung, Bronchokonstriktion und hat zudem eine aktivierende Wirkung auf die neutrophilen Granulozyten.

Zytokine (u. a. Interferone, Interleukine, Erythropoetin, Thrombopoetin) sind eine Gruppe von Signalstoffen, die bevorzugt von Zellen des Immunsystems, z. B. Makrophagen und Leukozyten, gebildet werden und auf Immunreaktionen Einfluss nehmen (vgl. Kap. 7.1). Sie wirken chemotaktisch (Chemokine) und aktivieren natürliche Killerzellen, unterstützen die Differenzierung der T-Lymphozyten und stimulieren die Bildung von neutrophilen Granulozyten. Ihre Bildung wird durch Kortisole gehemmt.

Interferone sind hoch aktive körpereigene Glykoproteide mit breitem Wirkungsspektrum. Es werden α-, β- und γ-Interferone unterschieden. Leukozyten produzieren α-Interferon, Fibroblasten β-Interferon und T-Lymphozyten nach Antigenkontakt γ-Interferon. Sie haben die Aufgabe, die Virusvermehrung zu stoppen, die Proliferation von Tumorzellen zu unterbinden, immunologische Reaktionen (z. B. die Makrophagenbildung) zu fördern, die Antikörperbildung zu reduzieren und Killerzellen (große Lymphozyten) zu aktivieren.

Interleukine Man kennt eine ganze Reihe von Interleukinen (Peptidhormonen), die unterschiedlichste Wirkungen bei der Immunabwehr haben. Sie werden u. a. von B- und T-Lymphozyten, Makrophagen und Fibroblasten sezerniert, stimulieren das Wachstum von T-Lymphozyten und anderen blutbildenden Zellen im Knochenmark, aktivieren basophile Granulozyten, stimulieren die Bildung der Akute-Phase-Proteine und Immunglobuline etc. Sie werden eingesetzt zur Immuntherapie bei der Behandlung verschiedener Krebserkrankungen.

> **Medikamente**
>
> **Interferone**
> Interferone bewirken die Bildung von Antientzündungsproteinen in den Zellen und fördern die Bildung von MHC-Rezeptoren (Kap. 14.3.3) auf den Zellmembranen der befallenen Zellen. Damit kann ein zytotoxischer Lymphozyt diese Zelle schneller erkennen und phagozytieren. Interferone werden z. B. bei multipler Sklerose, Virushepatitiden B und C oder Tumorerkrankungen (z. B. Melanome, chronisch myeloische Leukämie oder Kaposi-Sarkom) eingesetzt.
>
> **Interleukine**
> Proleukine werden eingesetzt beim Nierenkarzinom.
>
> **Tumornekrosefaktoren**
> Tumornekrosefaktoren (z. B. Infliximab) werden z. B. verordnet bei rheumatoider Arthritis, Psoriasis-Arthritis, Morbus Crohn.

Erythropoetin stimuliert im Knochenmark die omnipotente Stammzelle zur Bildung von Erythrozyten (S. 178).

Thrombopoetin stimuliert im Knochenmark die Bildung der Megakaryozyten (Kap. 13.3.2).

14.3.2 Unspezifische zelluläre Abwehr

Hierzu gehören hauptsächlich **phagozytierende Zellen** wie

- neutrophile und eosinophile Granulozyten,
- Monozyten und Makrophagen,
- dendritische Zellen,
- Mastzellen,
- Thrombozyten und
- natürliche Killerzellen.

14.3.2.1 Neutrophile Granulozyten

Neutrophile Granulozyten wandern innerhalb der Gefäße an das **Gefäßendothel**, um sich mit ihm locker zu verbinden. Dem Blutstrom folgend rollen die Zellen am Endothel entlang zum Entzündungsgebiet. In der Nähe des Infektionsorts durchbrechen die Zellen die Gefäßmembran und werden mithilfe der Zytokine an den Ort der **Entzündung** gebracht (S. 260). Die Penetration durch Gefäßmembranen wird erleichtert durch die Histaminausschüttung aus den Mastzellen.

Das gilt ebenso für Monozyten, die jedoch mit deutlich zeitlicher Verzögerung zum Ort der Entzündung gelangen. Beide Zelltypen **phagozytieren** die Bakterien und zerstören sie mithilfe ihrer Enzyme, z. B. von Lysozym. Danach sterben sie häufig ab und bilden den Eiter.

14.3.2.2 Eosinophile Granulozyten (Mikrophagen)

Die Bildung und Reifung der eosinophilen Granulozyten im Knochenmark wird gefördert durch Interleukin-5 und gehemmt durch Kortisol. Sie enthalten Vesikel, die mit 4 verschiedenen **proteolytischen Enzymen** gefüllt sind. Diese Proteine können eine Zellschädigung auslösen.

Über **Chemotaxis** werden eosinophile Granulozyten (z. B. durch Histaminausschüttung aus den Mastzellen durch Allergene) an den Ort der Entzündung gelockt und durch z. B. **IgE-Antikörper** zur Exozytose angeregt. Sie phagozytieren Antigen-Antikörper-Komplexe, fremde Eiweiße und Mikroorganismen und bauen diese mit ihren proteolytischen Enzymen ab.

Eosinophile Granulozyten treten bevorzugt auf bei Parasitenbefall, allergischen Reaktionen (u. a. Asthma), chronisch entzündlichen Prozessen und bei Krebsabwehr. Beim Zerfall der eosinophilen Granulozyten werden spitze kristalline Zerfallsprodukte (**Charcot-Leyden-Kristalle**) freigesetzt, die z. B. im Sputum der Asthmatiker oder bei Parasitenabwehr zu finden sind (S. 260).

14.3.2.3 Monozyten (Makrophagen)

Monozyten und die sich daraus entwickelnden Makrophagen haben ein starkes Phagozytosepotenzial (S. 263). Sie entwickeln viele verschiedene Membranrezeptoren und enthalten eine Vielzahl von Wirksubstanzen, z. B. Zytokine.

Sie erkennen mithilfe ihrer **Membranrezeptoren** (MHC) durch das Komplementsystem angelockte Antigene, um sie entweder zu phagozytieren, zu verändern oder sie oder Eiweißanteile der Antigene den T-Lymphozyten zu präsentieren (Kap. 14.3.3).

14.3.2.4 **Dendritische Zellen**

Dendritische Zellen werden im Knochenmark aus der lymphozytären und myeloischen Reihe gebildet. Sie kommen in fast allen peripheren Geweben des Körpers vor, besonders in **Haut-** und **Schleimhautzellen**.

Ihre Aufgabe ist es, als fremd erkanntes Material zu sammeln, zu phagozytieren und dessen Struktur als Peptide auf ihrer Oberfläche abzubilden (**Antigenerzeugung**). Sie wandern in die Lymphknoten und präsentieren diese Antigene den T-Lymphozyten zur Verarbeitung (**Antigenpräsentation**; vgl. Kap. 14.3.3).

14.3.2.5 **Mastzellen**

Mastzellen entwickeln sich aus basophilen Granulozyten und enthalten **vasoaktive Mediatoren**, wie z. B. Histamin, Heparin, Prostaglandine, Zytokinine, Leukotriene (vgl. Kap. 13.3.2). Sie spielen sowohl eine Rolle bei der Abwehr von pathogenen Keimen wie auch bei allergischen Reaktionen. Ihre Aktivierung erfolgt z. B. durch Verletzungen, Hitze und Kälte, über das Komplementsystem, sog. H1-Rezeptoren sowie IgE bei Allergien vom Typ I.

Durch die vasodilatatorische Wirkung des **Histamins** wird es den Zellen erleichtert, die Membranen der Gefäße zu durchdringen. Neutrophile und eosinophile Granulozyten und andere Abwehrzellen werden chemotaktisch durch Histamin angezogen.

14.3.2.6 **Thrombozyten**

Thrombozyten beinhalten viele Enzyme und Mediatoren, die vor allem für die Blutgerinnung (S. 264) von Bedeutung sind, besitzen aber keinen Kern.

Sie enthalten in ihren **Membranen** Glykoproteine und den Plättchenfaktor 3 und in ihren **Granula** u. a. Fibrinogen, Fibronektin, Faktor V, Plättchenfaktor 4, den Von-Willebrand-Faktor, Kalzium, Serotonin, ADP und ATP.

14.3.2.7 **Natürliche Killerzellen (NK-Zellen)**

Natürliche Killerzellen zerstören unspezifisch Tumorzellen oder virusbefallene Zellen und sind eng mit der Wirkung der **Interferone** verbunden. Sie können durch den direkten Kontakt mit der befallenen Zelle aktiviert werden, aber auch durch Zytokine.

14.3.2.8 **Epitheloidzellen**

Epitheloidzellen sind spezielle Bindegewebszellen, die aus Makrophagen (**Histiozyten**) entstehen. Sie bilden epithelähnliche Verbände (**Granulome**), die spezielle immunologische Aufgaben haben. Sie bilden u. a. Enzyme und bakterizide Substanzen.

> **Pathologie**
>
> **Sarkoidose**
>
> Bei der Sarkoidose, einer Granulomatose, bilden die Epitheloidzellen Vitamin D_3, was zu einer Hyperkalzämie führt.

> **Fazit**
>
> Die unspezifische Abwehr wird in eine humorale und zelluläre Abwehr unterteilt.
>
> Bei der **unspezifischen humoralen** Abwehr handelt es sich um das Komplementsystem (Eiweiße in der Einteilung C_1–C_9, die sich kaskadenartig gegenseitig aktivieren), die Akute-Phase-Proteine, zu denen u. a. Hepcidin, Ferritin und CRP gehören, die Gerinnungsfaktoren I–XIII, die Kinine Bradykinin und Kallidin sowie Entzündungsmediatoren wie Histamin, Serotonin, Lysozym, Prostaglandine, Leukotriene, Plättchenfaktor, Zytokine u. a., Interferon, Interleukin, Erythropoetin, Thrombopoetin.
>
> Zum **unspezifischen zellulären** Abwehrsystem gehören neutrophile Granulozyten u. a. zur Phagozytose von Bakterien, eosinophile Granulozyten u. a. zur Phagozytose von Antigen-Antikörper-Komplexen, Monozyten, Makrophagen u. a. zur Phagozytose von Bakterien und Präsentation des Antigens, dendritische Zellen zur Präsentation des Antigens, Mastzellen als Speicherzelle für Mediatoren (z. B. Histamin, Heparin, Serotonin), Thrombozyten zur Blutgerinnung, um die Entzündung lokal zu begrenzen, natürliche Killerzellen zur Phagozytose von virusbefallenen Zellen und Krebszellen sowie Epitheloidzellen (Makrophagen), die Granulome bilden.

14.3.3 Spezifische Abwehr

Häufig genügen die zur unspezifischen Abwehr beitragenden Mechanismen nicht, um eine Infektion unter Kontrolle zu bringen. Spezifische Abwehrmechanismen stellen dann einen weiteren, vom Organismus errichteten Schutzwall mit großer Spezifität dar. Diese Abwehrfaktoren müssen **erworben** werden. Dabei ist eine gewisse Zeit nötig, um die volle Abwehrkompetenz zu erreichen.

Die Spezifität besteht darin, dass das Abwehrsystem in der Lage ist, fast jeden **Erreger** (Antigen) als fremd anzusehen und ein **spezifisches Eiweißmolekül** (Immunglobulin, Antikörper) zu bilden, das den Erreger bindet und unschädlich macht.

Antigene können nicht nur die in Kap. 14.2 benannten Erreger wie Bakterien, Viren, Pilze sein, sondern auch u. a. Pollen, Hausstaub, Arzneimittel, Tumorzellen, hochmolekulare Proteine, Polysaccharide oder Nukleinsäuren (Toxine). Jedes Antigen hat spezifische Strukturen (**Determinanten**), die mit Antikörpern eine Verbindung eingehen und einen **Antigen-Antikörper-Komplex** bilden. Bei Mikroorganismen befinden sich diese Strukturen auf der Zellmembran. Antigen-Antikörper-Komplexe können durch phagozytierende Zellen unschädlich gemacht werden.

Kleinere Moleküle, z. B. Medikamente, (sog. Haptene) können allein keine Reaktion auslösen. Sie benötigen dazu größere Moleküle, z. B. Proteine, an die sie sich im Organismus ankoppeln.

Haupthistokompatibilitätskomplex Die Unterscheidungsfähigkeit des Organismus, ob eine Struktur fremd oder körpereigen ist, ist auf den sog. Haupthistokompatibilitätskomplex (MHC, Major Histocompatibility Complex) zurückzuführen. Dieser wird beim Menschen codiert auf einem Genabschnitt von Chromosom 6. Die MHC-Proteinkomplexe befinden sich als **körpereigene Antigene** auf der Oberfläche von Körperzellen. Da sie auf den Leukozyten leicht nachweisbar sind, bezeichnet man diese auch als **humanes Leukozytenantigen** (HLA). Geläufig sind die Klassen MHC I und MHC II.

Jede Zelle, die der Präsentation von extrazellulären Antigenen dient (dendritische Zellen, Monozyten, Makrophagen, B-Zellen), trägt als Oberflächenmolekül den Komplex **MHC II**, jede kernhaltige Zelle den Komplex **MHC I** zur Präsentation intrazellulärer Antigene (Erythrozyten z. B. tragen kein MHC I).

Diese Komplexe erkennen fremde Strukturen und aktivieren CD4-T-Helferzellen (MHC II) und B-Lymphozyten zur Bildung spezifischer Antikörper oder sie aktivieren zytotoxische T-Zellen (MHC I) bei Kontakt mit Tumorzellen oder Viruspartikel, um diese zu phagozytieren.

> **Pathologie**
>
> **Genveränderungen der HLA-Region**
> Genetische Veränderungen der HLA-Region führen zu autoimmunologischen Erkrankungen. Die Variante **HLA-B27** liegt z. B. bei Morbus Bechterew, Morbus Reiter (reaktiver Arthritis), rheumatoider Arthritis, Psoriasis-Arthritis und beim Morbus Crohn und Colitis ulcerosa vor, sofern bei Letzteren extraintestinale Symptome wie u. a. Gelenkschmerzen, Iritis auftreten. Bei der Zöliakie findet sich die Variante **HLA-DQ 2** und **-DQ 8** und beim Diabetes mellitus Typ I diskutiert man die Veränderung **HLA-DR3** oder **-DR4**.

Antikörperbildung geschieht durch die Mitwirkung verschiedener lymphatischer Zellen. So wird auch die spezifische Abwehr unterteilt in die **zelluläre Abwehr**, bestehend aus Lymphozyten und anderen Zellen, sowie die **humorale Abwehr**, bestehend aus Antikörpern.

14.3.3.1 Spezifische zelluläre Abwehr

Für die spezifische zelluläre Abwehr stehen dendritische Zellen, Makrophagen, B- und T-Lymphozyten sowie eosinophile Granulozyten zur Verfügung.

Sie wird ausgelöst durch den **Antigenkontakt** der Makrophagen oder der dendritischen Zellen im Blut, die sie aufgrund ihrer eigenen MHC- bzw. HLA-Antigene erkennen. Diese Zellen wandern in die Lymphknoten und präsentieren die Erregereiweiße den **Antigen-naiven T-Lymphozyten**, d. h. T-Lymphozyten, die noch keinen Antigenkontakt hatten. Die Erkennung erfolgt über T-Zell-Rezeptoren.

Mithilfe zusätzlicher Aktivatoren, besonders verschiedener **Zytokine**, wird die Antigen-naive T-Zelle aktiviert, **erregerspezifische T-Zellen** zu bilden. So entwickeln sich spezifische T-Helferzellen (CD 4), zytotoxische T-Zellen (CD 8), regulatorische T-Zellen (früher T-Suppressor-Zellen) und T-Gedächtniszellen.

T-Helferzellen scheiden Zytokine, insbesondere Interleukine und Interferone (S. 292), aus und locken weitere Immunzellen an. Außerdem präsentieren sie den B-Lymphozyten die Antigene. **Zytotoxische** T-Zellen zerstören die Zelle direkt und **regulatorische** T-Zellen sorgen dafür, dass keine überschießende Reaktion erfolgt. Die **T-Gedächtniszellen** verbleiben im Blut und können bei erneutem Antigenbefall schnell aktiviert werden (vgl. Kap. 13.3.2).

14.3.3.2 **Spezifische humorale Abwehr**

Im Blut, in der Milz und in den Lymphknoten befinden sich **Antigen-naive B-Lymphozyten**. Durch ihren B-Zell-Rezeptor erkennen sie die Erregerproteine, bleiben aber zunächst inaktiv. Erst wenn im weiteren Verlauf aktivierte T-Zellen auf die noch inaktiven B-Zellen treffen, wird die B-Zelle aktiviert und proliferiert. Sie bildet Millionen von spezifischen **Plasma-** und **B-Gedächtniszellen.** Die spezifischen Plasmazellen können pro Sekunde ca. 2000 Antikörper (Immunglobuline) bilden.

Es werden im Lymphknoten oder der Milz zunächst **Immunglobuline M** (IgM) gebildet. Durch weiteren Kontakt der aktivierten B-Zelle mit Antigenen, die durch dendritische Zellen präsentiert werden, bilden sich **Immunglobuline G** (IgG), bei Schleimhautinfektionen **Immunglobuline A** (IgA). Auch nach einer erfolgreichen Infektabwehr produzieren die Plasmazellen für eine Weile weitere Immunglobuline.

Nach einer ersten Infektion bleiben die Antikörper und Gedächtniszellen erhalten, um bei einer erneuten Infektion auch noch nach Jahren schneller auf die bekannten Eindringlinge reagieren zu können.

14.3.3.3 **Lebensdauer der Lymphozyten und Antikörper**

Je nach Funktion haben die Lymphozyten eine Lebensdauer von wenigen Tagen bis Monaten; die Gedächtniszellen leben Jahre bis Jahrzehnte. Die Antikörper können ein Leben lang existieren, aber auch nach Jahren abgebaut sein. In manchen Fällen werden **keine Langzeitantikörper** gebildet, sodass bei den Krankheiten **kein immunologischer Schutz** besteht.

> **Pathologie**
>
> **Autoimmunologische Erkrankungen**
>
> Bei autoimmunologischen Erkrankungen wendet sich das Immunsystem gegen körpereigene Zellen oder Gewebe. Daraus kann eine Vielzahl von Erkrankungen entstehen, z. B. Arteriitis temporalis, Colitis ulcerosa, Guillain-Barré-Syndrom, Hashimoto-Thyreoiditis, Lupus erythematodes, Morbus Crohn, multiple Sklerose, Myasthenia gravis, perniziöse Anämie, Sklerodermie etc.

> **Medikamente**
>
> **Immunsuppressiva**
>
> Bei Autoimmunerkrankungen wird z. B. Ciclosporin A verabreicht, das die Aktivierung der T-Zellen verhindert, indem keine Interleukine ausgeschüttet werden können.
>
> **Kortison**
>
> Durch Kortison wird verhindert, dass Zellen aus dem zellulären Abwehrsystem (Makrophagen, Mastzellen, Granulozyten, Epitheloidzellen, Lymphozyten) in das geschädigte Gewebe eindringen. Daneben hemmt es die Bildung von Zytokinen.
>
> **Folsäureantagonisten**
>
> Präparate wie Methotrexat hemmen das Folsäure aktivierende Enzym. Durch Folsäure werden die Nukleinsäuren gebildet. Fehlen die Nukleinsäuren, kann sich die Zelle weder teilen noch Proteine bilden. So können sich keine weiteren Tumorzellen bilden (fehlende Zellteilung) und autoimmunologische Prozesse werden gedrosselt (fehlende Proteine).

14.3.3.4 **Immunglobuline (Antikörper)**

Immunglobuline bestehen aus **Glykoproteinen**, die 2 identische leichte und 2 identische schwere Ketten bilden, die in Y-Form miteinander verbunden sind. Beide Kettentypen haben bestimmte Antigenbindungsstellen. Die schweren Ketten haben zusätzlich Bindungsstellen für das Komplementsystem und zur Opsonierung, also der Anlockung von Phagozyten.

Immunglobuline schwimmen im **Blutplasma** und sind nur auf bestimmte Antigene geeicht. Sie können mit den Determinanten der Antigene reversible Verbindungen eingehen, sog. **Antigen-Antikörper-Komplexe**.

Das führt zur **Anlockung von Makrophagen** und/oder eosinophilen Granulozyten und der Aktivierung des Komplementsystems, die im weiteren Verlauf die Komplexe **phagozytieren** oder auflösen. Bei Bakterien z. B. wird die Phagozytose eingeleitet, bei einigen Giften deren Abbau durch das Komplementsystem betrieben.

Die **Immunglobuline** können in 5 Klassen eingeteilt werden.

IgM (Frühantikörper) IgM ist das Immunglobulin, das **sofort** gebildet wird, wenn ein Antigen in den Organismus dringt. Sie befinden sich hauptsächlich in den **Gefäßen**. IgM haben eine kurze Lebensdauer und sind nachweisbar bei frischen bakteriellen oder viralen Infektionen. Sie führen zur Agglutination und Aktivierung des Komplementsystems. IgM passiert nicht die Plazentaschranke, da das Molekül hierfür zu groß ist. Sie bilden auch die Blutgruppenantikörper (vgl. Kap. 13.4).

IgG (Spätantikörper) Die Bildung von IgG erfolgt langsam und verspätet auf einen Erstkontakt (nach ca. 3 Wochen) und hat für diesen keine Bedeutung. Sie gelten als die **Sekundärantwort**. IgG aktivieren das Komplementsystem und sorgen für die **Phagozytose**, indem sie opsonierend auf die Makrophagen und Granulozyten wirken. Als einzige Immunglobuline passieren sie die Plazentaschranke und gelangen in die Muttermilch zum Schutz des Neugeborenen, der bis zu 3 Monaten nach der Geburt und während der Stillzeit anhält. Dann hat der kindliche Organismus die als fremd erkannten Eiweiße abgebaut und ist in der Lage, selbst Immunglobuline zu bilden.

IgA (Schleimhautantikörper) Die Schleimhautantikörper werden hauptsächlich von Plasmazellen in den **Darmzotten**, im **Urogenitalsystem**, im Schweiß, in den **Tränen** und den **Atemwegen** gebildet und in den Körpersekreten gefunden. IgA fixiert das Antigen und bildet Komplexe, die ein Anhaften von Bakterien und Viren an die Schleimhaut verhindern, sodass sie nicht in den Organismus eindringen können. IgA wird mit der Muttermilch auf den Säugling übertragen, sodass darüber ein **Nestschutz** entsteht, solange das Kind gestillt wird. Nach dem Abstillen werden die noch vorhandenen fremden IgA abgebaut.

IgE (Reagin) haftet sich besonders an die Oberflächen von Mastzellen, eosinophilen und basophilen Granulozyten. Sie dienen der **Parasitenabwehr** und vermitteln eine **allergische Reaktion** vom Typ I.

IgD erscheint vor IgM auf der Oberfläche der Lymphozyten. Sie dienen der Antigenerkennung an der Oberfläche der B-Lymphozyten und der Antigenpräsentation.

14.3.3.5 **Allergische Reaktionen**

Je nach Reaktionsmechanismus können allergische Reaktionen in 4 große Typen unterteilt werden.

Allergie vom Soforttyp (Typ-I-Reaktion) Die Allergie vom Soforttyp ist **IgE-vermittelt**. In der Vergangenheit hat sich bei Kontakt mit einem Fremdstoff (z. B. Gräserpollen) eine große Anzahl von IgE gebildet und auf Mastzellen gesetzt. Wenn irgendwann der Platz auf den Mastzellen so eng geworden ist, dass ein Gräserpollen mit den Immunglobulinen auf der Mastzelle reagiert, schüttet die Mastzelle **Entzündungsmediatoren** wie Histamin, Leukotriene oder Prostaglandine aus. Dadurch kann eine leichte (örtliche Rötung, Schwellung, Juckreiz) bis schweren Histaminreaktion auftreten (Ödembildung, Juckreiz, Atemnot [Quincke-Ödem] und anaphylaktischer Schock).

Zytotoxische Reaktion (Typ-II-Reaktion) Die zytotoxische Reaktion ist eine Überreaktion durch z. B. Medikamente oder Fremdeiweiße. Das Agens bindet sich an eine Zelle und initiiert so die Bildung von Antikörpern. Diese verbinden sich mit dem Agens (z. B. Medikament) zu einem Antigen-Antikörper-Komplex. Daraufhin wird das Komplementsystem aktiviert, das den Komplex zerstört und damit auch gleichzeitig die Zelle. Ist die Zelle ein Erythrozyt, kommt es zur **Hämolyse**, ist es ein Granulozyt, kommt es zu einer **Agranulozytose** und damit zu einer Immunschwäche. Es kann aber auch die Zottenatrophie des Dünndarms sein als Reaktion auf Gliadinantikörper (**Zöliakie**, vgl. Kap. 9.2.1).

Immunkomplexreaktion (Typ-III-Reaktion) Die Immunkomplexreaktion führt zu einer Zusammenballung von Antigenen und Antikörpern, ohne dass sie geordnete Antigen-Antikörper-Komplexe bilden. Die Immunkomplexe lagern sich an Basalmembranen an. Dadurch wird das Komplementsystem aktiviert, was die Komplexe zerstört. Nachfolgende neutrophile Granulozyten bauen die Fragmente ab und zerstören dabei die Basalmembranen. Hierzu gehören z. B. die **Poststreptokokkeninfekte**.

Allergie vom Spättyp (Typ-IV-Reaktion) Diese Überempfindlichkeitsreaktion wird ausgelöst durch allergenspezifische T-Lymphozyten und kommt vor als **Kontaktekzem** mit Erythem, Papeln- oder Bläschenbildung (z. B. Reaktion auf Nickel) oder als **Transplantatabstoßung**.

14.3.3.6 Passive Immunisierung

Bei der passiven Immunisierung werden dem Menschen Antikörper aus gentechnischer oder tierischer Produktion verabreicht, um vorübergehenden Krankheitsschutz zu bieten. Da es sich hier um Fremdeiweiße handelt, hält der Schutz nur so lange an, bis die Fremdeiweiße abgebaut worden sind. Beispiele hierfür sind das Rötelnantitoxin in der Schwangerschaft, Diphtherieantitoxin, Botulismusantitoxin und Tetanusantitoxin, die sofort nach Infektion gespritzt werden müssen, um Schlimmeres zu verhindern.

14.3.3.7 Aktive Immunisierung

Bei einer aktiven Immunisierung oder **Schutzimpfung** werden abgeschwächte Erreger als Lebendimpfstoff (z. B. Gelbfieber, Masern, Windpocken) oder Totimpfstoff (abgetötete Viren oder Bakterien, z. B. Cholera, Polio) oder deren Bestandteile, z. B. Toxoide (entgiftete Toxine, z. B. Tetanus, Diphtherie, Influenza, Hepatitis A oder B) injiziert, um das Immunsystem anzuregen, Antikörper und Gedächtniszellen zu bilden. Dadurch hat der Geimpfte einen langjährigen Schutz gegen die Erreger.

Bei bestehender **Schwangerschaft** darf kein Lebendimpfstoff eingesetzt werden. Toxoide können ab dem 2. Trimenon geimpft werden.

Fazit

Das spezifische Immunsystem enthält spezifische Zellen (spezifisch zelluläres System) und spezifische Eiweiße im Plasma (spezifisch humorales System).

Das **zelluläre System** besteht aus T-Lymphozyten (T-Helferzellen, regulatorische T-Zellen, zytotoxische T-Zellen, T-Gedächtniszellen) sowie B-Lymphozyten (Plasmazellen, B-Gedächtniszellen).

Bei der **humoralen Abwehr** werden erregerspezifische Immunglobuline (humorales System) von den spezifischen Plasmazellen in der Milz und den Lymphknoten gebildet und zirkulieren im Blut. Es werden 5 Antikörper unterschieden: IgM als Frühantikörper; IgG als Spätantikörper, der zum Teil lebenslang im Körper verbleibt; IgA als Schleimhautantikörper u. a. des Darms, Urogenitaltraktes, Bronchialtraktes; IgE als Reagin, ein Antikörper, der Allergien auslösen kann; IgD dienen der Antigenerkennung an der Membran der B-Lymphozyten.

14.4 Lymphatische Gewebe

Lymphatisches Gewebe beherbergt bevorzugt **B- und T-Lymphozyten** sowie **Makrophagen** und sorgt für die Bildung von Antikörpern und Phagozytose der Antigen-Antikörper-Komplexe.

Dazu gehören das Knochenmark, die Thymusdrüse, die Milz, die Lymphknoten und Lymphgefäße, der lymphatische Rachenring sowie die lymphatischen Organe im Darmbereich.

14.4.1 Knochenmark

Die Lymphozyten werden im Knochenmark aus den Lymphoblasten gebildet (Kap. 13.3.2). Entweder werden sie noch im Knochenmark zu **B-Lymphozyten** geprägt oder wandern über die Blutbahn in die Thymusdrüse, um dort zu T-Lymphozyten geprägt zu werden.

14.4.2 Thymusdrüse

Die Thymusdrüse prägt die aus dem Knochenmark ausgeschleusten immuninkompetenten Lymphozyten auf ihre Immunkompetenz zu **T-Lymphozyten**.

Die Thymusdrüse liegt im Mediastinum des Thoraxraumes. Mit Eintritt in die Geschlechtsreife verliert sie ihre Bedeutung, da sich Fettgewebe einlagert. Die Thymusdrüse besteht aus Läppchen, die jeweils in Rinden- und Markschichten unterteilt werden. Im Mark befinden sich die für die Thymusdrüse typischen **Hassall-Körperchen**, deren Funktion jedoch noch unklar ist. Sie verschwinden im Zusammenhang mit dem Umbau der Thymusdrüse zum Fettkörper. Es wird vermutet, dass sie u. a. im Zusammenhang stehen mit der Prägung der Lymphozyten zu T-Lymphozyten, da sie das Zytokin **TSLP** („thymic stromal lymphopoetin“) enthalten.

Die Lymphozyten gelangen über die Blutbahn in die Rindenschicht der Thymusdrüse, durchwandern diese und gelangen ins Thymusmark, wobei sie zu Antigen-naiven T-Lymphozyten heranreifen. Eine **Thymus-Blut-Schranke** verhindert, dass die Zellen mit körperfremden Antigenen in Kontakt kommen.

Diejenigen Zellen, die die MHC- bzw. HLA-Moleküle (S. 296) erkennen können, wachsen weiter; die anderen gehen durch Apoptose, d. h. ihren natürlichen programmierten Zelltod, zugrunde. Bei diesem Vorgang wird ebenfalls die Beteiligung der Hassall-Körperchen bzw. deren Zytokine diskutiert. Zellen, die körpereigene Zellen als Antigene erkennen, werden durch Zelltod aussortiert (Selbsttoleranz der T-Lymphozyten). Nun können die funktionstüchtigen Zellen MHC-Moleküle mit **körperfremden Antigenen** erkennen und eine Immunabwehr initiieren.

Nach der Prägung wandern die T-Lymphozyten in die **lymphatischen Organe**, z. B. die Lymphknoten und die Milz. Nachdem eine Vielzahl von T-Lymphozyten geprägt worden sind, vermehren sie sich bei Antigenkontakten weiter in ihren Organen; daher ist eine Lymphknoten- oder Milzschwellung häufig das Zeichen einer Entzündung. Die Menge der in der Thymusdrüse geprägten Zellen reicht für die weitere Abwehrfunktion aus.

14.4.3 Milz

Die Milz liegt im linken Epigastrium unterhalb des Zwerchfells und oberhalb der linken Niere. Sie besteht aus Lymphfollikeln mit Lymphozyten (**weiße Pulpa** oder Malpighi-Körperchen), wobei sich die B-Lymphozyten mittig befinden und die T-Lymphozyten um die hereinführenden Gefäße angeordnet sind. In der weißen Pulpa sind die Thrombozyten gespeichert (**Thrombozytenspeicher**). Zwischen den Lymphfollikeln befindet sich die **rote Pulpa**, eine netzartige Gewebeschicht.

In der roten Pulpa werden alte oder falsch entwickelte Erythrozyten, Thrombozyten oder defekte Zellen oder Zellteile, mit Antigenen beladene Zellen und Immunkomplexe entsorgt. Sie erfüllt somit eine wichtige Aufgabe bei der **Blutreinigung**.

Die Milz dient außerdem der **Immunabwehr**. Neben den B- und T- Lymphozyten enthält sie auch Makrophagen, Thrombozyten sowie Antikörper. Sie kann sich infolge von Infektionen und Entzündungen stark vergrößern.

Bis zum 6. Lebensjahr ist die Milz ein **blutbildendes Organ** und bildet bei Feten und Kindern bis zu dem Alter einen nicht unerheblichen Teil an Erythrozyten.

Pathologie

Postsplenektomie-Syndrom

Dieses wird auch als OPSI-Syndrom („overwhelming postsplenectomy infection") bezeichnet. Nach der Entfernung der Milz besteht eine erhöhte Infektionsgefahr mit Multiorganversagen und Tod, besonders gegen bekapselte Bakterien wie Streptococcus pneumoniae, Haemophilus influenzae oder Neisseria meningitidis (Meningokokken). Zudem erhöht sich der Thrombozytengehalt im Blut erheblich, da die Milz als Thrombozytenspeicher ausfällt. Das führt zu vermehrter Thrombosebildung. Bei Kindern unter 6 Jahren sollte nach Möglichkeit die Milz erhalten bleiben; später wird vor einer Milzentfernung durch verschiedene Impfungen eine Immunität geschaffen.

Splenomegalie

Eine Milzschwellung entsteht bei verschiedensten Krankheiten, die von chronischen Infektionen bis Blutkrebs reichen, z. B. bei Mononukleose, Sepsis, Morbus Hodgkin, chronischer myeloischer bzw. akuter myeloischer Leukämie. Gleichzeitig kann auch die Leber geschwollen sein (Hepatosplenomegalie).

Milzruptur

Nach einem Trauma beteht die Gefahr, dass die Milz sofort reißt (einzeitig) oder etwas verspätet (zweizeitig). Es kommt zu einer massiven Blutung in den Bauchraum mit Kreislaufversagen.

Mononukleose (Pfeiffer'sches Drüsenfieber)

Der Erreger der Mononukleose ist das Epstein-Barr-Virus (EBV). Symptome sind Fieber, Kopf- und Gliederschmerzen sowie starke Lymphknotenschwellungen. Als mögliche Komplikation kommt es zur Milzruptur, da die Milz ebenfalls stark anschwellen kann. Deshalb gilt: kein Sport bis zur Gesundung.

14.4.4 Lymphknoten, Lymphgefäße

Lymphgefäße beginnen blind in den Kapillargebieten, werden dort beim Austausch von Nährstoffen, Sauerstoff, Kohlendioxid und Stoffwechselabbauprodukten mit Gewebsflüssigkeit gefüllt, reinigen und transportieren diese Flüssigkeit (Lymphe) durch die sie unterbrechenden Lymphknoten zu den Venenwinkeln, wo sie die Lymphe wieder dem venösen Blut zuführen (**Abb. 14.3**). Der **Flüssigkeitstransport** beträgt ca. 2 l pro Tag.

In der gereinigten Lymphe befinden sich lymphatische Abwehrzellen, womit das Lymphgefäßsystem auch für die Verbreitung der **Lymphozyten** sorgt.

Die Lymphgefäße bestehen aus dünnen Membranen mit Ventilklappen. Dadurch kann die Lymphe nur in eine Richtung transportiert werden. Zusätzlich unterstützt die Kontraktion der Muskeln bei Bewegung den Weitertransport der Lymphe (vgl. Kap. 12.1.4).

Pathologie

Lymphödem

Durch einen Stau der Lymphe entwickeln sich Schwellungen. Die Entwicklung erfolgt in 4 Stadien:

Stadium 0: Latenz

Es sind noch keine sichtbaren Befunde zu erheben.

Stadium 1: Reversibles Stadium

Es bildet sich ein eiweißreiches Ödem; die Gewebsveränderungen sind dezent und lokal stark eingegrenzt. Die Substanz ist teigig, das Ödem kann mit den Fingern eingedrückt werden und es verbleibt meist ein leichter Eindruck – ähnlich dem Ödem z. B. bei Rechtsherzinsuffizienz. Das Stemmer-Zeichen ist meistens positiv. Die Hochlagerung z. B. der betroffenen Extremität vermindert die Ödemmasse. Über Nacht kann sich das Ödem verringern.

Stadium 2: Spontan irreversibles Stadium

Das Gewebe verändert sich durch fibrosklerotische Prozesse und eine Fettgewebsproliferation. Als Folge erscheint das Ödem hart und lässt sich nur noch schwer eindrücken. Die Hochlagerung einer betroffenen Extremität führt aufgrund der höheren Ödemviskosität nicht/kaum mehr zur Entlastung. Die Oberhautstruktur verändert sich.

Stadium 3: Elephantiasis
Es liegen ausgeprägte Ödeme mit massiven Gewebsveränderungen und Fettgewebsproliferationen vor. Es kommt zur Ausbildung eines Lip-Lymphödems (Fett-Lymphödems).

Die **Lymphknoten** dienen der Reinigung und Erregerabwehr in dem Areal, in dem sie liegen. Mehrere Lymphbahnen führen in einen Lymphknoten hinein und einige wenige führen die gereinigte Lymphe wieder heraus. Der Lymphknoten ist unterteilt in eine Rinden- und eine Markschicht: In der Rindenschicht befinden sich mit **B-Lymphozyten** gefüllte Follikel; im Mark sind die **T-Lymphozyten** angesiedelt. Dazwischen befinden sich Hohlräume, sog. Sinus, in denen **Makrophagen** zu finden sind (**Abb. 14.4**). Sowohl Si-

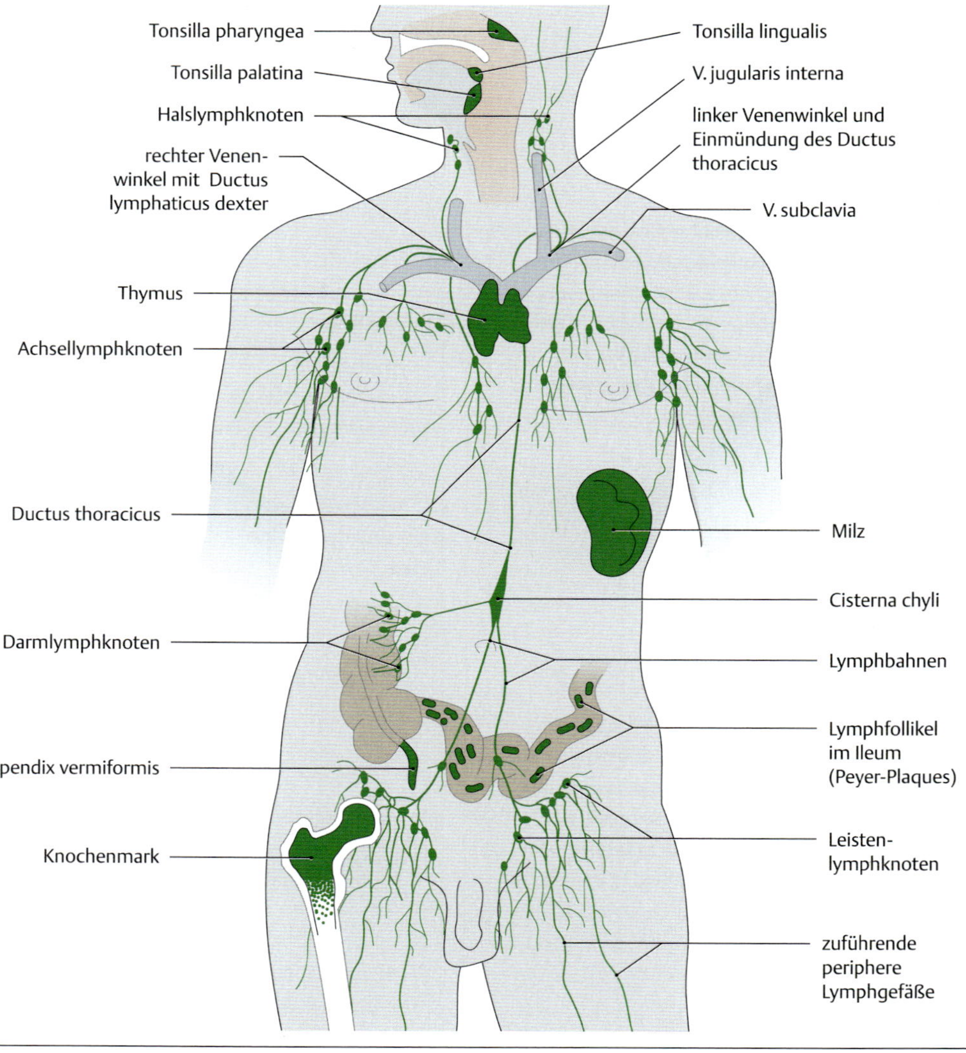

Abb. 14.3 Lymphbahnen. (aus: Schünke M, Schulte E, Schumacher U. Prometheus. LernAtlas der Anatomie. Innere Organe. Illustrationen von M. Voll und K. Wesker. 3. Aufl. Stuttgart: Thieme; 2012: 56, Abb. A)

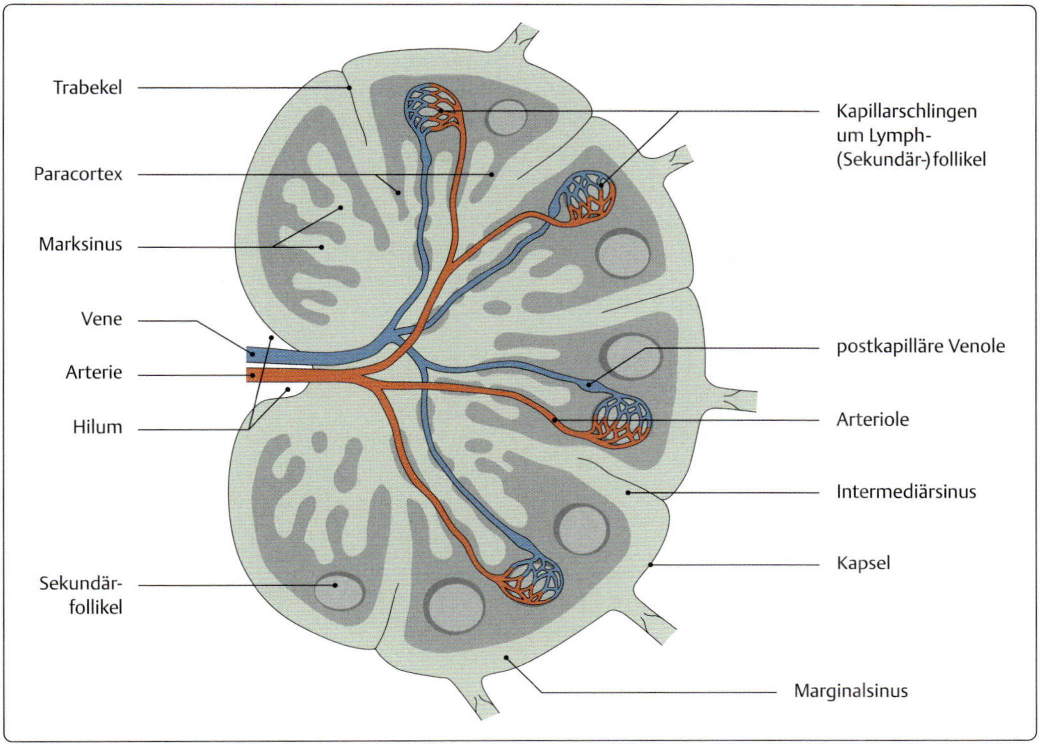

Abb. 14.4 Aufbau eines Lymphknotens. (aus: Schünke M, Schulte E, Schumacher U. Prometheus. LernAtlas der Anatomie. Allgemeine Anatomie und Bewegungssystem. Illustrationen von M. Voll und K. Wesker. 3. Aufl. Stuttgart: Thieme; 2012: 69, Abb. Eb)

nuswandzellen als auch Makrophagen vollziehen unspezifische Abwehrreaktionen.

Antigenhaltige Lymphe führt die Antigene zu den T- und B-Lymphozyten und veranlasst somit eine **spezifischen Abwehrreaktion**. Dabei vergrößern sich die Lymphknoten schmerzhaft.

14.4.5 Lymphatischer Rachenring (Waldeyer'scher Rachenring)

Der Rachenring dient der Bakterienabwehr in den oberen **Hals- und Rachenräumen** und zur Identifizierung von Antigenstrukturen. Es handelt sich dabei um die Mandeln (Tonsillen), die Gaumenmandeln (Tonsillae palatinae), Rachenmandeln (Tonsillae pharyngea), Tubenmandeln (Tonsillae tubariae), Zungenmandel (Tonsilla lingualis), sowie die Seitenstränge.

In den Mandeln finden sich **Primärfollikel**, die über Lymphkapillaren mit den lymphatischen Gefäßen verbunden sind.

Im Falle eines Antigenbefalls vermehren sich die **B- und T-Lymphozyten** und bilden Antikörper. **Makrophagen** erscheinen zur Phagozytose der Antigen-Antikörper-Komplexe. Die Mandeln schwellen dadurch ebenfalls schmerzhaft an.

14.4.6 Lymphatische Organe im Darmbereich

Im Darmbereich finden sich weitere Abwehrstrukturen, um die Erreger zu eliminieren, die den Weg bis dahin geschafft haben.

Peyer-Plaques Die Ansammlungen von Lymphfollikeln in der Submukosa der Schleimhaut des distalen Ileums nennt man Peyer-Plaques, die an dieser Stelle gehäuft vorkommen, während sie an anderen Stellen des Darms eher selten zu finden sind. Bei immunologischen Abwehrreaktionen schwellen sie an und führen zu **Bauchschmerzen**.

Pathologie

Infektionen bei Kleinkindern
Kinder bis zum 5. Lebensjahr reagieren häufig auf Infekte der oberen Atemwege, des Rachens und der Ohren mit Bauchschmerzen und weniger mit spezifischen Schmerzen dort, wo die Entzündung stattfindet. Der Hintergrund sind die geschwollenen Peyer-Plaques, die manchmal einen akuten Bauch vortäuschen.

Paneth-Zellen In den Lieberkühn-Krypten der Darmschleimhaut des Jejunums und Ileums finden sich sekretorische Zellen, die **eosinophile Granula** und z. B. **Lysozyme** enthalten. Sie liegen in der Nähe der am Drüsengrund befindlichen Stammzellen der Darmschleimhaut, sodass ihnen eine Schutzfunktion der Stammzellen zugeschrieben wird.

Appendix Der Appendix ist gefüllt mit Lymphfollikeln, sodass auch er bei Entzündungen schmerzhaft anschwillt (Appendizitis).

Pathologie

Appendizitis, Peritonitis
Die Wand des Appendix ist sehr dünn, was dazu führen kann, dass sie bei heftigen Entzündungen aufbricht und ein akuter Bauch mit Peritonitis vorliegt, da sich der Darminhalt in die Bauchhöhle entleert.

Gedeckte Perforation des Appendix
Bei einer gedeckten Perforation wird die Bruchstelle durch ein anderes Organ oder die Entzündungsreaktion verdeckt, sodass es eher zu einer lokalen Entzündung kommt, da sich der Darminhalt nicht in den Bauchraum entleeren kann.

Pseudoappendizitis
Einer Pseudoappendizitis liegt in der Regel eine Entzündung des terminalen Ileums zugrunde mit Schwellung der mesenterialen Lymphknoten. Es kann sich um einen Morbus Crohn handeln, aber auch um Infektionen mit Erregern wie Yersinien, Campylobacter jejuni oder Escherichia coli. Es entstehen Beschwerden, die eine Appendizitis vortäuschen.

Fazit
Zu lymphatischen Geweben gehören die Thymusdrüse, in denen die Prägung der Lymphozyten zu T-Lymphozyten erfolgt; die Milz zur Blutreinigung, Antikörperbildung, Thrombozytenspeicherung; die Lymphbahnen und Lymphknoten zur Reinigung des Blutes sowie die lymphatischen Gewebe des Hals- und Rachenraumes und des Darmbereichs, die dem Schutz vor Eindringlingen durch Nahrungsmittel und die Atmung dienen.

14.5 Ablauf einer Immunreaktion

Um die verschiedenen Immunreaktionen besser zu verstehen folgt eine Beschreibung über den Ablauf einer Immunabwehr. Es wird bei der hier vorgenommenen Beschreibung davon ausgegangen, dass der Erreger nicht bekannt ist.

Die Immunreaktion beginnt mit einer unspezifischen Abwehr einer **akuten Entzündung**.

Ein **Antigen** dringt in den Organismus ein. Das setzt einen Signalstoff frei, woraufhin sich ein Faktor des Komplementsystems an das Antigen heftet. Daraufhin erfolgt die **Lyse** des Antigens. Das führt zur Aktivierung des **Komplementsystems**, zur Anlockung von Phagozyten und zur Mastzellendegranulation. Das **Histamin** der Mastzellen lockert das Gewebe auf, sodass neutrophile Granulozyten, Monozyten und zusätzlich im Blut befindliche humorale Abwehrstoffe an den Ort der Entzündung gelangen können.

Botenstoffe aus den untergegangenen Zellen aktivieren **Akute-Phase-Proteine** in der Leber. Fibrin führt zu **Thrombenbildung**, sodass Kapillaren verlegt werden und der Weg der Antigene nur durch die Lymphbahnen und Lymphknoten erfolgen kann.

Eisen wird aus dem Gebiet abgezogen, CRP aktiviert ein weiteres Komplementsystem. **Zytokine** werden von Makrophagen und Leukozyten ausgeschieden. Die Zytokine führen die neutrophilen Granulozyten an den Entzündungsort, wo sie die Antigene **phagozytieren**. Zudem aktivieren sie die natürlichen Killerzellen und fördern die Neubildung von Granulozyten.

Können durch das unspezifische System nicht alle Erreger beseitigt werden, erfolgt die **spezifische Abwehr**.

Makrophagen und **dendritische Zellen** erkennen durch ihre **MHC-Proteine** die Erreger, phagozytieren sie und präsentieren Teilstrukturen der Erreger „naiven" T-Lymphozyten, die sich in den Lymphknoten befinden. Diese bilden für den Erreger spezifische T-Zellen und aktivieren durch Interleukin und andere Zytokine die „naiven" B-Zellen. B-Zellen bilden daraufhin spezifische **Plasma- und Gedächtniszellen** (**Abb. 13.4**).

Die Plasmazellen entwickeln **spezifische Immunglobuline**, die die Antigene in Form eines **Antigen-Antikörper-Komplexes** binden. Diese Komplexe werden durch Makrophagen oder eosinophile Granulozyten **phagozytiert**. Bei einem **Zweitkontakt** werden die **B- und T-Gedächtniszellen** aktiviert, die dann in kürzester Zeit spezifische T-Helfer-, zytotoxische T-Zellen und T-Regulatorzellen sowie Plasmazellen und deren Immunglobuline (ca. 2000 Immunglobuline pro Sekunde) bilden können, sodass die Erkrankung gar nicht ausbricht.

Häufig gestellte Fragen

Was versteht man unter einer Pseudoappendizitis?

Der Pseudoappendizitis liegt ein Anschwellen der mesenterialen Lymphknoten durch Infektionen im terminalen Ileum zugrunde.

Warum neigen kleine Kinder dazu, schnell über Bauchschmerzen zu klagen, ohne wirklich etwas am Bauch zu haben?

Die Schmerzen entstehen durch das Anschwellen der Peyer-Plaques im Dünndarm aufgrund einer allgemeinen Aktivierung des lymphatischen Systems.

Aus welchem Grund ist eine Appendizitis so gefährlich?

Der Appendix besteht aus einer sehr dünnen Membran, die bei einer starken Entzündung schnell rupturieren und zu einem akuten Bauch führen kann.

Worin besteht die Gefahr bei einer Lymphangitis?

Solange sich der Erreger ausschließlich im lymphatischen System befindet, kann der Organismus mit seinem Abwehrsystem dagegen ankämpfen. Gelangt der Erreger über das lymphatische System ins Blut, besteht die Gefahr einer Sepsis mit Kreislauf- und Multiorganversagen.

Handelt es sich bei der Milz um ein lebensnotwendiges Organ?

Da die Milz ein Speicherort für Thrombozyten ist, führt eine Entfernung zu einem vermehrten Gehalt an Thrombozyten im Blut, was die Thrombosegefahr stark erhöht. Die Milz ist außerdem ein Bildungsort für Immunglobuline, sodass es beim Fehlen der Milz zu verstärkter Infektneigung kommen kann. Im Falle einer Milzentfernung werden die Patienten im Voraus gegen verschiedene Erreger geimpft (Pneumokokken, Meningokokken, Haemophilus influenzae).

Warum bildet sich der Thymus zurück? Woher bekommen die Menschen dann die für die Abwehr notwendigen T-Lymphozyten?

Warum sich die Thymusdrüse zum Fettkörper entwickelt, ist nicht geklärt. Die geprägten T-Lymphozyten entwickeln sich durch Zellteilung aus sich selbst. Bis zum 12. Lebensjahr sind genügend T-Lymphozyten geprägt.

Bildet sich nur beim Allergiker oder bei Parasitenbefall Immunglobulin E (IgE)?

Bei jeder Abwehrreaktion bilden sich in geringer Anzahl auch IgE. Diese setzen sich auf die Mastzellen und bleiben zunächst unerkannt. Das kann ein ganzes Leben lang so sein. Die Eiweiße werden vom Organismus auch wieder abgebaut.

Bei allergischen Reaktionen oder Parasitenbefall entwickeln sich allerdings sehr viel mehr IgE. Bei einer IgE-vermittelten allergischen Reaktion vom Typ I schütten die Mastzellen bei Kontakt eines Allergens mit einem IgE auf der Mastzelle Histamin aus. Durch Histamin kommt es zu Schwellungen der Schleimhäute, Ödembildung und Juckreiz. Besonders gefährlich ist die Schwellung der Schleimhäute des Kehlkopfes oder der Bronchien, was zum Erstickungstod führen kann (Quincke-Ödem, anaphylaktischer Schock).

Warum wird die Gabe von abgetöteten Erregern auch als aktive Impfung bezeichnet?

Die Bildung von Antikörpern kann durch Lebendimpfstoff (Mumps, Masern, Röteln), Totimpfstoff (Cholera, Diphtherie) oder deren Bestandteile, z. B. entgiftete Toxine (Toxoide, z. B. Tetanus) erfolgen. Es wird im Körper eine Infektion vorgetäuscht, sodass es zur Bildung von Antikörpern kommt. Toxoide sind gut verträglich und können auch bei Schwangeren ab dem 2. Trimenon verabreicht werden.

Was bedeutet passive Immunisierung?

Hierbei erfolgt die Gabe von Antikörpern, die nicht selbst produziert wurden, sondern von Menschen (Tetanusantitoxin) oder Tieren (Botulismus- oder Diphtherieantitoxin) stammen oder gentechnisch (Meningitisantitoxin) hergestellt wurden.

Eine passive Immunisierung ist aber auch der Nestschutz des Säuglings durch die Immunglobuline der Mutter, die über die Nabelschnur und später durch die Muttermilch übertragen werden. Da es sich in jedem Fall um Fremdeiweiße handelt, werden diese Eiweiße nach einiger Zeit abgebaut (ca. 3 Monate). Für den Säugling heißt das, dass er nach ca. 3 Monaten einen ungenügenden Schutz vor Krankheiten hat, weshalb man Impfungen empfiehlt, bevor der Schutz komplett fehlt (ab der 6. bis 8. Lebenswoche).

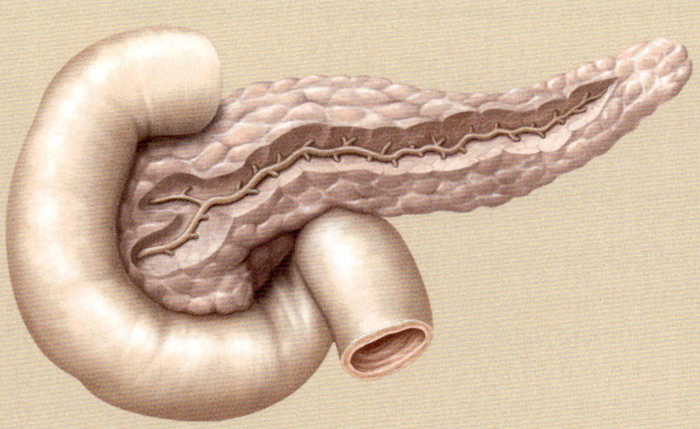

15 Hormonsystem

Der menschliche Organismus koordiniert die Funktionen aller Körperzellen mittels zweier Kommunikationssysteme, dem endokrinen System, bei dem die Hormone als „drahtloses" Kommunikationssystem bezeichnet werden können, und dem Nervensystem als schnelle unmittelbare Information. In diesem Kapitel erfahren Sie mehr zu den Hormonen des hypothalamisch-hypophysären Systems, der Schwangerschaft, Geburt und Stillzeit, der Bauchspeicheldrüse, der Zirbeldrüse sowie zu den Gewebshormonen.

15.1 Anatomie des hypothalamisch-hypophysären Systems

Fortpflanzung, Wachstum und Erhaltung sind Hauptschwerpunkte des Organismus. Für ihre Gewährleistung sind das Hormonsystem und das Nervensystem verantwortlich. Als Koordinator fungiert der **Hypothalamus**. In ihm liegen die übergeordneten vegetativen Zentren, die die Aktivität von Parasympathikus und Sympathikus beeinflussen und durch Hormonproduktion auf die **Hypophyse** einwirken. Damit bilden im Hormonsystem Hypothalamus und Hypophyse eine Funktionseinheit.

Die **Regulation des Hormonsystems** ist hierarchisch aufgebaut (**Abb. 15.1**). Der Hypothalamus bildet Freisetzungshormone (Releasing-Hormone, Liberine), die in der Hypophyse die Bildung von glandotropen Hormonen auslösen. Diese wiederum veranlassen in der Peripherie gelegene Drüsenorgane, effektorische Hormone zu produzieren, die Stoffwechselreaktionen in Gang setzen. Durch Regelkreise (Rückkopplung) werden die Hormonausschüttungen reguliert.

15.1.1 Anatomie des Hypothalamus

Der Hypothalamus ist ein Teil des Zwischenhirns und liegt mit seinem unteren Teil etwa auf der Höhe der Augenbrauen. Er ist das wichtigste Steuerzentrum des **vegetativen Nervensystems** und regelt Atmung, Verdauung, Stoffwechsel, Wasserhaushalt, Körpertemperatur, Blutdruck, Bewusstsein und Schlaf (Kap. 16) sowie die oberste Steuerzentrale des **endokrinen Systems** (**Tab. 16.1**).

Der Hypothalamus enthält verschiedene Kerngruppen. Die **vordere und mittlere Kerngruppe** stellt unterschiedliche Hormone her. In diesen Kerngruppen werden auch die vegetativen Funktionen gesteuert. Die **hintere Kerngruppe** beeinflusst das Gedächtnis, die Lernfähigkeit und das Verhalten (Kap. 18).

Man findet in der vorderen und mittleren Kerngruppe sowohl großzellige als auch kleinzel-

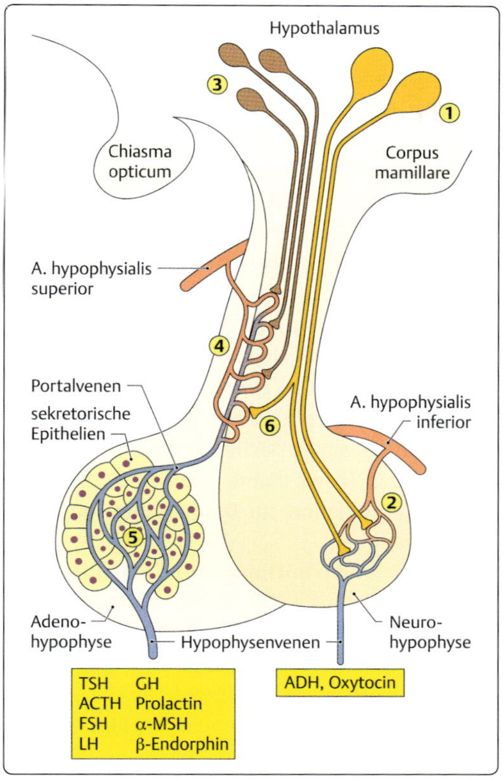

Abb. 15.1 Hypothalamus-Hypophysen-System. **(1)** Großzellige Neuronen produzieren effektorische Hormone ADH und Oxytocin. **(2)** Durch axonalen Transport gelangen sie in die Neurophypophyse und werden dort gespeichert; ADH gelangt ebenfalls über das Pfortadersystem in die Neurohypophyse und regt dort die Bildung von ACTH an **(6)**. **(3)** Kleinzellige Neuronen bilden Liberine und Statine und gelangen in das Pfortadersystem des Hypophysenstiels. **(4)** Über die Portalvenen gelangen die Hormone in die Adenohypophyse. **(5)** Dort regen sie die Bildung von glandotropen und effektorischen Hormonen an. (aus: Gekle M, Wischmeyer E, Gründer S, Petersen M, Schwab A, Markwardt F, Klöcker N, Baumann R, Marti H. Taschenlehrbuch Physiologie. Stuttgart: Thieme; 2010: 516, Abb. 12.2)

lige Neuronen. Die **großzelligen Neuronen** (**Abb. 15.1**, Nr. 1) produzieren die Hormone Oxytocin und Vasopressin (ADH). Beide Hormone werden über Axone in den Hypophysenhinterlappen (Neurohypophyse) transportiert und dort gespeichert oder bei Bedarf ausgeschieden (**Abb. 15.1**, Nr. 2). Die **kleinzelligen Neuronen** (**Abb. 15.1**, Nr. 3) bilden Freisetzungs- (Releasing-Hormone, RH, Liberine) und hemmende (Inhibiting-Hormone, IH, Statine) Hormone. Diese Hormone gelangen über Axone in das Kapillargebiet des Hypophysenstiels (**Abb. 15.1**, Nr. 4) und über die Portalvenen in den Hypophysenvorderlappen (Adenohypophyse). Dort regen sie die hormonproduzierenden Drüsenzellen an oder hemmen sie. Somit kommt es je nach Bedarf zu einer Ausschüttung oder Produktionshemmung der **glandotropen und effektorischen (nicht glandotropen) Hormone** (**Abb. 15.1**, Nr. 5). Eine zusätzliche Verbindung der ADH-führenden Axone in das Pfortadersystem führt in der Adenohypophyse zu einer Stimulation der ACTH-Sekretion durch ADH (**Abb. 15.1**, Nr. 6).

Der Hypothalamus wird von zahlreichen zentralnervösen Neuronen (dopaminerge, noradrenerge, serotonerge und adrenerge Neuronen) beeinflusst und erhält ständig aus der Peripherie Informationen über die Konzentration der effektorischen Hormone im Blut. Dieser **Rückkopplungsmechanismus** bewirkt bei niedriger Konzentration effektorischer Hormone im Blut eine vermehrte Ausschüttung an Releasing-Hormonen. Bei hoher Konzentration effektorischer Hormone werden inhibitorische Hormone ausgeschüttet. Dadurch ist auch die Ausschüttung glandotroper Hormone in diesen Regelkreis eingebunden.

15.1.2 Anatomie der Hypophyse

Die Hypophyse liegt in der knöchernen Schädelbasis, dem Türkensattel (Sella turcica) und ist mit dem Hypothalamus über den Hypophysenstiel (Infundibulum) verbunden. Sie wird in 3 Lappen eingeteilt:

- den **Vorderlappen** (Adenohypophyse, HVL), in dem sich von Kapillaren umgebene hormonproduzierende Drüsenzellen befinden;
- den **Zwischenlappen**, in dem sich ebenfalls hormonproduzierende Drüsenzellen befinden sowie
- den **Hinterlappen** (Neurohypophyse, HHL), der die vom Hypothalamus gebildeten Hormone speichert.

15.2 Hormone des Hypothalamus

Der Hypothalamus bildet die **Freisetzungshormone** (Releasing-Hormone, Liberine) Thyreotropin-Releasing-Hormon (TRH), Gonadotropin-Releasing-Hormon (GnRH), Kortikotropin-Releasing-Hormon (CRH) und Growth-Hormone-Releasing-Hormon (GHRH). Die Liberine stimulieren die Hormonproduktion der Hypophyse.

Die Gegenspieler der Liberine sind die **hemmenden Hormone** (Inhibiting-Hormone, Statine). Sie hemmen die Hormonproduktion der Hypophyse und damit die Hormonproduktion im Körper. Die Inhibiting-Hormone des Hypothalamus sind Somatostatin, Dopamin und Melanostatin. Da diese 3 Hormone auch von anderen Geweben des Körpers gebildet werden, allerdings mit anderen Aufgaben, sollen sie hier nur in ihrer Funktion als Inhibitoren besprochen werden.

Neben den Liberinen und Statinen bildet der Hypothalamus **effektorische Hormone**, mit denen er direkt auf Gewebe des Körpers einwirken kann. Es sind dieses ADH und Oxytocin. Die effektorischen Hormone werden im Hypophysenhinterlappen gespeichert und bei Bedarf ins Blut abgegeben.

Die **Abb. 15.2** zeigt eine Übersicht zu den Regelkreisen der Hormone des Hypothalamus, die im Folgenden besprochen werden.

15.2.1 Thyreotropin-Releasing-Hormon (TRH)

Das TRH (Thyroliberin) besteht aus 3 Aminosäuren und regt im Hypohysenvorderlappen die Produktion und Ausschüttung von **Thyreoidea-stimulierendem Hormon** (TSH) und **Prolaktin** an. TSH stimuliert wiederum die Schilddrüse.

Der Hypothalamus reguliert die **Ausschüttung von TRH**, indem er laufend die Konzentration der Schilddrüsenhormone im Blut überwacht (**Abb. 15.2**). Während Belastungen und Kältereize die Ausschüttung von TRH stimulieren, wirken Wärmereize und Ruhe hemmend.

15.2.2 Kortikotropin-Releasing-Hormon (CRH)

Das CRH (Kortikoliberin) bewirkt im Hypophysenvorderlappen die Produktion und Ausschüttung des Eiweißes **Proopiomelanocortin**, die Vorstufe von adrenokortikotropem Hormon (ACTH), Melanozyten-stimulierendem Hormon (MSH) und β-Endorphin. In Stresssituationen, z. B. Angst, Prüfungen, Verletzungen, wird vermehrt CRH gebildet (Stresshormon). Ist die Belastungssituation vorbei, reduziert der Hypothalmus die Produktion des CRH, es kommt zu einem Abfall der Glukokortikoide und Endorphine, was die Abwehrlage des Menschen schwächt. Nicht selten wird er daraufhin krank. CRH hat damit eine Schlüsselstellung bei der Koordination zur Bewältigung von Belastungssituationen.

Auch die **Ausschüttung von CRH** überwacht der Hypothalamus selbst. Dabei ist die Menge an CRH und nachfolgend produzierter Hormone von der Tageszeit und dem Zustand abhängig, in dem sich der Mensch gerade befindet. Die Höchstmenge an CRH findet sich morgens im Blut und die geringste Menge am Abend.

15.2.3 Gonadotropin-Releasing-Hormon (GnRH)

Das GnRH (Gonadoliberin) stimuliert in der Hypophyse die Bildung von 2 glandotropen Hormonen: das **luteinisierende Hormon** (LH) und das **follikelstimulierende Hormon** (FSH). Dies erfolgt in regelmäßigen Hormonpulsen. Die Intervalle der Pulse betragen beim Mann ca. 120 min und bei der Frau ca. 60–90 min.

Ebenso wie bei den anderen Liberinen regelt der Hypothalamus anhand der Sexualhormonkonzentration im Blut die Ausschüttung der Gonadoliberine.

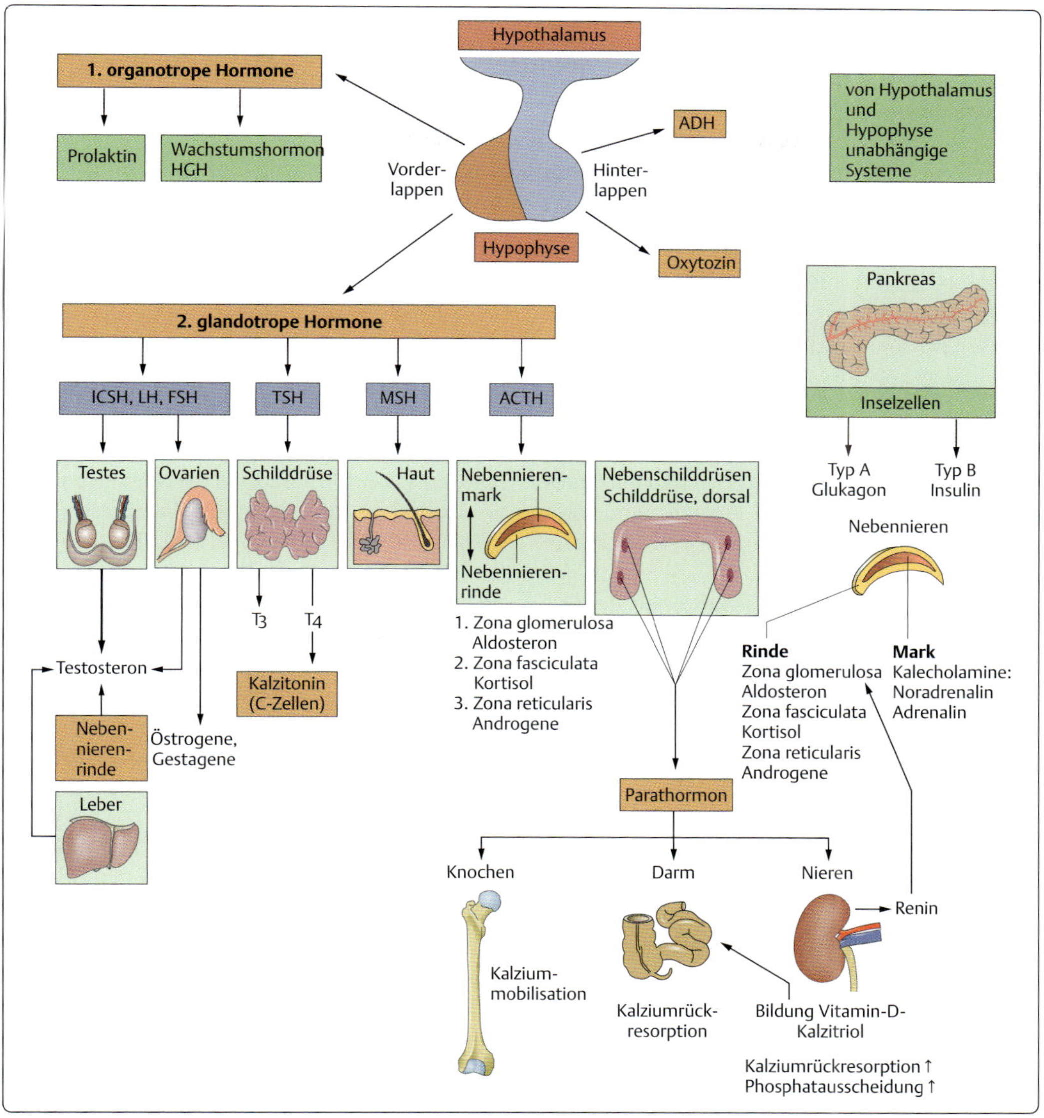

Abb. 15.2 Vereinfachte Darstellung des Hormonsystems. (aus: Gruber M, Bornstein SR. Endokrinologische Erkrankungen. In: Haverkamp W, Herth F, Messmann H, Hrsg. Internistische Intensivmedizin. Stuttgart: Thieme; 2009: 617 ff., Abb. 20.1)

15.2.4 Growth-Hormone-Releasing-Hormon (GHRH)

Das GHRH wird auch als Somatotropin-Releasing-Hormon (SRH, Somatoliberin) bezeichnet. Mit seiner Ausschüttung wird im Hypophysenvorderlappen die Produktion und Freisetzung von **Wachstumshormonen** initiiert.

Die Produktion und Ausschüttung des GHRH bedarf einer **ständigen Kontrolle**, da die benötigte Hormonmenge von dem Zustand abhängt, in dem sich der Körper gerade befindet. So benötigt der Mensch mehr Wachstumshormon bei körperlicher und geistiger Belastung, Unterzuckerung und Eiweißmangel. Andererseits benötigt er weniger GHRH, wenn eine zu große Menge an Wachstumshormon, Zucker oder Fett im Blut vorliegt.

Durch Ausschüttung des Statins **Somatostatin** wird die Produktion und Ausschüttung des glandotropen Wachstumshormons gehemmt.

15.2.5 Dopamin

Dopamin verhindert die Bildung von zu viel Prolaktin im Hypophysenvorderlappen. Es wird deshalb auch **Prolaktin-Inhibiting-Hormon** (PIH) oder **Prolaktostatin** genannt. Der Hypothalamus misst ständig die Menge an Prolaktin und sorgt mithilfe von Dopamin für dessen kontrollierte Ausschüttung.

Im Falle einer **Schwangerschaft** senkt der Hypothalamus die Produktion von Dopamin, mit der Folge der Erhöhung des Prolaktingehalts. Dadurch wird die Bildung von GnRH gedrosselt, sodass weniger FSH und LH gebildet werden. Die Ovulation wird dadurch verhindert.

Vermehrter Schlaf, Unterzuckerung sowie größere Belastungen können die Wirkung des Dopamins aufheben und zu einer **Erhöhung des Prolaktinspiegels** im Blut führen.

15.2.6 Somatostatin

Somatostatin (Somatotropin-Release-Inhibiting-Hormon) gilt als sog. **Universalbremse**, da es die Bildung und Ausschüttung einer Vielzahl von Hormonen hemmt.

Zu den **gehemmten Hormonen** gehören das Insulin und Glukagon der Langerhans'schen Inselzellen des Pankreas, die Hormone des Magen-Darm-Traktes, das Wachstumshormon, adrenokortikotrope Hormon (ACTH), Thyreoidea-stimulierende Hormon (TSH) und die Gonadotropine.

Statine werden einigen Literaturquellen zufolge spezifisch benannt nach den Hormonen, die durch sie gehemmt werden (Kortikostatin, Thyreostatin, Gonadostatin).

Die Regulation erfolgt über die Messung der Konzentration der **Wachstums- und Schilddrüsenhormone** im Blut.

15.2.7 Melanotropin-Release-Inhibiting-Hormon (MIH)

Das MIH (Melanostatin) hemmt die Bildung des **Melanotropin** (MSH).

15.2.8 Antidiuretisches Hormon (ADH)

ADH wird vom Hypothalamus als **Prohormon** gebildet, das beim Transport in die Neurohypophyse in ihre aktive Form Adiuretin (Vasopressin) umgewandelt wird. Es wird bei Bedarf in den Blutkreislauf abgegeben, in der Leber abgebaut und mit dem Urin ausgeschieden.

ADH ist ein wichtiges Hormon zur **Blutdruckregulation**. Es bewirkt an den kleinen Blutgefäßen eine Vasokonstriktion und an den distalen Tubuli und Sammelrohren der Niere eine Permeabilitätserhöhung für Wasser, wobei die antidiuretische Wirkung schneller eintritt als die Vasokonstriktion.

Zusätzlich bewirkt ADH eine Stimulation von ACTH, stimuliert die Dünndarmmotilität und fördert den Glykogenabbau in der Leber. Außerdem dient es der Förderung des Lernens und Gedächtnisses.

Eine zu **hohe Natriumkonzentration** oder ein zu **niedriger hydrostatischer Druck** lösen die Bildung und Sekretion von ADH aus.

15.2.9 Oxytocin

Auch Oxytocin wird im Hypothalamus in einer **inaktiven Form** gebildet und erst beim Übergang in die Neurohypophyse in seine aktive Form überführt.

Oxytocin wirkt auf den **Uterus**, die **Brustdrüse** und bestimmte **Hirnareale**. Oxytocin wirkt **wehenauslösend**, indem es die Kontraktion der Uterusmuskulatur fördert. In der weiblichen Brust sorgt es für den **Milcheinschuss** und die Abgabe der Muttermilch beim Stillen.

Es fördert die **Liebes- und Bindungsfähigkeit** zwischen Eltern und Kind, aber auch die Sexualität.

Stimulation der Oxytocinbildung und Ausschüttung erfolgt durch den Dehnungsreiz der Uteruswand bei der Geburt, durch das Saugen des Kindes an der Brust sowie durch Zärtlichkeiten und Geschlechtsverkehr.

15.3 Hormone der Adenohypophyse

Die Hormone der Adenohypophyse werden eingeteilt in die **glandotropen Hormone**, die in der Peripherie gelegene endokrine Drüsen stimulieren (ACTH, TSH, LH, FSH) und die **effektorischen/ organotropen Hormone** (MSH, GH, PRL), die direkt am Zielorgan Stoffwechselfunktionen steuern (**Abb. 15.2**).

Der **Vorderlappen** bildet Kortikotropin (ACTH), Thyreotropin (TSH), Gonadotropine (FSH, LH), Prolaktin (PRL) und Somatotropin (GH); der **Zwischenlappen** das Melanozyten-stimulierende Hormon (MSH).

15.3.1 Adrenokortikotropes Hormon (ACTH)

Das ACTH (Kortikotropin) wird von sog. **kortikotropen Zellen** der Adenohypophyse gebildet. Diese Zellen bilden zusätzlich **β-Endorphin**, ein endogenes Morphin als körpereigenes Opioid, und **β-Lipotropin**, das einerseits die Melanozyten stimuliert, Melanin zu bilden, und andererseits die Lipolyse fördert und so bei der Steroidbildung eine Rolle spielt.

Die physiologische Wirkung von ACTH besteht in der Aktivierung hormonproduzierender Zellen in der Zona fasciculata der Nebennierenrinde, aus Steroiden Glukokortikoide (**Kortisole**) zu bilden. Ein vermehrter Anfall von ACTH fördert die Bildung von **Melanin** in den Melanozyten der Haut, die **Lipolyse** und die **Insulinausschüttung**.

Es fördert in geringerem Maße die Ausschüttung von **Androgenen** aus der Zona reticularis der Nebennierenrinde und unterdrückt die Ausschüttung von Mineralokortikoiden aus der Zona glomerulosa der Nebennierenrinde.

15.3.2 Thyreoidea-stimulierendes Hormon (TSH)

TSH (Thyreotropin) ist ein Glykoprotein, das das **Wachstum der Thyreozyten** fördert. Es fördert die **Jodaufnahme** in der Schilddrüse und aktiviert die Jodierung von Tyrosin und den Aufbau von Trijodthyronin (T_3) und Thyroxin (T_4). Zudem sorgt TSH für die **Freisetzung der Hormone** aus der Speicherform und für die Ausschüttung in die Blutbahn.

Gehemmt wird die Bildung des TSH durch Somatostatin und eine zu große Menge an Trijodthyronin und Glukokortikoiden. Östrogene fördern die Bildung von TSH.

15.3.3 Gonadotrope Hormone (FSH, LH)

FSH und LH werden von den gonadotropen Zellen der Adenohypophyse gebildet. Jedoch ist auch die Plazenta in der Lage, Gonadotropine zu bilden. Beide Hormone regulieren den **Menstruationszyklus**.

15.3.3.1 Follikelstimulierendes Hormon (FSH)

Das FSH (Follitropin) ist ein Glykoproteid, das das Wachstum und die Entwicklung der Keimzellen beeinflusst.

Bei der **Frau** fördert es die **Entwicklung der Follikel** im Eierstock (Ovar), stimuliert gemeinsam mit LH die Bildung von Östrogen und prägt den weiblichen Zyklus.

Beim **Mann** regt es die **Spermiogenese** an und fördert die Bildung des androgenbindenden Proteins in den Sertoli-Zellen. Gemeinsam mit Testosteron fördert es die Ausreifung der Spermien.

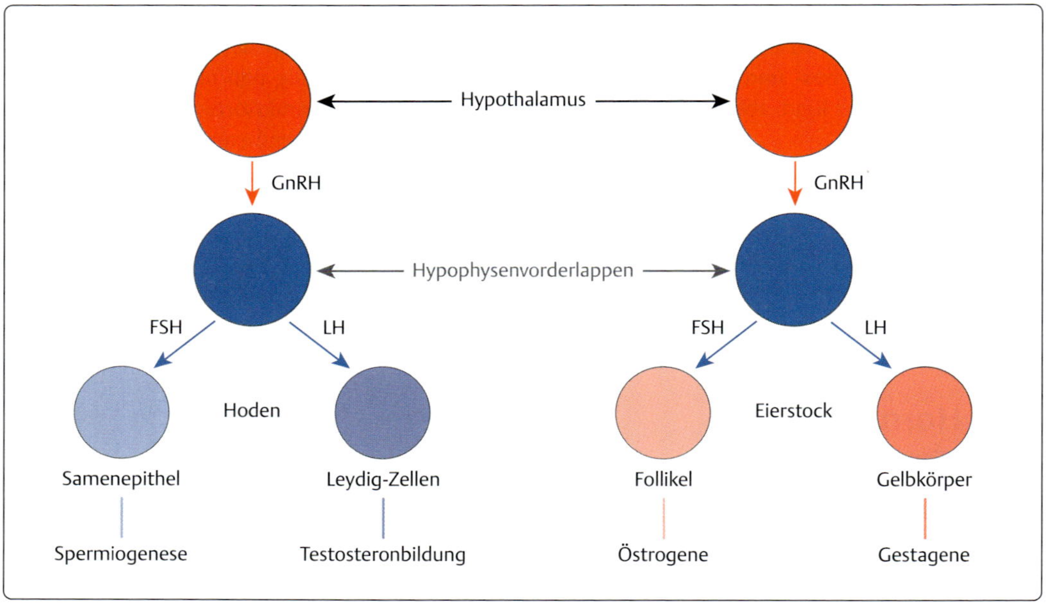

Abb. 15.3 Regelung der Ausschüttung der Sexualhormone.

15.3.3.2 **Luteinisierendes Hormon (LH)**

Das LH (Lutropin) ist ebenfalls ein Glykoproteid und regt in den Ovarien die Produktion von **Östrogen** und **Progesteron** an.

In der Mitte des **weiblichen Zyklus** sorgt LH für den **Eisprung** (Ovulation) und im Falle einer Schwangerschaft für die Umwandlung des Follikels in den Gelbkörper und dessen Progesteronbildung zur Erhaltung der Schwangerschaft.

Beim **Mann** wird durch LH (früher als interstitialzellstimulierendes Hormon, ICSH, bezeichnet) die **Testosteronsynthese** in den Leydig'schen Zwischenzellen im Hoden angeregt.

Der Regelkreis der Sexualhormone ist in **Abb. 15.3** dargestellt.

15.3.4 Prolaktin (PRL)

Die Ausschüttung von Prolaktin (laktotropes Hormon) erfolgt vermehrt in der **2. Nachthälfte** in einem zirkadianen Rhythmus.

Gehemmt wird die Ausschüttung von Prolaktin über **Dopamin** (Prolaktostatin; Kap. 15.2.5).

Eine **Stimulation** erfolgt über **TRH**, **vasoaktives intestinales Peptid** (VIP), **Angiotensin II**, Östradiol, Endorphine, Oxytocin, Stress, Unterzuckerung und die Non-REM-Schlafphase. Bekannt ist auch, dass Neuroleptika (z. B. Risperidon) oder Drogen (z. B. Cannabis), aber auch epileptische Anfälle den Prolaktinspiegel erhöhen.

Prolaktin **hemmt** die Bildung der **Gonadotropine**, sodass es zur Unterdrückung der Ovulation kommt.

In der Schwangerschaft und Stillzeit besteht die Funktion von Prolaktin darin, das **Brustdrüsenwachstum** und die **Milchproduktion** anzuregen. Ab der 8. Woche der Schwangerschaft steigt die Konzentration von Prolaktin an und verbleibt bis zum Ende der Stillzeit in einer hohen Konzentration im Blut.

Es wurde festgestellt, dass auch beim werdenden Vater kurz vor der Geburt der Prolaktinspiegel erhöht ist, jedoch in geringerer Ausprägung als bei der Frau. Dem Prolaktin wird zugeschrieben, dass es sowohl beim Mann als auch bei der Frau ein **Brutpflegeverhalten** auslöst. Während der **Stillzeit** übermittelt das Saugen des Säuglings an der Brust die Information, dass Prolaktin weiterhin in größerer Menge benötigt wird.

Eine erhöhte Menge an Prolaktin führt zu einer verminderten Bildung von Gonadotropinen, was die Funktion der Eierstöcke der Frau und des Hodens des Mannes stört; Eisprung und Befruchtung sind so nicht möglich. Übermäßige, lang anhaltende Belastung kann auf diesem Wege zu **Unfruchtbarkeit** führen.

15.3.5 Somatotropes Hormon (STH)

Das STH (Somatotropin, Growth-Hormone, GH) wird **zirkadian** im Non-REM-Schlaf ausgeschüttet. Die Bildung wird gesteuert durch **Somatoliberin** und gehemmt durch **Somatostatin** des Hypothalamus. Andere stimulierende Faktoren sind der Tiefschlaf, Stress und körperliche Anstrengungen sowie Unterzuckerung.

Es beeinflusst viele Stoffwechselfunktionen, die das **Wachstum** fördern. So fördert es das Knorpel-, Knochen- und Muskelwachstum, führt zu vermehrter Fettfreisetzung aus den Fettzellen (**Lipolyse**), zu vermehrter **Proteinbildung**, besonders im Muskelgewebe, und der Erhöhung des Blutzuckerspiegels durch **Glukoneogenese**.

In der Leber und im Knochenmark fördert es die Bildung insulinähnlicher **Wachstumsfaktoren**, die u. a. die Zelldifferenzierung unterstützen.

Bei **Kindern** und **Jugendlichen** wird STH vermehrt gebildet, nach Abschluss des Wachstums liegt es in deutlich geringerer Konzentration vor. Im **Erwachsenenalter** sorgt STH für die Knorpel- und Knochenstabilität, Gehirnfunktion, Wundheilung und Erneuerung von Gewebe.

Zusammen mit TSH fördert es die **Jodaufnahme** in der Schilddrüse und Bildung der **Schilddrüsenhormone**.

15.3.6 Melanozyten-stimulierendes Hormon (MSH)

Die Melanotropinbildung wird initiiert durch das **CRH** des Hypothalamus und fördert die Melaninproduktion der Melanozyten und damit die Pigmentierung der Haut.

Es wird gebildet aus **Proopiomelanocortin**, das die chemische Grundsubstanz ist für Kortikotropin, Melanotropin und β-Endorphin (Kap. 15.3.1). Das bedeutet, dass es bei einer Überproduktion von CRH zur verstärkten Pigmentierung der Haut kommt.

Fazit

Der Hypothalamus verbindet das Hormonsystem mit dem Nervensystem, indem Neuronen des Hypothalamus Hormone bilden. Diese Hormone nennt man Releasing-Hormone oder Liberine (TRH, SRH, GnRH, CRH) und Inhibiting-Hormone oder Statine (Somatostatin, Dopamin, Melanostatin). Liberine stimulieren Drüsenzellen im Hypophysenvorderlappen (Adenohypophyse), glandotrope Hormone auszuschütten; Statine unterbinden die Ausschüttung.

Die glandotropen Hormone (ACTH, TSH, LH, FSH) gelangen über das Blut zu peripher liegenden Drüsen und initiieren dort die Bildung effektorischer Hormone. Ein Teil der glandotropen Hormone sind gleichzeitig auch effektorische Hormone, da sie eine direkte Wirkung auf den Organismus haben und keine Organe stimulieren, ihrerseits Hormone zu bilden (PRL, MSH, STH).

Der Hypothalamus bildet 2 weitere Hormone, die im Hypophysenhinterlappen (Neurohypophyse) gespeichert werden (ADH, Oxytocin).

Die Regulation der Hormonproduktion erfolgt hierarchisch geordnet vom Hypothalamus über die Hypophyse zu den peripheren Drüsen und wird über einen Rückmeldekreislauf reguliert. Dazu werden Hypothalamus und Hypophyse ständig über die Konzentrationen der effektorischen Hormone im Blut informiert.

15.4 Hormone der Neurohypophyse

Die Neurohypophyse dient lediglich als Reservoir der vom Hypothalamus gebildeten Hormone **ADH** (Kap. 15.2.8) und **Oxytocin** (Kap. 15.2.9).

15.5 Effektorische Hormone

Die glandotropen Hormone ACTH, TSH, FSH und LH stimulieren in der Peripherie Drüsen, ihrerseits Hormone zu produzieren und ins Blut abzugeben.

ACTH fördert durch die Aktivierung der Nebennierenrinde die Bildung von Glukokortikoiden und Androgenen.

TSH fördert durch Schilddrüsenaktivierung die Bildung der Hormone Thyroxin und Trijodthyronin.

Durch die **Gonadotropine** wird die Bildung der Sexualhormone Östrogen, Progesteron und Testosteron stimuliert.

15.5.1 Hormone der Nebennierenrinde

Die Nebennierenrinden sind Teil der Nebennieren, die als Drüsen wie Kappen auf den oberen Polen der Nieren sitzen. Sie gliedern sich in einen **Rinden**- und einen **Markteil**, umgeben von einer festen bindegewebigen Kapsel.

Die Nebennierenrinden unterteilen sich in 3 Zonen, in denen jeweils unterschiedliche Hormone gebildet werden. Die direkt unter der Kapsel liegende **Zona glomerulosa** produziert Mineralokortikoide, die nächstfolgende **Zona fasciculata** bildet Glukokortikoide und die dem Nebennierenmark anliegende **Zona reticularis** bildet Androgene (**Abb. 15.4**). Die Bildung der Glukokortikoide und Androgene unterliegen der Hierarchie des hypothalamisch-hypophysären Systems (Kap. 15.1).

Die Produktion der Mineralokortikoide ist abhängig von dem Anstieg der extrazellulären Kaliumkonzentration, dem Abfall der extrazellulären Natriumkonzentration sowie dem Blutdruckabfall. Obwohl die Mineralokortikoide nicht übergeordnet reguliert werden, sollen sie dennoch der Vollständigkeit halber an dieser Stelle besprochen werden.

Alle Hormone der Nebennierenrinde sind sog. **Steroide**, deren Synthese vom Cholesterin ausgeht.

15.5.1.1 Glukokortikoide

Das Hauptglukokortikoid ist das **Kortisol** (Hydrokortison). Es hat ein ungewöhnlich vielfältiges Wirkungsspektrum und beeinflusst u. a. den Kohlenhydrat-, Protein- und Fettstoffwechsel.

Kortisol kann **Glukose** schnell als Energieträger bereitstellen und ist somit ein wichtiges Hormon für Notfallsituationen. Dies erfolgt durch Glykogenolyse und **Glukoneogenese** sowie die Hemmung der peripheren Glukoseverwertung. In dem Zusammenhang kann es in bestimmten Situationen zu einer **Hyperglykämie** kommen (Steroiddiabetes).

Durch die Bereitstellung der Glukose wirkt Kortisol einerseits im Bereich der Kohlenhydrate aufbauend (**anabol**), andererseits aber durch den Eiweiß- und Fettabbau sowie die Hemmung der Proteinbiosythese abbauend (**katabol**) auf Muskeln und Knochen. Die Wirkung auf den **Knochenabbau** beruht vor allem auf der Hemmung der Vitamin-D_3-Bildung und -Wirkung sowie der Funktion und Überlebenszeit der Osteoblasten bei gleichzeitiger Steigerung der Osteoklastenaktivität und Anzahl der Osteoklasten.

Kortisol greift hemmend in die **Immunabwehr** ein. Durch Hinderung der Proteinbiosynthese und vermehrten Proteinabbau z. B. im lymphatischen System wird die Bildung von Antikörpern unterbunden. Es unterdrückt die Freisetzung von Histamin und die Bildung von Zytokinen. Daneben hemmt es die Kollagensynthese und die Fibroblastenbildung. Dadurch werden sowohl das **unspezifische** wie auch das **spezifische Abwehrsystem** gehemmt (vgl. Kap. 14.3) sowie Proliferationen in verschiedenen Organen und Gelenken, z. B. bei rheumatischen Prozessen, unterbunden.

Weiterhin zeigt Kortisol folgende Effekte: Im **Gehirn** kann es depressive wie auch euphorische Wirkungen auslösen sowie Konvulsionen oder Kopfschmerzen hervorrufen. Kortisol hemmt die

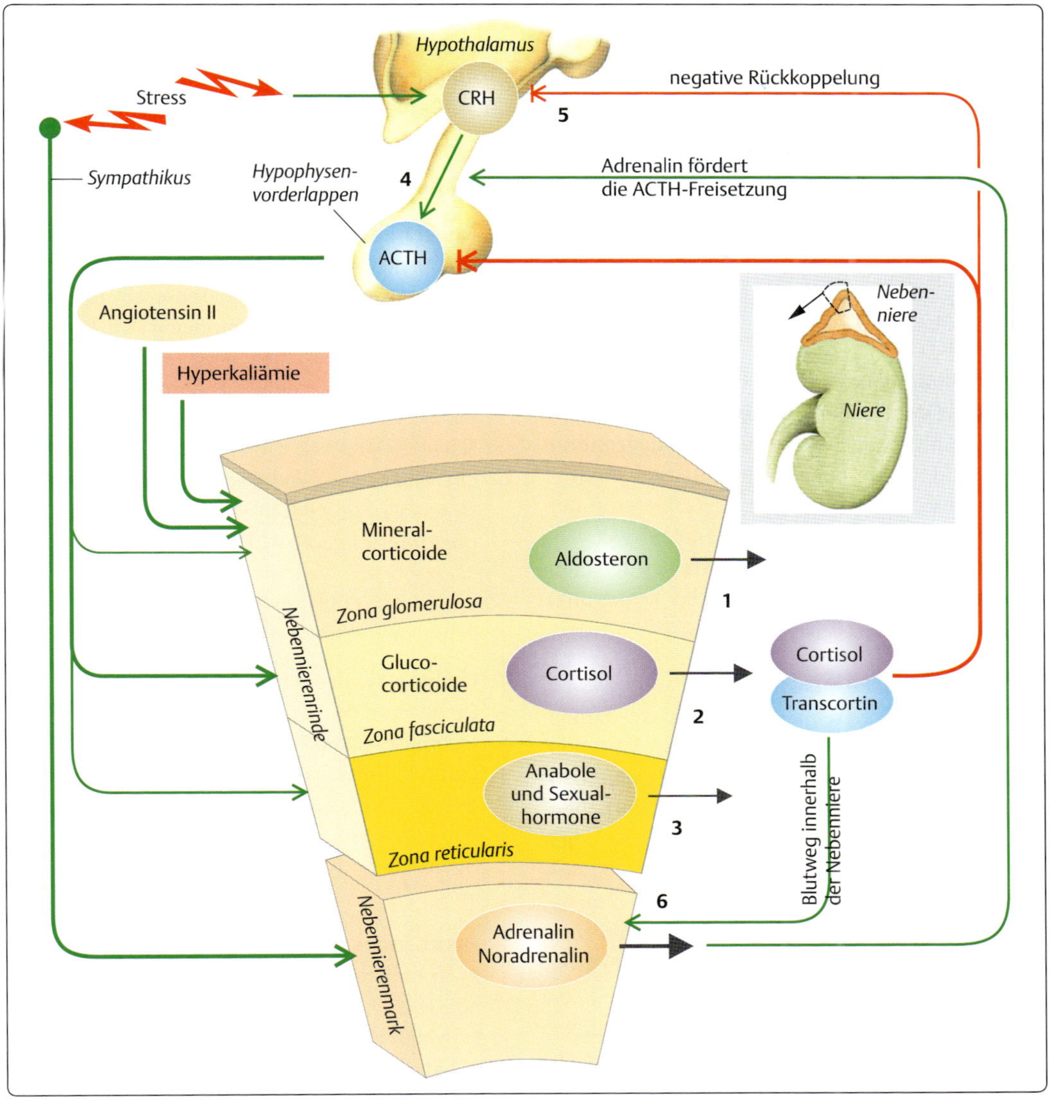

Abb. 15.4 Hormone der Nebenniere. (aus: Silbernagl S, Despopoulos A. Taschenatlas Physiologie. 8. Aufl. Stuttgart: Thieme; 2012: 313, Tafel 11.17 A)

Schleimsekretion und Prostaglandinsynthese im **Magen** (Gefahr der Ulkusbildung). Es sorgt für die Bildung des Surfactant in der **fetalen Lunge** (Kap. 11.2.2) und führt in den **Nieren** zur Natrium- und Wasserretention (Bildung von Ödemen).

Die **Ausschüttung des Kortisols** unterliegt einem zirkadianen Rhythmus mit Sekretion am frühen Morgen. Diesem Umstand trägt man bei der Therapie mit Kortison Rechnung, indem die Medikamente am frühen Morgen eingenommen werden sollen.

Die Regulation der Ausschüttung erfolgt über die Konzentration des freien Kortisols im Blut. Circa 85 % des Kortisols liegen an **Transkortin** (α-Globulin), 10 % an **Albumin** gebunden vor und sind damit inaktiv. Lediglich 5 % verbleiben als freies und damit **aktives Kortisol**. Durch Absinken des freien Kortisolspiegels im Serum wird im Hypothalamus die Bildung von CRH angeregt.

Bestehen belastende Situationen, z. B. Krankheit, emotionaler Stress, Schmerzen, Schock, werden vermehrt **Adrenalin** und **Kortisol** ausgeschüttet, wobei Kortisol Adrenalin in seiner vasokonstriktorischen und blutzuckersteigernden Wirkung (Glukoneogenese) unterstützt, sodass sich kurzfristig der Blutdruck und der Zuckergehalt im Blut erhöhen.

15.5.1.2 **Androgene**

Androgene der Nebennierenrinde werden zu Testosteron umgebaut. Sie sind von **untergeordneter Bedeutung**, da sie nur 5 % der gesamten Androgene ausmachen. 95 % liegen als Testosteron der Leydig'schen Zwischenzellen des Hodens vor.

Eine Überproduktion macht sich bei der Frau z. B. durch **Hirsutismus** (männliche Behaarung) bemerkbar.

15.5.1.3 **Mineralokortikoide**

Der wichtigste Vertreter der Mineralokortikoide ist das **Aldosteron**. Die Synthese und Sekretion unterliegt in der Regel nicht dem hierarchischen Hormonsystem, sondern direkt dem osmotischen und hydrostatischen Blutdruck. Lediglich bei extrem hohen ACTH-Werten kann die Zona glomerulosa angeregt werden, Aldosteron zu bilden.

Die Zellen der Zona glomerulosa reagieren zum einen direkt auf die Zunahme der extrazellulären Kaliumkonzentration bzw. der Abnahme der extrazellulären Natriumkonzentration, zum anderen unterliegen sie dem **Renin-Angiotensin-Aldosteron-System (RAAS)**.

Dieser wird angeregt, wenn in den Nieren die Natriumkonzentration und der Blutdruck sinken. In dieser Situation wird aus den Epitheloidzellen des juxtaglomerulären Apparates der Nieren **Renin** ausgeschüttet, welches das im Blut befindliche Angiotensinogen in **Angiotensin I** umwandelt. Dieses wiederum wird mithilfe des Angiotensin-Converting-Enzyms (ACE) in der Lunge zu **Angiotensin II** verändert. Angiotensin II fördert in der Nebennierenrinde die Bildung von Aldosteron. Aldosteron bewirkt am distalen Tubulus der Nieren die Rückresorption von Natrium unter Ausscheidung von Kalium und Wasserstoff (Kap. 10.4.3).

Aldosteron kommt im Blut in der Hauptsache an **Albumin** gebunden vor.

Pathologie

Nebenniereninsuffizienz (Morbus Addison)
Eine Nebenniereninsuffizienz kann z. B. durch Autoantikörper, Meningokokkensepsis, Tuberkulose und Medikamentenwirkung (z. B. Ketoconazol, ein Medikament gegen Pilzerkrankungen) ausgelöst werden. Es kommt zu einem Mangel an Glukokortikoiden (Hypoglykämie, Schwäche, Übelkeit, Erbrechen, Gewichtsverlust) und Mineralokortikoiden (Hyponatriämie, Hyperkaliämie, Azidose, Hypotonie), zu einer Überproduktion von ACTH (Hyperpigmentation der Haut durch vermehrte Bildung von MSH) und einem Mangel an Androgenen (Verlust der Achsel- und Schambehaarung bei der Frau).

Cushing-Syndrom (Morbus Cushing)
Ein Adenom der Hypophyse führt zu einer vermehrten Sekretion von ACTH. Dies kann sich durch folgende Symptome äußern: Vollmondgesicht, Stammfettsucht, Stiernacken, Striae, Hyperglykämie, Hypertonie, Hypernatriämie, Hypokaliämie, Alkalose, Osteoporose, Hirsutismus.

Neuroendokrine Tumoren (NET)
Auch Tumoren können eine Ursache für eine erhöhte ACTH-Produktion sein, die oben genannte Symptome nach sich zieht. Hierzu gehören z. B. das kleinzellige Bronchialkarzinom, Pankreaskarzinom, Phäochromozytom, C-Zell-Karzinom, Prostata- und Nierenkarzinom.

Fazit

Das glandotrope Hormon ACTH stimuliert die Nebennierenrinde, Kortisole und Androgene auszuschütten. Kortisole hemmen die körpereigene Immunabwehr, wirken katabol durch den Abbau von Fetten und Eiweißen sowie anabol durch Bereitstellung von Glukose (Glukoneogenese). Außerdem hemmen sie die Prostaglandinsynthese, sorgen für die Bildung des Surfactants beim Feten und beeinflussen die Stimmung sowohl positiv als auch negativ. Androgene sind in der Hauptsache Testosterone, wobei deren Wirkung eher untergeordnet ist. Die Konzentration der Kortisole und Androgene bestimmt die Ausschüttung von Liberinen oder Statinen im Hypothalamus durch einen Rückkopplungsmechanismus.

15.5.2 Hormone des Nebennierenmarks

Die Hormone des Nebennierenmarks unterliegen nicht der hierarchischen Hormonsteuerung, sondern stehen in enger Beziehung zum **sympathischen Nervensystem**. Sie werden durch Aktivierung des Sympathikus ausgeschüttet und erfüllen einerseits **Hormonfunktionen**, arbeiten aber andererseits auch als **Neurotransmitter**.

Hormone des Nebennierenmarks sind die Katecholamine **Adrenalin und Noradrenalin** (**Abb. 15.4**), wobei Adrenalin aus Noradrenalin gebildet wird und ca. 80 % der Katecholamine des erwachsenen Menschen ausmacht.

Die Hauptwirkungen der beiden Katecholamine beziehen sich auf das **Herz-Kreislauf-System**: Durch Adrenalin steigert sich die Herzfrequenz, durch Noradrenalin erfolgt eine Vasokonstriktion der Gefäße mit nachfolgender arterieller Blutdruckerhöhung (vgl. Kap. 12.4.3).

Adrenalin hat einen großen Einfluss auf die Bronchialtätigkeit, den Magen-Darm-Trakt und das ZNS. Es fördert die Glykogenolyse in Leber und Muskeln sowie die Glukoneogenese mit Unterstützung durch Kortisol.

Je nach Anpassung an die Anforderungen des Stoffwechsels wird Adrenalin besonders bei Blutzuckerabfall und Noradrenalin bei Blutdruckabfall ausgeschüttet.

Pathologie

Phäochromozytom

Dies sind neuroendokrine Tumoren (NET) des Nebennierenmarks oder der sympathischen Paraganglien, die zu 90 % gutartig und 10 % maligne sind. Durch das Phäochromozytom wird die Bildung von Noradrenalin oder Adrenalin angeregt. Die Zellen lassen sich mit Chromsalzen anfärben, deshalb der Name. Symptome sind dauerhafter oder anfallsweiser Bluthochdruck mit Herzrasen, Herzrhythmusstörungen, Hyperglykämie und Glukosurie.

Fazit

Die Bildung der Mineralokortikoide, vor allem von Aldosteron, und der Katecholamine Adrenalin und Noradrenalin, die im Nebennierenmark gebildet werden, unterliegen nicht dem hierarchischen System. Die Aldosteronbildung wird stimuliert durch einen zu niedrigen Natriumgehalt im Blut; die Adrenalin- und Noradrenalinsynthese durch Situationen, die das sympathische Nervensystem aktivieren.

15.5.3 Hormone der Schilddrüse (Glandula thyreoidea)

Die Schilddrüse produziert in der Hauptsache **stoffwechselsteigernde Hormone**. Die Regulation erfolgt über den Hypothalamus. Ein weiteres Hormon, **Kalzitonin**, greift in den Kalzium- und Phosphathaushalt ein, unterliegt aber nicht der Steuerung durch den Hypothalamus.

15.5.3.1 Makroanatomie

Die Schilddrüse ist eine kleine, mehrlappige Drüse von ca. 25 g. Sie liegt im Übergangsbereich von Kehlkopf (Larynx) zur Luftröhre (Trachea) und umschließt die Trachea mit ihren 2 Seitenlappen und einem schmalen Mittellappen (Isthmus) hufeisenförmig, dicht unterhalb des Schildknorpels. Sie ist auf der Trachea verschieblich.

15.5.3.2 **Mikroanatomie**

Das Schilddrüsengewebe besteht aus unregelmäßigen Bläschen (**Follikeln**), deren Wandung von Epithelgewebe (**Thyreozyten**) gebildet wird (**Abb. 15.5**). Im Inneren der Follikel befinden sich die an Eiweiß gebundenen Schilddrüsenhormone als Kolloide in Form von **Thyreoglobulin** (inaktive Form).

Bei Bedarf werden die Hormone aus ihrer Eiweißbindung gelöst, d. h. aktiviert, von den Epithelzellen aufgenommen und ins Blut abgegeben.

15.5.3.3 **Thyroxin und Trijodthyronin**

Die Bildung der Schilddrüsenhormone erfolgt in den **Thyreozyten** der Follikel aus der Aminosäure Tyrosin und Jod. Mithilfe einer Peroxidase wird das im Blut befindliche Jod in den Thyreozyten oxidiert und an die Aminosäure Tyrosin gebunden, sodass Trijodthyronin (3 Jodanteile, T_3) und Tetrajodthyronin (4 Jodanteile, Thyroxin, T_4) entstehen. Diese Hormone werden in das Kolloid abgegeben und als **Thyreoglobulin** im Follikel gespeichert.

Bei Bedarf werden die Hormone aus dem Kolloid in die Thyreozyten aufgenommen, vom Eiweiß gelöst und ins Blut abgegeben. Dort werden sie an Plasmaeiweiße (**Albumine, α-Globuline**) gebunden und zu ihren Zielzellen transportiert.

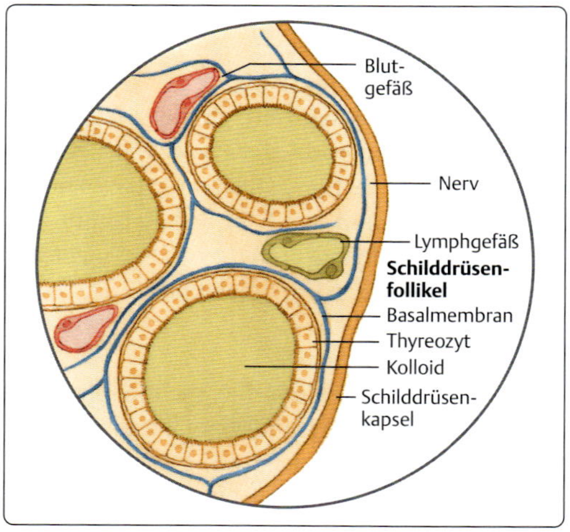

Abb. 15.5 Schilddrüsengewebe. (aus: Klinke R, Pape H-C, Kurtz A, Silbernagl S. Physiologie. 6. Aufl. Stuttgart: Thieme; 2010: 549, Abb. 14.35)

Thyroxin ist in 20-fach höherer Menge im Blut enthalten als Trijodthyronin, wobei Trijodthyronin das eigentlich wirksame Hormon ist. Thyroxin muss zunächst durch Jodabspaltung in Trijodthyronin überführt werden, um wirksam zu sein. Diese Reaktion wird gefördert durch **Noradrenalin**.

Ohne **Jod** können keine Schilddrüsenhormone gebildet werden, sodass es zu den lebenswichtigen Spurenelementen gehört.

Die Hormone **beschleunigen die Stoffwechselprozesse** in den meisten Zellen und damit den Energieumsatz und erhöhen die Körpertemperatur und den Sauerstoffverbrauch. Sie fördern die Eiweißbildung, steigern den Abbau der Fette und stellen Glukose bereit durch Glykogenolyse und Glukoneogenese. Außerdem aktivieren sie viele stoffwechselfördernde Enzyme, steuern das Längenwachstum und die Organanlagen und -entwicklung und arbeiten Hand in Hand mit dem Wachstumshormon STH.

Die Regulation der Hormonbildung erfolgt über den **Hypothalamus** und die **Hypophyse**.

Pathologie

Schilddrüsenentzündung (Thyreoiditis)

Eine Entzündung der Schilddrüse liegt häufig chronisch als autoimmunologische Reaktion vor (Hashimoto-Thyreoiditis).

Struma

Ein Struma ist eine Vergrößerung der Schilddrüse, die je nach Ursachen in 3 Strumatypen eingeteilt werden: **euthyreotes Struma** – ein Jodmangelstruma; **hyperthyreotes Struma** – ein Struma aufgrund einer Überfunktion der Schilddrüse; **hypothyreotes Struma** – ein Struma aufgrund einer Unterfunktion der Schilddrüse.

Knotenbildung

Knoten entstehen, wenn die Thyreozyten in ihrer Funktion unabhängig werden von der Hypophyse. Dabei kommt es häufig zu einer Überfunktion der Schilddrüse. Sie entwickeln sich durch Jodmangel. Man unterscheidet heiße Knoten, die aktiv und hyperfunktionell sind und vermehrt Hormone produzieren, und kalte Knoten, die hypofunktionell sind und weniger Hormone produzieren. Kalte Knoten können ein Zeichen für das Vorliegen eines Karzinoms sein.

Autoimmunologische Erkrankungen

Morbus Basedow

Beim Morbus Basedow bilden sich Autoantikörper gegen die TSH-Rezeptoren auf den Thyreozyten (Thyreotropin-Rezeptor-Antikörper, TRAK). In der Folge kommt es zu einer Schilddrüsenüberfunktion, die in ca. 60 % der Fälle einhergeht mit einer Augenbeteiligung, der endokrinen Orbitopathie.

Hashimoto-Thyreoiditis

Die Hashimoto-Thyreoiditis führt in der Regel zu einer Schilddrüsenunterfunktion. Es bilden sich charakteristische Antikörper: Thyreoperoxidase-Antikörper (TPO-AK) = MAK (mikrosomale Antikörper) und Tg-AK (Thyreoglobulin-Antikörper).

Karzinome der Schilddrüse

Diese gehen aus von den Thyreozyten oder den C-Zellen, selten vom Bindegewebe. Das C-Zell-Karzinom fällt durch einen erhöhten Kalzitoninspiegel im Blut auf.

Medikamente

Thyreostatika

Thyeostatika hemmen die Schilddrüsenfunktion und werden bei Schilddrüsenüberfunktion eingesetzt. Dies erfolgt zum einen durch Jodaufnahmehemmer (z. B. Perchlorat), zum anderen über eine Hemmung der Schildrüsenhormonbildung (z. B. Carbimazol, Thiamazol).

Schilddrüsenhormone

Bei einer Unterfunktion der Schilddrüse werden Hormone, z. B. Thybon (T_3) oder Levothyroxin = L-Thyroxin (T_4), zugeführt, oder T_4 in Kombination entweder mit T_3 (z. B. Novothyral) oder mit Kaliumjodid (z. B. Jodthyrox) verordnet.

15.5.3.4 Kalzitonin

Kalzitonin wird in den **C-Zellen** der Schilddrüse gebildet, die sich neben den Thyreozyten befinden (parafollikuläre Zellen). Es ist an der Regulation des Kalzium- und Phosphathaushalts beteiligt und ist somit ein wichtiger Bestandteil des Knochenstoffwechsels. Die Hauptaufgabe ist die **Senkung des Kalziumspiegels** im Blut.

Es ist jedoch nicht das einzige Hormon, das Einfluss auf den Kalzium- und Phosphathaushalt nimmt. Ebenso sind daran das **Parathormon** und **Kalzitriol** beteiligt (vgl. Kap. 15.5.4 und **Tab. 2.3**).

Kalzitonin senkt den Blutkalziumspiegel, indem es die **Osteoklastenaktivität** hemmt. Es sorgt nach der Resorption von Kalzium und Phosphat aus dem Darm für den sofortigen Einbau der Mineralstoffe in die **Knochen**. Zudem fördert Kalzitonin die **Ausscheidung von Kalzium** am distalen Tubulus und von Phosphat am proximalen Tubulus der Nieren, während die Resorption gehemmt wird. Liegt viel Kalzium im Extrazellularraum vor, wird mehr Kalzitonin ausgeschüttet; liegt wenig Kalzium vor, wird die Ausschüttung gehemmt.

Die Hormonsekretion wird außerdem durch **gastrointestinale Hormone**, wie Gastrin, Sekretin, Cholezystokinin und Glukagon, gefördert.

Durch **Kalzitriol** wird Kalzitonin beim Einbau von Kalzium und Phosphat in die Knochen unterstützt. Andere Hormone, die den Kalzium- und Phosphathaushalt beeinflussen und damit auch den Knochenstoffwechsel, sind **Somatotropin, Östrogen, Androgene** und **Insulin**.

Die Entmineralisierung des Knochens wird gefördert durch Glukokortikoide (Kap. 8.1.4, Kap. 15.5.1 und **Tab. 2.3**).

Medikamente

Kalzitonin

Kalzitonin wird als sythetisches Lachs-Kalzitonin (z. B. Karil, CalciHexal) parenteral (s. c., i. m., i. v.) verabreicht, z. B. bei Osteoporose, Morbus Paget, schweren Hyperkalzämien, Knochenmetastasen und auch bei Knochenschmerzen durch eine dieser Erkrankungen. Es wird vermutet, dass Kalzitonin die Zyklooxygenase hemmt. Bei längerfristiger Hyperkalzämie jedoch entwickelt sich eine Down-Regulation an den Erfolgszellen, sodass die Kalzitoninausschüttung zurückgeht. Kalzitonin sollte nur zur kurzfristigen Behandlung eingesetzt werden, da ein erhöhtes Krebsrisiko besteht.

Osteoporosebehandlung
Die Osteoporosebehandlung mit Kalzitonin wird heute zunehmend abgelöst durch Bisphosphonate oder Kalzium- (1000 mg/Tag) und Vitamin-D_3-Gaben (500 I.E./Tag). Bisphosphonate (z. B. Clodron Hexal, Etidron Hexal, Fosamax) hemmen u. a. die Osteoklastenaktivität und unterstützen die Mineralisierung des Knochens. Neuerer Wirkstoff und offensichtlich wertvolleres Medikament ist Strontiumranelat (z. B. Protelos). Die Behandlung mit Östrogenpräparaten ist umstritten wegen der erhöhten Brustkrebsgefahr.

15.5.4 Hormone der Nebenschilddrüse (Glandulae parathyreoideae)

Das Hormon der Nebenschilddrüse ist **Parathormon**. Es unterliegt nicht dem hypothalamisch-hypophysären System. Die Ausschüttung wird geregelt über den Kalziumgehalt im Blut. Zusammen mit **Kalzitonin** und **Kalzitriol** ist es an der Regelung des Kalziumhaushalts beteiligt.

15.5.4.1 Anatomie
Die Nebenschilddrüsen liegen an der Rückseite der Schilddrüse und bestehen aus 4 **Epithelkörperchen** und diese wiederum aus **Epithelzellen**. Die Epithelzellen unterteilt man in Haupt- und eosinophile Zellen. Das Parathormon wird in den Hauptzellen gebildet.

15.5.4.2 Wirkung von Parathormon
Die Hauptaufgabe des Parathormons besteht in der **Konstanthaltung der Kalziumkonzentration** im Blut. Dazu fördert es die Resorption von Kalzium aus dem Darm und wird darin von Vitamin D_3 unterstützt. In den Nieren fördert es die Rückresorption von Kalzium und Magnesium am distalen Tubulus und fördert die Phosphatausscheidung am proximalen Nierentubulus. Zudem fördert es die Synthese von Kalzitriol am proximalen Tubulus der Niere.

Im Knochen kommt es unter Parathormoneinwirkung zur **Osteolyse**, indem über mehrere chemische Schritte die Osteoklasten aktiviert und vermehrt Kalzium und Phosphat ins Blut abgegeben werden. Durch die Ausscheidung von Phosphaten unter Parathormoneinfluss sorgt Parathormon somit für eine **Kalziumsteigerung** und **Phosphatsenkung** im Blut (**Tab. 2.3**).

Niedrige Kalziumspiegel fördern die Parathormonausschüttung, hohe hemmen sie.

Fazit
Die Hormone der Schilddrüse Thyroxin (T_4) und Trijodthyronin (T_3) werden über den Hypothalamus geregelt. Die Ausschüttung von Kalzitonin aus der Schilddrüse und Parathormon aus der Nebenschilddrüse wird über den Kalziumgehalt im Blut geregelt. T_3 und T_4 greifen in vielfältige Stoffwechselprozesse ein. Kalzitonin sorgt in der Hauptsache dafür, dass der Kalziumgehalt im Blut sinkt und Kalzium und Phosphat in die Knochen eingebaut werden. Parathormon ist dafür zuständig, Kalzium im Blut vorrätig zu halten, und fördert dazu u. a. den Ausbau von Kalzium aus den Knochen.

15.5.5 Weibliche Sexualhormone

Die weiblichen Sexualhormone **Östrogene** und **Gestagene** werden in den Ovarien gebildet.

15.5.5.1 Anatomie der weiblichen Sexualorgane
Die weiblichen Geschlechtsorgane werden unterteilt in:
- **innere Geschlechtsorgane:** Eierstöcke (Ovarien), Eileiter (Tuben), Gebärmutter (Uterus), Scheide (Vagina)
- **äußere Geschlechtsorgane:** Schamberg (Mons pubis), große und kleine Schamlippen (Labia majora und minora), Kitzler (Klitoris), Scheidenvorhof (Vestibulum vaginae)

Die Ausbildung der Geschlechtsorgane wird durch Östrogene gefördert.

15.5.5.2 **Ovarien**

Die paarig angelegten Ovarien werden in eine Rinden- und Markzone unterteilt: In der **Rindenzone** sind die Follikel in verschiedenen Reifestadien und deren Gelbkörper; in der **Markzone** liegen Nerven und Gefäße.

Die Ovarien stellen die befruchtungsfähigen Eizellen bereit und bilden Östrogene und Gestagene.

Pränatale Phase

Während der pränatalen Phase entwickelt sich aus den ungefähr 6 Mio. Urkeimzellen (**Oogonien**) die komplette im Ovar befindliche Anzahl der primären Eizellen (**Oozyten**). Ab ca. der 12. Schwangerschaftswoche gehen bis auf 1–2 Mio. Oozyten alle zugrunde.

Nach einer Wachstumsphase beginnt die 1. Reifeteilung, wobei die Oozyten zwischen der **Pro- und Metaphase** verbleiben. Um die Oozyten herum bilden sich Follikelepithelzellen, und es entstehen **Primärfollikel**. Damit ist die pränatale Entwicklung der Eizelle abgeschlossen.

Primärfollikel bleiben bis zur Pubertät oder länger, unter Umständen 40 Jahre lang, bestehen (S. 60).

Entwicklung zum befruchtungsfähigen Graaf-Follikel

Bis zum Beginn der Menstruation sind bis auf ca. 400 000 Primärfollikel alle Oozyten abgestorben. Mit Beginn der 1. Menstruation reifen viele Primärfollikel weiter, die sich unter Reduktion der Anzahl an Follikeln über **Sekundär**- zu 400 bis 500 **Tertiärfollikeln** entwickeln.

Aus dem Tertiärfollikel entsteht der **Graaf-Follikel**, der zur Befruchtung zur Verfügung steht.

Ende der 1. Reifeteilung

Mit Entstehung des Graaf-Follikels vervollständigt die Eizelle die 1. Reifeteilung, und es entstehen 2 Zellen mit haploidem Chromosomensatz, wobei die eine Zelle die **befruchtungsfähige sekundäre Oozyte** (enthält das gesamte Zytoplasma) darstellt und sich die andere Zelle zum **Polkörperchen** (enthält kein Zytoplasma, wohl aber die Erbinformation) umwandelt.

Beginn der 2. Reifeteilung mit Befruchtung

Mit Beginn der 2. Reifeteilung entsteht ein so hoher Flüssigkeitsdruck im Graaf'schen Follikel, dass das Gewebe einreißt und die Eizelle aus dem Graaf'schen Follikel ausgestoßen und von dem Eileiter aufgefangen wird (**Eisprung, Ovulation**). Die 2. Reifeteilung verharrt in der **Metaphase**.

Erst bei **Befruchtung der Eizelle** wird die 2. Reifeteilung vollendet, indem aus der sekundären Oozyte nun 1 reifes Ei und aus der 2. Zelle ebenfalls 1 Polkörperchen entsteht.

2. Reifeteilung ohne Befruchtung

Wird die Eizelle nicht befruchtet, unterbleibt die Vollendung der 2. Reifeteilung und die Eizelle geht ca. 24 h nach der Ovulation zugrunde.

Die Polkörperchen haften der Eizellmembran an und werden heute zur **Präimplantationsdiagnostik** verwendet, da sie die gesamte genetische Information tragen.

Fazit

Die Entwicklung der Eizellen beginnt in der Embryonalzeit bis zur 1. Reifeteilung, die aber bis zum Einsetzen der 1. Menstruation nicht abgeschlossen wird. Mit Beginn der Menstruation wird die 1. Reifeteilung abgeschlossen, und es entstehen 1 haploide Zelle und 1 Polkörperchen. Die 2. Reifeteilung beginnt kurz vor den Eisprung und wird beendet bei der Befruchtung. Dabei entstehen das reife Ei und wiederum 1 Polkörperchen, das die gesamten genetischen Informationen in sich trägt, jedoch nicht befruchtet werden kann. Es kann zu diagnostischen Zwecken herangezogen werden, da es Träger der gesamten Erbinformation ist.

15.5.5.3 **Östrogene**

Bei den Östrogenen handelt es sich um **Steroidhormone**, die von den die Follikel umgebenden Epithelien gebildet werden. Dabei unterscheidet man **Thekazellen** in den beiden äußeren Zellschichten um den Follikel und **Granulosazellen** in der inneren Zellschicht um den Follikel.

Das wichtigste in den Follikelepithelzellen gebildete Östrogen ist das **Östradiol**. Ein weiteres im Ovar gebildetes Östrogen mit weitaus geringerer Wirkung ist das **Östron**. Daneben wird in der **Leber** ebenfalls ein weniger wirksames Östrogen, das **Östriol**, gebildet. Zusätzlich bilden Gelbkörper, Nebennierenrinde, Fettgewebe, Muskeln und Knochenmark geringe Mengen an Östrogenen. Selbst die Hoden des Mannes produzieren geringfügig Östrogen. In der Schwangerschaft bildet die **Plazenta** eine große Menge an **Östrogen**.

Es werden zunächst unter Einfluss von **LH** in den Thekazellen des Follikels **Androgene** gebildet, die dann in den Granulosazellen unter **FSH-Wirkung in Östrogene** umgewandelt werden. Der größte Anteil der Östrogene liegt im Blut an Eiweiß gebunden vor.

Während der Entwicklung des Menschen fördert Östradiol das Wachstum der weiblichen **Sexualorgane** sowie die Ausbildung der sekundären **Geschlechtsmerkmale**, z. B. der Brust sowie der weiblichen Behaarung. Sie bewirken den **Epiphysenschluss** in der Pubertät und beenden damit das Längenwachstum.

In der Proliferationsphase des weiblichen Zyklus bauen sie die **Uterusschleimhaut** auf und sorgen für die Bildung der Endometriumdrüsen.

Der Einbau von **Kalzium und Phosphaten** in die Knochen wird durch Östrogene gefördert, indem sie die Osteoblasten aktivieren. Ein zu hoher Gehalt an Östrogenen führt zu vermehrter **Natrium- und Wasserretention**.

15.5.5.4 **Progesteron**

Nach der Ovulation verbleibt eine in sich zusammenfallende Höhle im Ovar, in die Blutgefäße hineinwachsen und Cholesterinester eingelagert werden, der **Gelbkörper** (Corpus luteum). Diese dienen zur Biosynthese der **Gestagene**, die zu den Steroidhormonen gehören.

Der wichtigste Vertreter der Gestagene ist das **Progesteron**. Es liegt im Blut weitgehend an Eiweiß gebunden vor und wird von der Leber abgebaut und mit dem Urin ausgeschieden.

Zusammen mit Östrogen wandelt Progesteron die **Uterusschleimhaut** (Endometrium) von der Proliferationsphase zur Sekretionsphase um. In der Schwangerschaft bildet das Corpus luteum bis zum 3. Monat Progesteron, dann übernimmt die Plazenta die Progesteronbildung (Kap. 15.6). Progesteron hemmt die Motilität der Uterusmuskulatur und ihre Ansprechbarkeit auf Oxytocin.

Zusätzlich werden durch Progesteron die Körpertemperatur, die Atmung und der Herzschlag beeinflusst. Das führt dazu, dass kurz nach der **Ovulation** die Körpertemperatur um 0,3–0,5 °C ansteigt. Dieser Indikator kann durch entsprechende Temperaturmessung zu Verhütungszwecken genutzt werden (Methode nach Knaus-Ogino).

15.5.5.5 **Hormonale Steuerung des weiblichen Zyklus (Menstruation)**

An dem menstruellen Zyklus der Frau sind die Ovarien, der Uterus, der Hypothalamus und die Hypophyse beteiligt.

Der 1. menstruelle Zyklus (**Menarche**) beginnt zwischen dem 10. und 14. Lebensjahr; zwischen dem 45. und 55. Lebensjahr sind die Zyklen beendet (**Menopause**).

Das Gonadotropin-Releasing-Hormon (GnRH) des Hypothalamus bewirkt die Ausschüttung von FSH und LH aus der Adenohypophyse. Diese beiden Hormone erfüllen in genau abgestimmter Reihenfolge bestimmte Steuerfunktionen. Der am Ende eines jeden Zyklus untergehende Gelbkörper (**Corpus luteum**) bewirkt einen **Anstieg an FSH** unter dessen Wirkung neue Follikel heranreifen.

Diese Follikel produzieren Östrogene, besonders Östradiol. Unter dem Einfluss von Östrogen baut sich die Uterusschleimhaut auf. Einer der Follikel reift zum Graaf-Follikel heran, der zusätzlich zum Östrogen **Inhibin** ausschüttet, was die FSH-Freisetzung und dadurch die Reifung eines weiteren Follikels hemmt.

Der Graaf-Follikel gibt während seiner Entwicklung eine zunehmend größere Menge **Östrogen** ab, bis es schließlich zu einer **positiven Rückkopplung** kommt, durch die eine hohe Menge **LH, FSH und GnRH** ausgeschüttet wird. In der Mitte des Zyklus ist die LH-Konzentration am höchsten und führt zum Auslösen der **Ovulation**. Nach der Ovulation sinkt der Östradiolspiegel und der aus dem Graaf-Follikel entstandene Gelbkörper produziert Progesteron (**Abb. 15.6**). Der Inhibinspie-

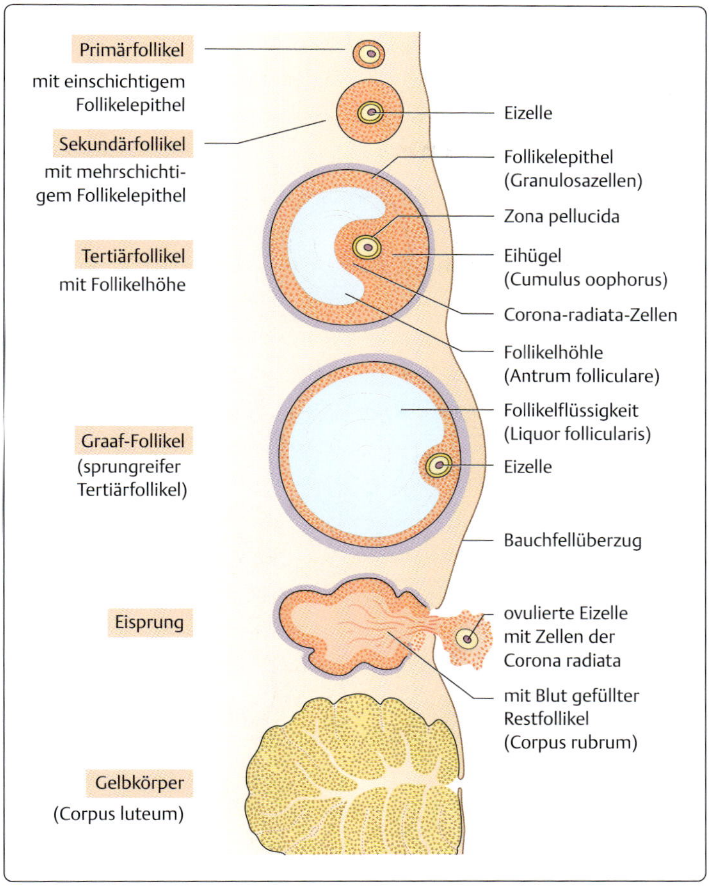

Abb. 15.6 Hormonproduktion von Östrogen und Progesteron im Ovar. (aus: Faller A, Schünke M. Der Körper des Menschen: Einführung in Bau und Funktion. 15. Aufl. Stuttgart: Thieme; 2008: Abb. 11.10)

gel steigt an und die LH- und FSH-Konzentrationen sinken. Östrogene und Inhibin unterdrücken die FSH- und LH-Abgabe, Gestagene die LH-Abgabe. Unter dem Einfluss von Östrogen und Progesteron entwickelt sich die Uterusschleimhaut weiter und bereitet sich auf die Einnistung einer befruchteten Eizelle vor.

Durch den hormonalen Rückkopplungsmechanismus ist gewährleistet, dass auch in der **2. Zyklushälfte** bzw. in der **Schwangerschaft** ein weiterer Follikelsprung und damit eine nochmalige Konzeption ausgeschlossen sind. Östrogene unterdrücken die FSH- und LH-Abgabe, Gestagene die LH-Abgabe.

Wird die Eizelle **nicht befruchtet**, bildet sich das Corpus luteum zurück und hinterlässt eine Narbe. Die Progesteronbildung geht zurück und es bilden sich **Prostaglandine**, die dafür sorgen, dass die obere Zellschicht (Funktionalis) der Uterusschleimhaut nicht mehr durchblutet und mit der Menstruation abgestoßen wird.

So werden innerhalb eines Zyklus folgende Phasen unterschieden

- **Desquamation** (Menstruation): 1. bis 4. Tag
- **Proliferation:** 5. bis 14. Tag
- **Sekretion:** 15. bis 28. Tag

In der **Desquamationsphase** wird die Funktionalis (Dezidua menstrualis) abgestoßen. In der **Proliferationsphase** wird die Funktionalis wieder aufgebaut. In der **Sekretionsphase** verdickt und verfestigt sich die Schleimhaut, ist stark durchblutet und enthält eine große Menge Glykogen, um ein befruchtetes Ei aufnehmen zu können (**Abb. 15.7**).

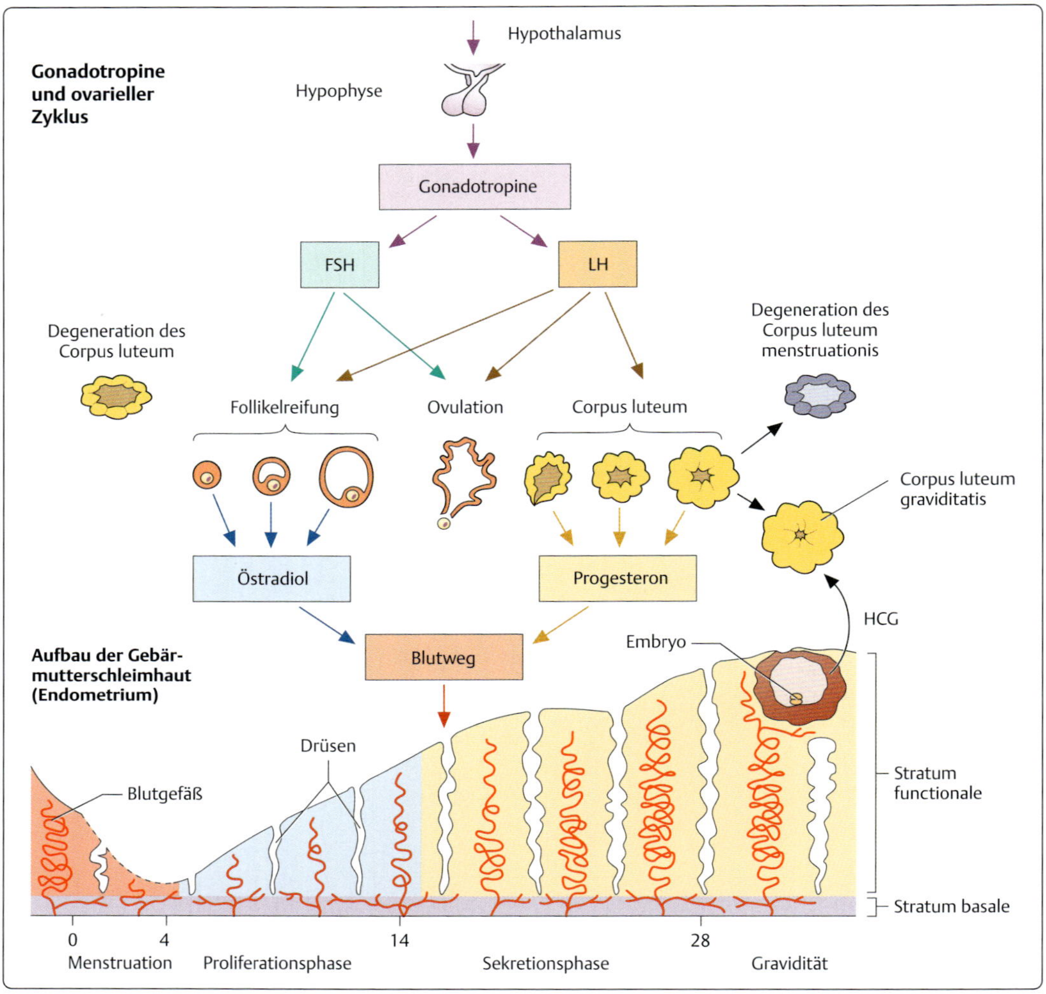

Abb. 15.7 Menstruationszyklus der Frau. (aus: Faller A, Schünke M. Der Körper des Menschen: Einführung in Bau und Funktion. 15. Aufl. Stuttgart: Thieme; 2008: Abb. 11.11)

Kommt es zu einer **Schwangerschaft**, entwickelt sich die Funktionalis zur **Dezidua gravitatis**, die die sog. **Eihöhle** bildet. Der Gelbkörper sorgt durch Progesteron- und Östrogenproduktion für die Erhaltung der Frühschwangerschaft bis zur Ausbildung der **Plazenta**, die neben der Ernährung und Sauerstoffversorgung des Fetus die weitere Hormonproduktion übernimmt.

Pathologie

Endometriose

Bei der Endometriose handelt es sich um eine extreme Proliferation des Endometriums über den Uterus hinaus in die freie Bauchhöhle. Das Endometrium wird in der Desquamationsphase nicht vollständig abgestoßen. In der Folge entstehen Schmerzen, heftige Blutungen, eventuell bilden sich blutgefüllte Zysten in und an den Ovarien. Eine Konzeption ist durch eine Hyperprolaktinämie dann unwahrscheinlich.

Medikamente

Hormonelle Kontrazeptiva und Hormonersatzpräparate

Hormonelle Kontrazeptiva enthalten entweder Östrogene und/oder Gestagene. Sie können oral eingenommen werden als Minipille (z. B. Microlut), eine rein gestagenhaltige Pille, oder als klassische Antibabypille (z. B. Cilest, Lovelle, Oviol, Triquilar). Parenteral werden sie als 3-Monatsspritze (reines Gestagenpräparat, z. B. Depo-Clinovir) injiziert oder als Implantat (Wirkung 3 Jahre lang Implanon) unter die Haut eingesetzt. Daneben gibt es Hormonpflaster (z. B. Fem7Kombi, EVRA) als Kombination aus Östrogen und Gestagen sowie die Hormonspirale (z. B. Mirena), die Gestagen enthält.
Die Wirkung erfolgt durch die Beeinflussung des hypothalamischen-hypophysären Regelkreises, indem die Liberin- und Gonadotropinausschüttung reduziert wird. Zusätzlich zur fehlenden Ovulation verändert sich der Zervixschleim (die Spermien können schlechter eindringen), das Endometrium (das Ei kann sich nicht einnisten) und die Tubenmotilität (das Ei wird nicht richtig vorwärtsgetrieben).
Besteht kein Kinderwunsch, kann durch die Gabe eines Gestagens möglichst direkt nach ungeschütztem Geschlechtsverkehr der Eisprung verschoben oder die Einnistung eines eventuell befruchteten Eies behindert werden (Interzeption, z. B. Duofem).
Daneben erfolgt die **Hormonersatztherapie** in der Menopause z. B. mit Activelle, Femoston, Cyclo Östrogynal.

Endometriosebehandlung

Durch Reinigung des Bauchraumes und Ausschabung (Kürettage) des Uterus wird die Schleimhaut entfernt. Anschließend wird durch Gabe von z. B. Gestagenen die körpereigene Hormonproduktion unterbunden. Dadurch werden die Eireifung und der Aufbau der Uterusschleimhaut verhindert, sodass sich der hormonelle Regelkreis regenerieren kann.

Fazit

Die Sexualhormone Östrogen und Progesteron regeln den weiblichen Zyklus und die Aufrechterhaltung der Schwangerschaft unter dem Einfluss der übergeordneten glandotropen Hormone FSH und LH. Durch das FSH entwickelt sich der Follikel im Ovar der Frau, der dann Östrogene bildet. Unter dem Einfluss von LH kommt es zum Eisprung und der Bildung von Gestagenen durch den zunächst im Ovar verbleibenden Gelbkörper.
Kommt es zur Konzeption, bildet der Gelbkörper bis zum 3. Monat der Schwangerschaft Gestagene. Im Anschluss daran übernimmt die Plazenta die Gestagenproduktion.
Östrogene beeinflussen das Wachstum der Sexualorgane und die Ausbildung der sekundären Geschlechtsmerkmale. Zudem beeinflussen sie den Knochenstoffwechsel.

15.5.6 Männliche Sexualhormone

Die männlichen Sexualhormone sind die **Androgene**. Das wichtigste Hormon ist das **Testosteron**. Testosteron wird in der Hauptsache in den **Leydig'schen Zwischenzellen** der Hoden gebildet.

15.5.6.1 Anatomie

Auch die männlichen Geschlechtsorgane werden unterteilt in äußere und innere Genitalien:

- **innere Genitalien**: Hoden (Testes, Orchis), Nebenhoden (Epididymis), Samenleiter (Ductus deferens) und die Geschlechtsdrüsen: Vorsteherdrüse (Prostata), Bläschendrüse (Vesivulae seminales) und die Cowper-Drüse (Glandulae bulbourethralis).
- **äußere Genitalien:** männliches Glied (Penis), Hodensack (Skrotum)

15.5.6.2 Testes

Die Hoden sind paarig angelegt und wandern vom **3. Schwangerschaftsmonat** an aus der Leistengegend ins Skrotum und sollten bei der Geburt im **Hodensack** zu tasten sein. Der Vorgang wird gesteuert durch Testosteron.

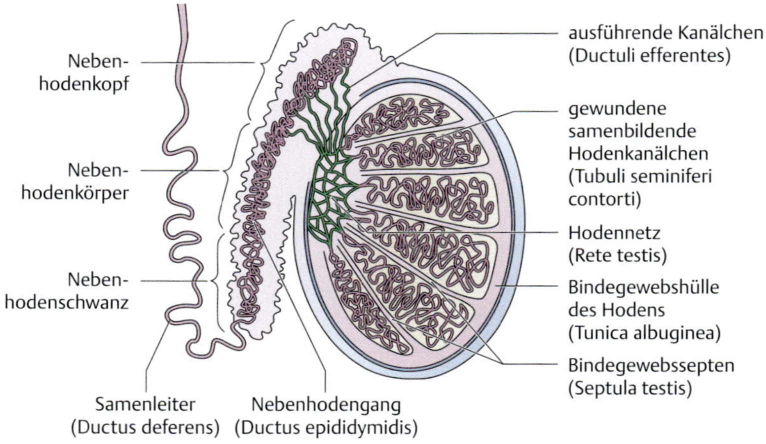

Abb. 15.8 Hoden und Nebenhoden. (aus: Faller A, Schünke M. Der Körper des Menschen: Einführung in Bau und Funktion. 15. Aufl. Stuttgart: Thieme; 2008: Abb. 11.1)

Am hinteren Rand der Hoden treten Samenstrang, Samenleiter, Nerven und Gefäße ein bzw. aus. Jeder Hoden wird von einer Bindegewebskapsel umschlossen. Im Inneren des Hoden finden sich **pyramidenförmige Läppchen**, die über das Mediastinum testis mit den Nebenhoden verbunden sind. Die Läppchen werden von Hodenkanälchen durchzogen (**Abb. 15.8**).

Innerhalb des Hodengewebes finden sich nicht teilungsfähige Zellen, die **Sertoli-Zellen**. Sie dienen den Hodenkanälchen als **Stützzellen** und bilden eine **Blut-Hoden-Schranke**, um die Spermien vor dem körpereigenen Immunsystem zu schützen, sodass keine Autoantikörper gebildet werden. Außerdem sind die Sertoli-Zellen für die **Phagozytose** zuständig und sorgen für die **Ernährung** der Spermatozyten.

Im interstitiellen Gewebe (Stroma) der Hodenkanälchen liegen sog. Zwischenzellen oder **Leydig'sche Zwischenzellen**, die die männlichen Sexualhormone bilden.

Pathologie

Hodenhochstand

Beim Fetus werden die Hoden im Bauchraum angelegt und wandern im weiteren Entwicklungsverlauf in den Hodensack, bei der Geburt des Kindes befindet er sich in der Regel im Hodensack. Spätestens bis zum 1. Lebensjahr sollte der Hoden jedoch im Hodensack angekommen sein. Andernfalls ist eine Therapie (hormonell, Operation) notwendig, da die Gefahr besteht, später einen Hodentumor zu entwickeln (bis zu 45 %). Außerdem kann es zur Zeugungsunfähigkeit kommen, da die Keimdrüsen eine niedrigere Temperatur benötigen als die Körpertemperatur. Es werden bei Hodenhochstand Choriongonadotropin (HCG, i. m.) oder GnRH (nasal) verabreicht, die die Bildung von Testosteron anregen.

Pendelhoden

Diese wandern in den Hodensack, ziehen sich aber immer wieder (gerne durch äußere Reize, z. B. Kälte, Berührung) in den Leistenkanal zurück. Hier ist eine Behandlung nicht unbedingt nötig.

Gleithoden

Gleithoden wandern niemals spontan und von allein in den Hodensack. Man kann sie zwar hinunterziehen, aber sie wandern schnell zurück in den Leistenkanal. Hier ist eine Operation nötig.

Hodentumoren

Hier zeigt sich eine einseitige, schmerzlose Schwellung (hart, kirschkerngroß). Es liegt ein erhöhter Wert für humanes Choriongonadotropin (HCG) vor.

Hodenentzündungen

Diese treten u. a. auf als Begleiterscheinung und Komplikation der Mumpserkrankung (30 %), aber auch viral oder bakteriell, einseitig oder beidseitig. Es findet sich ein heißer, roter, geschwollener, schmerzhafter Hoden mit Fieber. Das Prehn-Zeichen ist positiv (Anheben des Hodens mildert den Schmerz).

Hodentorsionen

Hierbei handelt es sich um eine Verdrehung des Hodens um seinen versorgenden Gefäßstiel. Es ist ein akutes Geschehen, das Prehn-Zeichen ist negativ (Schmerzverstärkung bei Anheben des Hodens). Es besteht Schockgefahr. Die Hodentorsion ist ein Notfall und muss sofort operiert werden.

15.5.6.3 **Nebenhoden**

Die Nebenhoden teilen sich in Kopf, Körper und Schwanz und liegen in ihrer Gesamtheit seitlich dem Hoden an (**Abb. 15.8**).

Über die Hodenkanälchen (Rete testes) werden die **Spermatozyten** in die damit verbundenen Nebenhodenkanälchen transportiert und dort im **Nebenhodengang** (Ductus epididymidis) gespeichert.

Am Ende des Nebenhodenschwanzes geht der Nebenhodengang in den **Samenleiter** (Ductus deferens) über. Der Samenleiter zieht im Samenstrang durch den Leistenkanal und legt sich seitlich der Harnblase an. An dieser Stelle mündet der Gang des **Samenbläschens** in den Samenleiter und sondert bei der Ejakulation den Hauptteil eines schwach alkalischen Sekrets als Samenflüssigkeit ab.

Gemeinsam münden sie in die von der Prostata umgebenen Harnröhre.

15.5.6.4 **Vorsteherdrüse (Prostata)**

Die unpaare Prostata liegt zwischen Harnblasengrund und Beckenbodenmuskulatur. Sie besteht aus **alveolären Drüsen**, die ein dünnflüssiges, schwach alkalisches Sekret bildet, welches im Bereich des Samenhügels (Colliculus seminalis) bei der Ejakulation in die Urethra abgegeben wird.

Die Drüsenzellen der Prostata und Zellen um die Prostata herum bilden zusätzlich ein Enzym, das prostataspezifische Antigen (PSA), dessen Konzentration zur Erkennung von Prostataerkrankungen herangezogen wird – je höher die Produktion, desto größer ist die Wahrscheinlichkeit, dass ein Karzinom vorliegt. Die Produktion des PSA wird gefördert durch Testosteron.

Pathologie

Prostatahypertrophien

Dies sind gutartige Vergrößerungen der Prostata. Sie führen zu nächtlich vermehrtem Wasserlassen, Harnverhalt und Blasenentleerungsproblemen.

Prostatakarzinome

Prostatakarzinome sind zunächst ohne Symptome. Bei fortgeschrittenem Verlauf kommt es zu Beschwerden ähnlich der Prostatahypertrophie. Blutungen im Urin und Ejakulat sind selten. Erst im fortgeschrittenen Verlauf entwickeln sich Beschwerden aufgrund der Metastasierung, so z. B. Rückenschmerzen durch Metastasen in der Wirbelsäule.

Prostatitis

Eine Prostataentzündung ist begleitet von Schmerzen beim Wasserlassen, vermehrtem Harndrang sowie Schmerzen z. B. im Hoden, am Damm, bei der Ejakulation.

15.5.6.5 **Cowper-Drüse**
Die Cowper-Drüsen sondern ebenfalls ein schwach alkalisches Sekret ab, jedoch schon vor der eigentlichen Ejakulation.

15.5.6.6 **Testosteron**
Das wichtigste Androgen wird in den **Leydig'schen Zwischenzellen** des Hodens gebildet, aber auch in geringerem Umfang im **Ovar**, in der **Nebennierenrinde** und der **Leber**.

Der Aufbau des Testosterons erfolgt aus einem Steroidgrundgerüst (**Steroidhormon**) über mehrere Zwischenstufen, z. B. über Progesteron. Der Abbau erfolgt in der Leber.

Die Wirkung des Testosterons ist vielfältig. In der Fetalperiode sorgt es für die Entwicklung der Nebenhoden und der Samenbläschen, vor der Geburt für die Wanderung der Hoden ins Skrotum, während der Pubertät für Peniswachstum, Muskel- und Knochenaufbau und den Schluss der Epiphysenfugen.

Es regelt zusammen mit FSH die **Spermiogenese**, sorgt für die Bildung der Samenflüssigkeit in den Geschlechtsdrüsen und erhöht die Libido und Potenz.

15.5.6.7 **Spermatogenese**
In den Hoden finden sich sog. **Stammspermatogonien** als Stammzellen für die Bildung der Spermien. Im Gegensatz zu den Eizellen der Frau verbleiben immer Stammspermatogonien im Hoden, um zeitlebens für die Bildung von Spermien zu sorgen.

Bei der **Entwicklung zum Spermium** vermehren sich diese Stammzellen durch **Mitoseteilung** und differenzieren sich nach der Pubertät zu Spermatozyten 1. Ordnung. Im Anschluss erfolgt die **Reifungsperiode**, indem sich durch eine 1. Reifeteilung 2 Spermatozyten 2. Ordnung mit haploidem Chromosomensatz und mit der 2. Reifeteilung pro Stammzelle 4 Spermatiden mit haploidem Chromosomensatz bilden.

Durch die Spermiogenese oder Umbildungsphase differenzieren sich die Spermatiden zu **befruchtungsfähigen Spermien** und wandern in die Nebenhoden, wo sie weiter reifen.

In der Spermiogenese bilden sich bei den Spermien Kopf, Körper und Schwanz aus. Der **Kopfteil** enthält den **Zellkern** und die Kopfkappe, das **Akrosom**. Das Akrosom enthält hydrolytische Enzyme, die dafür sorgen, dass das Spermium in die weibliche Eizelle eindringen kann.

Die Spermatogenese dauert ca. 70 Tage und die Wanderung der Spermien in die Nebenhoden noch einmal ca. 7–14 Tage.

15.5.6.8 **Regulation der Testosteronbildung und -abgabe**
Testosteron wird unter dem Einfluss von LH in den Leydig'schen Zwischenzellen gebildet. Unter dem Einfluss von FSH wird die **Spermatogenese** in den Hoden gefördert.

Durch **FSH** produzieren die Sertoli-Zellen 2 Proteine. Das **androgen-bindende Protein** (ABP) bindet Testosteron. Dadurch kann die Blut-Hoden-Schranke überwunden werden und Testosteron in den Keimzellen bei der Spermatogenese wirksam werden. Daneben wird **Inhibin** gebildet, das die Ausschüttung des FSH hemmt.

Fazit
Unter dem Einfluss von FSH und LH entwickeln sich die Spermien, und es erfolgt die Testosteronbildung. Testosteron fördert die Ausbildung der Sexualorgane, unterstützt die Spermiogenese und die Bildung der sekundären Geschlechtsmerkmale. Testosteron hat anabolen Charakter, es baut Muskelmasse und Knochen auf. Die Spermien werden in den Hoden gebildet und in den Nebenhoden gespeichert.

15.6 Befruchtung, Schwangerschaft, Entwicklung des Fetus und Geburt

Die vom Eileiter (Tube) aufgenommene Eizelle durchwandert die Tube und gelangt in die Gebärmutter (Uterus). Eine Befruchtung der Eizelle erfolgt in der Ampulle. Das befruchtete Ei muss sich zum Ausreifen in der Uterusschleimhaut einnisten.

15.6.1 Anatomie der Tuben und des Uterus

Die **Tuben** sind wie die Ovarien paarig angelegt und münden rechts und links in den oberen Teil des Uterus. Zum Ovar hin sind sie **trichterförmig** (Ampulle) aufgefächert. Hier erfolgt die Befruchtung der Eizelle.

Die Eileiterwand ist relativ dünn und besteht aus einer Muskel- und Schleimhautschicht. Die Schleimhautzellen tragen **Flimmerhärchen**, um die Eizelle durch die Tube uteruswärts zu transportieren. Dabei werden sie unterstützt durch die Peristaltik der Tubenmuskulatur. Bis zur Einnistung in die Uterusschleimhaut vergehen ca. 6 Tage.

> **Pathologie**
>
> **Eileiterschwangerschaft**
> In ca. 1–2 % der Schwangerschaften liegt eine Eileiterschwangerschaft vor. Dabei wird das Ei nicht in den Uterus weitergeleitet, sondern entwickelt sich in der Tube. Da die Eileiterwände sehr dünn und wenig dehnbar sind, besteht die Gefahr einer Tubenruptur und damit der Entwicklung eines akuten Abdomens (stärkste Schmerzen im Unterbauch, Schockgefahr).
>
> **Bauchhöhlenschwangerschaft**
> Die Frucht entwickelt sich in der Bauchhöhle weiter. In der Regel stirbt sie nach geraumer Zeit ab. Die Beschwerden sind zunächst eher uncharakteristisch wie bei einer normalen Schwangerschaft. Sie können z. B. mit einer Nierenbeckenentzündung oder Blinddarmentzündung verwechselt werden. Später entwickelt sich ein akutes Abdomen.

Der **Uterus** besteht aus einem muskulösen Uteruskörper (**Corpus uteri**), der im Inneren von einer Schleimhaut (Endometrium) überzogen ist. Nach einem ca. 6 mm langen Übergang (innerer Muttermund) folgt der Uterushals (**Cervix uteri**), der in die Scheide mündet. Der Übergang von Zervix zu Scheide ist der äußere Muttermund.

Das **Endometrium** besteht aus 2 Schichten: der Basalis, die bei der Menstruation nicht abgestoßen wird, und der Funktionalis, die an den Veränderungen während des Zyklus teilnimmt (S. 324).

Die Zervix sondert Schleim ab. Der **Zervixschleim** verändert sich je nach Zeitpunkt des Zyklus charakteristisch:

- An den **unfruchtbaren Tagen** ist er zäh und klebrig und verschließt den Muttermund, sodass weder Spermien noch Bakterien eindringen können. Progesteron fördert in der 2. Zyklushälfte die Bildung des zähen Schleims.
- Zum **Zeitpunkt der Ovulation** wird der Schleim unter dem Einfluss der Östrogene dünnflüssiger, klarer und fädiger. Dadurch wird der Muttermund durchgängig für die Spermien. Am durchgängigsten ist er kurz vor der Ovulation.

> **Pathologie**
>
> **Korpuskarzinom (Endometriumkarzinom)**
> Hierbei handelt es sich um ein Karzinom der inneren Uterusschleimhaut. Es ist der häufigste Tumor des Genitaltraktes der Frau. Häufigstes Symptom sind Blutungen in der Menopause bei Frauen zwischen dem 60. und 70. Lebensjahr.
>
> **Zervixkarzinom (Gebärmutterhalskrebs)**
> Dies ist die zweithäufigste Krebserkrankung der Frau. Hervorgerufen wird das Zervixkarzinom häufig durch das humane **Papillomavirus** (z. B. HPV 16 und 18). Die Früherkennung erfolgt durch eine Abstrichuntersuchung (PAP-Test). Frühsymptome sind Zwischenblutungen, Kontaktblutungen. Zur Prophylaxe wird gegen HPV geimpft.
> Der **PAP-Test** ist benannt nach dem Arzt Nicholas Pap. Mithilfe des Abstrichs erfolgt die Untersuchung auf Zellveränderungen. Dabei werden 5 Hauptgruppen unterteilt:
>
> - PAP I zeigt ein normales Zellbild.
> - PAP II gilt als unverdächtiger Befund bei leichten Entzündungen.
> - PAP III zeigt veränderte Zellen. Da nicht klar eine Bösartigkeit zu erkennen ist, sollte ein Kontrollabstrich erfolgen.
> - PAP IV zeigt schwere Zellveränderungen als Vorstufe des Krebses. Hier ist eine Biopsie notwendig und je nach Befund eine Operation.
> - PAP V zeigt einen positiven Krebsbefund.

15.6.2 Befruchtung, Entwicklung und Nidation des Keimes

Nach der Ejakulation gelangen die **Spermien** in die Scheide. Zum Zeitpunkt der Ovulation ist der Zervixschleim flüssig und stellt für die Spermien keine Barriere dar. Die Spermien wandern in einem Zeitraum von 40–60 min vom Muttermund bis zur Ampulle der Tuben. Während sie diesen Weg zurücklegen, erreichen die Spermien ihre **Befruchtungsfähigkeit** (Kapazitation). In einem Ejakulat befinden sich ca. 200–400 Mio. Spermien, von denen nur ca. 200–400 die Ampulle erreichen.

Nachdem eine Eizelle aus dem Ovar in die Tube entlassen worden ist, kann ein Spermium in **Kontakt mit der Glykoproteidhülle** treten, die die Eizelle umgibt. Der Kontakt führt zur Freisetzung von Enzymen aus der Akrosomenkappe, die die Eihüllen an der Kontaktstelle auflösen. Nun kann das Spermium in die umgebenden Schichten eindringen und mit der Plasmamembran der Eizelle verschmelzen. Nach der **Verschmelzung** setzt die Eizelle Enzyme frei, die die Bindungsstrukturen zerstören. Danach kann kein Spermium mehr in die Eizelle eindringen. Sind die beiden Zellmembranen miteinander verschmolzen, vollendet die **Eizelle** ihre **2. Reifeteilung**.

Die 1. Zelle (**Zygote**) des neuen Organismus mit 23 väterlichen und 23 mütterlichen Chromosomen bildet ca. 30 h nach der Befruchtung 2 Tochterzellen mit je 46 Chromosomen durch mitotische Teilung. Circa 50 h später hat sich ein **4-Zell-Stadium** gebildet, nach ca. 3 Tagen das **Morulastadium** mit 12–16 Tochterzellen (**Blastomeren**; **Abb. 1.1**).

Eine erste Differenzierung erfolgt ca. am 4. Tag zur Blastozyste in Trophoblast und Embryoblast. Die Einnistung (**Nidation**) der Blastozyste erfolgt ungefähr am 6. Tag in der Uterusschleimhaut, indem der Trophoblast in die Schleimhaut eindringt. Die Funktionalis des Endometriums wird nun als **Dezidua gravitatis** bezeichnet, die für die Ernährung des Embryos verantwortlich ist.

Der Trophoblast dringt mit zahlreichen Zotten in die Dezidua ein und entwickelt sich zum **Chorion**. Die **Chorionzotten** haben direkten Kontakt zu den mütterlichen Gefäßen, sodass nun die Ernährung aus dem mütterlichen Blut erfolgen kann.

Das Chorion und die Dezidua bilden gemeinsam die **Plazenta** für den Sauerstoff- und Nährstoffaustausch sowie für die Hormonproduktion von Östrogenen, Progesteron, Choriongonadotropin (HCG) und Plazentalaktogen.

Innerhalb des Austausches zwischen mütterlichen und fetalen Stoffwechselprodukten existiert eine sog. **Plazentaschranke**, die einerseits den Austausch verschiedener Stoffe begünstigt, andere Stoffe aber nicht ins fetale Blut übertreten lässt:

- **Durchgängig** ist sie für Elektrolyte, Immunglobulin G (damit besteht für bestimmte Krankheiten für den Säugling ein **Nestschutz**), Viren (z. B. Röteln, was zu einer Rötelnembryopathie führen kann), verschiedene Medikamente (z. B. Psychopharmaka oder Schlafmittel).
- Sie ist dagegen **nicht durchlässig** für Immunglobulin M, sodass der Fetus nach der Geburt nicht gegen alle Krankheiten einen Nestschutz besitzt (z. B. nicht gegen Keuchhusten; vgl. Kap. 14.3.3).

Fazit

Nach der Ovulation wird die Eizelle in den Tuben befruchtet und mithilfe des Flimmerepithels der Eileiterzellen in Richtung Uterus transportiert.
Es entwickelt sich nach ca. 30 h ein 2-Zell-Stadium, nach ca. 50 h ein 4-Zell-Stadium und nach ca. 3 Tagen das Morulastadium mit ca. 12 Zellen. Die 1. Differenzierung der Zellen erfolgt ca. am 4. Tag, die Nidation am ca. 6. Tag.
Mithilfe der Plazenta wird der Embryo ernährt, wobei es keinen direkten Kontakt zwischen mütterlichem und kindlichem Blut gibt. Dafür sorgt die Plazentaschranke.

15.6.3 Entwicklung des Embryos

In den ersten 8 Wochen, der sog. Entwicklungs- und Embryonalzeit, werden die wichtigsten Organsysteme angelegt wie Neuralrohr (**Abb. 15.9a**), Herz, ZNS, Arme und Beine (**Abb. 15.9b**), Augen und Ohren. Ab der 9. Woche

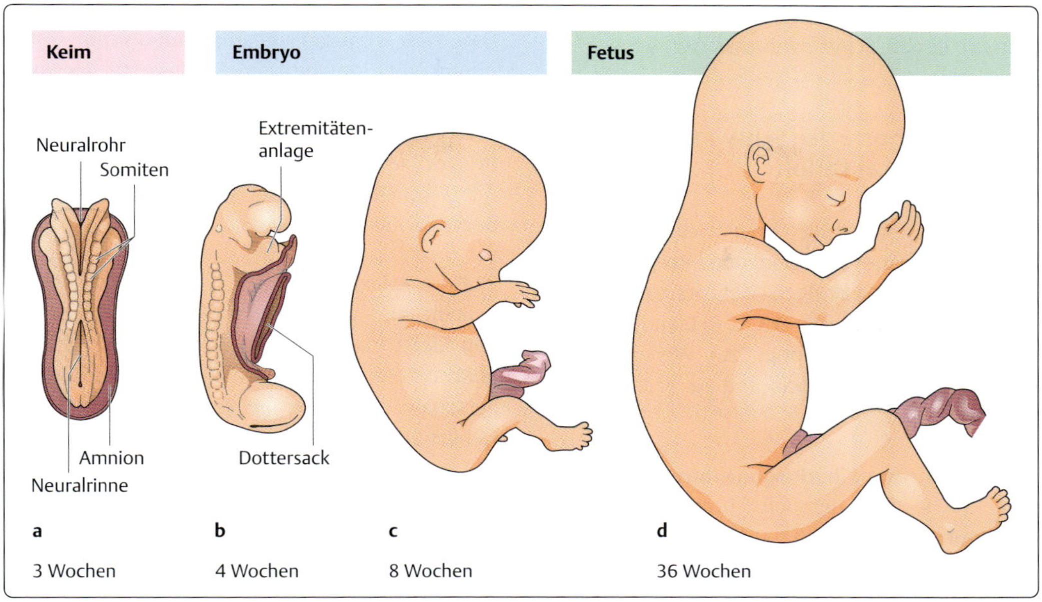

Abb. 15.9 Entwicklung des Embryos. (aus: Schwegler J, Lucius R. Der Mensch – Anatomie und Physiologie. 5. Aufl. Stuttgart: Thieme; 2011: 390, Abb. 13.24)
a Entwicklung des Neuralrohres.
b Anlage von Armen und Beinen.
c Ende der Embryonalzeit.
d Fetus.

beginnt die Fetalzeit (**Abb. 15.9c**), die geprägt ist durch Wachstum und Reifung der Organsysteme, Längenwachstum und Gewichtszunahme (**Abb. 15.9d**). Nach 280 Tagen (40 Wochen), berechnet vom 1. Tag der letzten Menstruation ± 2 Wochen, erfolgt in den meisten Fällen die Geburt.

Die Geburt beginnt mit der Eröffnungsperiode, in der sich durch Wehentätigkeit der äußere Muttermund vollständig öffnet. Es folgt die Austreibungsperiode, in der die Wehentätigkeit ihr Maximum erreicht. Sie endet mit der Geburt des Kindes. Danach folgt die Nachgeburtsperiode, in der die Plazenta und die Eihäute ausgestoßen werden. Eröffnungs- und Austreibungsperioden können individuell lange dauern, die Nachgeburtsperiode sollte ca. 30 min nach der Geburt stattgefunden haben.

In der Entwicklungs- und Embryonalzeit kann es zu schweren Schäden oder zum Abort z. B. durch Infektionskrankheiten (z. B. Röteln), Medikamente oder toxische Substanzen (z. B. Drogen, Alkohol) kommen.

15.6.3.1 Untersuchungen

Es gibt eine Reihe von Untersuchungen, die vor einer Befruchtung bzw. pränatal vorgenommen werden:

- **Präfertilisationsdiagnostik:** Diagnostik der Polkörperchen vor der Befruchtung
- **Präimplantationsdiagnostik** (PID): Entnahme von 1 oder 2 Zellen bei in vitro erzeugten Embryonen 3 Tage nach der Befruchtung zur Diagnostik von Erbkrankheiten und Gendefekten (in Deutschland nur erlaubt, um Erbkrankheiten festzustellen)
- **Pränataldiagnostik** (PND): Untersuchung des Fetus nach Einnistung in die Gebärmutter durch Ultraschall, Messung der Nackenfalte, des Nasenbeins etc.
- **Fruchtwasseruntersuchung** (Amniozentese): ab der 10./13. Schwangerschaftswoche
- **Plazentauntersuchung** (Chorionzottenbiopsie): in der 6. bis 8. Schwangerschaftswoche

- **Nabelschnurpunktion** (Cordozentese): am Fetus ab der 20. Schwangerschaftswoche

15.6.4 Hormone der Schwangerschaft, Geburt und Laktation

Zur Aufrechterhaltung einer Schwangerschaft werden humanes Choriongonadotropin (HCG), humanes Plazentalaktogen (HPL), humanes Chorionsomatomammotropin (HCS), Relaxin, Progesteron und Östrogen benötigt, zur Wehentätigkeit und Milchabgabe Oxytocin und zur Milchbildung Prolaktin.

15.6.4.1 Humanes Choriongonadotropin (HCG)

Eine Woche nach der Befruchtung produzieren die **Trophoblastenzellen** das Hormon Choriongonadotropin (HCG). Es stimuliert den Gelbkörper, jetzt **Corpus luteum gravitatis** genannt, Progesteron und Östrogen zu bilden, um zu verhindern, dass das Endometrium mit dem eingenisteten Ei abgestoßen wird. Zudem wird das Wachstum des Uterus und der Brust gefördert.

Die Konzentration von HCG steigt bis zur 10. Schwangerschaftswoche an und fällt dann bis zur 20. Woche ab. Da HCG schon 1 Woche nach der Befruchtung produziert und über den Urin ausgeschieden wird, wird es genutzt zur **Schwangerschaftsfrühdiagnostik** aus dem Blut oder Urin.

> **Pathologie**
>
> **Tumoren**
>
> HCG wird von einigen Tumoren der Keimdrüsen oder der Plazenta gebildet, z. B. von Chorionkarzinomen, Keimzelltumoren des Hodens (Seminom) sowie Ovarialkarzinomen.
>
> **HCG-Erhöhung**
>
> Eine erhöhte Menge findet sich physiologisch bei Mehrlingsschwangerschaften, pathologisch erhöhte Werte liegen z. B. vor bei der Trisomie 21 (Down-Syndrom) oder Embryonalentwicklungsstörungen (Blasenmole).

15.6.4.2 Humanes Plazentalaktogen (HPL)

Das HPL (Chorionsomatomammotropin, HCS) nimmt wie Somatotropin Einfluss auf den Kohlenhydrat- und Fettstoffwechsel und ist für das Wachstum des Fetus und die Entwicklung der Brustdrüse verantwortlich ist.

Zusammen mit dem Östrogen bereitet es die Brust auf die **Laktation** vor.

15.6.4.3 Relaxin

Relaxin wird während der Schwangerschaft von den Eierstöcken gebildet. Es verhindert Muskelkontraktionen des Uterus während der Schwangerschaft, entspannt die Zervix uteri unter der Geburt und lockert die Symphyse auf.

15.6.4.4 Progesteron

Progesteron sorgt zunächst dafür, dass das **Endometrium** wächst und vermehrt Nährstoffe vorhanden sind (vgl. Kap. 15.5.5). Es sorgt für eine Entspannung der Uterusmuskulatur, schwemmt vermehrt Flüssigkeiten aus und wirkt insgesamt beruhigend und positiv stimulierend auf Mutter und Kind. Das Wachstum von Haaren und Nägeln wird gefördert.

Mit Beginn der Fetalzeit übernimmt die **Plazenta** die Bildung von Progesteron und Östrogen, wobei die Menge an **Östrogen** zum Ende der Schwangerschaft um das 150-Fache, die des **Progesterons** um das 15-Fache gestiegen ist verglichen mit dem Hormongehalt einer nicht schwangeren Frau.

Nach der Geburt fällt der Progesteronspiegel schnell ab.

15.6.4.5 Östrogen (Östriol)

Östriol unterstützt Progesteron beim **Aufbau des Endometriums** (vgl. Kap. 15.5.5). Es sensibilisiert die Uterusmuskulatur vor der Geburt für Oxytocin und sorgt für die Ausbildung der Brustdrüsen.

Die Bildung von Östriol in der Plazenta wird durch **fetales Kortisol** stimuliert.

15.6.4.6 Oxytocin

Oxytocin fördert am Ende der Schwangerschaft die **Kontraktion der Uterusmuskulatur**. Der zu diesem Zeitpunkt stark gestiegene Östrogengehalt führt dazu, dass die Muskulatur des Uterus empfindlicher für Oxytocin ist. Über Dehnungsrezeptoren im Uterus, der Zervix und Vagina wird die Oxytocinabgabe gesteigert, und es kommt zu rhythmischen Kontraktionen (**Wehen**), die schließlich zur Austreibung der Frucht führen.

Oxytocin wiederum fördert die Bildung von **Prostaglandinen**, die die Kontraktionen unterstützen.

Durch das Saugen des Säuglings an der Brust wird die Produktion von Oxytocin gefördert, was die **Milchabgabe** aus der Brustdrüse fördert (Kap. 15.2.9).

15.6.4.7 **Prolaktin**

Prolaktin stimuliert während der Schwangerschaft das **Brustwachstum** und sorgt über Dopamin für Unterdrückung der LH- und FSH-Abgabe, sodass es zu keiner weiteren Ovulation kommen kann. Unterstützt wird das Brustwachstum durch die Sexualhormone, Somatotropin, Glukokortikoide und Insulin (Kap. 15.3.4).

Nach der Geburt bleibt der Prolaktinspiegel hoch und sorgt für die **Milchproduktion**. Durch das Saugen des Säuglings an der Brust wird die Prolaktinbildung stimuliert.

> **Pathologie**
>
> **Sterilität**
> Eine Sterilität kann bedingt sein durch einen zu hohen Prolaktinspiegel, u. a. durch ein Hypophysenadenom, eine Hypothyreose, eine Niereninsuffizienz oder einen Krampfanfall. Als Medikamente werden z. B. Dopaminantagonisten verabreicht.

> **Fazit**
> Bei der Entwicklung des Embryos erfolgt in den ersten 8–9 Wochen die Anlage der Organe. In der Folgezeit, der Fetalzeit, wachsen die Organe und prägen sich aus.
> Die Aufrechterhaltung der Schwangerschaft und Entwicklung des Fetus wird durch verschiedene Hormone gewährleistet, u. a. dem „Schwangerschaftshormon" HCG, das auch zur Diagnostik herangezogen wird.

15.7 Pankreashormone

Das Pankreas hat durch die Produktion von **Verdauungsenzymen** exokrine (Kap. 9.4.2) und durch die Produktion von **Hormonen** endokrine Funktionen.

Die Hormonbildung erfolgt in Einzeldrüsenzellen, die in den **Langerhans-Inseln** liegen, umgeben von Kapillaren. So können die Hormone direkt ins Blut abgegeben werden.

Es werden **A-Zellen** für die Bildung von Glukagon, **B-Zellen** für die Produktion von Insulin, **D-Zellen** für die Bildung von Somatostatin und **G-Zellen** für die Bildung von Gastrin unterschieden.

> **Pathologie**
>
> **Pankreatitis**
> Eine Entzündung des Pankreas kann chronisch oder akut verlaufen. Hintergrund sind in der Regel bei der **akuten Pankreatitis** ein opulentes Mahl mit viel Alkohol (plötzlich vernichtende Oberbauchbeschwerden, häufig zum Schock führend), daneben sind sie z. B. eine Folge von Mumps oder können nach Untersuchungen (endoskopisch retrograde Cholangiopankreatikografie, ERCP) auftreten.
> Eine **chronische Pankreatitis** entwickelt sich entweder durch Gallensteine vor der Vater'schen Papille oder durch Alkoholabusus.
>
> **Pankreaskarzinome**
> Pankreaskarzinome können sich im Schwanz, Körper und Kopf entwickeln. Ein Pankreaskopfkarzinom führt u. a. zu einem Ikterus und einer schmerzlos vergrößerten Gallenblase (Courvoisier-Zeichen).
>
> **Mukoviszidose (zystische Fibrose)**
> Durch die übermäßige Produktion eines zähen Schleims wird das Drüsengewebe des Pankreas zerstört. Es kommt neben einer Bronchialbelastung zu einer Pankreasinsuffizienz, u. a. mit der Entwicklung eines Diabetes mellitus.

Mumps (Parotitis epidemica)

Die Parotitis ist eine virale Infektionskrankheit, vermerkt im Infektionsschutzgesetz (§§ 6, 34) und unterliegt der Meldepflicht und einem Behandlungsverbot für Heilpraktiker. Unter anderem können folgende Komplikationen auftreten: Pankreatitis mit nachfolgender Entwicklung eines Diabetes mellitus durch Zerstörung der B-Zellen, Sterilität durch die Entzündung der Hoden und Nebenhoden oder Meningitis.

15.7.1 Insulin

Für einen reibungslosen Stoffwechselablauf ist die Bereitstellung von Energie unabdingbar. Dazu ist eine relativ konstante **Nüchternblutzuckerkonzentration** von 70–100 mg/dl (3,9–5,6 mmol/l) notwendig. Obwohl durch Nahrungsaufnahme und Glukoseverbrauch Schwankungen des Blutzuckerspiegels auftreten, sorgt eine hormonelle Regulation dafür, dass der konstante Wert schnell wieder erreicht wird. Die den Blutzuckerspiegel regulierenden Hormone sind die Pankreashormone **Insulin** und **Glukagon**, dabei sorgt Insulin für die Erniedrigung des Blutzuckerspiegels, Glukagon für dessen Erhöhung.

Insulin ist ein Polypeptid, zusammengesetzt aus 2 Peptidketten mit insgesamt 51 Aminosäuren. Nach der Synthese wird es in Vesikeln des Golgi-Apparates in **inaktiver Form** gespeichert. Die inaktive Form enthält viele Insulinmoleküle, die über Zinkionen miteinander verbunden sind (**Zink-Insulin-Komplex**).

Bei Bedarf wird Insulin durch **Exozytose** freigesetzt, in Einzelmoleküle gespalten und dadurch aktiviert. Das Pankreas enthält ca. 80 I.E. Insulin, von denen ca. die Hälfte täglich ausgeschüttet wird.

Die Stimulation der **Insulinsekretion** erfolgt über verschiedene Reize. Ein wichtiger Reiz ist der Blutzuckerspiegel selbst. Daneben fördern die Aminosäure- und Fettsäurekonzentration im Blut, Glukagon, der Parasympathikus und die gastrointestinalen Hormone Gastrin, Cholezystokinin, Sekretin sowie Inkretine (GIP, GLP-1) die Insulinausschüttung (**Tab. 9.2**).

Teile des Sympathikus, Somatostatin, Glukokortikoide, die Schilddrüsenhormone sowie Adrenalin hemmen die Ausschüttung.

In der **Leber** und der **Niere** wird Insulin durch das Enzym **Insulinase** inaktiviert, gespalten und letztlich über die Nieren ausgeschieden.

15.7.1.1 Insulinausschüttung durch Glukose

Glukose gelangt über einen **nicht vom Insulin abhängigen** Weg in die B-Zellen des Pankreas und sorgt für eine Erhöhung der ATP-Konzentration. Dadurch werden Kaliumkanäle geschlossen, was zum Einstrom von Kalzium führt. Daraufhin kann Insulin aus der Zelle ausgeschleust werden. Die Insulinausschüttung erfolgt dabei nicht ständig, sondern in 3- bis 6-minütigen Rhythmen.

Die Art der Glukoseaufnahme beeinflusst die Insulinsekretion: **Oral** zugeführte Kohlenhydrate führen zur Ausschüttung gastrointestinaler Hormone, z. B. Gastrin, Sekretin, Cholezystokinin sowie GIP und GLP-1 (**Tab. 9.2**) und damit zu einer hohen Insulinsekretion. Eine **intravenöse** Glukosezufuhr erhöht die Insulinsekretion in viel geringerem Maße.

Für die deutlich erhöhten Werte bei oraler Aufnahme werden vor allem die **Inkretine** verantwortlich gemacht.

15.7.1.2 Inkretine

Die Inkretine **GIP** und **GLP-1** (**Tab. 9.2**) rücken zunehmend mehr in den Blickpunkt der antidiabetischen Behandlung. Die Peptidhormone werden bei Nahrungsaufnahme in den **L-Zellen des Duodenums** gebildet und ausgeschüttet (Kap. 9.5.3).

Inkretine wirken direkt auf die **B-Zellen des Pankreas**, indem sie die Insulinsynthese und -freisetzung fördern. Zudem verbessern sie die Empfindlichkeit der B-Zellen für Glukose und erhöhen die Glukoseaufnahme ins Gewebe.

Sie führen zu einer **Reduzierung der Glukagonsekretion** und dadurch zu einer geringeren Glukoseproduktion in der Leber. Zudem verlangsamen sie die Magenentleerung, die Geschwindigkeit, mit der Glukose in den Blutkreislauf gelangt und vermindern den Appetit und das Körpergewicht.

Inkretine wirken nur bei normalem oder erhöhtem Blutzuckergehalt.

15.7.1.3 Postprandiale Insulinausschüttung

Nach einer Mahlzeit wird Insulin beim gesunden Menschen in einem **biphasischen Verlauf** ausgeschüttet. Nach 3–5 min erfolgt ein **Insulinmaximum**, das ca. 10 min anhält. Dabei handelt es sich vor allem um die Abgabe der in den Vesikeln gespeicherten Moleküle. Die anschließende **2. Welle** entsteht durch neu gebildetes Insulin und hält so lange an, wie im Blut eine Hyperglykämie besteht.

Während Insulin gebildet wird, ist die Bildung von Glukagon gehemmt.

15.7.1.4 Insulinabhängiger Glukosetransport

Die Hauptwirkung von Insulin ist die **Senkung des Blutzuckerspiegels**, indem durch Insulin vermittelt Glukose in die Zellen geschleust wird.

Grundsätzlich wirken alle Hormone, indem sie sich an ihren zugehörigen Rezeptor an der Zelloberfläche binden, so auch Insulin. Durch das Andocken von Insulin an den **Insulinrezeptor** wird im Zytoplasma die Bildung der **Glukosetransporter** (GLUT-2) angeregt, die ihrerseits an die Zellmembran wandern und sich in die Zellmembran einlagern. Durch die Glukosetransporter kann **insulinunabhängig** Glukose in die Zelle geschleust werden.

Der Insulinrezeptor sinkt mit dem Insulin in das Zytoplasma, wird dort vom Insulin getrennt und steht der Zellmembran erst nach einer Weile wieder zur Verfügung. Auch der Glukosetransporter schließt sich nach dem Einsinken in die Zellmembran wieder. Dadurch nimmt die **Transportkapazität für Glukose** vom Blut in die Zelle ungefähr im 20-Minuten-Takt jeweils auf die Hälfte ab.

Sind viele Insulinrezeptoren besetzt, trifft unmittelbar nachfolgendes Insulin auf eine geringere Anzahl empfangsbereiter Rezeptoren und findet unter Umständen keinen freien Rezeptor. Dann wird Insulin nach ca. 10 min inaktiviert und steht nicht mehr zur Verfügung.

Daneben bilden sich **neue Rezeptoren** in der Zellwand, sodass sich langsam ein Gleichgewicht einstellt. So wird gewährleistet, dass jederzeit ausreichend viele Rezeptoren vorhanden sind. Das macht eine optimale Blutzuckerregulation möglich.

Wird mehr Insulin bereitgestellt, reduziert sich die Anzahl verfügbarer Insulinrezeptoren, der Blutzucker steigt an und es wird vermehrt Insulin benötigt. Man spricht von einer **Down-Regulation** der Insulinrezeptoren, so z. B. bei einer Hyperinsulinämie beim Typ-II-Diabetiker.

Wird wenig Insulin bereitgestellt, vermehren sich die Insulinrezeptoren wieder und der Blutzucker sinkt stärker, was wiederum den Insulinbedarf sinken lässt. Dieser Vorgang wird **Up-Regulation** genannt.

Dieses Wissen ist für die Einstellung insulinpflichtiger Diabetiker von großer Bedeutung.

15.7.1.5 Energiebereitstellung durch Insulin

Besonders Leber-, Fett- und Muskelzellen können in kurzer Zeit große Mengen Glukose aufnehmen und entweder durch Glykolyse in Energie umwandeln oder als Glykogen bzw. Fett speichern.

Hierbei nimmt Insulin allein oder im Zusammenwirken mit anderen Hormonen, z. B. über die Aktivierung bzw. Hemmung von Enzymen, organspezifisch Einfluss.

Leber

Die Leber ist bei der **Glukosespeicherung** ein wichtiges Organ. Die Glukoseaufnahme in die Leberzellen erfolgt insulinunabhängig über die **GLUT-2-Transporter**.

In den Leberzellen wird durch **Insulin** mithilfe der Glukokinase Glukose zu **Glykogen** umgebaut. Gleichzeitig hemmt Insulin Enzyme, die Glykogen zu Glukose abbauen.

Fettgewebe

Insulin kann nicht unbegrenzt Glykogen in den Leberzellen aufbauen. Sind die Glykogenspeicher voll, werden aus der vorhandenen Glukose **Fettsäuren** hergestellt. Die Fettsäuren werden mithilfe von Lipoproteinen in die Fettzellen transportiert.

Dort aktiviert **Insulin** Enzyme, die daraus Triglyzeride als **Speicherfett** herstellen. Andererseits hemmt Insulin den Fettabbau. Auf diese Weise wird der Fettgehalt im Blut gesenkt.

> **Pathologie**
>
> **Ketoazidose beim Diabetes mellitus Typ I**
> Bei Insulinmangel entwickelt sich ein massiver Fettabbau, da die Energie nun durch die Verbrennung von Fettsäuren gewonnen werden muss. Bei diesem starken Fettabbau entstehen Ketonkörper (Ketoazidose), und es kommt zu einer Übersäuerung des Körpers (metabolische Azidose).

Muskelgewebe
Bei niedrigem Blutzuckerspiegel kann Glukose nicht ohne Weiteres in die Muskelzellen gelangen, da sie nur mithilfe von **Insulin** Glukose aufnehmen können. Ist kein Insulin vorhanden, muss der Muskel über den Fettstoffwechsel mit Energie versorgt werden.

Stark beanspruchte Muskeln können jedoch insulinunabhängig Glukose in die Zellen aufnehmen, sodass zumindest der Grundbedarf an Energie für den Muskel durch Glukose gedeckt ist. Bei längerer Beanspruchung muss dann aber der Fettstoffwechsel für Energie sorgen.

Gehirn
Die Energie für die **Nervenzellen** werden fast ausschließlich über Glukose geliefert, die aber insulinunabhängig in die Zellen gelangen. Dabei werden zunächst alle insulinabhängigen Zellen mit Glukose versorgt, nachfolgend alle insulinunabhängigen Zellen.

Für die Nervenzellen bedeutet ein Absinken des Glukosespiegels unter 50 mg/dl höchste Gefahr. Sinkt der Blutzuckerspiegel unter einen Wert von 70 mg/dl sorgen Glukagon, Adrenalin, Kortisol und Somatostatin für die Anhebung des Blutzuckerspiegels durch **Glykogenolyse** und **Glukoneogenese**.

15.7.1.6 Weitere Wirkungen von Insulin
Insulin wirkt **anabol**, indem neben Glukose auch Aminosäuren in die Zellen transportiert werden können, die zum Proteinaufbau nötig sind. Daran ist zusätzlich **Somatostatin** beteiligt. Insulin hat einen großen Anteil am **Proteinaufbau**, sodass es beim Fehlen von Insulin zu starken Eiweißverlusten kommt.

Insulin zeigt zudem eine positive Wirkung auf den Gehalt an **Mineralstoffen**, besonders der Spurenelemente. Neben **Aldosteron** ist **Insulin** ein wichtiges Hormon, das die **extrazelluläre Kaliumkonzentration** aufrechterhält. Insulin fördert die Einschleusung von Kalium in die Zelle, Aldosteron fördert die Ausscheidung von Kalium in den Nieren.

> **Pathologie**
>
> **Hypoglykämie**
> Beim Absinken des Glukosespiegels unter 50 mg/dl besteht die Gefahr eines hypoglykämischen Schocks mit Bewusstseinsverlust und Krampfneigung.
>
> **Hyperglykämie**
> Bei einem Diabetes mellitus Typ I und Typ II besteht durch eine Hyperglykämie die Gefahr der Entwicklung eines Komas.
>
> **Diabetes mellitus Typ I**
> Diese Form des Diabetes tritt bereits im Kindes- und Jugendalter auf oder als Sonderform bei Erwachsenen (latent autoimmunologischer Diabetes der Erwachsenen, LADA). Hier besteht ein absoluter Insulinmangel durch zerstörte B-Zellen. Die Zerstörung der B-Zellen kann autoimmunologisch bzw. angeboren sein. Es entwickelt sich eine diabetische Ketoazidose.
>
> **Diabetes mellitus Typ II**
> Hierbei handelt es sich um eine Hyperglykämie durch eine Insulinrezeptorschwäche an den Zielzellen oder um eine Insulinbildungsschwäche in den B-Zellen des Pankreas. Häufig ist Diabetes mellitus vergesellschaftet mit anderen Erkrankungen des metabolischen Syndroms, z. B. Hypertonie, Adipositas und Arteriosklerose. Beim Diabetes mellitus Typ II besteht die Gefahr eines hyperosmolaren Komas mit Exsikkose.

Sekundärer Diabetes mellitus

Dieser kann z. B. durch eine Pankreatitis oder zystische Fibrose (Mukoviszidose), ein Cushing-Syndrom (Steroiddiabetes), die Akromegalie, ein Phäochromozytom oder eine Schwangerschaft oder auch durch Medikamente (z. B. Kortison, Neuroleptika) entstehen.

Diabetische Ketoazidose

Durch einen erhöhten Gehalt an Glukagon, Kortisol und Katecholaminen und das Fehlen von Insulin kommt es durch einen erhöhten Abbau von Fettsäuren zu aktivierter Essigsäure. Daraus bildet der Körper Ketonkörper (Azeton), was zu einer Übersäuerung des Blutes führt (metabolische Azidose). Azeton wird über die Lungen und die Nieren ausgeschieden. Es kann sich ein ketoazidotisches Koma entwickeln.

Medikamente

Behandlung von Diabetes mellitus

Insuline werden vom Schwein, Rind oder Menschen gewonnen. Verabreicht werden u. a. Normal-/Altinsuline, Retard-Insuline sowie Depot-Insuline.

Orale Antidiabetika wie Biguanide (z. B. Metformin) werden zur Behandlung des Diabetes mellitus Typ II eingesetzt und verbessern die Glukoseaufnahme in den Muskel, verringern die Konzentration freier Fettsäuren und die Insulinresistenz.

Sulfonylharnstoffe (z. B. Glibenclamid, Euglucon) stimulieren die Freisetzung von Insulin aus den B-Zellen.

Glukosidasehemmstoffe (z. B. Acarbose, Miglitol) schränken die Glukoseresorption ein.

Inkretinmimetika (z. B. Exenatid, Liraglutid) lösen als GLP-1-Rezeptoragonisten eine Inkretinwirkung aus. Den Inkretinabbau hemmende Medikamente, sog. **Gliptine** (z. B. Sitagliptin, Saxagliptin), verlängern die Wirkung der physiologischen Inkretine.

Fazit

Insulin wird in den Langerhans-Inseln des Pankreas gebildet. Der hauptsächliche Reiz für die Ausschüttung ist die orale Glukoseaufnahme. Insulin bewirkt über Rezeptorkontakt die Aufnahme von Glukose in die Zellen mittels Glukosetransporter.

In der Leber wird durch Insulin Glykogen aufgebaut. Außerdem bewirkt Insulin die Aufnahme von Fettsäuren in die Zellen und den Aufbau zu Triglyzeriden. Bestimmte Muskelzellen, Leberzellen und Neuronen nehmen Glukose insulinunabhängig auf.

Daneben hat es einen großen Anteil am Eiweißaufbau und steuert mit Aldosteron die extrazelluläre Kaliumkonzentration.

15.7.2 Glukagon

Glukagon ist ein Polypeptid, das aus einer Aminosäurekette besteht. Es ähnelt in seinem Aufbau dem Sekretin. Glukagon wird in den A-Zellen des Pankreas gebildet. Die Hauptaufgabe des Glukagon ist die Bereitstellung von Glukose im Blut durch **Abbau von Glykogen**. Damit ist Glukagon ein Gegenspieler zum Insulin.

Normalerweise ist die Sekretion von Glukagon relativ konstant. Eine erhöhte Ausschüttung erfolgt bei hypoglykämischen Zuständen, eiweiß- oder aminosäurehaltiger Nahrung, starker körperlicher Beanspruchung und Stress. Es wird in der Leber inaktiviert. Insulin, Somatostatin und GLP-1 hemmen die Ausschüttung von Glukagon.

Glukagon steigert den Abbau von Glykogen (Glykogenolyse) in den **Leberzellen**, indem es Enzyme, besonders die Glykogenphosphorylase aktiviert. Das Enzym baut Glykogen zu Glukosemolekülen ab. Glukagon fördert keinen Glykogenabbau im Muskel.

Im Fettgewebe bewirkt Glukagon eine **Steigerung des Fettsäureabbaus**, was zu einem erhöhten Anfall von **Ketonkörpern** führt.

Glukagon bewirkt eine starke **Proteolyse** zur Glukoseneubildung, was zu einem Anstieg von Harnstoff im Blut führt.

Fazit
Glukagon sorgt für die Bereitstellung von Glukose. Es steigert die Glykogenolyse und fördert die Lipolyse und Proteolyse.

15.7.3 Gastrin

Die Bildung von Gastrin im **Pankreas** ist für die Verdauung von untergeordneter Bedeutung, da die Ausschüttung direkt im Magen erfolgt. Sie wird erst bedeutsam, wenn sich ein Gastrinom entwickelt (Kap. 9.2.4).

15.7.4 Somatostatin

Die Bildung von Somatostatin hat vielfältige Wirkung und gilt insgesamt als **großer Inhibitor** (Kap. 15.2.6). Es wirkt sowohl hemmend auf die Insulin- wie auch Glukagonsekretion.

15.8 Hormon der Zirbeldrüse (Melatonin)

Das Hormon der Zirbeldrüse ist **Melatonin**, das für den Schlaf von großer Bedeutung ist. Es wird mit Beginn der Dämmerung aus **Serotonin** gebildet und freigesetzt und erreicht ein Maximum gegen 3:00 Uhr. Mit Beginn des Tageslichtes wird die Synthese und Sekretion gehemmt. Im Winter bleibt der Melatoninspiegel wegen der längeren Dunkelheit deutlich höher als zu anderen Jahreszeiten.

Melatonin wird in der Leber inaktiviert und mit dem Urin ausgeschieden (Kap. 16.5.2).

Pathologie

Depression
Eine Depression kann durch einen **Mangel an Serotonin** ausgelöst werden. Durch Licht (Lichttherapie) wird die Serotoninproduktion angeregt, daneben werden selektive (**SSRI**) und nicht selektive Monoamin-Wiederaufnahmehemmer (**NSMRI**) verabreicht.

Medikamente

Melatoninsubstitution
Melatonin wird bei Schlafstörungen verabreicht, wobei der Einsatz und die Wirkung nicht unumstritten sind. Untersuchungen zeigen einen positiven Effekt bei Schlafstörungen durch Jetlag oder Schichtarbeit.

Fazit
Melatonin wird aus Serotonin gebildet. Die Synthese wird mit beginnender Dämmerung initiiert und beim Einsetzen des Tageslichtes gehemmt.

15.9 Gewebs- und Zellhormone

Neben den oben beschriebenen klassischen Hormonen bildet der Körper auch sog. Gewebshormone oder besser Zellhormone (spezialisierte Zellen), die überall im Gewebe vorkommen können.

Die gebildeten Hormone wirken auf Zellen in ihrer Nähe, indem sie entweder durch **Diffusion** an den Wirkort gelangen (parakriner Hormontyp) oder **über das Blut** angeschwemmt werden (endokriner Hormontyp).

Da diese zu den einzelnen Organsystemen eingehend vorgestellt werden, folgt hier eine kurze Übersicht.

15.9.1 Renin, Erythropoetin, Angiotensin

In den Nieren werden Renin und Erythropoetin gebildet, durch das Renin im Blut wiederum Angiotensin (Kap. 10.4.3).

15.9.2 Natriuretische Hormone

In der Herzvorhöfen und -kammern werden die natriuretischen Hormone **ANP und BNP** gebildet (vgl. Kap. 12.4.3).

15.9.3 Gastrointestinale Hormone

Der Verdauungstrakt bildet eine Vielzahl von Zellhormonen, so z. B. **Gastrin, Sekretin, Cholezystokinin, GIP, Motilin, Serotonin, Inkretine** (**Tab. 9.2**).

15.9.4 Histamin

Histamin ist ein biogenes Amin, das als Gewebshormon in verschiedene Stoffwechsel- und Abwehrreaktionen eingreift (Kap. 14.3).

15.9.5 Prostaglandine

Diese wurden zunächst in den Keimdrüsen gefunden, deshalb der Name. Sie kommen in allen Geweben vor. Sie haben vielfältige Wirkungen, von Fieber- und Schmerzerzeugung über Entzündungsmediatoren bis zur Beeinflussung der Muskulatur (Kap. 7.1.1).

15.9.6 Leukotriene

Auch die Leukotriene haben einen großen. Anteil als Entzündungsmediator, sodass auch sie beim Immunsystem behandelt werden (Kap. 14.3).

15.9.7 Kinine

Die Vorstufen der Kinine, sog. **Kininogene**, werden in der Leber gebildet. Sie werden aktiviert unter Mithilfe des Gerinnungsfaktors XII. Ihr Abbau erfolgt in der Lunge durch das Enzym ACE.

Sie spielen eine lokale und systemische Rolle bei der Blutdruckkontrolle, bei der Blutgerinnung, bei Entzündungen und Schmerzen. Ihre wichtigsten Vertreter sind **Kallidin** und **Bradykinin**.

Auf die Gefäße wirken sie **dilatierend** und senken den Blutdruck, auf die glatte Muskulatur des Darms, des Uterus und der Bronchien wirken sie kontrahierend. Auf den **Entzündungsprozess** wirken sie ein, indem sie die Rezeptoren auf den Leukozyten aktivieren, die Leukozytenwanderung fördern und die Gefäßpermeabilität durch Vasodilatation erhöhen. Durch die Aktivierung von Schmerzrezeptoren auf den Nervenendigungen lösen sie **Schmerzen** aus. Sie wirken auf die **Blutgerinnung** ein, indem sie die Thrombozytenaggregation behindern.

15.10 Untersuchungen

Vorgestellt werden ausschließlich wichtige Untersuchungen und Parameter, die für den Heilpraktiker relevant sind.

15.10.1 Serologische Untersuchungen

Hormone werden anhand serologischer Untersuchungen erfasst und sind jeweils zu den einzelnen Organsystemen eingebunden. Wichtige diagnostische Parameter sind:

- **Schilddrüsenuntersuchungen:**
  - TSH und T_3 und T_4; bei autoimmunologischen Prozessen TAK und TRAK
  - Verdacht auf Tumor: Kalzitonin
- **Nebennierenrindenerkrankungen:** Natrium, Kalium, pH-Wert, Kalzium, Kortisol
- **Gonaden:** Östrogen, Progesteron, Testosteron, Prolaktin
- **Prostataentzündung oder -karzinom:** PSA-Wert

- **Schwangerschaft:** β-HCG im Morgenurin
- **Diabetes mellitus:**
  - Blut- und Urinzuckergehalt
  - Diabetes-Langzeitwert: HbA_{1c}
  - oral: Glukosetoleranztest

15.10.2 Körperliche Untersuchungen

15.10.2.1 Inspektion

Verschiedene hormonelle Erkrankungen verändern das Aussehen des Patienten:

- Morbus Cushing: Stammfettsucht, Stiernacken, Vollmondgesicht mit Plethora, Striae
- Hypothyreose: generalisiertes Myxödem, Haarausfall
- Hyperthyreose: Ruhelosigkeit, Tremor, Abmagerung, Alopezie, Schweiß
- Morbus Addison: hyperpigmentierte Haut, Abmagerung
- Akromegalie: teilweise vergrößerte Akren, Kinn oder Lippen
- hypophysärer Minderwuchs: zu kleine Menschen

15.10.2.2 Generelle Untersuchung

Blutdruck und Puls geben deutliche Hinweise durch die Erhöhung oder Erniedrigung in Kombination mit Aussehen und Zusatzsymptomen auf eine hormonell bedingte Erkrankung. Daneben erfolgen an den Organen folgende Untersuchungen:

- **Schilddrüse:**
  - Schilddrüsenpalpation: Vergrößerung, Schluckverschieblichkeit und knotenförmige Veränderungen
  - Schilddrüsenauskultation: Schwirren über der Schilddrüse bei einer Überfunktion
  - Betrachtung der Augen bezüglich eines Exophthalmus (Morbus Basedow)
  - apparative Untersuchungen: Ultraschall, Szintigrafie
- **Bauchspeicheldrüse:** Ultraschall, CT, MRT, ERCP
- **Prostata:**
  - Palpation auf Veränderung der Größe und Oberflächenbeschaffenheit
  - apparative Untersuchungen: CT, MRT
- **Hoden:** Verhärtungen, Sitz (Leiste, Hodensack)

Häufig gestellte Fragen

Warum wirkt bei einem Typ-II-Diabetiker injiziertes Insulin, obwohl er genügend eigenes Insulin produziert?

Durch die Hyperglykämie wird vermehrt Insulin ausgeschüttet und an die Insulinrezeptoren geschleust. Je häufiger ein Insulinrezeptor angesprochen wird, desto länger braucht die Zelle, um den Rezeptor wieder aufzubauen (Down-Regulierung). Wenn nun immer eine definierte Menge Insulin gespritzt wird, werden die Rezeptoren auch definiert angesprochen, was zu einer Erholung der Rezeptoren führt, sodass sich ein Gleichgewicht einstellen kann.

Warum sollte sich ein Diabetiker vor grippalen Infekten hüten?

Durch einen Infekt wird das Abwehrsystem des Körpers aktiviert und die Stresshormone Kortisol und Adrenalin ausgeschüttet. Das führt zu einer Glukoseerhöhung durch Glukoneogenese und Insulinhemmung. Der Diabetiker (besonders Typ I) kann dadurch ein hyperglykämisches Koma entwickeln.

Warum kommt es beim Typ-I-Diabetiker zu einer Ketoazidose, beim Typ-II-Diabetiker aber nicht?

Durch den absoluten Insulinmangel kommt es beim **Typ-I-Diabetiker** zu einem vermehrten Fettabbau und damit zur gesteigerten Bildung von Ketonkörpern.

Der **Typ-II-Diabetiker** hat eine gewisse Menge an Insulin, darum ist der Fettstoffwechsel nicht in dem Maße gestört. Durch deutlich höhere Zuckerwerte im Blut als beim Typ-I-Diabetiker kommt es beim Typ-II-Diabetiker eher zu einem hyperosmolaren Koma mit Dehydratation.

Warum ist eine Hypothyreose/Hyperthyreose von einem Myxödem begleitet?

Durch den verminderten Abbau der Zucker durch eine Hypothyreose kommt es zur Bildung von Mukopolysacchariden, die sich im Interstitium ablagern und viel Wasser binden. Das führt zu teigigen Anschwellungen, dem Myxödem. Im Gegensatz zu wässrigen Ödemen hinterlässt ein Eindrücken keine bleibenden Dellen. Bei der Hyperthyreose lagern sich saure Mukopolysaccharide prätibial und retroorbital (Exophthalmus) ein.

Wodurch entstehen beim Morbus Cushing Striae?

Das Unterhautfettgewebe wird überdehnt und das Venengeflecht ausgedünnt, sodass sich tiefrote Streifen (Striae) bevorzugt am Bauch, an den Oberschenkeln und im Arm-, Achselbereich entwickeln.

Warum kommt es zu Winterdepressionen?

Im Winter wird durch die frühe Dämmerung die Melatoninsynthese früher angekurbelt. Der Spiegel bleibt auch tagsüber wegen der häufig fehlenden Sonne höher. Da Melatonin aus Serotonin hergestellt wird, fehlt dieses, sodass es zu Müdigkeit, Lustlosigkeit und Antriebsschwäche kommt. Zur Behandlung wird Lichttherapie empfohlen oder Medikamente der Gruppe der Serotonin-Wiederaufnahmehemmer, um den Serotoninspiegel zu erhöhen.

Warum senkt Alkohol den Blutzuckerspiegel?

Zum Abbau von Alkohol wird eine große Menge Energie verbraucht, sodass eine große Menge Glukose und Sauerstoff zur Verfügung stehen muss. Das führt bei chronischem Alkoholgenuss schnell zu Hypoglykämien.

Wie ist ein hoher Nüchternblutzuckerspiegel am Morgen zu erklären?

Durch die Ausschüttung von Kortisol in den frühen Morgenstunden steigt der Blutzuckerspiegel, da Glukokortikoide Glukose neu bilden und die Adrenalinausschüttung stimulieren. Adrenalin fördert ebenfalls die Glukoneogenese.

Warum haben die Menschen bei einer Nebennierenrindeninsuffizienz (Morbus Addison) eine starke Braunfärbung der Haut?

Durch die Nebenniereninsuffizienz ist der Kortisolspiegel im Blut niedrig, was die Bildung und Ausschüttung von CRH fördert. CRH führt zur Bildung des Proopiomelanocortins, einer Vorstufe von ACTH, MSH und β-Endorphin. Dies wiederum fördert die Braunfärbung der Haut.

Warum wird man in Stresssituationen nicht krank, wohl aber hinterher?

In belastenden Situationen werden vermehrt die Stresshormone CRH, ACTH und Endorphine ausgeschüttet. Das schützt den Menschen vor Krankheiten, Schwäche und Mutlosigkeit. Ist die Belastung vorbei, fällt die Konzentration der Stresshormone rapide ab. Die infektabwehrende Komponente des Kortisols und die schmerzlindernde, euphorisch machende Wirkung der Endorphine fehlen; der Organismus ist in hohem Maße geschwächt und anfällig für Infekte.

Warum führt Alkoholgenuss zu einem verstärkten Harndrang?

Alkohol hemmt die ADH-Sekretion, sodass es zu einer vermehrten Harnausscheidung kommt.

Warum fördert ACTH die Insulinausschüttung?

Durch ACTH wird die Bildung von Kortisolen gefördert. Durch das vermehrte Angebot an Kortisol wird die Glukoneogenese erhöht, der Blutzuckerspiegel steigt, was zur Stimulation der B-Zellen der Langerhans'schen Inseln und zur höheren Insulinausschüttung führt.

Warum kommt es bei einer Schilddrüsenunterfunktion zur Unfruchtbarkeit?

Eine Schilddrüsenunterfunktion führt zur vermehrten Ausschüttung von TRH. TRH stimuliert die Prolaktinbildung. Ein erhöhter Prolaktinspiegel unterbindet die Ovulation und damit den Eisprung. So kann keine Befruchtung stattfinden.

Warum wirkt Kortison so gut bei allergischen Prozessen, Entzündungen und rheumatischen Zuständen?

Das Glukokortikoid Kortisol behindert die Proteinbiosynthese und führt zu einem vermehrten Proteinabbau im lymphatischen Gewebe, sodass die Antikörperbildung gehemmt wird. Andererseits hemmen die Glukokortikoide die Freisetzung proteolytischer Enzyme, die Leukozytenwanderung und unterbinden den Hauptsignalübertragungsweg, sodass keine Leukotriene, Prostaglandine, Prostazykline und Thromboxane gebildet werden (Kap. 14.3). Des Weiteren verhindert Kortisol die Bildung von Zytokinen (Interferone, Interleukine etc.) und die Freisetzung von Histamin. Das führt zur entzündungshemmenden und antiallergischen Wirkung des Kortisols. Zusätzlich unterdrücken Glukokortikoide die Bildung von Fibroblasten und Kollagenen (Kap. 13.3), was sie zu guten Antirheumatika macht.

Wo liegen die Gefahren durch einen Hodenhochstand?

Durch die Körperwärme wird die Bildung der Spermien behindert, sodass es zur Sterilität kommen kann. Zudem besteht die Gefahr der karzinomatösen Entartung.

Wann ist TSH bei einer Schilddrüsenüberfunktion erniedrigt, wann erhöht?

Wenn die Problematik einer Überfunktion in der Schilddrüse selbst liegt, ist der TSH-Wert erniedrigt. Liegt die Problematik in der Hypophyse oder gar dem Hypothalamus, ist der TSH-Wert erhöht.

Warum entwickeln magersüchtige Patientinnen eine Amenorrhöe?

Die Sexualhormone werden aus Cholesterin gebildet. Magersüchtige Patientinnen haben in der Regel einen sehr niedrigen Cholesterinspiegel. Dadurch können weder Östrogene noch Gestagene gebildet werden. Die Ovulation bleibt also aus.

Warum hat man bei einer Hyperthyreose eine Tachykardie und eine große Blutdruckamplitude?

Bei einer Hyperthyreose ist der Sympathikus sehr stimuliert. Das führt zu einer vermehrten Adrenalinausschüttung, die u. a. die Herzfrequenz heraufsetzt, was eine Tachykardie bewirkt. Gleichzeitig kommt es zu einer Vasokonstriktion, die den systolischen, nicht aber den diastolischen Blutdruck anhebt. Das führt zu einem Hypertonus mit großer Blutdruckamplitude.

Warum kann bei einem Hyperinsulinismus eine Hypokaliämie entstehen?

Eine Hypokaliämie kann entstehen, da das Insulin den Kaliumeinbau in die Zellen fördert und dadurch im Interstitium und im Blut zu wenig Kalium verbleibt.

Warum führt ein Morbus Cushing zu einer Wachstumshemmung bei Kindern?

Das Wachstum ist durch den Abbau von Fetten und Eiweißen gestört (kataboler Effekt des Kortisons).

Warum kommt es bei Morbus Cushing zu einer Eosinopenie und Leukopenie und zu einer Erythrozytose?

Durch die Unterdrückung der Abwehrprozesse kommt es zur Eosinopenie und Leukopenie. Andererseits muss genügend Energie bereitgestellt werden, sodass Kortisol die Erythropoese anregt.

Wodurch entstehen beim Morbus Cushing Symptome wie Stammfettsucht, Stiernacken und Vollmondgesicht?

Durch Kortisol werden Fette aus den Lipoproteinen freigesetzt und die Triglyzeride zu Glyzerin und Fettsäuren abgebaut. Glyzerin wird in der Leber zur Herstellung von Glukose verwendet, die Fettsäuren werden umverteilt und am Stamm, Nacken und Gesicht in die Fettzellen eingelagert, die Kortisonrezeptoren enthalten. Am Stamm findet man deutlich mehr Fettzellen als an den Extremitäten. Zusätzlich kommt es durch den Eiweißabbau zu Muskelschwund, sodass die Extremitäten dünn werden.

Warum liegt beim Diabetes insipidus eine Hypernatriämie vor, obwohl sehr viel Wasser ausgeschieden wird?

Der Diabetes insipidus beruht darauf, dass entweder kein ADH vorhanden ist oder kein ADH am distalen Tubulus und Sammelrohr wirken kann. Das bedeutet, dass kein Wasser rückresorbiert werden kann. Die Natriumkonzentration wird durch Aldosteron geregelt. Der Aldosteronkreislauf ist stark angeregt, da der Blutdruck durch den Wasserverlust sinkt. Dadurch kommt es zu einer vermehrten Natriumrückresorption und zu einer Hypernatriämie.

Warum verstärkt sich der Schmerz der Hodentorsion durch Anheben des Hodens?

Bei einer Hodentorsion hat sich der Hoden um den versorgenden Gefäßstiel verdreht und dabei Gefäße abgeklemmt. Das führt zu Nekrosen und Zelluntergang. Der Prehn-Test ist negativ, der Kremasterreflex aufgehoben. Wenn nun der Hoden hochgehoben wird, wird die Gefäßabklemmung verstärkt.

Kann man Jod überdosieren?

Jod ist ein notwendiges Spurenelement zum Aufbau der Schilddrüsenhormone. Der tägliche Bedarf liegt bei 200 µg täglich. Eine Jodüberdosierung > 500 µg pro Tag führt zu Schilddrüsenüberfunktion, Hautausschlägen, Unruhezuständen, Aggression, Gewichtsabnahme etc.

Warum muss das Blut für eine Bestimmung des PSA-Wertes vor einer manuellen Untersuchung abgenommen werden?

Das PSA wird von den Drüsenzellen der Prostata und den umgebenden Drüsenzellen gebildet. Durch Druck auf die Prostata durch z. B. Geschlechtsverkehr, Fahrradfahren, manuelle Untersuchung wird vermehrt PSA ins Blut abgegeben. Da die Höhe des PSA-Wertes ernsthafte Prostataerkrankungen, z. B. Prostatahypertrophie, Prostatitis oder Prostatakrebs, anzeigt, ist die Ermittlung der genauen Werte wichtig.

Was bedeutet der Begriff LADA-Diabetestyp?

LADA bedeutet latent autoimmunologischer Diabetes der Erwachsenen („latent autoimmune diabetes of adults"). Die Patienten zeigen Symptome wie die juvenilen Diabetiker. Allerdings findet man nicht sofort einen absoluten Insulinmangel. Dieser entwickelt sich langsam. Deshalb wird die Erkrankung zunächst als Diabetes Typ II diagnostiziert. Man vermutet auch hier als Ursache Krankheiten, die zu autoimmunologischen Prozessen geführt haben. Es finden sich Inselzellantikörper (ICA) und Antikörper gegen das Enzym Glutamatdecarboxylase (GADA), die die Inselzellen langsam zerstören. Ebenso sind die Patienten nicht übergewichtig. Je jünger die Patienten sind, die im Erwachsenenalter einen Diabetes entwickeln, desto höher ist die Anzahl autoimmunologischer Prozesse; je älter die Patienten sind, desto eher haben sie einen Typ-II-Diabetes entwickelt.

Warum führt eine Hypothyreose zu einer depressiven Verstimmung?

Die Schilddrüsenhormone beeinflussen nicht nur das Herz-Kreislauf-System, sondern auch den Stoffwechsel des Gehirns. Daneben wird die Wirkung der Katecholamine verstärkt. Damit haben die Schilddrüsenhormone auch einen großen Einfluss auf die Psyche und seelichen Befindlichkeiten (Kap. 18.5.3). Eine Unterfunktion der Schilddrüse führt zu einem verlangsamten Stoffwechsel mit Müdigkeit, Erschöpfung, Konzentrationsstörungen, Frieren.

Was ist das interstitialzellenstimulierende Hormon (ICSH)?

Früher war man der Ansicht, dass das Luteinisierungshormon (LH) im weiblichen Organismus eine andere Wirkung hat als im männlichen Körper und nannte es interstitialzellenstimulierendes Hormon (ICSH). Nach heutigem Wissen handelt es sich um ein und dasselbe Hormon, deshalb verzichtet man auf diese Unterscheidung.

Warum sind Gewichtsverlust, Juckreiz, Polyurie, Polydipsie, Sehstörungen Frühsymptome eines Diabetes mellitus?

Gewichtsverlust: Durch einen Insulinmangel kann keine Glukose in die Zellen transportiert werden, sodass den Zellen die notwendige Energie fehlt. Es kommt zum Fett- und Eiweißabbau zur Energiebereitstellung, was zu Gewichtsverlust führt.
Juckreiz: Durch den erhöhten Zuckergehalt im Blut verschlechtert sich die Durchblutung auch der Haut. Zudem bindet Zucker viel Wasser, sodass es zusätzlich zur Austrocknung der Haut kommt. Trockene, schlecht durchblutete Haut führt zum Juckreiz.
Polyurie: Ab einem Glukosegehalt im Blut von 160–180 mg/dl Glukose wird Glukose mit dem Harn ausgeschieden. Glukose ist eine stark wasseranziehende (hygroskopische) Substanz, sodass gleichzeitig mit der Glukoseausscheidung auch viel Wasser ausgeschieden wird.
Polydipsie: Durch den erhöhten Glukosegehalt steigt die osmotische Konzentration im Blut, die zu Durst führt und durch vermehrtes Trinken vermindert wird. Ebenso zieht eine Polyurie auch Durst nach sich.
Sehstörungen: Durch den hohen Glukosegehalt im Blut und den Körperflüssigkeiten kommt es zu einem Aufquellen der Linsen. Das führt zu verschwommenem und unscharfem Sehen.

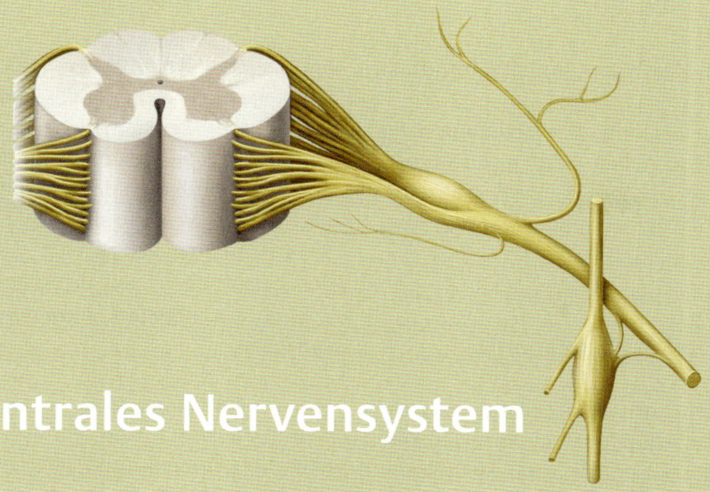

16 Zentrales Nervensystem

Das Nervensystem ist neben dem endokrinen System das vorrangige Körpersystem, das Informationen erfasst, auswertet, speichert und in spontane oder langfristig wirkende Reaktionen umsetzt. Unter anderem stellt das Nervensystem die Aktion und Kommunikation des Körpers mit der Außenwelt sicher. Es bildet die Grundlage für Gefühle und die mentale Konstitution eines Menschen. Man unterscheidet das ZNS, das sich zusammensetzt aus Nerven des Gehirns und Rückenmarks, das periphere Nervensystem, das die Informationen von außen der Zentrale zuführt und die Antworten der Zentrale wieder nach außen in die Peripherie bringt (wahrgenommen durch die Sinnesorgane, Kap. 17) sowie das vegetative Nervensystem (Sympathikus und Parasympathikus), dessen Nervenbahnen zu den inneren Organen und Drüsen führen.

16.1 Fetale Entwicklung

Bis etwa zur **16. bzw. 18. Schwangerschaftswoche** sind die fetalen Bewegungen reflexartig, da noch kein ZNS besteht. Jedoch sind ab der 3. Schwangerschaftswoche die Grundlagen dazu angelegt.

Das ZNS entwickelt sich ungefähr **ab der 18. Schwangerschaftswoche** und verbindet kontinuierlich das Gehirn mit den meisten Teilen des Körpers. Zu diesem Zeitpunkt entstehen auch die Geschmacksknospen der Zunge:

- Bis zur **24. Woche** wird die Großhirnrinde angelegt.
- Bis zur **26. Woche** entwickeln sich das Innen- und Mittelohr und deren Nervenbahnen.
- Ab der **28. Woche** kann der Fetus riechen und ab der **30. Woche** sehen.

Bei der Geburt sind die meisten Nervenzellen des Gehirns vorhanden. Nach der Geburt wächst das Gehirn weiter und die Nervenfasern werden mit Myelinscheiden ummantelt, die fett- und eiweißhaltig sind. Dadurch erhöht sich der Fettanteil im Gehirn, was für die Nervenleitgeschwindigkeit von großer Wichtigkeit ist.

16.2 Anatomie des Nervensystems

Das Nervensystem setzt sich zusammen aus **Nerven-** (Neuronen) und **Gliazellen**. Nervenzellen werden zu **Funktionseinheiten** zusammengefasst (z. B. extrapyramidales und pyramidales System, sensorisches und motorisches System). Informationen des Nervensystems werden über **Neuro-**

transmitter oder **elektrische Impulse** vermittelt (vgl. Kap. 6.2).

Hier sollen die anatomischen Strukturen des Nervensystems beschrieben werden, sowohl die kleinsten Einheiten, als auch die großen Strukturen, die das zentrale und periphere Nervensystem ausmachen.

16.2.1 Nervenzellen (Neuronen)

Ein Neuron besteht aus einer Zelle, deren Zellmembran im Unterschied zu einer normalen Körperzelle viele unterschiedlich lange Ausstülpungen aufweist. Diese Ausstülpungen werden **Dendriten** und **Axone** genannt.

Es finden sich viele Dendriten an einer Zelle, die Informationen zum Zellsoma weiterleiten, aber in der Regel nur 1 Axon, das Informationen der Nervenzelle auf andere Zellen überträgt. Das Axon teilt sich an seinem Ende in viele kleine **Endknöpfchen** auf. Damit wird dafür gesorgt, dass dieselben Informationen zeitgleich auf viele Zellen übertragen werden (**Abb. 6.1**).

Die **Empfängerzellen** können Dendriten und Axone von Nervenzellen sein, aber auch jedwede andere Zelle, z. B. Nerven-, Muskel- oder Drüsenzellen.

Während die Reizweiterleitung entlang eines Axons elektrischer Natur ist, erfolgt die Reizübertragung von einer Nervenzelle zu anderen Zellen (Erfolgsorgan) auf chemischem Wege über sog. **Synapsen** mithilfe von **Neurotransmittern.**

Das Innere einer Nervenzelle unterscheidet sich von einer normalen Körperzelle dadurch, dass die eiweißproduzierenden Anteile **Nissl-Schollen** heißen.

16.2.1.1 Synapsen

Die Synapsen werden nach ihren jeweiligen Partnern benannt: axo-axonische, axo-dendritische bzw. axo-somatische Synapse, wobei das Soma der Nervenzellleib sein kann oder aber andere Zellen. Trifft ein Axon auf eine willkürliche Muskelfaser, heißt diese Synapse motorische Endplatte.

Eine Synapse besteht aus der Membran des axonalen Endknöpfchens (präsynaptische Membran), einem **synaptischen Spalt** und der gegenüberliegenden Membran des Erfolgsorgans (postsynaptische Membran). Die Nervenzelle bildet eine Überträgersubstanz (**Neurotransmitter**), die durch Mikrotubuli in das Endknöpfchen gelangen und dort in Vesikeln vorrätig gehalten werden. Bei bestimmten Reizen wird der Transmitter in den synaptischen Spalt abgegeben.

Es gibt **erregende, hemmende** und **Mischsynapsen**.

16.2.1.2 Neurotransmitter

Neurotransmitter sind entweder **Aminosäuren** oder von Aminosäuren abgeleitete Substanzen (**biogene Amine**). Sie werden von Nervenzellen gebildet, in Vesikeln gespeichert und bei Bedarf in den synaptischen Spalt ausgeschüttet.

Es gibt viele verschiedene Transmitter, z. B. Acetylcholin, Adrenalin, Noradrenalin, Dopamin, Serotonin, Glutamat, GABA und Glycin (Kap. 6.2.4), von denen hier nur die für Heilpraktiker wichtigsten genannt sind.

Zur Isolierung, Stütze, Ernährung und Abwehr sind die Nervenzellen umgeben von **Gliazellen** (Neuroglia).

16.2.1.3 Neuroglia

Man unterscheidet 3 verschiedene Zelltypen. Dies sind Astrozyten (sternförmige Zellen), Oligodendrozyten und Mikroglia (**Abb. 16.1**).

Astrozyten beeinflussen den Übergang von Stoffen aus dem Blut ins Gehirn zu den Nervenzellen und bilden die Blut-Hirn-Schranke.

Oligodendrozyten dienen als elektrische Isolierung und bilden im peripheren Nervensystem die Markscheiden als Schwann'sche Zellen.

Mikrogliazellen wehren durch Phagozytose Krankheitserreger ab und haben neben den oben beschriebenen Aufgaben je nach Zelltyp zusätzliche, spezielle Aufgaben.

Schwann'sche Zellen bilden eine dicke Myelinscheide, die unterbrochen wird durch sog. **Ranvier'sche Schnürringe**. An diesen Stellen fehlt die Isolierung. Die Schnürringe haben den Effekt, dass sich der Nervenimpuls schneller fortsetzen kann,

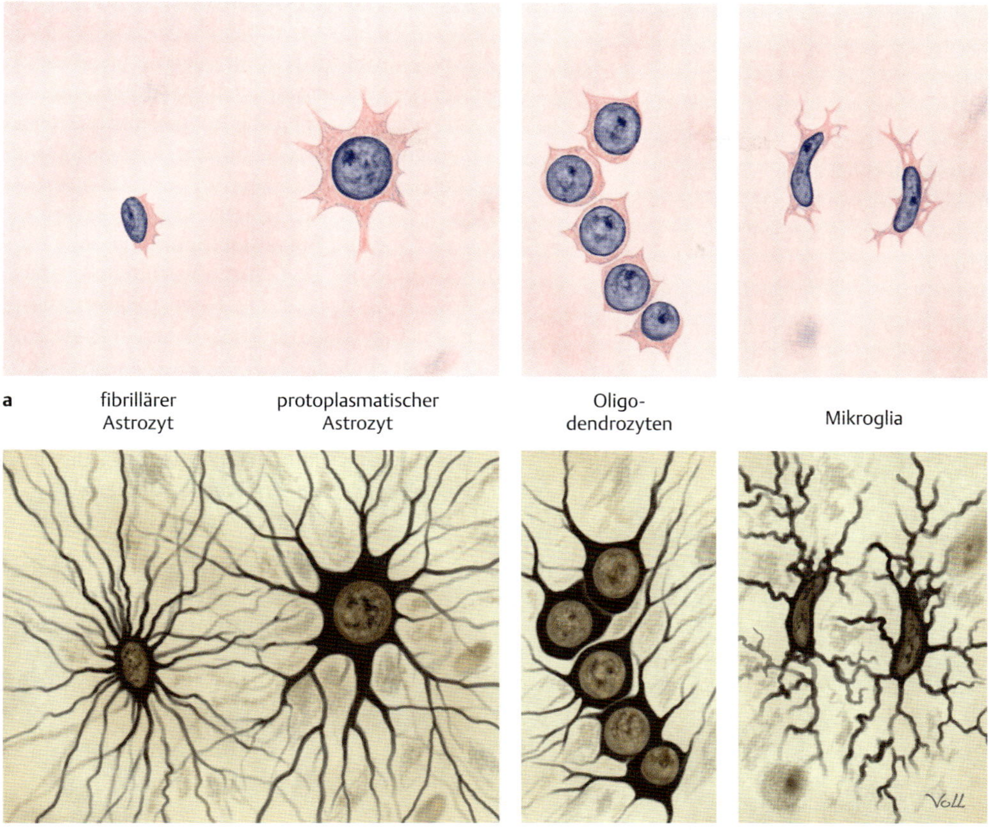

Abb. 16.1 Neuroglia. (aus: Schünke M, Schulte E, Schumacher U. Prometheus. LernAtlas der Anatomie. Allgemeine Anatomie und Bewegungssystem. Illustrationen von M. Voll und K. Wesker. 3. Aufl. Stuttgart: Thieme; 2012: 79, Abb. F)

da er immer von Schnürring zu Schnürring springt (saltatorische Erregungsleitung, **Abb. 6.6**).

16.2.1.4 **Zusammenschluss von Nervenzellen und Axonen**

Orte, an denen sich eine große Anzahl von Zellkörpern befindet, stellen die sog. **graue Substanz** dar, Regionen, in denen mehr Nervenfasern verlaufen, sind die sog. **weiße Substanz**.

Lagern sich Nervenzellkörper mit gleichen Funktionen zusammen, nennt man sie im ZNS **Kerne** (Nuklei) und in der Peripherie **Ganglien**.

Lagern sich Axone zusammen, bilden sie Faserbündel, die im ZNS **Tractus** und in der Peripherie **Plexus** genannt werden.

Fazit

Das Nervensystem besteht aus Neuronen. Ein Neuron enthält viele Dendriten, die Informationen zur Nervenzelle leiten und in der Regel 1 Axon, das die Informationen von der Nervenzelle fortleitet. Die Reizweiterleitung innerhalb des Axons ist eine elektrische Reizweiterleitung, die auf Erfolgsorgane eine chemische mithilfe von Neurotransmittern.

Eine chemische Reizweiterleitung erfolgt über Synapsen; Überträgerstoffe sind Neurotransmitter. Eine Synapse besteht aus einer präsynaptischen und postsynaptischen Membran sowie einem synaptischen Spalt. Es gibt erregende, hemmende und Mischsynapsen.
Nervenzellen sind umgeben von Gliazellen, die in Form, Größe und Funktion unterschiedlich sind.
Ansammlungen von Nervenzellen bilden eine graue Substanz, Ansammlungen von Axonen eine weiße Substanz. Funktionelle Zusammenschlüsse von Nervenzellen nennt man Kerne und Ganglien, Zusammenschlüsse von Axonen Tractus und Plexus.

16.2.2 Gehirn (Cerebrum)

Das Gehirn liegt teilweise geteilt, teilweise ungeteilt im knöchernen Schädel. Zu ihm werden gerechnet: 2 Großhirnhälften (Hemisphären), das Zwischenhirn, das Stammhirn und das Kleinhirn (Cerebellum).

16.2.2.1 Großhirnhälften (Hemisphären)

Der obere Teil des Gehirns bis zum Balken besteht aus 2 Großhirnhälften (**Hemisphären**), die über einen sog. **Balken** (Corpus calosum) miteinander verbunden sind.

Eine dichte Schicht von Nervenzellen überzieht die Hemisphären von außen (**graue Substanz**), während nach innen und zum Rückenmark hin viele Axone verlaufen (**weiße Substanz**).

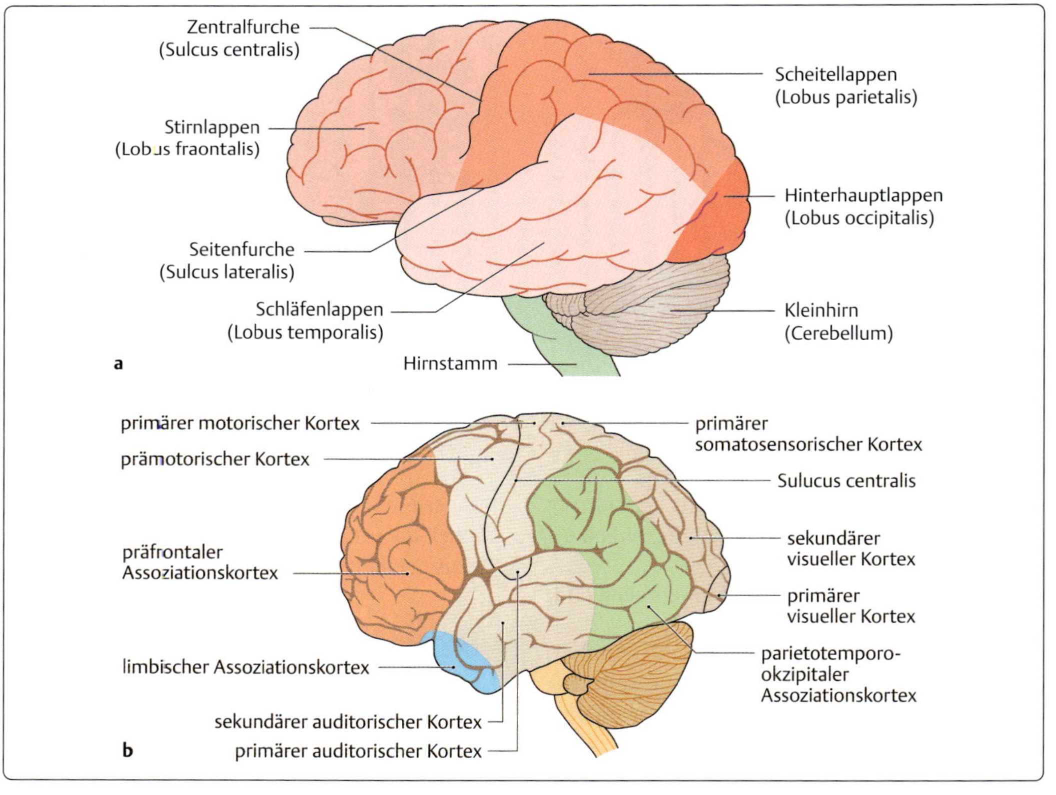

Abb. 16.2 Großhirnhälften.

a Hirnlappen. (aus: Faller A, Schünke M. Der Körper des Menschen. 16. Aufl. Stuttgart: Thieme; 2012: Abb. 13.5)

b Einteilung der Hirnlappen nach physiologischen Funktionen. (aus: Gekle M, Wischmeyer E, Gründer S, Petersen M, Schwab A, Markwardt F, Klöcker N, Baumann R, Marti H. Taschenlehrbuch Physiologie. Stuttgart: Thieme; 2010: 770, Abb. 25.1b)

Die Gehirnoberfläche enthält zahlreiche **Windungen** (Gyrus), **Furchen** (Fissura) und **Gräben** (Sulcus). Diese Strukturen dienen der Oberflächenvergrößerung. Die Ausbildung der Windungen beginnt ca. in der 24. Schwangerschaftswoche und deren Anzahl nimmt bis zum Erwachsenenalter weiter zu.

Die Gehirnhälften werden eingeteilt in **verschiedene Lappen** (Lobi), die durch Furchen oder Gruben voneinander getrennt sind:

- Stirnlappen (Lobus frontalis)
- Scheitellappen (Lobus parietalis)
- Schläfenlappen (Lobus temporalis)
- Hinterhauptslappen (Lobus occipitalis)
- Insellappen (Lobus insularis)

Eine **Zentralgrube** (Sulcus centralis) trennt den Stirn- von den Scheitellappen. Vor (im Stirnlappen) und hinter (in den Scheitellappen) der Zentralfurche liegen wichtige Hirnwindungen (**Sitz der Motorik und Sensorik**), die der Lage entsprechend Gyrus praecentralis (Motorik) und postcentralis (Sensorik) genannt werden. Innerhalb eines Lappens unterscheidet man **Felder**, denen funktionelle Teilbereiche zugeordnet sind (**Abb. 16.2**).

Alle Bereiche des Gehirns sind über Axone miteinander verbunden.

16.2.2.2 Homunkulus

Auf einem Teil der Großhirnrinde, dem **Gyrus praecentralis und postcentralis**, ist der gesamte Körper sowohl motorisch als auch sensorisch abgebildet. Diese Körperabbildungen nennt man Homunkulus (**Abb. 16.3**).

16.2.2.3 Weiße Substanz

Die weiße Substanz besteht aus Axonen, die verschiedene Gebiete miteinander verbinden. Bringen sie die Informationen von außen zum Gehirn oder vom Gehirn nach außen, nennt man ihre Bahnen **Projektionsbahnen**. Wenn sie die einzelnen Areale einer Gehirnhälfte miteinander verbinden, heißen sie **Assoziationsbahnen**. Die Verbindung beider Hemisphären erfolgt durch **Kommissurenbahnen** (**Abb. 16.4**).

Innerhalb der weißen Substanz gibt es Kerngebiete, die sog. **Basalganglien** (subkortikale Ker-

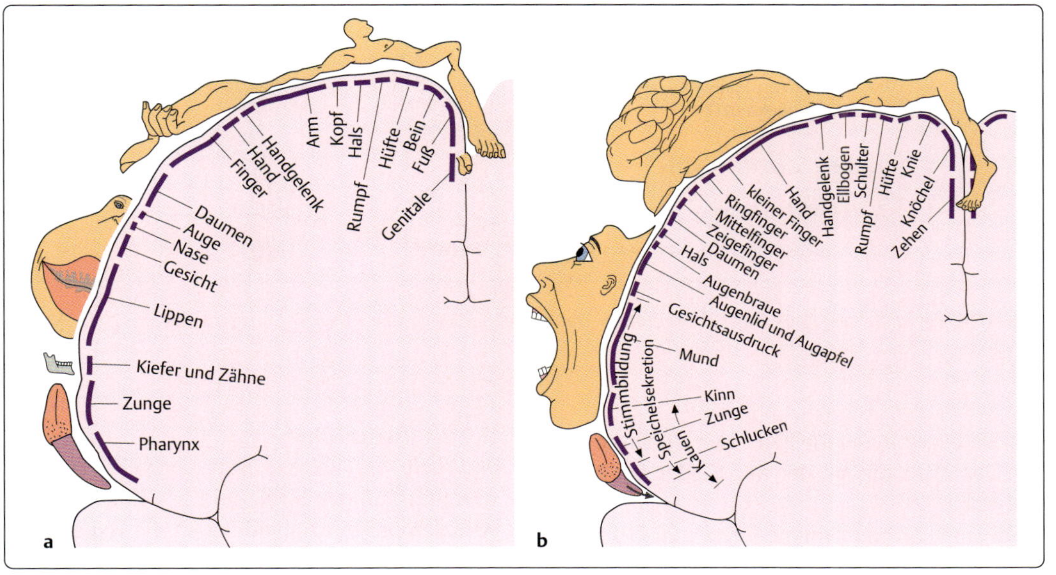

Abb. 16.3 Homunkulus.

a Projektion der sensiblen Fasern. (aus: Schwegler J, Lucius R. Der Mensch – Anatomie und Physiologie. 5. Aufl. Stuttgart: Thieme; 2011: 114, Abb. 5.20)

b Projektion der motorischen Fasern. (aus: Schwegler J, Lucius R. Der Mensch – Anatomie und Physiologie. 5. Aufl. Stuttgart: Thieme; 2011: 114, Abb. 5.21)

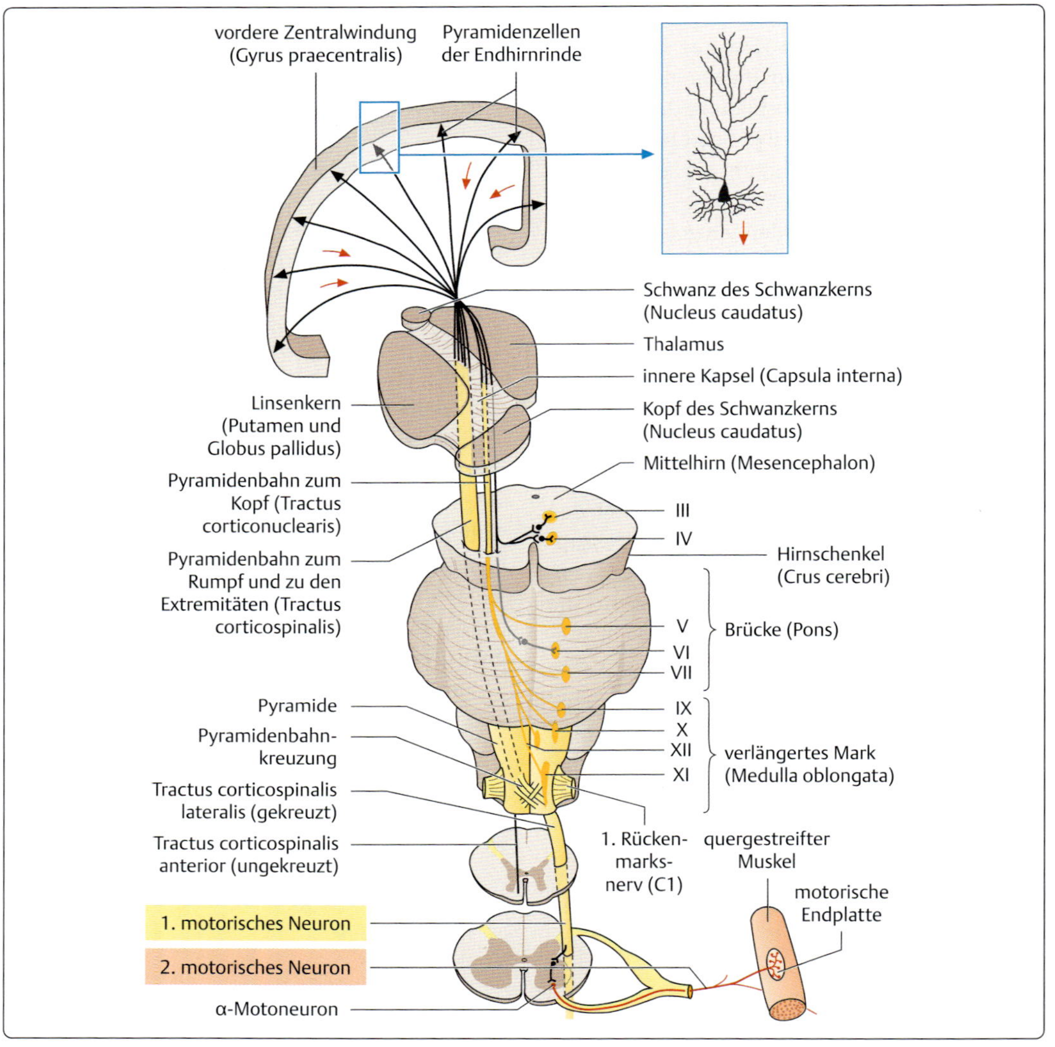

Abb. 16.4 Nervenbahnen. (aus: Faller A, Schünke M. Der Körper des Menschen. 16. Aufl. Stuttgart: Thieme; 2012: Abb. 13.20)

ne). Sie liegen in der Tiefe der Hemisphären, seitlich des Thalamus an der Basis jeder Großhirnhälfte.

Sie sind in ihrer Funktion eng mit den Kerngebieten des Mittelhirns (roter Kern = Nucleus ruber, schwarzer Kern = Substantia nigra) und dem Kleinhirn verbunden und bilden zusammen das **extrapyramidale System**.

16.2.2.4 **Zwischenhirn**

Unterhalb des Balkens liegt ungeteilt das Zwischenhirn mit den Strukturen des **Thalamus**, **Hypothalamus** (mit Anbindung an die **Hypophyse**; Kap. 15.1) und **Epithalamus** mit der Epiphyse (**Abb. 16.5**).

Das Zwischenhirn wird umgeben von Kerngebieten, dem **limbischen System** (**Abb. 16.6**).

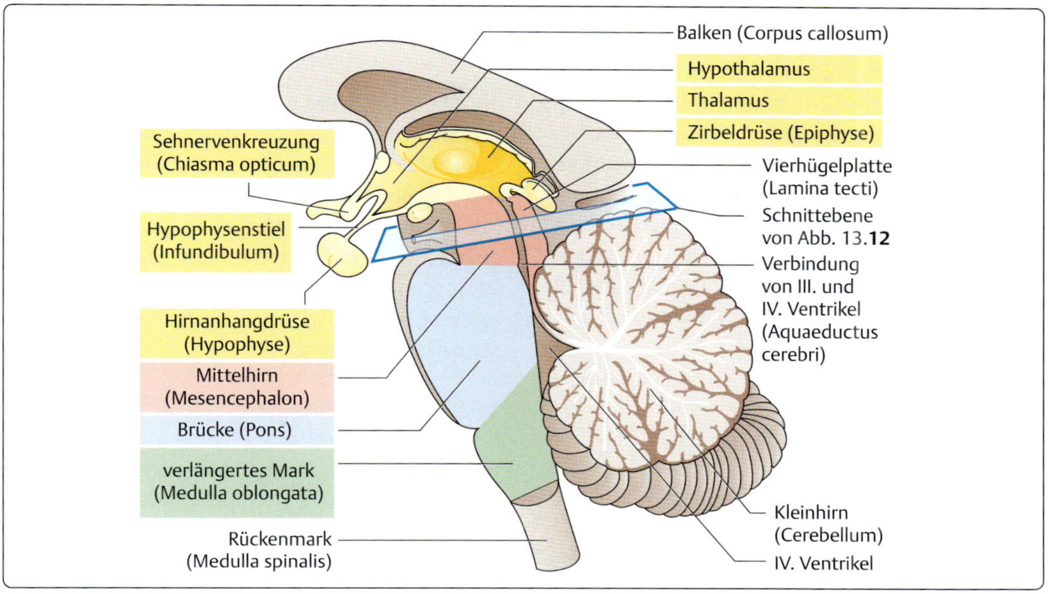

Abb. 16.5 Eine Hemisphäre und weitere Trennung der Hirnstrukturen im Querschnitt. (aus: Faller A, Schünke M. Der Körper des Menschen. 16. Aufl. Stuttgart: Thieme; 2012: Abb. 13.11)

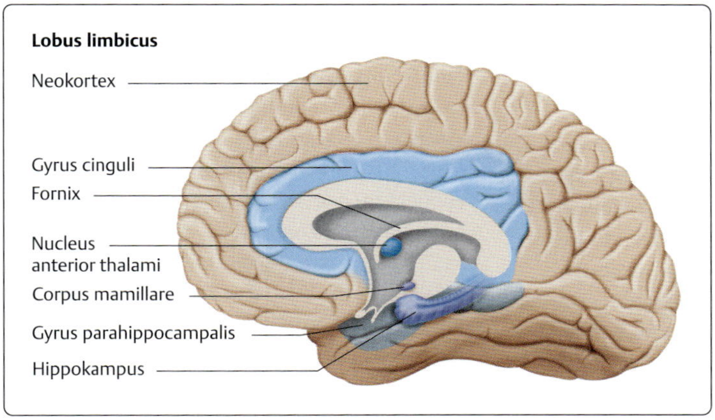

Abb. 16.6 Limbisches System. (aus: Klinke R, Pape H-C, Kurtz A, Silbernagl S. Physiologie. 6. Aufl. Stuttgart: Thieme; 2010: 822, Abb. 25.5)

16.2.2.5 **Stammhirn**

Das Stammhirn beginnt unterhalb des Zwischenhirns und setzt sich zusammen aus dem Mittelhirn der Brücke und der Medulla oblongata (**Abb. 16.5**).

Direkt unterhalb des Zwischenhirns liegt das **Mittelhirn**, in dem sich Kerngebiete des **roten Kerns** (Nucleus ruber) und der **schwarzen Substanz** (Substantia nigra) sowie die **Sehnervkreuzung** (Chiasma opticum; Kap. 17.1) befinden.

Über die **Brücke** (Pons) erfolgt die Verbindung zum verlängerten Mark (**Medulla oblongata**) und dem Kleinhirn. Auf die Medulla oblongata folgt das Rückenmark.

Innerhalb des Stammhirns verlaufen netzartig miteinander verbundene Nervenzellen, die **Formatio reticularis**.

16.2.2.6 **Kleinhirn**

Das Kleinhirn liegt unterhalb der beiden Hinterhauptslappen des Großhirns. Es ist über 3 Kleinhirnstiele mit dem Hirnstamm verbunden. Auch das Kleinhirn besteht aus 2 Hemisphären, die durch den **Kleinhirnwurm** (Vermis cerebelli) geteilt werden.

Die Kleinhirnoberfläche wird wie das Großhirn durch zahlreiche Furchen unterteilt und besteht aus **grauer Substanz**. Das Kleinhirnmark enthält Assoziations-, Kommissuren- und Projektionsfasern.

Innerhalb des Marks befinden sich **Kleinhirnkerne**.

16.2.2.7 **Liquor**

Innerhalb je einer Großhirnhemisphäre, im Zwischenhirn und im Bereich der Brücke finden sich mit **Hirnflüssigkeit** (Liquor) gefüllte, miteinander verbundene **Hohlräume**, die Ventrikel (**Abb. 16.7b**).

Die Hirnflüssigkeit umspült sowohl das Großhirn als auch das Rückenmark und dient dem Schutz und der Ernährung der Nervenzellen, der Gewichtsreduktion des Gehirns sowie der Bildung der Perilymphe für das Innenohr.

16.2.2.8 **Hirnhäute**

Gehirn und Rückenmark sind umgeben von 3 verschiedenen Häuten (**Meningen**; **Abb. 16.7a**). Von innen nach außen findet sich als 1. Haut die **weiche Hirnhaut** (Pia mater), die das Gehirn und Rückenmark direkt überzieht. Die nächstfolgende 2. Haut ist die **Spinnwebhaut** (Arachnoidea). Unterhalb der Schädelkalotte und nahe der Wirbelknochen im Wirbelkanal verläuft die 3. Haut, die **harte Hirnhaut** (Dura mater).

Der Zwischenraum zwischen der Pia mater und der Spinnwebhaut ist der **Subarachnoidalraum**, in dem die Zerebralarterien und -venen verlaufen. Der Raum zwischen der Dura mater und der Spinnwebhaut ist der **Subduralraum**, in dem die venösen Abflüsse (Sinus) der Zerebralvenen zu finden sind. Im Bereich des Schädels sind Dura mater und Schädelkalotte eng miteinander verbunden, während im Bereich des Rückenmarks zwischen Knochen und Haut ein Zwischenraum besteht, der **Epiduralraum**. Oberhalb der Dura mater verlaufen die Meningealarterien und -venen.

16.2.2.9 **Gefäße des Gehirns**

Das Gehirn wird versorgt durch die Aa. carotides internae und die Aa. vertebrales, die gemeinsam den **Circulus Willisii** (Circulus arteriosus cerebri) bilden (**Abb. 16.8**). Von dem Circulus Willisii gehen die Zerebralarterien als Endarterien zur Versorgung des Gehirns ab. Der venöse Abfluss erfolgt über venöse Sinus, die ihr Blut in die Jugularvenen drainieren.

16.2.2.10 **Hirnnerven**

Innerhalb des Großhirns haben 12 paarig angelegte Hirnnerven ihren Ursprung, die bis auf die ersten beiden Paare dem peripheren Nervensystem zugeordnet werden. Die Hirnnerven nehmen **motorische, sensorische** und **vegetative Funktionen** wahr.

> **Fazit**
>
> Das Gehirn ist aufgeteilt in verschiedene Lappen. Zur Oberflächenvergrößerung bilden sich Windungen und Furchen. Auf der Großhirnrinde ist der Körper sowohl motorisch als auch sensorisch abgebildet. Kommunikation findet statt mithilfe von Projektionsbahnen (Zentrum und Peripherie), Assoziationsbahnen (Felder einer Gehirnhälfte) und Kommissurenbahnen (beide Hemisphären miteinander).
>
> Das Gehirn ist umspült mit Liquor zum Schutz, zur Gewichtsreduktion und zur Ernährung. Es wird umgeben von 3 Häuten, der Dura mater, Arachnoidea und Pia mater. Das Gehirn wird versorgt durch die Aa. cerebri; die Meningen werden versorgt durch die Aa. meningeae. Innerhalb des Großhirns befinden sich 12 Hirnnervenpaare, die motorische, sensorische und/oder vegetative Fasern besitzen.

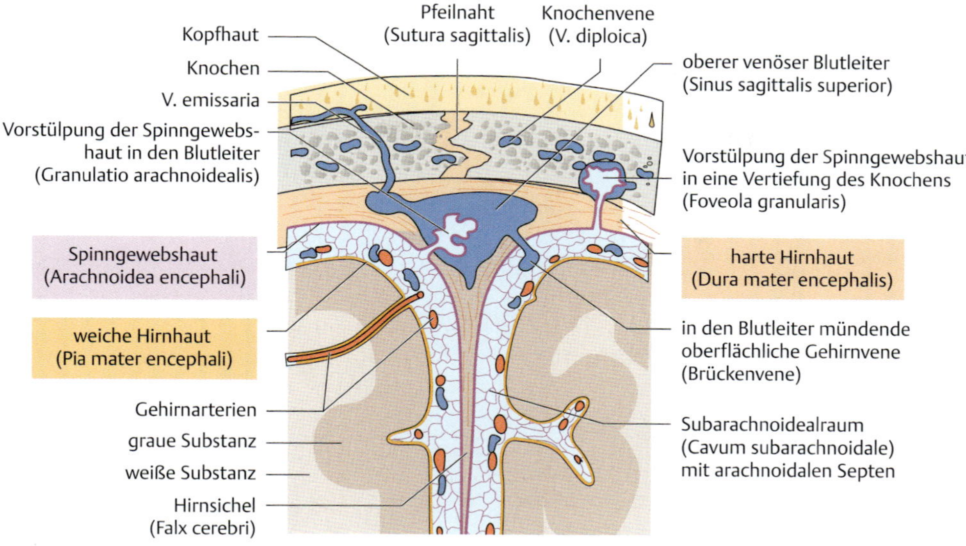

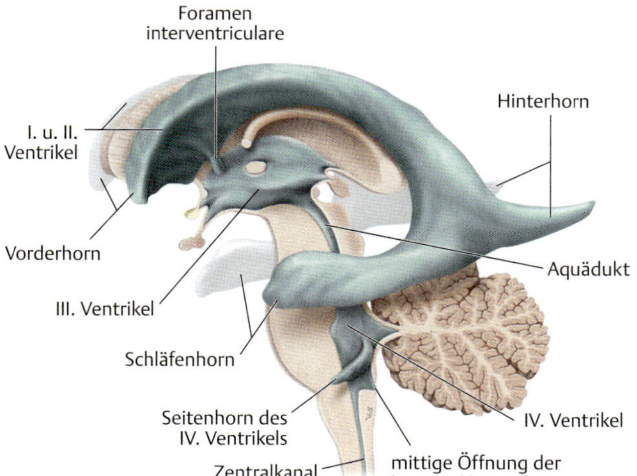

Abb. 16.7 Hirnflüssigkeit.

a Hirnhäute. (aus: Faller A, Schünke M. Der Körper des Menschen. 16. Aufl. Stuttgart: Thieme; 2012: Abb. 13.23a)

b Hirnventrikel. (aus: Schünke M, Schulte E, Schumacher U. Prometheus. LernAtlas der Anatomie. Kopf, Hals und Neuroanatomie. Illustrationen von M. Voll und K. Wesker. 3. Aufl. Stuttgart: Thieme; 2012: 302, Abb. A)

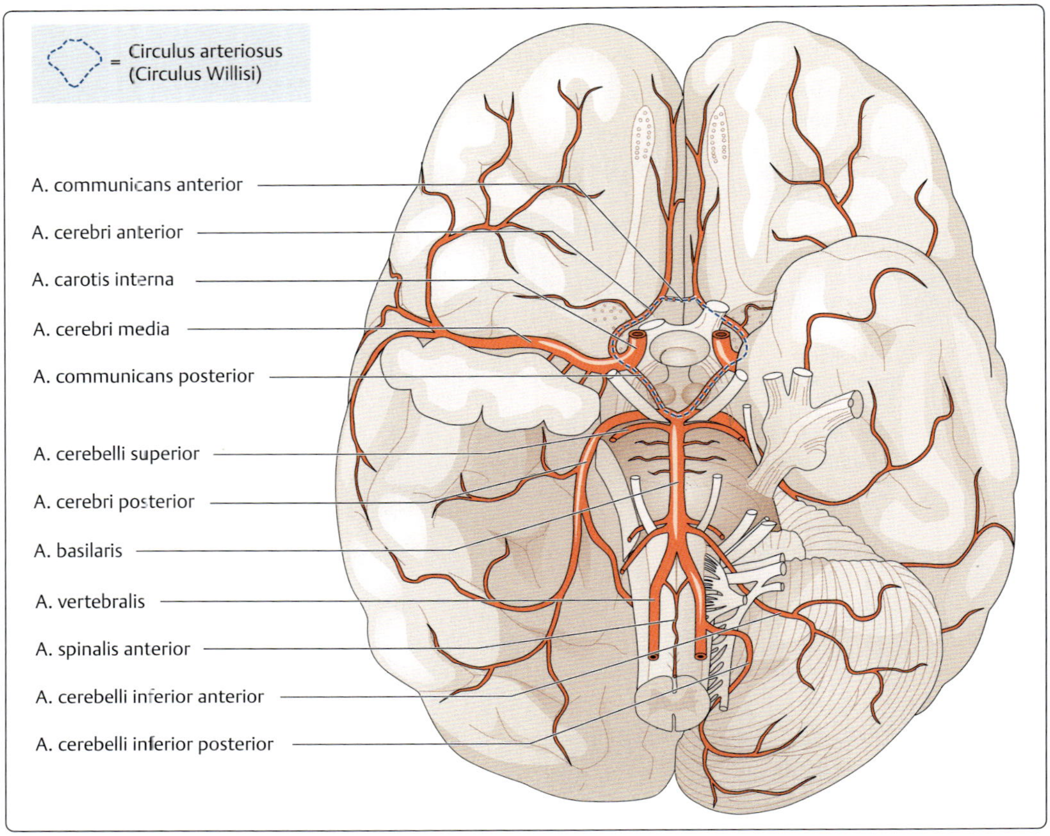

Abb. 16.8 Darstellung der Gefäße, die den Circulus Willisii bilden. (aus: Faller A, Schünke M. Der Körper des Menschen. 16. Aufl. Stuttgart: Thieme; 2012: Abb. 13.28b)

16.2.3 Rückenmark

Die Axone der Nervenzellen (**weiße Substanz**) ziehen als dicker Strang durch das Hinterhauptsloch unterhalb der Medulla oblongata in den Wirbelkanal und umschließen eine Ansammlung von Nervenzellen (**graue Substanz**). Weiße und graue Substanz bilden gemeinsam das **Rückenmark**.

Das Rückenmark zieht bis zum 1. bzw. 2. Lendenwirbel. Es wird wie das Gehirn von Hirnhäuten umgeben. Die Hirnhäute bilden einen mit Liquor gefüllten Sack, der bis zum 1. Sakralwirbel reicht.

Das Rückenmark ist durch 2 Einkerbungen in 2 miteinander verbundene Hälften geteilt. Mittig verläuft der **Zentralkanal**, der Anschluss an den 4. Ventrikel und den Subarachnoidalraum hat.

Die einzelnen **Nervenfasern** verlassen das Rückenmark durch ihre jeweiligen Zwischenwirbellöcher (Foramina intervertebrales) als **Spinalnerven** und versorgen bestimmte Organe des Körpers (**Abb. 16.9**).

Die Nervenfasern ab dem 1. bzw. 2. Lendenwirbel verlaufen ohne Rückenmark weiter durch den Wirbelkanal zu ihren Zwischenwirbellöchern. Diese Region wird die **Cauda equina** (Pferdeschweif) genannt. Dies macht man sich diagnostisch zunutze, da ab dem 2. Lendenwirbel kein Rückenmark mehr vorhanden und eine **Liquorpunktion** möglich ist.

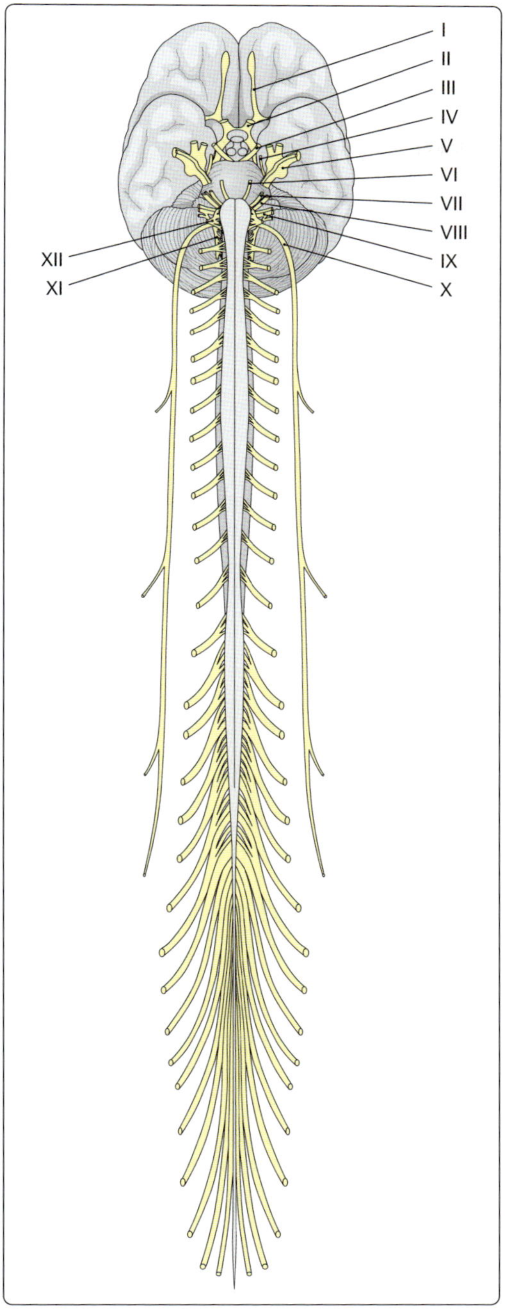

Abb. 16.9 Spinalnerven und Hirnnerven. (aus: Schünke M, Schulte E, Schumacher U. Prometheus. LernAtlas der Anatomie. Allgemeine Anatomie und Bewegungssystem. Illustrationen von M. Voll und K. Wesker. 3. Aufl. Stuttgart: Thieme; 2012: 77, Abb. B)

Pathologie

Reithosenanästhesie

Hier handelt es sich um einen Notfall. Beim medialen Bandscheibenvorfall im Bereich der Cauda equina kommt es zur Kompression sämtlicher Nerven. Das führt zu sensiblen Störungen im Bereich der Oberschenkel und des Gesäßes, zu Blasen- und Rektuminkontinenz, motorischen Ausfällen im Bein- und Fußbereich sowie zu fehlenden Reflexen der Patella- und Achillessehne.

16.2.3.1 **Graue Substanz des Rückenmarks**

Die graue Substanz hat in der Querschnittsansicht ein schmetterlingsförmiges Aussehen (**Abb. 16.10**). Jede Hälfte wird unterteilt in

- ein **Vorderhorn**, in dem sich die motorischen Nervenzellkörper befinden,
- ein **Seitenhorn** mit den Zellen des vegetativen Nervensystems sowie
- das **Hinterhorn**, in dem die sensiblen Nervenzellkörper zu finden sind.

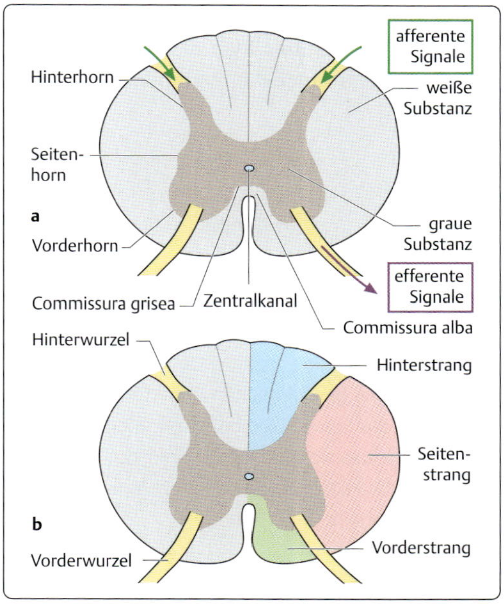

Abb. 16.10 Rückenmark. (aus: Schwegler J, Lucius R. Der Mensch – Anatomie und Physiologie. 5. Aufl. Stuttgart: Thieme; 2011: 96, Abb. 5.5a+b)

a Einteilung der grauen Substanz

> **Pathologie**
>
> **Spinale Kinderlähmung (Poliomyelitis)**
> Die Poliomyelitis wird übertragen durch 3 Poliovirustypen auf fäkal-oralem Wege. Unterschieden werden die spinale und bulbo-pontine Form: Bei der **spinalen Poliomyelitis** handelt es sich um eine Zerstörung der α-Motoneuronen im Vorderhorn mit schlaffer Lähmung bei erhaltener Sensibilität. Bei der **bulbo-pontinen Form** sind das verlängerte Mark, das Kleinhirn und die Brücke mit den Hirnnerven IX und X betroffen. Hier ist der Kehlkopf involviert, was zusätzlich das Sprechen, Atmen und Schlucken beeinträchtigt.

16.2.3.2 Weiße Substanz des Rückenmarks

In der weißen Substanz finden sich Bündel von Nervenfasern, die entweder zum Gehirn ziehen (sensible Fasern) und sensible Erfahrungen aus der Peripherie mitteilen oder vom ZNS kommend (motorische Fasern) Impulse als Reaktion in die Peripherie leiten:

- **sensible Bündel:** Hinter-, Seiten-, Vorderstrangbahnen
- **motorische Bündel:** Pyramidenseiten-, Pyramidenvorderstrangbahn, extrapyramidale Bahnen

> **Pathologie**
>
> **Spinale Ataxie**
> Bei der spinalen Ataxie liegt eine Hinterstrangbahnbeeinträchtigung vor, die auftreten kann durch Vitamin-B_{12}-Mangel, Alkoholismus. Der Romberg-Versuch ist positiv. Der Patient schwankt bei geschlossenen Augen hin und her: Tritt das Schwanken bei geöffneten Augen auf, handelt es sich um eine Kleinhirnschädigung; schwankt er zu einer Seite, um ein vestibuläres Problem.

16.2.3.3 Afferente und efferente Fasern

Zuführende Fasern werden als afferent, abführende Fasern als efferent bezeichnet.

Die Nervenfasern, die die **sensiblen Reize** in das Rückenmark leiten, gelangen über die Hinterwurzel ins Hinterhorn des Rückenmarks (**Afferenzen**).

Diejenigen Fasern, die die **motorischen Impulse** in die Peripherie leiten, führen sie aus dem motorischen Vorderhorn über die Vorderwurzel aus dem Rückenmark heraus (**Efferenzen**).

> **Fazit**
> Das Rückenmark besteht ebenfalls aus grauer und weißer Substanz, dabei wird die graue Substanz von der weißen eingerahmt. Die graue Substanz besteht aus dem Vorder-, Seiten- und Hinterhorn; die weiße Substanz ist je nach Funktion in verschiedene Bahnen eingeteilt. Aus der Peripherie kommende Nervenfasern, die sensible Reize in das Rückenmark leiten, werden Afferenzen genannt, motorische Fasern zur Peripherie hin Efferenzen.

16.2.4 Spinalnerven

Die Spinalnerven setzen sich zusammen aus den Fasern der Hinter- und Vorderwurzel, also immer aus einer sensorischen und einer motorischen Faser.

Insgesamt gibt es **32 Spinalnervenpaare**. Das 1. Paar verlässt das Rückenmark zwischen dem Hinterhauptsbein und dem 1. Halswirbel, sodass man 8 Hals-, 12 Brust-, 5 Lenden-, 5 Kreuzbein- und 1–2 Steißbeinnervenpaare zählt.

In die Spinalnerven münden die aus der Peripherie kommenden sensiblen Impulse jeweils einer Körperregion (**Dermatome**), z. B. gelangt die Sensibilität des Daumens und Teile des äußeren Unterarms über den Spinalnerv C6 ins Rückenmark (**Abb. 16.11**).

Direkt nach dem Austritt der Spinalnerven aus dem Rückenmark findet man Nervenfasern, die verschiedene Areale sensorisch und motorisch versorgen (**Abb. 16.12**).

Ein hinterer Ast (**R. dorsalis**) betrifft sensorisch die wirbelsäulennahe Rückenhaut und motorisch einen Teil der Wirbelsäulenmuskulatur. Als nächste Faser folgt der **R. meningeus**, der die

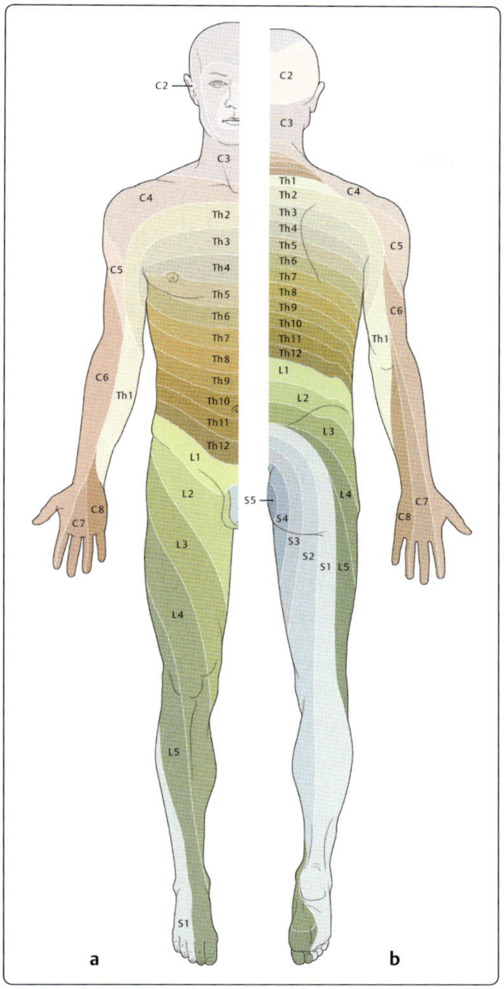

Abb. 16.11 Sensible Dermatome. (aus: Schünke M, Schulte E, Schumacher U. Prometheus. LernAtlas der Anatomie. Allgemeine Anatomie und Bewegungssystem. Illustrationen von M. Voll und K. Wesker. 3. Aufl. Stuttgart: Thieme; 2012: 86, Abb. A)

a Ventral.

b Dorsal.

Dura versorgt. Der vordere Ast (**R. ventralis**) dient der sensiblen und motorischen Versorgung des Rumpfes und der Gliedmaßen.

Zum Schluss finden sich noch die Fasern der **Rr. communicantes**, die das somatische und vegetative Nervensystem miteinander verbinden. Der weiße Verbindungsast (**R. communicans albus**) verläuft vom Spinalnerv zum sympathischen Grenzstrang und der graue Verbindungsast (**R. communicans griseus**) verläuft vom Grenzstrang zum Spinalnerv.

Der jeweilige Spinalnerv hat einen Eigennamen, z. B. ist der Spinalnerv C 4 der Zwerchfellnerv (N. phrenicus).

16.2.4.1 Spinalganglien

Ganglien sind Nervenzellansammlungen, die an verschiedenen Stellen im Organismus vorkommen. Spinalganglien liegen in der **Hinterwurzel** (Filia radicularia radicis posterioris), vor dem Zusammenschluss der Vorder- (Filia radicularia radicis anterioris) und Hinterwurzel.

16.2.4.2 Grenzstrangganglien

Man findet 22–23 Grenzstrangganglien im **sympathischen Grenzstrang** (Ganglion trunci sympathici), die als Kette von der Schädelbasis bis zum Steißbein rechts und links neben der Wirbelsäule verlaufen. Durch den Grenzstrang und die Ganglien verlaufen die vegetativen sympathischen Nervenfasern.

16.2.4.3 Plexus

Nervenstränge, die aus verschiedenen Spinalnerven resultieren und in die Peripherie ziehen, können sich zusammenschließen und ein **Nervenstranggeflecht** (Plexus) bilden. So bildet sich z. B. der Plexus brachialis aus den Spinalnerven von C 5 bis Th 1.

> **Pathologie**
>
> **Pancoast-Tumor, Schilddrüsen- oder Kehlkopftumor**
>
> Das unterste Halsganglion des Th 1, das Ganglion stellatum, wird durch das Tumorwachstum beeinträchtigt. Das führt zum Ausfall des Halssympathikus mit den Symptomen Enophthalmus, Miosis und Ptosis (**Horner-Trias**).

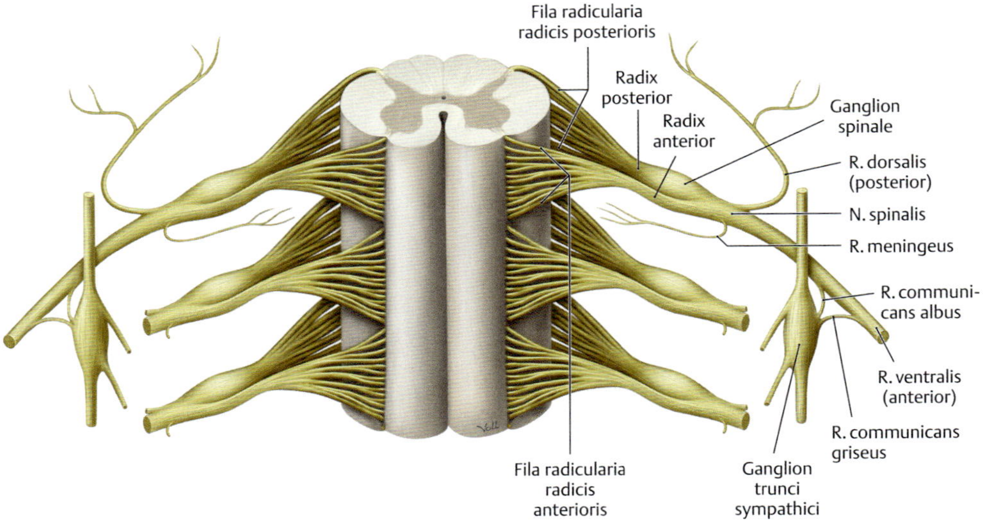

Abb. 16.12 Spinalnerven und ihre abzweigenden Fasern. (aus: Schünke M, Schulte E, Schumacher U. Prometheus. LernAtlas der Anatomie. Allgemeine Anatomie und Bewegungssystem. Illustrationen von M. Voll und K. Wesker. 3. Aufl. Stuttgart: Thieme; 2012: 81, Abb. B)

Fazit

Spinalnerven enthalten sensible, viszerale und motorischen Fasern. Ganglien sind Nervenzellansammlungen, die im Spinalnerv und im vegetativen Nervensystem vorkommen

16.2.5 Peripherer Nerv

Ein **peripherer Nerv** setzt sich zusammen aus funktionell unterschiedlichen Fasern. Dies sind **motorische** Fasern, die die Skelettmuskulatur innervieren, **sensible** Fasern, die die peripheren Reize zum ZNS führen, sowie **vegetativ sympathische** Fasern, die sowohl sensible wie auch motorische Reize verarbeiten (**Abb. 16.13**).

Dabei gelangen sensible vegetative Reize in Form eines Reflexbogens über den **R. communicans griseus** zum Rückenmark und über den **R. communicans albus** wieder zum Eingeweideorgan zurück (**Abb. 16.14**; Kap. 16.2.7).

16.2.6 Rückenmarksreflexe und zentrale Reflexzentren

Ein Reflex ist eine auf einen bestimmten Reiz erfolgende **unwillkürliche** Kontraktion oder Erschlaffung eines bestimmten Muskels oder einer bestimmten Muskelgruppe. Es wird unterschieden zwischen **Eigen-** (monosynaptisch) und **Fremdreflexen** (polysynaptisch; **Abb. 16.15**).

Dabei umschreibt ein Reflex immer einen **Reflexbogen**, mit dem die **sensiblen Impulse** über die **Hinterwurzel** das Rückenmark erreichen und ohne Weiterleitung an die Großhirnrinde die Impulse an die Vorderwurzel weitergeben, um eine motorische Reaktion zu erzielen. Die sensible Großhirnrinde erhält lediglich eine Information über das Geschehen.

Über die **Vorderwurzel** werden die **motorischen Impulse** an das Erfolgsorgan geführt.

Übergeordnet befinden sich im Gehirn **Reflexzentren**, die z. B. den Saug-, Schluck- oder Niesreflex steuern.

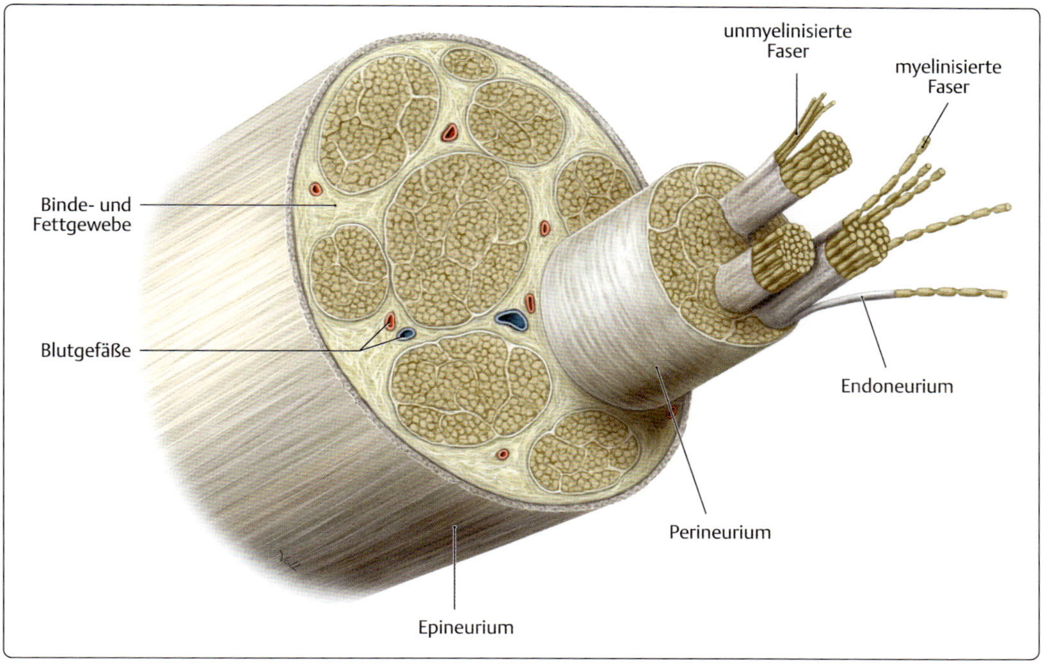

Abb. 16.13 Peripherer Nerv. (aus: Schünke M, Schulte E, Schumacher U. Prometheus. LernAtlas der Anatomie. Allgemeine Anatomie und Bewegungssystem. Illustrationen von M. Voll und K. Wesker. 3. Aufl. Stuttgart: Thieme; 2012: 75, Abb. F)

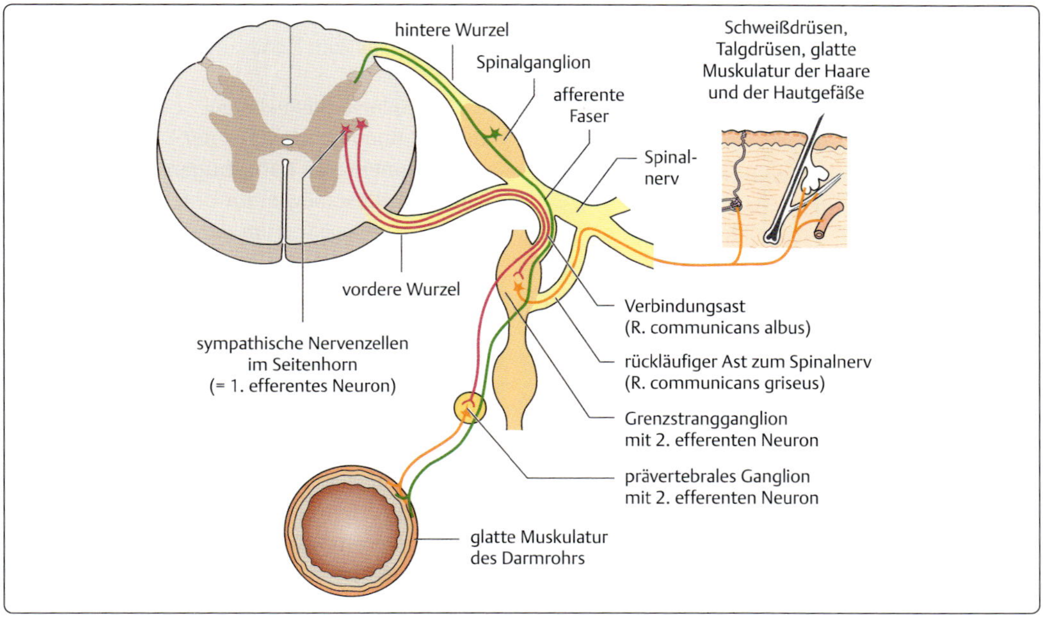

Abb. 16.14 Nerven und Ganglien im vegetativen Nervensystem. (aus: Faller A, Schünke M. Der Körper des Menschen. 16. Aufl. Stuttgart: Thieme; 2012: Abb. 14.2)

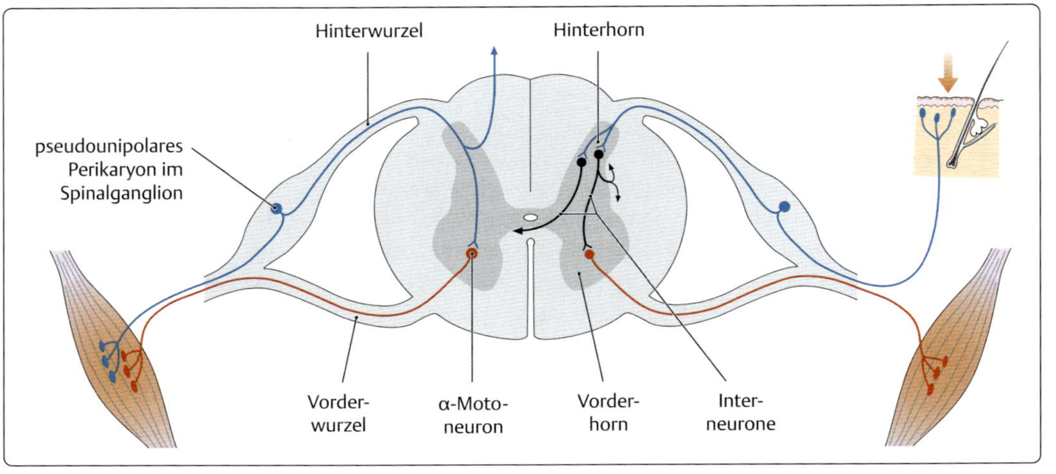

Abb. 16.15 Monosynaptischer (links) und polysynaptischer (rechts) Reflex. (aus: Schünke M, Schulte E, Schumacher U. Prometheus. LernAtlas der Anatomie. Allgemeine Anatomie und Bewegungssystem. Illustrationen von M. Voll und K. Wesker. 3. Aufl. Stuttgart: Thieme; 2012: 88, Abb. C)

Fazit

Neben den oben beschriebenen Bahnen aus der Peripherie zur Zentrale und zurück gibt es den kurzen Reaktionsweg über Reflexe. Man unterscheidet Eigen- und Fremdreflexe.

16.2.7 Vegetatives Nervensystem

Das vegetative Nervensystem reguliert und koordiniert Funktionen der inneren Organe, sodass ihre Aktivitäten den jeweiligen Bedürfnissen des Gesamtorganismus angepasst sind (**Abb. 16.16**). Da dieses System nicht dem Willen unterliegt und teilweise ohne die Zentren der Großhirnrinde arbeitet, nennt man es **autonom** oder **unwillkürlich**. Es wird aber vom Hypothalamus und dem Hirnstamm kontrolliert.

Auch hier wird ein peripherer und zentraler Anteil unterschieden. Alle **sensiblen** Impulse verlaufen über den **Spinalnerv** und die **Hinterwurzel** ins Rückenmark; von dort gelangen sie mit den oberflächlichen sensiblen Reizen zu den ihnen übergeordneten Zentren, wie dem limbischen System, dem Hypothalamus, Hirnstamm (besonders Medulla oblongata) und der Formatio reticularis. Alle **motorischen** Impulse laufen einerseits von den übergeordneten Zentren über das **Seiten-** zum **Vorderhorn** und über die **Vorderwurzel** in den Spinalnerv und zum Erfolgsorgan, andererseits aber über einen Reflexbogen direkt nach Eintritt der sensiblen Impulse ins Rückenmark wieder hinaus zum Erfolgsorgan (**Abb. 16.14**).

16.2.7.1 Spinaler Reflexbogen

Ein nicht unerheblicher Teil der Fasern beschreibt einen **segmentalen Reflexbogen**, ähnlich der somatischen Reflexbögen. Im Unterschied zu ihnen benötigt das Vegetativum dazu 3 Synapsen: 2 im Rückenmark und 1 im Ganglion.

Sensible **viszerale Reize** gelangen über die Hinterwurzel ins Seitenhorn. Dort erfolgt die Umschaltung auf das Vorderhorn und die motorische Antwort gelangt über die Vorderwurzel zum viszeralen Organ (**viszeroviszeraler Reflex**), so z. B. bei der Steuerung der Motilität und Sekretion des Darms. Da die somatischen Afferenzen denselben Weg nehmen, können auch Muskeln der Nachbarschaft (**viszeromotorischer Reflex**) oder die Haut (**viszerokutaner Reflex**) auf viszerale Impulse reagieren. Zum Beispiel führt eine Entzündung des Darms zur Abwehrspannung der Bauchmuskulatur.

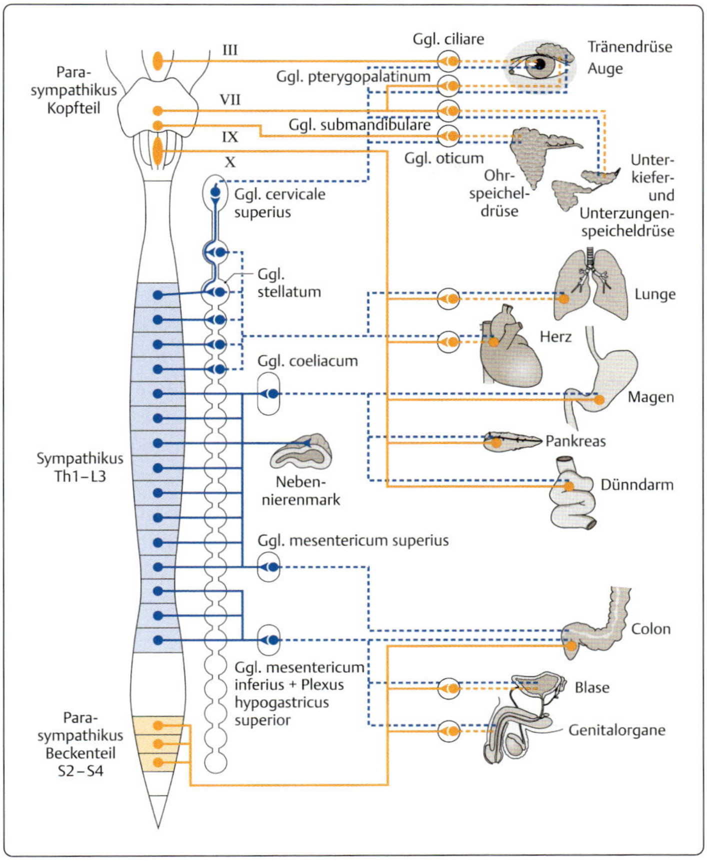

Abb. 16.16 Vegetatives Nervensystem mit dem Sympathikus (blau) und Parasympathikus (rot); Ggl.: Ganglion. (aus: Gekle M, Wischmeyer E, Gründer S, Petersen M, Schwab A, Markwardt F, Klöcker N, Baumann R, Marti H. Taschenlehrbuch Physiologie. Stuttgart: Thieme; 2010: 487, Abb. 11.1)

Daneben gibt es **selbstständige Rückenmarksreflexe** u.a. der Defäkationsreflex (parasympathisch) oder der Pupillenerweiterungsreflex (sympathisch).

Das wichtigste Zentrum für das Vegetativum ist der **Hypothalamus** (Kap. 16.5.2). Hier werden hormonelle und nervale Kontrollen der vegetativen Funktionen durchgeführt. Viele Funktionen unterstehen zusätzlich der Kontrolle des übergeordneten limbischen Systems. Vom Hypothalamus aus gehen die steuernden Befehle zu den **Regelzentren des Hirnstamms** und zu den dort beginnenden parasympathischem Nervensystemen bzw. zu dem im Rückenmark beginnenden sympathischen Nervensystem.

Die **parasympathischen Fasern** verlassen das ZNS über die Hirnnerven. Die **sympathischen Fasern** verlassen das Rückenmark über die Vorderwurzeln und ziehen zum Grenzstrang (Kap. 16.3.4).

16.2.7.2 **Zentraler Anteil des Vegetativums**

Der zentrale Anteil beinhaltet die **zentralen Reflexbögen**. Hierzu gehören vegetative Zentren im Rückenmark, in der Medulla oblongata (z.B. Kreislaufregulation, Atemzentrum, Niesreflex), in der Mittelhirnregion (z.B. Pupillenreflexe) und im Hypothalamus (z.B. Wasserhaushalt, Körpertemperatur, Herz-Kreislauf-Funktionen).

16.2.7.3 **Peripherer Anteil des Vegetativums**

Peripher werden der Sympathikus, der Parasympathikus sowie das enterische Nervensystem (Darmnervensystem) unterschieden.

Peripherer Sympathikus

Die **efferenten Neuronen** des peripheren Sympathikus liegen in den Seitenhörnern des Rückenmarks von C8 bis L4.

Die motorischen Fasern des Sympathikus treten mit den **Vorderwurzeln** aus dem Rückenmark aus und gelangen über den **R. communicans albus** zum Grenzstrang. Sie werden auf ein 2. Neuron umgeschaltet und ziehen über den **R. communicans griseus** zum Spinalnerv zurück, um mit diesem zu Organen des Kopf- und Brustbereichs zu gelangen (**Abb. 16.14**).

Die **motorischen Fasern** für den **Bauch- und Beckenbereich** werden nicht im Grenzstrang umgeschaltet, sondern ziehen mit den Nn. splanchnici (Fasern, die den Grenzstrang als präganglionäre Fasern verlassen) zu unpaaren Ganglien (z.B. Ganglion coeliacum) vor der Aorta, um dort umgeschaltet zu werden.

Die Umschaltungen im Sympathikus können grundsätzlich in oder nach den Grenzstrangganglien oder auch im Organ selber erfolgen (**Abb. 16.17**). Fasern vor der Umschaltung nennt man **präganglionäre Fasern**. Nach der Umschaltung lagern sich die Fasern an Gefäßen an und ziehen mit ihnen zu den Organen. Nun werden sie **postganglionäre Fasern** genannt.

Head'sche Zonen

Ein weiteres Fasersystem zieht mit dem peripheren Nerv zu Strukturen der Haut. **Hautareale** bekommen dadurch eine Beziehung zu **inneren Organen**, was zur Ausbildung von sog. Head'schen Zonen (übertragener Schmerz) führt.

Bei Erkrankung eines Organs führt das zu Schmerzen auf dem mit ihm verbundenen Hautareal. So fühlt man z.B. Schmerzen der Galle unterhalb des rechten Schulterblattes oder Herzschmerzen im Bereich des linken Arms.

Nebennierenmark

Das Nebennierenmark ist ein **umgewandeltes sympathisches Ganglion** und wird direkt von **präganglionären** Fasern des Sympathikus innerviert. Die Drüsenzellen des Nebennierenmarks bilden die **Katecholamine** Adrenalin (zu 80%) und Noradrenalin (zu 20%; Kap. 15.5.2).

Die Katecholamine wirken besonders auf Organe, die nur wenig oder gar nicht sympathisch innerviert werden, z.B. die Media der Arterien. In Notfallsituationen oder bei anderen starken Belastungen werden vermehrt Katecholamine ausgeschüttet. An der vermehrten Ausschüttung sind auch der **Hypothalamus** und das **limbische System** beteiligt.

Peripherer Parasympathikus

Die Neuronen des parasympathischen Nervensystems liegen im **Stammhirn** und im **Sakralmark**.

Die Fasern des **Stammhirns** laufen in den **Hirnnerven III** (N. oculomotorius), **VII** (N. facialis), **IX** (N. glossopharyngeus) zu den Kopforganen und

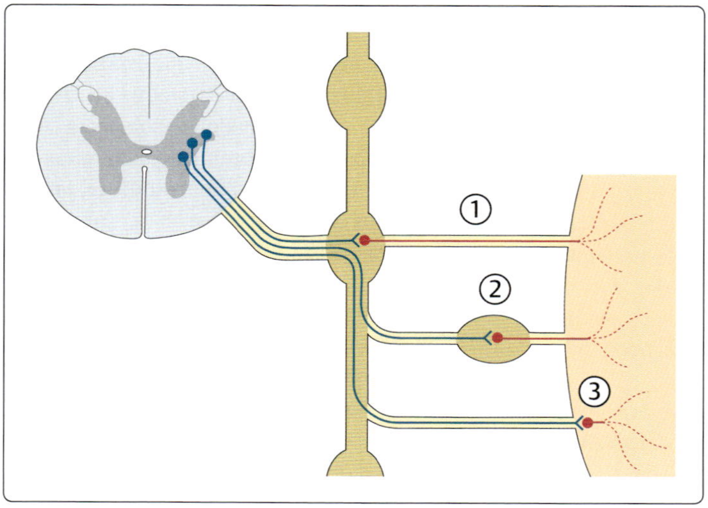

Abb. 16.17 Umschaltmöglichkeiten im Sympathikus. (aus: Schünke M, Schulte E, Schumacher U. Prometheus. LernAtlas der Anatomie. Allgemeine Anatomie und Bewegungssystem. Illustrationen von M. Voll und K. Wesker. 3. Aufl. Stuttgart: Thieme; 2012: 95, Abb. E)

im **X. Hirnnerv** (N. vagus) zu den Brust- und Eingeweideorganen.

Die Fasern aus dem **Sakralmark** versorgen das Colon descendens bis zum Anus, die Harnblase und die Genitalien.

Die Umschaltung der prä- auf die postganglionären Neuronen erfolgt im Unterschied zum Sympathikus in der Nähe der **Erfolgsorgane** oder in deren Wand.

Enterisches Nervensystem

Das enterische Nervensystem enthält afferente und efferente Neuronen, die die **Darmmotorik und -sekretion** regulieren. Diese Neuronen sind vom übrigen vegetativen Nervensystem **unabhängig**. Das Vegetativum übt lediglich einen modifizierenden Einfluss aus (S. 140).

Fazit

Das vegetative Nervensystem besteht aus dem Sympathikus, Parasympathikus und enterischem Nervensystem. Es ist ein autonom arbeitendes System und beinhaltet sowohl periphere als auch zentrale Anteile. Der sympathische Anteil verläuft über Grenzstrangganglien im Brustmark. Der parasympathische Anteil ist in manchen Hirnnerven lokalisiert und im Sakralmark. Auch im Vegetativum gibt es schnelle Bahnen in Form von Reflexen. Das enterische Nervensystem arbeitet autonom.

16.3 Physiologische Prozesse im Nervensystem

Die Hauptaufgabe des Nervensystems ist die **Aufnahme und Weiterleitung** von Informationen. Dazu bedient es sich verschiedener Strukturen, zum größten Teil verschiedener **Synapsen**.

Bei chemischen Synapsen findet die Reizübertragung durch Transmitter statt. Daneben gibt es motorische (Sonderform motorische Endplatte), elektrische und vegetative Synapsen. Synapsen können zudem erregend oder hemmend wirken.

16.3.1 Reizübertragung an Synapsen durch Transmitter

Die Reizübertragung an chemischen Synapsen erfolgt über Neurotransmitter, die in Kontakt treten mit Rezeptoren in der postsynaptischen Membran und dadurch eine Reaktion auslösen.

Die Synapsen können unterschieden werden je nach Partnern, die aufeinandertreffen, z. B. axoaxonische Synapse, bei der 2 Axone aufeinandertreffen (vgl. Kap. 16.2.1).

Ebenso werden sie unterteilt nach ihren Neurotransmittern, z. B. cholinerge Synapsen mit dem Transmitter Acetylcholin, adrenerge Synapsen mit dem Transmitter Noradrenalin.

16.3.2 Motorische Synapse, motorische Endplatte (chemische Synapse)

Die motorische Endplatte ist eine Besonderheit der motorischen Synapse, weil sie ausschließlich an der **quergestreiften Muskulatur** zu finden ist. Sie ist eine **axo-somatische Synapse**. Ihr Neurotransmitter ist **Acetylcholin** (**Abb. 16.18**).

Alle Muskelfasern, die von einem motorischen Nerv innerviert werden, bilden eine motorische Einheit. Trifft das Axon auf einen Muskel, verzweigt es sich in viele einzelne Fasern, die jeweils über eine motorische Endplatte eine bestimmte Anzahl von Muskelfasern innervieren. So ist gewährleistet, dass jeder Impuls alle Fasern eines Muskels zur gleichen Zeit erreicht (Kap. 8.3.3).

16.3.3 Elektrische Synapsen

Eine elektrische Synapse leitet den Impuls direkt von Zelle zu Zelle über Gap Junctions weiter, z. B. beim Herzmuskel, indem die Ionen kontinuierlich in die Zelle einströmen, bis eine passende Konzentration erreicht ist, die die Depolarisation auslöst (Kap. 8.3.5).

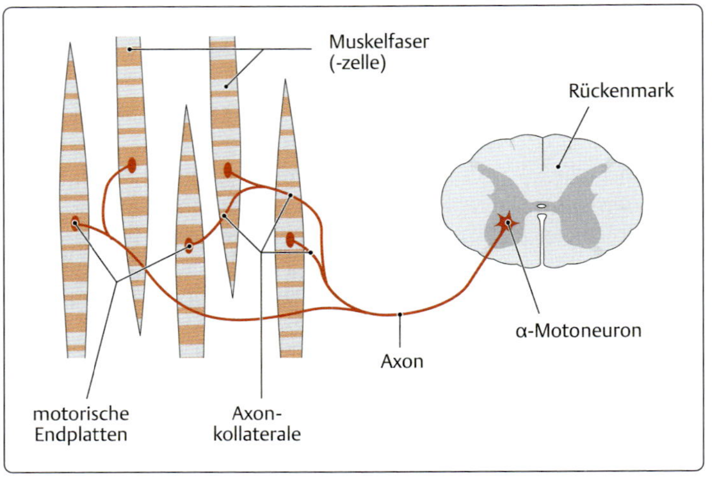

Abb. 16.18 Motorische Endplatte. (aus: Schünke M, Schulte E, Schumacher U. Prometheus. LernAtlas der Anatomie. Allgemeine Anatomie und Bewegungssystem. Illustrationen von M. Voll und K. Wesker. 3. Aufl. Stuttgart: Thieme; 2012: 59 Abb. D)

16.3.4 Vegetative Synapsen

Die vegetativen Synapsen werden ihrem vegetativen Nervensystem gemäß eingeteilt in sympathische und parasympathische Synapsen. Die Fasern des Parasympathikus und Sympathikus verlaufen über periphere Ganglien zum Erfolgsorgan.

Dabei ist der Neurotransmitter in beiden Systemen bis zum 1. Ganglion (**präganglionäre Fasern**) **Acetylcholin**, die Synapsen sind **nikotinerge Synapsen** und übertragen die Reize, indem sie Ionenkanäle öffnen.

Die Reizübertragung der **postganglionären Fasern** auf das Erfolgsorgan unterscheidet sich in der Bezeichnung der Synapsen und der Neurotransmitter. Beiden gleich ist die Wirkung. Es wird ein G-Protein stimuliert.

- Der Neurotransmitter der postganglionären **sympathischen Fasern** ist Noradrenalin, die Synapsen sind adrenerge Synapsen mit α- und β-Rezeptoren.
- Der Transmitter der postganglionären **parasympathischen Fasern** ist Acetylcholin, die Synapsen sind Muskarinsynapsen (**Tab. 6.1**).

16.3.4.1 Sympathische Synapsen

An sympathischen Synapsen reagieren die Neurotransmitter Adrenalin/Noradrenalin mit den α_1, α_2 - und β_1-, β_2-Rezeptoren der postsynaptischen Membran (**Abb. 16.19**).

Die **α_1-Rezeptoren** reagieren vor allem auf den Neurotransmitter Noradrenalin und kommen bevorzugt an den Muskelzellen der glatten und quergestreiften Herzmuskulatur vor. Die Kontraktilität wird gesteigert und die Herztätigkeit wird verstärkt. An den Gefäßen führt es zu einer Vasokonstriktion.

Die Aktivierung der **α_2-Rezeptoren** führt z. B. zum Nachlassen der Darm- und Blasenaktivität, zur Mobilisierung der Glukose und Steigerung der Schweißsekretion.

Die **β_1-Rezeptoren** kommen im Herzen, den Nieren und auch in anderen Geweben vor und haben eine hohe Affinität zu **Adrenalin**. Es kommt zur Steigerung der Herzaktivität, die Koronarien werden dilatiert und an der Niere wird das RAAS (S. 173) angeregt, was zur Blutdrucksteigerung führt.

β_2-Rezeptoren kommen in den Organen vor, die vom Sympathikus beeinflusst werden, sowie auch an allen glatten Muskelzellen. Diese reagieren auf **Noradrenalin**. Es kommt zur Entspannung der glatten Muskulatur, so z. B. in den Bronchien, Blutgefäßen oder im Darm. Weiterhin werden die Insulinausschüttung stimuliert und die Lipolyse, Glykogenolyse und Glukoneogenese gefördert (Kap. 15.5.2).

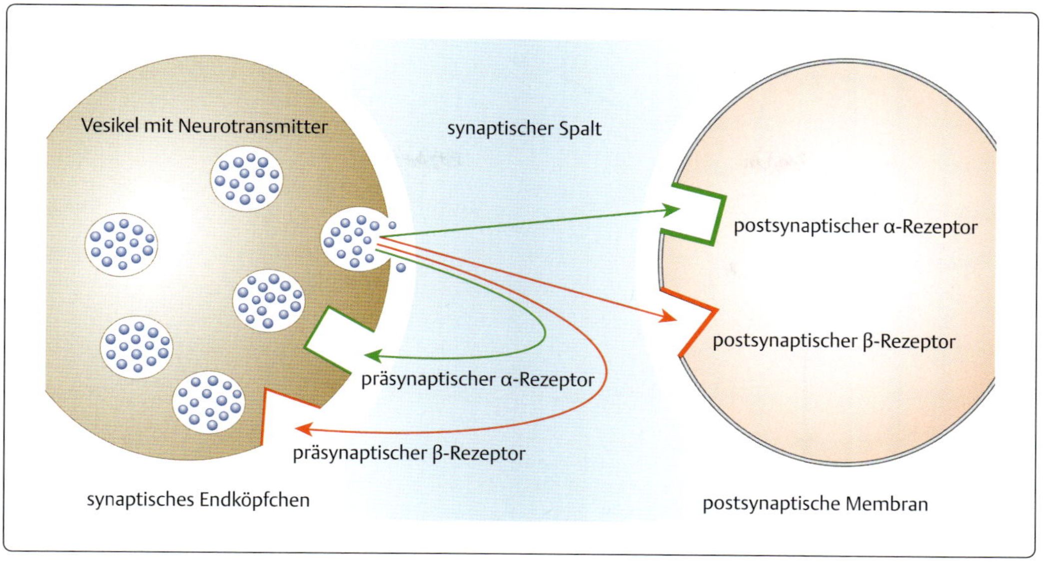

Abb. 16.19 Erregungsübertragung an adrenergen Synapsen; Neurotransmitter Noradenalin/Adrenalin.

Medikamente

β-Blocker

β-Rezeptoren-Blocker (z. B. Dociton, Betapressin, Sotalex, AteHexal, Atenolol, Bisoprolol) werden z. B. eingesetzt zur Blutdruck- und Pulssenkung, bei Angina pectoris, Herzinfarkt, Herzinsuffizienz, Glaukom, Migräneprophylaxe etc.

16.3.4.2 **Parasympathische Synapsen**

Parasympathische Synapsen enthalten den Transmitter **Acetylcholin.** Dieses vermag Reaktionen auszulösen, die entweder durch Einwirkung von Nikotin oder durch Muskarin entstehen (Muskarin ist ein Pflanzengift). Folglich differenziert man acetylcholinerge Synapsen in solche mit Nikotin- oder mit Muskarinrezeptoren:

Nikotinrezeptoren reagieren über Ionenkanäle und befinden sich an den präganglionären Fasern des Sympathikus und Parasympathikus sowie an den motorischen Endplatten und im ZNS.

Muskarinrezeptoren wirken über die Aktivierung von Second-Messenger-Systemen (Kap. 6.2.4). Sie befinden sich an den parasympathischen Synapsen (postganglionär) und im ZNS. Man unterscheidet 6 (M_1–M_6) verschiedene Subtypen, die unterschiedliche Effekte erzielen. Die Rezeptoren des Verdauungstraktes, der glatten Muskelzellen und der exokrinen Drüsen enthalten z. B. M_3-Rezeptoren (S. 146).

16.3.5 Erregende und hemmende Synapsen

Erregende Synapsen reagieren mit Natriumeinstrom in die Zelle und Kaliumausstrom aus der Zelle nach Transmitter Kontakt; **hemmende** Synapsen mit Kaliumausstrom aus der Zelle und Chlorideinstrom in die Zelle (**Abb. 16.20**). Dadurch wird die Depolarisierung erschwert oder verhindert (Kap. 8.3.3).

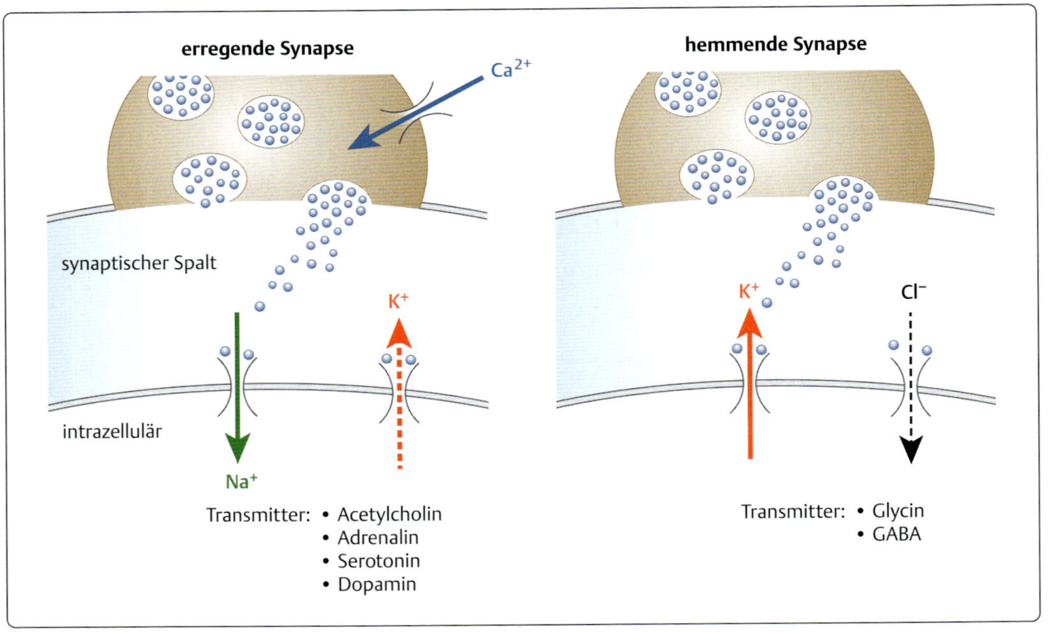

Abb. 16.20 Erregende und hemmende Synapse.

Fazit

Es gibt vielfältige Synapsen, die je nach Nervensystem und Funktion unterschieden werden. Chemische Synapsen übertragen die Reize per Neurotransmitter, motorische Synapsen (Sonderform motorische Endplatte) mit dem Transmitter Acetylcholin.
Elektrischen Synapsen leiten die Impulse von Zelle zu Zelle weiter über Gap Junctions.
Vegetative Synapsen lassen sich unterteilen in α- und β-Synapsen des Sympathikus und Nikotin- und Muskarinsynapsen des Parasympathikus.
Erregende Synapsen zeigen einen starken Natriumeinstrom und Kaliumausstrom, hemmende Synapsen zeigen einen Chlorideinstrom und starken Kaliumausstrom.

16.3.6 Neurotransmitter

Neurotransmitter übertragen die nervale Information auf chemischem Wege.

Acetylcholin ist der wichtigste Transmitter des peripheren Nervensystems z. B. an der **motorischen Endplatte**, im **parasympathischen** Nervensystem und an den **präganglionären** Neuronen des sympathischen Nervensystems. Außerdem ist es ein wichtiger Transmitter im **ZNS**, wo viele kognitive Prozesse unter seiner Beteiligung ablaufen. Acetylcholin wird in den cholinergen Neuronen der **Kerngebiete** des Striatum und der Substantia nigra, aber auch in den peripheren Nerven gebildet und in synaptischen **Vesikeln** gespeichert. Pro Vesikel findet man 5 000 bis 10 000 Moleküle und pro Synapse mehr als 1 Mio. Vesikel. Nach einer Reizübertragung wird Acetylcholin durch die **Cholinesterase** aus dem synaptischen Spalt entfernt.

Pathologie

Botulismus
Botulismustoxine hemmen die Ausschüttung von Acetylcholin an allen Synapsen. Das führt z. B. im Darm zur Verstopfung (der Parasympathikus ist geblockt) sowie zu Lähmungserscheinungen an der willkürlichen Muskulatur, zunächst im Gesichts- und Halsbereich, später auch in den Extremitäten. Anfangssymptome sind u. a. Doppelbilder, verwaschene Sprache, Schluckstörungen. Es besteht die Gefahr der Atemlähmung.

Myasthenia gravis
Bei dieser Autoimmunerkrankung liegen Autoantikörper gegen nikotinerge Acetylcholinrezeptoren vor, die die Rezeptoren zerstören. Symptome sind Doppelbilder, Schwäche der Hals- und Nackenmuskulatur, Schluckbeschwerden zum Abend hin schlimmer werdend. Hintergrund ist in 90 % der Fälle eine Thymuserkrankung.

Medikamente

Antitoxin
Bei Botulismus ist die sofortige Gabe des Antitoxins notwendig und lebensrettend.

Cholinesterasehemmer
Cholinesterase baut Acetylcholin im synaptischen Spalt ab. Ein Cholinesterasehemmer (z. B. Neostigmin) verhindert den Abbau und verstärkt die aktivierende Funktion des Acetylcholins im synaptischen Spalt. Der Einsatz erfolgt bei paralytischem Ileus, Myasthenia gravis, Glaukom.

Adrenalin wird im **Nebennierenmark** und in adrenergen Neuronen des **ZNS** gebildet. Es wird das „Stresshormon" genannt und erhöht u. a. den Herzschlag sowie den Grundumsatz (Kap. 15.5.2).

Noradrenalin wird ebenfalls im **Nebennierenmark** gebildet, ist der Neurotransmitter der **postsynaptischen Neuronen** des sympathischen Nervensystems und ist in der Formatio reticularis des ZNS wahrscheinlich für die Orientierung und Aufmerksamkeit zuständig. In der Peripherie hat es ähnliche Wirkungen wie Adrenalin, wirkt **erregend** und durch die Konstriktion der Gefäße **blutdruckerhöhend** (Kap. 15.5.2).

Nach einer Reizübertragung werden die Katecholamine entweder wieder in das **Endknöpfchen** aufgenommen oder durch die **Monoaminooxidase** (MAO) abgebaut.

Pathologie

Phäochromozytom
Das Phäochromozytom führt zur Überproduktion von Adrenalin und Noradrenalin und geht mit folgenden Symptomen einher: anfallsweise oder dauerhafte Blutdruckkrisen, Tachykardien mit eventuellem Kreislaufversagen, Hyperglykämie, Kopfschmerzen und Blässe („blasser Hochdruck").

Dopamin wird vor allem in der **Substantia nigra** des Mittelhirns aus **Serotonin** gebildet. Von da aus wandern einige dopaminerge Strukturen ins Zwischen- und Endhirn. Auch in einigen Systemen des **vegetativen Nervensystems** ist Dopamin der Transmitter und wirkt durchblutungsfördernd auf z. B. die Bauch- und Nierengefäße. Außerdem wird Dopamin im Hypothalamus gebildet und hemmt die Bildung von z. B. Prolaktin (Kap. 15.3.4). Dopamin stimuliert u. a. die Motorik, die Aufmerksamkeit, Konzentration und Libido.

Pathologie

Dopaminmangel
Ein Dopaminmangel kann u. a. Müdigkeit (Chronic-Fatigue-Syndrom), Aufmerksamkeitsdefizit, Depressionen, schizophrene Störungen (Kap. 18.7) und Morbus Parkinson hervorrufen. Leitsymptome bei Parkinson sind Rigor, Tremor, Akinese.

Schizophrenie
Die Schizophrenie gehört zu den Psychosen. Die Entstehung kann durch eine zu hohe Dopaminmenge erfolgen.

Aufmerksamkeits-Defizit-Hyperaktivitäts-Syndrom (ADHS)
Eine Störung der Aufmerksamkeit entwickelt sich durch einen Mangel an Dopamin im frontalen Kortex.

Morbus Parkinson
Der Patient zeigt sich lust- und antriebslos durch eine Mangel an Dopamin.

Medikamente

Behandlung von Morbus Parkinson
Dopamin allein kann die Blut-Hirn-Schranke nicht überwinden. In Form der Aminosäure Levodopa (z. B. Dopaflex) ist das allerdings möglich. Der größte Teil des Mittels wird allerdings schon enzymatisch in der Peripherie gespalten, sodass nur geringe Mengen im Gehirn ankommen. Durch Zusatz eines Enzymblockers werden deutlich höhere Konzentrationen des Mittels Levodopa im Gehirn erzielt (z. B. Levopar, Madopar, Nacom), sodass die Dosierung deutlich herabgesenkt werden konnte.

Serotonin wird zu 95 % im Magen-Darm-Trakt (Kap. 9.4.1), in Neuronen des ZNS (Raphe-Kerne) sowie im peripheren Nervensystem gebildet und in Thrombozyten und Mastzellen gespeichert. Serotonin wirkt auf Schmerzempfindung, Gedächtnis, Schlaf etc. Es ist an vielen emotionalen Prozessen beteiligt. Serotoninmangel kann Depressionen auslösen (Kap. 18.5.3).

Medikamente

Serotonin-Wiederaufnahmehemmer
Verabreicht werden selektive Serotonin-Wiederaufnahmehemmer (SSRI), um Serotonin im synaptischen Spalt anzureichern, oder nicht selektive Monoamin-Wiederaufnahmehemmer (NSMRI), was sich auch auf die Wiederaufnahme der Transmitter Acetylcholin, Adrenalin, Noradrenalin und Histamin auswirkt.

Glutamat ist der wichtigste **erregende Neurotransmitter** im ZNS. Die Glutaminsäure kommt im **Gehirn** in hohen Konzentrationen vor.

γ-Amino-Buttersäure (GABA) ist der Transmitter der **hemmenden** Synapse im ZNS (S. 373).

Glycin ist der Transmitter der **hemmenden** Synapse im **Rückenmark**.

Pathologie

Tetanus (Wundstarrkrampf)
Das Toxin Tetanospasmin verhindert die Ausschüttung von Glycin und GABA an den hemmenden Synapsen was zu tetanischen Krämpfen führt, da Acetylcholin unkontrolliert aktiv ist. Ein weiteres Toxin, das Tetanolysin, wirkt hämolysierend und schädigt das Herz.

Medikamente

Tetanusbehandlung
Es erfolgt die sofortige Gabe von γ-Globulin als passive Impfung (z. B. Tetagam), häufig auch als Doppelimpfung (aktiv und passiv).

Fazit

Neurotransmitter sind Überträgersubstanzen an Synapsen. Es gibt – je nach Synapse und Funktion – eine Vielzahl von Neurotransmittern. Der wichtigste erregende Neurotransmitter im ZNS ist Glutamat, der wichtigste im peripheren Nervensystem Acetylcholin.

16.4 Reizweiterleitung

Die Reizweiterleitung erfolgt über die saltatorische Erregungsausbreitung (**Abb. 6.6**).

16.4.1 Reizweiterleitung des sensiblen Systems

Von den Nervenzellen der Haut (Kap. 17.5), der Gelenke, der Muskeln und Sehnen und des Viszerums gelangen die Impulse über **sensorische Nervenfasern** zum Spinalnerv und ins Spinalganglion, in dem sich das 1. sensorische Neuron befindet (Kap. 16.2.4).

Von dort werden sie in die Hinterwurzel und ins Hinterhorn des zugehörigen **Rückenmarkssegments** geführt. Hier werden die Impulse nach tiefensensiblen (Vibration, starker Druck, Ort und Qualität) und oberflächensensiblen (Nozizeption und Temperatur) Impulsen aufgeteilt und auf verschiedenen Wegen weitergeleitet.

Tiefensensible Impulse Die tiefensensiblen Impulse gelangen über die Hinterstrangbahn derselben Seite des Rückenmarks zur Medulla oblongata, wo sie auf das 2. sensorische Neuron umgeschaltet werden und dann auf die Gegenseite kreuzen. Gemeinsam mit den Fasern des N. trigeminus ziehen sie zum Thalamus. Dort werden sie auf das 3. sensorische Neuron umgeschaltet und ziehen zur sensiblen Großhirnrinde (Gyrus postcentralis).

Oberflächliche Impulse Die oberflächlichen Impulse inklusive der viszeralen sensiblen Impulse werden auf das 2. Neuron im Hinterhorn umgeschaltet und auf die gegenüberliegende Seite des gleichen Segments zur Vorderseitenstrangbahn geführt. Die Impulse der Vorderseitenstrangbahn werden auf dem Weg zur sensiblen Großhirnrinde (Gyrus postcentralis) im Thalamus, der Formatio reticularis oder im Mittelhirn erneut umgeschaltet (3. Neuron).

Grundsätzlich werden immer eine Vielzahl von Zentren auf der **Großhirnrinde** und im **extrapyramidalen System** über Empfindungen informiert, die dort gespeichert werden, um umfassend und schnell auf Reize reagieren zu können.

Einen Überblick zu den sensiblen und motorischen Bahnen zeigt die **Abb. 16.21**.

Fazit

Sensorische Impulse werden im Rückenmark aufgeteilt in tiefen- und oberflächensensible Reize.
Die tiefensensiblen Reize gelangen über die Hinterstrangbahn derselben Seite zur Großhirnrinde. Ihre Bahnen kreuzen auf der Höhe der Medulla oblongata.
Die oberflächlichen Reize inklusive der vegetativen sensiblen Reize werden auf Rückenmarksebene auf die andere Seite geleitet und über die Vorderseitenstrangbahn zur sensiblen Großhirnrinde geleitet.

16.4.2 Reizweiterleitung des motorischen Systems

Das motorische System besteht aus verschiedenen Systemen, die miteinander in Beziehung stehen. Das unterste motorische System besteht aus den **Rückenmarksreflexen** für eine schnelle Reaktion unter Umgehung der Großhirnrinde. Denen übergeordnet sind ein bewusstes **pyramidales** und ein unbewusstes **extrapyramidales System**.

Die von der sensiblen Großhirnrinde (Gyrus postcentralis) aufgenommenen Reize werden über Interneuronen auf die motorische Großhirn-

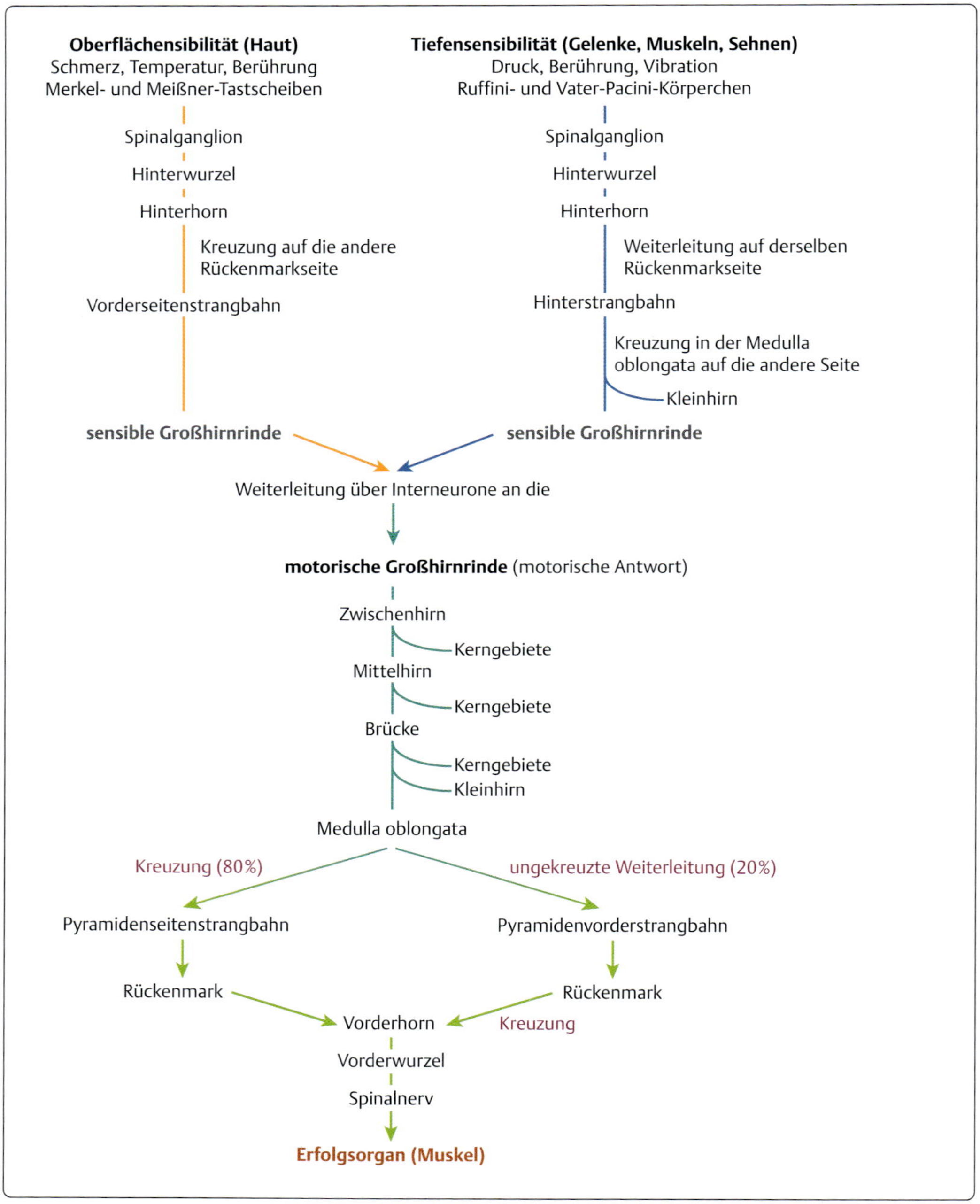

Abb. 16.21 Vereinfachte Darstellung der sensiblen und motorischen Bahnen im Überblick.

rinde (Gyrus praecentralis) weitergeleitet. Von da gelangen motorische Antworten über das pyramidale und extrapyramidale System zum Rückenmark.

Das pyramidale System ist zuständig für die **Zielmotorik**, das extrapyramidale System sorgt für die kompensatorische **Haltemotorik**.

Gemeinsam steuern sie die willkürlichen und einen Teil der unwillkürlichen Bewegungen.

16.4.2.1 Pyramidales System

Das pyramidale System ist für die Fein- und Willkürmotorik zuständig. Es hat seinen Ursprung in den Pyramidenzellen (1. Motoneuronen) der primär motorischen Rinde. Von dort ziehen die Fasern bis zur Brücke. Dort zweigen einige Fasern ab, um die Kerne der Hirnnerven zu innervieren. Die restlichen Fasern ziehen zur Medulla oblongata.

An der Medulla oblongata **kreuzen ca. 80 % der Fasern** auf die gegenüberliegende Seite und verlaufen über die Pyramidenseitenstrangbahn auf das entsprechende Rückenmarkssegment. Von dort werden die Impulse über Interneuronen auf die motorischen Neuronen (2. motorisches Neuron, α-Motoneuron) im Vorderhorn verschaltet.

Circa **20 % der Fasern** verlaufen **ungekreuzt** über die Pyramidenvorderstrangbahn zum Rückenmarkssegment, werden von da auf die gegenüberliegende Seite verschaltet und gelangen an die motorischen Neuronen des Vorderhorns.

Über die **Vorderwurzel** treten alle **motorischen Impulse** aus dem Rückenmark aus, vereinigen sich mit der Hinterwurzel zum Spinalnerv und gelangen über den motorischen Anteil der peripheren Nerven zum Erfolgsorgan.

16.4.2.2 Extrapyramidales System

Das extrapyramidale System ist entwicklungsgeschichtlich viel älter als das pyramidale System. Es arbeitet durch ein System von **Kerngebieten** (Basalganglien) und Bahnen, die mit den Motoneuronen des Rückenmarks über **multisynaptische Neuronenketten**, aber nicht über Axone verbunden sind.

Zu den Basalganglien gehören im **Zwischenhirn** der Streifenkörper (Corpus striatum), der bleiche Kern (Globus pallidum), der graue Kern (Nucleus subthalamicus) und im **Mittelhirn** der rote Kern (Nucleus ruber) und die schwarze Substanz (Substantia nigra; **Abb. 16.22**).

Es finden sich weitere motorische Zentren, die die Funktion des extrapyramidalen Systems unterstützen. Dazu gehören vor allem das **Kleinhirn** (Kap. 16.5.6) und der **Thalamus**, aber auch u. a. die **Formatio reticularis** (Kap. 16.5.4), das Riechhirn und die Vestibularkerne (Kap. 17.2.5).

Eine weitere Beeinflussung erfährt das extrapyramidale System durch Kerne des **limbischen Systems** (Kap. 16.5.5), z. B. dem Mandelkern (Amygdala). Dadurch kommen z. B. unbewusste emotionale Muskelbewegungen zustande wie die Gesichtsmimik.

16.4.2.3 Funktion des extrapyramidalen Systems

Die Kerngebiete setzen sich aus hierarchisch aufgebauten hemmenden und aktivierenden Anteilen zusammen. Die extrapyramidale motorische Reaktion erfolgt aufgrund von sensorischen, motorischen und assoziativen Impulsen der Großhirnrinde über Rückmeldekreise zurück zu den Pyramidenzellen der motorischen Rinde.

Die Aufgabe besteht in der **Regulierung der Willkürbewegungen**, die von der motorischen Großhirnrinde ausgehen. Die Regulierung erfolgt über **aktivierende** (Transmitter z. B. Dopamin) und **hemmende Neuronen** (Transmitter GABA). Sind die Impulse der Großhirnrinde zu schwach, verstärken aktivierende Neuronen sie; sind die Impulse zu stark, senden hemmende Neuronen Impulse zu den hierarchisch über ihnen liegenden Kernen und hemmen sie.

So gelangen z. B. Impulse der Großhirnrinde zum Striatum. Das Striatum bremst die Impulse und gibt sie zum Globus pallidum. Von dort gelangen sie erneut gebremst zum Thalamus. Der Thalamus gibt die abgebremsten Impulse an die motorische Großhirnrinde zurück. Nun kann die Großhirnrinde die Impulse in der passenden Intensität zum Rückenmark schicken. Dadurch werden überschießende Reaktionen verhindert.

Durch die aufeinander abgestimmten hemmenden und erregenden Neuronen entstehen **exakte, zielgenaue Bewegungen** sowie die Steuerung komplexer Bewegungen (z. B. Schreiben, Reaktio-

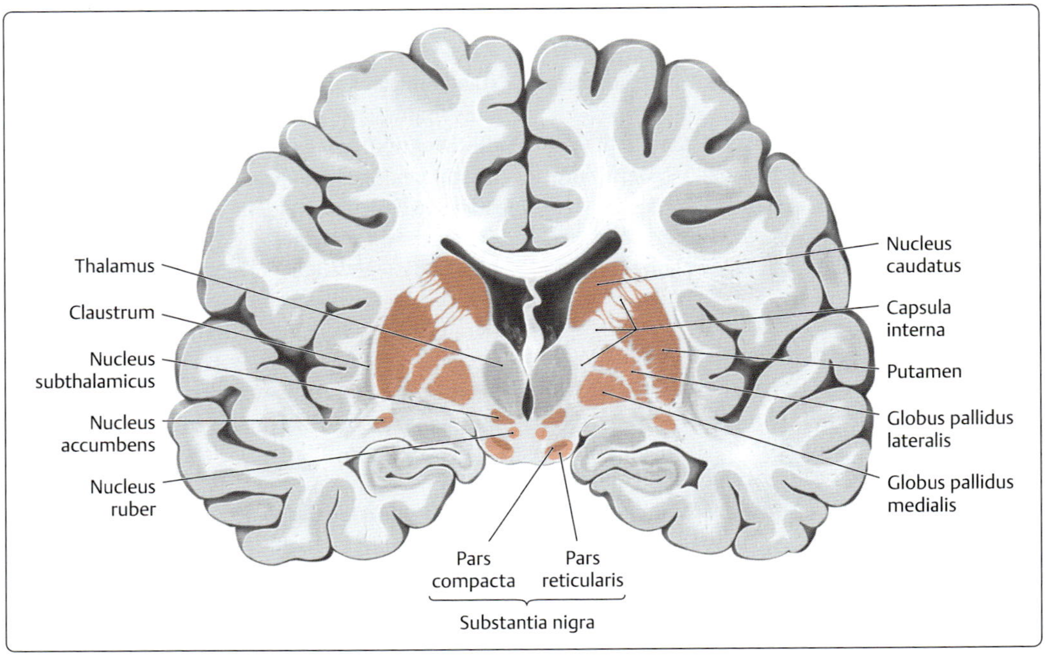

Abb. 16.22 Kerngebiete. (aus: Schünke M, Schulte E, Schumacher U. Prometheus. LernAtlas der Anatomie. Kopf, Hals und Neuroanatomie. Illustrationen von M. Voll und K. Wesker. 3. Aufl. Stuttgart: Thieme; 2012: 401, Abb. A)

nen in lebensbedrohlichen Situationen, emotional gesteuerte Bewegungen, z. B. Gestik, Mimik).

Bei einer willkürlichen Bewegung einer Extremität, hervorgerufen durch die motorischen Impulse des pyramidalen Systems (Zielmotorik), werden durch das extrapyramidale System viele andere Muskelgruppen erregt, um als **Ausgleichsbewegung** das Gleichgewicht zu halten (z. B. Armbewegung beim Gehen, Körper- und Armhaltung beim Stehen auf einem Bein). Die wichtigsten Funktionen des extrapyramidalen Systems sind der **Muskeltonus** und das **Gleichgewicht**.

Das **Kleinhirn** als extrapyramidales **Kontrollzentrum** unterstützt die Arbeit des extrapyramidalen Systems (Kap. 16.5.6). Kleinhirnschäden gehen daher einher mit Gangunsicherheiten (Ataxien).

Auch im Bereich des **Rückenmarks** werden erregende und hemmende Impulse aufeinander abgestimmt. Der Neurotransmitter der hemmenden Synapse ist das **Glycin**.

Pathologie

Athetose

Durch Schädigung des Striatums kommt es zu unwillkürlichen verdrehenden Bewegungen der Extremitäten oder Grimassierungen.

Multiple Sklerose

Auch als Encephalomyelitis disseminata bezeichnet; die Entzündung und der Abbau der Gliazellen führen zu Spastiken, Ataxien, Parästhesien, Paresen etc.

Medikamente

Behandlung der multiplen Sklerose

Eingesetzt werden u. a. Kortison, Interferone, Cyclophosphamid sowie z. B. Methotrexat, die die Entzündungsreaktionen unterdrücken. Neue Präparate sind Copolymer-1, Copraxone und der monoklonale Antikörper Natalizumab (z. B. Tysabri). Letzterer führt jedoch zu heftigen Nebenwirkungen, weshalb eine enge Indikationsstellung besteht. Copraxone verdrängt das Autoantigen aus dem MHC-Komplex (Kap. 14.3.3) und erhöht die Anzahl der Suppressorzellen, die die autoimmunologische Reaktion unterdrücken können.

Fazit

Motorische Impulse werden von der Großhirnrinde über pyramidale und extrapyramidale Bahnen zum Rückenmark geschickt. Dabei kontrolliert das extrapyramidale System die Intensität der Impulse und wird dabei vom Kleinhirn unterstützt. Bei zu starken Impulsen wirkt es hemmend, bei zu schwachen Impulsen verstärkend. Die pyramidalen Impulse gelangen zu 80 % nach Kreuzung in der Medulla oblongata ins Rückenmarkssegment, zu 20 % kreuzen die Impulse erst auf Rückenmarksebene auf die andere Seite. Auch auf Rückenmarksebene existieren hemmende und aktivierende Mechanismen.

16.4.3 Muskuläre Zusammenarbeit

Damit Muskeln oder Muskelgruppen harmonisch zusammenwirken können, sind viele Steuermechanismen des ZNS vonnöten. Das Bewegungsprogramm muss festgelegt sein. Die Muskeltätigkeit muss kontrolliert und auf die Situation abgestimmt sein. Die jeweiligen unterschiedlichen Bewegungsabläufe laufen nach **streng hierarchischen Regulationsprinzipien** ab.

Die **Großhirnrinde** mit ihren motorischen, assoziativen und emotionalen (limbisches System) Rindenfeldern ist zuständig für die Durchführung der Bewegungshandlungen, die Programmentwürfe (Assoziationsfelder) und den **Handlungsantrieb**.

Das **Kleinhirn** und die **Basalganglien** kümmern sich um die groben **Bewegungsmuster** im räumlichen und zeitlichen Rahmen.

Der **Hirnstamm** sorgt für die Haltung (Stützmotorik) und das **Rückenmark** sorgt für die **Ausführung** koordinierter Bewegungen.

Ständige **Rückmeldungen** an alle Organisatoren eines Bewegungsablaufs sorgen für die Kontrolle und die nötige Anpassung der Bewegungen an die jeweiligen Situationen.

Fazit

Areale der Großhirnrinde, das Kleinhirn, die Basalganglien, der Hirnstamm und das Rückenmark sind zuständig für die Bewegungsabläufe. Durch Rückmeldekreisläufe werden die Abläufe kontrolliert und angepasst.

16.4.4 Reizweiterleitung des reflektorischen Systems

Ein Reflex ist eine **unwillkürliche**, auf einen bestimmten Reiz erfolgende Kontraktion oder Erschlaffung eines bestimmten Muskels oder einer Muskelgruppe.

Ein Ausfall oder seine Intensität lassen Rückschlüsse zu auf die Funktion des peripheren und zentralen Nervensystems. Es werden **physiologische** von **pathologischen Reflexen** unterschieden. Physiologische Reflexe kann man beim Gesunden auslösen, pathologische nur bei Erkrankungen.

Eine Reizung bestimmter Muskelsehnen oder bestimmter Hautareale führt zur Aufnahme des Reizes durch die dortigen Rezeptoren. Die Erregungen werden von **sensiblen Nervenfasern** der peripheren Nerven über die Hinterwurzel zum Hinterhorn des zugehörigen Rückenmarkssegments geleitet. Deren Weiterleitung erfolgt dann nicht – wie bei anderen sensiblen Reizen üblich – über aufsteigende Rückenmarksbahnen zur sensiblen Großhirnrinde, sondern über einen **kurzen Reflexbogen** vom Hinterhorn über eine oder mehrere **synaptische Verbindung** direkt zum α-Motoneuron des Vorderhorns und von da über die Vorderwurzel zu den Muskeln, die daraufhin kontrahieren.

16.4.4.1 **Eigenreflexe**
Eigenreflexe werden auch **monosynaptische Reflexe** genannt, weil nur eine synaptische Umschaltung im Rückenmarksbereich notwendig ist. Hier liegen Rezeptor und Effektor in demselben Organ. Damit wird nur ein einzelnes Rückenmarkssegment angesprochen. Dieser Ablauf wird durch Pyramidenbahnfasern kontrolliert.

Der Eigenreflex dient der **Anpassung der Muskelspannung** bei Veränderungen der Gelenkstellungen, steuern also die Körperhaltung.

Die Eigenreflexe sind in jedem Muskel auslösbar, ermüden nicht und sind ein **Test** für das entsprechende Rückenmarkssegment und die dazugehörigen Pyramidenbahnen. Eine **verstärkte Reaktion** (Hyperreflexie, Pyramidenbahnschädigung) deutet ebenso auf eine Schädigung hin wie ein **Ausfall** (Areflexie, Schädigung des α-Motoneurons im Vorderhorn) oder ein **Klonus** (defekter Kontrollmechanismus).

Zu den Eigenreflexen, die getestet werden können, gehören u. a. der Bizeps- (BSR) bzw. Trizepssehnenreflex (TSR), Radiusperiostreflex (Brachioradialisreflex, RPR), Patellar- (PSR) und Achillessehnenreflex (ASR) sowie der Masseterreflex (Unterkieferreflex).

16.4.4.2 **Fremdreflexe**
Beim Fremdreflex liegen Rezeptor und Effektor in **verschiedenen Organen**. Sie werden auch **polysynaptische Reflexe** genannt, weil mehrere Synapsen zur Umschaltung im Bereich mehrerer Rückenmarkssegmente notwendig sind. Damit werden zusätzlich zu den Segmenten auch die Pyramidenbahnen getestet (**Abb. 16.15**). Sie dienen der Selbsterhaltung, dem Eigenschutz und Überleben.

Die Fremdreflexe sind ermüdbar. Ein verstärkter Reflex ist nicht pathologisch; ein abgeschwächter oder ausfallender Reiz weist auf eine Schädigung der Pyramidenbahnen hin. Zu den Fremdreflexen gehören u. a. Bauchhautreflexe, Lidschlussreflex, Plantarreflex.

Pathologie

Apoplex
Spastische Lähmungen führen zu verstärkten Eigenreflexen.

Multiple Sklerose
Es fehlen häufig die Bauchhautreflexe.

Zerebrale Schädigungen
Diese führen zur Verstärkung der Eigenreflexe (Spastiken) und zum Ausfall der Fremdreflexe.

Rückenmarksproblematiken
Rückenmarksproblematiken, z. B. der Ausfall des α-Motoneurons, führen u. a. zum Ausfall der Fremd- und Eigenreflexe (schlaffe Lähmungen).

16.4.4.3 **Reflexe übergeordneter Zentren**
Hierbei handelt es sich um Zentren in der **Medulla oblongata**, die den Atmen-, Husten-, Würge- und Brechreflex, Saug- und Schluck- sowie Niesreflex steuern, und um Zentren im **Mittelhirn** für akustische und optische Reflexe.

Fazit
Man unterscheidet Eigen- und Fremdreflexe und Reflexe übergeordneter Zentren. Eigenreflexe dienen der Steuerung der Körperhaltung, indem die Muskeln bei veränderter Gelenkstellung gespannt werden. Fremdreflexe und Reflexe übergeordneter Zentren dienen der Selbsterhaltung, dem Eigenschutz und Überleben.

16.4.5 Allgemeine Wirkung des Sympathikus und Parasympathikus

Sympathikus und Parasympathikus wirken einerseits **antagonistisch**: So bewirkt der **Sympathikus** z. B. eine Zunahme der Herzfrequenz und des Schlagvolumens sowie eine Abnahme der Darmmotilität. Der **Parasympathikus** dagegen bewirkt z. B. eine Abnahme der Herzfrequenz sowie eine Zunahme der Darmmotilität.

Andererseits wirken beide Systeme auch **synergistisch**: Der Sympathikus nimmt in seiner Aktivität ab, der Parasympathikus nimmt dagegen in seiner Aktivität zu, wenn z. B. der Blutdruck hoch ist. Das führt dann zu einer Abnahme der Herzschlagfrequenz und des Schlagvolumens.

Einige Organe werden von **einem System dominiert**, so z. B. parasympathisch die Harnblase und einige exokrine Drüsen. Manche Organe werden nur von einem System **innerviert**, entweder nur sympathisch (z. B. M. dilatator pupillae, Mydriasis) oder nur parasympathisch (z. B. M. sphincter pupillae, Miosis; **Abb. 16.16**).

Die **viszeralen Impulse** verlaufen in **afferenten Bahnen** zum Teil über die Hirnnerven (parasympathisch), zum anderen Teil über die Spinalnerven und die Hinterwurzel ins Rückenmark, wodurch das vegetative und somatische Nervensystem eng miteinander verknüpft sind. Von dort wechseln die Impulse auf die andere Rückenmarksseite und gehen über die Vorderseitstrangbahn zur Formatio reticularis, zum Thalamus, zum Hypothalamus, zum limbischen System und zur sensiblen Großhirnrinde.

Die **Reaktionen** auf die Empfindungen werden über die **efferenten Bahnen** des Sympathikus oder Parasympathikus beantwortet.

Fazit

Das vegetative Nervensystem besteht aus dem Sympathikus und Parasympathikus. Beide Systeme arbeiten antagonistisch, in einigen Fällen synergistisch, in anderen Fällen dominant und in wieder anderen Fällen ausschließlich allein.
Das parasympathische System ist in den Hirnnerven und dem Sakralmark zu finden. Das sympathische System erreicht das Rückenmark und die Eingeweide über den Grenzstrang.
Die afferenten Impulse benutzen denselben Weg ins Rückenmark und zu den Hirnzentren wie die sensorischen Impulse. Die efferenten Bahnen nutzen die der motorischen Impulse.
Zusätzlich existieren beim vegetativen Nervensystem spinale Reflexbögen (S. 362).

16.5 Funktionen der einzelnen Hirnareale

Das Gehirn unterteilt sich in verschiedene Abschnitte, die unterschiedliche Aufgaben erfüllen.

16.5.1 Großhirnrinde

Die Großhirnrinde besteht aus 5 verschiedenen Lappen (Frontal-, Parietal-, Okzipital-, Temporal- und Insellappen), die durch Gräben (Sulci) voneinander getrennt werden (**Abb. 16.2**). Innerhalb der einzelnen Lappen sind Teilbereiche (Rindenfelder) mit unterschiedlichen Funktionen angesiedelt.

Alle Teilbereiche innerhalb der Lappen und die Lappen selber sowie beide Großhirnhälften sind zum Austausch aller Eindrücke über **Assoziationsbahnen** bzw. in der linken und rechten Hirnhälfte über die **Kommissurenbahnen** (Corpus callosum) miteinander verbunden.

Die verschiedenen **Rindenfelder** werden unterschieden in primäre, sekundäre und tertiäre Felder.

Primäre Felder Die primären Felder sind für die direkte **Aufnahme** von Impulsen und **Weiterleitung** an die periphere Muskulatur zuständig.

Sekundäre Felder Die sekundären Felder dienen der **Verarbeitung** und der **Analyse.**

Tertiäre Felder Die tertiären Felder **assoziieren**, **kombinieren**, **speichern** und **verknüpfen** sämtliche Erfahrungen.

Auch wenn Funktionen bestimmten Rindenfeldern und Hirnhälften zugeordnet werden (**Abb. 16.2**), können sie letztlich nur exakt erfolgen, wenn alle Felder und Hirnareale zusammenarbeiten.

16.5.1.1 Primäre und sekundäre sensorische Rinde

Die **Sensorik** liegt hinter der Zentralfurche (Gyrus postcentralis) und erhält sensorische Impulse aus der Peripherie. Die sensorischen Areale der Rinde sind den Körperarealen je nach sensorischer Intensität zugeordnet (S. 351). Diese Impulse werden den verschiedensten Zentren zur adäquaten Reaktion zugeführt.

Die sekundären sensorischen Felder **speichern** die Empfindungen und sind eng mit dem limbischen System und der Formatio reticularis verbunden. Die Erfahrungen der **Sinnesorgane** (Sehen, Hören, Riechen, Schmecken, Fühlen) werden speziellen Rindenfeldern zugeführt.

16.5.1.2 **Primäre und sekundäre motorische Rinde**

Die **Motorik** ist in der motorischen Rinde im Gyrus praecentralis lokalisiert, die ebenfalls in die primäre und sekundäre motorische Rinde unterteilt wird.

Primäre motorische Rindenfelder Auf der primären motorischen Rinde sind die jeweiligen motorischen **Körperregionen** (Arme, Beine, Bauch) nach ihrer Wichtigkeit abgebildet (S. 351). Hier finden sich die Pyramidenzellen und die Ausgangspunkte der Pyramidenbahnen, die die motorischen Impulse in die Peripherie leiten und die **bewussten Bewegungen** ermöglichen.

Sekundäre motorische Rindenfelder Die sekundären motorischen Rindenfelder sind den primären Feldern übergeordnet. Sie dienen der **Koordination** und **Erinnerung von Bewegungsabläufen**. Sie geben den primären Feldern die Information darüber, wie üblicherweise Bewegungsabläufe vonstattengegangen sind und wie der jetzige Ablauf am besten durchgeführt werden sollte.

Die Abstimmung soll am **Beispiel der Sprache** genauer betrachtet werden.

Das **Broca-Zentrum** auf der linken Hirnhälfte ist für die Kehlkopf-, Lippen-, Mund- und Zungenmuskulatur zuständig und macht damit das Sprechen erst möglich. Es beinhaltet aber auch grammatikalisches Verständnis. Die **sekundären Felder** speichern die Erfahrungen, Empfindungen und das Verständnis für das, was gesprochen wird.

Die Sprache ist aber nicht nur auf diese Areale beschränkt. Sie unterliegt einer komplexen Verarbeitung verschiedenster Impulse. So ist das **Wernicke-Zentrum** (Sprachverständnis) des Temporallappens der linken Hirnhälfte mit beteiligt, indem dort die lexikalischen Informationen gespeichert sind. Die Sprache wird aber auch beeinflusst durch stilistische Aspekte und Emotionen. Die wiederum haben ihren Ursprung im **limbischen System**. Melodische Aspekte der Sprache findet man in der rechten Hirnhälfte.

Sinnvolle Sprache ist aber nur möglich, wenn alle Informationen aller mit Sprache befassten Areale in Sekundenschnelle abgerufen werden können. Das geht nur durch Automatisierung im **Langzeitgedächtnis**. Das Langzeitgedächtnis wird gespeist mit Informationen des Kurzzeitgedächtnisses. Im Langzeitgedächtnis werden Informationen abgeglichen mit aktuellen Informationen, sensorisch wahrgenommenen Zuständen und den daraus abgeleiteten Wünschen und Bedürfnissen (limbisches System, Kap. 18.2).

Pathologie

Aphasie

Aphasien sind Sprachstörungen, die durch die Beeinträchtigung unterschiedlicher Bereiche der Rinde entstehen können. Ist das **Broca-Zentrum** betroffen, spricht man von der Broca-Aphasie. Hier ist der Patient motorisch nicht mehr in der Lage zu sprechen. Ist das **Wernicke-Zentrum** beeinträchtigt, fehlt das Sprachverständnis. Es kann aber auch z. B. die Wortbedeutung, die Satzbildung oder den Wortschatz betreffen. Als Ursachen kommen u. a. der Apoplex, das Schädel-Hirn-Trauma, Tumoren, Entzündungen infrage.

Morbus Pick

Hierbei handelt es sich um eine degenerative Erkrankung des Stirn- und Schläfenlappens mit der Veränderung der Persönlichkeit und des sozialen Verhaltens, später auch des Gedächtnisses.

Demenz

Eine Demenz ist gekennzeichnet von dem Verlust des Kurzzeitgedächtnisses, durch eingeschränktes Denkvermögen, eingeschränkte Sprache und Motorik.

Demenz vom Alzheimer-Typ

Beim Morbus Alzheimer bilden sich Plaques durch Proteinablagerungen durch sog. β-Amyloide im Gehirn aus, die begleitet sind vom Absterben von Neuronen und der Abnahme der Gehirnmasse. Dies geht einher mit dem Verlust jeglicher Erinnerung sowohl des Kurzzeit- als auch des Langzeitgedächtnisses.

16.5.1.3 Stirnlappen (Lobus frontalis)

Der Stirnlappen erstreckt sich vom **vorderen Hirnpol** bis zum **Sulcus centralis**, der den Frontallappen vom Scheitellappen (Lobus parietalis) trennt. Hier finden sich Areale, die für die Intelligenz, das Verhalten, die Sprache, die Gefühle und die Motorik (primär motorische Rinde) zuständig sind.

Es werden die **Handlungskonsequenzen** berücksichtigt, Verhaltensweisen auf aktuelle Situationen gespeichert, das Sozialverhalten, der Antrieb, die Aufmerksamkeit und die Gedächtnisleistungen bestimmt. Hier sind die Areale, die die Fähigkeit beinhalten, **Schlussfolgerungen** aus verschiedenen Erfahrungen zu ziehen.

16.5.1.4 Scheitellappen (Lobus parietalis)

Auf dem Scheitellappen, direkt im Anschluss an den Sulcus centralis, befindet sich die **sensorische Hirnrinde**. Auch auf der primären sensorischen Rinde ist der Körper seinen Empfindungen gemäß den einzelnen Körperarealen abgebildet (S. 351). Hier enden die **peripheren sensiblen Bahnen**, die die Empfindungen bewusst machen.

Die Hauptfunktion des vorderen Parietallappens ist **somatosensorisch** (Tastsinn), der obere Bereich ermöglicht die räumliche Aufmerksamkeit und der untere Bereich das räumliche Denken, das Rechnen und das Lesen.

Die **sekundären** sensiblen Rindenfelder befinden sich zusätzlich im **Temporallappen** (Wernicke-Zentrum für das Sprachverständnis, Speicherung von Klangbildern, Verstehen der gesprochenen Worte).

Pathologie

Dyskalkulie

Durch ein Problem des linken Scheitellappens liegt eine Beeinträchtigung der rechnerischen Fähigkeiten vor.

16.5.1.5 Schläfenlappen (Lobus temporalis)

Im Temporallappen befindet sich die primäre, sekundäre und tertiäre **Hörrinde**, die konzentrisch umeinander angeordnet sind. Im primären Zentrum werden die **Tonfrequenzen** aufgenommen; die sekundären und tertiären Felder **vergleichen, bewerten und ordnen** das Gehörte ein. Bewusst wahrgenommen werden allerdings überwiegend nur neue, unbekannte, nicht einzuordnende oder bedrohliche Hörreize.

Wichtige weitere Areale der Hörrinde sind das Wernicke-Zentrum (**Sprachverständnis**), der Hippocampus des limbischen Systems für emotionale und viszerale Informationen und Areale für das komplexe **Lernen** und das **Gedächtnis** (Kap. 18.2).

16.5.1.6 Hinterhauptslappen (Lobus occipitalis)

Der Hinterhauptslappen enthält das primäre und die sekundären **Sehzentren** sowie die für die **reflektorischen Blickbewegungen** verantwortlichen Rindenfelder. Hier findet die Verarbeitung von optischen Eindrücken und den zugehörigen Begriffen statt.

Pathologie

Agnosie

Bei einer **visuellen Agnosie** besteht die Unfähigkeit, u. a. Objekte, Gesichter, Abbildungen, Formen zu erkennen und zu begreifen (Seelenblindheit). Bei einer **auditiven Agnosie** liegt eine Seelentaubheit vor, d. h., die Menschen hören die Worte, verstehen sie aber nicht.

16.5.1.7 **Insellappen (Lobus insularis)**

Der Insellappen wird vom Temporal-, Frontal- und Parietallappen verdeckt. Es ist der kleinste Lappen der Großhirnrinde und zuständig für den **Geschmack** und die daraus resultierenden Empfindungen, z. B. Ekel oder übermäßiges Verlangen. Hier entwickeln sich die Bedürfnisse wie **Hunger** oder **Durst**. Es findet die Bewertung von **Schmerz** statt. Viszerosensible Empfindungen, z. B. Übelkeit, Völlegefühl, Atemnot, werden hier bewusst gemacht.

Zudem hat der Insellappen Verbindung zum **Thalamus** und der **Amygdala** des limbischen Systems (Empathie, Fairness, Liebesempfinden) und zu **vestibulären Zentren** (Gleichgewicht).

Fazit

Auf der Großhirnrinde finden sich primäre, sekundäre und tertiäre Rindenfelder. Primäre Felder sind für die Aufnahme primärer Informationen zuständig, sekundäre Felder verarbeiten, verknüpfen, speichern und kombinieren neue Informationen mit alten Erfahrungen aller anderen Rindenfelder.

So gibt es z. B. das motorischen Broca-Zentrum für die Lautbildung und Sprache und das Wernicke-Zentrum für das Sprachverständnis. In Bezug auf die Sprache entwickeln sich ein Kurzzeit- und ein Langzeitgedächtnis. In Letzterem werden ebenfalls die Emotionen gespeichert, die mit dem Sprachinhalt verknüpft sind und waren, d. h., es besteht die Verbindung zum limbischen System und der Formatio reticularis.

Der Stirnlappen ist zuständig für die Motorik, die soziale Kompetenz, Aufmerksamkeit und Intelligenz.

Die Scheitellappen beinhalten die Sensorik, das räumliche Verständnis, mathematische Gedächtnis und die Lesefähigkeit.

Der Temporallappen beherbergt das Hören, das Verständnis dessen, was gesprochen und gehört wird und das Lernen inklusive Gedächtnis.

Der Hinterhauptslappen enthält die Sehzentren und die optischen Reflexzentren.

Im Insellappen befinden sich der Geschmack und die dazugehörigen Empfindungen. Auch wird hier Schmerz erfahrbar gemacht. Der Insellappen ist mit dem limbischen System und den Zentren für den Gleichgewichtssinn verbunden.

16.5.2 Zwischenhirn (Diencephalon)

Das Zwischenhirn ist ein wichtiges **Schalt- und Kontrollzentrum** zwischen dem Hirnstamm und dem Großhirn. Es liegt unterhalb des Balkens. Es enthält den Thalamus, den Hypothalamus, den Epithalamus sowie die beiden Basalganglien Globus pallidus und Nucleus subthalamicus.

Die **Hirnnerven I** (N. olfactorius) **und II** (N. opticus) ziehen durch das Zwischenhirn zur sensiblen Großhirnrinde. Am Boden des Zwischenhirns liegt die Sehnervkreuzung (**Chiasma opticum**; Kap. 17.1).

16.5.2.1 **Thalamus**

Der Thalamus ist die **wichtigste Schaltstation** der zum Großhirn aufsteigenden Bahnen und besteht aus mehr als 100 Kerngebieten. Es ist das unbewusst arbeitende **Integrationszentrum** der Sensibilitäten, der Seh- und der Hörfunktion mit Ausnahme der Riechfunktion. Alle Informationen von außerhalb oder innerhalb des Organismus erreichen zunächst den Thalamus, bevor sie zur Großhirnrinde gelangen und dort bewusst werden.

Der Thalamus wirkt als Filter, der nur wichtige Informationen zur Hirnrinde weiterleitet und daher auch als **„Tor zum Bewusstsein“** bezeichnet wird. Er hat efferente und afferente Bahnen, über die er motorische Impulse verarbeitet (Kleinhirn, motorische Zentren zur Koordination von Bewegungen) und sensible und sensorische Impulse aus der Peripherie nach Umschaltung an die Großhirnrinde weiterleitet. Er ist die Schaltstelle für die **Seh- und Hörbahn**.

Gleichzeitig ist er mit dem **limbischen System** verbunden (gemütsbetonte Bewegungen, z. B. Mimik und Gestik). Er dient dem Gedächtnis und der Sprache. Durch Verbindung mit der **Formatio reticularis** ist er für die Realisation des Bewusstseinszustands zuständig.

16.5.2.2 **Hypothalamus**

Der Hypothalamus liegt unterhalb des Thalamus. Er ist lebenswichtig, weil er das Gleichgewicht des Körpers aufrechterhält, indem er **körperliche und psychische Lebensvorgänge** steuert.

Er ist einerseits das wichtigste Koordinations- und Kontrollzentrum des **vegetativen Nervensystems** und andererseits die oberste Steuerzentrale des **endokrinen Systems** (**Tab. 16.1**).

Man findet 3 verschiedene Kerngruppen, die für unterschiedliche Aufgaben zuständig sind und miteinander im Austausch stehen:

Vordere und mittlere Kerngruppe Neuronen der vorderen und mittleren Kerngruppe bilden **Hormone**, die in der Hypophyse (Hinterlappen) gespeichert werden (ADH, Oxytocin) oder dort die Bildung weiterer Hormone initiieren (Vorderlappen).

Vordere Kerngruppe In der vorderen Kerngruppe wird der **Schlaf-Wach-Rhythmus** gesteuert. Hier befindet sich das **Kreislaufzentrum** zur Regulation des Wasser- und Elektrolythaushalts, um den Blutdruck und den Puls zu regulieren. Ebenso findet man hier das **Temperaturzentrum** (Kap. 4.4), die Steuerung der Nahrungsaufnahme über Durst-, Hunger- oder Sättigungsrezeptoren und des Sexualverhaltens.

Hintere Kerngruppe Mit der hinteren Kerngruppe nimmt der Hypothalamus Einfluss auf das **Gedächtnis**, die **Lernfähigkeit** und das **Verhalten** des Menschen.

Der Hypothalamus ist verbunden mit der Hypophyse über den Hypophysenstiel (Kap. 15.1), dem Hippocampus, dem Thalamus, dem Striatum, dem limbischen System, der Formatio reticularis und dem Rückenmark.

16.5.2.3 **Zirbeldrüse (Epithalamus)**

Der Epithalamus enthält die Epiphyse, die ein neurosekretorisches Hormon, das **Melatonin**, bildet. Melatonin entwickelt sich aus Serotonin und steuert den **Schlaf-Wach-Rhythmus**. Die Synthese und Ausschüttung erfolgt bei Eintritt der Dunkelheit und wird durch Tageslicht gehemmt. Die Hauptproduktion erfolgt nachts zwischen 3:00 und 4:00 Uhr. Im Laufe des Lebens produziert der Körper immer weniger Melatonin.

Pathologie

Winterdepression

In der dunklen Jahreszeit ist der Gehalt an Serotonin reduziert, da der Melatoningehalt auch tagsüber höher bleibt. Das führt zu Schlafstörungen, Müdigkeit oder auch Depressionen.

Medikamente

Melatonin

Es wird z. B. das Präparat Circadin eingesetzt als Medikament bei Schlafstörungen von Patienten über 55 Jahre.

Fazit

Der Thalamus ist die wichtigste Schaltstation vor der Großhirnrinde und kontrolliert alle eingehenden Informationen. Er ist mit allen Hirnarealen verbunden und wirkt als „Tor zum Bewusstsein“.

Der Hypothalamus verbindet das Nervensystem mit dem Hormonsystem und ist ein Kontroll- und Koordinationszentrum des Vegetativums.

Der Epithalamus steuert den Tag-Wach-Rhythmus über die Bildung von Melatonin.

16.5.3 Hirnstamm

Der Hirnstamm oder das Stammhirn besteht aus dem Mittelhirn, der Brücke und der Medulla oblongata.

16.5.3.1 **Mittelhirn (Mesencephalon)**

Das Mittelhirn liegt unterhalb des Zwischenhirns und oberhalb der Brücke. Es enthält die Vierhügelplatte als **akustisches** und **optisches Reflexzentrum**, die Kerngebiete des extrapyramidalen Systems, den Nucleus ruber und die Substantia nigra, die Kerne der **Hirnnerven III** (N. oculomotorius) und **IV** (N. trochlearis) und den liquorführenden Kanal (Aquädukt). Durch den gesamten Hirnstamm verläuft die Formatio reticularis.

Das Mittelhirn dient dem **Austausch** von motorischen und sensorischen Informationen zwischen dem Rückenmark, der Medulla oblongata, der Brücke, dem Kleinhirn, dem Thalamus und dem Großhirn.

Die Kerngebiete sind Schaltzentren, die die unwillkürlichen reflexartigen Bewegungen der Augen, des Kopfes und des Körpers auf Eindrücke von **Augen** und **Ohren** abstimmen.

16.5.3.2 **Brücke (Pons)**

Die Brücke gehört mit dem Kleinhirn zum Hinterhirn und **verbindet** das Kleinhirn mit dem Großhirn. Hier verlaufen alle längsverlaufenden Nervenfasern zwischen Großhirn und Rückenmark.

Ansammlungen von Nervenzellen dienen der **Umschaltung** der Impulse vom Großhirn zum Kleinhirn. Hier findet man die Kerne der **Hirnnerven V** (N. trigeminus), **VI** (N. abducens) und **VII** (N. facialis). Sensorische Informationen des Innenohres und des Gesichts werden an das Kleinhirn weitergeleitet.

16.5.3.3 **Verlängertes Mark (Medulla oblongata)**

Das verlängerte Mark wird nach kranial von der Brücke begrenzt. Nach kaudal geht es ab dem 1. Spinalnervenabgang in das Rückenmark über. Im Folgenden werden die anatomischen Strukturen und Funktionen der Medulla oblongata dargestellt.

Hinterer Teil Im hinteren Teil der Medulla (Haube – Tegmentum), unter dem 4. Ventrikel, sind die Hirnnervenkerne der **Hirnnerven VIII bis X** und das **Atemzentrum** lokalisiert. Das Atemzentrum enthält Sensoren für den Druck von Kohlendioxid, Sauerstoff und Wasserstoff.

Vorderer Teil Im vorderen Teil befinden sich die Pyramiden mit den Pyramidenbahnen. Im Bereich des Übergangs von Rückenmark zu verlängertem Mark ist die **Pyramidenbahnkreuzung**, in der ca. 80 % der Pyramidenbahnen auf die andere Seite kreuzen.

Seitlicher Teil Etwas seitlich der Pyramiden liegt die **Olive**, in der es einen großen Kernkomplex gibt. Die Kerne ermöglichen das **Richtungshören**. Die Olive ist das Koordinationszentrum für die Muskelbewegungen. Informationen aus den Muskeln, deren Bewegung und Lage enden in der Olive, um dann an das Kleinhirn weitergeleitet zu werden.

Zusätzlich findet man **Reflexzentren** für den Nies-, Husten-, Saug- und Schluckreflex, das **Kreislaufzentrum**, das Brechzentrum und die Sensoren für den Säure-Basen-Haushalt des Körpers.

> **Fazit**
> Das Mittelhirn enthält die Sehnervkreuzung und die Kerngebiete Substantia nigra und Nucleus ruber. Hier befinden sich die optischen und akustischen Reflexzentren
> Die Brücke dient der Verbindung von Rückenmark und Kleinhirn mit dem Großhirn. Zudem werden sensorische Informationen des Innenohres und des Gesichts an das Kleinhirn weitergeleitet.
> In der Medulla oblongata befinden sich das Atem- und Kreislaufzentrum sowie verschiedene Reflexzentren und die Pyramidenbahnkreuzung.

16.5.4 Formatio reticularis

Die Formatio reticularis besteht aus diffus verteilten Kerngebieten mit ihren dazugehörigen Fasern in netzartiger Anordnung, die den **Hirnstamm bis zum Thalamus** durchziehen (**Abb. 16.23**). Sie stellt Verbindungen zwischen den Hirnnerven und anderen Hirnteilen innerhalb des Hirnstamms her. In ihr findet man das Atemzentrum, das Kreislaufzentrum, das Aktivitätszentrum und das Brechzentrum.

Durch Verbindung mit dem Kleinhirn, dem Nucleus ruber und der Substantia nigra des Mittelhirns steuert die Formatio reticularis die **extrapyramidale Motorik**. Sie moduliert die **Schmerzempfindung** mithilfe der serotonergen Kerngrup-

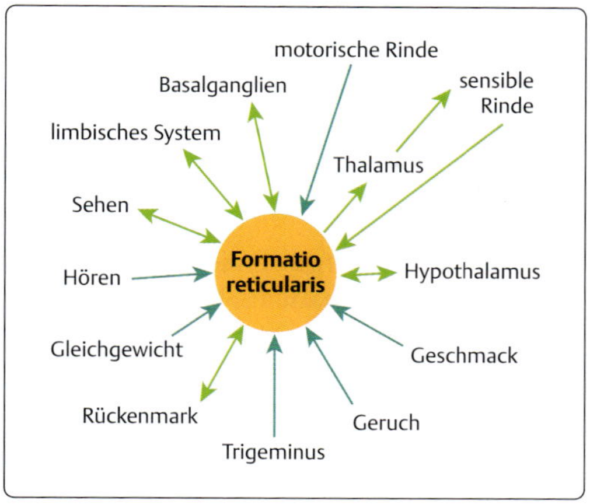

Abb. 16.23 Beziehung der Formatio reticularis zu anderen Gehirnarealen.

pe der Raphe-Kerne und ist verantwortlich für **Emotionen**. Sie beeinflusst nicht unerheblich das motorische, sensible und vegetative System. Sie wirkt unspezifisch auf die Bewusstseinslage und den Schlaf-Wach-Rhythmus.

Die zu höheren Hirnzentren aufsteigenden Neuronen haben **sensorische Funktion**, die zum Rückenmark absteigenden Fasern **motorische Funktion**.

16.5.4.1 **Atem- und Kreislaufzentrum**

Parasympathisch und sympathisch wirkt die Formatio reticularis modulierend auf die **Atmung** und die **Kreislaufregulation** ein.

Zur **Kontrolle der Atmung** findet man aktive inspiratorische und exspiratorische Neuronen. Über die Dehnung der Lunge erreichen Impulse den N. vagus und weiter die Formatio reticularis mit der Folge, dass die inspiratorischen Neuronen nach und nach gehemmt, die exspiratorischen dagegen enthemmt werden. Dadurch kommt die Inspiration zum Stillstand und geht in die Exspiration über.

Dieser Vorgang läuft **reflektorisch** ab (Hering-Breuer-Reflex), kann allerdings in gewissem Ausmaß willkürlich beeinflusst werden (Kap. 11.10.4).

16.5.4.2 **Extrapyramidale Motorik**

Der **motorische Teil** der Formatio reticularis gehört zum **extrapyramidalen System**. Die Impulse kommen von der Großhirnrinde, dem Kleinhirn, dem vegetativen Nervensystem und den sensorischen Bahnen, sodass alle Prozesse in ihr System integriert sind.

16.5.4.3 **Schmerzempfindung**

Sensible Bahnen enden zum Teil in der Formatio reticularis, deren Informationen zum Thalamus und von da zur sensiblen Großhirnrinde weitergeleitet werden. Zusätzlich wird der Hypothalamus informiert, sodass **vegetative Symptome**, z. B. Schweißbildung und Pulserhöhung, initiiert werden.

Daneben aktivieren sog. **Raphe-Kerne** der Formatio reticularis über Serotoninausschüttung opioide Neuronen zur Hemmung der Schmerzempfindung (Kap. 7.1). Auf dieses Bahnsystem wirken die Opioide (z. B. Morphin).

16.5.4.4 **Emotionen**

Das hypothalamische System ist wiederum mit dem limbischen System verbunden, sodass darüber die Formatio reticularis die **emotionale Reaktion** auf **Sinneseindrücke** beeinflusst.

16.5.4.5 **Bewusstseinslage**

Durch die Verbindung des **Thalamus** mit der **Formatio reticularis** wird auch die **Wachheit** reguliert, vom Tiefschlaf bis zum Hellwachsein.

Dieses aktivierende System verläuft über **rhythmische Erregungen**, die beeinflusst werden können durch Reize von außen. Starke Reize erhöhen den Rhythmus und damit die Reizweiterleitung durch den Thalamus an die Großhirnrinde. Das macht den Menschen hellwach.

Fazit

Die Formatio reticularis übernimmt eine Vielzahl koordinativer und verbindender Aufgaben für das gesamte Nervensystem.

16.5.5 Limbisches System

Die zum limbischen System zählenden Strukturen umgeben den Balken und den Hirnstamm wie einen Saum (**Abb. 16.6**). Die Strukturen sind die Amygdala (Mandelkern), der Hippocampus (Seepferdchen), der Hypothalamus mit Hypophyse, Teile des Thalamus, der Riechkolben und der Mamillarkörper. Die Funktion des limbischen Systems besteht darin, **Hormon- und Neurotransmitterausschüttung**, z. B. Dopamin, Adrenalin, Noradrenalin, zu regeln.

Entwicklungsgeschichtlich ist das limbische System ein uraltes Gehirn, das sich in der Phase der Entwicklung der Säugetiere ausbildete. Es wird auch das **emotionale Gehirn** genannt, da es Dinge, die im Außen wahrgenommen werden, emotional bewertet, speichert und darüber entscheidet, welche Reaktionen notwendig sind. Es reagiert unmittelbar auf unsere Gedanken und sendet die Informationen an den Hirnstamm, was körperliche Reaktionen auslöst. In der Regel hat es schon reagiert, bevor der Mensch das Ereignis realisiert.

So entwickelt jemand im Kontakt mit einem anderen Menschen Beschwerden (Bauchschmerzen, Kopfschmerzen o. Ä.), kann das Gefühl aber nicht dem Kontakt zuordnen, da er für ihn ganz nett erschien. Nach dem Kontakt sind aber die Beschwerden wieder besser. Dem Menschen fällt es schwer, die Beschwerden zu begründen. Das limbische System hat aber unbewusst im Kontakt mit dem anderen Menschen eine Bewertung vorgenommen, die offensichtlich negativ ausfiel, was zu dem schlechten Gefühl geführt hat (Kap. 18.5). Das Gleiche kann auch im Positiven geschehen.

Das limbische System schafft 2 wichtige Verbindungen: Der Hirnstamm wird mit dem Großhirn verbunden durch die Verbindung der Sinnesorgane mit dem **Thalamus** und der Rindenregion. Und der **Hypothalamus** wird mit dem übrigen Organismus verbunden. Thalamus und Hypothalamus beeinflussen alle **Sinneseindrücke**, indem sie entscheiden, welche beachtet oder unterdrückt werden müssen.

16.5.5.1 Amygdala

Die Amygdala ist für das **Lernen**, das **Gedächtnis** und für die Verarbeitung von **Gefühlen** von großer Wichtigkeit. Sie koordiniert die körperlichen Reaktionen auf Angst und Aggression.

16.5.5.2 Hippocampus

Der Hippocampus ergänzt die Leistungen von Thalamus und Hypothalamus. Er speichert Eigenempfindungen bei allem, was erlebt wird, sorgt für das Gedächtnis und das Abrufen von Erinnerungen. Er hilft mit bei der Auswahl der zu speichernden Informationen und verknüpft **Gefühle und Gedächtnis**.

Eine **Schädigung** des Hippocampus führt zum Verlust der Speicherfunktion. Das heißt, der Patient hat **keine Erinnerung** an das gerade Erlebte; die gespeicherten Erinnerungen vor der Schädigung sind nach wie vor verfügbar.

16.5.5.3 Hypothalamus mit Hypophyse

Der Hypothalamus verbindet das Nervensystem mit dem Hormonsystem (Kap. 15.1).

16.5.5.4 Thalamus

Der Thalamus als **Tor zum Bewusstsein** ist die oberste Instanz zur Entscheidung, welche Reize der Großhirnrinde zugeführt werden und welche nicht (S. 380).

16.5.5.5 Riechkolben

Die Riechkolben bündeln die Fasern, die aus der Nasenhöhle kommen. Sie verarbeiten die Gerüche zum Teil schon, bevor sie bewusst werden.

16.5.5.6 Mamillarkörper

Der Mamillarkörper besteht aus einer Ansammlung von Nervenzellen, die Signale an den Thalamus weiterleiten. Sie sind an der **Aufmerksamkeit** und der **Erinnerungsbildung** beteiligt.

16.5.5.7 Gedächtnis

Visuelle, auditive, haptische, olfaktorische oder gustatorische Reize werden immer als **komplexe Assoziationsmuster** wahrgenommen, in vielen Arealen des Gehirns gespeichert und im limbischen System bewertet.

Die **Erinnerung an das Erlebte** bedeutet immer eine Reaktivierung aller gespeicherten Erfahrungen. Das bedeutet, dass ein bewusstes Wissen immer verbunden ist mit einem unbewussten Wissen. Das führt in vielen Fällen zu Handlungen, die aus rationaler Sicht nicht erklärbar sind. Sie entstehen aus für den Menschen unbewussten emotionalen Erinnerungen an ein ähnliches Geschehen. Deshalb ist die Trennung kognitiv-rationaler Bewertungen von emotional-affektiven Erinnerungen nur schwer möglich.

Es werden folgende Gedächtnisformen unterschieden:

Ultrakurzzeitgedächtnis Reize, die an die primären Zentren gelangen, bleiben ausschließlich in einem Ultrakurzzeitgedächtnis. Es sei denn, die Impulse wiederholen sich. Das ist aber nur für wenige Impulse möglich, weil sonst das Gehirn zu viele Informationen erhalten würde, die zu nicht mehr kontrollierbaren motorischen Reaktionen führen können (z. B. epileptischen Anfällen).

Kurzzeitgedächtnis Alle Reize durchlaufen den Thalamus und das limbische System. Hier wird entschieden, welche der Reize so große Aufmerksamkeit verdienen, dass sie ins Kurzzeitgedächtnis übernommen werden.

Langzeitgedächtnis Im Frontallappen, in Zusammenarbeit mit dem limbischen System wird entschieden, was im Langzeitgedächtnis gespeichert werden soll. Hier findet sich die Gesamtheit der Erfahrungen, die erweitert und vertieft werden kann, durch wiederholtes Aktivieren („Lesen lernt man nur durch Lesen“).

Diese Vertiefung und Aktivierung kommt dadurch zustande, dass in den Synapsen die Transmittermenge je nach Impulsstärke und -frequenz zur Verfügung gestellt wird und an der postsynaptischen Membran dementsprechend viele Rezeptorsubstanzen erscheinen, um schnell und effektiv reagieren zu können. So wird **Lernen** dadurch möglich, dass sich immer neue und bessere Kontakte an den Synapsen bilden oder Kontakte entstehen, wo zunächst keine Verbindungen bestanden.

Durch die komplexe Vernetzung aller Zentren ist ein kreativer Umgang mit Erfahrungen möglich. So ist der Mensch in der Lage, völlig unbekannte Zusammenhänge zu verstehen und Lösungen zu finden.

Hirnareale können fremde Funktionen übernehmen, nachdem die zugehörigen Regionen zerstört wurden, z. B. durch einen Apoplex.

Fazit

Das limbische System speichert sämtliche Vorkommnisse und die dazugehörigen Gefühle, Gerüche, Geschmäcker, Berührungen etc. Dabei werden viele dieser Erinnerungen im Unbewussten abgespeichert. Das hat zur Folge, dass z. B. Körperreaktionen oder Emotionen auf harmlose Ereignisse nicht erklärt werden können. Das führt sogar so weit, dass Reaktionen manchmal schon im Vorfeld auftreten können, nur bei dem Gedanken an das zukünftige Ereignis.
Es wird unterscheiden zwischen Ultrakurzzeit-, Kurzzeit- und Langzeitgedächtnis. Nur durch wiederholte Impulse wird das Langzeitgedächtnis gefüllt.

16.5.6 Kleinhirn

Das Kleinhirn ist mit dem **Hirnstamm** verbunden. Es erhält seine Informationen aus dem Vestibularapparat, aus der Formatio reticularis, aus dem Rückenmark, aus der Brücke und der Olive und ist so informiert über die **Stellung von Extremitäten und Rumpf** und des **Muskeltonus**. Es erhält zudem Informationen über die **Raumorientierung** und das **Gleichgewicht**. Andererseits informiert das Kleinhirn auch die Formatio reticularis und den Nucleus ruber.

Damit ist das Kleinhirn das Organ für die Integration und **Kontrolle der Motorik**. Es ist zuständig für die Orientierung im Raum und die Stützmotorik, die Koordination von Muskeltonus, Muskelkraft und Muskelbewegung sowie für die zeitliche Koordination der Bewegungen, die Zielmotorik.

Bei **Ausfall des Kleinhirns** treten z. B. Ataxie, Intentionstremor, Nystagmus und Schwindel auf.

Fazit
Das Kleinhirn ist zuständig für Muskeltonus, Muskelkraft, Bewegung und die Orientierung im Raum.

16.5.7 Übersicht zu den Hirnarealen und ihren Funktionen

Die **Tab. 16.1** zeigt eine Zusammenfassung der wichtigsten Funktionen der Hirnareale mit ihren Verbindungen zu anderen Zentren.

Tab. 16.1 Wichtige Funktionen der Hirnareale mit ihren Verbindungen zu anderen Zentren.

Gehirnareale	Funktionen	Verbindung
Großhirnrinde		
primäre Rindenfelder	direkte Aufnahme von Impulsen und Weiterleitung zur peripheren Muskulatur	sensorische Felder mit motorischen, sekundären und tertiären Feldern der einen Hirnhälfte und der anderen Hirnhälfte
sekundäre Rindenfelder	Verarbeitung und Analyse der Informationen	zu Kerngebieten, zu tertiären Feldern und zur anderen Hirnhälfte
tertiäre Rindenfelder	Assoziation, Kombination, Speicherung und Verknüpfung der Informationen mit allen Informationen, die das Gehirn bekommt	zu Kerngebieten, zu tertiären Feldern und auch zur anderen Hirnhälfte
Gyrus postcentralis – primäre und sekundäre sensorische Felder	primäre Felder: Homunkulus; sekundäre Felder: Speicherung	motorische Rinde mit dem limbischem System, mit der Formatio reticularis, mit dem Thalamus und dem Hypothalamus
Gyrus praecentralis – primäre und sekundäre motorische Rinde	primäre Rinde: Homunkulus; sekundäre Rinde: Koordination und Erinnerung von Bewegungsabläufen	primäre zu sekundären Feldern und umgekehrt sowie zu den Kerngebieten
Broca-Zentrum auf der linken Hirnhälfte, primäres Feld	macht das Sprechen motorisch möglich, grammatikalisches Verständnis	zum sekundären Feld
Broca-Zentrum, sekundäres Feld	Erfahrungen, Empfindungen und Verständnis für das Gesprochene	zum Wernicke-Zentrum, zum Sehzentrum und limbischen System
Stirnlappen	Intelligenz, Sozialverhalten, Handlungskonsequenzen, Schlussfolgerungen aus Erfahrungen, Aufmerksamkeit und Gedächtnis	zu den Kerngebieten, zum Thalamus, zum limbischen System, zur motorischen und sensorischen Rinde
Scheitellappen	Tastsinn, räumliche Aufmerksamkeit, räumliches Denken, Rechnen und Lesen	zur sensorischen und motorischen Rinde und zum Wernicke-Zentrum
Schläfenlappen	primäre, sekundäre und tertiäre Hörrinde; Tonfrequenzen hören, vergleichen, bewerten, ordnen; Wernicke-Zentrum; komplexes Lernen, Gedächtnis, Hippocampus	zum limbischen System; Scheitellappen, Broca-Zentrum und Stirnlappen
Hinterhauptslappen	primäre und sekundäre Sehzentren, Reflexzentren für Blickbewegungen, Verarbeitung der optischen Eindrücke mit den dazugehörigen Begriffen	zur Hör- und sensorischen Rinde, zum Wernicke-Zentrum

► **Tab. 16.1** Fortsetzung.

Gehirnareale	Funktionen	Verbindung
Insellappen	Geschmack und Empfindung; Hunger, Durst; viszerosensible Empfindungen	zum limbischen System, zur Formatio reticularis, dem Hypothalamus und dem Kleinhirn (Vestibulum)
Zwischenhirn		
Thalamus	Integrationszentrum, „Tor zum Bewusstsein"	zur motorischen und sensorischen Rinde, zu den Kerngebieten, zum limbischen System, zur Formatio reticularis, zum Hypothalamus und allen Hirnlappen
Hypothalamus	vegetatives Kontroll- und Koordinationszentrum, Steuerzentrale des endokrinen Systems, Schlaf-Wach-Rhythmus, Kreislaufzentrum, Elektolythaushalt, Temperaturzentrum, Durst, Hunger, Sättigung, Sexualverhalten, Gedächtnis, Lernen, Sehnervkreuzung	zu allen Arealen des Gehirns
Epithalamus	Tag-Nacht-Rhythmus	zum N. opticus und Hypothalamus
Hirnstamm		
Mittelhirn	optisches Reflexzentrum, Kerngebiete, Liquor	zum motorischen und sensorischen System, zur Medulla oblongata und Brücke, zum Kleinhirn, Thalamus und limbischen System
Brücke	Verbindung Kleinhirn mit Großhirn	zwischen Kleinhirn und Großhirn
verlängertes Mark	Atemzentrum, Reflexzentren, Kreislaufzentrum, Zentren für den Säure-Basen-Haushalt; Pyramidenbahnkreuzung, Koordination der Muskelbewegungen, Richtungshören	zu den motorischen und sensiblen Bahnen und Zentren
Formatio reticularis		
	Atemzentrum, Kreislaufzentrum, Wachheit, Orientierung und Aufmerksamkeit, Schmerzempfindung, Emotionen	zu allen Gebieten des ZNS und der Peripherie
limbisches System		
	emotionales Gehirn: Bewertung, Speicherung aller wahrgenommenen Dinge mit sofortiger Reaktion darauf, Gedächtnis, Lernfähigkeit	mit den Sinnesorganen und Thalamus, dem Hirnstamm, dem Hypothalamus und der Peripherie
Kleinhirn		
	Muskeltonus, Muskelkraft, Muskelbewegung; Orientierung im Raum	zur Formatio reticularis, dem Vestibulum, der Brücke und dem Rückenmark

16.5.8 Hirnnerven

Hirnnerven sind Nerven, die direkt aus speziellen Nervenzellansammlungen im Gehirn entspringen und nicht aus Spinalnerven hervorgehen. Sie werden nach der Reihenfolge ihres Austritts aus dem Gehirn vom Großhirn ausgehend nach kaudal durchnummeriert (**Abb. 16.24**).

Dabei nehmen die **ersten beiden** Hirnnerven eine Sonderstellung ein. Sie gelten als vorgelagerte Teile des Gehirns, da sie noch von Hirnhäuten überzogen sind. Sie gehören somit zum ZNS, im

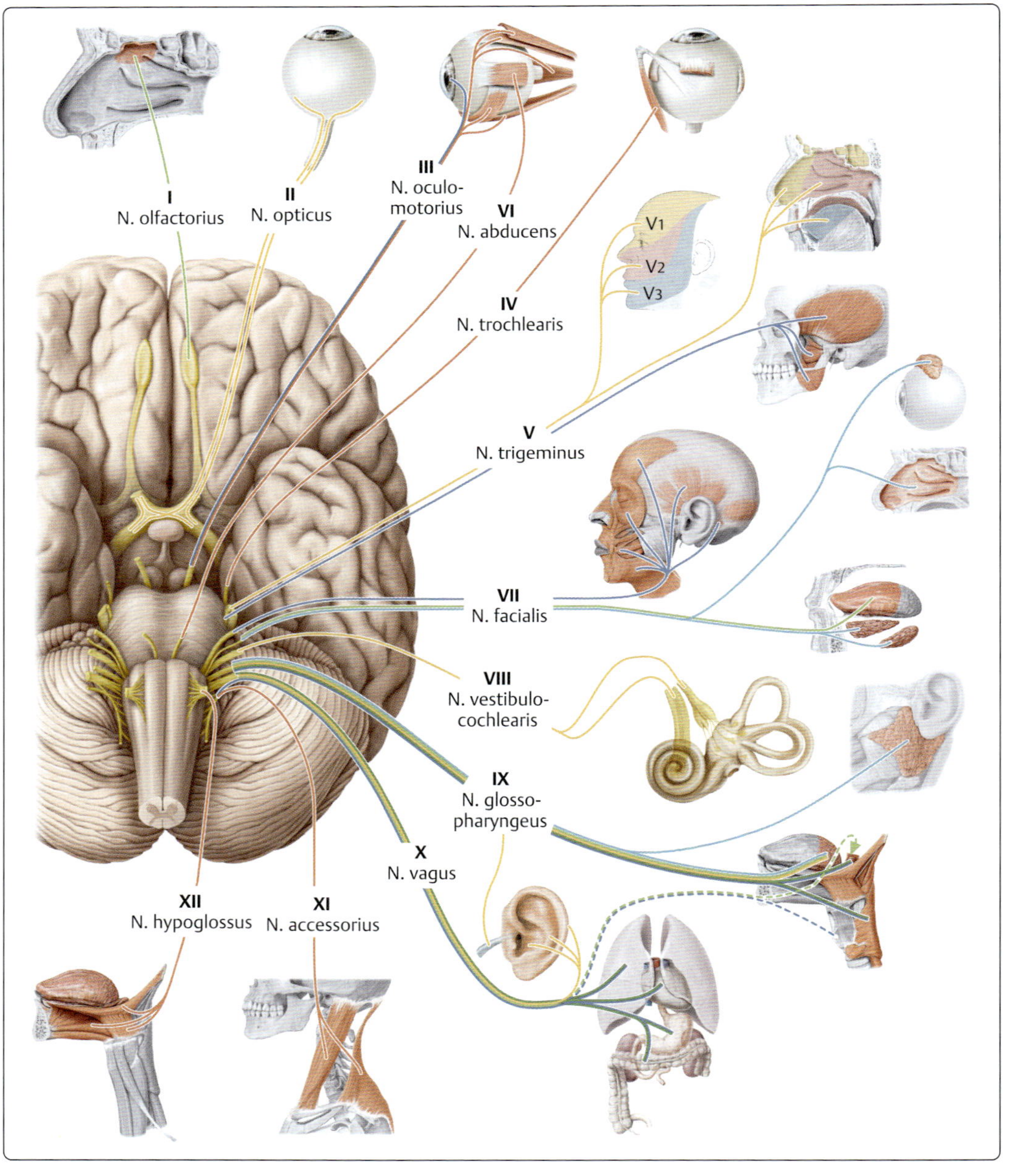

Abb. 16.24 Hirnnerven. (aus: Aumüller et al. Anatomie. Duale Reihe. Stuttgart: Thieme; 2007: 986, Abb. M-2.5)

Gegensatz zu den anderen 10 Hirnnerven, die zum peripheren Nervensystem gerechnet werden.

Die Hirnnerven können **motorische** (m), **sensorische** (s) und **parasympathische** (vegetative, v) Fasern enthalten.

In **Tab. 16.2** sind die Hirnnerven aufgelistet nach Namen, Faserarten, deren Versorgungsgebiet und Funktion.

16.5.9 Liquor

Das Gehirngewebe **schwimmt** innerhalb des knöchernen Gehäuses in einer wässrigen Lösung (Zerebrospinalflüssigkeit, Liquor). Es ist eine klare Flüssigkeit, die sich 4–5 × pro Tag erneuert (500–700 ml täglich). Sie wird von dünnwandigen Kapillaren (**Plexus choroidei**) produziert, die die Hirnventrikel auskleiden.

Tab. 16.2 Hirnnerven – Fasern, Versorgungsgebiete und Funktionen.

Name, Fasern (m, s, v)*	Versorgungsgebiet	Funktion
I N. olfactorius (s) Riechnerv	Riechepithel → Riechfasern → Riechkolben → Tractus olfactorius → Großhirn	Geruchs- und Geschmackswahrnehmung
II N. opticus (s) Sehnerv	Netzhaut des Auges → Sehnervkreuzung → Zwischenhirn → Großhirn	Sehen
III N. oculomotorius (m, v) Augenbewegungsnerv	Austrittsstelle: Mittelhirn	motorische Versorgung der äußeren Augenmuskeln, Lidheber, Iris; vegetative Steuerung des M. sphincter pupillae
IV N. trochlearis (m) Augenrollnerv	Austrittsstelle: Mittelhirn	motorische Versorgung des oberen schrägen Augenmuskels
V N. trigeminus (m, s) Drillingsnerv	Aus- bzw. Eintrittsstelle: Brücke; teilt sich in den Augennerv, den Oberkiefernerv und den Unterkiefernerv	motorische Versorgung der Kaumuskulatur; sensorische Versorgung der Gesichts- und Kopfhaut, Nasen-, Mund- und Augenhöhle; leitet sensible Informationen aus dem Gesichtsbereich zum Gehirn
VI N. abducens (m) Augenabziehnerv	Austrittsstelle: zwischen Brücke und verlängertem Mark	motorische Versorgung seitlich gerader Augenmuskeln
VII N. facialis (m, s, v) Gesichtsnerv	Ein- bzw. Austrittsstelle: Kleinhirnbrückenwinkel	motorische Versorgung der mimischen Muskulatur und des Steigbügelmuskels des Mittelohres; sensorische Versorgung der Zunge, vermittelt die Geschmackswahrnehmung von den vorderen ⅔ der Zunge; vegetative Versorgung der Tränendrüsen, Nasen- und Speicheldrüsen (außer Ohrspeicheldrüse)
VIII N. vestibulocochlearis (s) Hör- und Gleichgewichtsnerv	Eintrittsstelle: Kleinhirnbrückenwinkel	sensorische Versorgung des Vestibularapparates und Hörorgan im Innenohr; Weiterleitung der Informationen von der Hörschnecke und den Bogengängen
IX N. glossopharyngeus (m, s, v) Zungen-Rachen-Nerv	Aus- bzw. Eintrittsstelle medulla oblongata	motorische Versorgung der Rachenmuskeln; wichtig für den Schluckakt; leitet die Signale des hinteren Zungenabschnitts zum Gehirn; vegetative Versorgung der Ohrspeicheldrüse

► **Tab. 16.2** Fortsetzung.

Name, Fasern (m, s, v)*	Versorgungsgebiet	Funktion
X N. vagus (m, s, v) herumschweifender Nerv	Aus- bzw. Eintrittsstelle: Medulla oblongata	motorische Versorgung der Rachen- und Kehlkopfmuskeln; sensorische Versorgung des äußeren Gehörgangs, Kehlkopf und innere Organe; vegetative Versorgung innerer Organe im Hals- sowie Brust- und Bauchraum
XI N. accessorius (m) zusätzlicher Nerv**	Austrittsstelle: Rückenmark	motorische Versorgung des Kopfwenders und Trapezmuskels
XII N. hypoglossus (m) Unterzungennerv	Austrittsstelle: Medulla oblongata	Motorische Versorgung des Zungenmuskels

* m = motorisch, s = sensorisch, v = vegetativ
** Da der N. accessorius parallel zum Rückenmark in die Schädelhöhle zieht und diese dann an der Schädelbasis wieder verlässt, wird er zu den Hirnnerven gezählt.

Von den Seitenventrikeln fließt die Flüssigkeit in den 3. und über den Aquädukt zum 4. Ventrikel, von dort nach oben in den **Liquorraum** (Subarachnoidalraum), über die Rückseite des Gehirns nach unten um das Rückenmark herum und wieder hinauf zur Vorderseite des Gehirns.

Der Liquor wird über die Arachnoidalzotten (Granulatoines arachnoideae) ins venöse Blut geleitet. Die ständig zirkulierende Menge beträgt ca. 150 ml. Der Liquor ist protein- und zellarm. Es können bis zu 3 Lymphozyten pro µl Liquor enthalten sein. Zudem enthält der Liquor 50–70 % des Serumblutzuckers.

Der Liquor bietet **Schutz für das Gehirn**, weil er wie ein Wasserkissen wirkt. Er reduziert das Gewicht des Gehirns, dient der Ernährung der Nervenzellen und ist Ursprung der Perilymphe des Innenohres. Ein weiterer Schutz des Gehirns ist durch die Blut-Hirn-Schranke und die Blut-Liquor-Schranke gewährleistet.

16.5.9.1 **Blut-Liquor-Schranke**

Die Blut-Liquor-Schranke ist eine Barriere zwischen dem Blutstrom und dem Liquorsystem und wird durch das Endothel der **Blutgefäße** und das Epithel der **Plexus choroidei** dargestellt.

Sie ist durchlässig für Wasser, Sauerstoff und Kohlendioxid, kaum für Elektrolyte und gar nicht für andere Moleküle. Kohlenhydrate oder Hormone werden von bestimmten Transportern aktiv durch die Barriere befördert, die an der Basis des 3. Ventrikels zu finden sind.

16.5.9.2 **Blut-Hirn-Schranke**

Die Blut-Hirn-Schranke ist eine selektiv durchlässige Barriere zwischen **Hirnsubstanz und Blutstrom**. Die Barriere besteht aus dem **Kapillarendothel**, der Basalmembran und den Fortsätzen der **Astrozyten** (**Abb. 6.2**).

Fettlösliche Substanzen können die Barriere passieren, wasserlösliche benötigen spezifische Transporter.

16.6 Untersuchungen

In der Naturheilpraxis sind folgende Untersuchungen durchführbar:
- Reflexstatus der Eigen- und Fremdreflexe
- Pupillenreflexe
- Sensibilitätsprüfung
- Hirnnervenüberprüfung
- Romberg-Stehversuch
- Unterberger-Tretversuch
- Gangbildüberprüfung
- Hörtests
- Sehtests
- Blutdruck- und Pulsmessung

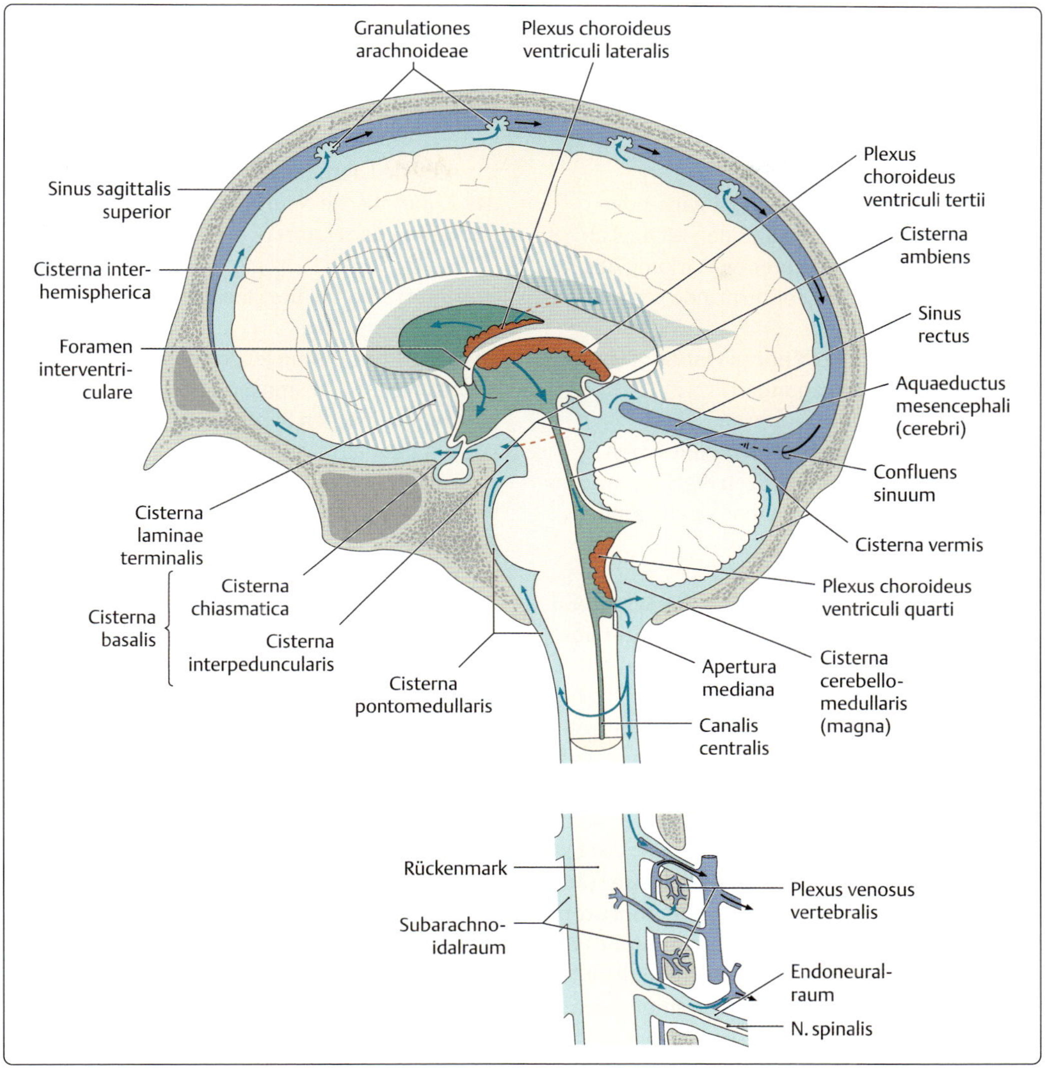

Abb. 16.25 Liquor und Liquorräume. (aus: Schünke M, Schulte E, Schumacher U. Prometheus. LernAtlas der Anatomie. Kopf, Hals und Neuroanatomie. Illustrationen von M. Voll und K. Wesker. 3. Aufl. Stuttgart: Thieme; 2012: 304, Abb. A)

In der ärztlichen Praxis erfolgen:
- Elektromyografie (EMG)
- Prüfung der Bewusstseinslage
- Liquoruntersuchung

Häufig gestellte Fragen

Warum tritt beim Morbus Parkinson das Symptomentrias Rigor, Akinese und Hypertonus auf?

Durch den Wegfall der erregend wirkenden dopaminergen Neuronen und den Mangel an Dopamin wird die aktivierende Wirkung der Basalganglien auf die Großhirnrinde vermindert.

Warum kommt es bei Chorea Huntington zu unwillkürlichen Bewegungen?

Der Wegfall der hemmenden (GABA-ergen) Neuronen führt zum Aussetzen der Thalamusinhibition. Dadurch wird die motorische Rinde verstärkt erregt.

Warum ist ein Apoplex zunächst begleitet von einer schlaffen Lähmung und dann später von einer Spastik?

Eine Spastik ist eine unwillkürliche, unkontrollierte Muskelaktivität. Sie entsteht durch Schädigungen der für Bewegung zuständigen Bereiche im Gehirn und Rückenmark, insbesondere des 1. Motoneurons. Immer mit betroffen ist das extrapyramidale System, das normalerweise ständig beruhigende Impulse an das 1. Motoneuron und damit an die Muskeln schickt und Tonus und Reflexe reguliert. Wenn diese beruhigenden Impulse fehlen, kommt es zu Verkrampfungen durch Steigerung der Reflexe. Ist das extrapyramidale System nicht betroffen, kommt es zu schlaffen Lähmungen.

Der betroffene Muskel wird durch den Ausfall der Pyramidenzellen zunächst schlaff und kraftlos, die Eigenreflexe fehlen. Im Verlauf von Wochen setzt wieder ein (jetzt erhöhter) Muskeltonus (Reflexe) ein, da die Spannung nicht mehr vom Gehirn gesteuert werden kann. Die beruhigenden extrapyramidalen Impulse unterbleiben.

Warum kommt es bei der Kinderlähmung (Polio) zu schlaffen Lähmungen?

Die schlaffe Lähmung tritt auf, da das Poliovirus das 2. motorische Neuron im Vorderhorn des Rückenmarks zerstört.

Warum treten bei Botulismus Lähmungen auf?

Es kommt zu Lähmungen, da das Toxin die Ausschüttung des Transmitters Acetylcholin an den parasympathischen Synapsen und an der motorischen Endplatte verhindert.

Warum entstehen bei Tetanus starke Krämpfe?

Krämpfe treten auf, da das Tetanustoxin Tetanospasmin die Ausschüttung von Glycin an der hemmenden Synapse im Rückenmark oder GABA im ZNS hemmt.

Warum kommt es bei Vitamin-B_{12}-Mangel zu Parästhesien?

Vitamin B_{12} ist verantwortlich für das Einschleusen von Fetten und Aminosäureresten in die Zelle zur Herstellung der Myelinscheiden. Fehlt das Vitamin hat das eine Entmarkung der Hinterstränge und Pyramidenbahnen zur Folge, was zu Reizweiterleitungsstörungen mit Polyneuropathien mit Kribbeln und Parästhesien bis hin zur Empfindungslosigkeit führt.

Wodurch unterscheidet sich Chorea minor von Chorea Huntington?

Chorea minor ist Folge einer Streptokokkeninfektion mit unwillkürlichen Arm- und Handbewegungen und Grimassieren und heilbar. Chorea Huntington ist eine vererbte Krankheit des Gehirns, bei der es durch den Wegfall hemmender Neuronen zu unwillkürlichen Bewegungen kommt, und nicht heilbar.

Was ist der Hintergrund beim Wachkoma (apallisches Syndrom)?

Ein Ausfall großer Teile des Großhirns und der Großhirnrinde führen nicht zum Tod, da sich alle lebenserhaltenden Zentren im Hirnstamm befinden. Der Patient wirkt wach, hat aber wahrscheinlich kein Bewusstsein mehr und kann nur noch begrenzt kommunizieren. Beim Koma ist es umgekehrt, hier ist der Hirnstamm betroffen, die Großhirnrinde ist intakt.

Warum entwickelt sich beim Apoplex eine Halbseitenlähmung?

Ein Schlaganfall entwickelt sich durch die punktuelle Verstopfung einer Gehirnarterie (A. cerebri) einer Gehirnhälfte. Durch die Sauerstoffunterversorgung des zu versorgendes Gebietes kommt es häufig zu Lähmungserscheinungen z. B. einer Körperhälfte oder eines Teils einer Gesichtshälfte und Sprachstörungen. Relativ häufig ist die A. cerebri media betroffen. Lähmungserscheinungen zeigen sich auf der dem betroffenen Gebiet gegenüberliegenden Seite, weil die Pyramidenbahnen entweder auf der Höhe der Medulla oblongata oder auf Rückenmarksebene auf die gegenüberliegende Seite kreuzen. Je nach Dauer der Unterversorgung können die Beschwerden nach 24 h komplett zurückgegangen sein (transitorische ischämische Attacke, TIA), sich innerhalb 1 Woche komplett zurückgebildet haben (prolongiertes reversibles ischämisches neurologisches Defizit, PRIND) oder länger anhalten (Apoplex). Es entwickeln sich zunächst schlaffe Lähmungen, die später in spastische Lähmungen übergehen.

Wodurch entwickelt sich eine Fallhand?

Eine Fallhand, d. h. ein schlaffes Herabhängen der Hand, entwickelt sich häufig durch eine Verletzung des N. radialis, sodass keine Dorsalflexion im Handgelenk möglich ist. Das kann entstehen durch Oberarm- oder Unterarmfrakturen.

Was ist ein Patellarklonus?

Hierbei handelt es sich um fortgesetzte Kontraktionen im M. quadriceps femoris und ruckartige Bewegung der Patella, die durch Drücken der Patella nach distal und kurzfristige Fixierung auslösbar sind. Es ist ein Zeichen einer Pyramidenbahnläsion.

Was bedeutet „tanzende Patella"?

Befindet sich eine Wasseransammlung im Kniegelenk (Kniegelenkserguss), kann der Untersucher durch Druck auf die Patella spüren, wie sie auf der Flüssigkeit schwimmt.

Wie entsteht eine diabetische Neuropathie?

Durch den erhöhten Blutzuckerspiegel verdicken (anabole Wirkung des Zuckers) und verstopfen (Arteriosklerose) die Membranen der Gefäße, was zu einer Minderversorgung der Nervenzellen mit Sauerstoff führt. Innerhalb der Nervenzellen werden wichtige Reparatur- und Wachstumsprozesse durch den hohen Zuckergehalt gestört. Dadurch kommt es zum Zelluntergang.

Warum reagiert das Gehirn am schnellsten auf eine Unterzuckerung?

Nervenzellen haben einen sehr hohen Bedarf an Energie, den sie aerob oder anaerob mit Laktatbildung aus Glukose gewinnen. Sie sind daher mehr als alle anderen Zellen auf das Vorhandensein von Glukose angewiesen. Im Notfall kann das Gehirn auch Energie aus Ketonkörpern gewinnen (S. 67).

Sinkt der Blutzuckerspiegel, reagiert das sympathische Nervensystem auf den fallenden Blutzuckergehalt mit einer Glukoneogenese. Unterstützt wird die Glukoseherstellung durch die vermehrte Ausschüttung von Kortison. Körperliche Zeichen sind Nervosität, Tachykardie, Zittern, Schwitzen. Der Parasympathikus reagiert u. a. mit Heißhunger, Übelkeit, Erbrechen.

Bei Zuckerwerten unter 50 mg/dl reagiert der Mensch u. a. mit Benommenheit, Verwirrtheit, Sehstörungen, bei weiter fallenden Werten mit Krampfanfällen und Bewusstlosigkeit.

Warum kann Sauerstoffmangel zu einem Hirnödem führen?

Das Gehirn beansprucht 20 % des menschlichen Sauerstoffbedarfs. Durch den Sauerstoffmangel, z. B. bei einer schweren Anämie oder einer Asphyxie kommt es zu einer Vasodilatation mit Bildung eines Ödems. Zudem kommt es zu einem Mangel an ATP. Der Energiemangel zieht eine anaerobe Glykolyse nach sich mit Bildung von Laktat und Entwicklung einer (Laktat-)Azidose. Die wiederum fördert eine Ödembildung. Zum anderen arbeiten die Kalium- und Kalzium-Natrium-Pumpe nicht mehr, was zu einer massiven Ionenverschiebung führt und damit zur Flüssigkeitsumverteilung. Der Neurotransmitter Glutamat wird nicht wieder in die präsynaptischen Neuronen aufgenommen und fördert ebenfalls eine Ödembildung (Kap. 16.3.6).

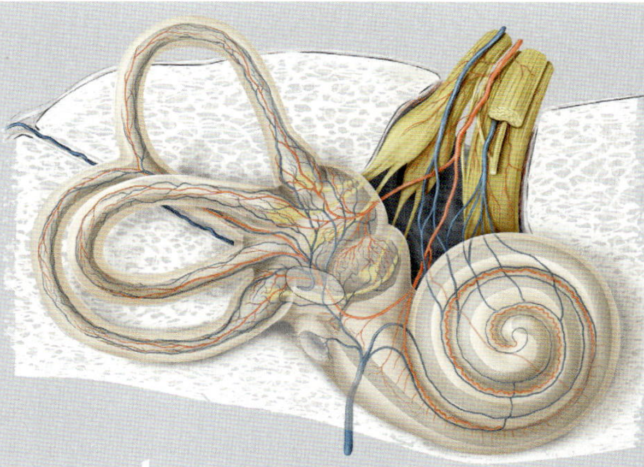

17 Sinnessystem

Der menschliche Organismus verfügt über 5 Sinnesorgane, über die er die Außenwelt wahrnimmt (**Abb. 17.1**). Mit den Augen (Gesichtssinn), den Ohren (Gehörsinn), der Nase (Geruchssinn), der Zunge (Geschmackssinn) und der Haut (somatoviszeraler Sinn) werden Reize empfangen, die in Form von elektrischen Nervenimpulsen an das Gehirn weitergegeben und nach Verarbeitung erfahrbar gemacht werden (Kap. 16.5). Der in Abb. 17.1 dargestellte Gleichgewichtssinn gehört zum Kleinhirn.

17.1 Auge (Gesichtssinn)

Mithilfe des optischen Systems der Augen werden **Bilder** auf der **Netzhaut** abgebildet. Durch photochemische Prozesse werden die Reize der elektro-

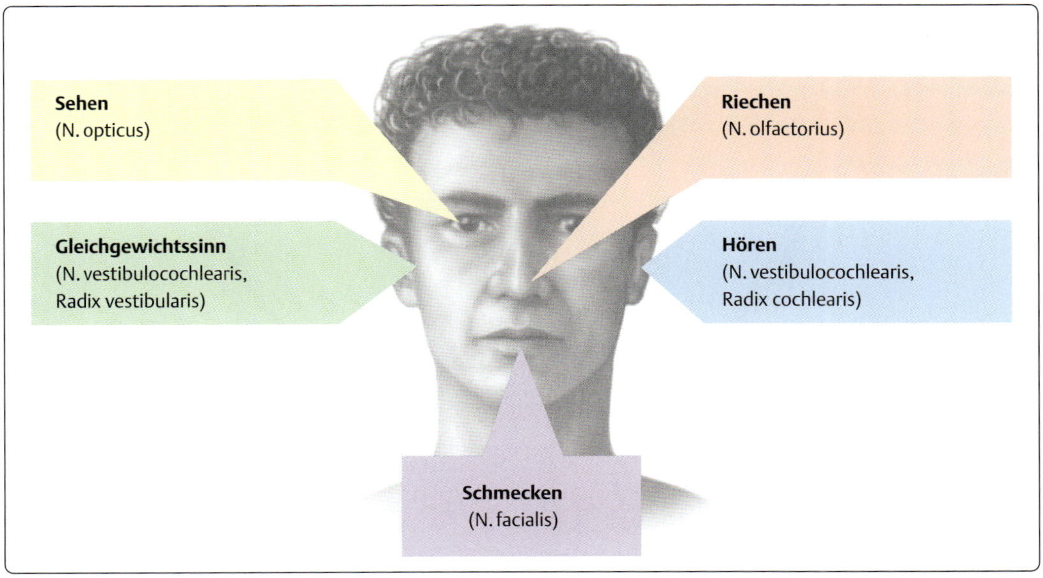

Abb. 17.1 Die 5 Sinne. (aus: Schünke M, Schulte E, Schumacher U. Prometheus. LernAtlas der Anatomie. Kopf, Hals und Neuroanatomie. Illustrationen von M. Voll und K. Wesker. 3. Aufl. Stuttgart: Thieme; 2012)

magnetischen Wellen der Wellenlängen von ca. 400–750 nm in nervale Erregung umgewandelt, die über **Nerven zum Gehirn** geleitet und dort gespeichert und verarbeitet werden.

17.1.1 Makroanatomie

Die Augen liegen in den knöchernen Augenhöhlen des Gesichtsschädels. Der Inhalt des Auges enthält 3 lichtdurchlässige Medien: **Glaskörper, Linse, Kammerwasser** (**Abb. 17.2**).

17.1.1.1 Glaskörper (Corpus vitreum)

Der Glaskörper besteht aus einer zuckereiweißhaltigen Substanz und sorgt für die Stabilität der Augenform. Der Glaskörper wird von 3 Hautschichten umgeben: die äußere (Tunica externa), mittlere (Tunica media) und innere Augenhaut (Tunica interna).

Äußere Augenhaut

Die äußere Augenhaut besteht aus der festen, lichtundurchlässigen weißen Lederhaut (**Sklera**), in die nach vorn im Bereich der Iris und Linse die lichtdurchlässige Hornhaut (**Cornea**) eingelassen ist. Die Sklera ist im vorderen Teil von der Bindehaut (Konjunktiva) überzogen; der korneale Teil der Sklera ist bindehautfrei.

An der Grenze von Sklera und Cornea verläuft ringförmig der **Schlemm-Kanal**, ein Blutgefäß, das mit dem venösen System des Augapfels ver-

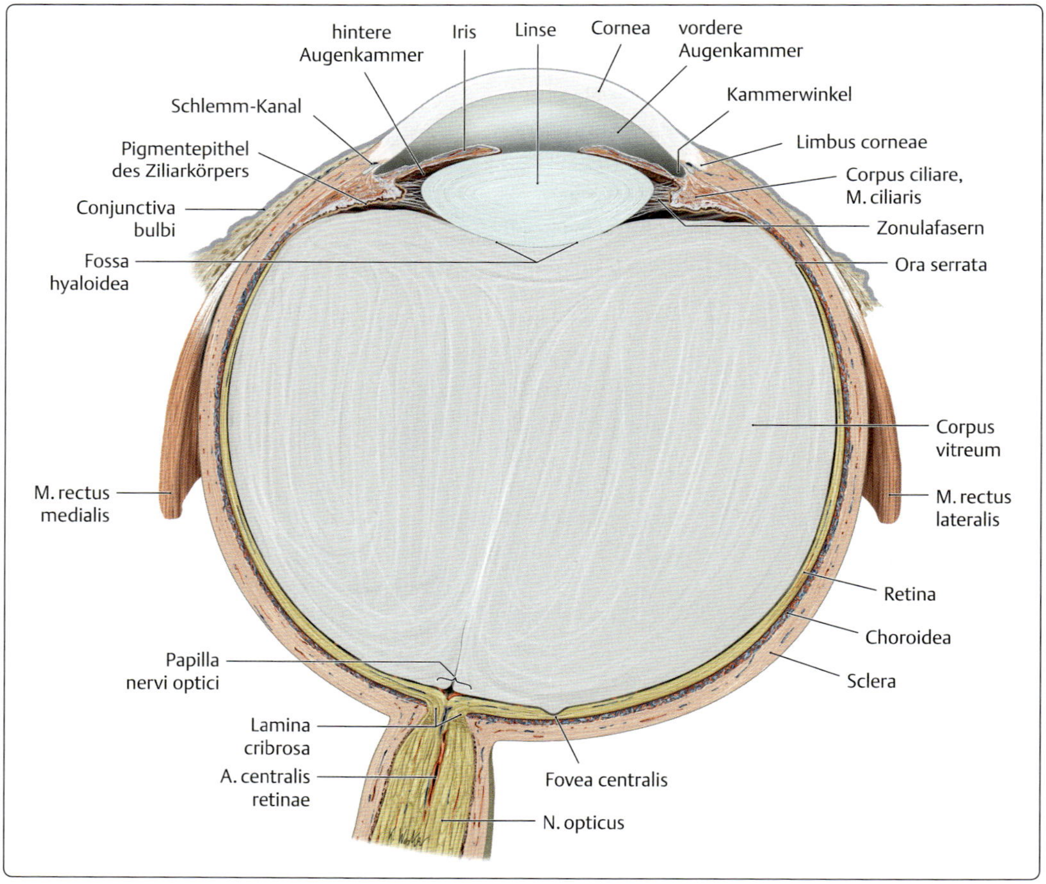

Abb. 17.2 Querschnitt durch das Auge. (aus: Schünke M, Schulte E, Schumacher U. Prometheus. LernAtlas der Anatomie. Kopf, Hals und Neuroanatomie. Illustrationen von M. Voll und K. Wesker. 3. Aufl. Stuttgart: Thieme; 2012)

bunden ist, sodass das Kammerwasser abfließen kann. Das Kammerwasser zusammen mit der Tränenflüssigkeit und den Arterien am Hornhautrand ernähren die Cornea.

Pathologie

Astigmatismus

Bei einer Hornhautverkrümmung wird durch einen angeborenen Brechungsfehler auf der Hornhaut des Auges ein Punkt nicht als Punkt auf der Netzhaut abgebildet, sondern als Linie. Das führt zu einer Fehlsichtigkeit, die in der Regel durch Brillengläser ausgeglichen werden kann.

Grüner Star (Glaukom)

Beim Glaukom handelt es sich um Augenerkrankungen, die einen Verlust von Nervenfasern und Gesichtfeldausfall zur Folge haben. Sie entstehen durch einen erhöhten Augeninnendruck (> 24 mmHg), z. B. durch mangelnden Abfluss des Kammerwassers, aufgrund eines Engwinkel- (seltener, bei starker Weitsichtigkeit) oder Weitwinkelglaukoms (bei starker Kurzsichtigkeit). Ursache kann auch eine schlechte Durchblutung durch Hyper-, Hypotonus und Arteriosklerose sein. Andere Ursachen sind Veranlagung, Rötelnembryopathie, Diabetes mellitus, Migräne, Morbus Raynaud oder Medikamente (z. B. Antidepressiva, Antiemetika).

Ein Notfall liegt vor beim **Glaukomanfall**, bei dem plötzlich der Augeninnendruck auf Werte von 65–85 mmHg durch Verlegung des Kammerwinkels ansteigt (plötzlich stärkste Kopfschmerzen, steinharter Augenbulbus mit Übelkeit, Erbrechen, entrundete Pupille, Sehen von farbigen Ringen um Lichtquellen). Dieser ist eine der häufigsten Ursachen der Erblindung.

Medikamente

Glaukomtherapie

Die Therapie bei erhöhtem Augeninnendruck erfolgt mit **Cholinergika** (z. B. Pilocarpin), die ein Öffnen der Trabekel sowie die Engstellung der Pupillen zum besseren Abfließen des Kammerwassers bewirken.

β-Blocker wirken blutdrucksenkend und vermindern die Bildung von Kammerwasser. Zur Verminderung der Kammerwasserbildung kommt es ebenfalls durch **Carboanhydrasehemmer** (Azetazolamid, z. B. Diamox).

Mittlere Augenhaut (Uvea)

Die mittlere Augenhaut besteht aus der Aderhaut (Chorioidea), dem Ziliarkörper (Corpus ciliare) und der Regenbogenhaut (Iris).

In der **Aderhaut** befinden sich Gefäße zur Versorgung der Augenhäute. Zum vorderen Abschnitt hin geht die Aderhaut in den Ziliarkörper über.

Der **Ziliarkörper** enthält den Ziliarmuskel (M. ciliaris), der für die Krümmungsfähigkeit der Linse verantwortlich ist. Die Epithelzellen des Ziliarkörpers bilden das Kammerwasser, das von der hinteren Augenkammer durch das Sehloch in die vordere Augenkammer fließt. Weiter nach vorn geht der Ziliarkörper in die Iris über.

Die **Regenbogenhaut** (Iris) trennt den Raum zwischen Linse und Hornhaut in eine kleinere, hintere und eine größere, vordere Kammer. Mittig der Iris befindet sich das Sehloch (**Pupille**), das durch die Muskeln der Iris (M. sphincter pupillae und M. dilatator pupillae) in seiner Weite je nach Lichteinfall verändert werden kann. Die Iris liegt mit ihren freien Enden der Vorderfläche der Linse auf. Sie enthält (melaninhaltiges) Pigmentepithel, das für die **Augenfarbe** verantwortlich ist. Wenig Melanin führt zu blauen Augen, etwas mehr Melanin zu grünen und viel Melanin zu braunen Augen.

An der Stelle, an der Iris und Sklera zusammentreffen entsteht zur vorderen Kammer hin ein Kammerwinkel, in dem sich Spalträume (**Fontana-Räume**) befinden, durch die das Kammerwasser in die Schlemm-Kanäle und weiter ins venöse System abfließen kann.

> **Pathologie**
>
> **Iritis und Uveitis**
> Die Iritis (Regenbogenhautentzündung) oder die Uveitis (Entzündung der mittleren Augenhaut) ist häufig ein Zeichen einer Immunschwäche bzw. Vorbote und Begleiter rheumatischer Erkrankungen.

Innere Augenhaut
Die innere Augenhaut (Retina, Netzhaut) besteht aus einem lichtunempfindlichen Teil (**Pars caeca**), die sich von hinten über den Ziliarkörper und die Iris zieht und einem lichtempfindlichen Teil (**Pars optica**).

17.1.1.2 Linse
Die Linse (vor dem Glaskörper) fokussiert die Lichtstrahlen auf die Netzhaut. Sie ist mit dem **Ziliarkörper** durch Aufhängebänder (**Zonulafasern**) verbunden. Durch die Ziliarmuskeln kann die Linse ihre Form verändern.

Sie besteht im Inneren aus **Linsenfasern**, die von einer elastischen Kapsel umgeben sind und ist nerven- und gefäßfrei.

> **Pathologie**
>
> **Grauer Star (Katarakt)**
> Eine Linsentrübung tritt z. B. im Alter, bei Diabetes mellitus oder durch eine konnatale Rötelninfektion auf.

17.1.1.3 Kammerwasser
Das Kammerwasser dient der **Ernährung** der Hornhaut und sorgt für das Aufrechterhalten des **Augeninnendrucks**.

17.1.1.4 Muskulatur für die Augenbewegung
Der **Augapfel** wird durch 6 quergestreifte Augenmuskeln nach allen Richtungen hin beweglich gehalten.

17.1.1.5 Schutzvorrichtungen des Auges
Geschützt wird das Auge durch die Augenlider mit ihren Wimpern, die **Bindehaut** und die **Tränenflüssigkeit**. Talgdrüsen (Meibom-Drüsen) in den Augenlidern fetten den Lidrand an. In die Haarbälge der Wimpern münden Drüsenzellen (**Zeis- und Moll-Drüsen**).

Die Tränenflüssigkeit fließt über den **Ductus nasolacrimalis** in den unteren Nasengang ab.

> **Pathologie**
>
> **Konjunktivitis**
> Eine Bindehautentzündung entsteht durch Stäube, Viren, Bakterien. Sie ist ebenfalls ein frühes Zeichen rheumatischer Erkrankungen.
>
> **Gerstenkorn (Hordeolum)**
> Hierbei liegt eine Entzündung der Zeis-, Moll- oder Meibom-Drüsen durch Staphylococcus aureus oder seltener durch Streptokokken vor.
>
> **Hagelkorn (Chalazion)**
> Das Hagelkorn ist eine chronisch granulomatöse Entzündung der Meibom-Drüsen.

> **Medikamente**
>
> **Augentropfen**
> Es gibt eine Reihe von Präparaten, die verschiedene Wirkungen haben. Bei unspezifischen Reizungen der Bindehaut werden z. B. Yxin, Berberin, Euphrasia gegeben; **antibiotische** Augentropfen bei bakteriellen Infekten; **kortisonhaltige** Augentropfen bei Iritiden mit einem rheumatischen oder autoimmunologischen Hintergrund; **künstliche Tränen** beim trockenen Auge.

17.1.2 Mikroanatomie

Betrachtet man den Augenhintergrund durch Hornhaut, Linse und Glaskörper hindurch mit einem Augenspiegel, erkennt man die orange-rötlich gefärbte **Netzhaut**.

Diese ist durchzogen von Gefäßen, die an einer Stelle, der **Sehnervpapille** (Papilla nervi optici), in das Auge hinein- bzw. hinausziehen. Hier sammeln sich alle Nervenfasern und Venen (V. centralis retinae) und verlassen den Bulbus. Andererseits ziehen die Äste der Netzhautarterie (A. centralis retinae) in den Bulbus und verteilen sich über die gesamte Netzhaut.

An einer anderen Stelle, dem **gelben Fleck** (Macula lutea), ist eine Ansammlung von Nervenzellen zu erkennen. Der gelbe Fleck ist der Ort des schärfsten Sehens. In der Makula befindet sich außerdem die **zentrale Grube** (Fovea centralis), in der die optische Achse den Augenhintergrund trifft.

17.1.2.1 **Netzhaut**

Der lichtempfindliche Teil der Netzhaut besteht aus dem Pigment- (Stratum pigmentosum) und dem Nervenepithel (Stratum nervosum).

Das **Pigmentepithel** liegt der Aderhaut auf und führt mit Mikrovilli und breiteren Ausstülpungen in die Zwischenräume des Nervenepithels hinein und dient der Ernährung des Nervenepithels. Das **Nervenepithel** besteht aus 3 Zellschichten, den Sinneszellen (Sinnesepithel) mit Stäbchen und Zapfen, den Nervenzellschicht aus bipolaren Netzhautnerven sowie den großen Ganglienzellen mit ihren marklosen Axonen (**Abb. 17.3**).

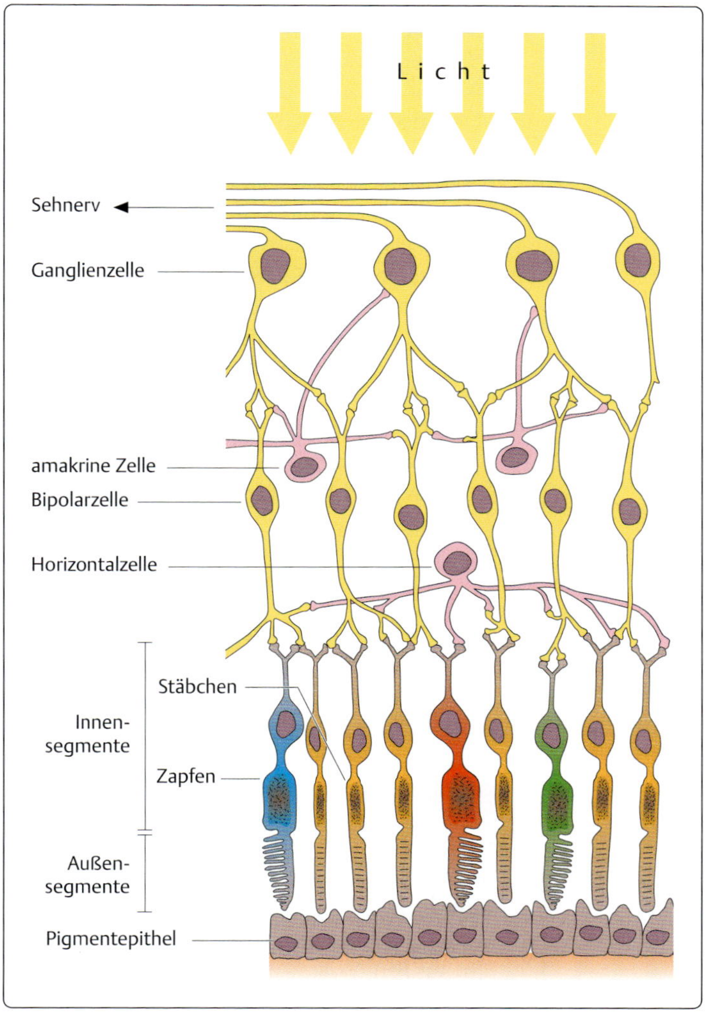

Abb. 17.3 Netzhaut mit angrenzender Aderhaut. (aus: Schwegler J, Lucius R. Der Mensch – Anatomie und Physiologie. 5. Aufl. Stuttgart: Thieme; 2011: 143, Abb. 6.8)

Sinnesepithel Das Sinnesepithel enthält ca. 6 Mio. **Zapfen** und 120 Mio. **Stäbchen**. In der Fovea centralis befinden sich nur Zapfen, in ihrer unmittelbaren Umgebung finden sich Stäbchen und Zapfen, wobei auf 2 Stäbchen je 1 Zapfen kommt, im weiteren Verlauf in Richtung Iris nehmen die Zapfen ab und die Stäbchen zu. An der Austrittsstelle des Sehnervs fehlen die Sinneszellen, weshalb man vom **blinden Fleck** (Sehnervpapille) spricht.

Nervenzellen Die Nervenzellen sind mit den Sinneszellen verbunden. In der **Fovea centralis** ist jede Sinneszelle mit einer Nervenzelle verbunden, in der übrigen **Netzhaut** dagegen kommen auf 1 Nervenzelle mehrere Sinneszellen. Die Nervenzellen sind ebenfalls mit den Ganglienzellen verbunden.

Ganglienzellen Die Ganglienzellen besitzen **marklose Nervenfasern**, die nach dem Austritt aus dem Bulbus von einer Markscheide umhüllt werden. Diese bilden die Fasern des **Sehnervs** (N. opticus).

Pathologie

Netzhautablösung

Hierbei löst sich das Pigmentepithel vom Sinnesepithel ab durch z. B. Tumor, Entzündung, Diabetes. Eine Netzhautablösung ist immer ein Notfall wegen der Gefahr der Erblindung. Ein wichtiges Symptom ist der sog. Rußregen oder das Gefühl, als ob sich eine Wand senkt oder hochzieht.

Makuladegeneration

Dies sind Erkrankungen, die die Macula lutea betreffen, z. B. bei Menschen jenseits des 50. Lebensjahres (altersabhängige Makuladegeneration, AMD) oder als diabetische Retinopathie. Eine Makuladegeneration führt zur starken Sehbehinderung, das Sehen des Umfeldes bleibt erhalten. Man unterscheidet 2 Formen: die trockene (85 % der Fälle) und die feuchte Form (15 % der Fälle). Die feuchte Form verläuft dramatischer als die trockene Form.

Mikroangiopathien

Hier sind durch Mikroaneurysmen und Einblutungen die Arteriolen und Kapillaren der Netzhaut geschädigt. Im Weiteren kommt es zu Fettablagerungen und dadurch zu Verstopfungen. Es kann aber auch zu Schädigungen durch krankhafte Neubildung von Blutgefäßen kommen. Ursachen können Diabetes mellitus, Hypertonie oder andere Stoffwechselerkrankungen sein. Ein anderer, seltenerer Hintergrund kann eine Thrombose sein, z. B. bei hämolytisch-urämischem Syndrom (HUS).

Fazit

Das Auge besteht aus der Linse und dem Glaskörper, die von der Lederhaut (vorne Hornhaut), der Aderhaut, die nach vorne hin den Ziliarkörper und die Regenbogenhaut bildet, und der Netzhaut umgeben sind. Zwischen Iris und Linse sowie Iris und Hornhaut befinden sich mit Wasser gefüllte Augenkammern. Die Linse ist am Ziliarkörper durch Bänder befestigt.
Die Netzhaut besteht aus Pigment- und Nervenepithel. Das Nervenepithel besteht aus Stäbchen und Zapfen, Nervenzellen und Ganglien. Die Axone der Ganglien sind zusammengefasst zum Sehnerv (N. opticus). Der Sehnerv verlässt das Auge an der Sehnervpapille (blinder Fleck). Ort des schärfsten Sehens ist die zentrale Grube (Fovea centralis).

17.1.3 Physiologische Prozesse des Auges und des Sehvorgangs

Das Auge besitzt einige wichtige Schutzmechanismen, die seine Funktionsfähigkeit gewährleisten und für den Sehvorgang wichtig sind.

17.1.3.1 Augenlid

Das Augenlid schützt das Auge vor groben Fremdkörpern, indem es reflektorisch geschlossen wird. Mit jedem Wimpernschlag legt sich ein **Tränenfilm** aus Fett, Wasser und Schleim über die Hornhaut und sorgt dafür, dass das Auge nicht austrocknet.

17.1.3.2 **Tränenflüssigkeit**

Die Tränenflüssigkeit enthält Kochsalz, Glukose, Proteine, **Lysozym** und das bakteriostatisch wirkende **Lipocalin**. Ihre Aufgaben sind die Entfernung von Fremdkörpern, Ausspülen von Epithelzellen, Befeuchtung der Hornhaut sowie die Abwehr von Erregern durch das Lysozym und Lipocalin.

> **Pathologie**
>
> **Trockenes Auge**
>
> Dies kann entstehen durch Störung des Lidschlusses, z. B. bei Morbus Basedow, Fazialislähmung, Trigeminusschädigung, oder durch äußere Einflüsse, z. B. Staub, Klima, Kontaktlinsen, Augentropfen etc.

> **Medikamente**
>
> **Künstliche Tränen**
>
> Hier werden Substanzen verwendet, die keine Reaktionen zeigen mit anderen Stoffen, die im Auge sind oder das Auge berühren (z. B. Liquifilm, Vidisic, Vidisept EDO).

17.1.3.3 **Kammerwasser**

Das Kammerwasser wird kontinuierlich vom Epithel des Ziliarkörpers gebildet. Dadurch bildet sich ein **Augeninnendruck**. Der Augeninnendruck beim gesunden Auge beträgt **10–21 mmHg**.

Von der hinteren Augenkammer fließt das Wasser durch die Pupillenöffnung in die vordere Augenkammer und von dort über die Schlemm-Kanäle in das venöse System. So wird ein konstanter Druck aufrechterhalten und das Kammerwasser mehrmals am Tage erneuert.

Die Konstanz des Kammerdrucks dient dazu, die **Form des Auges** zu bewahren.

17.1.3.4 **Linse**

Die Linse ist verantwortlich für das **Scharf-Sehen**. Das wird erreicht durch die Fähigkeit der Linse, ihren Krümmungsgrad zu verändern (**Akkommodation**). Durch die Verbindung über die Zonulafasern mit dem Ziliarmuskel kann durch Kontraktion oder Entspannung des Muskels die Linse abgeflacht oder kugelig rund werden:

- Bei der **Fernakkommodation** sind die Zonulafasern aufgrund des elastischen Zugs der Sklera und eines nicht kontrahierten Muskels gespannt und führen zu einer **Abflachung der Linse**.
- Bei der **Nahakkommodation** ist der Muskel kontrahiert, was den Zug der Zonulafasern vermindert. Aufgrund der Eigenelastizität der Linse krümmt sie sich nun **kugelig**.

Die **Akkommodationsbreite** ist die Spanne der Sehfähigkeit in der Ferne und in der Nähe, die sich altersabhängig verändert. Während Jugendliche eine hohe Breite haben, nimmt sie mit zunehmendem Alter ab.

Parasympathische Fasern des **N. oculomotorius** kontrollieren die Kontraktion des Ziliarmuskels.

17.1.3.5 **Pupillen**

Die Pupillen sind in der Regel rund und gleich weit. Die **Weite** einer Pupille wird reflektorisch gesteuert durch die Intensität des Lichteinfalls: Je weniger Lichteinfall vorhanden ist, desto größer wird die Pupille; je stärker der Lichteinfall, desto enger wird die Pupille gestellt.

Die **reflektorische Steuerung** erfolgt durch 2 glatte Muskeln in der Iris, den M. sphincter pupillae und den M. dilatator pupillae.

M. sphincter pupillae Der M. sphincter pupillae verengt die Pupille (**Miosis**). Er wird durch parasympathische Nervenfasern aus dem N. oculomotorius innerviert, der auch zuständig ist für die Nahakkommodation und die Konvergenz der Augäpfel.

M. dilatator pupillae Der M. dilatator pupillae erweitert die Pupille (**Mydriasis**). Er wird durch sympathische Nervenfasern aus dem Segment C 8 bis Th 1 innerviert.

Pathologie

Pupillenerweiterung (Mydriasis)
Weite Pupillen findet man bei Schreck, Angst, Atropin, Lähmung des N. oculomotorius, Drogen wie Kokain, Haschisch, Ecstasy, anderen Amphetaminen, LSD (lichtstarr bei Drogenintoxikation).

Pupillenverengung (Miosis)
Enge Pupillen liegen vor bei Medikamentengabe (z. B. Pilokarpin, Azetolamid, Diamox) zur Glaukomtherapie oder durch Drogen, wie Heroin, Morphin (Opiate). Beim Horner-Syndrom tritt die Miosis durch den Ausfall des M. dilatator pupillae auf; es erfolgt keine Erweiterung in der Dunkelheit durch einseitige Schädigung des Halssympathikus.

Absolute Pupillenstarre
Die efferente Reizleitung des N. oculomotorius ist unterbrochen, der Patient hat eine Mydriasis, z. B. durch Tumoren, Entzündungen, Aneurysmen, Schädel-Hirn-Trauma (SHT) – Notfall!

Reflektorische Pupillenstarre
Die Reaktion der Pupillen auf Licht ist erloschen, die Pupillen sind (meist beidseitig) eng gestellt und reagieren überschießend bei Konvergenz. Sie tritt hauptsächlich durch Neurolues (Tabes dorsalis) auf, aber auch bei chronischem Alkoholismus, multipler Sklerose und anderen zerebralen Erkrankungen (Argyll-Robertson-Phänomen).

Fazit

Tränenflüssigkeit sorgt außen am Auge für die Befeuchtung und Abwehr von Erregern. Sie fließt über den Tränennasengang (Ductus nasolacrimalis) in die Nase.
Das Kammerwasser sorgt für einen konstanten Augeninnendruck. Es fließt über die Schlemm'schen Kanäle in das venöse System.
Die Linse kann ihre Form verändern und dadurch dafür sorgen, dass weit entfernte Gegenstände genauso scharf gesehen werden wie nah gelegene Gegenstände.
Das Sehloch (Pupille) kann durch die Veränderung ihrer Weite den Einfall der Lichtmenge regulieren. Die Weite wird vegetativ reguliert.

17.1.4 Sehvorgang

Das von dem Menschen wahrgenommene Licht besteht aus elektromagnetischen Wellen mit Wellenlängen in den Bereichen von 380–780 nm. Durch die unterschiedlichen Wellenlängen des Lichtes sehen wir farbig. Die Farbe Rot liegt in einem Wellenbereich von 650–750 nm, Grün bei 490–575 nm und Blau bei 420–490 nm.

Um Objekte scharf und farbig sehen zu können, müssen die Lichtstrahlen gezielt auf den Punkt des schärfsten Sehens der Fovea centralis in der Macula lutea fallen. Dazu müssen die Strahlen aus ihren Bahnen abgelenkt (gebrochen) werden. Die Ablenkung erfolgt mithilfe von Membranen und Medien unterschiedlicher Dichte.

17.1.4.1 Optisches System des Auges

Das Auge verfügt über ein optisches System, das aus einer Hintereinanderschaltung von Sammellinsen (konvex) und Medien unterschiedlicher Dichte besteht.

Durch die Brechkraft jedes einzelnen Mediums des optischen Systems werden die Lichtstrahlen auf die **Fovea centralis** hin gebrochen.

17.1.4.2 Brechung des Lichtes

Hornhaut, Linsenkern und Glaskörper haben Membranen, die Luft und Kammerwasser sowie Glaskörperinhalt voneinander trennen. Jedes dieser Medien übt eine **unterschiedliche Brechkraft** (Maßeinheit ist **Dioptrin**, dpt) auf die Lichtstrahlen aus.

Der stärkste Effekt wird erreicht beim Übergang der Strahlen von Luft durch die stark konvex gekrümmte **Hornhaut**. Es wird eine Brechkraft von 49 dpt erreicht.

Da die Hornhaut sehr dick ist, wirkt seine rückseitige Fläche wie eine **Zerstreuungslinse** (konkav), die die Strahlen noch einmal leicht seitlich nach außen brechen, bevor sie auf die konvex geformte Linse fallen.

Je nach Krümmungszustand der **Linse** (Weit- oder Nahsehen) ist die Sammlung der Strahlen unterschiedlich stark. Bei einer kugeligen Linse ist die Sammlung erheblich stärker, als bei einer lang gestreckten Linse.

Eine weitere Sammlung der Strahlen zur Fovea hin erfolgt noch einmal beim Durchtritt der Strahlen durch den **Glaskörper**.

17.1.4.3 **Inversion der Netzhaut**

Beim Auftreffen der **Strahlen auf die Netzhaut** muss der Strahl zunächst alle Schichten der Netzhaut durchlaufen, bevor sie auf die Sinneszellen (Zapfen und Stäbchen) treffen (Inversion der Netzhaut).

Die Sinneszellen liegen unterhalb der bipolaren Nervenzellschicht und der Ganglienzellschicht (**Abb. 17.3**). Dazwischen liegen Gliazellen (auch konvex geformt), sog. **Müller-Zellen**, die Stütz- und vor allem **Lichtleiterfunktion** haben. Der Lichtstrahl fällt ohne Intensitätsverlust durch die Lichtleitung auf die Sinneszellen und wird noch einmal mehr zur Fovea centralis hin gebrochen.

Stäbchen und Zapfen

Die Stäbchen und Zapfen unterscheiden sich in ihrer Funktion und in ihrer Verteilung:

- Die **Stäbchen**, neben der Fovea centralis und zur Peripherie der Netzhaut hin gelegen, sind zuständig für das **Dämmerungssehen** und
- die **Zapfen**, vor allem in der Fovea centralis gelegen, für das Tages- und damit für das **Farbsehen**.

Der Ort des schärfsten Farb- und Tagessehens ist also die Fovea centralis, der Ort des schärfsten Sehens in der Dunkelheit liegt um die Fovea herum. Dabei werden Stäbchen und Zapfen vom Licht unterschiedlicher Wellenlängen angesprochen. Das Dämmerungssehen liegt bei ca. 507 nm und das Tagessehen bei ca. 555 nm (Kap. 17.1.4).

In den Sinneszellen befinden sich **Sehfarbstoffe** (photosensitive Pigmente), die bei Lichteinfall chemisch verändert werden. Diese Veränderung bewirkt ein elektrisches Potenzial, das die Nervenfasern aufnehmen und weiterleiten. In den Stäbchen und Zapfen befindet sich das Pigment **Rhodopsin**, ein Glykoprotein Opsin und eine Farbstoffgruppe Retinal (Ableitung von Vitamin A, Retinol). Durch Lichteinfall zerfallen die Sehfarbstoffe und in der Dunkelheit bauen sie sich wieder auf. Der Unterschied beider besteht darin, dass die Sehfarbstoffe der Zapfen schneller zerfallen und sich schneller wieder aufbauen.

Bei den **Zapfen** werden 3 Typen unterschieden, da sie unterschiedlich auf Licht unterschiedlicher Wellenlängen reagieren. So gibt es Zapfen mit **Blau-, Grün- und Rotrezeptoren**. Werden die Rezeptoren erregt, mischen sich die Erregungen und führen zu neuen Farbbildern. Werden die Zapfen der Grundfarben Grün und Rot angeregt, entsteht im Gehirn die Farbe Gelb. Ist eine dieser Rezeptoren defekt, kommt es zur Farbenfehlsichtigkeit.

> **Pathologie**
>
> **Farbenblindheit (Achromasie)**
> Dies ist eine angeborene Störung der Netzhaut oder erworbene zerebrale Störung (Farbwahrnehmungsstörung). Es können nur Kontraste gesehen werden, jedoch keine Farben.
>
> **Farbenfehlsichtigkeit (Dyschromasie)**
> Hierbei handelt es sich um eine Rot-Grün-Blau-Blindheit. Bei diesem angeborenen Netzhautdefekt, der vor allem bei Männern auftritt, ist mindestens ein Farbrezeptor defekt. Dadurch können z. B. Rot und Grün nur schlecht unterschieden werden.

Auch bei der Verbindung der Stäbchen und Zapfen mit den Nervenzellen gibt es einen Unterschied. Die Zapfen sind über die Bipolarzellen direkt mit den Ganglienzellen verbunden. Bei den Stäbchen sind andere Zellen zwischengeschaltet (**Amakrinzellen**), die das Stäbchensystem hemmen. Erst wenn die Reizschwelle der Zapfen in der Dämmerung überschritten ist, fällt diese Hemmung weg und die Stäbchen werden erregt.

Dabei entsteht auf der Netzhaut ein reelles, verkleinertes, umgekehrtes Bild.

Weiterleitung der Sinnesreize

Die Fasern der Ganglienzellen bilden den **N. opticus**, der die Nervenimpulse zum Gehirn leitet. Dabei verlaufen die Fasern der nasalen (inneren) Netzhauthälfte an der Basis des Zwischenhirns vor der Hypophyse und kreuzen zur anderen Seite (Sehnervkreuzung, Chiasma opticum), während die Fasern der temporalen (äußeren) Netzhauthälfte ungekreuzt zum Zwischenhirn geführt werden (**Abb. 17.4**).

Gekreuzte und ungekreuzte Fasern jeder Seite schließen sich zum **Tractus opticus** zusammen

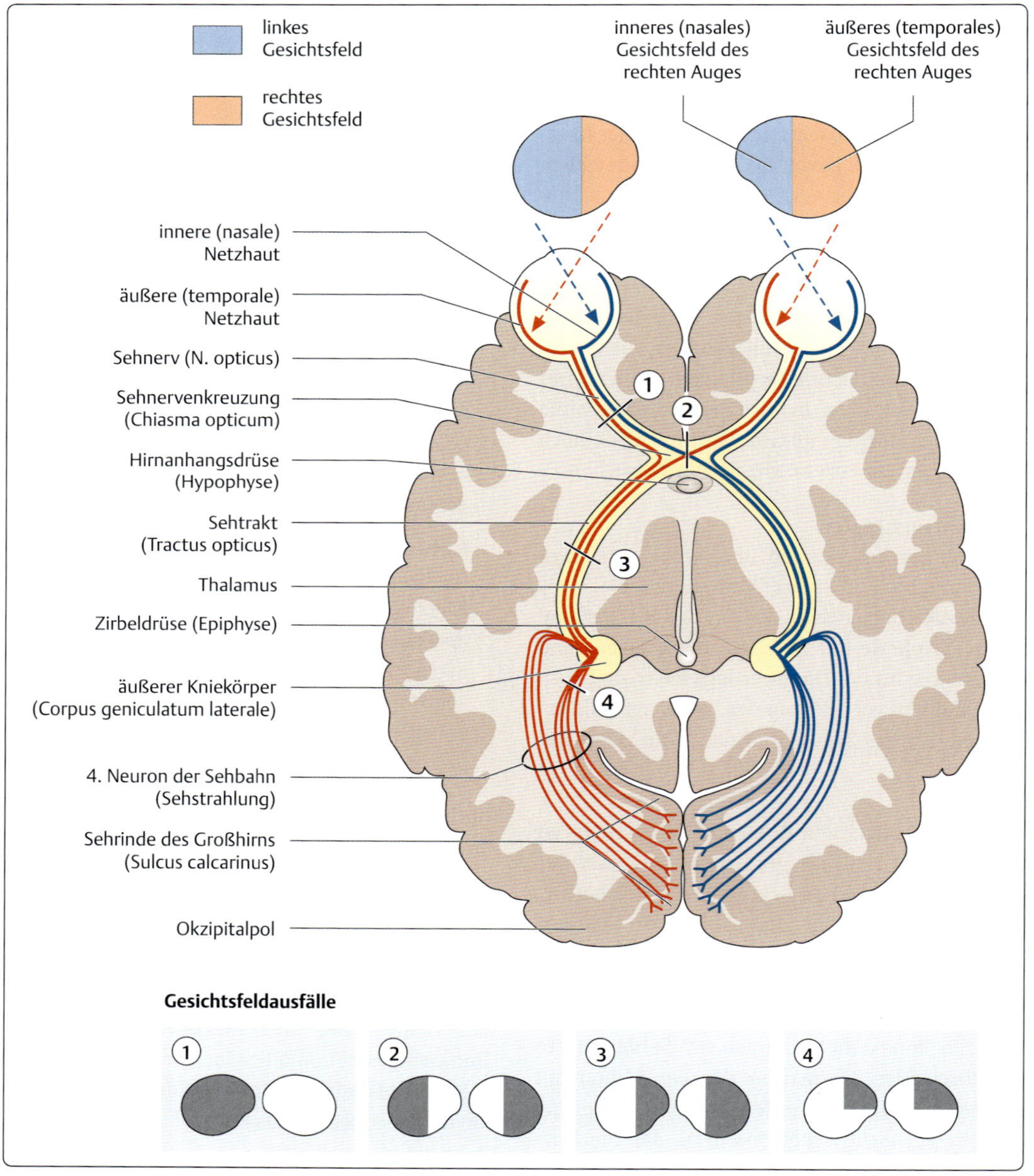

Abb. 17.4 Verlauf der Sehnerven. (aus: Faller A, Schünke M. Der Körper des Menschen. 16. Aufl. Stuttgart: Thieme; 2012: Abb. 15.9)

und ziehen zur primären Sehrinde im Hinterhauptshirn. Ein Teil der Fasern zieht zu den oberen **Vierhügeln** (Colliculi superiores) im Mittelhirn und zum Hirnstamm für Pupillen- und Akkommodationsreflexe.

Die **primäre Sehrinde** ist retinotopisch geordnet, d. h., ein bestimmtes Areal der Sehrinde entspricht einem bestimmten Ort auf der Netzhaut. Hier werden die visuellen Eindrücke erstmalig bewusst gemacht, aber noch nicht interpretiert.

Die Fasern aus der primären Sehrinde ziehen in die **sekundäre Sehrinde**, die hufeisenförmig um die primäre Sehrinde angeordnet ist. Hier werden die Informationen mit Informationen aus anderen Hirnregionen verglichen und interpretiert. Die Fasern aus der sekundären Sehrinde ziehen in alle Hirnregionen, sodass ein **Gesamteindruck des Gesehenen** entstehen kann. Unter anderem wird das Gesehene mit der Sprache verbunden, zur Erinnerung gespeichert und im emotionalen Gehirn (limbisches System) verarbeitet (Kap. 16.5.5).

Durch das Sehen beider Augen ist **räumliches Sehen** möglich.

17.1.4.4 Gesichtsfeld

Der Umfang dessen, was ein unbewegtes Auge sehen kann, wird als Gesichtsfeld bezeichnet und sollte bei Menschen ca. 180° betragen.

Pathologie

Gesichtsfeldausfälle

Diese sind immer ein Notfall, da es ein Zeichen einer Störung der Sehbahn oder Gehirnerkrankungen sein kann oder eine Netzhautablösung. Es besteht die Gefahr der Erblindung. Ein **bitemporaler Gesichtsfeldausfall** (**Abb. 17.4**, Nr. 2) beruht auf einer Störung im Chiasma opticum, häufig aufgrund eines Hypophysentumors (Chiasma-Syndrom).

Strabismus – Schielen

Es werden u. a. Einwärtsschielen (Strabismus convergens), Auswärtsschielen (Strabismus divergens), Höhenschielen (Strabismus verticalis), Begleitschielen (Strabismus concomitans) unterschieden.

Agnosie

Bei einer visuellen Agnosie besteht die Unfähigkeit, u. a. Objekte, Gesichter, Abbildungen, Formen zu erkennen und zu begreifen (Seelenblindheit). Hierbei besteht ein Ausfall der sekundären Sehrinde: Das Bild wird gesehen, kann aber nicht interpretiert werden. Beim Ausfall der primären Sehrinde wird das Bild zwar auf der Netzhaut abgebildet, kann aber nicht gesehen werden.

Rötelnembryopathie

Durch die erstmalige Rötelnerkrankung der Frau in der Schwangerschaft kann es zur Fruchtschädigung kommen. Dabei zeigt sich klassischerweise ein Symptomentrias (Gregg-Syndrom): Störungen an den **Augen** (Katarakt, Glaukom, Erblindung), an den **Ohren** (Schwerhörigkeit, Ertaubung) und am **Herzen** (persistierender Ductus arteriosus Botalli, Morbus Fallot). Jedoch kann auch das ZNS betroffen sein mit Enzephalitis oder Mikrozephalus.

Exophthalmus

Einseitiger Exophthalmus entsteht durch Tumoren hinter dem Auge oder einer Sinusvenenthrombose des Sinus cavernosus nach z. B. bakteriellen Infektionen im Gesichts- oder Ohrenbereich.

Beidseitiger Exophthalmus entwickelt sich z. B. durch Morbus Basedow.

Fazit

Licht ist ein Gemisch von Strahlen unterschiedlicher Wellenlängen. Trifft Licht auf Membranen oder unterschiedlich dichte Medien, werden die Strahlen aus ihrer Richtung gelenkt (gebrochen) und teilen sich in ihre Wellenlängen auf, was sichtbar wird durch eine Aneinanderreihung von Farben (Spektralfarben).

Die Membranen des Auges (Hornhaut, Linse, Müller-Zellen) sind darauf ausgerichtet, die Strahlen zu sammeln (Sammellinsen, konvex), damit sie auf die Fovea centralis treffen.

In der Netzhaut finden sich Stäbchen (Hell-Dunkel-Sehen) und Zapfen (Farbensehen). In der Fo-

vea befinden sich hauptsächlich Zapfen und wenig Stäbchen. Mit zunehmendem Abstand von der Fovea nimmt die Anzahl der Zapfen ab, die der Stäbchen zu.
Über den N. opticus werden die Impulse auf die primäre Sehrinde geleitet. Dabei wird ein Teil der Nervenbahnen in der Sehnervkreuzung (Chiasma opticum) auf die andere Seite gelenkt, der andere Teil erreicht das primäre Sehzentrum ungekreuzt. Die Verarbeitung, Interpretation und Speicherung erfolgt in anderen Hirnzentren.

17.1.5 Untersuchungen des Auges in der Naturheilpraxis

Folgende Untersuchungen sind zulässig:
- Pupillenreflexe
- Kornealreflex
- Sehtest
- Gesichtsfeld – Finger-Finger-Perimetrie
- Augenmotorik

In der augenärztlichen Praxis:
- Sehtest
- Linse
- Messung des Augeninnendrucks
- Untersuchung des Augenhintergrunds (Retina, Choroidea, Sehnervpapille) mithilfe der Ophthalmoskopie

Häufig gestellte Fragen

Warum kommt es im Alter zur Weitsichtigkeit, obwohl die Hyperopie angeboren sein soll?

Die Weitsichtigkeit kann angeboren sein (zu kurzer Augapfel) oder entsteht im Alter (ab ca. 40. Lebensjahr) durch die abnehmende Akkommodationsfähigkeit der Linse.

Normalerweise beträgt die Länge der Achse von der Hornhaut zur Netzhaut ca. 24 mm. Ist der Augapfel zu kurz, beträgt die Achse also weniger als 24 mm, wird bei normaler Akkommodationsfähigkeit der Linse das Bild hinter der Netzhaut scharf abgebildet und nicht in der Fovea centralis. Das führt zu verschwommenem Nahsehen.

Bei älter werdenden Menschen lässt die Elastizität und damit die Akkommodationsfähigkeit der Linse nach. Die Achse ist zwar 24 mm lang, jedoch können die Lichtstrahlen nicht so gebrochen werden, dass sie auf die Fovea centralis treffen, weil sich die Linse nicht mehr so gut krümmen kann.

In beiden Fällen werden Sammellinsen als Brille vorgeschaltet, die dafür sorgen, dass die Strahlen stärker in Richtung Fovea gebrochen werden. Dazu muss die notwendige Brechkraft gemessen werden, die in Dioptrin angegeben wird (+ 1… Dioptrin, dpt).

Kann man im Alter auch eine Myopie (Kurzsichtigkeit) entwickeln?

Unter bestimmten pathologischen Voraussetzungen ist das möglich. In der Vielzahl der Fälle ist die Myopie angeboren. Hierbei findet sich ein zu langer Augapfel (Achsenmyopie), sodass die Lichtstrahlen vor der Netzhaut zusammentreffen. Die Menschen haben ein Problem damit, weit entfernte Gegenstände scharf zu sehen. Eine andere Möglichkeit der Erkrankung ist die Brechungsmyopie durch eine zu starke Krümmung der Hornhaut. Daneben kann eine Myopie auch auf maligne Tumoren zurückzuführen sein, durch die sich eine Dehnung des Augapfels ergibt. Netz- und Aderhaut werden dünner, und es besteht u. a. die Gefahr der Netzhautablösung.

Um ein fernes Bild scharf sehen zu können, werden konkave (zerstreuende) Brillengläser verordnet (–1… Dioptrin, dpt).

Wie kann es zu einer Sinusvenenthrombose kommen?

Sinusvenenthrombosen können septisch oder nicht septisch (blande) sein. Septische Sinusvenenthrombosen entstehen durch bakterielle, virale oder andere Infekte im Gesichts-, Ohr-, Halsbereich (Otitis, Mastoiditis, Gesichtsfurunkel). Dabei kommt es bevorzugt zur Thrombose im Sinus cavernosus. Blande Sinusvenenthrombosen haben als Hintergrund schwere Allgemeinerkrankungen, können aber auch Nebenwirkungen z. B. der Pille sein.

Im Venengeflecht des Gehirns existieren keine Venenklappen, sodass das venöse Blut in allen Richtungen fließen kann. Letztendlich fließt das Blut von den kleinen Venen in die großen Sinus. Es kommt durch die Erkrankungen zur Entstehung von kleinen Blutgerinnseln, die sich in den Sinus sammeln und sie verstopfen.

Eine Sinusvenenthrombose im Sinus cavernosus führt neben anderen Symptomen zu einem einseitigen Exophthalmus.

Muss eine Augeninnendruckerhöhung immer behandelt werden?

Eine Augeninnendruckerhöhung kann viele Ursachen haben. Unabhängig von den Ursachen, ist es wichtig, zunächst den Druck zu senken, damit der Sehnerv nicht beschädigt wird, da die Gefahr der Erblindung sehr hoch ist.

Warum ist ein Diabetiker besonders gefährdet zu erblinden?

Durch den Diabetes mellitus entwickeln sich Mikrothromben, Mikroaneurysmen, neue Kapillargefäße, eine Arteriosklerose, die besonders die kleinen Gefäße gefährdet. Dabei handelt es sich auch und besonders um die Gefäße, die die Netzhaut versorgen. Durch obige Veränderungen kann es zu Mikroangiopathien und damit zur Erblindung kommen. Ein Diabetiker sollte deshalb jährlich den Augenhintergrund kontrollieren lassen.

Wodurch kann es zu einer Netzhautablösung kommen?

Die Neuroretina ist an der Sehnervpapille und direkt hinter der Iris mit dem Pigmentepithel fest verbunden. Der übrige Kontakt erfolgt durch eine Verzahnung der Stäbchen und Zapfen mit dem Pigmentepithel. Verschiedene Erkrankungen, z. B. Diabetes (Schädigung der Gefäße) oder Entzündung, können dazu führen, dass sich das Pigmentepithel von der Neuroretina löst. Eine Netzhautablösung ist immer ein Notfall, da die Gefahr der Erblindung droht!

Was ist ein Sicca-Syndrom?

Als Sicca-Syndrom bezeichnet man ein trockenes Auge, das entstehen kann durch trockene oder heiße Luft, Staub oder nachlassende Tränenproduktion, die im Alter physiologisch auftritt oder pathologisch z. B. beim Sjögren-Syndrom. Die Symptome reichen von Juckreiz, Tränen, Sandgefühl in den Augen und Lichtempfindlichkeit bis zum Haftenbleiben der Augenlider auf dem Augapfel beim Lidschlag.

Warum hat man bei Sauerstoffunterversorgung des Gehirns lichtstarre, weite Pupillen?

Bei einer Sauerstoffunterversorgung des Gehirns kann es zu einer inneren Okulomotoriusparese kommen, die u.a den M. sphincter pupillae betrifft. Es kommt zum Ausfall der parasympathischen Reize. Eine Sauerstoffunterversorgung kann u. a. entstehen durch Durchblutungsstörungen (z. B. beim Diabetes mellitus).

Warum bewirkt eine Subduralblutung eine einseitige Pupillenerweiterung?

Durch eine Subduralblutung entwickelt sich an der Seite des Gehirns, an der die Blutung stattfindet, ein Hirndruck. Aufgrund des Hirndrucks wird der N. oculomotorius beeinträchtigt, was dazu führt, dass die parasympathische Faser ausfällt.

Warum klebt man bei schielenden Kindern ein Auge zu?

Beim Schielen können durch die Abweichung des einen Auges von der Blickrichtung Doppelbilder entstehen, was das kindliche Gehirn aber kompensieren kann. Das schielende Auge wird aber nicht zum Sehen benutzt, sodass sich eine Sehschwäche entwickelt, die bis hin zur Erblindung des ausgeschalteten Auges führen kann. Eine weitere Folge ist fehlendes räumliches Sehen.

Durch die sog. Okklusionsbehandlungen (Abdecken des besser sehenden Auges oder wechselseitige Abdeckungen etc.), wird das sehschwache Auge aktiviert. Diese Behandlungen sollen verhindern, dass es zur Erblindung des ausgeschalteten Auges kommt.

Was ist der Hintergrund eines zitternden Augapfels?

Augenzittern oder Nystagmus ist ein ruckartiges Hin- und Herbewegen des Auges. Die Ursache kann vielfältig sein, z. B. durch Geburtsschäden, durch Hirntumoren oder andere Hirnschäden, durch Medikamente, Gleichgewichtsproblematiken etc. Zugrunde liegen können auch Krankheiten, z. B. multiple Sklerose, Tumoren, Hirnblutungen. Verursachende Medikamente sind z. B. Phenytoin, Barbiturate.

Je nach Richtung der Bewegungen gibt es z. B. den **vertikalen** Nystagmus (senkrechtes Zittern), **horizontalen** Nystagmus (waagerechtes Zittern). Daneben wird eine Vielzahl von Nystagmen unterschieden.

17.2 Ohr (Gehörsinn)

Das Ohr vermittelt uns die **Hörempfindung** und die **Orientierung im Raum** durch die im Innenohr befindlichen Hör- und Gleichgewichtsorgane, die prinzipiell nach demselben Muster aufgebaut sind (**Abb. 17.5**).

Das Innenohr enthält 2 flüssigkeitsgefüllte Räume, das **knöcherne Labyrinth**, in das ein **häutiges Labyrinth** eingelassen ist. Im häutigen Labyrinth befinden sich die Sinneszellen mit kleinen Härchen (**Zilien**), die in einer gallertartigen Masse fixiert sind. Jede Sinneszelle ist mit einer Nervenfaser verbunden.

Kommen die Flüssigkeiten in Bewegung, hervorgerufen entweder durch Schallwellen oder durch Körperbewegungen, werden die Härchen abgebogen. Das führt zu einem **elektrischen Impuls**, der von den Nervenfasern aufgenommen und an das Kleinhirn und die Großhirnrinde weitergeleitet wird.

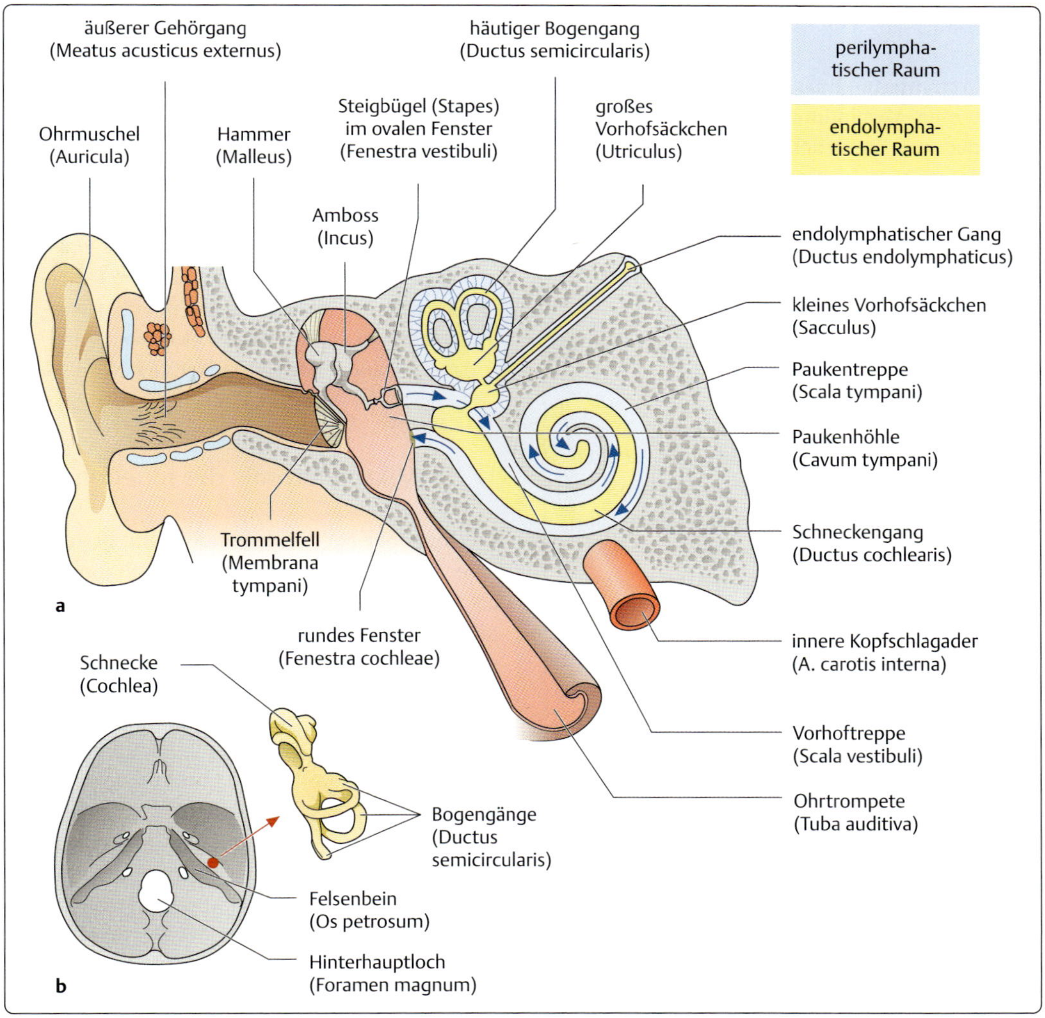

Abb. 17.5 Schnitt durch das Ohr. (aus: Faller A, Schünke M. Der Körper des Menschen. 16. Aufl. Stuttgart: Thieme; 2012: Abb. 15.13)

17.2.1 Makroanatomie

Das Ohr wird in 3 Abschnitte unterteilt:

- **äußeres Ohr:** mit Ohrmuschel und Gehörgang, das vom Mittelohr durch das **Trommelfell** getrennt wird,
- **Mittelohr:** mit Trommelfell, Gehörknöchelchenkette und Ohrtrompete, das vom Innenohr durch ein ovales (Fenestra vestibuli) und ein rundes Fenster (Fenestra chochlea) getrennt wird, und
- **Innenohr:** mit ovalem und rundem Fenster sowie dem Vorhof, der Schnecke und den Bogengängen.

Die **Ohrtrompete** (Tuba auditiva, Tuba Eustachii) schafft eine Verbindung zum **Epipharynx** und sorgt dadurch für Druckausgleich und Ausscheidung der im Mittelohr gebildeten Flüssigkeit.

Die **Gehörknöchelchenkette** (Hammer, Amboss, Steigbügel) ist mit dem **Trommelfell** (Hammer) und dem **ovalen Fenster** (Steigbügel) verbunden.

Pathologie

Otitis media

Hier liegt eine Infektion des Mittelohres vor, die bakteriell oder viral, eitrig oder nicht eitrig, akut oder chronisch sein kann. Komplikationen der eitrigen Otitis sind z. B. die Trommelfellperforation, Mastoiditis, Meningitis oder Sinusvenenthrombose (S. 405).

Rötelnembryopathie

Eine Rötelnembryopathie, d. h. die Übertragung des Rötelnvirus auf das ungeborene Kind, kann zur Taubheit oder Schwerhörigkeit führen. Sie gehört zu der klassischen Symptomentrias aus angeborenem Herzfehler, Taubheit oder Schwerhörigkeit und Katarakt, Glaukom oder Erblindung.

Tinnitus

Beim Tinnitus handelt es sich um Ohrgeräusche, die zumeist subjektiv wahrgenommen werden, also ohne nachweisbare Geräusche im Ohr. Ihre Ursachen sind vielfältig: Sie können z. B. als Folge von Knalltrauma, Entzündungen der Ohren, viraler oder bakterieller Infektionen oder eines Hörsturzes auftreten. Daneben entsteht ein Tinnitus durch Erkrankungen, z. B. Morbus Menière, Costen-Syndrom. Durch Stress werden die Ohrgeräusche intensiver wahrgenommen.

Hörsturz

Diese einseitige Schallempfindungsstörung (einseitiger Hörverlust) geht mit Ohrgeräuschen und Schwindel einher. Hierbei liegt immer ein Notfall vor, da es sich um eine Minderdurchblutung des Gehirns handelt!

Fazit

Das Ohr dient dem Hören, dem Gleichgewicht und der Orientierung im Raum. Es besteht aus dem äußeren Gehörgang, Mittelohr und Innenohr. Das Mittelohr ist mit dem äußeren Gehörgang über das Trommelfell und mit dem inneren Ohr über die Gehörknöchelchenkette und das ovale und runde Fenster verbunden.

17.2.2 Mikroanatomie des Innenohres

Das Innenohr liegt im Felsenbein und besteht aus einer Vielzahl von Gängen und Hohlräumen, die als **knöchernes Labyrinth** bezeichnet werden. In die Gänge und Hohlräume eingelagert sind schlauchartige Gebilde, die **häutigen Labyrinthe**.

In beiden Räumen findet sich Flüssigkeit: im knöchernen Labyrinth die **Perilymphe** (natriumhaltig) und im häutigen Labyrinth die **Endolymphe** (kaliumhaltig).

Die Gänge und Hohlräume werden unterteilt in

- einen **Vorhof** mit den häutigen Labyrinthen der beiden Vorhofsäckchen, dem Utriculus und Sacculus, in denen die Sinneszellen in Form einer Makula fixiert sind,
- eine **Schnecke** (Cochlea) mit dem Ductus cochlearis, in dem sich das Hörorgan (Corti-Organ) mit den Sinneszellen befindet und
- **3 Bogengänge** mit dem häutigen Labyrinth.

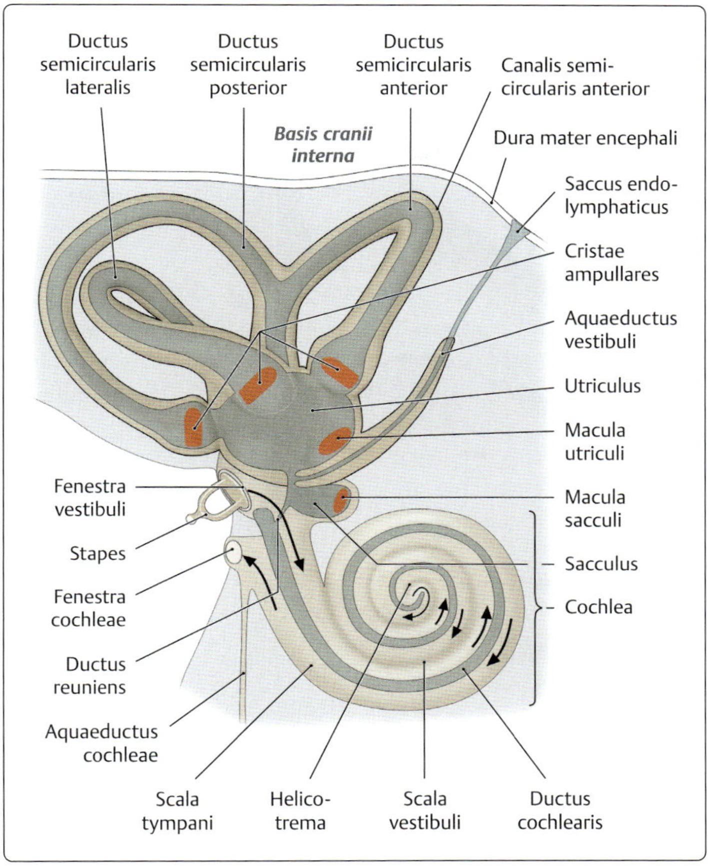

Abb. 17.6 Schnitt durch das Innenohr. (aus: Schünke M, Schulte E, Schumacher U. Prometheus. LernAtlas der Anatomie. Kopf, Hals und Neuroanatomie. Illustrationen von M. Voll und K. Wesker. 3. Aufl. Stuttgart: Thieme; 2012)

Die Bogengänge stehen senkrecht zueinander und bilden einen vorderen frontalen (Ductus semicircularis anterior), seitlichen horizontalen (Ductus semicircularis lateralis) und hinteren sagittalen (Ductus semicircularis posterior) Bogen. Am Übergang zum Vorhof sind die Bogengänge zu Ampullen erweitert. In ihnen sind die Sinneszellen in Form einer Cupula fixiert (**Abb. 17.6**).

17.2.2.1 **Schnecke und Hörorgan**

Die Schnecke ist ein Kanal, der sich 2½ × um einen knöchernen Kegel windet. Die Schnecke ist in 3 Räume aufgeteilt **Abb. 17.7**, die

- **Scala vestibuli:** enthält Perilymphe, grenzt an das ovale Fenster (auf der anderen Seite befindet sich der Steigbügel),
- **Scala tympani:** enthält Perilymphe, grenzt an das runde Fenster,
- **Scala media (Ductus cochlearis):** enthält Endolymphe, liegt als mittlerer Kanal zwischen Scala vestibuli und tympani. Auf dem Boden des Ductus cochlearis, der Basilarmembran, liegt das Hörorgan (Corti-Organ).

Scala vestibuli und Ductus cochlearis werden durch die **Reissner-Membran** getrennt, der Ductus cochlearis von der Scala tympani durch die **Basilarmembran.**

Das **Corti-Organ** besteht aus Stütz- und Sinneszellen, den sog. Haarzellen. Die Haarzellen enthalten Sinneshärchen (Zilien), die in einer gallertartigen Masse, der **Tektorialmembran** (Membrana tectoria) fixiert sind. Die Sinneshärchen sind mit Nervenfasern des **N. cochlearis** (Teil des N. vestibulocochlearis) verbunden.

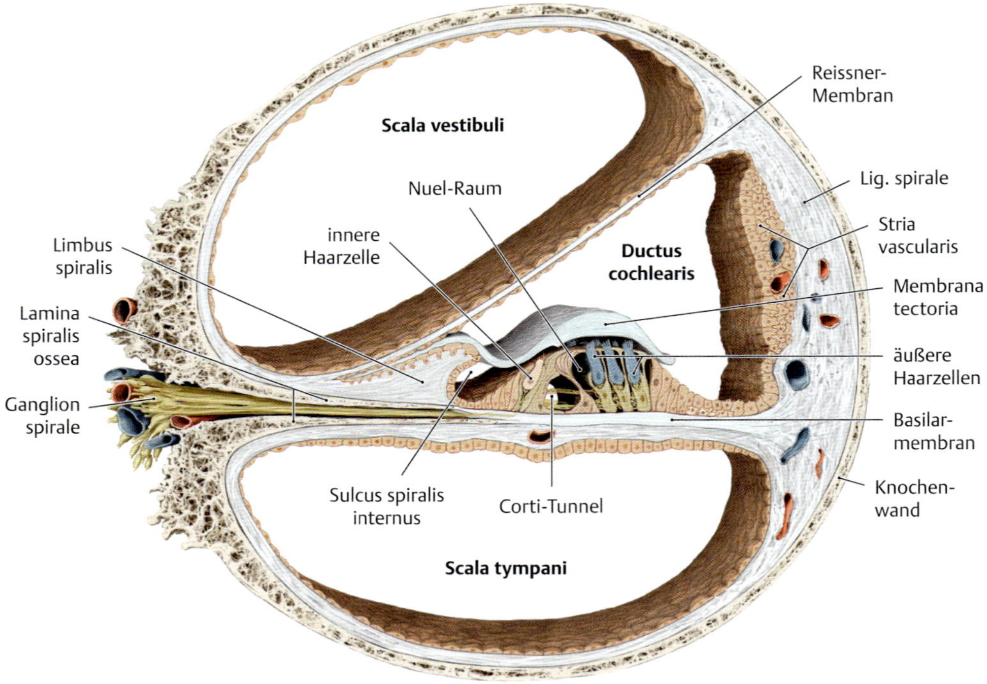

Abb. 17.7 Schnecke und Hörorgan. (aus: Schünke M, Schulte E, Schumacher U. Prometheus. LernAtlas der Anatomie. Kopf, Hals und Neuroanatomie. Illustrationen von M. Voll und K. Wesker. 3. Aufl. Stuttgart: Thieme; 2012)

Pathologie

Otosklerose

Dies ist eine häufig erbliche Schädigung der Knochen, die das Ohr umgeben, und mit einer Fixierung des Steigbügels am ovalen Fenster einhergehen. Auch Virusinfektionen, z. B. Masern, oder hormonelle Einflüsse können verantwortlich gemacht werden. Die sklerotischen Prozesse können auch die Schnecke betreffen.

Fazit

Das Innenohr besteht aus mehreren mit Flüssigkeit gefüllten Räumen. In den Räumen sind schlauchartige Gebilde eingelassen, die ihrerseits ebenfalls Flüssigkeit enthalten. Die äußere Flüssigkeit enthält vermehrt Natrium (Perilymphe), die Flüssigkeit innerhalb ist kaliumreich (Endolymphe).

Der Hörvorgang findet in der Schnecke statt; die Sinneszellen dafür befinden sich im Corti-Organ.

17.2.3 Hörvorgang

Das Hören setzt Schallwellen bestimmter **Frequenzen** (Herz, Hz; Tonhöhen) und **Intensitäten** (Dezibel, dB; Amplituden) voraus. Der Mensch ist in der Lage, Töne in Frequenzbereichen von 20–20 000 Hz zu hören, ist aber für den Bereich von **2000–4 000 Hz** am sensibelsten. Frequenzen über 20 000 Hz bezeichnet man als **Ultraschallbereich**. Im Laufe des Lebens verändert sich die Wahrnehmung der hohen Frequenzbereiche.

Die Intensitäten sollten bei Dauerbeschallung möglichst unterhalb von 55 dB liegen, da es sonst zu irreversibler Hörminderung oder Ertaubung kommen kann. Lärmpegel in Diskotheken erreichen z. B. 90–110 dB(A). Die Schmerzgrenze liegt bei 130 dB(A).

17.2.3.1 Schallleitung (Luftleitung)

Die **Schallwellen** gelangen über den äußeren Gehörgang an das **Trommelfell** und versetzen es in Schwingungen. Dabei wirken Ohrmuschel und Gehörgang als verstärkender Trichter.

Die Schwingungen werden auf die **Gehörknöchelchen** übertragen und münden am ovalen Fenster. Auch hier erfährt der Schalldruck noch einmal eine Verstärkung, weil das ovale Fenster deutlich kleiner ist als das Trommelfell.

Das **ovale Fenster** überträgt die Schwingungen auf die **Perilymphe** des knöchernen Labyrinths und versetzt die Flüssigkeit in Wellen. Die Wellenbewegung der Perilymphe setzt sich bis zur Spitze der Schnecke (Helicotrema) fort.

Da das Innenohr den durch die Schallwellen übertragenen Druck nicht ausgleichen kann, muss ein **Druckausgleich** über das **runde Fenster** erfolgen, indem die Wellen vom Helicotrema zurück zum runden Fenster laufen.

Durch die Bewegung der Perilymphe beider Scalae werden ebenfalls die **Reissner- und Basilarmembran** in Schwingungen versetzt und damit auch die Endolymphe im Ductus cochlearis. Auf dem Weg zum Helicotrema nehmen die Wellen individuell an Fortpflanzungsgeschwindigkeit ab und dadurch die Höhe der Amplituden zu. So entsteht für jeden Ton ein Amplitudenmaximum, das die Sinneszellen am stärksten erregt.

Wellen verschiedener Frequenzen haben ihr Amplitudenmaximum an verschiedenen Stellen des Ductus cochlearis. Das führt zu einer Entmischung (**Frequenzdispersion**) des gehörten Tongemisches, beginnend am ovalen Fenster bis hin zum Helicotrema. Hohe Töne werden in der Nähe des ovalen Fensters gehört, tiefe Töne in der Nähe des Helicotremas.

Durch die Wellenbewegung der Flüssigkeiten und der Membranen kommt es zur Abscherung der in der Tektorialmembran fixierten Zilien. Das führt zu einem elektrischen Impuls, der als **nervaler Reiz** von den Fasern des **N. cochlearis** aufgenommen und über mehrere Stationen auf beide Seiten des Gehirns zur **primären Hörrinde** in den Temporallappen geleitet wird (**Abb. 17.8**). Auch hier erfolgt zunächst nur das Hören an sich.

Durch Weiterleitung an die **sekundäre Hörrinde** und andere Zentren des Gehirns erfolgen **Hörverständnis**, Kombination mit früher gemachten Erfahrungen, Emotionen und Speicherung.

> **Pathologie**
>
> **Agnosie**
>
> Es kann die **primäre Hörrinde** geschädigt, der Patient hört nichts mehr (Rindentaubheit). Ist die **sekundäre Hörrinde** geschädigt, hört der Patient noch, kann das Gehörte aber nicht zuordnen oder interpretieren (Seelentaubheit).

17.2.3.2 Schallempfindung (Knochenleitung)

Schallschwingungen bzw. Vibrationen werden durch **tiefensensible Neuronen** (Kap. 17.5.1) in den Knochen über die Schädelknochen unter Umgehung des Mittelohres wahrgenommen.

Mithilfe der **Knochenleitung** können **Innenohrschwerhörigkeiten** von denen des Mittelohres oder des Gehörgangs unterschieden werden (Prüfung nach Weber und Rinne).

17.2.3.3 Akustische Richtungswahrnehmung

Die akustische Richtungswahrnehmung erfolgt dadurch, dass zwar beide Ohren hören; das weiter vom Schall entfernte Ohr nimmt den Schall jedoch etwas später wahr.

> **Fazit**
>
> Schallwellen tragen ein Tongemisch an das Ohr. Dieses Tongemisch wird aufgrund der Intensität (Lautstärke, Dezibel, Amplitude) und seiner Tonhöhe (Frequenz, Herz) entlang des Corti-Organs aufgelöst. Jede Tonhöhe hat ihren festen Platz (hohe Töne nahe des ovalen Fensters, tiefe Töne Richtung Helicotrema) und ihr Lautstärkenmaximum (Amplitudenmaximum) aufgrund der Geschwindigkeit der Schallwellen.

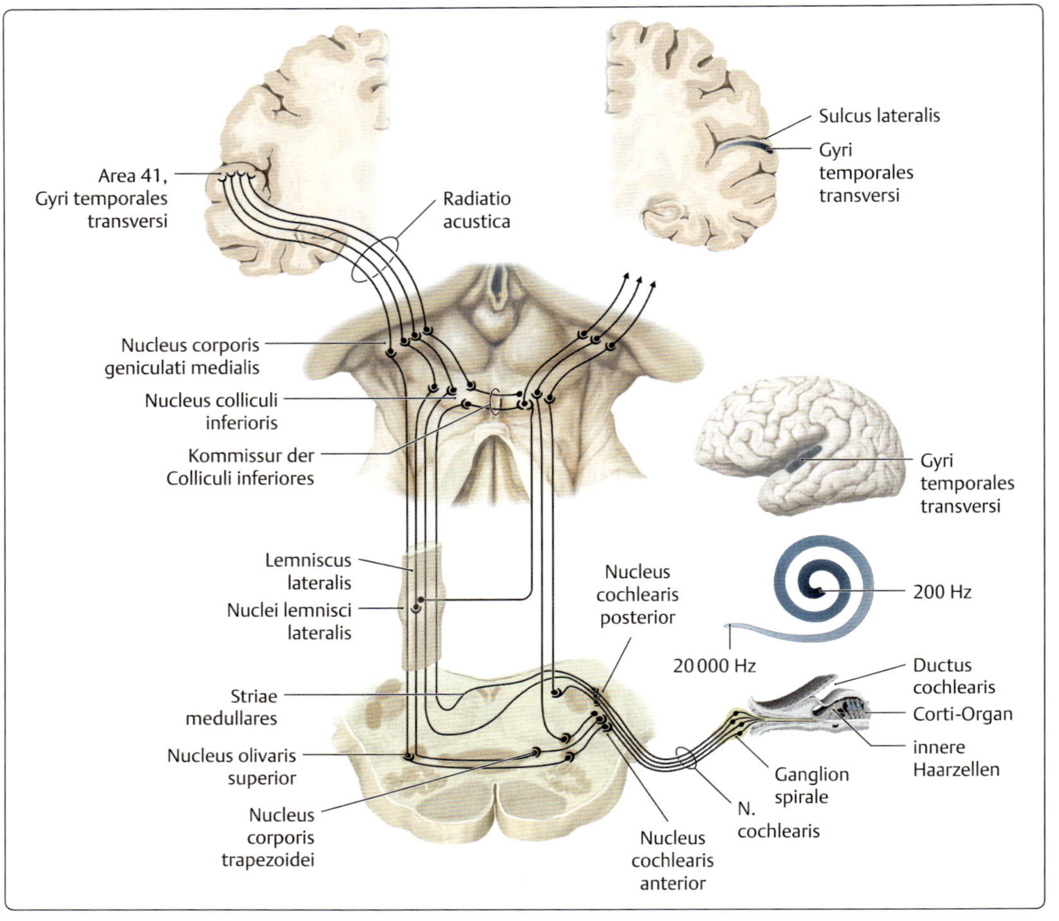

Abb. 17.8 Reizleitung des N. cochlearis. (aus: Schünke M, Schulte E, Schumacher U. Prometheus. LernAtlas der Anatomie. Kopf, Hals und Neuroanatomie. Illustrationen von M. Voll und K. Wesker. 3. Aufl. Stuttgart: Thieme; 2012)

Hören über die Luft nennt man Schallleitung. Reizübertragungen können dadurch erfolgen, dass Sinneszellen mit ihren Zilien in gallertartige Massen eingeschlossen sind, die durch die Flüssigkeitsbewegung eine Abscherung erfahren. Das führt zu einem elektrischen Impuls, der über Nervenfasern zum Gehirn geleitet wird. Schallwellen können aufgrund der Tiefensensibilität auch über Knochen (Schädelkalotte, Mastoid) wahrgenommen werden (Schallempfindung).

17.2.4 Untersuchungen des Ohres in der Naturheilpraxis

Untersuchungen des Gehörgangs und des Trommelfells erfolgen mit dem **Otoskop**. Wichtig sind außerdem die **Hörtests** nach Weber und Rinne, die kurz beschrieben werden.

17.2.4.1 Rinne-Test – Schallleitung

Der Rinne-Test erfolgt vor dem Hintergrund, dass die Luftleitung lauter und länger zu hören ist als die Knochenleitung.

Hierzu wird eine vibrierende Stimmgabel auf den Processus mastoideus aufgesetzt (Knochen-

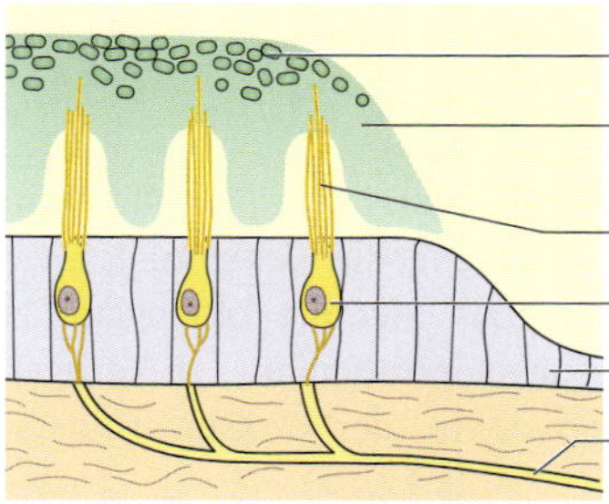

Abb. 17.9 Inneres von Urticulus und Sacculus. (aus: Faller A, Schünke M. Der Körper des Menschen. 16. Aufl. Stuttgart: Thieme; 2012: Abb. 15.20)

leitung) und so lange dort belassen, bis der Ton für den Patienten deutlich schwächer wahrgenommen wird; dann wird die Stimmgabel ohne nochmaliges Anstoßen vor das Ohr geführt (Luftleitung). Bei einem positiven Test sollte der Ton wieder deutlich vernehmbar sein.

Ist der Test negativ, ist das ein Hinweis auf eine Schallleitungsschwerhörigkeit (Luftleitung) – die Probleme sind im **Gehörgang**, am **Trommelfell** oder im **Mittelohr** lokalisiert.

17.2.4.2 **Weber-Test – Schallempfindung**

Es wird untersucht, ob der Ton einer Stimmgabel über die Knochenleitung einseitig oder beidseitig gehört wird.

Bei einer **einseitigen** Schallempfindung liegt eine **Schallempfindungsschwerhörigkeit** (Knochenleitung) vor.

Das kann daran liegen, dass die Problematik im Innenohr bzw. Gehirn lokalisiert ist, also eine **Innenohrschwerhörigkeit** vorliegt (der Ton wird auf das gesunde Ohr lateralisiert).

Oder die Problematik liegt im **Mittelohr** (z. B. durch einen Paukenerguss) oder **Gehörgang** (z. B. Entzündung), dann wird der Ton auf das kranke Ohr lateralisiert, da störende Nebengeräusche das Innenohr durch die Verstopfung des Mittelohres oder des Gehörgangs nicht erreichen können.

17.2.5 Gleichgewichtssinn

Der Gleichgewichtssinn vermittelt die Orientierung im Raum bei linearen Bewegungen (vor, zurück, rauf, runter) sowie bei Drehbewegungen.

17.2.5.1 **Lineare Bewegungen**

In den Vorhofsäckchen befinden sich Sinneszellen, deren Härchen in einer gallertartigen Masse, der **Makula** (**Abb. 17.9**) fixiert sind. Die Makula enthält auf ihrer Oberfläche eine Schicht von Kalziumkristallen, die **Statolithenmembran**:

- Beim **aufrecht stehenden** oder sitzenden Menschen ist die Makula im Sacculus vertikal und im Utriculus horizontal angebracht. Das führt zu Zug- und Druckreizen auf die Sinneszellen.
- **Liegt** der Mensch, kehren sich die Verhältnisse um, sodass nun die Makula des Utriculus vertikal und die des Sacculus horizontal positioniert ist.

Bewegt sich der Mensch nach vorne oder zurück, hockt er sich hin oder steht er auf, führt jede dieser Bewegungen zu **charakteristischen Abscherungen** der Zilien, die als nervaler Reiz vom **N. vestibularis** (Teil des N. vestibulocochlearis) aufgenommen werden.

> **Pathologie**
>
> **Schwindel**
>
> Es gibt viele Formen des Schwindels. Zum systematischen Schwindel gehören der Dreh-, Schwank-, Lagerungs-, Bewegungsschwindel; ein unsystematischer Schwindel ist orthostatisch bedingt. Schwindel kann durch Kleinhirnprobleme, z.B im Vestibularapparat, oder Hinterstrangprobleme bei z. B. Polyneuropathien auftreten. Daneben kann Schwindel die Folge von Traumata sein oder durch das Ablösen einzelner Kalziumkristalle aus der Makula (idiopathisch) entstehen.

Morbus Menière
Bei dieser Innenohrerkrankung treten Drehschwindel, einseitiger Hörverlust und Tinnitus mit Übelkeit und Erbrechen auf. Hintergrund ist vermutlich eine plötzliche Vermischung der Endolymphe mit der Perilymphe durch kleine Risse im Endolympheschlauch.

17.2.5.2 **Drehbewegungen**
Am Ende der Bogengänge befinden sich die **Ampullen**, in denen die Sinneszellen in Form einer **Cupula** fixiert sind. Bei Drehbewegungen kommt die Endolymphe in Bewegung, jedoch langsamer als die Bewegung ist. Dadurch biegt sich die Cupula und die Zilien erfahren eine Abscherung, die durch die Nervenfasern des **N. vestibularis** als Impuls aufgenommen werden.

17.2.5.3 **Reizweiterleitung**
Der **N. vestibulocochlearis** vereinigt alle Impulse des Innenohres und leitet sie weiter zu den Vestibulariskernen in der Medulla oblongata, zum Kleinhirn, der Formatio reticularis, zu Kerngebieten der Augenmuskeln, der Großhirnrinde und zum Rückenmark (**Abb. 17.10**).

17.2.5.4 **Funktionen des Vestibularapparates**
Alle Informationen des Vestibularapparates dienen dem **Haltereflex** (Tonuseinstellung bei bestimmten Körperhaltungen), **Stellreflex** (Aufrechterhaltung des Gleichgewichts bei Bewegungen) und der Fixierung des **Gesichtsfeldes** bei

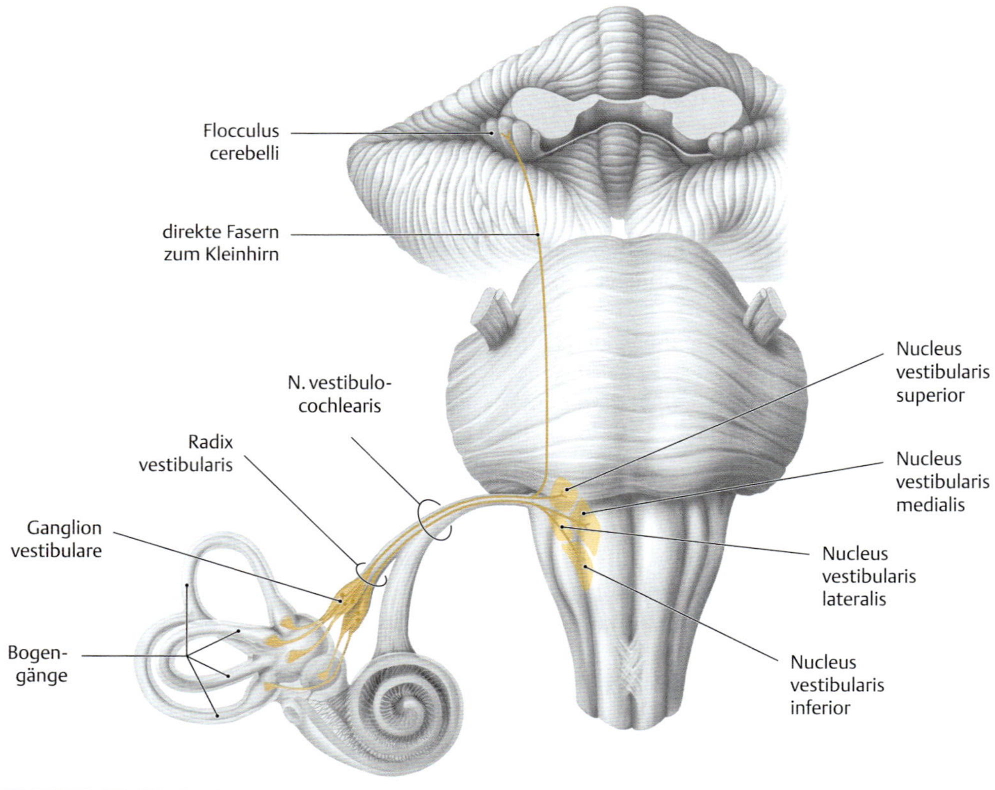

Abb. 17.10 Reizweiterleitung des N. vestibulocochlearis. (aus: Schünke M, Schulte E, Schumacher U. Prometheus. Lern-Atlas der Anatomie. Kopf, Hals und Neuroanatomie. Illustrationen von M. Voll und K. Wesker. 3. Aufl. Stuttgart: Thieme; 2012)

Kopfbewegungen. Er ist eng mit dem Kleinhirn verbunden.

Fazit

Das Gleichgewichtsorgan im Innenohr vermittelt lineare und Drehbewegungen. Für die lineare Bewegung sind Utriculus und Sacculus im Vorhof zuständig; für die Drehbewegungen die Bogengänge.
Die Reizweiterleitung erfolgt über den N. vestibulocochlearis an verschiedenste Gehirnareale, vor allem aber an das Kleinhirn.

17.2.6 Untersuchungen des Gleichgewichts in der Naturheilpraxis

Prüfung auf Spontan- und Provokationsnystagmus:

- **vestibulo-okulärer Reflex:** Der Patient folgt dem Finger des Untersuchers, bis das Auge keine weitere Drehbewegung mehr zulässt und das Auge in die Ausgangsposition zurückgeht. Dabei wird beobachtet, ob das Auge bei einer der Bewegungen (Hin- oder Rückbewegung) Zitterbewegungen ausführt (vestibulo-okulärer Reflex). Die Hinbewegung ist in der Regel langsamer, die Rückbewegung schneller. Die Beurteilung erfolgt über die schnelle Rückbewegung.
- **Nystagmus** (Augenzittern): Überprüfung der Zitterbwegungen beim Auge in Ruhe; Überprüfung der Augen beim Kopfschütteln oder bei Lagewechsel

Zur **Untersuchung des Gleichgewichts** erfolgen verschiedene Untersuchungen:

- **Romberg-Versuch:** Hierbei erfolgt eine Untersuchung auf Standsicherheit mit offenen und geschlossenen Augen. Schwankt der stehende Patient mit **geschlossenen Augen**, liegen Störungen aufgrund des Verlusts der Tiefensensibilität vor; schwankt er mit **geöffneten Augen**, handelt es sich um eine Störung im Vestibularapparat/Kleinhirn.
- **Unterberger-Tretversuch:** Der Patient tritt mit geschlossenen Augen und vorgestreckten Armen ca. 50 × auf der Stelle. Wenn die Achsenabweichung um mehr als 45° erfolgt, liegt eine Störung des Gleichgewichts vor.
- **Finger-Nase-Versuch:** Der Patient soll mit geschlossenen Augen seine Nasenspitze berühren.

Häufig gestellte Fragen

Warum treten bei zu großer Lautstärke irreversible Hörschäden auf?

Durch die Intensität der Schallwellen werden die Haarzellen im Corti-Organ sehr stark angesprochen. Das kann bei heftiger plötzlicher Beschallung (120 dB) zu irreversiblen Veränderungen der Haarzellen führen mit der Folge der Hörminderung (Knalltrauma). Dabei sind als erstes die Haarzellen im Hochtonbereich im 1. Teil der Schnecke betroffen. Bei einem Explosionstrauma kommt es zusätzlich zu einer Verletzung des Trommelfells. Bei langfristigen Lärmpegeln über 85 dB kommt es zur Lärmschwerhörigkeit, die als Berufskrankheit anerkannt ist.

Wie kommt es zur Trommelfellperforation?

Eine Trommelfellperforation kann hervorgerufen werden durch eine kräftige Ohrfeige, aber auch durch Mittelohrentzündungen. In beiden Fällen kann das eine Schwerhörigkeit nach sich ziehen, da die Vernarbung des Trommelfells eine Schallweiterleitung behindert.

Gibt es Infektionskrankheiten, die zu Schwerhörigkeiten oder Ertaubungen führen können?

Eine Rötelnembryopathie oder Erkrankung der Mutter in der Schwangerschaft mit Ringelröteln kann zum Hörverlust führen. Ebenso führt Lues connata zu Innenohrschwerhörigkeit.

Existieren Medikamente, die die Hörfähigkeit beeinträchtigen können?

Medikamente können sowohl das Hörvermögen als auch das Gleichgewichtsorgan beeinträchtigen. Es können sich Hörgeräusche (Tinnitus) einstellen bei gleichzeitigem Hörverlust. Hierzu gehören NSAR, Schleifendiuretika, Zytostatika (häufig reversibel) oder bestimmte Antibiotika (irreversibel), z. B. Streptomycin, Gentamycin, Neomycin.

Wie gelangt die Druckwelle wieder aus dem Ohr?

Die Druckwelle erreicht das Ohr über das ovale Fenster und wird wieder ins Mittelohr entlassen über das runde Fenster. Von da gelangt die Druckwelle über die Eustachi'sche Röhre in den Pharynx.

Müssen bei einer eitrigen Mittelohrentzündung Antibiotika verabreicht werden?

Das ist ratsam, da eine eitrige Mittelohrentzündung heftige Komplikationen nach sich ziehen kann, so z. B. eine Trommelfellperforation, eine Mastoiditis, eine Meningitis oder eine Sinusvenenthrombose.

Warum werden Paukenröhrchen in das Trommelfell eingesetzt?

Paukenröhrchen werden immer dann notwendig, wenn das Mittelohr mechanisch belüftet werden muss, z. B. bei wiederkehrenden oder chronischen Paukenergüssen. Dabei können Dauer-Paukenröhrchen verwendet werden, die dann wieder entfernt werden müssen oder sog. „Kragenknopf"-Röhrchen, die nach einer gewissen Zeit abgestoßen werden.

In vielen Fällen bestehen die Paukenergüssen durch vergrößerte Rachenmandeln, die den Abfluss der Flüssigkeit aus dem Mittelohr be- oder verhindern. Deshalb werden häufig gleichzeitig die Rachenmandeln (Adenotomie) entfernt.

17.3 Nase (Geruchssinn)

Die Nase dient der **Befeuchtung, Reinigung und Erwärmung** der Atemluft und vermittelt dem Menschen die Welt über den **Geruchssinn**.

Überall in der Natur spielen Gerüche eine bedeutende Rolle. Über den Geruch werden die **Verdauungssäfte** angeregt und **Geschmacksempfindungen** verfeinert. Gerüche warnen, bewirken emotionale Äußerungen und haben tief greifende und subtile Bedeutungen für das Leben.

Lange bevor der Verstand einsetzt, hat der Mensch durch den Geruch schon eine Entscheidung getroffen, ohne es zu merken. Das Gehirn speichert jeden Duft, den der Mensch jemals gerochen hat. Gleichzeitig werden auch die dazugehörigen **Emotionen** und **Bilder** gespeichert (limbisches System; **Abb. 16.6**). Das Gehirn erkennt jeden Duft wieder und liefert gleich die dazugehörige Emotion mit. So kommt es, dass jemand einen für andere gut riechenden Duft als unangenehm empfindet, weil seine Erlebnisse mit und um den Duft herum negativ waren, während die anderen all das, was mit dem Duft zusammenhängt, als angenehm abgespeichert haben (Kap. 18.3).

17.3.1 Makroanatomie

Die Nase besteht aus der äußeren Nase und der Nasenhöhle (**Abb. 11.1**). Für den **Geruchssinn** ist die **Nasenhöhle** von Bedeutung, deshalb soll nur sie hier Beachtung finden.

Die **knöcherne Nasenhöhle** besteht aus 2 Höhlen, die durch eine **Nasenscheidewand** (Septum) voneinander getrennt sind. Die Nasenhöhlen sind mit Schleimhaut ausgekleidet und enthalten je 3 **Nasenmuscheln** (Conchae).

Durch die Conchae entstehen 3 Nasengänge, in die Ausführungsgänge der Nasennebenhöhlen und des Ductus nasolacrimalis münden. Der Ausführungsgang der Keilbeinhöhle (Sinus sphenoidalis) führt in den **oberen Nasengang**. Die der Siebbeinzellen (Cellulae ethmoidales), Kiefer- (Sinus maxillaris) und Stirnhöhle (Sinus frontalis) münden in den **mittleren Gang**, und der Ductus nasolacrimalis mündet in den **unteren Nasengang**.

Nach hinten führen paarig angelegte **Choanen** in den oberen Rachenraum (Epipharynx).

In dem oberen Nasengang und oberen Teil des Nasenseptums findet sich die **Riechschleimhaut** (Regio olfactoria), in den unteren beiden Nasengängen und den Teilen des Septums die **respiratorische Schleimhaut** (Regio respiratoria) mit Flimmerepithel (**Abb. 11.3**).

> **Pathologie**
>
> **Sinusitis**
> Durch die Verbindung der Nasennebenhöhlen mit der Nase kann sich ein Schnupfen zu einer Sinusitis (Nasennebenhöhlenentzündung) entwickeln.
>
> **Schnupfen**
> Durch einen Schnupfen schwellen die Nasenschleimhäute an und führen zu einer Einschränkung des Riech- und Geschmacksvermögens.

17.3.2 Mikroanatomie

Vorgestellt werden die Schleimhäute der Nase, die u. a. der Befeuchtung der Atemluft sowie der Abwehr von Erregern dienen und die Riechzellen enthalten.

17.3.2.1 Respiratorische Nasenschleimhaut

Die respiratorische Schleimhaut besteht aus **Flimmerepithel**, Becherzellen, einer Basalmembran und einer Bindegewebszellschicht (Lamina propria). Die Lamina propria weist ein dichtes **Blutkapillarnetz** auf, das in einen oberflächlichen **Venenplexus** mündet. Er bildet einen Schwellkörper, der den nasalen Luftstrom beeinflusst. Muköse Drüsen bilden das Nasensekret.

17.3.2.2 Riechschleimhaut (Regio olfactoria)

Die Riechschleimhaut besteht aus **Basalzellen, Stützzellen und Riechzellen** (10–30 Mio.). Die Riechzellen werden ca. alle 60 Tage erneuert, was für Neuronen ungewöhnlich ist. Die Neubildung erfolgt durch die Basalzellen, die sich unterhalb der Stützzellen befinden.

Riechzellen sind **bipolare Neuronen**, deren Axone durch Öffnungen der knöchernen Siebbeinplatte (Nasendach) wandern, die sowohl zum **N. olfactorius** gebündelt werden und zu den **Riechkolben** (Bulbus olfactorius) ziehen als auch über die gegenüberliegenden Axone zum **Gehirn** führen.

Zahlreiche kleine Schleimdrüsen (Bowman'sche Drüsen) in der Nase sekretieren einen Schleim, der die Riechschleimhaut als Film bedeckt und in dem die Fortsätze der Riechzellen (5–20 Zilien/Riechzelle) mit nicht so **spezifischen Geruchsrezeptoren** schwimmen (**Abb. 11.3**).

Eingeatmete Duftmoleküle binden sich an die Geruchsrezeptoren und lösen Impulse aus. Dauert die Stimulation der Geruchsmoleküle länger an, verliert der Rezeptor seine Ansprechbarkeit und der Geruch wird nicht mehr wahrgenommen.

17.3.3 Riechvorgang

Geruchsmoleküle gelangen über die Nase oder den Mund in die **Regio olfactoria** und werden in dem Schleim gelöst. Sie verbinden sich mit den Rezeptoren der Zilien, woraufhin ein Enzym in der Zelle aktiviert wird, das Kalziumkanäle öffnet. Durch den Einstrom von Kalzium in die Zelle werden Chloridkanäle geöffnet und Chloridionen verlassen die Zelle. Durch diese Ladungsverschiebung entsteht ein elektrisches Signal, das entlang der Nervenfasern zu den **Riechkolben** weitergeleitet wird.

In den Riechkolben finden sich sog. **Mitralzellen**, von denen jede spezifisch ist für einen bestimmten Geruch. Mitralzellen filtern, verstärken oder schwächen die Sinnesreize ab. Gleichzeitig gelangen die Impulse im **Tractus olfactorius** z. B. zur primären Hirnrinde, zum Hypothalamus, in dem nervale Impulse mit hormonellen Reaktionen verknüpft werden, und zu den Projektionskernen im Stirn- und Schläfenlappen, um den Geruch tatsächlich wahrzunehmen.

Die Gerüche werden bewusst gemacht und mit dem Vegetativum über das limbische System verbunden (Übelkeit, Herzklopfen bei bestimmten Gerüchen). Die Emotionen und Bilder werden gespeichert (**Abb. 17.11**).

Die Menschen haben einen unterschiedlich ausgeprägten Geruchssinn. Es gibt Menschen, die extrem gut riechen können, aber auch solche, deren Geruchssinn sehr unterentwickelt ist.

Fazit

Der Geruch wird erzeugt durch Geruchsmoleküle, die in der Riechregion (Regio olfactoria) der Nase durch spezielle Nervenzellen aufgenommen werden. Der dadurch erzeugte elektrische Impuls wird zu den Riechkolben und vielen anderen Regionen des Gehirns weitergeleitet.

Der Geruch ist immer mit Gefühlen verbunden. Er und die dazugehörigen Gefühle werden nicht vergessen, egal wie lange die Wahrnehmung zurückliegt. Ein Verlust des Geruchssinnes ist immer auch eine massive Beeinträchtigung des Geschmackssinnes (Kap. 17.4).

17.3.4 Untersuchung des Geruchssinnes in der Naturheilpraxis

Eine Untersuchung erfolgt durch das Riechen von mittleren bis starken Gerüchen, z. B. von Kaffee, Parfum, Ammoniak.

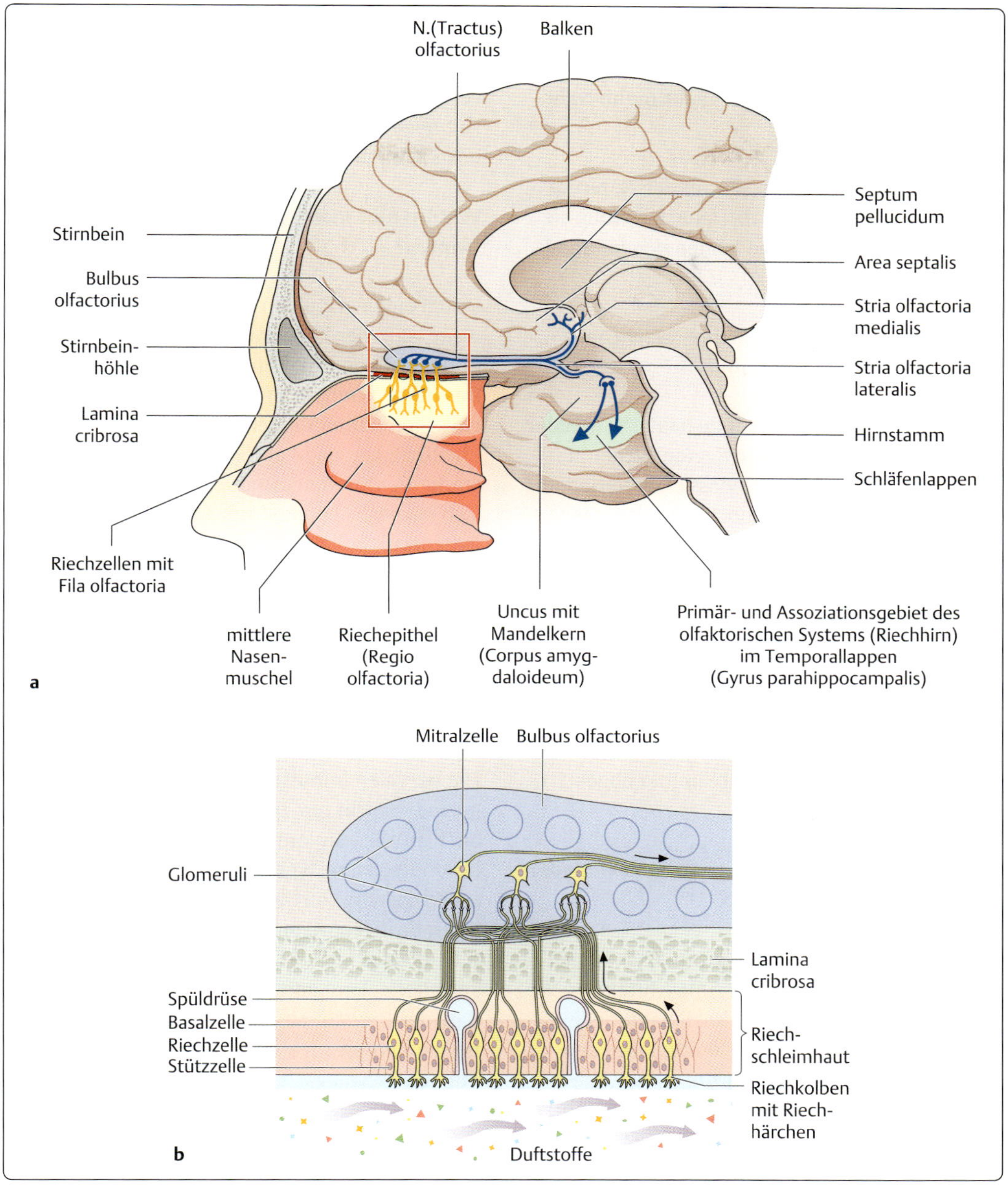

Abb. 17.11 Riechvorgang.

a Reizweiterleitung der Gerüche. (aus: Faller A, Schünke M. Der Körper des Menschen. 16. Aufl. Stuttgart: Thieme; 2012: Abb. 15.24a)

b Bulbus olfactorius. (aus: Faller A, Schünke M. Der Körper des Menschen. 16. Aufl. Stuttgart: Thieme; 2012: Abb. 15.24b)

Häufig gestellte Fragen

Warum gewöhnen wir uns an Gerüche, sodass wir sie nach einer Weile gar nicht mehr wahrnehmen?

Geruchsmoleküle binden sich an den Rezeptor und geben einen Impuls ab. Danach können sie trotz weiterer Stimulation keinen neuen Impuls auslösen.

Warum kommt es bei manchen Menschen immer wieder zum Nasenbluten?

Das kann verschiedene Gründe haben. Entweder wird die stark durchblutete Region (Venenplexus) mechanisch gereizt, sodass es zu Verletzungen kommt, oder ein Bluthochdruck kann ein Platzen der feinen Äderchen verursachen. Hintergrund kann auch eine Blutkrankheit sein, die zu genereller Blutungsneigung führt.

Grundsätzlich neigen Kinder zu Nasenblutungen. Sollte das Nasenbluten aber zu häufig oder zu heftig sein, sollte ein Arzt zurate gezogen werden. Im Erwachsenenalter ist Nasenbluten eher die Ausnahme und sollte immer abgeklärt werden.

Warum werden bei Kindern häufig die Polypen entfernt?

Wenn bei Kindern durch zu große Rachenmandeln kein Abfluss des Nasen- und Mittelohrsekrets erfolgt, entstehen schnell bakterielle Entzündungen im Mittelohr und/oder in den Nasennebenhöhlen. Das führt nicht nur zu Beschwerden, sondern birgt auch die Gefahr einer Meningitis in sich.

Chronische Ergüsse im Mittelohr führen zu Hörverlust, was bei Kindern auch die Sprachfähigkeit beeinträchtigen kann. Wer nicht richtig hört, kann nicht richtig sprechen lernen.

Warum gibt man bei Ohrenschmerzen Nasentropfen?

Durch einen grippalen Infekt der oberen Atemwege ist in der Regel auch die Nase betroffen und die Nasenschleimhäute sind angeschwollen. Das führt zu einem Verschluss der Eustachi'schen Röhre mit dem Effekt, dass die Mittelohrflüssigkeit nicht abfließen kann. Das verstärkt die Ohrenentzündung, und es entwickelt sich ein sog. Paukenerguss. Ein Abschwellen der Nasenschleimhaut mithilfe von Nasentropfen schafft Entlastung, öffnet die Eustachi'sche Röhre, die Flüssigkeit hinter dem Trommelfell kann abfließen und die Beschwerden lassen nach.

Wie kommt es zu dem geflügelten Wort „man kann jemanden gut oder gar nicht riechen"?

Die nervalen Impulse aus der Regio olfactoria gelangen nicht nur zum Riechkolben, sondern auch zu allen anderen Regionen des Gehirns, besonders zum Hypothalamus und dem limbischen System. Dort werden die Gerüche mit ihren dazugehörigen Empfindungen und viszeralen Reaktionen erfahrbar gemacht und abgespeichert. „Jemanden gut riechen können" heißt, dass der Geruch mit positiven viszeralen Reaktionen und positiven emotionalen Gefühlen verbunden ist/war.

17.4 Zunge (Geschmackssinn)

Die Zunge ist wichtig für das Kauen, Saugen, Schlucken, Schmecken, Tasten und die Sprachbildung. Der **Geschmack** entsteht durch einen komplexen Sinneseindruck, zu dem u. a. der Geruchs-, Geschmacks- und Tastsinn gehört. Dabei werden die Aromen der Stoffe gerochen und mit den Reizen kombiniert, die die Nahrung in der Mundhöhle auslöst.

Bevorzugter Geschmack Es konnte festgestellt werden, dass es schon früh in der Entwicklung eine Bevorzugung gibt für süß und herzhaft (umami) und eine Abneigung gegen bitter oder sauer. Mit **bitter** wird für den Organismus **Giftiges** verbunden, mit **umami** wird wohlschmeckend, **herzhaft** verbunden. Der Umami-Geschmack wird hervorgerufen durch in der Nahrung befindliche Glutaminsäure. Wir finden Glutamate in Tomaten, Sojasoße, besonders in Parmesankäse, aber auch in der Muttermilch. Deshalb zeigen schon Neugeborene eine Vorliebe für umami.

Entwicklung und Veränderung des Geschmacks Der Geschmacks- und Geruchssinn wird beim Fetus ab dem 2. Schwangerschaftsmonat entwickelt und durch den Geschmack des Fruchtwassers weiter differenziert. Die Sensibilität für die Wahrnehmung von Geschmacksreizen nimmt im Alter ab und kann durch Tabakrauch oder Alkohol stark verringert werden. Auch der Verlust des Geruchssinnes führt zu einem Verlust des Geschmackssinnes.

Wie bei der Wahrnehmung der Gerüche sind auch die **Geschmackswahrnehmungen** sehr individuell und mit Emotionen und Bildern hinterlegt (Kap. 18.3). Durch angenehme Geruchs- und Geschmacksempfindungen wird schon vor dem Essen reflektorisch die Produktion von Speichel und Magensaft angeregt (kephalische Phase der Verdauung, Kap. 9.5.3), durch unangenehme Empfindungen wird eher ein Würgereiz ausgelöst.

17.4.1 Makroanatomie

Die Zunge ist ein muskuläres Organ, das mit der Zungenspitze und dem Zungenkörper in der Mundhöhle frei beweglich, nach hinten am Zungengrund mit dem **Zungenbein** (Os hyoideum) und mit dem **Kehlkopf** verbunden ist. Der untere Teil der Zunge ist am **Mundboden** angewachsen.

Zungenspitze und Zungenrücken (Oberseite der Zunge) sind mit einer **speziellen Schleimhaut** überzogen.

17.4.2 Mikroanatomie

Die Schleimhaut der Zunge enthält verschiedene Arten von **Geschmackspapillen**. Die **Fadenpapillen** (Papillae filiformes) dienen der Tastempfindung. **Pilz-** (Papillae fungiformes), **Blatt-** (Papillae foliatae) und **Wallpapillen** (Papillae vallatae) werden auch Geschmackswahrnehmungspapillen (gustatorisch) genannt, da sie Geschmacksknospen aufweisen.

In den **Geschmacksknospen** sind längliche Sinneszellen mit **Mikrovilli** (40–60 pro Knospe) und ebenso längliche Stützzellen in ovaler Form miteinander verbunden. Nach vorne bleibt ein kleines Grübchen (Geschmacksporus) offen, durch das der Speichel mit den darin gelösten Stoffen die Sinneszellen erreichen kann (**Abb. 9.5**).

Alle Sinneszellen, vor allem die Wall- und Blattpapillen, sind mit Fasern des **N. glossopharyngeus** (Hirnnerv IX), **N. facialis** (Hirnnerv VII, Chorda tympani) und **N. vagus** (Hirnnerv X) verbunden. N. glossopharyngeus und N. facialis werden mehr durch die Pilzpapillen, der N. vagus mehr durch die Chemosensoren des Rachens und des Kehldeckels innerviert (**Abb. 17.12**).

Die **Chemosensoren** leiten nicht nur die Geschmacksempfindungen, sondern sorgen auch für die Ernährung der Geschmacksknospen.

Die Geschmackszellen haben nur eine kurze Lebenszeit und werden ständig von den Basalzellen her erneuert.

Die Zunge ist sowohl sensibel als auch motorisch innerviert. Für die **Motorik** zeigt sich der N. hypoglossus (Hirnnerv XII) verantwortlich. **Sensibel** wird die Zunge über die Nerven N. lingualis,

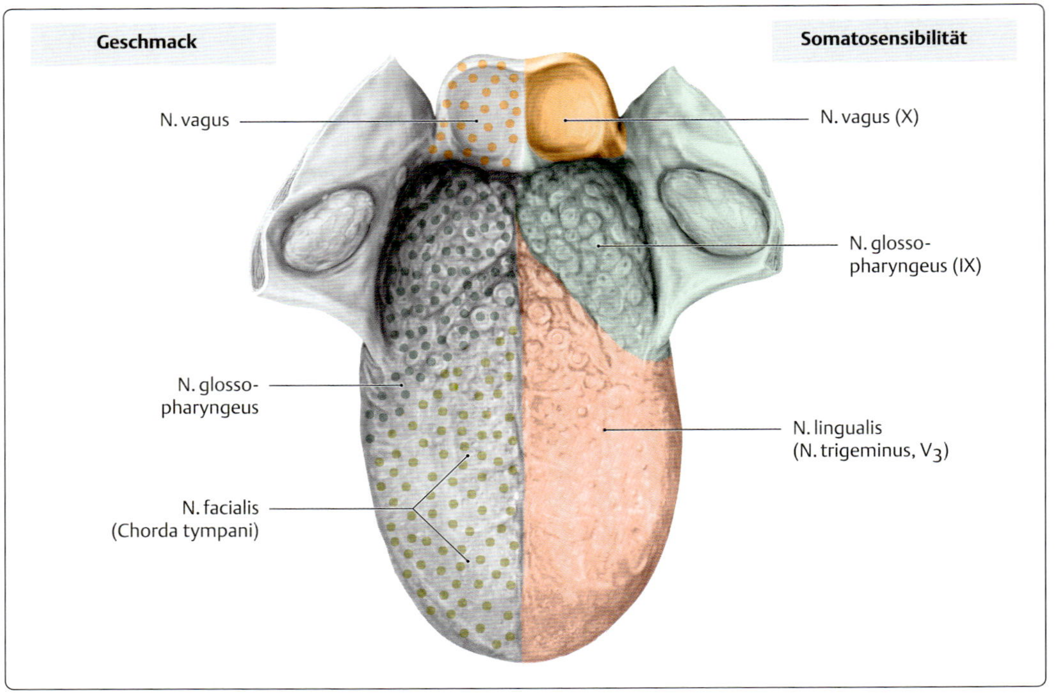

Abb. 17.12 Zungenoberfläche. (aus: Schünke M, Schulte E, Schumacher U. Prometheus. LernAtlas der Anatomie. Kopf, Hals und Neuroanatomie. Illustrationen von M. Voll und K. Wesker. 3. Aufl. Stuttgart: Thieme; 2012: 183, Abb. B)

ein Ast des N. trigeminus (Hirnnerv V), N. facialis und N. vagus versorgt (Kap. 16.5.8).

17.4.3 Schmecken

Jede Papille ist empfindlich für mehrere Geschmacksqualitäten, aber innerhalb der Papillen sind die Sinneszellen **spezialisiert** auf eine Qualität. Das führt dazu, dass jede empfindliche Region alle Qualitäten erspüren kann mit unterschiedlichen Intensitäten.

Die **süße** Geschmackszone ist mehr im Bereich der **Zungenspitze** zu finden; der **bittere** mehr zum **Zungengrund** hin. **Saure** und **salzige** Bereiche sind relativ gleichmäßig am **Zungenrand** verteilt (**Abb. 17.13**). Die Geschmacksqualitäten süß, sauer, salzig, bitter und umami gelten inzwischen als wissenschaftlich anerkannt.

Sensoren für **scharfe Empfindungen** werden über freie Nervenendigungen (**Nozizeptoren**) des

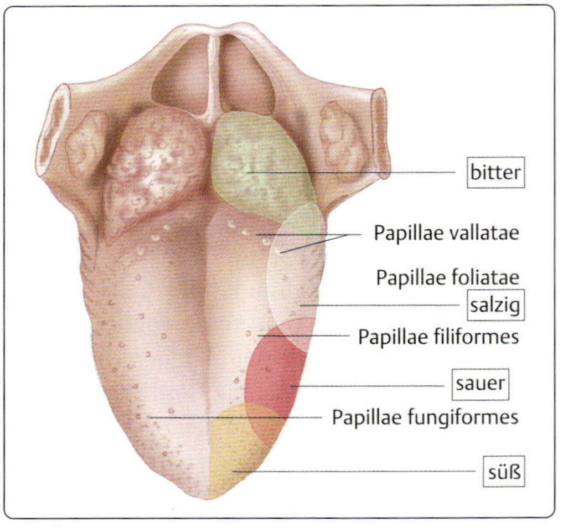

Abb. 17.13 Geschmackszonen. (Strutz J. Kopf- und Halschirurgie. In: Strutz J, Mann W, Hrsg. Praxis der HNO-Heilkunde. Stuttgart: Thieme; 2010: 90 ff., Abb. 4.2b)

N. trigeminus weitergeleitet und sind eigentlich keine Geschmacks-, sondern **Schmerzreize**. Die Schmerzen werden durch Paprikainhaltsstoffe (Capsaicinoide) ausgelöst.

Die an sich geschmackslose Substanz stimuliert die **Temperaturrezeptoren** des N. trigeminus, der diesen Schmerzreiz an die Großhirnrinde weiterleitet. Dieselben Rezeptoren reagieren auch auf zu **heiße Speisen** und melden dadurch einen Verbrennungsschmerz. Zur Schmerzlinderung veranlasst das Gehirn die Ausschüttung von Endorphinen (Kap. 7.1). Die **Kälterezeptoren** der Zunge reagieren auf Stoffe wie Eis, Eukalyptus und Menthol und senden diese Reize ebenfalls als Schmerzreize zum Gehirn.

Von den Rezeptoren können nur **wasserlösliche Stoffe** wahrgenommen werden. Der **Mundspeichel** löst die Geschmacksstoffe aus der Nahrung, wobei der überwiegende Teil als flüchtige Aromastoffe vom Riechepithel der Nase registriert wird (Kap. 17.3).

Die ausgelösten Geschmacksstoffe werden durch den Speichel an die Sinneszellen geschwemmt. Jeder Geschmacksstoff bindet sich an den entsprechenden Rezeptor der Sinneszelle, löst aber jeweils eine andere Rezeptorwirkung aus: Das Proton der **sauren Geschmacksstoffe** blockiert die Kaliumkanäle, **salzhaltige Stoffe** erhöhen den Einstrom von Natriumionen, **Bittermoleküle** aktivieren ein Enzym, das die Kalziumkanäle öffnet und Kalzium in die Zelle einströmen kann. Allen gemeinsam ist die Veränderung der elektrischen Ladungen, sodass ein Aktionspotenzial ausgelöst und nerval weitergeleitet wird.

Die Reize werden von den Geschmacksknospen über die Hirnnerven VII, IX, und X über die Medulla oblongata zum Thalamus und zu den **primären Geschmacksfeldern** der Großhirnrinde geleitet (**Abb. 17.14**). Einige Fasern vereinigen sich mit Geruchsfasern und führen die Empfindungen zum Hypothalamus und zur Amygdala des limbischen Systems (Kap. 16.5.5).

Damit Geschmacksreize erkannt werden, müssen sie eine **bestimmte Konzentration** überschreiten. Bei bitteren Substanzen ist die Schwelle am niedrigsten. Die Intensität nimmt bei länger anhaltender Reizung ab. Dieser Gewöhnungseffekt kann kurzfristig, aber auch langfristig über Stunden andauern.

Die **Geschmackswahrnehmungen** werden durch die **Temperatur** beeinflusst, wobei das günstigste Temperaturintervall bei 22–32 °C liegt. Wie beim Geruch finden sich auch hier Menschen, die Geschmack sehr gut, normal oder nicht wahrnehmen können. Eine objektive Geschmacksbewertung ist nicht möglich, da der Geschmack beeinflusst wird durch das Aussehen der Speisen und die persönlichen Vorstellungen.

Zu einem **Geschmacksverlust** kommt es durch Verlust des Geruchssinnes (z. B. bei Sinusitis) oder Nervenverletzung (z. B. durch Traumata).

17.4.4 Untersuchung des Geschmackssinnes in der Naturheilpraxis

Eine Untersuchung der Geschmackswahrnehmung erfolgt durch die Gabe von verschiedenen Stoffen, z. B. Salz, Zucker, Pfeffer.

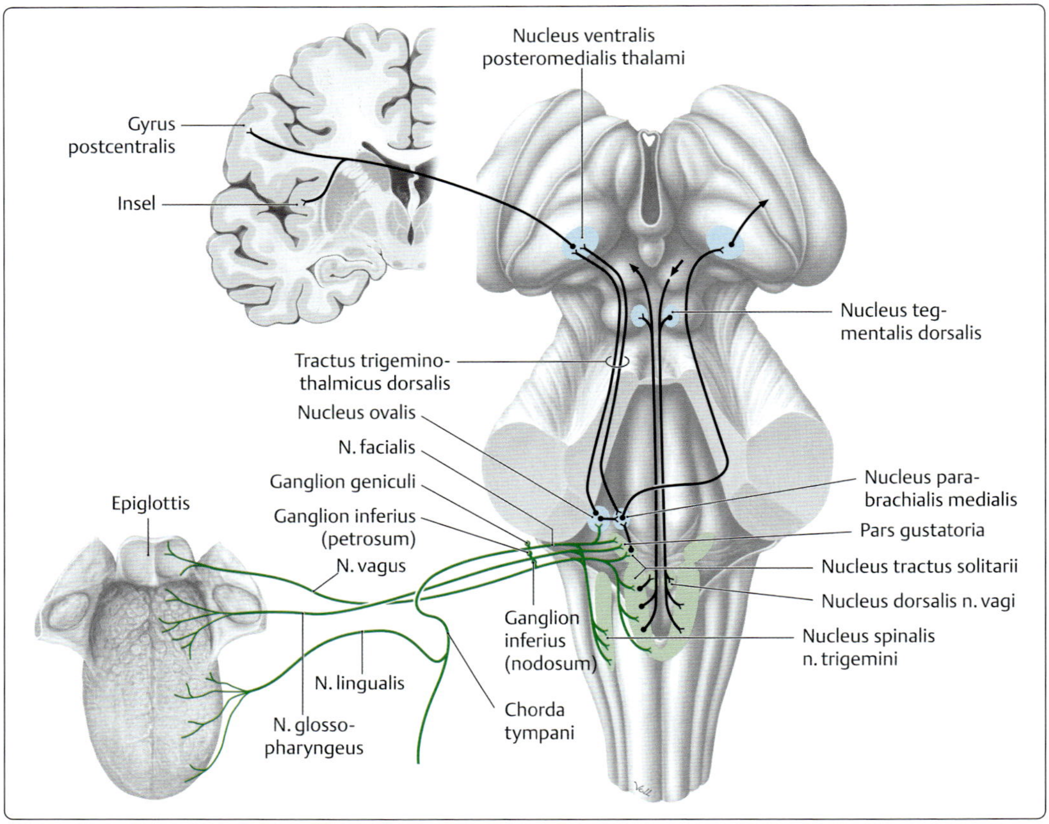

Abb. 17.14 Reizweiterleitung der Geschmacksreize. (aus: Schünke M, Schulte E, Schumacher U. Prometheus. LernAtlas der Anatomie. Kopf, Hals und Neuroanatomie. Illustrationen von M. Voll und K. Wesker. 3. Aufl. Stuttgart: Thieme; 2012)

Häufig gestellte Fragen

Warum schmeckt alles nach Pappe, wenn man einen Schnupfen hat?

Durch das Anschwellen der Nasenschleimhaut gelangen die Aromastoffe nicht in die Regio olfactoria, sodass wir nichts oder kaum etwas riechen. Der Geschmack ist nur bezogen auf wenige Geschmacksrichtungen. Erst der Geruch verfeinert den Geschmack.

17.5 Haut (Tastsinn)

Der Tastsinn (somatoviszerale Sensibilität) unterteilt sich in folgende Bereiche: Die **Oberflächensensibilität** umfasst den leichten Druck, Schmerz und Temperatur; die **Tiefensensibilität** ist zuständig für das Vibrationsempfinden, die Stellung und Bewegung der Gelenke und des Kopfes und die Spannung von Muskeln und Sehnen und die **viszerale Sensibilität**.

17.5.1 Anatomie

Die Haut wird in die Schichten Oberhaut (Epidermis), Lederhaut (Corium) und Unterhaut (Subcutis) eingeteilt (**Abb. 17.15**).

17.5.1.1 Oberhaut (Epidermis)

Die Epidermis ist noch einmal unterteilt in die **Hornschicht** (Stratum corneum), von der die obersten verhornten Zellen (**Korneozyten**) kontinuierlich abschilfern. Bei stark verhornter Haut findet sich darunter eine **Glanzschicht** (Stratum lucidum). Bei nicht so stark verhornter Haut folgt auf die Hornschicht die **Körnerzellschicht** (Stratum granulosum), von der aus sich die Keratozyten zu leblosen Korneozyten entwickeln.

Die nächstfolgende **Stachelzellschicht** (Stratum spinosum) enthält **Langerhans-Zellen** (dendritische Zellen), die zum Monozyten-Makrophagen-System gehören, und **Keratozyten**. Keratozyten produzieren die Hornsubstanz Keratin und schützen und stabilisieren durch ihre wasserabweisende Wirkung die Haut.

In der **Basalzellschicht** (Stratum basale), der Schicht der Regeneration, findet die Zellteilung statt und hier entwickeln sich die **Keratozyten**. Im Verlauf von 4 Wochen werden Keratozyten als tote Hornschicht abgestoßen. Die keratozytogenen Zellen haben eine hohe Zellteilungsrate, um Verluste an der Epidermisoberfläche ausgleichen zu können. Sie sind entscheidend für die Heilung der Epidermis.

Im Stratum basale befinden sich außerdem Nervenzellen (**Merkel-Zellen**), die **Druck- und Tastempfinden** aufnehmen. Sie können einzeln oder bei behaarter Haut in Gruppen in Form von Merkel-Tastscheiben (**Abb. 17.16**) vorkommen. Sie sind in großer Zahl vorhanden und reagieren auf einfachen und gleichbleibenden Druck.

Hier findet man auch die **Melanozyten**. Dies sind farblose pigmentbildende Zellen. Sie bilden Melanin und geben es kontinuierlich an die Keratozyten ab. Durch deren Braunfärbung werden darunterliegende Hautschichten vor UV-Strahlen geschützt.

Stachelzell- und Basalzellschicht bilden zusammen die **Keimschicht** (Stratum germinativum).

Eine **Basalmembran** (Proteinschicht) grenzt die Epidermis nach unten zur Lederhaut ab. Die Epidermis enthält keine Gefäße und wird durch die darunterliegende Lederhaut ernährt.

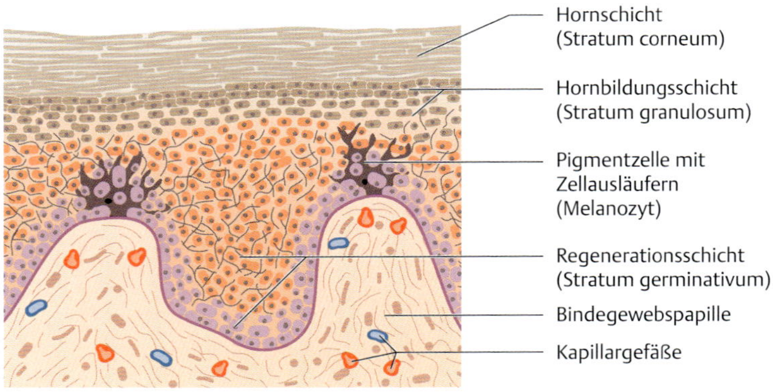

Abb. 17.15 Hautquerschnitt. (aus: Faller A, Schünke M. Der Körper des Menschen. 16. Aufl. Stuttgart: Thieme; 2012: Abb. 16.3)

Pathologie

Spinaliom (Plattenepithelkarzinom)

Dies ist eine Entartung der Zellen der Stachelzellschicht lichtgeschädigter Haut. Es wird ein Zusammenhang diskutiert mit einer Infektion mit humanen Papillomaviren (β-Papillomaviren). Das Spinaliom kommt vor an der Haut, Schleimhaut und im Genitalbereich. Zervixkarzinome und Ösophaguskarzinome sind in den meisten Fällen Plattenepithelkarzinome. Karzinome mit einer Größe unter 2 cm metastasieren selten.

Basaliom (Basalzellkarzinom)

Das Basaliom entwickelt sich aus den Basalzellen der Epidermis oder der Haarfollikel sonnenbeschienener Haut. Basaliome bilden extrem selten Metastasen, zerstören aber durch ihr tiefes und breites Wachstum die betroffenen Hautareale.

Melanom

Hierbei handelt es sich um einen extrem bösartigen Tumor der Melanozyten, der früh Metastasen bildet. Die Beurteilung erfolgt nach der ABCDE-Regel: A – Asymmetrie; B – Begrenzung (unregelmäßig); C – Farbe (helle und dunkle oder schwarze Areale); D – Durchmesser (größer als 5 mm); E – Entwicklung (schnell, in kurzer Zeit).

17.5.1.2 Lederhaut (Corium), Dermis

Die Lederhaut enthält reißfeste kollagene und elastische Fasern, Blut- und Lymphgefäße, Haarfollikel, Schweiß- und Talgdrüsen sowie Sinnesrezeptoren. In den Haarpapillen befinden sich ebenfalls Melanozyten. Die Lederhaut wird in 2 Schichten unterteilt, die **Netzschicht** (Stratum reticulare) mit straffem Bindegewebe und die **Papillenschicht** (Stratum papillare) mit weiten Zellzwischenräumen, in denen Makrophagen, Lymphozyten, Mastzellen für die Abwehr sorgen.

In der Papillenschicht befinden sich die Sinnesrezeptoren sog. **Meissner- und Merkel-Tastkörperchen** (**Abb. 17.16**). Es sind Mechano- oder Tastrezeptoren, die besonders stark auf **Druckveränderungen** reagieren und eher nicht auf gleichbleibenden Druck. Die höchste Dichte der Rezeptoren findet man im Bereich der **Fingerbeeren** und der **Lippen**.

In der behaarten Haut kommen Meissner-Tastkörperchen nicht vor. Hier werden die Berührungsreize über **Haarfollikelsensoren** übermittelt.

Weitere Sinnesrezeptoren, sog. **Ruffini-Körperchen** (**Abb. 17.16**), findet man im tieferen Bereich der Lederhaut, im Stratum reticulare, in der Subcutis, in Gelenkkapseln (Propriorezeptoren), Gefäßwänden, Bändern. Sie nehmen die **Dehnung von Geweben** und deren Scherkräfte wahr.

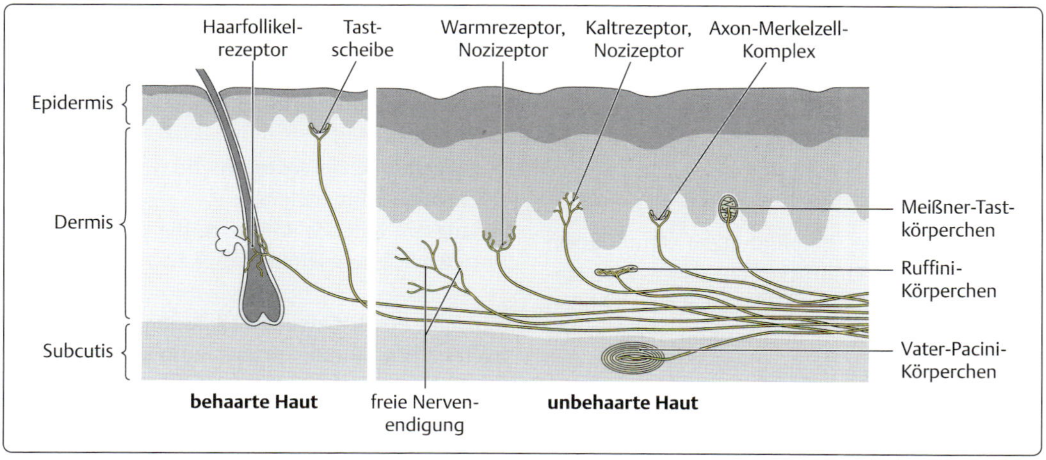

Abb. 17.16 Hautsensoren. (aus: Schünke M, Schulte E, Schumacher U. Prometheus. LernAtlas der Anatomie. Kopf, Hals und Neuroanatomie. Illustrationen von M. Voll und K. Wesker. 3. Aufl. Stuttgart: Thieme; 2012)

17.5.1.3 **Unterhaut (Subcutis)**

Die Unterhaut besteht aus Binde- und Fettgewebe. Das **Fettgewebe** dient als Energiespeicher und hat eine wichtige Funktion bezüglich des Wärmehaushalts, da sie als Isolation dient. Das **Bindegewebe** ist reich an Kapillaren und sorgt für die Sauerstoffversorgung und Ernährung der Haut, weiterhin enthält es Nervenäste für die sensible Versorgung.

Im Bindegewebe befinden sich, ebenso wie in inneren Organen, Muskeln und Gelenken, sog. **Vater-Pacini-Körperchen** (**Abb. 17.16**). Die Rezeptoren nehmen einen zunehmenden Druckreiz am Anfang und am Ende wahr. Deshalb reagieren sie besonders auf **Vibrationen** (Tiefensensibilität), weil sich bei Vibrationen ständig Richtung und Geschwindigkeiten ändern. Gleichbleibenden Druck nehmen sie nicht wahr. Bei andauerndem Reiz wird das Vater-Pacini-Körperchen unempfindlich.

Fazit

Die Haut besteht aus den Schichten Epidermis, Lederhaut und Unterhaut. Die Epidermis wird von der Basalzellschicht aus ständig erneuert. In der Lederhaut und in der Unterhaut befinden sich Tastkörperchen, die die Berührungen nerval an das Gehirn weiterleiten. So kann z. B. unterschieden werden zwischen leichter Berührung oder festem Druck und Vibrationen.

17.5.2 Tastsinn

Durch **Hautsensoren** werden Strukturen und Formen ermittelt. Dadurch ist es möglich, Gegenstände besser zu erkennen, zu nutzen und sich zu orientieren.

Unterschiedliche Empfindungen hinterlassen unterschiedliche Eindrücke. So zeigen z. B. **statische Einwirkungen** einen gleichbleibenden Druck auf, während ein **leichter Kontakt** lediglich eine Berührungsempfindlichkeit vermittelt. Durch **Schwingungen** wird ein Vibrationsempfinden erfahrbar gemacht.

Diese Sensibilitäten sind nicht gleichmäßig über die Haut verteilt, sondern sie sind konzentriert auf **Sinnespunkte**. Das um die Sinnespunkte gelegene Hautareal nennt man das **rezeptive Feld**. Je dichter die Sinnespunkte sind, desto sensibler ist die Hautregion als rezeptives Feld.

Als **Drucksensoren** fungieren die Merkel-Zellen und Ruffini-Körperchen, als **Berührungssensoren** reagieren die Meissner-Körperchen und Haarfollikelsensoren und für das **Vibrationsempfinden** sind die Vater-Pacini-Körperchen zuständig.

Zusätzlich findet man in der Haut **Thermo- und Schmerzrezeptoren** (Kap. 7.1).

17.5.2.1 **Thermorezeptoren**

Die Thermorezeptoren befinden sich überall im Körper und in der Haut. Sie informieren das ZNS ständig über die Temperaturverhältnisse des Körpers.

Die Rezeptoren sind **freie Nervenendigungen** im Gewebe und auf **Wärme oder Kälte** spezialisiert. Kältepunkte sind wesentlich zahlreicher als Wärmepunkte (Kap. 4.4).

Pathologie

Sensibilitätsstörungen

Diese entwickeln sich z. B. durch Schlaganfall, Tumoren, Allergien, Verbrennungen, Bandscheibenvorfall oder bei Polyneuropathien (z. B. bei Alkoholismus, Vitamin-B_{12}-Mangelanämie, Diabetes mellitus).

17.5.2.2 **Schmerzrezeptoren**

Schmerzrezeptoren sind ein weit verzweigtes Nervengeflecht (je nach Körperregion ca. 200/cm^2 Haut), **Nozizeptoren** genannt. Sie werden unterschieden in

- schnell leitende **A-Fasern**, die den hellen, stechenden Schmerz leiten;
- langsam leitende **C-Fasern**, die den dumpfen, tiefen Schmerz leiten (Kap. 7.1.

Entsteht durch **Gewebsschädigung** ein Schmerz, werden Bradykinin, Prostaglandin E2 und Serotonin freigesetzt. Je nach Menge der freigesetzten Substanzen entstehen Schmerzen oder nur Missempfindungen. Durch die freigesetzten Substanzen werden die Nervenenden sensibilisiert. Es kommt zu einer Gefäßengstellung (Vasokonstrik-

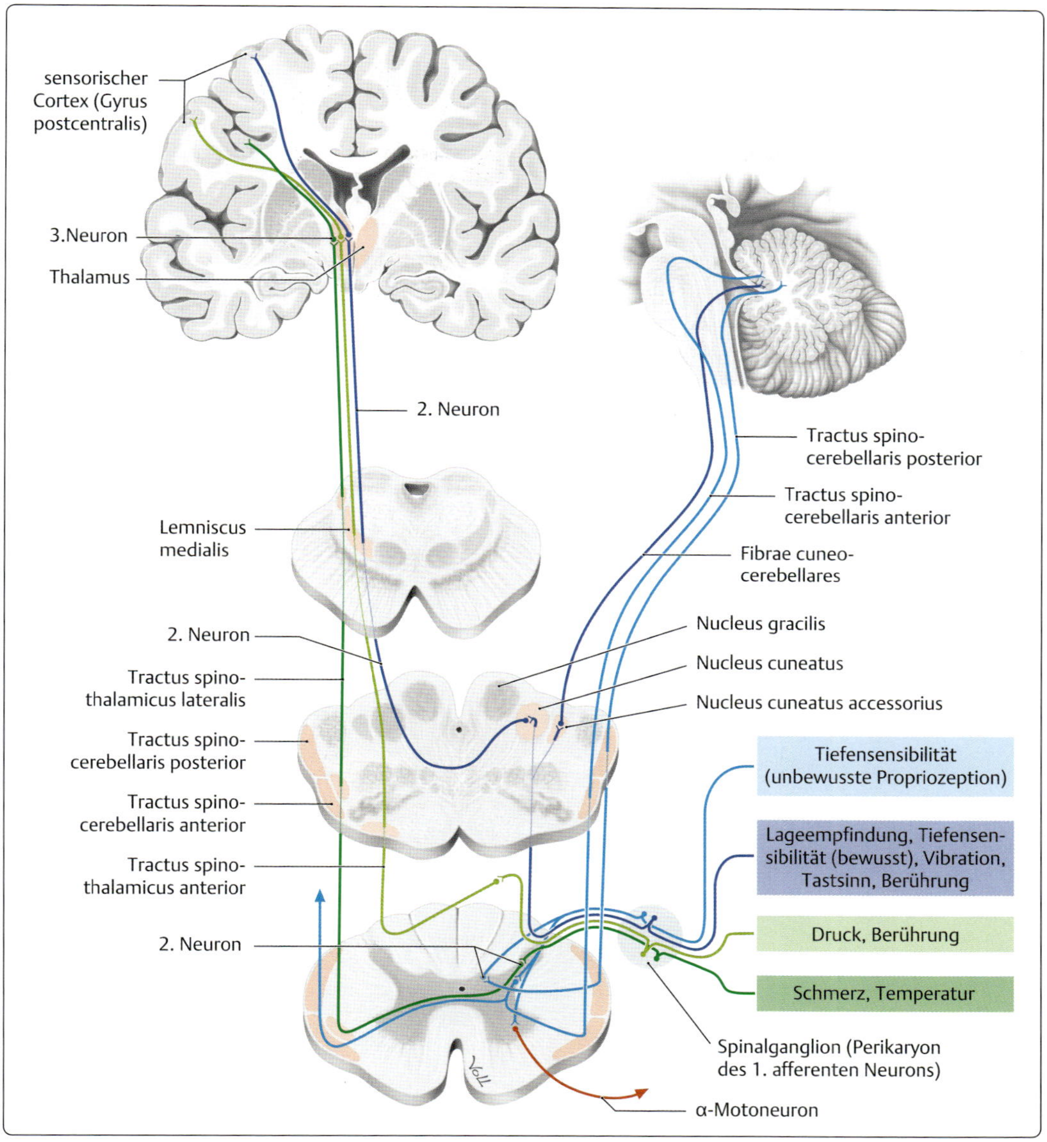

Abb. 17.17 Reizweiterleitung der Hautrezeptoren. (aus: Schünke M, Schulte E, Schumacher U. Prometheus. LernAtlas der Anatomie. Kopf, Hals und Neuroanatomie. Illustrationen von M. Voll und K. Wesker. 3. Aufl. Stuttgart: Thieme; 2012)

tion). Bei stärkerer Erregung kommt es zur Vasodilatation mit stärkerer Durchblutung des Gebietes und weiterer Steigerung der Empfindsamkeit des Nozizeptors.

Die **Schmerzimpulse** gelangen über das Rückenmark zur **sensiblen Großhirnrinde** und machen den Schmerz fühlbar (**Abb. 17.17**).

Fazit

In der Haut befinden sich sowohl Tast- als auch Thermo- und Schmerzrezeptoren.

17.5.3 Untersuchung der Haut in der Naturheilpraxis

Es erfolgt die Inspektion der Haut, ggf. mit der Lupe, auf Veränderungen von Muttermalen sowie auf entzündliche Stellen (z. B. Ekzeme, Läuse, Krätze, Neurodermitis) und Kratzstellen ohne Ekzem (z. B. Altershaut, Leberprobleme, Nierenprobleme, Blutkrankheit).

Sensibilitätsprüfungen sind notwendig bei Verdacht auf Nervenleitstörungen, z. B. beim Bandscheibenvorfall, Lähmungen, Traumata.

Häufig gestellte Fragen

Wie entsteht ein Erysipel?

Das Erysipel ist eine Streptokokkenerkrankung bei der die Streptokokken durch kleine Hautverletzungen in die in der Lederhaut liegenden Lymphspalten eindringen und dort zu einer lokalen lymphatischen Entzündung führen. Die Haut ist heiß, rot und geschwollen, das Erythem scharf abgegrenzt. Der Patient entwickelt hohes Fieber. Hier ist die Gabe eines Antibiotikums notwendig.

Was bedeutet „Erythema migrans"?

Aufgrund einer Infektion mit Borrelia burgdorferi durch einen Zeckenbiss entwickelt sich eine sog. Wanderröte (Erythema migrans). Sie beginnt kreisrund um den Zeckenbiss herum. Der Kreis erweitert sich, verblasst in der Mitte und bildet eine Ringform. Diese verlässt ihre ursprüngliche Lokalisation und wandert über die Haut. Da die Borreliose auch Gelenke, Herz und Nerven betreffen kann, ist die Gabe eines Antibiotikums notwendig.

Wodurch entwickelt sich ein Erythema nodosum (Knotenrose)?

Ein Erythema nodosum ist eine akute Entzündung des Unterhautfettgewebes (Subcutis), hervorgerufen durch eine allergische Reaktion Typ III (Immunkomplexreaktion). Es zeigt sich eine scharf abgegrenzte Hautrötung mit einem schmerzhaften Knoten in der Mitte der Rötung. Es ist eine granulomatöse Entzündung (Pannikulitis). Im entzündeten Gewebe befinden sich knötchenförmige Zellansammlungen aus u. a. Makrophagen, neutrophilen Granulozyten, Epitheloidzellen, Lymphozyten (Granulome).

Es gibt viele Erkrankungen, die einhergehen mit einem Erythema nodosum, z. B. rheumatisches Fieber, Toxoplasmose, Tuberkulose, Sarkoidose, Morbus Crohn, Colitis ulcerosa. Ein Erythema nodosum kann aber auch eine Medikamentennebenwirkung sein, z. B. bei der Antibabypille, bei Penicillinen oder Sulfonamiden.

Warum haben Diabetiker so viele Hautprobleme?

Durch den hohen Zuckergehalt im Blut wird allen Geweben Wasser entzogen. Das führt zur Trockenheit der Haut und dadurch zu einem Juckreiz. Durch die Polyneuropathie werden Schweiß- und Talgdrüsen nicht mehr innerviert und geben kaum noch Sekrete ab. Die Haut trocknet noch stärker aus und bildet kleine Risse. Dadurch wird sie anfälliger für Pilze oder Bakterien.

Was passiert bei Verbrennungen?

Bei starker Hitzeeinwirkung (Verbrennung) kommt es je nach Ausprägung zu 4 verschiedenen Graden der Verbrennung:

- **Grad 1:** Zunächst erfolgt nur eine reversible Schädigung und Entzündung der Epidermis der Haut und der Schleimhaut. Es kommt zur Aktivierung von Entzündungsmediatoren mit Immunreaktion (S. 298). Die verbrannte Hautstelle ist schmerzhaft gerötet. Es entwickeln sich in der Regel noch keine Blasen.
- **Grad 2:** Bei stärkerer oder längerer Hitzeeinwirkung kommt es neben der Schädigung der Epidermis zu Schäden an der Lederhaut und zur Blasenbildung mit starken Schmerzen. Eine Heilung kann mit oder ohne Narben erfolgen.
- **Grad 3:** Hier entstehen keine Schmerzen mehr, da die Nerven zerstört sind. Die Epidermis und Lederhaut sind irreversibel geschädigt.
- **Grad 4:** Hierbei zeigen sich schmerzlose Verkohlungen. Alle Hautschichten sind betroffen, inklusive der Hautanhangsgebilde, Knochen, Muskeln, Sehen.

Das Problem bei Verbrennungen sind die Endothelschädigungen. Durch den Zelluntergang tritt

Wasser aus dem Kapillargebiet in das Gewebe. Das führt zu einer Hypovolämie. Nach Ausprägung der Reaktion kann das zur Ausbildung von Blasen und zu einem hypovolämischen Schock führen.

Warum tut es nicht weh, wenn man die Hornhaut an den Füßen entfernt (z. B. mit einer Rasierklinge)?

Bei stark beanspruchten Hautstellen verhornen die obersten Hautzellen extrem (z. B. Fußsohlen, Handinnenflächen). Es bilden sich millimeterdicke Schichten von Keratinozyten. Die verhornten Zellen sind gefäß- und nervenzellfrei. So kann man gefahrlos die oberen Schichten der Epidermis durch Hobeln oder mit feinen Klingen entfernen.

Was ist der Hintergrund der Sonnenallergie?

Der Hintergrund einer Sonnenallergie ist die Reaktion der Haut auf UV-Strahlen. Es entwickeln sich reaktive Sauerstoffverbindungen, die bei manchen Menschen zu Bläschenbildung und Juckreiz führen. Hier scheint der natürliche Schutz der Haut zu versagen, der sonst in der Lage ist, die Sauerstoffverbindungen zu neutralisieren.

Warum treten Herpeserkrankungen wie Herpes labialis (HSV 1) oder Herpes genitalis (HSV 2) und Gürtelrosen immer wieder auf?

Nach einer **Herpesinfektion** verharren die Viren in Nervenzellen im Ruhezustande (Latenz). Herpes labialis entwickelt sich durch Herpes-simplex-Viren 1 (HSV 1), Herpes genitalis durch Herpes-simplex-Viren 2 (HSV 2) durch Speichelkontakt, Schmierinfektion, Sexualkontakt. Die Viren gelangen in den Organismus und vermehren sich in den Epithelzellen. Dadurch wird die Zelle zerstört und die Viren freigesetzt. Die Zerstörung der Zellen führt zu einer Entzündung und/oder Ulzera. Das Virus gelangt zu Nervenzellendigungen sensibler Nervenzellen, wandert in den Nervenzellkörper und verbleibt dort.

Eine Reaktivierung des Virus kann vielfältige Ursachen haben und ist nicht zwangsläufig an eine schlechte Immunlage gekoppelt. Die Erkrankung kann durch Ekel, Stressfaktoren, aber auch grippale Infekte als Begleitsymptom auftreten. Das aktivierte Virus verlässt die Nervenzelle und befällt Epithezellen mit oben beschriebenem Effekt. Bei schlechter Abwehrlage kann eine Herpes-simplex-Infektion zu schweren Schädigungen führen.

Bei der **Gürtelrose** sind es die Varizella-Zoster-Viren (VZV, HHV 3), die nach einer Erkrankung mit Windpocken in den Spinalganglien und den Ganglien der Hirnnerven verbleiben. Hier führt eine Immunschwäche zur Reaktivierung der Erreger, die nun entlang des Spinalnervs oder Hirnnervs, dessen Ganglion sie befallen haben, eine bläschenartige, sehr schmerzhafte Entzündung hervorrufen durch Befall der Epithelzellen. Da die Zoster-Viren auch Hirnnerven befallen, kann eine Entzündung dieser Nerven zu schweren Krankheitsbildern führen, z. B. ein Zoster ophthalmicus zum Erblinden oder Zoster oticus zum Ertauben.

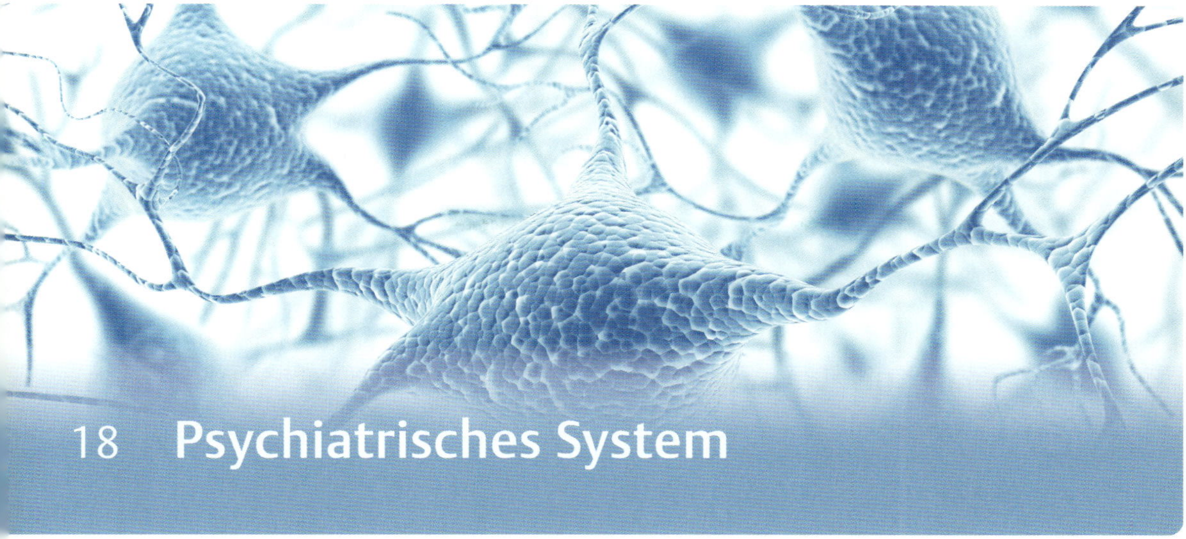

18 Psychiatrisches System

Diese Kapitel vermittelt Ihnen die wesentlichen Zusammenhänge von Gedächtnis, Bewusstsein, Realitätswahrnehmung und Emotionen, die für die Heilpraktikerausbildung ausgesucht, vereinfacht und verkürzt dargestellt werden. Dies erfolgt einerseits vor dem Hintergrund, dass einige Vorgänge nach wie vor noch nicht vollständig geklärt sind und nur Mutmaßungen hierzu möglich wären. Andererseits wurde bewusst darauf verzichtet, alle wissenschaftlichen Erkenntnisse detailliert aufzugreifen, um nur die Informationen in den Vordergrund zu stellen, die speziell für Heilpraktiker relevant sind. Jede Verkürzung und Vereinfachung birgt auch die Gefahr einer gewissen Ungenauigkeit in sich, was hier aber in Kauf genommen wird.

18.1 Reizweiterleitung und Vernetzung

Alles was der Mensch tut, denkt und fühlt, beruht auf der **Aktivität von Neuronen** und deren Transmittern im Gehirn. Reize werden aufgenommen und je nach Impulsmenge und/oder Intensität von der aufnehmenden Nervenzelle weitergegeben oder nicht. Das geschieht in unvorstellbar kurzer Zeit, in ca. einer 2000stel Sekunde.

Sollen die Reize weitergeleitet werden, werden sie als **elektrische Impulse** (elektrische Reizweiterleitung) von der Nervenzelle über den Axonhügel, das Axon entlang, an die Synapse geleitet. Der elektrische Impuls löst dort die Ausschüttung von **Neurotransmittern** (chemische Reizweiterleitung) aus, die von einer 2. Nervenzelle empfangen werden (Kap. 16.2.1). 100 Mrd. Nervenzellen sind so miteinander vernetzt und kommunizieren untereinander.

Der Wechsel von der elektrischen zu chemischer Reizleitung in der Synapse eröffnet die Möglichkeit, dass nicht nur **stimulierende Effekte** erfolgen, sondern in ca. 20 % der Fälle auch **Hemmungen** möglich sind. Den hemmenden Synapsen kommt die wichtige Aufgabe zu, die Informationsübertragungen zu regulieren.

Durch die Reizweiterleitung und **Vernetzung der Informationen** entwickelt sich ein **Gedächtnis** für die Inhalte und für die Emotionen, die die Inhalte begleitet haben. Dadurch lernt der Mensch. Er bekommt ein **Bewusstsein** für sein Tun, seine Emotionen und für die Umwelt, in der er lebt. Er entwickelt sich zu einem sozialen Wesen und lernt, seine Emotionen den moralischen und ethischen Werten anzupassen oder unterzuordnen.

Diese Zusammenhänge sind Bestandteil des folgenden Kapitels.

Fazit

Neuronen des Gehirns sind verantwortlich dafür, dass sich der Mensch zu einem sozialen Wesen entwickelt mit einem Bewusstsein für sich selbst, für sein Tun und für seine Umwelt.

18.2 Gedächtnis, Lernvorgang

Der Mensch wird geboren mit einer bestimmten Anzahl von Nervenzellen. Ist eine Nervenzelle zerstört, kann sie sich bis auf wenige Ausnahmen nicht wieder neu bilden. Aber die zu den Nervenzellen gehörenden Synapsen können sich durch Beanspruchung bei Bedarf umstrukturieren und mit anderen neu vernetzen (**neuronale Plastizität**). Jeder neue Reiz löst neue synaptische Verbindungen aus. Diese Fähigkeit der Neuorientierung zu anderen Synapsen ist die Voraussetzung für das Lernen und Erinnern.

Zellen, die zusammenarbeiten, erhalten und verbinden sich nach dem Motto: „Use it or lose it!“ So ist sichergestellt, dass der Mensch bis ins hohe Alter lernen und sich erinnern kann.

18.2.1 Kurzzeitgedächtnis

Nicht alle Synapsen werden in ihrer Bedeutung gleich gewichtet. Je häufiger eine Synapse angesprochen wird und ihre Informationen weitergibt, desto mehr gewinnt sie an Wichtigkeit. Dadurch entsteht das Kurzzeitgedächtnis.

Wenn danach die weitere Ansprache ausbleibt, wird die Synapse deaktiviert und verliert an Bedeutung. Das bedeutet, dass die Erinnerungen verblassen.

18.2.2 Langzeitgedächtnis

Erfolgt die Ansprache einer Synapse regelmäßig, erhöht sich ihre Wichtigkeit weiter. So werden die Informationen vertieft und neue synaptische Verschaltungen geschlossen. In der Folge entstehen neue Axone und Synapsen bilden sich um. Durch diese Fähigkeit der neuronalen Plastizität entsteht z. B. das **Langzeitgedächtnis** und die **Lernfähigkeit** der Menschen.

So ist es nicht verwunderlich, dass der Mensch am ehesten durch **aktives Tun** neu lernt. Nerven und Muskeln sind miteinander verbunden. Durch ständige Tätigkeit erhöhen die Synapsen ihre Wichtigkeit und alle Bewegungsabläufe und die damit verbundenen Emotionen werden abgespeichert. Je öfter Bewegungen abgespeichert werden, desto eher laufen sie automatisch ab, d. h., desto eher sind sie tief im Langzeitgedächtnis verankert.

18.2.3 Kombinationsfähigkeit

Auf alles, was im Gehirn durch Vernetzungen gespeichert ist, kann der Mensch zurückgreifen. Was er jedoch noch **nie erfahren** hat, wozu also keine entsprechenden Vernetzungen angelegt sind, kann er nicht kennen.

Da alle Hirnareale als **neuronale Netze** miteinander kommunizieren, kann der Mensch das, was er bisher erfahren hat, mit neuen, noch unbekannten Eindrücken abgleichen. Durch Kombinieren, Vergleichen und Assoziieren kann er Fremdes zwar nicht exakt benennen, aber für sich auswerten und adaptieren.

Pathologie

Apoplex

Durch eine Ischämie sterben Neuronen ab. Je größer das betroffene Areal ist und je länger die Ischämie anhält, desto mehr Neuronen gehen zugrunde. Damit verliert der Mensch seine dort gespeicherten Informationen. Je früher eine Rehabilitation beginnt, desto schneller lernt der Mensch verlorene Inhalte neu und kann an Altbekanntes anknüpfen. Die Chance zur Rehabilitation bietet die neuronale Plastizität, das lebenslange Lernen. Dabei wird Neues zum größten Teil durch aktives Tun erlernt und zum geringeren Teil aus der Kombination aus Fühlen, Hören und Sehen. Spiegelneuronen (S. 440) helfen durch Nachahmung, Synapsen und Nervenzellen zu aktivieren.

Am Lernvorgang und dem emotionalen Gedächtnis ist die **Amygdala** des limbischen Systems, an der Umwandlung von Kurzzeit- zu Langzeitgedächtnis der **Hippocampus** (Seepferdchen) beteiligt.

18.2.4 Orientierungssinn

Im **Hippocampus** ruht das Gedächtnis und Lernen von kleinen Dingen. Er speichert die Erinnerungen an einzelne Ereignisse, koordiniert verschiedene **Gedächtnisinhalte** und hilft dem Menschen bei der **Orientierung**. Dazu findet man im Hippocampus sog. Ortszellen.

Lernt man einen neuen Ort kennen, benötigen die **Ortszellen** ca.10 min, um sich zu orientieren und die Örtlichkeit zu speichern. Durch das Zusammenspiel vieler Ortsneuronen können größere Orte und Gegenden schnell und sicher identifiziert werden.

Auch der **Mamillarkörper** ist an der Gedächtnisleistung beteiligt. Eine Degeneration führt zu generellem Gedächtnisverlust. Die Zerstörung der Gedächtniszellen kann z.B. durch Schlafapnoe, Alkoholismus oder durch andere Formen von Sauerstoffmangel entstehen, aber auch durch Medikamente induziert sein.

Pathologie

Demenz

Bei Verlust des Hippocampus liegt eine anterograde Amnesie vor, d. h., es ist keine Speicherung neuer Erinnerungen möglich, außer denen, die aus Zeiten vor der Beeinträchtigung stammen.

Korsakow-Syndrom

Beim Alkoholismus degeneriert zusätzlich der Thalamus. Es kommt zum Korsakow-Syndrom mit Desorientiertheit, Konfabulation und Gedächtnisverlust. Ein Korsakow-Syndrom kann sich aus einer Wernicke-Enzephalopathie entwickeln.

Wernicke-Enzephalopathie

Durch Vitamin-B-Mangel, z. B. bei Alkoholikern, bei Patienten mit Morbus Crohn oder chronischer Gastritis, kommt es u. a. im Mamillarkörper zu Einblutungen. Dessen Atrophie führt zu Gedächtnisverlust, Desorientiertheit, Ataxien, Sehstörungen und Pupillenveränderungen. Hohe Dosen von Vitamin B_1 fördern die Regeneration der Zellen.

Fazit

Lernen erfolgt durch die Fähigkeit synaptischer Neuverschaltungen. Je häufiger Sachverhalte verschaltet werden, desto eher werden sie im Langzeitgedächtnis verankert; je weniger sie angesprochen werden, desto eher gehen sie unter („use it or lose it").

Fremde oder verloren gegangene Informationen können durch Erfahrungen aus früherer Zeit kombiniert und assoziiert werden. Neuronale Neuverschaltungen ermöglichen ein lebenslanges Lernen.

Der Orientierungssinn gelingt mithilfe sog. Ortszellen im Hippocampus. Am Gedächtnis sind Amygdala, Hippocampus und Mamillarkörper des limbischen Systems beteiligt.

18.2.5 Merkfähigkeit und Lernvorgang

Alte Dinge sind gut verfügbar, neue Dinge sind schnell vergessen. Kommen neue Dinge dazu, erscheinen sie häufig gar nicht mehr neu, weil sie sich an bereits Bekanntes anlehnen oder durch Altes verdrängt und dadurch nicht gespeichert wurden.

Soll Neues erlernt werden, muss es mit einer **hohen Aufmerksamkeit** belegt sein, z.B. witzige Merksätze, Eselsbrücken, Bilder oder Bewegung.

Das **Lernen** erfolgt über mehrere Schritte:

1. **unbewusste Inkompetenz:** Zunächst ist der Mensch sich nicht bewusst, dass er etwas nicht weiß.

2. **bewusste Inkompetenz:** Dann möchte er etwas erlernen und wird sich bewusst, dass er es nicht weiß.
3. **bewusste Kompetenz:** Indem er beginnt, sich das Erlernte zu merken, entwickelt er eine bewusste Kompetenz.
4. **unbewusste Kompetenz:** Wird das Erlernte im Langzeitgedächtnis gespeichert und tief verankert, erlangt er eine unbewusste Kompetenz.

Das kann nun dazu führen, dass das, was man bisher unbewusst getan hat, nicht mehr klappt, wenn man es nun ganz bewusst tun will.

Ein **Musiker** z. B. spielt aus der unbewussten Kompetenz heraus, ohne darüber nachzudenken, wann er wie seine Finger setzen muss. Wenn er anfangen würde, bewusst zu spielen, könnte er das nicht mehr in der gewohnten Geschwindigkeit und Interpretation tun.

Ein anderes Beispiel ist das **Autofahren**. Die langjährigen Autofahrer fahren das Auto, ohne jeden Handgriff und Fußtritt zu bedenken. Würden sie es bewusst fahren, wäre auch das nur viel langsamer und holpriger möglich, wie man es bei Fahrschülern und der Handhabung eines neuen Autos sofort merkt.

Fazit

Lernen wird leichter, wenn eine erhöhte Aufmerksamkeit erreicht wird. Der Lernvorgang durchläuft 4 Stadien.

18.3 Bewusstsein

Dadurch, dass Thalamus, Formatio reticularis und das limbische System über Feedbackschleifen mit der Großhirnrinde verbunden sind, weiß der Mensch, wer er ist und was er tut und was er zum Überleben benötigt. Er ist sich seiner **bewusst**. Dadurch hat er die Möglichkeit, Ideen zu entwickeln und diese bis ins Kleinste durchzuspielen sowie zu entscheiden, was er tun will und was nicht.

Das Bewusstsein beschreibt die **Aufmerksamkeit**, mit der etwas gesehen, gehört, gerochen oder gefühlt wird. Und der Mensch lernt nur das, was er aufmerksam sieht, hört, fühlt und riecht. Das, was nicht auffällt, wird vergessen (Kap. 18.2.5). Ein großer Anteil von Aufmerksamkeit wird durch die **Bewegung**, ein anderer Teil durch die **Sprache** erzeugt.

Begrenzt wird die **bewusste Wahrnehmung** von der Menge an Informationen (Daten), die in das Gehirn gelangen und verarbeitet werden können. Ungefähr 50 Mio. Informationen pro Sekunde erreichen über alle Sinnesorgane den **Thalamus**, der nun entscheiden muss, welche der Informationen an die **Großhirnrinde** weitergeleitet werden soll. Dabei muss er viele Informationen ignorieren bzw. aussortieren, weil sonst das Gehirn – und damit der Mensch – mit dieser Informationsflut überfordert wäre.

Die **Datenübertragungsmenge** pro Sekunde (Bit/s), die vom Thalamus zur Großhirnrinde übertragen werden kann, ist nicht sehr groß. Die oberste Grenze liegt bei ca. 100 Bit/s, in der Regel werden ca. 50 Bit/s übertragen. Der Thalamus muss also die Informationsmenge irgendwie verringern, ohne jedoch zu viel davon zu verlieren. Also verringert er die Menge, vergrößert dafür aber die **Informationstiefe**, denn diese nimmt weniger Kapazität in Anspruch als die Informationsmenge.

Dazu benötigt er eine gewisse Zeitspanne, sodass die Information, die wir schon fühlen, uns erst etwas verspätet bewusst wird, weil sie verzögert an der Großhirnrinde ankommt. Die **Emotionen** sind also dem Bewusstsein immer ein kleines Stück voraus.

Fazit

Der Thalamus entscheidet, welche Informationen in welcher Intensität erfahrbar gemacht und gespeichert werden. Dabei reduziert er die Menge an Informationen und vertieft sie. So gelangen die Informationen in die Großhirnrinde und werden dem Menschen bewusst.

18.4 Realitätsbewusstsein

Alles, was der Mensch in sich hat, kennt er; was er nicht in sich hat, kennt er nicht. Wenn er also etwas hört, was er nicht kennt, gibt es das für ihn nicht. So erlebt er die Welt, die Wirklichkeit, nicht real (objektiv), sondern nur seine **individuelle Wirklichkeit**.

Es erscheint dem Menschen nur, als ob er die Realität sähe, was am Beispiel optischer Täuschungen gut demonstriert werden kann. Sieht man z. B. einen langen Feldweg vor sich, scheint es, als ob sich dieser in der Ferne verengen würde (**Abb. 18.1**).

Fazit

Jeder Mensch erlebt seine eigene Wirklichkeit. Die einzelnen Wirklichkeiten können sehr unterschiedlich sein.

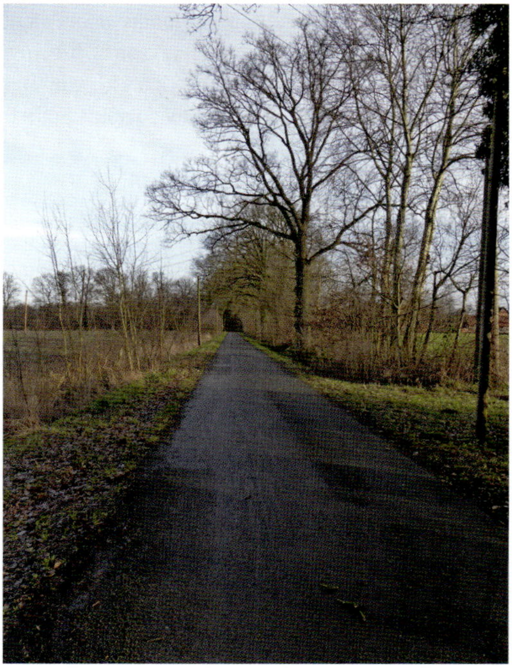

Abb. 18.1 Feldweg.

18.5 Emotionen

Verschiedene Areale des Gehirns, Neurotransmitter und die synaptische Plastizität sind wichtig für die Emotionen des Menschen. Die Emotionen sind im **limbischen System** beheimatet (Kap. 16.5.5), dort besonders in der **Amygdala** (Mandelkern).

18.5.1 Amygdala

Die Amygdala ist an der **emotionalen Gedächtnisbildung**, an Emotionen wie Furcht und Wut und affektivem Verhalten beteiligt. Es werden alle Empfindungen und die damit verbundenen Situationen gespeichert. Sie ist entscheidend für die Entstehung und Steuerung von Emotionen, dabei werden hier auch die olfaktorischen Informationen verarbeitet.

Die Amygdala erhält alle sensorischen Impulse aus dem **Thalamus**, vergleicht diese mit Gedächtnisinhalten und emotionalen Bewertungen und ist verbunden mit dem assoziativen Kortex, den Basalganglien, dem Hypothalamus und der Formatio reticularis.

Diese vielfältigen Verbindungen mit anderen Hirnregionen ermöglichen es beispielsweise, dass der Mensch bei Schreck zusammenzuckt, Adrenalin und Kortison ausgeschüttet werden und der **Fluchtreflex** aktiviert wird. Bei **Ekelgefühlen** wird ihm übel, bei **guten Gerüchen** läuft der Speichel im Mund zusammen und es tauchen alte Bilder zu den einzelnen Empfindungen auf. Der Mensch wird wieder zurückgeführt zum Ursprung seiner Empfindungen.

Das kann zur Folge haben, dass ein Mensch unverhältnismäßig auf Situationen reagiert. Ist der Geruch abgespeichert mit einer **bedrohlichen Situation**, wird er beim Riechen dieses Geruchs sofort reagieren wie damals in genau dieser Situation, auch wenn die tatsächlichen Gegebenheiten alles andere als bedrohlich sind. Die Amygdala versetzt den Körper sofort in Alarmhaltung und informiert erst danach die Großhirnrinde. Eine Bewusstheit zu der betreffenden Situation erfolgt somit auch hier zu spät – die Emotion ist schon längst da (Kap. 18.3).

Um die Datenfülle beherrschen zu können, muss die Amygdala die Inhalte der Informationen auf das Wesentlichste reduzieren. Da die Amygdala dabei nur reduzierte Daten verwendet, macht sie typische Fehler, z. B. Fehler der **Generalisierung**. Alles was ähnlich ist mit dem, was erfahren wurde, löst dieselbe Reaktion aus.

Dabei ist es unerheblich, ob sich der Mensch an die Ursprungssituation überhaupt erinnert oder nicht. Es kann sogar sein, dass besonders bedrohliche Situationen weniger gut erinnert werden. Dennoch werden dieselben Reaktionen ausgelöst. Zum Schutz des Menschen sind die Informationen zwar nicht verloren gegangen, aber so verschlossen gespeichert, dass es dem Menschen allein unmöglich ist, sich diese Erinnerungen zu erschließen. Solange der Mensch keinen Zugang zu diesen Informationen hat, sind ihm und seiner Umwelt seine Reaktionen unverständlich.

Je nach Ausprägung der Handlungen – z. B. sich zurückziehen und keine sozialen Kontakte mehr wahrnehmen, impulsiv drauflos schlagen oder schreien, panikartig die Flucht ergreifen – können sich **psychische Krankheiten** entwickeln, z. B. Depressionen, Psychosen, Neurosen, Angst- und Panikzustände, Wahnvorstellungen. Mithilfe verschiedenster Techniken der **Traumatherapie** versucht der Therapeut dem Patienten zu helfen, diese Erinnerungen ins Bewusstsein zu holen, damit er sie bearbeiten kann.

Fazit

Alle Ereignisse des Lebens, alle Gerüche, Berührungen, Erfahrungen etc. sind begleitet von Gefühlen. Diese Gefühle sind in der Amygdala gespeichert. Unabhängig von den augenblicklichen Ereignissen, Gerüchen, Berührungen etc. werden die damaligen Emotionen erinnert, und es kommt zu unbewussten und oftmals inadäquaten und für alle unverständlichen Reaktionen.

18.5.2 Der freie Wille

Wenn uns etwas bewusst geworden ist, ist schon 2 s vorher im Unbewussten etwas gewachsen (Kap. 18.3). Das emotionale Gehirn hat entschieden und der Verstand folgt nach.

Das emotionale Zentrum ist allerdings unbeherrschbar. Das führt zu Schwierigkeiten im Zusammenleben, sodass Verfahren entwickelt werden müssen, Emotionen zu kontrollieren.

18.5.2.1 Emotionales-soziales Selbstmanagement

Wenn der Mensch geboren wird, reagiert er auf seine Umwelt ausschließlich emotional. Im Verlauf des Lebens muss er lernen, dass das Ausleben seiner Emotionen nicht immer sozial verträglich ist und seine Impulse nicht immer unkontrolliert ausbrechen sollten. Er braucht Leitlinien (Ethik), die festlegen, was für ihn und die Gemeinschaft gut ist oder schlecht. Diese Leitlinien werden durch **gesellschaftliche Normen** und Konventionen festgelegt, sind also deshalb von Gesellschaft zu Gesellschaft, Landstrich zu Landstrich, Kontinent zu Kontinent unterschiedlich.

Emotionen entstehen bei allem, was der Mensch erlebt, sodass er sich vor diesen ständig wechselnden und vielfältigen Emotionen schützen muss. Er muss sie zu bestimmten Zeiten und in bestimmten Situationen unterdrücken lernen. Andererseits dürfen die Emotionen aber nicht permanent unterdrückt werden, sonst brechen sie an anderer Stelle umso heftiger hervor. Der Mensch braucht ein **emotionales-soziales Selbstmanagement.**

18.5.2.2 Spiegelneuronen

Im Umgang mit anderen Menschen lernt der Mensch schnell, wie sein Gegenüber auf ihn und seine Emotionen reagiert. Er kann zustimmend und positiv reagieren. Es kann aber auch zu unverständlichen und manchmal unverhältnismäßigen Reaktionen kommen. Dann wurde im Gegenüber etwas ausgelöst, was auf seinen gespeicherten Erfahrungen basiert und nichts mit der augenblicklichen Situation zu tun hat (Kap. 18.5.1).

Manchmal kommt es zu mitfühlenden oder **gleichartigen emotionalen Reaktionen**, die nicht durch Worte, sondern durch die Mimik, Gestik oder Körperhaltung ausgelöst wurden. So gähnt man, wenn ein anderer gähnt. Oder es kommen Tränen, wenn jemand in unserer Nähe herzzerreißend weint. Diese emotionalen Reaktionen haben etwas mit speziellen Nerven im Gehirn zu tun, den **Spiegelneuronen**.

Es ist ein sog. **Resonanzsystem**, das schon reagiert, wenn Emotionen oder Handlungen nur beobachtet werden. Es macht den Menschen fähig, mitzufühlen oder Handlungsabläufe vorher zu sehen. Man spürt den Schmerz körperlich, wenn man Verletzte sieht; man lacht mit, wenn gelacht wird usw. Man empfindet also **Leid**, **Freude** oder **Schmerz** so, als ob man es selbst gerade erfährt. Man versteht, was jemand tun wird anhand kleiner beobachteter Details.

Die italienische Forschergruppe um Giacomo Rizzolatti beobachtete 1996 dieses Phänomen zum ersten Mal bei Schimpansen. Indem der Pfleger des Schimpansen eine Nuss ergriff, wurden motorische Areale im Schimpansengehirn aktiviert, als ob er selber nach der Nuss greifen würde (das Gesehene wurde im Schimpansengehirn gespiegelt).

Aber häufig ist es nicht nur die **Aktivierung der zuständigen Nervenzellen**, sondern es wird dann tatsächlich auch durchgeführt. Das erfahren Mütter, die ihre Kleinkinder füttern; auch sie öffnen wie die Kinder den Mund für den Löffel, obwohl sie den Brei gar nicht essen möchten. Oder sie lachen, wenn das Baby lacht, und umgekehrt lacht das Baby, wenn die Mutter lacht (**Abb. 18.2**).

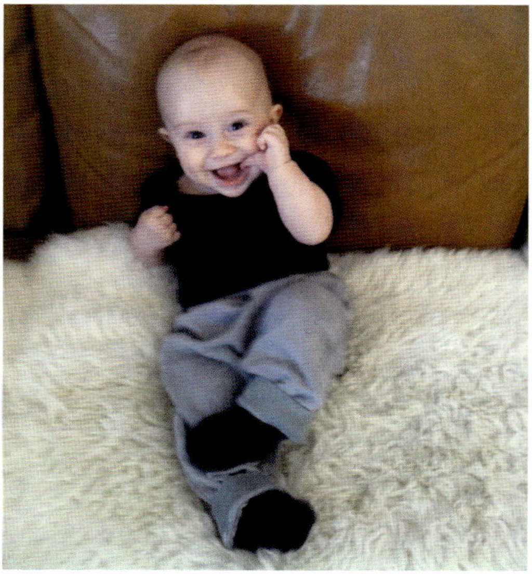

Abb. 18.2 Zufriedenes Baby.

Durch weitere Untersuchungen wurde bestätigt, dass sich **ganze Handlungsabläufe** im Gehirn des Beobachters abspielen, wenn er nur ein kleines dazu gehöriges Detail erblickt; z. B. wenn ein Mitarbeiter eine Thermoskanne trägt. Sofort kann der Beobachter verstehen, was der Mitarbeiter tut, getan hat oder tun wird.

Spiegelneuronen teilen uns mit, was unser Gegenüber tun wird. Damit können wir **vorausschauend reagieren**.

Das gelingt aber nur, solange man Handlungsabläufe selbst schon einmal durchgeführt oder Emotionen erlebt hat. Kennt man Handlungsabläufe oder Emotionen nicht, gibt es nur unvollkommene Spiegelungen in unserem Nervensystem und damit ein geringeres Verständnis für diese Handlungen oder Emotionen. Dies kann sehr schön an dem folgenden Zitat aus Rizzolatti und Sinigaglia (2008, S. 143) verdeutlicht werden: „Weißt du, warum ich kein Hund sein möchte? Weil ich nicht wüsste, wie man mit dem Schwanz wedelt."

Spiegelneuronen sind **angeboren** und befähigen uns zur **Intuition**, zum **Mitgefühl** und zum **Verständnis**.

Sie müssen sich allerdings weiterentwickeln, was in günstigsten Fällen bis zum 3./4. Lebensjahr geschehen ist.

18.5.2.3 **Konditionierung**

Säuglinge und Kleinkinder lernen im Verlaufe ihrer Entwicklung durch Familie und soziales Umfeld, was gut ist und anerkannt wird bzw. was besser zu unterlassen ist, weil es nicht geschätzt wird. Die Kinder werden **konditioniert auf ihr Umfeld**, d. h., sie lernen durch positive oder negative Verstärkung. Dabei werden die Spiegelneuronen geprägt.

Die **positive oder negative Verstärkung** kann allein durch Körpersprache oder Mimik geschehen. Die Spiegelneuronen nehmen die Informationen auf und lassen Gefühle zu dem entstehen, was gesehen wurde.

Erlebt ein Kind z. B., dass vordergründig freundliche Menschen unangenehme oder Angst machende Seiten zeigen, werden seine Spiegelneuronen zukünftig anders auf freundliche Menschen reagieren als bei Kindern, die die Erfahrung gemacht haben, dass freundliche Menschen auch freundlich und liebevoll reagieren. Hat ein Kind **keine liebevolle Zuwendung** bekommen, haben seine Spiegelneuronen keine oder wenig Aktivierung erfahren und sie werden wenig liebevoll sein können, weil die Spiegelneuronen verloren gehen („use it or lose it", Kap. 18.2).

Im weiteren Verlauf der Entwicklung des Kindes entwickelt es seine eigene Weltsicht und macht andere Erfahrungen. Das wiederum aktiviert andere Spiegelneuronen oder deaktiviert sie, weil Spiegelneuronen ein Leben lang aktivierbar sind. So lernt der Mensch sein Leben lang auch auf der **intuitiven, emotionalen und Handlungsebene**.

Ohne Spiegelneuronen ist ein Zusammenleben fast nicht möglich. **Mimik** und **Gestik** sind eine deutliche und ehrliche Sprache, da sie in der Regel unbewusst ausgeführt werden. Das **„Lesen"** dieser Sprache hilft, den anderen besser zu verstehen, vor allen Dingen dann, wenn die Körpersprache mit dem gesprochenen Wort nicht übereinstimmt.

18.5.2.4 „Soziales Gehirn" – Frontallappen und Amygdala

Das Erlernen der gesellschaftlichen Normen und Konventionen sowie die Erfahrungen auf der intuitiven und emotionalen Ebene ermöglichen es uns, in einem sozialen System leben zu können. Diese Erfahrungen werden gespeichert im „sozialen Gehirn".

Im **Frontallappen**, eng verbunden mit der Amygdala, sind die Bereiche der Sprache, der willkürlichen Motorik, Planung, Urteilsfindung, Handlungsplanung, Integration von Informationen, Kontrolle der Emotionen, Entscheidungskompetenz, Aufmerksamkeit, Gedächtnis, Charakter und Gewissen lokalisiert.

Es wird das „soziale Gehirn" genannt. Hier verankert sich das erlernte **emotionale und soziale Verhalten**.

> **Pathologie**
>
> **Morbus Pick**
> Durch eine Frontal- und Temporallappendemenz kommt es u. a. zur Antriebslosigkeit, Verwahrlosung und Enthemmung sowie dem Verlust ethischer Werte.

> **Fazit**
>
> Um im sozialen System aufgehoben zu sein, braucht der Mensch ein emotionales Selbstmanagement.
> Mitgefühl, Intuition und Handlungsmuster werden erfahrbar durch sog. Spiegelneuronen. Sie ermöglichen uns, den anderen emotional und in seinen Handlungen zu verstehen. Die Spiegelneuronen werden im Laufe der kindlichen Entwicklung geschult.
> Im Frontallappen mit Verknüpfung zur Amygdala entwickelt sich das emotionale und soziale Verhalten und wird dort gespeichert.

18.5.3 Angeborene Emotionen

Der **Gesichtsausdruck** vermittelt der Außenwelt die innere emotionale Welt des Menschen (**Abb. 18.3**). Er ist zunächst eine **unwillkürlich** auftretende Reaktion auf Emotionen und **angeboren**.

Dies zeigte u. a. eine amerikanische Studie von Matsumoto und Willingham (2009), in der die Mimik blinder und sehender Menschen miteinander verglichen wurde. Diese wies in den gleichen emotionalen Situationen eine große Ähnlichkeit auf, obwohl blinde Menschen keine Möglichkeit haben, einen Gesichtsausdruck durch Beobachtung zu imitieren.

Erst im Verlauf des Lebens erlernen die Menschen, auch ihre Gesichtsausdrücke zu beherrschen.

Man spricht von 10 Emotionen, die **primär angeboren** sind und bei allen Menschen aller Nationen ausgedrückt werden können.

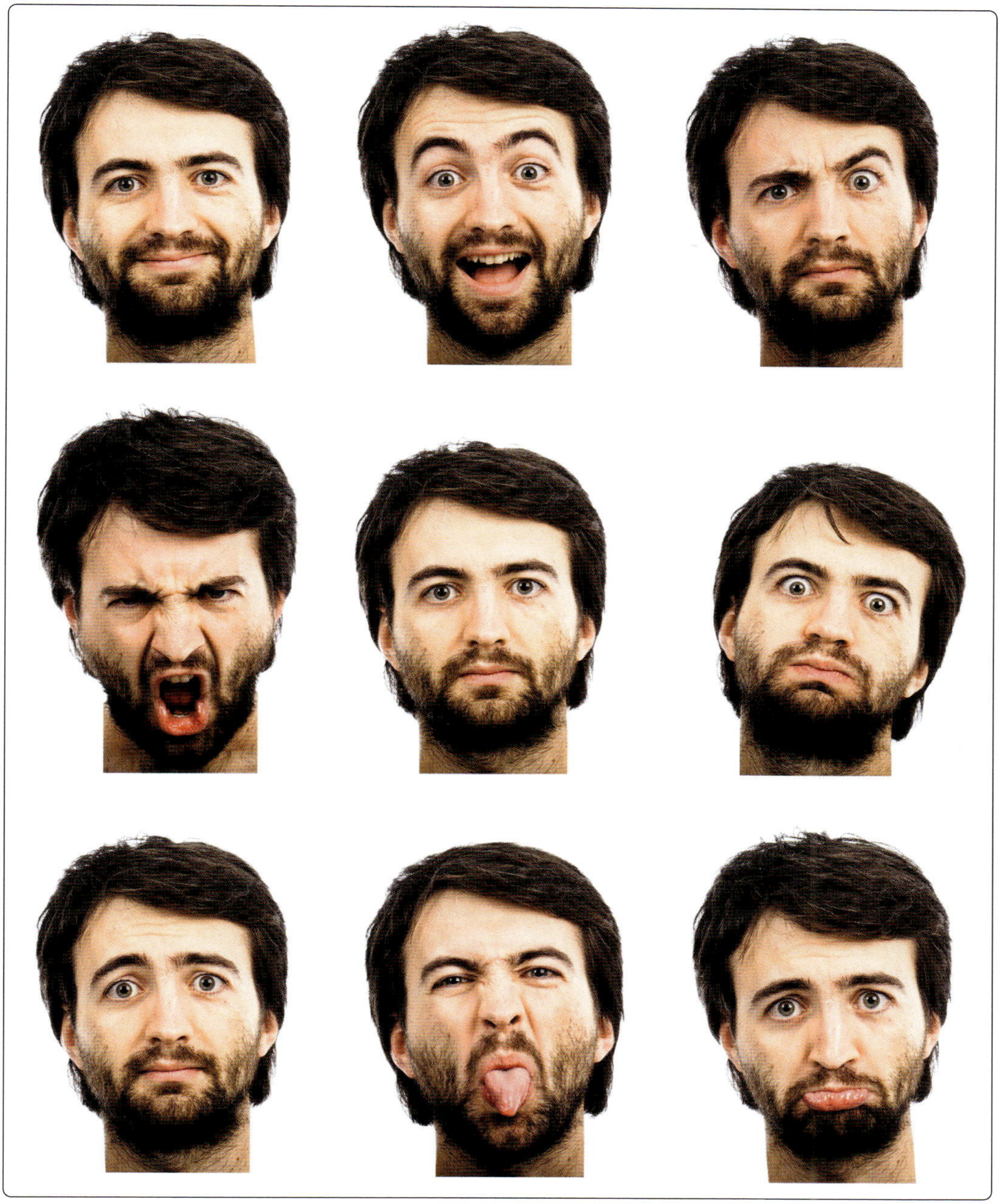

Abb. 18.3 Verschiedene Gesichtsausdrücke. (© iStockphoto)

18.5.3.1 **Fröhlichkeit, Freude, Glück**

Die freudigen Gefühle oder Glücksgefühle sind durch **Neurotransmitter** ausgelöste Impulse, die allerdings von Mensch zu Mensch unterschiedlich ausgedrückt werden. Die einen weinen vor Freude, die anderen haben starkes Herzklopfen, wieder andere spüren eine große Glückshitze.

Die unterschiedlichen Arten von Freuden entstehen durch unterschiedliche Neurotransmitter und Hormone.

Vorfreude

Dopamin ist der Transmitter, der uns dazu bringt, Dinge zu tun, die uns **glücklich** machen. Es sorgt dafür, dass sich neue Synapsen, neue Muster bilden. Die geistige Flexibilität und Muskeln werden erregt. Das Herz fängt an zu klopfen. Durch die Verbindung der Amygdala mit dem Hirnstamm werden Atmung und Kreislauf beeinflusst. Die weitere Verbindung zum Hypothalamus führt zur Anregung des Nebennierenmarks und zur Adrenalin- und Noradrenalinproduktion. Beide Substanzen wirken anregend.

Nachfreude

Endorphine sind Hormone, die das eigentliche **Glücksgefühl** vermitteln. Sie werden auch natürliche Opiate genannt. Der Körper ist berauscht vor Glück; es bleibt noch eine Weile ein gutes Bauchgefühl, der Mensch ist noch ein bisschen von der Realität entfernt. Endorphine werden ebenfalls in Ausnahmesituationen ausgeschüttet – bei starker körperlicher Anstrengung (z. B. beim 10-km-Lauf der sog. „runners high“), bei Stress, zur Unterdrückung von Schmerzen.

Stilles Glück, Zufriedenheit, „Stimmungsbote“

Serotonin ist ein Neurotransmitter, der lichtabhängig von den Nervenzellen in den Raphe-Kernen der Formatio reticularis im Hirnstamm produziert wird. Von da aus beeinflusst Serotonin das **Schmerzempfinden**, den **Schlaf-Wach-Rhythmus** und den **Gemütszustand**. Mit Beginn der Dunkelheit nimmt der Gehalt an Serotonin ab zugunsten der Synthese von Melatonin. Der Mensch kommt zur Ruhe. Mit Beginn des Tageslichtes wird die Serotoninsynthese verstärkt und der Mensch erwacht.

> **Pathologie**
>
> **Serotoninmangel**
>
> Ist zu viel Serotonin vorhanden, führt das zu Unruhe und Halluzinationen. Serotoninmangel kann hingegen zu Angstzuständen, depressiven Verstimmungen oder auch Aggressionen führen. Ein Mangel kann vorliegen bei Vitamin-B_{12}-Mangel; Hypothyreose, Morbus Cushing; bipolaren Störungen, Winterdepression, Wochenbettdepression, Schwangerschaftsdepression, Altersdepression, somatisierter (lavierter) Depression. Die Ursachen können genetisch, traumatisch, situativ bedingt sein.

> **Medikamente**
>
> **Antidepressiva**
>
> Antidepressiva sind selektive Serotonin-Wiederaufnahmehemmer (SSRI) oder nicht selektive Monoamin-Wiederaufnahmehemmer (NSMRI; Kap. 15.8).

Bindungsfreude

Oxytocin ist ein Hormon des Hypothalamus, das Vertrauen und Verbundenheit fördert und einen Anti-Stress-Effekt hat. Freude entsteht durch die Bindung an jemanden, den man liebt. Hierdurch wird auch das Bedürfnis befriedigt, anerkannt und wahrgenommen zu werden.

Beruhigung

GABA ist ein Neurotransmitter hemmender Synapsen des ZNS und sorgt für **Beruhigung** und **dämpft** die Erregung.

18.5.3.2 Überraschung

Überraschung führt zu Erregung – ob positiv oder negativ. Adrenalin und Noradrenalin und Kortisol werden ausgeschüttet. Bei **negativen** Überraschungen kann der **Flucht-** oder **Kampfreflex** ausgelöst werden.

18.5.3.3 Wut, Zorn

Wut und Zorn sind wichtige Helfer, um den Menschen aktiv werden zu lassen. Sie geben **Energie** und **Kraft**. Auch wenn die erste Reaktion manchmal eher eine Reaktionsunfähigkeit ist (ohnmächtig vor Zorn), bleibt in dem Menschen eine Kraft, die ihn irgendwann handeln lässt.

18.5.3.4 **Furcht, Angst**

Der Mensch wird schon mit Furcht geboren, wie z. B. Furcht vor Dunkelheit. Dazu gesellt sich die **erlernte Furcht**, die entweder direkt erfahren wird (Hund kommt und beißt) oder indirekt erlernt wird (Mutter erschreckt und hat Angst, das Kind bekomme den Schreck mit und entwickelt eine Angst).

Über das limbische System mit seinen emotionalen Sensoren ist der Mensch mit den Emotionen der anderen Menschen verbunden. Wenn also jemand in einer Gruppe Gefahr wittert und Angst bekommt, geht die Angst auf die anderen in der Gruppe über. Die Angst überträgt sich, ohne dass sie mit dem Verstand kontrolliert werden kann. Erst im Nachhinein reagiert die Großhirnrinde, sodass es möglich wird, taktisch und realistisch zu handeln.

Auch die Furcht/Angst ist ein großer Helfer. Angst macht **vorsichtig**, Optimismus und Zuversicht lassen uns unvorsichtig werden.

Das **Negative**, Spektakuläre hat Wichtigkeitswert und wird im **Langzeitgedächtnis** untergebracht. Darauf kann der Mensch schneller zurückgreifen als auf Positives. Das macht ihn insgesamt vorsichtig und sichert das Überleben. Die Großhirnrinde gibt dann die Möglichkeit zu entscheiden, etwas gegen oder für die Angst zu tun.

18.5.3.5 **Traurigkeit, Leid**

Traurigkeit und Leid können auf ein **negatives Ereignis** folgen. Das können z. B. eine Trennung, ein Todesfall, eine Krankheit sein. Es kann zu seelischen Schmerzen, Niedergeschlagenheit, Depressionen, Weinkrämpfen führen. Sie kann vorübergehend oder lang anhaltend sein.

18.5.3.6 **Verachtung**

Durch Verachtung wird eine **negative Bewertung** zum Ausdruck gebracht. Sie kann sich auf die eigene oder fremde Personen beziehen, auf Gegenstände oder Überzeugungen. Durch die Verachtung werden die verachteten Menschen/Dinge aussortiert, abgelehnt, abqualifiziert.

Emotional wird Verachtung mit **Ekel** und/oder **Ärger** und **Wut** in Verbindung gebracht.

18.5.3.7 **Ekel, Widerwillen**

Mit jeder Situation sind **Assoziationen** und **Gefühlsempfindungen** verbunden. Gingen diese in der Vergangenheit z. B. mit einem „üblen" Geruch oder „grausigen" Geschehen einher, erinnern wir uns daran und reagieren darauf, z. B. mit Ekel und Würgereiz oder Erbrechen. Diese Reaktionen werden gesteuert vom limbischen System.

Direkte **olfaktorische Afferenzen** gelangen zur Hirnrinde, zur Amygdala und zum Hippocampus. Die eigentliche Wahrnehmung und Interpretation von Düften findet in der Insula, im Hippocampus, Thalamus, Hypothalamus und in den Basalganglien statt („**Geruchsgedächtnis**"). Das Geruchsgedächtnis ist geknüpft an Gerüche und an die damit entstandenen Emotionen (jemanden/etwas gut oder schlecht riechen können).

Durch die enge Verknüpfung mit dem vegetativen System erfolgen Reaktionen des Körpers, z. B. Würgereiz, Speichelfluss, Schweißausbruch, Herzklopfen. Das **limbische System** kann aufgrund von Gerüchen die Hypophyse beeinflussen, Hormone in den Blutkreislauf abzugeben, die dann an den Zielorganen wirken, z. B. beruhigend, stimulierend, sexuell anregend.

18.5.3.8 **Scham**

Schamgefühle sind starke intime menschliche Regungen, die entstehen, wenn der Mensch sich seiner Individualität bewusst wird (Kleinkind ca. 2 Jahre).

Scham gilt als wichtiger Faktor, den Zusammenhalt in Gruppen aufrechtzuerhalten. Scham hält den Menschen dazu an, die **geltenden Normen** zu achten, um dazugehören zu können. Die Zugehörigkeit sichert ihm das Überleben.

18.5.3.9 **Schuldgefühl**

Schuldgefühle sind eng verknüpft mit Schamgefühlen. Das **Eingeständnis** von Schuld führt bei den anderen Gruppenmitgliedern zu Nachsicht und sichert dem Schuldigen den Verbleib in der Gemeinschaft.

18.5.3.10 **Interesse**

Kinder haben ein angeborenes Interesse, sind neugierig auf Dinge in ihrer Umgebung, wollen alles erforschen. Das tun sie, indem sie alles anfassen, in den Mund nehmen oder daran riechen. Ihr Interesse lässt sie experimentierfreudig und offen sein.

Gesellschaftliche Vorstellungen von Hygiene und Lernprozesse führen häufig zu einem Verlust dieses **naiven, globalen Interesses**. Interesse wird nun einem Ziel untergeordnet und damit wird es uninteressant (Kap. 18.6).

Fazit

Widerspiegelungen der Emotionen zeigen sich im Gesichtsausdruck als angeborene Mimik. Neben der angeborenen Mimik finden sich bei allen Menschen 10 angeborene Emotionen.

18.6 Kreativität

Kreativität heißt, Ideen zu haben und auszuprobieren. Das Gehirn produziert permanent **neue Ideen**, auch im Schlaf. Jeder Mensch besitzt eine Portion Kreativität, sie ist in der Regel nur verschüttet. Die Möglichkeit, sie auszuleben, ist vielen Menschen abhandengekommen.

Kinder haben unendlich viele Ideen und probieren sie aus; Erwachsene haben kaum noch Ideen. Im Laufe des Erwachsenwerdens hat sich „der Ernst des Lebens" breitgemacht, Ideen und Fantasien wurden verdrängt. Negative Erlebnisse sind unterstützend dazugekommen.

Um kreativ sein zu können, muss man fantasieren dürfen, Unmögliches denken dürfen. Das wiederum macht vielen Menschen **Angst**. Ausprobieren und Fantasieren geschieht individuell, d. h., nicht jeder wird die Ideen des Anderen verstehen bzw. kennen. Was der Mensch nicht kennt oder versteht, macht ihn zunächst vorsichtig oder führt zu Ängsten. Dann werden fremde Ideen abgelehnt oder verlacht.

Um kreativ sein zu können, ist ein **Schutzraum** nötig, der ausdrücklich erlaubt, dass fantasiert werden darf, keine Kritik kommt und die Ideen des anderen nicht verlacht oder negiert werden.

Fazit

Kreativität ist eine weitgehend vergessene und negierte Stärke des Menschen.

18.7 Konditionierung und Süchte

Das limbische System des Mittelhirns (mesokortikolimbisch) ist ein wichtiger Teil des Belohnungs- und Motivationssystem und bei Konditionierungen und der Suchtentstehung von großer Bedeutung.

Das **Belohnungssystem** verstärkt überlebensnotwendige Verhaltensweisen. Es enthält eine große Anzahl von Dopaminrezeptoren, die über die Formatio reticularis stimuliert werden und mit dem limbischen System, dem Hypothalamus und der Großhirnrinde in Verbindung stehen (Kap. 16.3.6). Die Verbindung zum limbischen System und Hypothalamus führt zur kognitiven und psychischen Verarbeitung und zu vegetativen Antworten auf das entstehende Glücksgefühl.

Alles, was positiv erfahren wird, führt zu vermehrter **Dopaminausschüttung**. Dem Gehirn wird mitgeteilt, dass ein wichtiger positiver Reiz kommt, und es lernt, diese Erlebnisse öfter erfahren zu wollen. Eine vermehrte Dopaminmenge macht wach, gibt ein großes Selbstbewusstsein und macht euphorisch.

Drogen wie Amphetamine, Kokain, Tetrahydrocannabinol (THC, Cannabis) sowie Opiate wirken auf das Belohnungssystem, indem sie die Ausschüttung einer weitaus größeren Menge Dopamin initiieren oder die Wiederaufnahme von Dopamin hemmen. Das führt dazu, dass sich neue synaptische Verbindungen bilden. Nun befriedigt die bisherige Dopaminausschüttung den Bedarf nicht mehr, und das Gehirn verlangt nach immer höheren Dopaminmengen, sprich immer neuem Anstoß durch die Droge. Das Gedächtnis speichert das Verlangen und unterstützt die Sucht.

Fazit
Das dopaminerge System unterstützt das menschliche Verlangen nach Lob und Belohnung, was zu Süchten führen kann.

18.8 Schlaf

Am Schlaf (**Abb. 18.4**) sind verschiedene Nervenzellgruppen des Gehirns beteiligt. Die **Formatio reticularis** ist der **Wecker** nach dem Schlaf. Sie produziert in den Raphe-Kernen Serotonin, sendet Adrenalin und Noradrenalin an den Thalamus und erregt ihn. Dieser gibt die Erregung an die Großhirnrinde weiter, und der Mensch erwacht. Der Hypothalamus ist mit der Sehbahn verbunden und produziert bei Lichteinfall vermehrt Histamin und Orexin. Das macht wach.

Beim **Einschlafen** wirkt **GABA** hemmend auf den Thalamus ein. Gleichzeitig werden die Nervenzellen des Rückenmarks gehemmt, sodass die Muskulatur schlaff wird. Bis auch das angeborene reflektorische System zur Ruhe kommt, kann es immer mal wieder zu Zuckungen kommen. Das Peptid **Orexin** und der Transmitter **Histamin** werden bei Dunkelheit vermindert gebildet und die Aufmerksamkeit nimmt ab. Die Netzhaut des Auges wird nicht mehr so stark gereizt, was wiederum die Freisetzung von **Melatonin** aus der Zirbeldrüse stimuliert. Je dunkler der Abend, desto mehr Melatonin ist vorhanden.

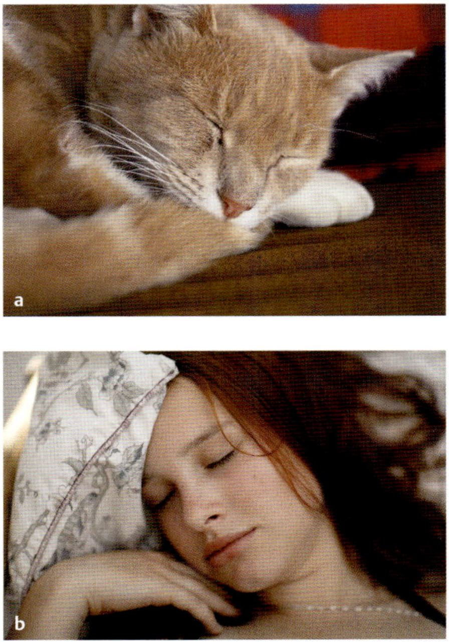

Abb. 18.4 Schlaf.
a Schlafende Katze. (© ccvision)
b Schlafender Mensch. (© ccvision)

18.8.1 Schlafphasen

Der Schlaf gliedert sich in verschiedene Phasen. Er beginnt mit einem **leichten Schlaf**, das Bewusstsein schwindet langsam, die Muskelspannung ist reduziert.

Der Schlaf wird zunehmend tiefer und länger. Im Verlauf des Schlafes wechseln sich **REM-Phasen** (REM, "rapid eye movement") mit **Non-REM-Phasen** ab.

In einer REM-Phase träumt der Mensch, die Augenbewegungen sind unruhig, sonstige Muskeln sind entspannt. Blutdruck, Puls und Atemfrequenz können steigen, Adrenalin wird ausgeschüttet. Die REM-Phasen sind zu Beginn des Schlafes kurz und verlängern sich während des weiteren Schlafes. Während ein Erwachsener insgesamt ca. 100 min im REM-Schlaf verbringt, beträgt der REM-Schlaf der Föten und Neugeborenen fast die gesamte Schlafdauer.

Es folgt dann der **Tiefschlaf**. In dieser Phase können die Menschen schlafwandeln oder sprechen.

Diese Schlafphasen wiederholen sich, wobei die Tiefschlafphasen abnehmen und die REM-Phasen zunehmen.

Ein Schlafzyklus dauert ca. **90 min** und folgt somit dem Rhythmus, der auch tagsüber in der Wachzeit den Aufmerksamkeitsrhythmus bestimmt.

18.8.2 Funktion des Schlafes

Man vermutet, dass im Schlaf die Tagesereignisse verarbeitet und neue Erfahrungen einsortiert werden.

Der Schlaf fördert das **Gedächtnis**, die **Persönlichkeitsentwicklung** und **Entscheidungsfindung** (Lernen im Schlaf). Das könnte daran liegen, dass Melatonin einen großen Einfluss auf den Hippocampus hat, der für das Lernen und Gedächtnis verantwortlich ist. Melatonin fördert die **synaptische Plastizität**.

Mangelnder Schlaf kann psychisch krank machen, ausreichender Schlaf fördert das Immunsystem.

Pathologie

Schlafstörungen

Schlafstörungen können durch einen zu niedrigen Melatoninspiegel hervorgerufen werden. Mit zunehmendem Alter produziert der Körper weniger Melatonin, was die Erklärung dafür sein kann, dass alte Menschen weniger schlafen. Schichtarbeiter und Fernreisende haben einen gestörten Melatoninhaushalt.

Schlafapnoesyndrom

Durch Verlegung der oberen Atemwege kommt es zu Atemaussetzern (Apnoe), was einen Weckreiz setzt. Die häufigen Weckreize unterbrechen den Schlaf. Die Folge sind u. a. Tachykardie, Hypertonie und Sekundenschlaf am Tage. In den Atemaussetzern kommt es zur Sauerstoffunterversorgung.

Schlafkrankheit (Narkolepsie)

Diese entsteht aufgrund von Störungen der Regulierung des Schlaf-Wach-Rhythmus, z. B. durch die **Afrikanische Tropenkrankheit**, die durch die Tsetse-Fliege hervorgerufen wird (Trypanosomiasis), oder die **Europäische Schlafkrankheit** (Encephalitis lethargica, Encephalitis vienna), bei der eine Gehirnentzündung vorliegt.

Chronisches Erschöpfungssyndrom (CFS)

Eine myalgische Enzephalomyelitis geht einher mit lähmender geistiger und körperlicher Erschöpfung und fehlendem erholsamem Schlaf.

Fazit

Schlaf ist ein wichtiges Element für die Verarbeitung wichtiger Ereignisse, für das Gedächtnis, die Entscheidungen sowie das Immunsystem. Er gliedert sich in verschiedene Phasen, wovon sich die REM- und die Non-REM-Phasen abwechseln.

Häufig gestellte Fragen

Was ist der Hintergrund bei ADS oder ADHS?

Das Aufmerksamkeits-Defizit- (ADS) bzw. Aufmerksamkeits-Defizit-Hyperaktivitäts-Syndrom (ADHS) ist eine Aufmerksamkeitsstörung mit und ohne Hyperaktivität. Es sind in Deutschland ca. 8 % der Schulkinder betroffen. Hierbei sind die Aufnahme und die Weiterverarbeitung von Informationen gestört, weil die Filterfunktion des Thalamus genetisch bedingt nicht funktioniert. Der Thalamus sendet normalerweise nur wichtige Informationen an die Hirnrinde, im Falle von ADS werden zu wenig oder zusätzlich zu viele (ADHS) andere Informationen wahrgenommen. Das hat zur Folge, dass der Mensch verzögert oder verstärkt reagiert. Zum anderen wird das Kurzzeitgedächtnis durch die Informationsflut überlastet. Die Informationen werden wieder vergessen.

Wie kommt es zum Alkoholentzugsdelir?

Während des **Alkoholabusus** kommt es zu einer Sauerstoffunterversorgung. Durch den Sauerstoffmangel und durch den Alkohol selbst wird die Acetylcholinsynthese und -freisetzung herabgesetzt. Die dopaminergen Rezeptoren werden im limbischen System heraufgesetzt (Kap. 18.7). Es entwickelt sich eine Zunahme der β-Rezeptoren. Die Aktivität der hemmenden GABA-Synapsen wird gebremst, die Anzahl der Glutamatrezeptoren erhöht.

Aufgrund dessen kommt es bei **Alkoholentzug** zu zerebraler Krampfneigung, Bewusstseinsstörungen, Gedächtnisstörungen, vegetativer Erregbarkeit, Halluzinationen, einer neuronalen Übererregtheit mit hoher Katecholaminausschüttung und Zittern, Tachykardie, Rhythmusstörungen und Hypertonus sowie zu Exzitationen. Ein hoher Katecholamin- und niedriger GABA-Spiegel erhöhen das Risiko eines zerebralen Krampfanfalls.

Was unterscheidet eine bipolare Störung von anderen Depressionen?

Eine **mono- oder bipolare Störung** entsteht aufgrund genetischer und psychosozialer Faktoren. Bei entsprechender genetischer Prädisposition besteht die Bereitschaft, aufgrund von psychosozialen Faktoren zu erkranken. Es liegt ein Missverhältnis der Neurotransmitterkonzentration vor, z. B. von Serotonin, Dopamin oder Noradrenalin. Dabei bewirkt der Mangel an Serotonin und Noradrenalin eine **Depression**, eine Erhöhung der Neurotransmitter Dopamin und Noradrenalin eine **Manie**. Die bipolare Störung ist episodisch, nicht kontrollierbar und zeigt immer eine manische Episode, gefolgt von einer depressiven Episode.

Der Hintergrund anderer **Depressionen** ist vielfältig und kann z. B. hormonell bedingt sein (postpartales Stimmungstief, Baby Blues) und zur Wochenbettdepression bis hin zur postpartalen Psychose führen. Sie kann ebenso saisonal auftreten, sodass eine Winterdepression (Depression durch die dunkle Jahreszeit, Serotoninmangel) vorliegt. Zu den Depressionen gehören außerdem rezidivierende affektive Störungen. Zeigen sich diese auf körperlicher Ebene, handelt es sich um eine lavierte Depression, die heute den somatoformen Störungen zugeordnet wird, weil sich die Störung nicht im Stimmungsbereich zeigt.

Hintergrund von Depressionen sind Störungen des Hormonsystems, durch die es zu einer Erhöhung des Kortikotropin-Releasing-Hormons (Kap. 15.2.2) und zu einem Mangel an Serotonin und Noradrenalin.

Was bezeichnet man als Hebephrenie?

Eine Hebephrenie ist eine Form der Schizophrenie, die bevorzugt bei 15- bis 25-Jährigen auftritt. Als Auslöser vermutet man eine Störung im Dopamin- und Serotoninhaushalt.

Woran erkennt man eine posttraumatische Belastungsstörung?

Eine posttraumatische Belastungsstörung tritt in der Regel ½ bis 1 Jahr nach einem traumatischen Ereignis auf (Unfall, Feuer, Kriegseinsatz, Missbrauch etc.). Es kommt zu Schlaflosigkeit, Alpträumen, Schweißausbrüchen, Reizbarkeit, Konzentrationsstörungen, Erinnerungen an das Erlebnis etc.

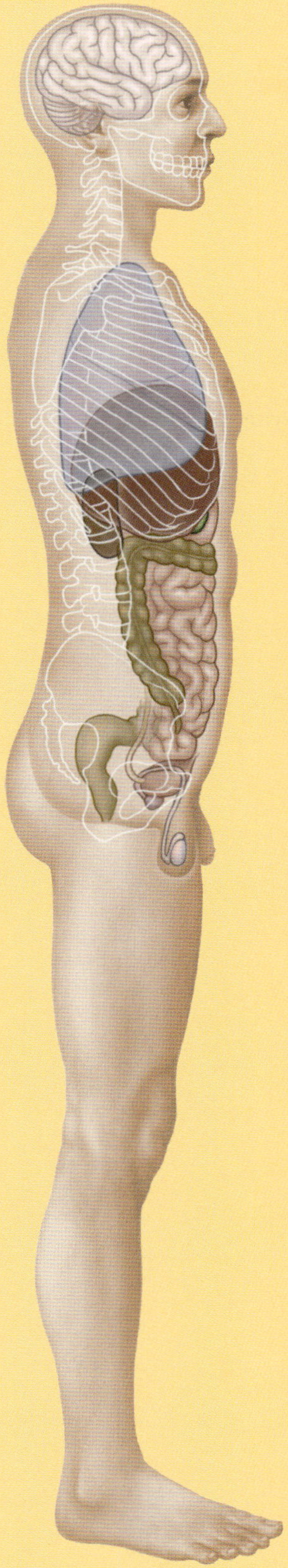

Teil 3
Anhang

19 Übersichten

Tab. 19.1 Übersicht wichtiger Laborwerte (nach Herzog et al. 2013).

Parameter		Referenzbereich
Eosinophile	♀♂	0–4 %
Erythrozyten	♀ ♂	3,80–5,20/pl 4,60–5,90/pl
Hämatokrit	♀ ♂	35–45 % 40–50 %
Hämoglobin	♀ ♂	12–16 g/dl (7,5–9,9 mmol/l) 14–18 g/dl (8,7–11,2 mmol/l)
Leukozyten	♀♂	4 000–10 000/µl
MCH	♀ ♂	28,0–35,0 pg 27,0–32,0 pg
MCHC	♀ ♂	31,0–35,0 g/dl 32,0–36,0 g/dl
MCV	♀♂	85–98 fl
Neutrophile	♀♂	50–70 %
Retikulozyten	♀♂	7–15‰
Basophile	♀♂	1 %
Lymphozyten	♀♂	25–45 %
Monozyten/Makrophagen	♀♂	2–8 %
Albumine	♀♂	3,5–4,5 g/dl
α-Globuline	♀♂	α_1-Globuline: 2–5 % α_2-Globuline: 7–10 %
β-Globuline	♀♂	9–12 %
γ-Globuline	♀♂	12–20 %
γ-GT	♀ ♂	< 40 U/l < 50 U/l
alkalische Phosphatase	♀ ♂	35–104 U/l 40–129 U/l
LAP	♀♂	11–35 U/l

► **Tab. 19.1** Fortsetzung.

Parameter		Referenzbereich
Bilirubin direkt	♀♂	< 0,05–0,3 mg/dl (0,9–5,1 µmol/l)
Bilirubin gesamt	♀♂	< 0,2–1,1 mg/dl (3,4–18,8 µmol/l)
Bilirubin indirekt	♀♂	<< 0,8 mg/dl (< 13,7 µmol/l)
Cholesterin	♀♂	< 220 mg/dl (3,1–6,5 mmol/l)
Cholinesterase	♀ ♂	2800–7 400 U/l 3 500–8 500 U/l
CRP ultrasensitiv	♀♂	< 0,5 mg/l
GLDH	♀♂	< 5 U/l
GOT	♀ ♂	< 35 U/l < 50 U/l
GPT	♀ ♂	< 35 U/l < 50 U/l
HDL-Cholesterin	♀♂	> 45 mg/dl (> 1,0 mmol/l)
Homocystein	♀♂	< 10 mol/l
LDH	♀♂	80–240 U/l
LDL-Cholesterin	♀♂	< 150 mg/dl (< 4,0 mmol/l)
Lipoprotein a	♀♂	< 30 mg/dl
Quotient Gesamtcholesterin/HDL	♀♂	< 5
Quotient LDL/HDL	♀♂	< 3
Triglyceride	♀♂	75–150 mg/dl (0,83–1,7 mmol/l)
PTT	♀♂	25–33 s
Quickwert (TPZ)	♀♂	70–100 %
Gesamt-CK		< 145–170 U/l
CK-MB	♀♂	< 6 % der CK
GFR	♀♂	90–120 ml/min
INR		1 = Quick-Wert von 100 %
Amylase	♀♂	< 110 U/l
Lipase	♀♂	< 60 U/l
Eisen	♀ ♂	60–140 µg/dl (11–25 µmol/l) 80–150 µg/dl (14–27 µmol/l)
Ferritin	♀♂	22–180 ng/ml
Thrombozyten	♀♂	140 000–350 000/µl
Transferrin	♀♂	200–360 mg/dl (45–73 µmol/l) je nach Labormethode
Harnsäure	♀♂	2,6–6,4 mg/dl (155–384 µmol/l)

▶ **Tab. 19.1** Fortsetzung.

Parameter		**Referenzbereich**
Harnstoff	♀♂	10–55 mg/dl (1,7–9,3 mmol/l)
Kreatinin	♀ ♂ ♀♂	0,5–1,1 mg/dl 1,3 mg/dl (44–106 µmol/l)
Kreatinin-Clearance	♀♂	80–160 ml/min
Troponin-1	♀♂	0,1–0,2 µg/l
ASL	♀♂	< 200 IU/ml
CRP	♀♂	< 5 mg/l
Glukose	♀♂	70–110 mg/dl
HbA_{1c}	♀♂	> 6,0 %
Kalium im Serum	♀♂	3,5–5 mmol/l
Kalzium im Serum	♀♂	2,3–2,6 mmol/l
Magnesium im Serum	♀♂	0,7–1,2 mmol/l
Natrium im Serum	♀♂	135–150 mmol/l
Phosphat	♀♂	2,7–4,5 mg/dl
Phosphor im Serum	♀♂	2,50–4,80 mg/dl
PSA	♀♂	< 4 ng/ml
Rheumafaktoren	♀♂	< 20 U/ml
TSH	♀♂	0,27–2,5 mU/l
fT 3	♀♂	3,5–8,0 ng/dl
fT 4	♀♂	0,8–1,8 ng/dl

20 Literaturverzeichnis

[1] Bauer J. Das Gedächtnis des Körpers. 2. Aufl. München, Zürich: Rieper; 2013

[2] Bauer J. Warum ich fühle, was Du fühlst. München: Heyne; 2006

[3] Bauer J. Prinzip Menschlichkeit: Warum wir von Natur aus kooperieren. München: Heyne; 2008

[4] Block B. Gastrointestinaltrakt: POL-Leitsymptome. Stuttgart, New York: Thieme; 2006

[5] Block B. Herz-Kreislauf-System: POL-Leitsymptome. Stuttgart, New York: Thieme; 2006

[6] Block B. Respiratorisches System: POL-Leitsymptome. Stuttgart, New York: Thieme; 2006

[7] Centner JR, de Weck AL. Atlas der Immuno-Allergologie. 3. Aufl. Seattle, Toronto, Bern, Göttingen: Hogrefe & Huber; 1995

[8] Darwin C. Der Ausdruck der Gemütsbewegungen bei dem Menschen und den Tieren. Kritische Edition, Einleitung, Nachwort und Kommentar von Paul Ekman. Frankfurt am Main: Eichborn; 2000

[9] Doeneke D, Koolman J, Fuchs G, Gerok W. Karlsons Biochemie und Pathobiochemie. 15. Aufl. Stuttgart, New York: Thieme; 2005

[10] Ekmann P. Gefühle lesen: Wie Sie Emotionen erkennen und richtig interpretieren. 2. Aufl. München: Spektrum Akademischer Verlag; 2004

[11] Gerok W, Huber C, Meinertz T, Zeidler H, Hrsg. Die innere Medizin: Referenzwerk für den Facharzt. 11. Aufl. Stuttgart: Schattauer; 2007

[12] Golenhofen K. Physiologie heute. 2. Aufl. München: Urban & Fischer/Elsevier; 2004

[13] Helmberg A. Knochenstoffwechsel, gentechnisch hergestellte Medikamente. Vorlesung an der Medizinischen Universität Innsbruck (Vers. 1.1, 2009–2010). Im Internet: http://www.helmberg.at/knochen-stoffwechsel.htm; Stand: 12.02.2014

[14] Helmberg A. Immunsystem und Immunologie. Vorlesung an der Medizinischen Universität Innsbruck (Vers. 4.3, 2000–2014). Im Internet: http://www.helmberg.at/immunologie.htm; Stand: 12.02.2014

[15] Herold G. Innere Medizin. Köln: Gerd Herold; 2014

[16] Herzog M, Lang E, Sengebusch J. Differenzialdiagnose für Heilpraktiker. 2. Aufl. Stuttgart: Haug; 2013

[17] Horn F. Biochemie des Menschen: Das Lehrbuch für das Medizinstudium. 5. Aufl. Stuttgart, New York: Thieme; 2012

[18] Kapit M, Macey RI, Meisami E. Physiologie Malatlas (Pearson Studium – Medizin). Hallbergmoos: Pearson Studium; 2013

[19] Klinke R, Pape H-C, Kurtz A, Silbernagl S. Physiologie. 6. Aufl. Stuttgart, New York: Thieme; 2010

[20] Koolman J, Röhm K-H. Taschenatlas Biochemie des Menschen. 4. Aufl. Stuttgart, New York: Thieme; 2009

[21] Lang F, Lang P. Basiswissen Physiologie. 2. Aufl. Berlin, Heidelberg, New York: Springer; 2007

[22] Masuhr KF, Masuhr F, Neumann M. Duale Reihe Neurologie. 7. Aufl. Stuttgart, New York: Thieme; 2013

[23] Matsumoto D, Willingham B. Spontaneous Facial Expressions of Emotion of Congenitally and Noncongenitally Blind Individuals. J Pers Soc Psychol 2009; 96 (1): 1–10

[24] Mummenthaler M, Mattle H. Grundkurs Neurologie. 3. Aufl. Stuttgart, New York: Thieme; 2010

[25] Mutschler E, Geisslinger G, Kroemer HK, Menzel S, Ruth P. Mutschler Arzneimittelwirkungen: Pharmakologie – Klinische Pharmakologie – Toxikologie. 10. Aufl. Stuttgart: Wissenschaftliche Verlagsgesellschaft; 2012

[26] Netter FH. Netters Innere Medizin. 2. Aufl. Stuttgart, New York: Thieme; 2013

[27] Pschyrembel W. Pschyrembel klinisches Wörterbuch. 265. Aufl. Berlin, New York: de Gruyter; 2013

[28] Renz-Polster, H.; Krautzig, S. Basislehrbuch innere Medizin. 5. Aufl. München: Urban & Fischer/Elsevier; 2012

[29] Rizzolatti G, Sinigaglia C. Empathie und Spiegelneurone: Die biologische Basis des Mitgefühls. Berlin: Suhrkamp; 2008

[30] Sadler TW. Medizinische Embryologie: Die normale menschliche Entwicklung und ihre Fehlbildungen. 11. Aufl. Stuttgart, New York: Thieme; 2008

[31] Schünke M, Schulte E, Schumacher U. Prometheus. LernAtlas der Anatomie. Allgemeine Anatomie und Bewegungssystem. Illustrationen von M. Voll und K. Wesker. 3. Aufl. Stuttgart: Thieme; 2012

[32] Schünke M, Schulte E, Schumacher U. Prometheus. LernAtlas der Anatomie. Innere Organe. Illustrationen von M. Voll und K. Wesker. 3. Aufl. Stuttgart: Thieme; 2012

[33] Schünke M, Schulte E, Schumacher U. Prometheus. LernAtlas der Anatomie. Kopf und Neuroanatomie. Illustrationen von M. Voll und K. Wesker. 3. Aufl. Stuttgart: Thieme; 2012
[34] Siegenthaler W, Blum HE. Klinische Pathophysiologie. 9. Aufl. Stuttgart, New York: Thieme; 2006
[35] Silbernagl S, Despopoulos A. Taschenatlas Physiologie. 8. Aufl. Stuttgart: Thieme; 2012
[36] Silbernagl S, Lang F. Taschenatlas der Pathophysiologie. 4. Aufl. Stuttgart, New York: Thieme; 2013
[37] Thews G, Mutschler E, Vaupel P. Anatomie, Physiologie, Pathologie des Menschen. 6. Aufl. Stuttgart: Wissenschaftliche Verlagsgesellschaft; 2007
[38] Thomas L. Labor und Diagnose: Indikation und Bewertung von Laborbefunden für die medizinische Diagnostik. 8. Aufl. Frankfurt: TH-Books; 2012

21 Abbildungsnachweis

Abb. Teil I: www.fotolia.com/Sebastian Kaulitzki

Abb. Teil II: aus: Schünke M, Schulte E, Schumacher U. Prometheus. LernAtlas der Anatomie. Allgemeine Anatomie und Bewegungssystem. Illustrationen von M. Voll und K. Wesker. 3. Aufl. Stuttgart: Thieme; 2012

Abb. Teil III: aus: Schünke M, Schulte E, Schumacher U. Prometheus. LernAtlas der Anatomie. Allgemeine Anatomie und Bewegungssystem. Illustrationen von M. Voll und K. Wesker. 3. Aufl. Stuttgart: Thieme; 2012

Kap. 1 Einstiegsbild aus: Faller A, Schünke M. Der Körper des Menschen: Einführung in Bau und Funktion. 15. Aufl. Stuttgart: Thieme; 2008

Kap. 2 Einstiegsbild: Thieme Verlagsgruppe, Stephanie Gay und Bert Sender

Kap. 3 Einstiegsbild: istockphoto

Kap. 4 Einstiegsbild: Thieme Verlagsgruppe, Markus Voll

Kap. 5 Einstiegsbild: aus: Faller A, Schünke M. Der Körper des Menschen: Einführung in Bau und Funktion. 15. Aufl. Stuttgart: Thieme; 2008

Kap. 6 Einstiegsbild: Thieme Verlagsgruppe, Karin Baum

Kap. 7 Einstiegsbild: Thieme Verlagsgruppe, Karin Baum

Kap. 8 Einstiegsbild: aus: Klinke R, Pape H-C, Kurtz A, Silbernagl S. Physiologie. 6. Aufl. Stuttgart: Thieme; 2010

Kap. 9 Einstiegsbild: aus: Schünke M, Schulte E, Schumacher U. Prometheus. LernAtlas der Anatomie. Allgemeine Anatomie und Bewegungssystem. Illustrationen von M. Voll und K. Wesker. 3. Aufl. Stuttgart: Thieme; 2012

Kap. 10 Einstiegsbild: Thieme Verlagsgruppe, Christine Lackner

Kap. 11 Einstiegsbild: aus: Schünke M, Schulte E, Schumacher U. Prometheus. LernAtlas der Anatomie. Allgemeine Anatomie und Bewegungssystem. Illustrationen von M. Voll und K. Wesker. 3. Aufl. Stuttgart: Thieme; 2012

Kap. 12 Einstiegsbild: aus: Schünke M, Schulte E, Schumacher U. Prometheus. LernAtlas der Anatomie. Innere Organe. Illustrationen von M. Voll und K. Wesker. 3. Aufl. Stuttgart: Thieme; 2012

Kap. 13 Einstiegsbild: Thieme Verlagsgruppe, Karin Baum

Kap. 14 Einstiegsbild: aus: Schünke M, Schulte E, Schumacher U. Prometheus. LernAtlas der Anatomie. Innere Organe. Illustrationen von M. Voll und K. Wesker. 3. Aufl. Stuttgart: Thieme; 2012

Kap. 15 Einstiegsbild: aus: Schünke M, Schulte E, Schumacher U. Prometheus. LernAtlas der Anatomie. Innere Organe. Illustrationen von M. Voll und K. Wesker. 3. Aufl. Stuttgart: Thieme; 2012

Kap. 16 Einstiegsbild: aus: Schünke M, Schulte E, Schumacher U. Prometheus. LernAtlas der Anatomie. Kopf, Hals und Neuroanatomie. Illustrationen von M. Voll und K. Wesker. 3. Aufl. Stuttgart: Thieme; 2012

Kap. 17 Einstiegsbild: aus: Schünke M, Schulte E, Schumacher U. Prometheus. LernAtlas der Anatomie. Kopf, Hals und Neuroanatomie. Illustrationen von M. Voll und K. Wesker. 3. Aufl. Stuttgart: Thieme; 2012

Kap. 18 Einstiegsbild: aus: Schünke M, Schulte E, Schumacher U. Prometheus. LernAtlas der Anatomie. Kopf, Hals und Neuroanatomie. Illustrationen von M. Voll und K. Wesker. 3. Aufl. Stuttgart: Thieme; 2012

Zeichnungen: Andrea Schnitzler, Innsbruck

Sachverzeichnis

L

R

S